O QUE ESPERAR DO SEGUNDO ANO

Heidi Murkoff e Sharon Mazel

O QUE ESPERAR DO SEGUNDO ANO

Tradução de
CAROLINA SELVATICI E DEBORA FLECK | BABILONIA
CULTURA EDITORIAL

Revisão técnica de
DR. JAYME VAISMAN E DR. FERNANDO MAJZELS | BABILONIA
CULTURA EDITORIAL

1ª edição

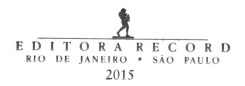

EDITORA RECORD
RIO DE JANEIRO • SÃO PAULO
2015

CIP-BRASIL. CATALOGAÇÃO NA PUBLICAÇÃO
SINDICATO NACIONAL DOS EDITORES DE LIVROS, RJ

M952q
Murkoff, Heidi
O que esperar do segundo ano: de 12 a 24 meses / Heidi Murkoff, Sharon Mazel; tradução: Carolina Selvatici e Debora Fleck; Revisão técnica: Dr. Jayme Vaisman e Dr. Fernando Majzels. 1. ed. – Rio de Janeiro: Record, 2015.
il.

Tradução de: What to expect the second year: from 12 to 24 months
ISBN 978-85-01-40359-9

1. Pais e filhos. 2. Crianças – Formação. 3. Educação de criança. 4. Maternidade. I. Mazel, Sharon. II. Título.

14-13559
CDD: 649.1
CDU: 649.1

Título original em inglês:
WHAT TO EXPECT THE SECOND YEAR: FROM 12 TO 24 MONTHS

Copyright © What to Expect LLC, 2011

Design de capa: David Matt
Ilustrações da capa: Tim O'Brien sobre fotografias de Deborah Ory
Ilustrações do miolo: Karen Kuchar

Todos os direitos reservados. Proibida a reprodução, armazenamento ou transmissão de partes deste livro através de quaisquer meios, sem prévia autorização por escrito. Proibida a venda desta edição em Portugal e resto da Europa.

Texto revisado segundo o novo Acordo Ortográfico da Língua Portuguesa.

Direitos exclusivos de publicação em língua portuguesa para o Brasil
adquiridos pela
EDITORA RECORD LTDA.
Rua Argentina, 171 – 20921-380 – Rio de Janeiro, RJ – Tel.: 2585-2000
que se reserva a propriedade literária desta tradução

Impresso no Brasil

ISBN 978-85-01-40359-9

Seja um leitor preferencial Record.
Cadastre-se e receba informações sobre nossos lançamentos e nossas promoções.

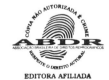

EDITORA AFILIADA

Atendimento direto ao leitor:
mdireto@record.com.br ou (21) 2585-2002

Para Erik, tudo para mim
Para Emma, Wyatt e Russel, minhas maiores esperanças
Para Arlene, com muito amor, para todo o sempre
Para a família WTE — e as mães, pais, bebês e crianças de todo o mundo

Nota: Todas as crianças são únicas e este livro não pretende substituir as indicações do seu pediatra nem de outro médico consultado para resolver problemas do seu filho, especialmente quando a criança mostra sinais de algum tipo de doença ou comportamento diferente.

Agradecimentos

Obrigada
(ou dadá)

EU PRECISO DE AJUDA. Pronto, falei... Preciso de ajuda, de muita. E, por sorte, não apenas tenho muita ajuda, mas tenho a melhor ajuda que qualquer mulher poderia ter. Para começar, como sempre, tenho ajuda do homem que me deu a bênção de acordar do meu lado por 29 anos — meu companheiro no amor, na vida, nos negócios e no prazer, meu marido amado e melhor amigo, Erik (apesar de, às vezes, esse homem ser um chihuahua de 2 quilos chamado Harry, que consegue se esgueirar até o espacinho mais acolhedor entre mim e Erik, assim como a Emma costumava fazer quando era criança... Mas ela não soltava pelos).

E recebo mais ajuda ainda... Muito mais. A família de livros "O que esperar" cresceu, mas, felizmente, também aumentou o número de incríveis e talentosos membros, que se juntaram para ajudá-la a crescer. Alguns chegaram, ajudaram e foram embora (e, quando fazem isso, tento não levar para o lado pessoal), outros estão comigo desde o início da concepção do primeiro livro. Muito obrigada, ou, como dizem as crianças: "Dadá."

A Arlene Eisenberg, minha primeira e mais importante parceira nesta série de livros. Seu legado de carinho e compaixão viverá para sempre. Você sempre será lembrada e amada.

A Sharon Mazel, você é o vento que empurra minhas velas, a resposta às minhas dúvidas, o chocolate do meu sundae — e, como sempre, o yin do meu yang. Como eu poderia viver (ou trabalhar) sem você? Muito amor para você, para seu paciente marido médico e as quatro meninas que, de alguma maneira, se criaram sozinhas (muito bem): Daniella, Arianne, Sophia e Kira.

A Suzanne Rafer, uma verdadeira amiga, editora excepcional, incrível advogada dos autores, cujas críticas são sempre diretas como flechas (e eu até parei de apagar algumas delas!). Não é de se surpreender que, depois de todos esses anos, nós duas tenhamos começado a usar óculos.

A Peter Workman, por sua dedicação, paixão e compromisso em criar a casa que se tornou o lar desta série de livros.

A todas as pessoas da editora Workman que me ajudaram a parir este último bebê — acho que isso tornou vocês minhas parteiras: a Bob Miller, o novo líder incansável, por sua *finesse* ao acelerar as coisas e seu talento para realizá-las. A David Matt, por sempre se esforçar por mim e por sempre compartilhar uma visão artística que — vamos ser sinceros — nunca é fácil. A Lisa Hollander e Rae-Ann Spitzenberger, minhas duas designers favoritas, pelo talento — e paciência. Ao gênio da pintura Tim O'Brien, por trazer a criança mais linda, a Gigi, ao mundo (e à Gigi, pelo sorriso que traz aos meus lábios sempre que vejo os dela) e a Anne Kerman, por encontrar a Gigi. A Lynn Parmentier, pela maravilhosa colcha. A Karen Kuchar, por capturar perfeitamente a beleza essencial da criança dessa idade (e por sua incrível delicadeza mesmo com os prazos apertados). A Peggy Cannon, por sempre seguir conforme a corrente e fazer com que a corrente siga. E a meus outros amigos fenomenais da Workman: Suz2 (Suzie Bolotin), Erin Klabunde, Walter Weintz, Page Edmunds, Jenny Mandel, James Wehrle, Joe Ginis, Steven Pace, Marilyn Barnett, Jodi Weiss, Emily Krasner, Beth Wareham, Barbara Peragine — e toda a equipe de vendas e marketing.

Ao Dr. Mark Widome, por seu vasto conhecimento médico, sua grande sabedoria, seu reservatório inesgotável de paciência, paixão e bom humor — e ele não escreveu um prefácio maravilhoso, gente? Não sei quem tem mais sorte: seus alunos, os pacientes de quem cuida, os pais que aconselha, ou eu (só fico feliz que tenha tempo suficiente para fazer isso tudo!).

A Steven Petrow (MG), Vince Errico (Dimples), Mike Keriakos, Bem Wolin, Jim Curtis (CSOB), Sarah Hutter e todos os meus amigos maravilhosos da Everyday Health, por tornarem nosso sonho do WhatToExpect.com uma realidade. Muito obrigada também à incrível comunidade de mães — não apenas por tornar nosso site tão especial, mas por dividir suas barrigas, bebês e crianças comigo todos os dias. Mando um recado especial (e um beijo) para minha família do Facebook e do Twitter: muito obrigada por sempre me apoiarem.

A dois outros homens que não acordam comigo, mas sem os quais eu não enfrentaria nenhum dia: Marc Chamlin, por seus olhos atentos, sua capacidade de fazer negócios e sua amizade e apoio constantes, e Alan Nevins, por sua gerência capaz, habilidade fenomenal e paciência, persistência e apoio incansáveis (sempre teremos o Cairo). E ao mais novo membro da nossa equipe, alguém que tem um nome ótimo e um dom ainda maior para a comunicação: Heidi Schaeffer — obrigada pela divulgação!

Às mamães do meu outro bebê: a Fundação What To Expect, Lisa Bernstein (mamãe também da Zoe e do Ah, aquele Teddy) e Ruth Turoff (mamãe da linda Bluebell), por espalharem o poder materno para aquelas que mais precisam.

A Emma (a criança que deu início a tudo), Wyatt (o bebê que veio em seguida) e meu mais novo filho, Russel. Vocês fizeram de mim uma mãe muito sortuda e eu amo muito vocês.

Falando de uma família que eu adoro: a Sandee Hathaway, minha irmã e amiga adorada, meu pai, sempre maravilhoso, Howard Eisenberg, meus sogros amados, Abby e Norman Murkoff, e a Victor Shargai, por seu amor, apoio e DNA.

Para a Academia Americana de Pediatria, por serem defensores incansáveis das crianças e seus pais e a todos os médicos que trabalham a cada dia para tornar as vidas dos pequeninos mais felizes, saudáveis e seguras.

E, principalmente, a todas as mães, pais e crianças de todo o mundo. Um grande abraço a todos!

heidi

Sumário

PREFÁCIO: escrito pelo Dr. Mark Widome, M.P.H 17

INTRODUÇÃO: Adeus, bebê, olá, criança 21

ESTATÍSTICAS PARA O CRESCIMENTO DE UMA CRIANÇA: Um resumo
do segundo ano 23

Marcos no desenvolvimento durante o segundo ano 24
12 a 13 meses • É cumulativo • 13 a 14 meses • 14 a 15 meses
• 15 a 16 meses • 16 a 17 meses • 17 a 18 meses • 18 a 20 meses
• 20 a 22 meses • 22 a 24 meses

CAPÍTULO 1

O crescimento do seu filho 31

As preocupações comuns 31
Curvas de crescimento • *Gêmeos: Crescimento diferente para pessoas
diferentes* • *Como medir sua criança agitada* • Crianças gorduchinhas •
Peso e altura • Crianças magras • Crianças barrigudinhas

TUDO SOBRE: Curvas de crescimento 39

CAPÍTULO 2

Seu filho da cabeça aos pés 43
Cuidados com o cabelo • *Uma situação enrolada* • Problemas na hora
de pentear os cabelos • *É hora de cortar?* • Brigas com o xampu •
Produtos químicos no xampu? • Cuidado com os olhos • *Problemas de
visão* • Crianças que piscam muito • Quando usar óculos • Cuidados
com as orelhas • *Sinais de problemas auditivos* • *Defesa contra os sons*
• Brincos • Cuidados com os dentes • *Problemas dentários são hereditários* • Escovadas na escovação • *Já é hora da pasta com flúor?* • O
segundo round do nascimento dos dentes • *Dentes e doces* • *Linha do
tempo dentária* • Espaços entre os dentes • *A primeira visita ao dentista*
• Visitas ao dentista • Cuidados com a pele • *Como se manter limpo...
sozinho* • Rejeição ao banho • A criança que não quer lavar as mãos

• *É um trabalho sujo* • Pele seca • Bochechas vermelhas • Eczema
• Outras irritações da pele • *Análise da pele* • *Como proteger o seu filho
do sol* • Problemas com o protetor solar • Cuidado com as unhas •
Problemas para cortar as unhas • Cuidados com os pés • Pés estranhos
• *O mistério do arco* • Como escolher sapatos • *É hora de comprar sapatos
novos?* • *Perfeitos para os pés* • O corpo dos meninos e das meninas (ou
seja, os genitais) • Cuidados com o bumbum • Fezes estranhas • *O novo
ritmo do cocô* • A guerra das fraldas • *Acabaram as fraldas?* • Brincadeiras
com o conteúdo da fralda

TUDO SOBRE: Como começar a retirada da fralda 96
Sinais de que seu filho está pronto • *Pronto para usar o vaso* • *Atenção,
pais: Mas e você? Está pronta?* • Sinais de que seu filho já é capaz de usar
o vaso • Preparação • *Técnicas para tirar a fralda do seu filho* • Preparar...
Apontar... Largar...

CAPÍTULO 3

Mobilidade 103

As preocupações comuns 103
Primeiros passos • *Levanta e sacode a poeira* • Incentive seu filho a
andar • *Gêmeos: Andando em ritmos diferentes* • Atraso no andar •
Voltar a engatinhar • A coordenação... ou a falta dela • *Prematuro?*
• *Como amenizar a dor das quedas* • Escaladas • Tentativas de sair
do berço • Crianças muito ativas • *Vamos jogar bola* • Crianças
pouco ativas

TUDO SOBRE: Ser mais ativo 117
Válvulas de escape para crianças muito ativas • *Mergulhando de cabeça
na natação* • *Técnicas para desacelerar*

CAPÍTULO 4

Alimentação 123

A alimentação no segundo ano 123
Como desenvolver hábitos saudáveis • *Aditivos alimentares* • Variedade
• As porções diárias • *Nutrientes em forma líquida* • *Cuidado com os
sucos* • *A hora do leite* • *O tamanho das porções*

As preocupações comuns 135
A hora do desmame • *Como desmamar seu filho* • *Como tirar a mama-
deira* • Quando tirar a mamadeira • Problemas com o copinho • *O
poder do canudo* • *Atenção aos copinhos com bico* • O que fazer quando
passou a hora de tirar a mamadeira • Rejeição ao leite • Alergia ao leite

• *As porções de leite* • *Alergias a alimentos* • Perda de apetite • *Comer por conta própria* • Apetite inconstante • Bagunça nas refeições • Sujeira ao comer sozinho • Crianças que cospem a comida • Manias • Paladar muito restrito • *Tente mais uma vez* • *Acabe com a monotonia do bege* • *Problemas com os pedidos?* • Rejeição às hortaliças • *Lanches* • *Diversão com a comida* • Rejeição aos alimentos favoritos • Crianças que não param quietas • Entretenimento na hora da refeição • A cadeira de alimentação • Alimentação vegetariana ou vegana • Jantares com crianças • Risco de asfixia

TUDO SOBRE: Segurança alimentar 168
Frutas e legumes seguros • *Produtos químicos não são brincadeira* • *Os vilões e os mocinhos* • Carne bovina, aves e peixe seguros • *Bem ou malpassado?* • *Como escolher peixes* • Laticínios seguros • *O problema do mofo* • Ovos seguros • Água potável • *O BPA nas embalagens de alimentos*

CAPÍTULO 5

Sono 178

As preocupações comuns 178
Rebeliões na hora de dormir • *Hora de dormir* • Crianças que acordam à noite • *Travesseiros e cobertores* • *Como criar uma rotina na hora de dormir* • *Razões para acordar* • De volta ao treinamento • *Ativo durante o dia, tranquilo durante a noite* • *Um gemido significa que ele está acordado?* • Dormindo tarde • *Sono por associação* • Mamadeiras no meio da noite • Crianças que acordam cedo • *O horário de verão e o horário de dormir* • *Diário do berço* • Cochilos • De duas sonecas para uma • *Gêmeos: Uma boa noite de sono multiplicada por dois* • Sonecas tarde demais • *Peso e sono* • Sonecas curtas demais • Resistência às sonecas • Roncos • Pesadelos • *Pesadelos x Terrores noturnos* • Posso dormir na cama? • Passeios noturnos • *Quando três é demais*

TUDO SOBRE: Como estabelecer bons hábitos de sono 204

CAPÍTULO 6

Comportamento 207

As preocupações comuns 207
Crianças que mexem em tudo • *Guia rápido do comportamento infantil* • *A exploração do mundo... pela boca* • Crianças que abrem e fecham tudo • Crianças que esvaziam tudo • Crianças que deixam tudo cair • *Seja bem-vindo, novo bebê* • O pequeno destruidor • Crianças que jogam tudo • Crianças que batucam em tudo • Crianças que berram

• Crianças que batem • *Como manter seu bebê a salvo do seu filho* • Crianças que mordem • *Como controlar a agressividade* • *Atenção, pais: No fim do dia* • Crianças que puxam o cabelo • Agressividade com brinquedos • Crianças que chupam o dedo • Crianças que não largam a chupeta • Um objeto adorado • *Quando a tranquilidade tem um custo* • *Se não há busca por conforto, não há problema* • Crianças que batem a cabeça ou mantêm outros hábitos por segurança • Rituais • *Rituais demais?* • *A rotina pode ser boa* • Resistência a mudanças • Crianças apegadas demais • *Nada de apego* • *Como cortar os laços com segurança* • Ansiedade pela separação • *Atenção, pais: O longo adeus* • Preferência por um dos pais • *Gêmeos: Quando um gêmeo tem ciúme do outro* • *Quando um é bom e dois é demais* • Medo de estranhos • Crianças que não têm medo de estranhos • Crianças que fogem • *Como ensinar seu filho a se comportar na rua* • Medos e fobias • Medo de cachorros • Como enfrentar o medo • *Atenção, pais: É hora de ter um bichinho de estimação?* • *Como se comportar perto de animais* • Crianças que não têm medo de cachorro • Negatividade • *Abrace o problema* • *Atenção, pais: Quando dizer "sim" para um "não"* • Crianças que não aceitam "não" como resposta • Crianças manhosas • *Atenção, pais: Desânimo* • Crianças pouco razoáveis • Crianças impacientes (Agora!) • Crianças que exigem atenção • Crianças que resistem à cadeirinha • Crianças que resistem ao carrinho • *Arqui-inimigo* • *Um caminho para a obesidade?* • *Atenção, pais: Compras com crianças: missão impossível?* • Problemas na hora de vestir a criança • *Nu com a mão no bolso* • Frustrações ao se vestir • *Divirta-se cuidando do seu filho* • Crianças difíceis • *Como conviver com um temperamento difícil*

TUDO SOBRE: Como controlar ataques de manha 301
Os "terríveis 2 anos" começam agora • O que está por trás desses ataques? • Como acabar com os ataques de manha • *Atenção, pais: Não ceda a escândalos* • *Você é refém do seu filho?* • O que fazer durante um ataque • *Castigar ou não?, eis a questão* • *Atenção, pais: Como manter a calma* • *Escândalos em público* • *Escândalos especiais para os pais* • Depois da tempestade • *Atenção, pais: Entrem para o clube*

CAPÍTULO 7

Como disciplinar o seu filho 314

O que é disciplina... e o que não é 314
O beabá da disciplina • *Atenção, pais: É bom falar a mesma língua*

Estratégias disciplinares que funcionam 320
Métodos disciplinares • *Soluções que só trazem vantagens* • *Atenção, pais: Fiquem um tempo com o seu filho* • *Não apelem para a agressão física* •

Como fazer com que as medidas disciplinares sejam mais eficazes • *A vida e seus limites*

TUDO SOBRE: Certo e errado 328

CAPÍTULO 8

Primeiras palavras 330

As preocupações comuns 330
A criança que ainda não fala • *Aprender a falar* • *Generalizações* • Frustração na conversação • *Procure os sinais* • *Gêmeos: Palavras em dobro* • Perda de vocabulário • *O dom de tagarelar* • Fala pouco clara • Uma palavra de cada vez

TUDO SOBRE: Ajudar seu filho a falar 341

CAPÍTULO 9

Aprendizado 346

As preocupações comuns 346
Letras e números • Como criar um leitor • *O ABC das boas maneiras* • *Um gosto (literal) por literatura* • Leitura repetitiva • O que é isso? O que é aquilo? • Oferta de aulas • Computadores • *Tudo é uma questão de tempo* • DVDs educativos • Assistir à televisão • *O problema da TV*

TUDO SOBRE: Alimentar a curiosidade 364

CAPÍTULO 10

Brincar e fazer amigos 367

As preocupações comuns 367
O poder do ato de brincar • *Habilidades motoras finas* • Brinquedos para crianças pequenas • *Menos presentes* • *O controle da bagunça* • *Destro ou canhoto?* • Segurança no quesito brinquedos e irmãos mais velhos • *Brincar* • *Atenção, pais: Tédio provocado pelas brincadeiras infantis* • Capacidade de concentração limitada • Brincar de forma independente • A estreia na pintura • *O que dizem os rabiscos* • *O poder da música* • *Dançar até o chão* • Medo do parquinho • *Segurança no parquinho* • *Orientações para os encontros com outras crianças* • Grude na hora de brincar • Grupos de atividades infantis • *Existe um pequeno boxeador no grupo?* • *Gêmeos: Diversão em dobro* • Brincadeiras com outras crianças • Intercâmbio de maus hábitos • Crianças passivas • Problemas para aguardar a vez • Dificuldade para dividir • *Dividir,*

SUMÁRIO

preocupar-se com o outro... ou apenas se exibir? • *Quando compartilhar é preciso* • Crianças ameaçadoras • *Sem violência* • Comportamento desagradável

TUDO SOBRE: Fazer amigos 410

CAPÍTULO 11

Viagens com crianças pequenas 413

Pé na estrada 413
Seja qual for o destino • Viagens de carro • *Diversão ao longo do caminho* • *Um freio nos enjoos* • Viagens de avião • *Passaporte tamanho PP* • *Jet lag infantil* • Viagens de trem • *Manha para viagem* • *Barriguinha em trânsito* • Escolha hotéis receptivos a famílias • *Atenção, pais: Viagens sem filhos*

CAPÍTULO 12

Para manter a saúde dos filhos em dia 439

O que esperar das consultas de rotina 439
Seu doutor • Medo do médico • *Você é quem melhor conhece o seu filho* • *Fale a verdade*

Imunização 445
Vacinas recomendadas • *Vacinas: não só para as crianças* • *Quando ligar para o médico depois de alguma dose de vacina* • *Uma dose de vacinação precisa ser adiada por conta de um resfriado?* • *Calendário recomendado de vacinação infantil* • *Antes tarde do que nunca* • A realidade sobre os mitos que envolvem a imunização • *Para acabar com os medos, as lágrimas e os "ais" na hora das injeções* • Precauções importantes

Telefonemas para o médico 457
Quando ligar para o médico • *Onde é que dói?* • *Não existem perguntas bobas* • Antes de ligar para o médico • *O seu filho e a tolerância à dor*

Para entender a febre 466
Como medir a temperatura do seu filho • *Convulsões febris* • Como ler o termômetro • Como tratar a febre • *Temperaturas corporais normais* • *Febre: só uma parte da questão*

Como cuidar de uma criança enferma 472
Em casa • *Atenção, pais: Quando os pais ficam doentes* • No hospital • *A preparação para uma internação hospitalar*

SUMÁRIO

TUDO SOBRE: Medicação 478
Como se informar a respeito dos remédios • *Remédios on-line: perigo à vista?* • *Medicamentos fitoterápicos* • Como dar os remédios de forma segura • *Não dê nada disso ao seu filho* • *Paracetamol ou ibuprofeno?* • Para ajudar os remédios a descerem

As doenças mais comuns que afetam crianças pequenas 486
Resfriado comum • *Boas notícias quanto ao nariz que não para de escorrer* • *O cigarro que você fuma é prejudicial para a saúde do seu filho* • Infecção de ouvido • *Tubos de ventilação* • *Probióticos com antibióticos?* • Gripe • *Dor de garganta* • Laringite • *Para conter os germes* • Prisão de ventre • Diarreia • *Sinais de desidratação* • Infecção do trato urinário (ITU)

As doenças crônicas mais comuns 501
Alergia • *Alergia ou resfriado?* • *Alergias perigosas* • Asma • *Asma ou RAD?* • Doença celíaca • *Quando a criança com alergia alimentar ou doença celíaca põe os pés fora de casa* • Convulsões e epilepsia • Perda ou deficiência auditiva • *Testes auditivos*

CAPÍTULO 13

Segurança 515

Segurança dentro de casa 515
Ser cuidadoso não significa ser obsessivo • Como deixar sua casa segura para crianças • *Portões de segurança* • *Alturas seguras* • *O fascínio pela mecânica* • *Sinal vermelho no jardim* • *Os possíveis problemas do chumbo* • *A arma mais segura é a inexistente* • *Feriados felizes e sem risco algum* • Como deixar a cozinha segura para crianças • *Controle de envenenamentos* • *Você não é de fazer as coisas por conta própria?* • Como deixar o banheiro seguro para crianças • *Roupinhas seguras* • Como deixar a lavanderia segura para crianças • Como deixar a garagem segura para crianças • Como deixar os brinquedos seguros para crianças • *Como detectar problemas* • *Certificadamente seguros* • *Nada substitui a supervisão* • *O controle de pragas em casa* • *Consulte os recalls*

Segurança fora de casa 543
Segurança ao ar livre • *Um lugar seguro para brincar* • Segurança contra os insetos • Segurança na água • Segurança na neve • Segurança no carro • *Um dia ensolarado e ameno? Não dentro do carro* • *Viagens seguras*

TUDO SOBRE: Como ensinar seu filho a se manter seguro 558

CAPÍTULO 14

Como lidar com acidentes 563

Prepare-se para as emergências 563

Primeiros socorros para crianças pequenas 565

Abdômen, lesões no • Afogamento • Amputação de membros ou dedos • Aranhas, picadas de • Arranhões • Asfixia • Boca, ferimentos na • Cabeça, lesões na • Cães, mordidas de • Calor, efeitos de • Carrapato, picadas de • Choque, estado de • Choque elétrico • Cobras, picadas de • Congelamento • Contusões na pele • Convulsões • Corpos estranhos • Cortes • Dedos, lesões nos • Dentes, danos aos • Descolamentos articulares • Desmaios • Entorses • Fragmentos ou lascas de objetos • Fraturas ósseas • Frio, lesões causadas pelo • Hemorragia • Hemorragia interna • Hipertermia • Hipotermia • Ingestão de objetos • *Objetos nos lugares errados* • Insetos, picadas de • Intoxicação • *Orientações em caso de envenenamento* • Lábios rachados ou cortados • Língua, ferimentos na • Mordidas e picadas • Nariz, lesões no • Objetos perfurantes, lesões por • Olhos, lesões no • Ossos, fraturas no • Ouvidos, lesões no • Pele, lesões na • *Como equipar o armário de medicamentos* • *Como tratar de um dodói* • Plantas venenosas • Queimaduras • Queimaduras de sol • Queimaduras químicas

Primeiros socorros para crianças pequenas: asfixia e emergências respiratórias 590

Confira, Chame, Cuide • *Reanimação cardiopulmonar (RCP): Um conhecimento que ninguém quer pôr em prática* • A-B-C • *O que vem primeiro* • *Manobras respiratórias de salvamento* • Reanimação cardiopulmonar (RCP) em crianças com mais de 1 ano • Asfixia infantil: Primeiros socorros

CAPÍTULO 15

Transtornos no desenvolvimento psicológico 600

As preocupações comuns 600

Transtornos de espectro autista • *Síndrome de Down* • *Atenção, pais: Como ajudar o seu filho* • Transtorno de processamento sensorial (TPS) • Atrasos no desenvolvimento • *Como procurar ajuda*

TUDO SOBRE: A vida com uma criança especial 610
Como ajudar os irmãos saudáveis

ÍNDICE 617

PREFÁCIO

Um mapa para guiar seu caminho

O QUE ACONTECE NA manhã do primeiro aniversário? Será que o bebê de ontem acorda uma criança totalmente formada? O desenvolvimento infantil respeita de alguma maneira o calendário gregoriano? E, mais especificamente, será que num belo dia os pais devem deixar de lado as atitudes que tomavam com um bebê e abrir uma nova caixa de ferramentas para criar uma criança?

A resposta, claro, é "não". Biologicamente, o primeiro aniversário é um evento pouco importante. O dia do aniversário e os dias posteriores não são diferentes dos anteriores. Do ponto de vista do crescimento e do desenvolvimento da criança — físico, intelectual e emocional —, a festa poderia ser realizada no 11º ou no 13º mês de vida. Marcos acontecem segundo um ritmo próprio, com grandes variações que dão pouca importância ao calendário. Como já acontecia, o crescimento e o desenvolvimento do seu filho vão continuar num ritmo irregular. Assim, visto em períodos de meses — e não de dias —, o progresso da criança vai parecer regular. As coisas costumam andar na direção certa na maior parte do tempo.

No entanto, existem algumas questões biológicas e do desenvolvimento que nos levam a considerar o segundo ano de vida uma fase importante. Ao passar o primeiro aniversário, a criança já atingiu três vezes o peso que tinha ao nascer e, em alguns casos, tem pelo menos o dobro da altura. De agora em diante, a trajetória de crescimento vai depender muito de uma combinação de fatores genéticos e do ambiente, e não mais de fatores derivados da gravidez e do parto. Bebês que nasceram prematuramente — ou que são pequenos — já podem ter alcançado a média das outras crianças. Da mesma maneira, crianças que nasceram grandes já estabeleceram uma rota de crescimento que acompanha a genética e o histórico familiar. A maioria das crianças de 1 ano já é capaz (ou praticamente capaz) de dar os primeiros passos e, mesmo aquelas que o fazem segurando em móveis ou na mão de alguém, o fazem mais por medo do que por falta de equilíbrio.

É também perto dessa data arbitrária do primeiro aniversário que a maioria das crianças chega a um dos mais surpreendentes marcos de sua vida: a capacidade de entender e reconhecer símbolos. Símbolos com significados regulares tornam a comunicação muito mais eficiente e aumentam exponencialmente a capacidade de aprender — uma característica do segundo ano de vida. A primeira indicação disso é quando a criança começa a apontar para as coisas. Fazer isso é estabelecer um código com dois significados: ele pode indicar o que a criança quer ou chamar a atenção para algo interessante. E o gesto tem esse significado sempre, seja quando a criança, o pai ou um irmão mais velho o faz.

Palavras também são símbolos. Crianças de 1 ano entram na infância já com um certo vocabulário. Esse pequeno punhado de palavras — talvez apenas uma ou duas — também tem um significado específico e constante. Mamãe e papai são palavras específicas para certas pessoas e aquelas quase palavras para cachorro, irmão, mamadeira ou um brinquedo significam sempre a mesma coisa para você e seu filho. Isso é incrível.

Socialmente, é perto do primeiro aniversário que a criança realmente se torna um indivíduo. Crianças dessa idade finalmente se veem como algo separado das mães e dos pais, e não mais extensões ou apêndices deles. É claro que elas podem demonstrar essa recém-descoberta independência de maneiras bem-vindas e outras discutíveis. Os corajosos primeiros passos podem ser dados para se afastar dos pais ou para se aproximar deles. A palavra "não" cria outro sentido, muitas vezes de desafio: "Preste atenção, eu penso por mim mesmo". O início dos ataques de birra está muito próximo. É como

se um pequeno adolescente tivesse se mudado para a sua casa.

Vou falar menos sobre como o segundo ano termina — sobre como seu filho chega à idade de ir para a escola. Basta dizer que, ao completar 2 anos, as crianças adquirem uma vida emocional e imaginativa mais complexa. Elas adquirem ferramentas e técnicas de comunicação que farão com que logo falem frases completas — frases que podem compor uma conversa. Imaginação e criatividade, apoiadas por um desenvolvimento motor mais avançado, dão muito trabalho aos pais. Fazer amigos, desenvolver empatia e querer agradar aos outros são tarefas e marcos de um estágio desenvolvimental que vai um pouco além do que este livro cobre.

Continuando a série de livros "O que esperar", muito bem-sucedidos e bem aproveitados, *O que esperar do segundo ano* é uma prova de quantos benefícios podemos obter de guias para nos orientar pela gravidez e para a criação dos filhos. Criar um desses guias parece muito fácil quando ele é bem-feito. Mas pense em como é elaborar um mapa para viajantes quando se sabe que cada um deles vai tomar um caminho levemente diferente para chegar ao mesmo destino: a vida adulta. Imagine como é complicado sugerir estradas para viajantes com necessidades extremamente diferentes — isso sem falar em diversas qualidades, competências e desafios. E mais: pense como é complexo convencer o motorista (o pai ou a mãe) que está diante dessa difícil jornada de que as rotas são navegáveis e de que a maioria das decisões e intuições estão corretas e que não há problema em se perder de vez em quando. E isso tudo sem acabar com o entusiasmo, a animação dos pais e muito menos com o gosto pelas recompensas que o esforço traz. Foi isso que este livro quis fazer. Heidi Murkoff encheu a publicação de suas características já conhecidas. Primeiro, o tom tranquilizador e otimista. Ela nos lembra de que pequenos desvios na rota esperada do comportamento, do crescimento, da nutrição ou do desenvolvimento não costumam ser importantes. E também de que muitas coisas são normais e que tudo, na maioria dos casos, acaba bem. Ela nos dá permissão para não ser perfeitos e nos lembra que correções na rota são rotineiras. É tanto uma treinadora quanto uma animadora de torcida.

O que esperar do segundo ano é autoritário — quando precisa ser. Assim como os livros anteriores, ele se baseia em recomendações e dicas de profissionais, especialmente quando o assunto é imunização, nutrição, segurança e controle de doenças comuns. Mesmo as recomendações mais complicadas (como as dadas para a realização de reanimação cardíaca) são claras e resumidas, sem seguir pelo caminho mais fácil. No entanto, Heidi sabe quando deve sair da rota óbvia. Algumas das sugestões dela com relação ao uso de probióticos, remédios naturais e outros suplementos nutricionais, por exemplo, serão interessantes para os leitores mesmo que não sejam consenso entre os especialistas. Ela, na verdade, usa pesquisas e ideias recentes e rotula essas informações de maneira correta, mantendo uma política de "transparência nas informações".

A voz de Heidi é familiar. Não é bem a voz da sua mãe, da sua melhor amiga nem da sua professora favorita — mas também não é a voz de uma estranha. Esta voz reconhece e respeita suas frustrações e sua falta de sono. Ela também prevê que, em alguns momentos, uma pequena coisa que seu filho dirá ou fará trará muita surpresa e prazer. Nesses dias, o mundo é bom.

O que esperar do segundo ano traz *insights* frequentes — sempre com um sorriso. Ele nos lembra que "a moda não importa para crianças" e que, "se existe uma lei da física infantil, ela diz que pequenos corpos em movimento continuam em movimento". Heidi lembra aos pais várias vezes que devem se manter calmos e não interromper rotinas. Eles têm que estabelecer limites, mas às vezes seguir a corrente. Quando chegam a um impasse, têm que mudar de assunto. Quando não tiverem mais energia, têm que tirar uma folga, ler um livro adulto, ir à academia e nunca recusar ajuda quando precisar.

Estudantes de medicina aprendem logo: *Primum non nocere* ou "acima de tudo, não cause danos". Isso é um mantra para aqueles que escolhem a pediatria. Por isso, o que pode parecer excesso de zelo nestas páginas, na verdade não é. Você vai perceber esse cuidado na discussão sobre toxinas do ambiente, no tratamento da febre e na atenção com ferimentos. Leia os rótulos, use remédios apenas quando forem necessários e guarde tudo com segurança. Dê muita proteção, sem se importar se o perigo vem de venenos, do sol ou de águas profundas. Se você não tiver certeza se o seu filho está se sentindo bem, se alguma coisa parecer errada ou se você estiver simplesmente preocupada, procure ajuda médica.

Na opinião de especialistas, *O que esperar do segundo ano* se baseia na experiência e no bom senso. Ele prefere o que funciona na prática ao que a teoria diz. Ao discutir disciplina, Heidi nos lembra que a permissividade excessiva deixa as crianças muitas vezes, "rudes, egoístas, respondonas e desobedientes". Ela diz que não existe uma maneira melhor de disciplinar. Seja justa, evite extremos e, quando puder, deixe que as consequências ensinem — especialmente as consequências naturais e relevantes. Acima de tudo, discipline com amor.

Essa proposta prática se estende para a discussão sobre nutrição (coma de forma razoável), o início do aprendizado (não crie uma criança viciada em tecnologia), o tratamento de doenças (medique, mas apenas quando for necessário) e sobre muitas outras coisas. É uma visão que envelheceu bem. É a situação em que a maioria dos pais com bom senso se sente confortável.

Dr. Mark D. Widome,
mestre em Saúde Pública
Professor de Pediatria da
Universidade Estadual da Pensilvânia

INTRODUÇÃO

Adeus, bebê, olá, criança

VOCÊ JÁ DEVE ter notado, mas, em apenas 12 meses, seu bebê trilhou um caminho muito longo. O bebê que trouxe muita alegria ontem hoje está cheio de energia... Um pacotinho carinhoso se tornou um pequeninho furacão. Um bebê que se contentava com carinho, abraços e em ficar quietinho? Sempre dócil, fácil de satisfazer e de carregar? Isso ficou no ano passado.

Adeus, bebê, olá, criança... E bem-vindos ao ano das descobertas: o segundo ano. São 12 meses cheios de incríveis primeiras vezes (os primeiros passos, as primeiras palavras... a primeira manha), de um crescimento e um desenvolvimento impressionantes, de um aprendizado veloz como a luz e de explorações e descobertas incessantes, trazidas por uma curiosidade incansável.

Isso sem falar dos desafios monumentais — tanto para seu filho ("Como eu faço para empilhar estes blocos de madeira sem que eles caiam?", "Como viro a peça do quebra-cabeça para que ela se encaixe?", "Como posso pegar o laptop da mamãe?") quanto para você ("Como faço meu filho comer/

dormir/brincar direito/se separar de mim quando o deixo na creche/colocar um casaco/sair do parquinho — sem ter que brigar? Ou "Como posso fazer compras no supermercado sem que ele dê um escândalo no corredor de congelados?").

Crianças, assim como bebês, não vêm com um manual, mas são, pelo menos, tão difíceis de lidar quanto máquinas... e de operar de forma segura. Por sorte, a ajuda chegou. Vamos continuar do ponto onde *O que esperar do primeiro ano* parou (e aqui a história começa a ficar animada). *O que esperar do segundo ano* é um guia completo dos porquês, quandos e comos do seu filhote em crescimento, dos 12 aos 24 meses de idade.

Incluímos tudo aqui, num formato novo, fácil de ler e rápido de encontrar, já que é feito tópico a tópico. Você poderá ler sobre tudo o que precisa decifrar e coisas com as quais precisa lidar para poder aproveitar totalmente a fascinante, complicada, às vezes enlouquecedora, mas sempre adorável criança que o seu bebê se tornou repentinamente. Você vai encontrar os fatos — assim como soluções realísticas, estratégias e dicas — sobre alimentação (inclusive um guia sobre como instituir hábitos alimentares saudáveis sem ter que fazer guerra de comida com crianças relutantes), sobre sono (como ajudar o seu filho a obter o tempo de sono que ele precisa — mas sem brigas — na hora de dormir ou da soneca), sobre brincadeiras e amigos (como incentivá-lo a compartilhar brinquedos e como evitar que brincadeiras com amiguinhos se tornem festas de socos), sobre como ajudar seu filho a falar... e ouvir, sobre como cultivar a criatividade, incentivar a curiosidade e alimentar o amor natural do seu filho pelo aprendizado prático. Vamos mostrar como lidar com a manha (em casa e em público) e como controlar os primeiros sinais dos "terríveis 2 anos" no seu incrível filho de 1 ano. Você aprenderá a entender todo comportamento possível (e impossível) do seu filho — das atitudes previsíveis às que parecem incríveis. Vai saber como ensinar (e reforçar) o que é certo e o que é errado, criar expectativas apropriadas para a idade e a disciplinar de forma correta. Vamos

falar sobre como você pode manter seu filho seguro e saudável enquanto ele aprende sobre o mundo... ou pelo menos sobre o parque da região.

Quer saber como o seu filho está em termos de crescimento? Está aqui. Em termos de desenvolvimento? Uma linha do tempo com os marcos mais importantes — e informações sobre esses marcos — vão satisfazer sua curiosidade. Está pensando em viajar com o seu filho pequeno? Temos um capítulo sobre isso também. Precisa de um discurso de incentivo (E que pai de filho pequeno não precisa?)? Vai ter vários deles.

É o próximo passo da série "O que esperar" — e o próximo passo na sua aventura no mundo dos pais. Por isso, respire fundo, amarre os cadarços dos seus tênis e, não importa o que faça, não pisque: o ano das descobertas começou.

Um brinde a um feliz segundo ano!

heidi

ESTATÍSTICAS PARA O CRESCIMENTO DE UMA CRIANÇA

Um resumo do segundo ano

SEU FILHO, ASSIM como qualquer criança, é único. Não é igual a nenhum outro. Em outras palavras, é incomparável. Isso, é claro, provavelmente não impede você de comparar o desenvolvimento do seu filho com o de outras crianças da mesma idade. Nem de compará-lo com curvas estatísticas como a que será mostrada aqui.

Às vezes, comparações ajudam e até nos tranquilizam — por exemplo, quando lemos uma lista de coisas que uma criança de 1 a 2 anos deve ser capaz de fazer para garantir que o desenvolvimento do nosso filho está correto. Ou quando comparamos o nível de desenvolvimento dos nossos filhos em um mês com o do mês anterior — para ver se ele está mantendo o ritmo, atrasando-se um pouco ou correndo na frente. E você não vai ser a única a fazer comparações enquanto seu filho cresce. O pediatra vai buscar certos marcos em cada visita de rotina para garantir que o desenvolvimento daquela criança se encaixa nos padrões (muito) variáveis de normalidade para a idade dela.

No entanto, outras vezes, comparações com um ritmo "médio" de desenvolvimento podem ser enganosas. Afinal, existem poucas crianças "me-

dianas", ou crianças que mantêm um desenvolvimento uniforme, ou crianças que se desenvolvem no mesmo ritmo em todas as áreas possíveis. Algumas crianças de 1 ano podem estar correndo pelo parquinho enquanto outras ainda não deram os primeiros passos. Algumas podem estar quilômetros à frente de outras com relação à fala. Algumas podem largar na frente em alguns setores, enquanto outras saem atrasadas, mas acabam empatando ou até vencendo a corrida. Algumas mantêm um ritmo de desenvolvimento relativamente constante, outras se desenvolvem dando pulos e saltos. Uma doença, um grande problema ou uma enorme mudança na vida de uma criança (como a troca da babá, um pai ou uma mãe doente ou distante, a chegada de um irmãozinho, a mudança para uma casa nova e até férias longas) podem mudar o ritmo do desenvolvimento temporariamente. É por isso que comparar crianças da mesma idade não ajuda realmente e por que você deve tomar cuidado ao analisar o desenvolvimento do seu filho.

A sua criança, única, pode ficar na média da idade por vários meses — ou até pelo ano todo. Ou talvez o desenvolvimento dela não se encaixe em nenhum padrão previsível — seja lento em um mês e dê um salto no mês seguinte. A maioria das crianças também passa por períodos frustrantes e desorganizados, em que não há progresso aparente — semanas seguidas passam sem nenhum avanço sequer. Isso acontece porque um avanço gigantesco — como dar os primeiros passos — está muito perto de acontecer. Há uma lentidão no desenvolvimento e pronto: o seu filho começa a andar ou a tagarelar.

Lembre-se: a maioria dos ritmos de desenvolvimento é correta. Contanto que o seu filho atinja a maioria dos marcos de desenvolvimento num certo tempo, o desenvolvimento dele será perfeito — o que significa que você pode relaxar e se maravilhar com todas as conquistas incríveis da criança, em vez de ficar analisando todas elas. Por outro lado, caso você perceba que o seu filho está constantemente atrasado na chegada a determinados marcos, ou caso o desenvolvimento dele pareça estar caindo repentina e significativamente — ou caso você tenha a sensação de que alguma coisa está errada —,

confira com o pediatra. É provável que não haja problema algum (algumas crianças continuam avançando, mas numa velocidade mais lenta do que a média do desenvolvimento) e você receberá a confirmação de que precisa. Se um atraso for identificado, o seu filho poderá obter ajuda para maximizar o seu potencial de desenvolvimento.

Você também precisa se lembrar de que curvas de crescimento às vezes são maneiras rápidas e fáceis de conferir o progresso no desenvolvimento do seu filho, mas não são uma previsão do futuro dele. Ele não fala ainda? Isso não significa que não possa seguir uma carreira no Direito mais tarde. Não é a criança mais coordenada do parquinho? Isso não quer dizer que não vai arrasar na quadra de tênis ou de basquete um dia. As curvas de crescimento também não são um guia de deveres dos pais. Você está feliz em deixar que o desenvolvimento de seu filho siga seu curso sem se perguntar o que ele já deveria estar fazendo? Isso é absolutamente normal. Tire uma folga das estatísticas, deixe seu filho crescer e deixe as análises para o pediatra.

Marcos no desenvolvimento durante o segundo ano

12 a 13 meses

A maioria das crianças vai provavelmente conseguir...

- Levantar-se
- Sentar-se
- Andar de um ponto a outro segurando num apoio

- Bater palmas (ou brincar de adoleta)
- Pegar um objeto do chão enquanto ainda está de pé (se segurando)
- Comunicar vontades sem chorar (pelo menos algumas vezes)
- Falar uma palavra

É cumulativo

As crianças acumulam vários novos saberes a cada mês, mas costumam se prender às últimas conquistas do mês (e do mês anterior e por aí vai). Por isso, lembre-se de que seu filho saberá realizar aquelas ações que "ele provavelmente conseguirá fazer" dos meses anteriores e as novas ações que ele aprendeu neste mês. Tenha em mente que, quando uma ação deixa de ser apropriada para a idade, o seu filho a tira do repertório de ações (por exemplo: quando andar for fácil para ele, ele não vai mais andar apoiando-se em alguma coisa).

Metade das crianças consegue...

- Levantar-se sem ajuda
- Dar alguns passos sozinha
- Beber de um copo
- Colocar um objeto numa caixa
- Dizer duas palavras
- Apontar para alguma coisa que deseja

Algumas crianças conseguem...

- Andar bem
- Rabiscar
- Estender o braço ou a perna para ajudar a se vestir
- Fazer brincadeiras como esconde-esconde
- Olhar na direção certa quando alguém pergunta onde está alguma coisa ("Cadê a mamãe?" ou "Cadê a luz?")

Poucas crianças conseguem...

- Rolar uma bola para a frente e para trás
- Tentar erguer objetos pesados
- Usar um garfo ou uma colher para comer, de vez em quando
- Tirar a roupa
- Identificar uma parte do corpo, apontando para ela

13 a 14 meses

A maioria das crianças vai provavelmente conseguir (Leia o quadro desta página)...

- Ficar de pé sozinha
- Andar apoiando-se em algum lugar
- Andar com ajuda
- Dar alguns passos sem ajuda
- Dar tchau
- Colocar um objeto numa caixa (e jogar tudo fora de novo)
- Comer com os dedos
- Dizer "mamãe" e "papai" intencionalmente
- Seguir uma ordem direta ("Pegue a boneca, por favor")
- Imitar os outros (por exemplo, bater palmas quando outra pessoa bate)

Metade das crianças consegue...

- Andar bem
- Empurrar um brinquedo com rodinhas enquanto está andando
- Pegar um objeto do chão enquanto ainda está de pé (sem se segurar)

- Apontar para uma parte do corpo quando alguém pede ("Cadê seu nariz?")

Algumas crianças conseguem...

- Puxar um brinquedo enquanto estão andando
- Imitar com um objeto (usar um telefone para "falar" ou uma esponja para "limpar")
- Usar um garfo ou uma colher para comer, de vez em quando
- Beber de um copo sozinha
- Dizer três palavras

Poucas crianças conseguem...

- Correr
- Subir escadas
- Construir uma torre com dois cubos
- Encaixar peças em buracos
- Dizer seis ou mais palavras
- Seguir ordens duplas ("Pegue o patinho de borracha e traga para mim, por favor")

14 a 15 meses

A maioria das crianças provavelmente vai conseguir...

- Dar alguns passos sozinha
- Apontar para o objeto desejado
- Dizer pelo menos uma palavra

Metade das crianças consegue...

- Andar bem
- Abaixar-se e pegar um objeto enquanto ainda está de pé
- Brincar com uma bola

- Rabiscar com um giz de cera
- Beber de um copo sozinha
- Dizer pelo menos duas palavras
- Rir de algo engraçado ou bobo
- Reconhecer para que os objetos são feitos (uma escova de cabelo, um chapéu, uma vassoura...)

Algumas crianças conseguem...

- Correr
- Construir uma torre com dois cubos
- Apontar para algumas partes do corpo quando alguém pede
- Virar as páginas de um livro
- Apontar para uma figura em um livro quando alguém pede
- Dizer pelo menos três palavras
- Dizer a palavra "não" com frequência

Poucas crianças conseguem...

- Andar para trás
- Subir escadas (mas não descer)
- Dizer cinco ou mais palavras
- Desenhar linhas com um giz de cera
- Cantar

15 a 16 meses

A maioria das crianças vai provavelmente conseguir...

- Subir e descer (em móveis, do carrinho...)
- Andar bem
- Imitar ações

UM RESUMO DO SEGUNDO ANO

- Rabiscar
- Virar as páginas de um livro
- Carregar objetos com as mãos
- Entender ordens simples ("não", "olhe", "venha", "por favor, me dê isso")

Metade das crianças consegue...

- Empilhar três cubos
- Imitar com um objeto (usar um telefone para "falar" ou uma vassoura para "varrer")
- Usar uma colher ou um garfo
- Jogar uma bola
- Dizer três palavras
- Reconhecer-se no espelho ou numa foto

Algumas crianças conseguem...

- Correr
- Andar para trás
- Dançar ao som de uma música
- Dizer seis palavras

Poucas crianças conseguem...

- Chutar uma bola para a frente
- Escovar os dentes com ajuda
- Tirar uma peça de roupa sem ajuda
- Dizer 15 ou mais palavras

16 a 17 meses

A maioria das crianças vai provavelmente conseguir...

- Brincar de montar em brinquedos
- Beber de um copo
- Dizer duas ou três palavras

- Gostar de dizer "não"
- Apontar para um objeto que deseja

Metade das crianças consegue...

- Correr
- Jogar uma bola sem mexer todo o braço
- Apontar para partes do corpo quando alguém pede
- Dizer seis a dez palavras regularmente
- Participar de brincadeiras que envolvem a imaginação

Algumas crianças conseguem...

- Subir escadas
- Chutar uma bola
- Tirar uma peça de roupa sem ajuda
- Separar brinquedos por tamanho ou cor
- Seguir uma ordem verbal dupla (sem gestos)
- Falar de dez a vinte palavras regularmente

Poucas crianças conseguem...

- Jogar uma bola erguendo o braço
- Construir uma torre com quatro cubos
- Identificar dois objetos numa figura, apontando para eles
- Identificar uma figura através do nome ("cachorro", "gato"...)
- Combinar palavras
- Falar e ser entendida na metade do tempo
- Falar mais de cinquenta palavras

17 a 18 meses

A maioria das crianças vai provavelmente conseguir...

- Correr
- Beber de um copo
- Apontar para algo que quer
- Tirar luvas, chapéus e meias
- Ler livros de figura sem ajuda
- Gostar de brincar com os dedos (por exemplo, com a música da minhoquinha)
- Falar dez palavras
- Brincar sozinha no chão
- Reconhecer-se no espelho ou em fotos
- Rir de alguma coisa engraçada ou boba

Metade das crianças consegue...

- Dançar ao som de uma música
- Arrastar coisas no chão
- Descer escadas de costas
- Escovar os dentes com ajuda
- Beber usando um canudo
- Começar a mostrar preferência por uma das mãos
- Empilhar quatro cubos
- Falar vinte ou mais palavras
- Reunir duas palavras em uma frase
- Pedir certas coisas pelo nome

Algumas crianças conseguem...

- Pular
- Jogar uma bola erguendo o braço
- Identificar duas figuras pelos nomes

- Combinar palavras
- Falar e ser entendido na metade do tempo
- Cantar
- Lembrar-se de onde as coisas ficam
- Agir para chamar a atenção ou repetir sons (ou ações) que fazem as pessoas rirem
- Reconhecer emoções/demonstrar empatia (abraçar alguém que está triste, por exemplo)

Poucas crianças conseguem...

- Desmontar brinquedos e montá-los novamente
- Ajudar a guardar os brinquedos
- Colocar grandes bolas de madeira num fio
- Soprar bolinhas de sabão
- Tirar as roupas
- Desenhar círculos

18 a 20 meses

A maioria das crianças provavelmente vai conseguir...

- Correr
- Abaixar-se para pegar um brinquedo e não cair
- Escalar
- Participar de brincadeiras que envolvem a imaginação
- Imitar ações (como dar de comer a uma boneca)
- Comer com uma colher ou um garfo
- Falar entre dez e vinte palavras

Metade das crianças consegue...

- Subir escadas
- Chutar uma bola
- Tirar as roupas sem ajuda
- Desenhar uma linha reta
- Escovar os dentes com ajuda
- Falar entre vinte e cinquenta palavras
- Combinar palavras
- Identificar duas imagens através dos nomes

Algumas crianças conseguem...

- Equilibrar-se em apenas um pé, apoiando-se em algum lugar
- Tirar as roupas
- Nomear seis partes do corpo
- Identificar quatro imagens através dos nomes
- Falar cinquenta palavras ou mais
- Perguntar "por que" e "o que é isso"

Poucas crianças conseguem...

- Descer escadas, segurando-se num apoio
- Lavar e secar as mãos
- Construir uma torre com seis cubos
- Mostrar alguns sinais de que está pronta para abandonar a fralda (por exemplo, anunciar que quer fazer cocô)
- Falar frases completas

20 a 22 meses

A maioria das crianças provavelmente vai conseguir...

- Correr bem
- Agachar-se

- Jogar uma bola sem mexer o braço todo
- Tirar uma peça de roupa
- Gostar de brincar com argila, instrumentos musicais e outros brinquedos táteis
- Obedecer a ordens duplas
- Falar entre dez e vinte palavras
- Estabelecer objetivos simples (como decidir encher um balde de água, levá-lo até a caixa de areia e molhar a terra).

Metade das crianças consegue...

- Abrir portas
- Descer escadas com ajuda
- Brincar com quebra-cabeças simples
- Entender (mas não usar) cerca de duzentas palavras ou, basicamente, tudo que é dito a elas
- Falar cinquenta palavras ou mais
- Reconhecer quando alguma coisa está identificada de forma incorreta (por exemplo, quando um "gato" é chamado de "caminhão").

Algumas crianças conseguem...

- Lavar e secar as mãos
- Entender antônimos (quente x frio, por exemplo)
- Identificar membros da família (ou outras pessoas próximas) pelo nome em fotos
- Saber quando um livro de figuras está de cabeça para baixo
- Falar entre cinquenta e cem palavras
- Obedecer a ordens triplas

Poucas crianças conseguem...

- Brincar de pega-pega
- Vestir uma peça de roupa
- Calçar sapatos (apesar de nem sempre o pé calçado ser o certo)
- Dobrar um pedaço de papel, imitando alguém

22 a 24 meses

A maioria das crianças provavelmente vai conseguir...

- Chutar uma bola
- Andar para trás
- Tirar uma peça de roupa
- Construir uma torre com quatro cubos
- Imitar o comportamento de um adulto (varrer, alimentar uma boneca, falar ao telefone...)
- Identificar dois objetos numa figura através do nome
- Combinar palavras
- Falar cerca de cinquenta palavras
- Mostrar que percebe a aprovação ou desaprovação dos pais

Metade das crianças consegue...

- Equilibrar-se em apenas um pé (com ajuda de um apoio)
- Vestir uma peça de roupa
- Pentear o cabelo, limpar o nariz ou fazer outras atividades básicas de higiene com ajuda

- Mostrar sinais de que está pronto para abandonar a fralda
- Falar e ser compreendida na metade do tempo
- Falar entre cinquenta e setenta palavras
- Perguntar "por quê" ou "o que é isso"
- Falar de si mesma ("Quero leite" ou "O João no balanço")
- Cantar músicas simples
- Demonstrar vontade de brincar com outras crianças

Algumas crianças conseguem...

- Construir uma torre com oito cubos
- Usar expressões ("Em cima", "embaixo", "do lado")
- Manter uma conversa com duas ou três frases
- Falar cem palavras ou mais

Poucas crianças conseguem...

- Pedalar um triciclo
- Separar objetos em categorias (bolas, bonecas, animais)
- Entender o conceito de adjetivos (grudento, engraçado, fofo)
- Saber revezar com outra pessoa
- Falar duzentas palavras
- Usar adjetivos
- Responder "Qual é o seu nome?"

CAPÍTULO 1

O crescimento do seu filho

QUAL É O TAMANHO DO SEU FILHO? Está tão grande... e crescendo... Parece que está maior a cada dia. (Você se lembra de que, quando era recém-nascido, ele era pequeno o bastante para caber embrulhadinho em um dos seus braços? Tente fazer isso com o seu filho de 1 ano, uma criança forte e agitada.) Mesmo assim, o crescimento de uma criança pode deixar você preocupada, especialmente porque pode ser uma confusão — e não seguir padrão nenhum. Ele pode crescer numa média bastante constante (ou de forma mais lenta ou mais rápida do que a média) — ou em estirões imprevisíveis. Para a maioria das crianças, o crescimento normal é o que é normal para ela, não para a criança que está no balanço ao lado. Isso, é claro, não vai evitar que você se pergunte e, às vezes, se preocupe com o crescimento do seu filho. Ele é baixo demais? É gordinho demais? Magrinho demais? Está ganhando centímetros mais rápido do que quilos — ou o contrário? A resposta mais provável é: não, o crescimento do seu filho está ótimo.

As preocupações comuns

Curvas de crescimento

"Meu filho está na faixa dos 15% inferiores das curvas de peso e de altura. O que isso significa?"

Significa que o seu menininho é pequeno, mas ainda está dentro da normalidade para a idade dele — uma boa notícia, já que o normal (seja ele o normal grande, o normal pequeno ou o normal médio) é o objetivo do jogo.

Ao anotar a altura e o peso em cada visita de rotina (e, até os 2 anos, a medida da circunferência do crânio também), o pediatra pode ver como o seu filho está em comparação com outras crianças da mesma idade e gênero. Se a criança estiver nos 15% inferiores das curvas de peso e altura, significa que 85% das crianças da idade dela são mais altas e pesam mais do que ela e que 15% são mais baixas e pesam menos.

No entanto, comparar o seu filho com a população de crianças de 1 a 2 anos em geral só nos conta parte da história do crescimento dele. Mais importante ainda é comparar seu filho a ele mesmo. É por isso que o pediatra vai se concentrar nos padrões de crescimento gerais do seu filho, e não na faixa em que ele se encaixa num determinado intervalo de tempo. Se a criança passar a maior parte da vida entre os 15%, então ela estará destinada a ser uma pessoa pequena (ou pode ser predisposta a ter um estirão de crescimento dramático durante a infância). No entanto, caso ela esteja na faixa dos 60% e caia abruptamente para a dos 15%, essa queda brusca em relação à taxa média de crescimento poderá levantar dúvidas: ela esteve doente? Sofreu estresse? Existe alguma outra razão médica oculta para a redução na velocidade de crescimento? Ou ela só está indo na direção de uma estatura geneticamente programada para ser menor, apesar de ter dado a largada no lado dos maiores? Do mesmo modo, uma criança que fica na faixa dos 45% desde o nascimento e dispara para a dos 90% em apenas alguns meses também precisa ser examinada de mais perto. Ela está comendo calorias demais? Fazendo pouca atividade física? Ou só tentando chegar, depois de uma largada mais lenta, à altura programada geneticamente?

A análise do crescimento do seu filho não é apenas um simples jogo de números. Para chegar a uma visão panorâmica do crescimento, o pediatra também vai considerar a relação extremamente importante entre peso e altura. Apesar de os percentuais de peso e altura marcados em curvas separadas não terem que ser exatamente iguais (estar na faixa dos 40% de altura e

---

GÊMEOS

Crescimento diferente para pessoas diferentes

Você tem dois gêmeos (ou mais) e quer saber como o crescimento deles vai ser comparado a outras crianças ou um ao outro? Se os seus gêmeos forem idênticos, eles provavelmente (mas nem sempre) vão seguir os mesmos padrões de crescimento — com estirões e pausas mais ou menos nas mesmas épocas, especialmente à medida que forem envelhecendo. Caso sejam bivitelinos, você poderá notar algumas diferenças nesses padrões — que podem ser desde leves a muito grandes. Você tem gêmeos bivitelinos de sexos diferentes? É provável que o seu filho cresça mais e mais rápido do que sua filha (assim como meninos costumam ser, em média, maiores do que meninas). É claro que médias nem sempre contam a história certa — especialmente quando o assunto são seus gêmeos, únicos. Muito do crescimento deles durante o segundo ano de vida vai depender do peso dos dois no nascimento. Eram pequenos para a idade gestacional? Nasceram prematuros? Um dos gêmeos era muito maior do que o outro? Todos esses fatores vão influenciar a curva de crescimento dos dois. A boa notícia é que até gêmeos (ou outros múltiplos) que nascem prematuros ou com peso baixo para a idade gestacional costumam alcançar a taxa de crescimento das outras crianças quando chegam à idade escolar. Todos os sistemas crescem!

50% de peso é absolutamente normal, assim como estar na faixa dos 80% de altura e de 85% de peso), eles devem ter uma distância máxima entre 10 e 20%. Se a altura estiver na faixa dos 30%, mas o peso estiver na dos 85%, você tem um filho obeso nas mãos. Se for o contrário? O seu filho pode estar com subpeso. Apesar de normalmente julgarem a relação peso/altura de maneira intuitiva, os médicos às vezes usam outra curva: a de relação peso x altura. Ela mede a relação entre peso e altura (é igual à medida do índice de massa corporal) e costuma ser usada para ajudar um pediatra a determinar se a criança é subnutrida ou recebe alimentos demais.

Também vale a pena dar uma olhada em padrões da sua árvore genealógica antes de tirar quaisquer conclusões sobre onde seu filho está numa curva de crescimento. A sua mãe, seu pai ou seus irmãos seguiram um padrão semelhante (também são grandes e têm sobrepeso, por exemplo, ou são baixos e magros?). Eles começaram gordinhos e depois emagreceram? Eram pequenos quando crianças e ficaram fortes e altos quando cresceram? Se sim, isso pode explicar por que o crescimento do seu filho está acontecendo de certa maneira. Por exemplo, se o seu filho for bem baixinho (e só atingir a faixa de 5% de altura e peso), isso pode ser absolutamente normal se ele vier de uma família baixinha.

Quer saber onde seu filho está na curva de crescimento? Você pode preencher a sua nas páginas 39 a 42.

Como medir sua criança agitada

Está se perguntando por que o seu filho está mais alto — mas parece ter "perdido" alguns centímetros na última visita ao médico? Isso provavelmente aconteceu porque a medição da altura de uma criança de 1 ou 2 anos é uma ciência muito pouco precisa. Como não conseguem ficar parados, é difícil mesmo para um profissional obter uma medida precisa. Só quando o seu filho for medido numa posição reta (de pé, ou deitado, com instrumentos apropriados e até com alguém ajudando...) você vai conseguir contar com resultados confiáveis.

Crianças gorduchinhas

"Acho que as coxas gordinhas da minha filha são fofas, mas minha mãe diz que ela é gorda demais. Isso é possível nessa idade?"

As características típicas de uma criança de 1 ou 2 anos — bochechas gordinhas, barriga redondinha e joelhos e cotovelos ainda com furinhos — são, com certeza, sinais de fofura, mas não sinais automáticos de sobrepeso. Às vezes, uma criança gorduchinha de 1 ano começa a ficar mais magra no fim do segundo ano, quando o crescimento sobrepõe o aumento de peso. Ou talvez ela ainda não tenha começado a andar, por isso o nível de atividade (ou a falta dela) ainda mantém a criança fofinha —

você verá que ela emagrecerá quando ela se levantar e sair andando, correndo e escalando.

No entanto, às vezes, bochechas e coxas fofinhas podem realmente ser um sinal de sobrepeso. Caso você suspeite de que a sua filha é mais gorda do que apenas gorducha, converse com o pediatra na próxima consulta. Se a criança estiver na média da relação altura e peso, você pode deixar suas preocupações de lado por enquanto — é provável que o físico arredondado da sua filha a abandone e ela chegue a proporções mais apropriadas. Mas, se a criança estiver realmente com sobrepeso (se estiver na faixa de 85% de peso ou acima para sua idade e gênero), será importante controlar a alimentação e o exercício. Dizemos isso porque os especialistas afirmam que o período crítico para prevenir a obesidade infantil são os dois primeiros anos de vida. Por isso, agora é a hora de começar a controlar a balança em favor da sua filha. O objetivo não será colocar a criança numa dieta de perda de peso — na verdade, será balancear a ingestão e o gasto de calorias para que o ganho de peso diminua e pare de se sobrepor ao crescimento à medida que sua filha for crescendo. Veja como fazer isso:

- Consulte um médico. Antes de tomar qualquer atitude para regularizar o peso da sua filha, peça conselhos ao pediatra e converse com ele sobre um bom esquema de alimentação que não afete o crescimento nem o desenvolvimento da criança (não será uma "dieta" — crianças desta idade precisam de uma grande variedade de nutrientes e de calorias suficientes).

- Concentre-se nos alimentos certos. Fazer seu filho aprender a gostar de grãos integrais, frutas e legumes e de proteína magra — alimentando-o com doces apenas ocasionalmente — vai ajudar a prevenir futuros problemas de peso (e muitos problemas de saúde também). Como o consumo de gordura em excesso costuma ser o maior culpado pelo acúmulo de gordura corporal, é bom limitar quantidades excessivas de gordura na dieta da criança — especialmente gorduras pouco saudáveis, como as saturadas, presentes em batatas fritas. Mas a palavra-chave é *limite*. Uma criança pequena não deve ter restrições na ingestão de gordura ou colesterol (a não ser que o pediatra recomende, devido a um histórico de doença cardíaca ou colesterol alto na família).

- Concentre-se nas bebidas certas. Muitas crianças — especialmente aquelas que ainda bebem a maior parte dos líquidos de mamadeiras ou aquelas que carregam copos com tampa a todos os lugares aonde vão — ingerem calorias desnecessárias. Na maioria das vezes, o líquido responsável por isso é o suco de maçã (que, infelizmente, oferece poucos nutrientes se comparado às calorias). Ao passar para um copo comum, caso isso ainda não tenha sido feito, e diluir os sucos com água (especialmente os sucos de ou que contenham maçã) vai ajudar a diminuir as calorias com segurança.

Peso e altura

Durante o segundo ano, o crescimento do seu filho vai, na verdade, diminuir. Até o próximo grande estirão (que costuma acontecer entre 10 e 12 anos), você pode esperar que o crescimento do seu filho seja lento e regular. Na média, é assim que você pode esperar que ele cresça (mas tenha em mente que a maioria das crianças fica um pouco acima ou abaixo desses números):

Entre 12 e 15 meses. Em torno dos 15 meses, uma menina média terá cerca de 10 quilos e uma altura de 77 centímetros. O menino médio de 15 meses pesará 11 quilos e terá 78 centímetros de altura.

Entre 15 e 18 meses. Aos 18 meses, uma menininha média vai pesar 11 quilos e medir cerca de 80 centímetros.

Na mesma época, um menino médio pesará quase 12 quilos e medir aproximadamente 82 centímetros.

Entre 18 e 24 meses. A menina média de 24 meses pesa 12 quilos e tem 86 centímetros de altura. Já a média dos meninos de 24 meses tem quase 87 centímetros e pesa cerca de 13 quilos.

Fique de olho: Se o peso do seu filho aumentar mais de 30% entre duas consultas de rotina (por exemplo, da faixa dos 40% para a dos 70%), se o peso do seu filho for 20% maior do que a altura (por exemplo, ele estiver na faixa dos 30% de altura e dos 80% do peso) ou se o seu filho estiver na faixa dos 3% de peso e os quilos diminuírem a cada visita, converse com o pediatra sobre o que pode estar causando esses problemas.

- Faça lanches estratégicos. Estômagos pequenos e corpos muito ativos não podem passar quatro ou cinco horas sem ingerir nada. Mas lanches demais também podem ser um problema para crianças que estão ganhando peso rapidamente — especialmente se esses lanches forem cheios de calorias. Dê ao seu filho um lanche nutritivo entre o café da manhã e o almoço, outro entre o almoço e o jantar e algo leve antes de dormir. Mas restrinja-se a isso — deixar que ele belisque o dia inteiro (e manter as portas da despensa aberta) pode ajudar a acelerar o ganho de peso.

- Dê o controle ao seu filho. Crianças que são alimentadas costumam consumir mais do que querem ou precisam. Por isso, dê ao seu filho a chance de se alimentar sozinho e, quando ele perder o interesse, termine a refeição. Não o force a terminar tudo, caso ele não queira, nem a se tornar sócio do clube dos pratos limpos.

- Alimente seu filho pelas razões certas. Só existe uma boa razão para comer: a fome. Crianças que aprendem esta lição importante bem cedo raramente têm problemas alimentares de qualquer tipo mais tarde. Evite dar biscoitos para compensar pelos machucados, doces para poder fazer compras em paz e picolés para que ele fique quieto no carro. Em vez disso, ofereça um beijo pelo machucado, crie um jogo no supermercado e cante músicas no carro. Se você não oferecer comida pelas razões erradas (como recompensa ou chantagem, carinho, em vez de dar atenção ou para que ele não fique entediado), o seu filho não vai comer pelas razões erradas.

- Crie hábitos de alimentação saudáveis. Não olhe agora, mas o seu filho está observando cada movimento seu, inclusive sua maneira de se alimentar. Caso sempre esteja comendo batatas fritas ou se entupindo de sorvete, ele vai acompanhar você (até o pote de doces). Em vez disso, deixe que ele veja você saboreando uma salada ou comendo uma fruta.

- Exercite-se. O peso com certeza será um problema para crianças que exercitam pouca coisa além do apetite. Não é preciso matriculá-las em uma aula de ginástica, mas é necessário criar muitas oportunidades para que elas corram, escalem, pulem e andem. E não se esqueça de se juntar a ele — a família que se mexe junta mantém-se saudável e magra junta.

- Diga não à TV. Assim como já foi provado que o exercício previne a obesidade, também já foi provado que a televisão o incentiva. Se a criança passa muito tempo na frente da TV, corte esse hábito agora —

antes que o costume (e a cintura do seu filho) aumente. Limite também o tempo on-line, caso ele já tenha sido mordido pelo bichinho da informática.

- Observe os rótulos. Os rótulos dos alimentos e também os que você põe em seu filho. Não diga: "Você não pode comer biscoitos porque está gordo." Apesar do conceito provavelmente ainda estar bem longe do alcance cognitivo de seu filho, ele vai começar a absorvê-lo lentamente e, com isso, possíveis imagens negativas do corpo podem acabar absorvidas. Em vez de falar sobre dietas, mencione hábitos alimentares saudáveis: "Vamos comer um pêssego bem gostoso para ficar forte e crescer bastante!".

Lembre-se: não importa o quanto você esteja preocupada com o peso de seu filho, uma dieta de perda de peso nunca é apropriada para uma criança que ainda está crescendo. O objetivo, mais uma vez, é diminuir o ritmo de ganho de peso e manter um crescimento saudável. Para saber mais sobre alimentação saudável, leia o capítulo 4.

Crianças magras

"Meu filho é tão magro que não é nem um pouco fofo. Ele está abaixo do peso?"

Você acha seu filho magro? A magreza, assim como a gordura, costuma ser um problema de percepção — normalmente de percepção dos pais. Por isso, o que você considera magro demais pode ser a medida certa para o seu filho. Em vez de confiar nos seus filhos, confira com o médico e veja se os números se encaixam na curva de crescimento. Apesar de as crianças pequenas serem famosas pelas covinhas, algumas são naturalmente magras — porque são muito altas, muito ativas ou apenas geneticamente predispostas a isso. Resumindo: se o pediatra estiver satisfeito com o crescimento e a saúde geral do seu filho, você também deve ficar.

Caso o peso dele seja baixo demais, é importante que você trabalhe junto com o médico para descobrir o porquê e o que fazer para resolver o problema. Felizmente, a maioria dos fatores que podem contribuir para o fato de o seu filho estar abaixo do peso podem ser solucionados de forma fácil. Aqui estão algumas razões possíveis para a falta de peso:

- Excesso de líquidos. Talvez o seu filho esteja bebendo líquidos demais e deixando pouco espaço no estômago para os sólidos. Parar de usar a mamadeira e restringir o acesso ao copo com tampa pode aumentar o apetite e a ingestão de comida (não é tão fácil beber de um copo normal).

- Ingestão de poucas calorias. Talvez sua abelhinha incansável não esteja consumindo a quantidade necessária de calorias para compensar aquelas que estão sendo queimadas com tanta agitação. Ou talvez os alimentos que você esteja oferecendo à criança tenham uma quantidade baixa de calorias ou gorduras (alguns pais preocupados com os hábitos alimentares fazem isso sem perceber) ou tão poucos nutrientes que eles não dão energia suficiente para o crescimento e o ganho de peso. Analise a dieta do seu filho e veja se há espaço para mais calorias saudáveis (em outras palavras, não as que vêm de um chocolate).

- Exigências demais. O seu trabalho é oferecer alimentos saudáveis, e o dele é comer o suficiente para satisfazer o próprio apetite. Forçar o seu magricela a comer mais apenas vai fazê-lo recusar ("Você não pode me forçar a comer!").

- Estresse ou doença. Às vezes, uma criança estressada não come bem. Caso haja uma fonte óbvia de estresse na vida do seu filho (ou o seu pequenino seja muito sensível ao estresse dos pais), tente consertar isso, oferecendo mais atenção ou carinho para compensar. Caso seu filho não esteja comendo nem se sentindo bem, consulte o médico para ver se ele não tem alguma doença que precise de tratamento.

Crianças barrigudinhas

"Nossa filhinha tem um peso normal para o tamanho dela, mas é muito barriguda. Isso é normal?"

A barriga saliente é tão normal quanto fofa numa criança pequena. É apenas aos 3 ou 4 anos, quando os músculos abdominais ganham maturidade e força, que a maioria das crianças começa a exibir um corpo mais fino. E a maioria realmente emagrece — a menos que comece a exagerar no *fast food* e pare de fazer exercícios. Até lá, a sua filha não vai precisar de nenhum exercício de fortalecimento abdominal nem de conselhos sobre como perder a barriga de cerveja (nunca brinque com ela sobre o assunto porque isso pode criar futuros problemas de imagem corporal). Tudo que a criança precisa é de uma dieta saudável e de muitas oportunidades de fazer atividades físicas divertidas.

Caso a barriga da sua filha pareça distendida e esteja associada com desconforto ou constipação, consulte o pediatra.

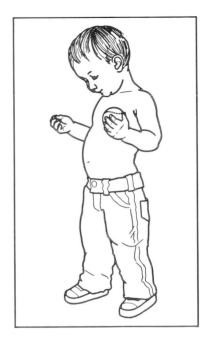

A barriga saliente é a marca das crianças de 1 a 2 anos.

O CRESCIMENTO DO SEU FILHO

TUDO SOBRE:
Curvas de crescimento

Qual é o tamanho do seu filho? Você pode acompanhar o progresso dele nestas curvas. Você vai notar que existem curvas separadas para meninos e meninas. Isso porque, mesmo tão jovens, os meninos tendem a ser mais altos, mais pesados e a crescer mais rápido do que as meninas.

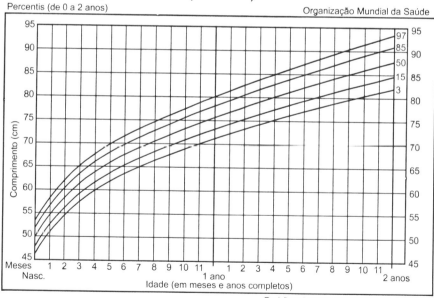

Padrões de crescimento infantil da OMS

Peso para a idade (meninos)
Percentis (de 0 a 2 anos) — Organização Mundial da Saúde

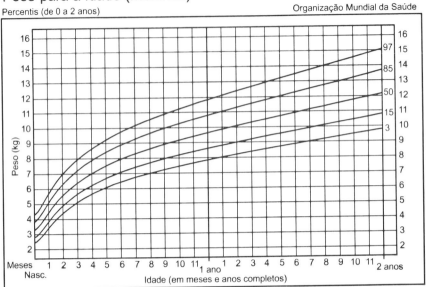

Padrões de crescimento infantil da OMS

Peso para o comprimento (meninos)
Percentis (de 0 a 2 anos) — Organização Mundial da Saúde

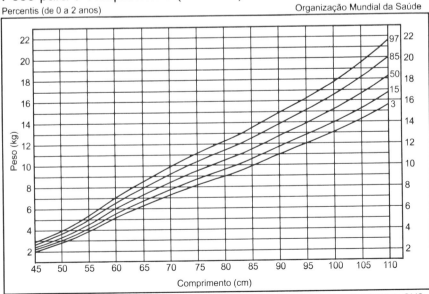

Padrões de crescimento infantil da OMS

Comprimento para a idade (meninas)
Percentis (de 0 a 2 anos) — Organização Mundial da Saúde

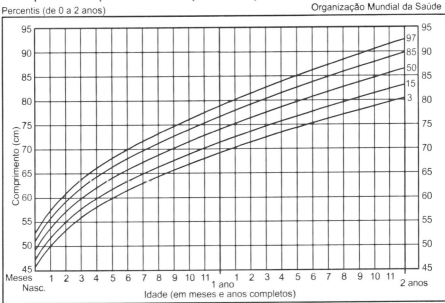

Padrões de crescimento infantil da OMS

Peso para a idade (meninas)
Percentis (de 0 a 2 anos) — Organização Mundial da Saúde

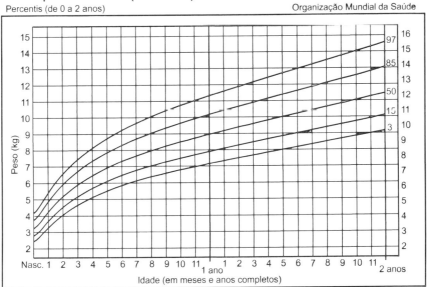

Padrões de crescimento infantil da OMS

Peso para o comprimento (meninas)
Percentis (de 0 a 2 anos) — Organização Mundial da Saúde

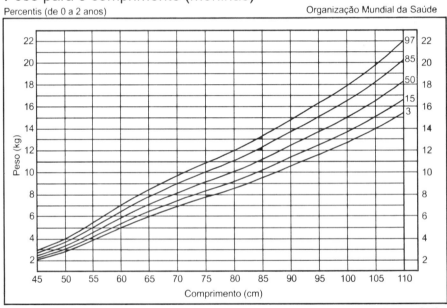

Padrões de crescimento infantil da OMS

CAPÍTULO 2

Seu filho da cabeça aos pés

PARECE QUE FOI ontem que você trouxe aquele pacotinho precioso para casa — que você olhou para aqueles pezinhos minúsculos, trocou a primeira fralda, passou loção naquela pele de seda recém-nascida, testemunhou o primeiro sorriso desdentado e observou, impressionada, os números da balança subirem a cada pesagem. Um ano se passou (meu Deus, como o tempo voa!) e aqueles pezinhos estão muito maiores, às vezes parecem engraçados (por que ele anda na ponta dos pés?) e precisam de sapatos. O sorriso desdentado se transformou numa boca cheia de dentes que precisa ser bem-cuidada. A pele macia, parte de um corpo sempre em movimento, está exposta a uma grande variedade de elementos que podem machucá-la. E o conteúdo das fraldas hoje é muito mais misterioso (o cocô dele está azul?), enquanto a troca se torna mais desafiadora a cada dia. No entanto, por mais que o seu filho tenha crescido (rápido demais), ele ainda tem muito a crescer... O que deixa você com uma lista crescente de perguntas sobre tudo, da cabeça aos pés — e sobre o espaço entre os dois.

Cabelo

CUIDADOS COM O CABELO

Seja uma massa de cachos ou uma camada bem fina de fios, o cabelo de toda criança precisa de cuidados diários, mesmo que seja apenas para remover a parte do almoço que ficou nele. Isto é o que você precisa saber:

- Lave com xampu apenas quando for necessário. Como as glândulas sebáceas do couro cabeludo, assim como as glândulas sebáceas de todo o corpo, só chegam ao auge

do funcionamento na puberdade, a lavagem diária com xampu não costuma ser necessária — a não ser em crianças que costumam deixar muita comida, areia ou terra cair no cabelo ou que têm cabelos muito oleosos. A maioria das crianças — especialmente aquelas que têm cabelo grosso e encaracolado ou aquelas com cabelos ou couro cabeludo secos — fica bem apenas com uma lavagem de cabelo por semana (elas podem precisar de um pouco de óleo para a pele de vez em quando também). Outras precisam que o cabelo seja lavado em dias alternados ou a cada três dias — apesar de lavagens mais frequentes serem necessárias no calor, quando o cabelo fica suado e grudento mais rápido. Não se esqueça de enxaguar bem — o resíduo do xampu é um ímã para sujeira.[1]

- Escolha as ferramentas certas. Pense em maciez quando escolher escovas e pentes. A escova deve ser chata, e não curva, e ter pontas arredondadas. Se o seu filho tiver cabelo grosso e encaracolado, as cerdas devem ser longas, firmes e espaçadas. O pente — muito usado para desembaraçar e um item obrigatório para crianças com cabelo muito grosso e enrolado — deve ter dentes espaçados e que não machucam.

- Escove bem. A escovação incentiva o couro cabeludo a expelir óleo e isso pode ser extremamente útil se o seu filho tiver cabelo ou couro cabeludo secos. Ela também remove grande parte da comida e da sujeira que entram no cabelo da criança. Mas seja delicada quando estiver escovando ou penteando o cabelo do seu filho para evitar dar puxões ou arrancar mechas. Veja a próxima pergunta para obter dicas sobre como desembaraçar o cabelo dele.

- Não compartilhe nenhum item para cabelo. Quando o assunto são fer-

---

1. No Brasil, usa-se xampu todos os dias. Sugestão: diluir os frascos de xampu com água ao meio ou em até um terço do conteúdo. (*N. do R.T.*)

ramentas para a limpeza do cabelo, compartilhar não é uma coisa boa. Cada integrante da família deve ter a própria escova ou pente e, para evitar a transmissão de piolhos ou outros problemas, deve manter essas ferramentas para si. Pentes e escovas devem ser lavados ocasionalmente com uma mistura de xampu e água morna.

Uma situação enrolada

Você lavou a cabeça do seu filho na noite passada, mas agora tem uma papa de aveia presa nos cachos dele? Ou talvez você não tenha tempo para lavar a cabeça do seu filho, mas o seu menino, louco por macarrão com queijo, tenha entupido a cabeça de molho cheddar. A melhor maneira de lidar com esses dias de loucura capilar é usar um pouco de spray para desembaraçar e retirar, com cuidado e um pente de dentes largos, os restos do café, do almoço e do jantar do cabelo do seu filho.

Problemas na hora de pentear os cabelos

"Minha filha odeia quando tento pentear os cabelos dela. Mas, quando não penteio, eles ficam ainda mais embaraçados".

Você está levando uma escovada ao tentar pentear o cabelo da sua filha? Poucas crianças dessa idade gostam de ficar paradas para pentear o cabelo — mesmo quando é uma escovada rápida —, e algumas começam a gritar e a brigar no instante em que veem uma escova ir na direção delas.

Apesar de muitas crianças de 1 ano não terem muito cabelo, o pouco que têm costuma ser fino, delicado e, às vezes, frágil — o que torna a tarefa diária de escová-lo ainda mais desafiadora. Multiplique os fios de cabelo (algumas crianças têm muito) e os desafios também serão multiplicados.

Para tirar o trauma do processo (para você e para a criança):

Abra um salão. Coloque a criança em uma cadeira ou um banco alto em frente ao espelho e brinque de "cabeleireiro". Enquanto estiver arrumando a sua cliente, permita que ela faça isso também: dê à criança a boneca ou o bicho de pelúcia favorito e uma escova para que ela o penteie também.

É hora de cortar?

Talvez você adore cortar o cabelo no salão (ou pelo menos a massagem feita durante a lavagem), mas as crianças não costumam ser muito fãs disso. O mais provável é que o seu filho comece a brigar e a espernear no instante em que o cabeleireiro (um completo estranho) se aproximar com uma tesoura na mão (um objeto que você já avisou que é perigoso) e um spray de água (epa... para que serve aquilo?). E, se você pensar bem, esse tipo de ansiedade não é absolutamente normal? Será que é estranho que o seu filho se mexa tanto?

Mesmo assim, caso o seu filho tenha muito cabelo, vai chegar a hora em que será necessário cortá-lo. Estas dicas podem ajudar a evitar que o corte vire uma situação cabeluda:

- Escolha um salão que tente agradar as crianças. Aventais coloridos, cadeiras de formas engraçadas, balões, brinquedos e vídeos para distrair a criança enquanto ela está cortando o cabelo são ótimos. Mas o mais importante

é um cabeleireiro paciente, com experiência com crianças agitadas e disposto a distrair seu filho e cortar o cabelo dele ao mesmo tempo.

- Escolha as palavras que vai usar com cuidado. É melhor dizer que ele vai "tirar as pontinhas" ou "fazer um penteado" do que "cortar o cabelo". Afinal, o seu filho, muito literal, vai associar cortes a dor, sangue e choro.

- Evite as lavagens. Um pouco de água borrifada com um spray pode molhar o cabelo o suficiente para que o cabeleireiro consiga cortar, sem acrescentar o trauma da lavagem.

- Seja a cadeira do seu filho. Se o seu filho tem medo de se sentar sozinho naquela cadeira enorme e alta, pergunte se ele pode se sentar no seu colo. Talvez essa opção não seja fácil para você nem para o cabeleireiro, mas isso pode tornar essa primeira experiência mais confortável para a criança. Segure seu filho no colo, de frente para o espelho, enquanto a frente do cabelo estiver sendo cortada, depois vire-o para você para que a parte de trás seja cortada (você também vai precisar de um avental).

- Tente um truque. Quando chegar ao salão, coloque adesivos nos sapatos do seu filho para que haja alguma coisa interessante para observar quando o cabeleireiro pedir que ele "olhe para baixo". Faça caretas para o espelho quando for a hora do seu filho olhar para a frente. O que fazer quando ele começar a espernear? Brinque de "estátua" (tente praticar antes para obter resultados melhores) — vocês dois vão rir ao ver suas imagens congelarem no espelho. E, é claro, não se esqueça de levar

brinquedos — especialmente aqueles aos quais seu filho adora se agarrar.

- Dê uma recompensa ao seu filho depois do corte. Lembre-se: o corte foi ideia sua, não da criança. Para que todos terminem ganhando, emende o corte com uma visita a um lugar favorito ou faça uma atividade especial ("Hoje vamos ao parquinho, mas primeiro vamos tirar as pontinhas do seu cabelo"). Isso pode ajudar a tirar a ansiedade do seu filho — a ideia é que ele fique ocupado demais, esperando pela diversão. Se o seu filho hesitar ao entrar no salão, lembre a ele: "Vamos rápido para podermos ir ao parquinho antes que feche!".

Desembarace a dois. A sua filha provavelmente vai resistir menos à escovação se puder participar dela. Quando ela se cansar de escovar o cabelo da boneca, deixe que penteie o próprio cabelo. Escove o lado esquerdo e deixe que ela penteie o direito. Depois, troque de lado para observar o que ela fez. Ou simplesmente reveze com ela ("Agora é minha vez de pentear"). Só não deixe de ficar sempre por último. Se tiver coragem suficiente, você pode até deixar que ela penteie o seu cabelo com uma escova ou um pente (mas prepare-se para ter que desembaraçá-lo depois).

Desembarace com cuidado. O couro cabelo de uma criança de 1 a 2 anos — assim como toda a pele dela — é sensível, especialmente se não for protegido por muito cabelo. Por isso, seja bem gentil. Use pentes de dentes largos (dentes finos podem se prender e ma-

chucar) ou uma escova com cerdas arredondadas. Para reduzir os puxões, segure as raízes dos fios de cabelo enquanto mexer nas pontas. Para cabelos mais longos, experimente usar um produto sem enxágue para desembaraçar os fios entre lavagens.

Reduza o cabelo. Às vezes, o jeito mais fácil de lidar com um problema é se livrar dele. Se o cabelo da sua filha é comprido, que tal manter um corte mais curto, que dá menos trabalho — isso tornará o desembaraçamento muito mais fácil. Ou tente fazer tranças (mas não as aperte muito — isso pode causar queda de cabelo) ou maria-chiquinhas. O cabelo solto não fica apenas vulnerável a nós, mas a porções grudentas de comida, lama, tinta e muito mais — que podem secar e se tornar um problema na hora de pentear.

Não importa o estilo do cabelo da sua filha. Pentear o cabelo dela antes da lavagem vai tornar o processo mais fácil depois do banho. Do mesmo modo, tente fazer uma lavagem mais suave (em vez de esfregar a cabeça dela com força) e usar um condicionador que facilite a escovação (ou um xampu 2 em 1) que tenha sido feito para bebês e crianças.

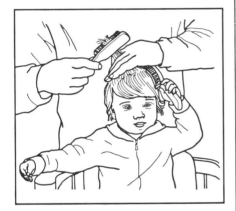

Permitir que sua filha se penteie enquanto você desembaraça o cabelo dela pode tornar o trabalho mais fácil.

Agradeça quando acabar. Arrume o cabelo dela com acessórios bonitos (deixe que ela os escolha) como recompensa por ter ficado quietinha durante a escovação. E não se esqueça de recompensar o "cliente" da sua filha do mesmo jeito. No entanto, certifique-se de que sua filha não conseguirá retirar objetos pequenos (e com os quais pode se engasgar) do cabelo sozinha. Por segurança, retire presilhas ou laços do cabelo da sua filha antes de colocá-la na cama e guarde-os longe do alcance da criança.

Brigas com o xampu

"Dizer que é difícil lavar o cabelo do nosso filho é um eufemismo. Existe alguma maneira de tornar isso mais fácil?"

Você pode ficar de cabelo em pé enquanto tenta molhar e enxaguar a cabeça de uma criança. Mas o problema pode ser minimizado se você mantiver essas técnicas de sobrevivência ao banho em mente:

- Fique calma. Se você antecipar o problema, vai ter um — por isso inicie o processo de lavagem do cabelo com calma. Talvez você tenha que lutar contra seu filho mesmo assim, mas, quanto mais direta você for, menos ele vai brigar com você.

- Faça com que o processo seja simples. Deixe tudo pronto antes de começar (a água na temperatura perfeita, e o xampu e a toalha por perto) para que nenhum de vocês dois tenha que aguentar a lavagem por mais tempo do que o necessário. Para reduzir o número de passos da lavagem, use xampus 2 em 1 em vez de um xampu e um condicionador.

- Mantenha o cabelo curto. Quanto mais curto o cabelo, mais curto o tempo de lavagem. Se o cabelo do seu filho for comprido ou difícil de lidar, que tal fazer um corte fácil de cuidar?

Produtos químicos no xampu?

Sim, é claro que existem produtos químicos no xampu... Na verdade, existem produtos químicos em todos os lugares (no ar, na comida que você come, nos produtos em que toca). Alguns são ruins, mas a maioria não causa problemas e outros causam controvérsia ou ainda estão sendo estudados. Um produto que se encaixa na última categoria é o fitalato. Encontrado em plásticos macios (como pacotes de alimentos e embalagens de plástico) e em xampus, loções e talcos, o fitalato gerou uma série de questões sobre segurança — e ainda é cedo para respostas definitivas. Um estudo sugere que a absorção do fitalato pela pele pode ter efeitos no sistema endócrino e reprodutivo das crianças. Outros integrantes da comunidade científica não estão convencidos — eles afirmam que a quantidade de fitalato à qual as crianças estão expostas não é nociva. Em outras palavras, o júri não chegou a um veredito ainda.

Será que você deveria jogar o xampu do seu filho fora? Nunca mais deve passar hidratante naquelas bochechas ressecadas pelo frio? Provavelmente não é necessário chegar a esse ponto, pelo menos até o júri voltar ao tribunal. Mas, com o aumento da demanda por produtos sem fitalato, a escolha também está aumentando — o que significa que está mais fácil limitar a exposição do seu filho ao produto. Quando tiver a opção, procure produtos com a informação "sem fitalato". Como o aromatizante dos produtos costuma ser o componente que contém o fitalato, você também pode procurar produtos "sem aroma" ou que contêm fragrâncias naturais. No entanto, lembre-se de que produtos ecológicos costumam ser mais caros. Caso você não possa pagar o custo extra, não se preocupe. Também não hesite em usar um produto que contenha fitalato que tenha sido recomendado pelo médico.

- Tome cuidado. Sempre escolha um xampu que não irrite os olhos ou a pele (a maioria dos xampus para crianças é suave, mas a sensibilidade varia de criança para criança).

- Torne o banho divertido. Para minimizar o problema, maximize a diversão. Escolha xampus que façam espuma e tenham aromas atraentes (sempre permita que ele cheire) ou uma marca com os personagens favoritos na embalagem para manter seu filho distraído.

- Evite os nós. O cabelo vai embaraçar menos se você passar o xampu com cuidado pelo cabelo molhado, em vez de esfregá-lo com força na cabeça do seu filho. Desembaraçar o cabelo antes de colocar seu filho no banho também vai facilitar o desembaraçamento após a lavagem.

- Mantenha os olhos protegidos. Mesmo um xampu que não irrita os olhos (na verdade, mesmo apenas água) pode produzir lágrimas no seu filho. Proteja os olhinhos dele fazendo com que ele segure uma toalha na testa. Ou use uma viseira ou óculos de natação infantis para manter os olhos dele secos.

- Controle o enxágue. Um chuveirinho dá mais controle e diminui o risco de você apontar a água na direção errada. Caso você não tenha um, use um regador de plástico ou um copo. Depois de lavar a cabeça, o seu filho poderá brincar com ele na banheira.

- Dê a chance de ele se lavar. Talvez o seu filho se sinta menos prejudicado se puder lavar a cabeça de uma boneca à prova d'água ou de algum outro brinquedo.

- Deixe que ele se observe. Coloque um espelho inquebrável na banheira para que a lavagem da cabeça se torne um espetáculo. Fazer "esculturas" com o cabelo do seu filho também pode ser divertido.

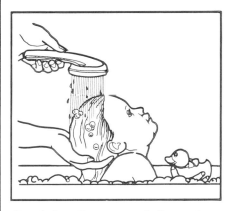

Quando for retirar o xampu, incline a cabeça do seu filho para trás para que o produto não entre nos olhos dele.

Olhos

CUIDADO COM OS OLHOS

Do instante em que eles se abrem, bem no início da manhã, até o momento em que, por fim, eles se fecham, relutantes, à noite, os olhos do seu filho ficam ocupados em absorver — e aprender — tudo que existe no mundo que o cerca. Para proteger os olhos preciosos do seu filho para uma vida de grandes visões, comece as seguintes atividades:

- Exames regulares. É importante perceber problemas de visão ou nos olhos cedo, por isso faça com que os olhos do seu filho sejam examinados regularmente e ligue para o médico entre as consultas caso note algum problema (seu filho parece vesgo? Está tendo dificuldade de reconhecer objetos pequenos do outro lado do cômodo?). Se o pediatra notar alguma coisa fora do comum, talvez seja necessário levar seu filho a um oftalmologista para uma avaliação. Em geral, crianças prematuras são mais vulneráveis a problemas oculares, por isso precisam de mais exames. Consulte o seu médico.

- Proteja-os do sol. Mesmo que você tenha aplicado protetor solar para pele sensível, o seu filho ainda não está pronto para tomar sol. Os olhinhos adoráveis também têm que ser protegidos. Faça o seu filho se acostumar a usar chapéus de abas largas quando sair no sol forte do meio-dia. Óculos de sol também são uma boa opção e adquirir o costume de usá-los cedo é ótimo, mas talvez seja difícil fazer seu filho mantê-los no rosto (a chance será maior se você também usá-los — crianças adoram imitar os pais). Quando comprar óculos de sol, escolha um com lentes bloqueadoras de UV, que impedem a passagem de 99% dos raios UVA e UVB. Óculos sem marca ou de brinquedo podem ser baratos, mas provavelmente são piores do que não usar óculos escuros porque podem dar uma falsa sensação de proteção. Evite que os óculos caiam durante as brincadeiras prendendo-os com uma faixa especialmente criada para crianças (veja a ilustração na página 55).

Como perceber problemas oculares

Como crianças de 1 ou 2 anos não conseguem reclamar que não estão vendo bem — e não sabem se a visão delas é normal ou não —, problemas oculares que não são descobertos nas consultas de rotina podem ficar facilmente sem diagnóstico. Por isso é tão importante ficar de olho em sintomas de problemas oculares no seu filho, especialmente se houver histórico familiar. E, mesmo que não haja, você deve conhecer os sintomas e as atitudes que podem indicar problemas oculares que precisam de cuidado. Ligue para o médico caso você note qualquer uma das seguintes atitudes no seu filho:

- Uma incapacidade óbvia de ver bem. O seu filho é extremamente desajeitado ou tropeça muito (além do normal para uma criança dessa idade — veja na página 109) ou não parece reconhecer objetos ou pessoas de perto ou de longe.

- A criança aperta os olhos frequentemente, mesmo quando não está no sol, ou contorce o rosto quando tenta ver alguma coisa. (Ambos podem ser hábitos temporários que não têm nada a ver com a visão. Muitas crianças passam por fases em que experimentam as duas expressões.)

- Sensibilidade aparente à luz (a criança aperta os olhos, pouco à vontade, quando a luz é acesa num quarto escuro ou quando sai ao sol) ou olhar frequentemente para a luz.

- Olhos que se mexem ou parecem "pular" em movimentos rápidos e rítmicos.

- A criança inclina a cabeça com frequência para um dos lados, como se estivesse tentando ver melhor.

- A criança mantém o corpo rígido ou inclinado quando está tentando ver objetos distantes.

- A criança cobre ou fecha um dos olhos repetidamente, como se ele estivesse incomodando (em vez de cobrir ou fechar um dos olhos de vez em quando para ver como o mundo é com apenas um dos olhos abertos, o que é um sinal normal de curiosidade).

- A criança segura livros, brinquedos e outros objetos próximos aos olhos para vê-los melhor, ou se senta, ou fica parada muito perto da TV (apesar de isso também poder apenas ser a fascinação da criança pelo mundo através de diferentes perspectivas, não necessariamente um problema ocular).

- A criança evita atividades que exigem boa visão (como folhear livros — apesar de algumas crianças não serem capazes de ficar paradas o tempo necessário para fazer essas atividades).

- Olhos que parecem vesgos, que vagam, ou que não se movem juntos.

- Pupilas (as bolinhas escuras no centro dos olhos) que são às vezes, ou sempre, de tamanhos diferentes (elas devem se mover simultaneamente: se alargar no escuro e se tornar pequenas à luz), ou que parecem brancas, em vez de negras.

- Proteção contra machucados. É claro que seu filho está sempre predisposto a bater ou se machucar em algum lugar — mas os olhos também podem se ferir quando ele está brincando. Nunca permita que seu filho brinque com objetos com pontas agudas ou varas, pedaços de pau, lápis ou canetas, a não ser que esteja sendo supervisionado (nunca permita que ele segure estes objetos num carro em movimento). Proteja todos os cantos pontudos dos móveis (especialmente das mesas que ficam na mesma altura do seu filho). Ensine a criança a nunca correr com brinquedos na mão. Mantenha todas as substâncias tóxicas (como produtos de limpeza, detergente e de manutenção do jardim, que podem causar danos aos olhos caso entrem em contato com eles) fora do alcance da criança e mantenha seu filho longe do jardim quando a grama estiver sendo cortada, ou as folhas, retiradas.

- Proteção contra a TV. O fato de assistir à TV não vai danificar os olhos do seu filho. No entanto, muito tempo diante da TV pode causar cansaço ocular. Se você deixa seu filho ver TV, limite o tempo em frente ao aparelho a, no máximo, 30 minutos por dia para evitar cansar aqueles lindos olhinhos. Para saber mais razões para evitar ou limitar a TV a um tempo muito menor do que 30 minutos, vá até a página 360.

Para mais informações sobre ferimentos e infecções oculares, vá até a página 583.

Crianças que piscam muito

"Minha filha tem piscado muito ultimamente. Ela não parece estar com nenhum ferimento, mas será que eu devo levá-la para fazer um exame?"

A maioria das crianças passa, em algum momento, por uma fase em que pisca muito. Isso costuma começar quando a criança percebe que, ao abrir e fechar os olhos rapidamente, ela pode criar uma perspectiva visual interessante. Às vezes, ela copia esse comportamento — aprende com irmãos ou colegas da creche (como muitos outros hábitos). De qualquer maneira, quando o fato não vem acompanhado de outros sintomas, piscar não é motivo de preocupação. O hábito costuma parar depois de um ou dois meses, quando o fascínio acaba. Reclamar ou chamar a atenção para o seu filho quando ele estiver piscando muito só vai dar ao costume um atrativo maior e fazê-lo durar mais.

Se a criança não parece parar de piscar nunca, ou o hábito parece incomodar sua filha, ou ela parece estar piscando e esfregando mais os olhos, mesmo quando não está com sono, leve-a ao médico. Ocasionalmente, piscar é sinal de espasmos. Essas contrações musculares repetitivas são comuns nas crianças e normalmente não são sinais de algo sério, mas é melhor mencioná-las na visita ao pediatra. Caso sua filha esteja piscando porque há algo de errado com o olho dela, veja o quadro na página 50.

Problemas de visão

Assim como a cor e o formato dos olhos, problemas na visão costumam ser hereditários — então, se você usa óculos ou lentes, é melhor ficar ainda mais de olho no seu filho para procurar sinais de que ele não está enxergando bem (veja o quadro da página 50 para saber quais são os sintomas que você deve procurar). Apesar de ser difícil perceber problemas na visão de uma criança de 1 ou 2 anos (que não só não pode reclamar de problemas na visão, mas também não tem como saber que tem um problema), o diagnóstico e o tratamento rápidos podem impedir que a doença se agrave. Estes são os problemas de visão mais comuns em crianças desta idade:

Miopia. Mais comum em crianças que têm pais com miopia, é a incapacidade de ver objetos de forma clara quando eles estão a uma distância maior. Apesar de algumas crianças se tornarem míopes no segundo ou terceiro ano de vida, a doença costuma desenvolver-se mais tarde. Sinais e sintomas incluem apertar os olhos, segurar livros e outros objetos muito perto do rosto e ter dificuldade para identificar objetos distantes. Caso seu filho seja míope, ele vai precisar de óculos (veja na página 54).

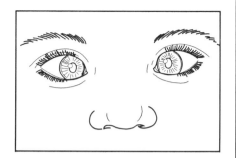 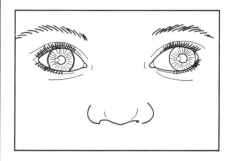

Estrabismo convergente: Quando um dos olhos (ou ambos) se direciona para o centro do rosto. Às vezes isso só pode ser notado em fotos.

Estrabismo divergente: Quando um dos olhos (ou ambos) se direciona para o exterior do rosto.

Hipermetropia. Todos os bebês e crianças pequenas tendem a ser um pouco hipermetropes (incapazes de ver objetos com clareza quando eles estão muito próximos), mas, na maioria das vezes, a visão se normaliza aos 5 anos. Crianças que continuam hipermetropes costumam ter um histórico familiar da doença. Sinais e sintomas são difíceis de detectar em crianças de 1 a 2 anos (já que todas têm o mesmo problema em enxergar de perto). O uso de óculos não é necessário, a não ser que a hipermetropia seja extrema e interfira com as brincadeiras e outras atividades.

Astigmatismo. O astigmatismo faz a visão ficar embaçada ou curva (é quase como olhar num espelho de uma casa de espelhos). Crianças com miopia ou hipermetropia têm mais tendência ao astigmatismo, que costuma estar presente desde o nascimento. Assim como para a miopia, os sinais e sintomas de astigmatismo incluem apertar os olhos, segurar livros e objetos muito perto do rosto e se sentar perto da TV. Óculos normalmente podem corrigir a doença.

Estrabismo. O estrabismo acontece quando os olhos não conseguem focar paralelamente e é mais comum em crianças com histórico familiar e com hipermetropia. Crianças costumam parecer vesgas nos primeiros meses de vida por uma série de razões (inclusive o inchaço comum aos recém-nascidos) e às vezes os olhos delas não parecem trabalhar de forma coordenada. Mas, a partir de meados do primeiro ano, os olhos devem poder se mover juntos para a esquerda e para a direita, para cima e para baixo, e focalizar algo ao mesmo tempo, o tempo todo. No entanto, em cerca de quatro por cento das crianças, a falta de coordenação ocular persiste. O olho (ou olhos) pode se voltar para o centro do rosto, na direção do nariz, para fora, para cima ou para baixo — em parte do tempo ou o tempo todo. O problema pode ser sutil e, em alguns casos, só é percebido em fotos. Se o seu filho esfrega ou cobre um dos olhos com frequência, inclina a cabeça para tentar melhorar·a visão, ou não gosta de brincar de jogos que exijam que ele meça distâncias (como brincar de jogar bola), avise o pediatra. O tratamento pode incluir colírios que embaçam a visão no olho mais forte, o uso de tapa-olho por pequenos períodos do dia para forçar o uso do olho enfraquecido, óculos para equalizar a visão e, às vezes, exercícios para fortalecer os músculos oculares.

Ambliopia. Acontece quando a visão de um dos olhos é perdida porque ela é pouco — ou nunca — usada. A doença é a causa mais comum de perda de visão em crianças e pode passar despercebida tanto para a criança quanto para os pais. Ela pode acontecer de três maneiras:

- Estrabismo. Nesse caso, os olhos da criança não se movem nem focalizam paralelamente por causa de um leve desequilíbrio muscular. Para evitar ver coisas duplicadas, ela opta inconscientemente por um dos olhos. O cérebro acaba perdendo a capacidade de reconhecer imagens enviadas pelo olho pouco usado (ou não usado).

- Hipermetropia ou astigmatismo em um dos olhos. A criança usa apenas o olho com a imagem clara. O cérebro acaba parando de aceitar sinais do olho não usado.

- Uma doença que bloqueie a visão como a ptose (veja a seguir), caso ela afete apenas um dos olhos.

Nessa idade, é quase sempre possível corrigir a ambliopia — não importa qual seja a causa. Normalmente são usados tapa-olhos, colírios e/ou óculos.

No entanto, se a criança chegou à idade escolar, pode ser tarde demais para corrigir o problema porque o cérebro já decidiu que não vai prestar atenção às imagens produzidas pelo olho afetado. Por isso é tão importante que seu filho faça um exame de vista caso você suspeite que ele tem ambliopia ou algum outro problema ocular.

Ptose. Algumas crianças nascem com ptose — que costuma ser hereditária — e outras a desenvolvem depois. Os sinais e sintomas da doença são inchaço, muito peso ou queda de uma das pálpebras, apesar de, ocasionalmente, as duas pálpebras serem afetadas. Em alguns casos, a pálpebra cobre totalmente o olho, inibindo a visão, ou distorce a córnea, causando astigmatismo. A ptose exige a avaliação e o tratamento com um oftalmologista para prevenir o desenvolvimento de ampliopia — quando a criança e seu cérebro aprendem a depender apenas do olho com a pálpebra normal e ignoram as imagens do olho defeituoso. Quando o problema é a fraqueza nos músculos da pálpebra, uma cirurgia — que costuma ser feita quando a criança tem 3 ou 4 anos — pode fortalecê-los e dar à pálpebra uma aparência normal.

Quando usar óculos

"Acabamos de saber que nosso filho de 1 ano e 8 meses precisa de óculos. Ele é tão ativo que é difícil imaginá-lo usando óculos."

Apesar de ser difícil imaginar aqueles olhinhos infantis azuis, castanhos ou verdes cobertos com óculos — ou os óculos ficando parados numa criança que não para nunca —, lentes corretivas fazem uma diferença incrível na maneira como seu filho vê o mundo e podem ter um impacto enorme em todas as áreas do desenvolvimento dele. E a logística também não é tão complicada quanto você imagina. Na verdade, fazer com que uma criança de 1 ano se acostume com os óculos costuma ser mais fácil do que acostumá-la com eles depois.

Dado o estilo de vida agitado e propenso a batidas do seu filho, é melhor que você faça lentes de plástico ou de policarbonato (um plástico leve, forte e mais resistente, que reduz o risco de acidentes com o olho). Quando escolher os óculos, analise também o modo como eles ficam presos. Em crianças pequenas, as hastes costumam ser substituídas por faixas elásticas. Elas mantêm os óculos no lugar e permitem que seu filho se deite de lado, role no chão e aja conforme sua idade sem derrubar as lentes corretivas.

Outra opção apropriada para a idade são as hastes esportivas: elas mantêm os óculos no lugar através de hastes com ganchos que se prendem às orelhas e não à lateral da cabeça (veja ilustração abaixo). Dobradiças flexíveis também são uma boa ideia, porque aguentam mais pancadas — coisas que os óculos vão sofrer com certeza.

Seja paciente, mas persistente enquanto seu filho estiver se adaptando ao uso de óculos. Caso os óculos sejam arrancados na hora, volte a tentar mais tarde. Mas não dê muito espaço a ele. O seu filho precisa entender que o uso de óculos não é opcional nem negociável. Levará vários anos até que você possa garantir que ele será responsável pelo cuidado com os óculos, mas nunca é tarde demais para começar o processo de treinamento. Ensine seu filho a tirá-los com as duas mãos, sem tocar nas lentes, e mostre a ele que os óculos devem ficar na caixa quando não estiverem sendo usados.

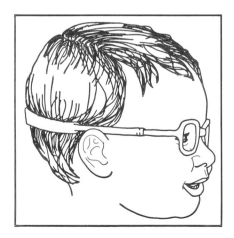 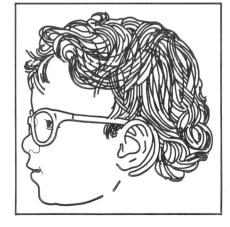

Os óculos de crianças pequenas costumam ser mantidos no lugar por uma faixa elástica (esquerda) que substitui as hastes. Algumas crianças se adaptam bem com hastes esportivas, que se prendem às orelhas (direita).

Orelhas

CUIDADOS COM AS ORELHAS

Elas têm todas as formas e tamanho — apesar de serem sempre lindas — e, assim como os olhinhos, os ouvidos do seu filho devem durar a vida toda. Apesar de a genética e de outros fatores poderem ter papel importante, o bom funcionamento dos ouvidos durante toda a vida vai depender muito do cuidado com que forem tratados nos primeiros anos de vida. Para manter os ouvidos do seu filho funcionando da melhor maneira possível:

- Fique atenta a sinais de perda auditiva (veja o quadro abaixo) e informe qualquer problema ao pediatra. É provável que seu filho tenha sido examinado ao nascer, mas muitos problemas auditivos ainda não estão presentes no nascimento — eles se desenvolvem com o tempo.

É por isso que a atenção dos pais é extremamente importante e pode detectar um déficit auditivo não diagnosticado. Testes auditivos formais no consultório do pediatra costumam começar aos 4 anos (a não ser que se suspeite de um problema auditivo antes disso).

- Na hora do banho, limpe os cantinhos das orelhas do seu filho com um pano úmido e macio ou um cotonete e confira se não há objetos estranhos nas orelhas (as crianças costumam enfiar coisas nelas). Não cutuque o interior da orelha com o dedo, um cotonete nem nada menor do que o seu cotovelo. Cutucar o ouvido, mesmo que em nome de orelhas limpas, pode perfurar o tímpano e/ou enfiar a cera ainda mais para dentro do ouvido — onde ela pode causar infecções ou interferir na audição.

Sinais de problemas auditivos

A maior parte das crianças pequenas parece não escutar pelo menos metade das coisas que os pais dizem, mas, na maioria dos casos, é apenas questão de audição seletiva ou de falta de atenção. A criança que realmente não ouve bem costuma exibir um ou mais dos seguintes sintomas de perda de audição (apesar de alguns deles também serem demonstrados por crianças com audição normal):

- Uma incapacidade aparente de ouvir o que é dito pelos outros em parte ou o tempo todo.

- Dificuldade de ouvir quando o som vem de trás ou do lado dela ou quando a criança não está olhando para a pessoa que está falando. Muitas crianças com problemas auditivos aprendem instintivamente a ler lábios e entendem melhor quando podem ver os lábios da pessoa que fala.

- A criança nunca responde quando alguém fala baixo com ela.

- A criança nunca presta atenção a palavras-chave ou a outros sinais auditivos.

- Uma aparente incapacidade de seguir ordens (mais do que o normal para a idade).

- Um vocabulário — tanto de palavras entendidas quanto faladas — mais limitado do que deveria para a idade da criança.

- A criança não responde à música — não bate palmas, não canta, não se move ritmicamente ao som dela nem se diverte ao reconhecer canções sempre tocadas, mesmo aquelas criadas especialmente para crianças.

- A criança não responde às nuances da linguagem — não parece entender, pelo tom da sua voz, se você está irritado, triste, animado etc.

- A criança não responde aos sons do ambiente (o toque do telefone ou da campainha, o som da porta da garagem se abrindo e sinalizando a chegada da mamãe ou do papai em casa, a campainha do despertador, a chuva no telhado, o uivo do vento).

- Uma tendência a valorizar um dos ouvidos ao se virar na direção de um som.

Caso você tenha mesmo a menor suspeita de que seu filho tem um problema auditivo, leve-o logo ao pediatra — mesmo que os exames de rotina tenham sido normais na época do nascimento. Às vezes, uma deficiência auditiva que aparece no segundo ano é causada pela presença constante de fluidos nos ouvidos — provocada por infecções frequentes — e pode ser solucionada com um tratamento médico (veja na página 491). Em outros casos, ela pode ser causada por outro tipo de infecção ou síndrome, um ferimento, um remédio ou um defeito congênito ainda não detectado. Vá até a página 512 para saber mais sobre problemas auditivos.

- A cera, apesar de nojenta, não é uma coisa que necessariamente precisa ser removida. Secretada pelas glândulas dos ouvidos, aquela massa gordurosa, na verdade, tem um objetivo importante: ela ajuda a proteger os canais sensíveis do ouvido, prendendo a areia e a poeira potencialmente perigosa, que, sem a cera, conseguiria entrar no ouvido. Ela também é expelida, levando consigo todo o lixo. No entanto, é possível ter esta coisa boa em excesso — e quantidades excessivas de cera podem entupir o canal auricular. Caso você esteja preocupada com o excesso de cera que notou nos ouvidos do seu filho, confira com o médico — ele pode removê-lo, recomendar um remédio para amolecê-lo ou sugerir que você o ignore. Nunca tente remover o excesso sozinha, mesmo com um cotonete. Você pode empurrar a substância ainda mais para dentro do canal auditivo, além do risco real de perfuração do tímpano do seu filho (isso mesmo, com um cotonete). Quanto à cera que aparece na orelha, retire-a suavemente com uma toalha molhada.

- Caso você suspeite de uma infecção no ouvido (veja na página 489), consulte o médico.[1]

Defesa contra os sons

Apesar de os ouvidos do seu filho serem capazes de lidar com a maioria dos sons do dia a dia, a exposição a ruídos excessivos está ligada diretamente à perda na audição. Por isso, é bom manter o ambiente do seu filho livre de sons muito altos e estranhos. Veja como:

- Não compre brinquedos que façam muito barulho (você deve conseguir falar normalmente e ser ouvida, mesmo ao som do brinquedo).

- Monitore o volume da televisão e da música na sua casa e no seu carro. O volume máximo nunca deve ser mais alto do que o da fala normal — se você não conseguir ser ouvida, está alto demais.

- Quando for comprar novos aparelhos e ferramentas, procure os mais silenciosos.

- Limite a exposição do seu filho a situações barulhentas, em que você precisa gritar para ser ouvida — como uma apresentação com fogos de artifício ou grandes eventos esportivos, locais onde algo está sendo furado, a grama está sendo cortada etc. Quando não for possível evitar essas situações, faça com que ele use protetores de ouvido.

- Ensine seu filho a cobrir as orelhas quando ouvir um ruído muito alto, como a sirene de um carro de bombeiro. Faça com que isso seja divertido: cubra suas orelhas também e chame suas mãos de "fones".

- Ensine seu filho a nunca gritar no ouvido de outra pessoa nem deixar que outros façam isso no ouvido dele. E fale baixo. Não berre, pelo menos não perto do seu filho.

Caso você acredite que seu filho está exibindo sinais de perda da audição, leia a página 56 e consulte o pediatra.

Brincos

"Gostaria de furar as orelhas da minha filha. Ela ainda é muito pequena?"

Tecnicamente, uma menina nunca é jovem demais — nem velha demais — para furar as orelhas. No entanto, caso você esteja ansiosa para furar as orelhas da sua filha por causa de tradições culturais ou familiares, por moda ou para que as pessoas identifiquem o sexo da criança ("Sou uma menina, pessoal!"), existem algumas questões em que você deve pensar

---

1. O tratamento varia de feminino para masculino. (*N. do R.T.*)

antes de deixar que uma pistola chegue perto dos lóbulos daquelas orelhinhas:

- A possibilidade de infecção. Infecções são comuns nos primeiros meses depois que um brinco é colocado (em pessoas de qualquer idade). Como a sua filha provavelmente não vai conseguir avisar que o ouvido dela está coçando, doendo ou sensível, uma infecção pode sair do controle muito rápido — e antes que você perceba.

- O perigo de peças pequenas. A sua filha pode conseguir tirar os brincos para brincar ("Veja que brinquedo legal!"), ou eles podem cair e acabar nas mãos dela. O problema? Ela pode se furar ou engolir um ou mais deles e engasgar.

- A possibilidade de alergia. Algumas pessoas são alérgicas ao metal dos brincos, apesar de ser possível evitar este problema usando brincos de ouro 14 quilates ou de metal cirúrgico.

- Em algumas crianças, queloide. Caso a sua filha tenha tendência a queloides, ela pode acabar com eles nos furos das orelhas também.

Por estas razões, a maioria dos médicos recomenda que se espere para furar as orelhas até que a criança tenha pelo menos 4 anos — preferencialmente 8, a idade em que ela vai conseguir cuidar sozinha das orelhas furadas. Mesmo assim, é um procedimento seguro para crianças pequenas — contanto que seja feito em locais estéreis por alguém qualificado para isso — e, o maior dos problemas, que você consiga manter sua filha parada por tempo suficiente para fazer os furos (o pediatra da sua filha pode furar as orelhas dela no consultório). Lembre-se também que o procedimento dói (lembra-se daquele dia no shopping?).

Caso você decida furar as orelhas dela agora,[1] garanta que o procedimento normal seja realmente seguido. Limpe o local do furo diariamente com uma bolinha de algodão saturada com álcool ou com a solução fornecida por quem fez o furo e, com as mãos limpas, gire os brincos toda manhã ou à noite para evitar que eles grudem na pele. Se você notar qualquer sinal de infecção (vermelhidão, inchaço, pus ou casquinhas, sensibilidade ou sangramento), procure o pediatra.

Um último aviso: deixe os brincos com pingentes e argolas para quando sua filha for maior — eles podem ser puxados por outras crianças ou pela sua própria filha e rasgar o lóbulo da orelha dela. Se a sua filha começar a tentar tirar os brincos ou a brincar com eles, pare de colocá-los e deixe o buraco fechar. Você sempre vai poder furar as orelhas dela de novo quando ela for mais velha e mais responsável.

---

1. No Brasil, furam-se as orelhas das meninas no período neonatal. (*N. do R.T.*)

Dentes

CUIDADOS COM OS DENTES

O segundo ano é uma época muito atribulada para a boca de uma criança. Entre os 2 anos, 2 anos e meio, a maioria das crianças já tem todos os vinte dentes de leite. Apesar de esses dentes não serem mantidos para sempre, eles serão usados pela criança nos próximos cinco a dez anos — na verdade, os últimos só serão substituídos por dentes permanentes quando seu filho tiver entre 12 e 13 anos. E, como todo dente fica vulnerável desde o momento em que sai da gengiva (na verdade, a cárie é mais comum nos primeiros seis meses depois do nascimento de um dente), é muito importante fazer da boa higiene dental uma prioridade já no início da vida.

Por isso, caso você ainda não tenha começado, faça o seu filho adquirir o hábito de escovar os dentes — e de ter alguém que os escove — regularmente toda manhã, depois do café, e toda noite, depois do jantar. Veja como:

Problemas dentários são hereditários

Você tem uma boca cheia de dentes fortes e saudáveis ou filas de cáries e coroas? A higiene oral, a dieta e a saúde em geral têm papel fundamental no futuro dentário de uma criança, assim como a genética. Confira sua árvore genealógica mais próxima e,

---

caso você descubra um problema dental comum, dedique-se bastante aos cuidados com a boca do seu filho. Também avise seu dentista caso exista um histórico familiar importante de problemas dentários para que ele ajude a melhorar a prevenção. Já foi demonstrado que um tratamento previne cáries em dentes jovens: um verniz de flúor que o dentista pode passar facilmente uma vez por ano.

- Escolha uma escova de dentes especial para crianças, com uma cabeça pequena e cerdas macias e arredondadas. Para tornar o ato de escovar mais palatável para seu filho, compre uma escova decorada com os personagens favoritos dele ou com luzes que piscam e/ou música que toca durante 2 minutos (o tempo mínimo recomendado para a escovação). Lembre-se, entretanto, que sinos, apitos e uma etiqueta com um preço alto não tornam uma escova de dentes mais eficiente de forma automática. O segredo para uma limpeza correta dos dentes é a técnica de escovação, não a escova.

- Seja o escovador. Até que seu filho consiga superar o desafio de escovar bem (algo que pode acontecer entre os 5 e os 10 anos, dependendo da criança), você vai ser responsável pela escovação. Escovando um dente de cada vez, use um movimento suave de idas e vindas para limpar as superfícies da mastigação e as superfícies interiores dos dentes (termine um lado antes de passar para o outro para não se perder). Passe para um movimento circular nas laterais e na parte exterior dos dentes, mantendo a escova num ângulo de 45°. Escove levemente a gengiva onde os dentes ainda não saíram ou limpe-a com uma gaze, uma escova de dentes para bebê ou uma toalha. E não deixe de fazer uma limpeza suave na língua, onde muitas bactérias podem ficar. Se o seu filho resistir à escovação ou a ter sua ajuda — e a maioria vai resistir —, veja a resposta à próxima pergunta.

- Comece a ensinar seu filho a enxaguar a boca depois da escovação (a maioria das crianças consegue enxaguar a boca sozinha e cuspir com cerca de 2 anos). Como sempre, é mais fácil ensinar dando o exemplo: mostre a ele como fazer para se inclinar sobre a pia e dizer "Puff". O enxágue é importante não apenas porque remove a pasta de dentes antes que seja engolida, mas também porque elimina restos de comida soltos que poderiam voltar a se prender nos dentes.

- Não use pasta de dentes até seu filho conseguir enxaguar a boca e cuspir. Apesar de tornar a escovação mais divertida (com certeza é um grande atrativo), ela não necessariamente a torna mais eficaz. Se você começar a usar a pasta logo de início, escolha uma marca para crianças, sem flúor, para evitar a ingestão excessiva de flúor, já que a overdose dessa substância pode deixar manchas nos dentes. Depois que ele

conseguir enxaguar a boca e cuspir a água, você pode começar a colocar um pouquinho de pasta de dentes na escova, mas tome cuidado com comedores de pasta de dentes. Algumas crianças engolem tudo quando os pais não estão olhando.

- Se seu filho já tiver dentes paralelos — mesmo que eles não se toquem —, é hora de começar a usar o fio dental. Isso mesmo, fio dental. Ele é tão essencial para a boa saúde bucal quanto a escovação e o enxágue — e é um hábito muito importante para o seu filho adquirir. Mais uma vez, você será o responsável pela tarefa até que seu filho seja mais velho e tenha pelo menos 7 ou 8 anos. Passar fio dental numa criança não é fácil, porque é complicado manobrar mãos adultas grandes em uma boca tão pequena e porque a maioria das crianças não fica parada tempo suficiente. Realisticamente, a não ser que você tenha um filho muito cooperativo, provavelmente não terá tempo de limpar todos os dentes todos os dias, mas tudo bem. O objetivo é mais criar o hábito do que realmente limpar tudo. Concentre-se primeiro nos molares — se houver algum — e depois volte para a frente. Faça tudo com muito cuidado.

- Vai demorar para estar perto de uma escova de dentes e seu filho acabou de comer um biscoito ou outro alimento açucarado? Uma boa limpeza com um lencinho com xilitol (disponível em farmácias e na internet em caixinhas que cabem perfeitamente na sua bolsa) pode remover a placa dos dentes do seu filho e combater bactérias que provocam cáries.

- Não se esqueça de explicar. Não, crianças nem sempre ficam motivadas com explicações, mas é importante falar dos benefícios de uma boa higiene oral em uma conversa mesmo assim. Quando estiver escovando os dentes do seu filho e passando o fio dental, lembre que manter os dentes limpos ajuda a ficar forte e saudável e a evitar doenças. Fale também que os dentes fortes permitirão que ele coma coisas gostosas. Quando seu filho beber leite ou comer queijo ou iogurte, reforce: "Comida saudável deixa os seus dentes saudáveis também!".

Escovadas na escovação

"Meu filho tranca a boca quando tento escovar os dentes dele. Estou tentada a desistir."

A briga na escovação é apenas mais um problema na luta teimosa do seu filho pela independência — neste caso, independência para decidir o que quer fazer com a própria boca (uma coisa que ele já descobriu que é muito fácil de controlar). Já que ele provavelmente não irá desistir e não seria inteligente você deixar o assunto de lado — afinal, mesmo dentes de leite precisam ser protegidos das cáries —, é necessário usar um pouco de criatividade:

Escove com estilo. Deixe seu filho escolher duas ou três escovas infantis na farmácia (veja se as cerdas são macias e de boa qualidade). Depois deixe que ele escolha a que quer usar na escovação. Isso ajuda a distraí-lo da questão do controle (apesar de não poder decidir se vai escovar, ele pode decidir com que escova fará isso) e pode fazer com que ele se esqueça de brigar.

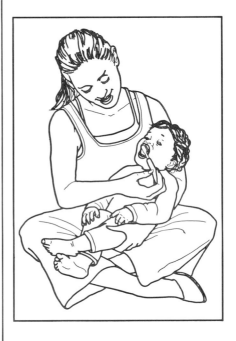

Segurar seu filho no colo e inclinar a cabeça dele um pouco para trás pode dar a você uma melhor visibilidade e mais conforto para escovar os novos dentinhos. Você também pode se sentar no chão, colocar seu filho no seu colo e pedir que ele se apoie em você.

Já é hora da pasta com flúor?

É claro que você está ansiosa para prevenir problemas nos dentes perolados do seu filho, especialmente se você já teve muitas cáries. Mas não pense em usar pastas com flúor agora. Apesar de uma pequena quantidade de flúor ajudar a fortalecer os dentes das crianças e reduzir o risco de cárie, grandes quantidades do produto podem manchar os dentes permanentemente — é uma doença chamada fluorose. É por isso que a FDA (a agência americana que controla a venda deste tipo de produto) recomenda que crianças abaixo dos 2 anos não usem pastas com flúor. O seu filho pode obter toda proteção que precisa da água fluoretada ou de um suplemento. Pergunte ao pediatra ou ao dentista se o seu filho deve tomar um suplemento de flúor e em qual dose. A resposta vai depender da quantidade do produto que é posta na água da cidade e da quantidade de água que o seu filho toma diretamente do filtro, supondo que ele tome água do filtro ou consuma bebidas ou alimentos preparados com essa água.

Além disso, na verdade, não é a pasta de dentes que limpa os dentes do seu filho: é a técnica. A maioria dos dentistas concorda que a água faz o papel tão bem quanto a pasta — ou melhor que ela. É claro que o atrativo do sabor da pasta pode ser um motivador para muitas crianças relutantes. Se o seu filho for uma delas, use muito pouca pasta sem flúor na escova dele. Espalhe-a bem e pressione-a contra as cerdas para que ele não possa lambê-la. Explique que a pasta é para limpar, não para comer. E não se esqueça de começar a ensinar a bela arte de enxaguar e cuspir.

Fique na posição certa. É mais fácil lidar com a boca do seu filho se você estiver bem posicionada. Apoie a cabeça dele em um dos braços e use a outra mão para escovar. Caso queira ainda mais controle (e um ângulo melhor para ver o que está fazendo), faça com que ele se deite no chão com a cabeça no seu colo. Ou sente-se no chão e peça que ele se sente no seu colo, com a cabeça apoiada no seu peito (veja a ilustração da página anterior).

Deixe que ele escove sozinho. Apesar de você ser a chefe da escovação, talvez consiga que seu filho coopere mais se formarem uma dupla. Primeiro, dê a seu filho uma escova para que ele escove um pouco. Ou, se você achar que ele coopera mais quando sabe que vai receber uma recompensa, inverta a ordem: você começa e ele termina. Não se preocupe com a técnica nem com o estado da escova da criança (logo as cerdas vão ficar amassadas e deformadas por serem mastigadas). Deixe que ele faça o trabalho da melhor maneira que sabe. Elogie o esforço dele, mesmo que a escova não faça realmente o trabalho necessário. À medida que ele se tornar um escovador mais ágil (e mais eficaz), você poderá deixar que ele cuide totalmente da escovação matinal e passar a supervisionar apenas a noturna. Mas não espere que ele seja extremamente eficiente e independente ao escovar os dentes nos próximos anos.

Deixar que seu filho "escove os dentes" de um bicho de pelúcia ou de uma boneca usando uma escova reservada para ele ou que escove os seus dentes pode fazer com que a criança aceite melhor que os dela sejam escovados.

Depois, escove os dentes dele. Depois que elogiar seu filho pelo ótimo trabalho que ele fez nos dentes, faça a sua parte — usando uma escova diferente. Deixar que ele segure a escova junto com você fará com que seu filho mantenha parte do controle do processo e dará a ele uma descrição completa da escovação ("Esses dois dentes já estão bem limpinhos, vamos limpar os outros dois"). Dar um pouco de leveza ao processo também pode fazer seu filho relaxar. Finja que vai escovar a parte errada do corpo: "É hora de escovar a barriga!". Ou tente usar uma velha brincadeira divertida: "Tem uma girafa (ou um elefante ou uma tartaruga) na sua boca! Vamos ver se a gente consegue tirar com a escova!".

Confira o trabalho. Depois que a escovação acabar, é hora de conferir o seu trabalho e o dele. Desafie-o a abrir a boca o máximo que puder para que você possa analisar se algum resto de comida ficou preso nos dentes (uma criança mais velha vai gostar de olhar os dentes no espelho também). Você ainda pode pedir que ele confira a sua boca ou a de outros membros da família depois que vocês escovarem os dentes. Dê a ele o cargo de analisador oficial de dentes.

O segundo round do nascimento dos dentes

"Os molares do nosso filho de 1 ano e 3 meses estão nascendo. Ele está sofrendo bem mais com eles do que com os outros dentes."

E ele está sofrendo por uma boa razão. Por causa do tamanho grande e das pontas grossas, os primeiros molares (que costumam aparecer entre 1 ano e 1 mês e 1 ano e 7 meses) são pelo menos duas vezes mais difíceis de nascer do que os incisivos — e, para muitas crianças, isso significa o dobro de dor.

Para aliviar a dor do seu filho, aplique os mesmos recursos usados para ajudá-lo a suportar o nascimento dos primeiros dentes, como esfregar a gengiva com o dedo limpo ou deixar que ele mastigue um mordedor gelado. Deixe de lado outras técnicas para aliviar a dor, pois seu filho já tem dentes. Do mesmo modo, biscoitos para a nova dentição têm muito carboidrato, o que pode levar à formação de cáries, caso sejam mastigados o dia inteiro. Um analgésico tópico pode fazer a gengiva adormecer por algum tempo (normalmente por meia hora), mas não deve ser aplicado mais de quatro vezes por dia — o que significa que não vai aliviar a dor totalmente. O pediatra do seu filho também pode recomendar ibuprofeno ou paracetamol para quando a dor estiver no auge, provavelmente na hora de dormir, e especialmente se a dor interferir no sono e na alimentação do seu filho.

Falando em sono, muitas vezes, a criança que está ganhando molares começa a acordar no meio da noite (ou a acordar com mais frequência). É claro que você vai querer aliviar a dor dela, mas lembre-se de que esse tipo de comportamento pode se tornar crônico — e continuar mesmo depois que a dor for embora —, por isso tente diminuir as idas ao quarto dela para consolá-la.

O nascimento dos dentes pode realmente causar irritação, falta de apetite e até elevar levemente a temperatura do corpo do seu filho. No entanto, não deixe de mencionar quaisquer sinais de doença ao pediatra. Eles podem não ter absolutamente nada a ver com os dentes e precisar de tratamento.

Dentes e doces

A escovação, o fio dental e a quantidade certa de flúor (adquirida através da água ou de suplementos) são uma linha de frente importante para combater as cáries. No entanto, a não ser que você planeje seguir seu filho por todo lado com uma escova de dentes e uma caixinha de fio dental nas mãos, você deve começar a tomar outras medidas de precaução também. Primeiro, evite dar bebidas açucaradas a ele, limite os sucos — mesmos os naturais — a cerca de 100 mililitros por dia e sempre dilua os sucos com água antes de servi-los a seu filho. Segundo, sirva apenas carboidratos complexos, já que os refinados (pão, biscoitos e biscoitos para a nova dentição feitos com farinha branca) são rapidamente transformados em açúcar nos lindos dentes do seu filho, provocando um risco de cáries tão grande quanto os doces. E o mais importante: nunca deixe seu filho ir dormir depois de tomar uma mamadeira ou um copo de qualquer outra coisa que não água (o acúmulo de líquidos também aumenta o risco de formação de cáries).

Linha do tempo dentária

Praticamente tudo é normal quando o assunto é o nascimento dos dentes — alguns bebês e crianças começam a ter dentes muito cedo, enquanto outros demoram um pouco mais. Veja quando você pode esperar que os dentes do seu filho comecem a aparecer — em média:

12 a 15 meses. A maioria das crianças já tem alguns dentinhos na boca, inclusive os incisivos centrais inferiores e superiores. Os incisivos laterais superiores e inferiores também devem logo aparecer — se é que já não nasceram durante o primeiro ano de vida da criança. Os primeiros molares começam a aparecer no início do segundo ano, apesar de, em algumas crianças, esses dentes só começarem a aparecer no meio do segundo ano.

15 a 18 meses. Cuidado, Drácula — lá vêm os caninos do seu filho. Os caninos superiores costumam aparecer alguns meses antes dos inferiores.

18 a 24 meses. Os segundos molares podem começar a aparecer no fim do segundo ano, mas em muitas crianças esses dentes só nascem depois de elas comerem o segundo bolo de aniversário.

Fique de olho: Se o seu filho não tiver dente nenhum entre os 16 e 18 meses, fale com o pediatra ou o dentista. Mostre também ao médico ou ao dentista caso os dentes estejam descoloridos, quebrados ou amolecidos.

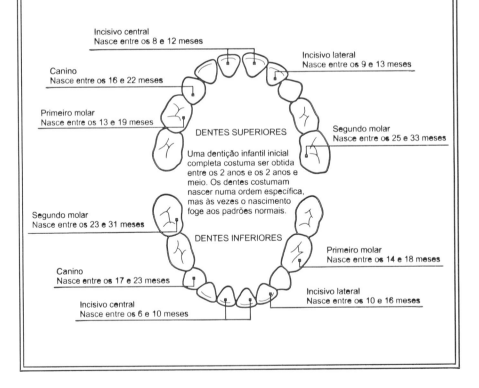

Espaços entre os dentes

"Acho que nossa filha vai precisar usar aparelho porque ela tem muito espaço entre os dentes."

Os primeiros dentes da frente costumam nascer com grandes espaços entre si — e isso pode ser bom, caso esteja preocupado com um sorriso perfeito, já que os dentes permanentes frontais são maiores do que os dentes de leite e vão precisar de mais espaço quando nascerem. Os primeiros dentes da frente também podem se juntar quando os outros forem nascendo, fazendo com que se movimentem até chegarem ao lugar certo. A parte boa (e mais importante) é que não há correlação direta entre dentes de leite irregulares e um sorriso que vai precisar de conserto depois.

A primeira visita ao dentista

Vai levar seu filho ao dentista pela primeira vez? Um pouco de preparação pode facilitar que a visita aconteça sem nenhum problema como um ataque de birra ou de medo. Comece lendo ou mostrando figuras de livros infantis sobre dentistas. Explique que os dentistas são "médicos dos dentes" e que o trabalho deles é manter os dentes saudáveis e fortes. Diga que todo mundo vai ao dentista, inclusive você. Brinque de dentista com seu filho para reforçar a mensagem inicial. Você pode ser a dentista primeiro, depois, pode deixar que ele brinque com você ou com bonecas e bichos de pelúcia. Vale a pena praticar ("Abra a boca igual a um leão!"). Ligue para o consultório para saber se algum tipo de recompensa, como brinquedos, adesivos ou escovas, é dado depois da consulta. Dessa maneira, o seu filho vai saber o que vai ganhar no fim da aventura.

Quando marcar a primeira consulta, tente saber o máximo de detalhes de antemão. Será apenas uma consulta para conhecer a criança, com uma conversa animada, uma apresentação do consultório e um exame rápido? Ou o profissional fará uma limpeza ou algum tipo de tratamento, como a aplicação de flúor? O dentista permite que você fique dentro do consultório? Alguns dentistas acreditam que as crianças cooperam mais e têm menos medo quando não estão na presença dos pais, mas a maioria está disposta a aceitar você no consultório, especialmente quando o paciente tem apenas 1 ano de idade.

Está preocupada com a possibilidade de seu filho dar um ataque no consultório? Não espere um escândalo, mas esteja preparada para um — já que eles são comuns. Muita segurança e apoio (veja dicas para minimizar a ansiedade com relação a consultórios médicos na página 442) vão tornar essa ida ao dentista mais fácil para todos e estabelecer o tom para uma vida de consultas divertidas.

Visitas ao dentista

"Devo levar meu filho de 1 ano ao dentista? Não consigo imaginá-lo parado naquela cadeira."

O seu filho não precisa ter uma dentição completa para ir ao dentista. Na verdade, a Sociedade Americana de Odontologia Pediátrica recomenda que a primeira consulta seja feita antes de 1 ano de idade — ou até antes, caso você suspeite de uma cárie ou de algum outro problema. Mas, apesar de começar cedo em termos odontológicos ser uma boa ideia, realisticamente, a primeira consulta pode não acontecer no consultório do dentista. Primeiro porque nem todos os dentistas — mesmo os pediátricos — atendem crianças de 1 ano (talvez você tenha trabalho para encontrar um que o faça na sua região). Além disso, apesar de as crianças precisarem de limpeza nos dentinhos, nem todas precisam do cuidado especializado de um dentista. Se o seu filho não tem sinais de cáries nem de outros problemas, então não há urgência para marcar uma consulta. O pediatra pode fazer os exames dentais básicos e provavelmente já está fazendo isso nas visitas de rotina — buscando problemas que exigiriam uma consulta ao dentista e dando conselhos para que você mantenha os dentes do seu filho saudáveis.

Por que é tão importante que um dentista ou um pediatra analisem os dentinhos dele tão cedo? Além de criar no seu filho o hábito de manter a higiene dental, a atenção profissional aos pequenos dentes previne ou identifica problemas que podem levar à perda prematura de dentes de leite e diagnostica irregularidades na boca que podem interferir no desenvolvimento da fala. O dentista ou o pediatra também pode ser um excelente apoio para convencer seu filho a cooperar com a escovação ou a desistir da mamadeira, do dedo ou da chupeta. Além disso, os dois saberão responder às perguntas que você pode ter sobre dentes, escovação e o uso do fio dental (você pode até pedir uma demonstração), e ainda sobre a ingestão de flúor e o costume de pôr tudo na boca.

Prefere não levá-lo ao dentista agora? Só garanta que ele vá ao consultório até os 3 anos de idade, se não antes. Quanto antes o hábito de ir ao dentista for estabelecido, melhor. A maioria das primeiras visitas são básicas — mais uma introdução ao local do que realmente uma consulta para tratamento. O dentista vai contar os dentes do seu filho, examinar a mandíbula, a mordida e as gengivas, além de fazer uma limpeza suave.

Veja dicas sobre como preparar o seu filho para o dentista no quadro da página anterior.

Pele

CUIDADOS COM A PELE

Manter a pele de um bebê macia e protegida é fácil como brincadeira de criança: um pouco de loção depois do banho e um cuidado maior na área da fralda e o bebê está pronto para ser apertado. No entanto, manter a pele de uma criança de 1 ano macia e protegida pode ser um pouco mais complicado. Crianças dessa idade estão sempre se movimentando, dentro ou fora de casa, o que significa mais exposição a elementos que podem arranhar a pele. Além disso, elas têm um dom para ficarem sujas, o que dá mais trabalho à pele, já que tanto se sujar quanto se lavar pode irritar uma pele sensível. E, como as glândulas sebáceas que eventualmente vão lubrificar e proteger a pele só começarão realmente a funcionar quando os hormônios começarem a fluir, pouco antes da puberdade, a pele jovem fica especialmente sensível à secura e à irritação. Para manter a pele do seu filho limpa, mas tão macia e acariciável quanto a de um bebê, trate-a com cuidado. Use sabonetes e sabões muito suaves que prometem não irritar a pele do seu filho. Esqueça o seu sabonete líquido, os seus sais de banho e os seus sabonetes, a não ser que sejam extremamente suaves. Evite também sabonetes antibacterianos porque eles podem causar irritação (e não são necessários). Use mesmo os produtos mais suaves com parcimônia, ensaboando seu filho apenas quando for necessário (onde a sujeira for mais óbvia e em torno da área da fralda). Quando o assunto é o cuidado com a pele de uma criança de 1 ano, mais é menos. Não é necessário usar loções nem cremes (a não ser que seu filho tenha pele seca — veja na página 73).

Como se manter limpo... sozinho

O único interesse que o seu filho demonstra pela higiene é para fugir dela? Crianças de 1 ou 2 anos não são conhecidas por serem fanáticas por limpeza nem por arrumação. E, mesmo que exista o interesse, a técnica e a execução não serão boas. É por isso que você vai ter que continuar cuidando da maior parte da limpeza do seu filho — desde o banho e a escovação do cabelo até a escovação dos dentes e a lavagem das mãos. Ainda assim, agora é a hora perfeita para começar a ensinar hábitos de higiene básicos (bem básicos) que um dia permitirão que seu filho diga, orgulhoso na hora do banho: "Eu fiz tudo sozinho!". Ele vai aprender melhor a partir do seu exemplo, o que já é uma boa razão para se ensaboar bem na pia, mas o incentivo (quando ele tentar escovar o cabelo, mesmo que use o lado errado da escova), o elogio (quando você o vir ir até a pia para lavar as mãos sujas) e a paciência (quando a escova se enrolar no cabelo dele ou uma poça de água se formar aos pés dele) também vão ajudar seu filho a desenvolver a capacidade de se arrumar sozinho. Isso e muita prática. Veja o que você pode esperar este ano nessa área:

12 a 15 meses. O seu filho ainda tem muito que progredir em termos de coordenação e destreza antes que possa prestar atenção nos detalhes — mas já está dando passinhos na direção da autonomia. No início do segundo ano, as crianças começam a reconhecer os objetos e o seu uso: uma escova penteia o cabelo, a toalha seca as mãos, o sabão tira a sujeira. Junto com essa percepção vem o desejo intenso de imitar hábitos "adultos": por isso ele vai pegar a escova e fingir pentear o cabelo, assim como vai apontar para o sabão quando sujar as mãos.

15 a 18 meses. No meio do segundo ano, a maioria das crianças já desenvolveu um desejo enorme por exercitar seu controle. Por isso, seu filho, muito independente, pode começar a brigar com você pelo pente ou pela escova de dente ou rejeitar sua ajuda quando você oferecer. Elogie esses primeiros esforços e termine o trabalho disfarçadamente quando o seu filho estiver distraído.

18 a 24 meses. Quando chega aos 2 anos, a criança já tem um controle melhor sobre a higiene. No entanto, a maioria das tarefas ainda exigirão uma boa dose de supervisão de um adulto até os 4 ou 6 anos, pelo menos. Uma criança de 2 anos consegue pentear o cabelo ou limpar o nariz com um lenço — mas ainda vai precisar de cuidados (desfazer nós dos cabelos, retirar melecas do nariz etc.). Usar uma técnica "eu começo, você termina" — ou o contrário —, ou oferecer a opção "você lava as minhas mãos e eu lavo as suas" costuma ajudar. Dizer que seu filho é responsável pela higiene de um brinquedo (uma boneca, um bichinho...) também funciona, já que um pouco de controle pode incentivá-lo muito.

Fique de olho: Se o seu filho não demonstrar interesse por fazer nada por si mesmo até o fim do segundo ano, informe ao pediatra na próxima consulta.

Rejeição ao banho

"Meu filho sempre adorou tomar banho e não tinha medo da água. Por isso não consigo entender por que ele começou a se recusar a entrar na banheira de repente."

Como você provavelmente já deve ter notado, recusas de todo tipo são comuns no segundo ano. Uma criança pode se recusar a comer, a usar casaco, a sair, a entrar em casa — simplesmente porque quer recusar, sem razão nem motivo aparente. No entanto, a verdade é que existe uma razão. E é uma razão muito boa: ele está lutando para ser independente. Veja como fazer o seu filho voltar a entrar na banheira — ou, pelo menos, a ajudar você a encontrar outras maneiras de dar banho nele.

Leve brinquedos. Como uma frota de barcos de plástico. E funis e copos. E livros de plástico. E sabões coloridos. E qualquer outra coisa à prova d'água que você queira. Deixe os brinquedos e a diversão — não o banho — serem o foco na banheira. Em vez de anunciar a hora do banho com "Hora de entrar na banheira", diga: "Veja só os barcos para você brincar!" ou "Vamos pintar você de tigre com sabão!".

Faça uma mudança. Se a hora do banho for numa hora inesperada em vez da normal, é possível que a surpresa faça com que a briga seja menor. É claro que uma mudança na rotina pode significar que seu filho não vai ser lavado quando ele está mais sujo — por exemplo, caso o banho passe da noite para o meio da manhã —, mas, no fim das contas, isso é melhor do que não tomar banho nenhum. Até que ele fique mais tranquilo com relação à banheira e o banho possa voltar a um horário melhor, uma limpeza rápida com uma toalha nas áreas mais sujas pode deixá-lo limpo o bastante para o pijama.

Junte-se a ele. O sabão pode parecer mais atrativo se houver mais pessoas na banheira. A mamãe ou o papai são companheiros perfeitos para o banho (usem biquíni ou sunga se vocês preferirem não ficar nus junto do seu filho). Um irmão mais velho ou um amigo também são parceiros ideais (sugerimos pedir o consentimento dos outros pais antes). Ou tente usar uma boneca lavável: ele pode lavar o bebê dele, enquanto você lava o seu.

Vá para o chuveiro. Se a banheira se tornar motivo de rebeldia, deixe o seu filho ir com você para o chuveiro. Ajustar o fluxo para uma quantidade menor de água vai deixar o chuveiro menos ameaçador, assim como segurar o seu filho no colo até ele se sentir confiante o bastante para ficar sozinho embaixo d'água. Cantar a música "Chove, chuva" ou outra parecida pode deixar o banho mais divertido. Assim como a água da banheira, a água do chuveiro deve estar morna, e não quente.

Faça com que o banho seja rápido e carinhoso. Como você é a responsável e como o seu filho vai ter que ficar limpo — quer queira, quer não —, talvez você tenha que usar sua autoridade. Uma passada rápida pela banheira ou um banho rápido de esponja talvez ainda faça seu filho reclamar, mas, caso você faça tudo com rapidez e carinho e comece outra atividade logo depois que o banho terminar, você terá um filho limpo. Mantenha a calma também (não caia na armadilha quando ele começar a reclamar). E lembre-se: isso também vai passar.

A criança que não quer lavar as mãos

"As mãos da nossa filha ficam muito sujas depois que ela brinca a manhã toda. Mas ela não nos deixa lavá-las antes do almoço."

Não importa qual for a estação, as crianças sempre estão com os joelhos pretos, braços nojentos, cotovelos gosmentos, rostos grudentos e unhas cheias de terra.

E, apesar de a maior parte da sujeira que uma criança atrai durante suas brincadeiras poder ficar no corpo dela até o banho, a sujeira das mãos deve ser removida antes que ela coma. Lavar as mãos da sua filha antes de cada refeição não apenas evitará que a sujeira entre na comida (e na boca) da menina, mas também criará nela o hábito saudável e higiênico de lavar as mãos.

É mais fácil falar do que fazer? Não se você seguir estas dicas:

Deixe a lavagem nas mãos dela. Quanto mais controle a criança tiver de uma atividade, menos resistência ela criará.

Entregue o sabão à sua filha e deixe que coloque a mão na água, a maior parte da birra irá pelo ralo junto com a sujeira. Não se incomode com a bagunça que ela provavelmente fará — isso pode ser arrumado depois. Só não deixe de ajustar a temperatura da água para evitar queimaduras (por precaução, mantenha seu aquecedor de água abaixo dos 50ºC). Confira quando sua filha terminar. Se as mãos dela não parecerem mais limpas do que quando ela começou, faça com que tente de novo. Ou deixe que ela lave as suas mãos enquanto você lava as dela.

É um trabalho sujo

Atenção, mães e pais maníacos por limpeza: é melhor vocês reduzirem suas expectativas agora que têm uma criança de mais de 1 ano nas mãos (e cujas mãos devem estar nojentas). Afinal, sujar-se faz parte das tarefas das crianças dessa idade. Elas têm muita areia e terra para pisar, pisos nojentos de supermercado para escorregar, comida para passar nas roupas e no corpo, sujeira para pegar. Esperar que seu filho fique limpo é como esperar que ele fique parado: nenhum deles faz parte da rotina de uma criança e os dois vão impedir que ele explore e experimente — dois dos deveres mais importantes da lista de tarefas de crianças dessa idade. Além disso, quanto mais você reclamar da sujeira, mais você incentivará que ele tome esse caminho sujo.

Por isso, relaxe. Concentre-se apenas na higiene necessária: lave as mãos da criança antes que ela coma, depois de ir ao banheiro ou quando ela entrar em contato com algo pegajoso, dê banho todas as noites (veja dicas na página anterior sobre o que fazer quando o seu filho rejeitar a banheira) e evite que seu filho toque em coisas que acumulam germes, como poças e fezes de animais.

Torne a lavagem divertida. Uma lavagem rápida não adianta, pois não consegue retirar a sujeira nem os germes — a sua filha precisa esfregar

as mãos com sabão durante pelo menos 20 segundos para se limpar. Isso vai parecer uma eternidade para uma criança, a não ser que você torne o processo divertido. Cante "Parabéns a você" ou outra música curta duas vezes enquanto estiver lavando as mãos da sua filha, use um sabão ou sabonete colorido para manter tudo interessante ou procure produtos aromatizados naturalmente — sabonetes de coco ou lavanda, por exemplo — para deixar tudo mais gostoso. E não se esqueça de pedir para cheirar as mãos dela depois da lavagem.

Deixe a pia ao alcance dela. Uma das coisas mais frustrantes para uma criança que quer lavar as mãos é ter que se esforçar — literalmente. Permitir que sua filha tenha acesso à pia, através de um banquinho, e colocar acessórios, como sabonete e toalha, ao alcance dela podem ajudá-la a controlar melhor o processo.

Use sabonete líquido. O sabonete não apenas é escorregadio e difícil de ser manuseado por mãos pequenas, mas ele também coleta quase tanta sujeira quanto as mãos da sua filha. Por isso, use sabonete líquido para crianças.

Use lenços umedecidos. Quando estiver longe de casa, lenços umedecidos descartáveis podem ser o jeito mais fácil e higiênico de limpar as mãos rapidamente, e até uma criança pequena sabe usá-los. Incentive sua filha a deixar os lenços o mais "sujos" que puder, para que toda a sujeira saia das mãos dela.

Se você usa álcool em gel quando sai com a sua filha (por exemplo, depois de uma visita ao zoológico ou depois de pegar num carrinho de supermercado), lembre-se de que, apesar de esse tipo de gel fazer um bom trabalho de higienização, ele não retira a sujeira propriamente dita das mãos. Por isso, primeiro, use um lenço umedecido para retirar a sujeira e, depois, se preferir, use um gel próprio para crianças — que não tenha álcool nem produtos químicos fortes.

Pele seca

"A pele do meu filho parece sempre tão seca. O que posso fazer para protegê-la?"

Muitas crianças passam por fases em que a pele fica seca — e a de algumas continua ressecada em alguns lugares durante todo o início da infância. Felizmente, existem maneiras de recuperar a umidade que a vida diária pode roubar da pele macia do seu filho e suavizar tudo rapidamente:

- Poupe sabão. Se o seu filho tem a pele muito seca e sensível ou propensa a irritações, escolha um sabonete especial que não tenha aromatizantes nem detergente (como Cetaphil).

- Reduza o tempo do banho. Trinta minutos na banheira podem parecer um sonho para o seu filho (tantas brincadeiras, tão pouco tempo!), mas ficar muito tempo na água pode remover os óleos naturais da pele junto com a sujeira. Banhos de 10 minutos permitirão muitas brincadeiras sem que a pele pague o preço.

- Não esfregue a pele dentro nem fora da banheira. Seja cuidadosa quando for ensaboar e enxaguar a pele do seu filho — não a esfregue.

Sempre seque seu peixinho com batidinhas leves da toalha quando ele sair do banho.

- Passe hidratante. Termine todo o banho com uma camada generosa de hidratante. Aproveite que a pele dele ainda está levemente úmida. Reaplique caso necessário, especialmente quando o tempo estiver muito frio ou a pele do seu filho estiver muito ressecada. Os melhores hidratantes para a pele das crianças contêm água — para recuperar a umidade — e óleo — para que penetre na pele. Peles supersensíveis ou supersecas serão mais bem-tratadas por um hidratante com poucos aditivos químicos, sem aromatizantes. Eucerin, Neutrogena e Cetaphil são ótimas escolhas pediátricas e dermatológicas — mas lembre-se de que a única reação que importa é a da pele do seu filho. Às vezes, mesmo produtos "para bebê", "hipoalergênicos" ou "naturais" podem causar irritações — o que significa que é hora de trocar de loção. Se esse for o caso, escolha uma com fórmula diferente.

- Hidrate seu filho. Um consumo inadequado de líquidos pode deixar a pele seca, já que a umidade vem de dentro do corpo. Por isso, faça com que seu filho tome a quantidade ideal de líquidos. Preste ainda mais atenção nas crianças que acabaram de ser desmamadas e ainda estão aprendendo a beber de um copo, caso esteja muito quente e caso seu filho esteja doente.

- Alimente-o com gorduras saudáveis. O consumo dos tipos certos de gordura pode lubrificar o sistema do seu filho. Uma dieta saudável o ajudará a ter uma pele saudável.

- Evite aquecer demais os ambientes em dias frios. Quando o termômetro despenca do lado de fora, é sempre tentador aumentar a temperatura do lado de dentro. Mas o ar seco e aquecido demais seca a pele, especialmente das crianças. Por isso mantenha a temperatura da sua casa confortável, mas não quente demais. Deixe seu filho aquecido com moletons e casacos durante o dia e cobertores quentes à noite.[1]

Bochechas vermelhas

"O que posso fazer para hidratar as bochechas vermelhas e secas do meu filho?"

Num dia comum, uma grande variedade de substâncias — de saliva e muco a geleia e molho de tomate — acabam parando no rosto das crianças, onde são esfregadas e causam vermelhidão e irritação — especialmente no inverno, quando a pele está ainda mais seca. Lavagens frequentes para a remoção dessas substâncias normalmente pioram a irritação.

---

1. No Brasil, atentar para o uso de ar-condicionado nos ambientes. Variações bruscas de temperatura podem causar resfriados. Procurar deixar o ambiente em temperatura agradável. (*N. do R.T.*)

Caso as bochechas do seu filho fiquem vermelhas com a chegada do frio e continuem do mesmo jeito até as flores aparecerem, elas precisam de atenção especial. Para minimizar a vermelhidão no rosto:

- Imediatamente após as refeições lave o rosto do seu filho com cuidado, usando água morna, para retirar quaisquer vestígios de comida e seque-o imediatamente, sem esfregar. Se você notar que algum tipo de alimento ou bebida está irritando mais a pele, evite servi-lo ao seu filho até que a irritação passe. Os alimentos que mais costumam irritar são os muito ácidos, como frutas e sucos cítricos, morangos e tomates ou molho de tomate.

- Não esfregue. Quando lavar as bochechas gordinhas do seu filho, tome cuidado. E sempre seque-as com delicadeza. Não use panos grossos nem toalhas de papel ou guardanapos grosseiros.

- Evite usar sabão no rosto do seu filho. Quando for preciso usar mais do que água, use um produto sem detergente.

- Usando um pano macio, seque com cuidado o rosto do seu filho sempre que ele babar — tente fazer isso antes que ele esfregue a baba pelo rosto inteiro. Caso o nariz dele esteja escorrendo, limpe-o com cuidado e frequência pela mesma razão.

- Alivie a irritação com um hidratante leve. Espalhar hidratante pelas bochechas, queixo e nariz do seu filho antes que ele saia no frio também pode protegê-lo, especialmente se a criança babar muito ou estiver com o nariz escorrendo. Em casos mais graves, você pode usar uma pomada, que age tanto como barreira protetora quanto como hidratante.

Eczema

"Percebi uma irritação no cotovelo da minha filha. Ela coça muito. Será que é uma reação alérgica a alguma coisa, como o sabonete, ou será que é um eczema?"

Na verdade, podem ser os dois. Eczema é o nome comum para se referir às duas doenças de pele mais comuns nas crianças: a dermatite atópica e a dermatite de contato. As duas podem causar irritação — e podem ser provocadas por uma reação alérgica —, mas a dermatite atópica costuma ser crônica, enquanto a dermatite de contato aparece e desaparece. Inicialmente, é muito difícil distinguir ao certo (apesar de o pediatra poder dar algumas dicas). Veja quais são as causas, os sintomas e o tratamento para ambos os tipos de eczema:

Dermatite atópica. Quando a maioria das pessoas — inclusive os médicos — fala sobre um "eczema", é a esta doença que eles estão se referindo. Mais comum em crianças com um histórico de alergias (ou um histórico familiar), com febre do feno ou asma, o eczema é bem descrito como "uma coceira que incha". Assim, quando a coceira começa, a irritação aparece porque esfregamos ou coçamos a pele. Nas crianças, a irritação aparece na forma de pequenos calombos vermelhos que costumam purgar e podem criar casquinhas. A irritação normalmente aparece no rosto e nas bochechas e se espalha pelo tronco, pelos pulsos e pelas juntas — por exemplo, na virilha e no cotovelo. As crianças costumam superar esse tipo de eczema quando completam 2 ou 3 anos, mas isso nem sempre acontece.

O que provoca a irritação? Na maioria das crianças, pode ser qualquer um dos seguintes itens: pele seca, exposição ao calor ou ao frio, suor, roupas de lã ou de tecidos sintéticos, fricção, sabonetes, sabões e amaciantes de roupas (estes últimos também costumam provocar dermatite de contato — veja na coluna ao lado). A ingestão de certos alimentos — na maioria das vezes ovos, leite, trigo, soja, peixe e frutos do mar — também pode causar reação.

O tratamento normalmente inclui o uso de cremes com esteroides (hidrocortisona) ou de antialérgicos orais para a coceira, especialmente para permitir que a criança durma. O pediatra vai prescrever ou recomendar o medicamento certo para a sua filha. E, em casa, é importante que você:

- Corte as unhas da sua filha para evitar que ela coce a ferida.

- Limite os banhos a 10 a 15 minutos e use um xampu suave ou sem sabão (Dove ou Cetaphil, por exemplo) apenas quando for necessário.

- Limite os mergulhos em piscinas com cloro e na água salgada (não há problema com a água doce).

- Besunte sua filha com um hidratante antialérgico depois do banho, quando a pele ainda estiver úmida.

- Minimize a exposição dela a temperaturas extremas, dentro e fora de casa.

- Use um umidificador para evitar que o ar do interior da casa fique seco — só tome cuidado para não umidificar o ar demais, já que o excesso de umidade no ar promove a formação de mofo, um agente comum da asma e de alergias.

- Vista sua filha com roupas de algodão, em vez de lã ou tecidos sintéticos e evite outros tecidos que possam irritar a pele.

Dermatite de contato. A dermatite de contato ocorre quando a pele entra em contato frequente com uma substância irritante, como frutas cítricas, sais de banho, sabonetes, sabão, alimentos, remédios e até a própria saliva ou a urina da sua filha — que podem provocar assaduras. A irritação, que aparece como uma vermelhidão leve e/ou na forma de pequenos calombos que às vezes incham, costuma ser mais restrita a uma região do que a dermatite atópica e normalmente vai embora quando a substância irritante é removida (caso ela não desapareça, você pode ter uma dermatite atópica nas mãos). A irritação é tratada com pomadas ou cremes de hidrocortisona. A irritação também pode surgir quando a pele entra em contato com um alérgeno, como bijuterias de níquel ou detalhes de roupas, tintas de tecido, plantas como a hera venenosa ou alguns medicamentos.

Outras irritações da pele

"A pele do nosso filho fica irritada com muita facilidade. Quando a assadura da fralda parece estar sob controle, outra irritação aparece em outro lugar. Como posso diferenciar as irritações e o que posso fazer para resolvê-las?"

Irritações aparecem e desaparecem na pele das crianças, mas, em algumas delas, esse tipo de problema aparece mais do que desaparece. Na maioria das vezes, uma mancha seca ou vários calombos na pele do seu filho não são nada além de algo irritante — especialmente quando isso estraga as fotos da criança. Às vezes são apenas uma reação a um aromatizante ou a outro produto químico do sabonete ou do xampu. No entanto, de vez em quando, isso é uma indicação de uma doença de pele que precisa de tratamento. Caso a pele do seu filho esteja escamando, coçando, cheia de bolhas ou purgando, leve-o ao pediatra para descobrir o que está causando isso e como o problema pode ser tratado. As irritações mais comuns nas crianças são:

Dermatofitose. Essa infecção fúngica levemente contagiosa aparece como uma mancha redonda, avermelhada e inchada, que pode escamar e coçar. Pode ter o tamanho de uma moeda de 1 centavo ou até mais de 1 centímetro de diâmetro. A dermatofitose pode ser contraída pelo contato direto entre pessoas (quando uma criança que coça a mancha toca outra, por exemplo) ou pelo uso compartilhado de toalhas, escovas e pentes, roupas e qualquer outra coisa que toque na pele, assim como através de superfícies de áreas úmidas e aquecidas, como piscinas. O seu filho também pode pegar a doença de um animal (caso seu bichinho de estimação esteja perdendo pelo, tenha manchas escamosas e se coce muito, ele precisa de tratamento). A dermatofitose pode aparecer em qualquer lugar do corpo, inclusive no rosto e no couro cabeludo, onde ela pode ser confundida como um caso reincidente de dermatite seborreica, e pode se espalhar de uma parte do corpo para outra, caso a criança a coce. Como pode ser confundida com outros tipos de irritações, como eczema e seborreia, um bom diagnóstico é a chave. A dermatofitose corporal pode ser tratada facilmente com creme antifúngicos, mas, caso apareça no couro cabeludo, pode exigir a ingestão de remédios via oral, assim como o uso de um xampu antifúngico.

Análise da pele

Apesar de a pele ser o maior órgão do corpo, ela não costuma receber a quantidade certa de atenção. Enquanto uma infecção nos olhos ou uma dor de ouvido costuma ser tratada imediatamente, uma doença de pele pode não ser nem notada — afinal, grande parte da pele fica coberta na maior parte do tempo. É por isso que os médicos recomendam uma análise rotineira da pele da criança para que os pais possam se familiarizar com a pele dos filhos e serem capazes de notar alguma mudança. Crie o hábito de conferir a pele do seu filho durante o banho para observar quaisquer mudanças em verrugas ou marcas de nascença e alguma nova marca ou lesão que você não tenha notado. Se uma verruga ou uma marca de nascença estiver crescendo e não diminuindo, se a cor dela mudar, caso esteja coçando, purgando, sangrando, formando casquinhas, escamando ou fique sensível ao toque, consulte o pediatra do seu filho. Também informe a ele caso perceba que algum machucado está levando muitos dias para se fechar ou caso encontre irritações estranhas ou outros sintomas. Uma análise da pele antes do banho também é uma boa maneira de descobrir carrapatos, caso seu filho tenha ido brincar em lugares onde esses bichos vivem (descubra na página 579 uma técnica para remover carrapatos).

Como proteger o seu filho do sol

O sol pode ser divertido — e com certeza ganha da chuva e da neve quando é preciso sair de casa —, mas não é bom para a pele. Os raios ultravioleta A (UVA) do sol causam bronzeamento, envelhecimento da pele e câncer de pele, e os ultravioleta B (UVB) causam queimaduras e câncer de pele. É por isso que as crianças — mesmo as de pele negra — precisam ser protegidas do sol. As mais vulneráveis — aquelas com cabelos ruivos ou louros, pele clara, olhos azuis, verdes ou acinzentados, com histórico de câncer de pele na família, com um grande número de verrugas e com sardas — precisam de mais proteção ainda. Pesquisas mostram que queimaduras graves durante a infância são um fator mais importante de desenvolvimento de melanoma maligno na idade adulta, a forma mais grave de câncer de pele, do que uma vida inteira de exposição segura ao sol. Para evitar danos, tome as seguintes precauções sempre que seu filho sair de casa:

Seja esperta com o protetor solar. Quando for comprar um protetor solar, comece pelos que:

- Têm ampla proteção. Isso significa que o produto vai proteger você dos raios UVA e UVB.

- Sejam fáceis de aplicar. Produtos cremosos secam menos a pele e permanecem nela por mais tempo. Mas sprays costumam ser mais fáceis de aplicar — e, como um protetor solar só pode proteger o seu filho se você conseguir passá-lo nele, a facilidade de aplicação é um fator a se considerar.

- Não irritem. Protetores especiais para crianças costumam ter embalagens mais atraentes e ser de aplicação mais fácil, mas não são necessariamente mais suaves nem diminuem a probabilidade de provocar reação numa pele sensível. Por isso é sempre uma boa ideia testar o produto na pele do seu filho para saber se ele é sensível ao protetor que você está aplicando — antes de ir para o parquinho ou a praia. Faça isso com um teste alérgico: espalhe uma camada fina do produto em um pequeno pedaço da pele do seu filho. Se uma irritação se desenvolver ou se a região ficar avermelhada, escolha um produto com componentes diferentes.

- Tenham um fator de proteção alto. O fator FPS indica quanta proteção um protetor solar oferece. Escolha um FPS de pelo menos 30, que, teoricamente, permite que o usuário fique no sol, sem se queimar, por 30 minutos além do que conseguiria sem proteção (contanto que o protetor seja aplicado de maneira correta e reaplicado depois de algumas horas). No entanto, como você não tem como saber exatamente quanto tempo leva para que seu filho se queime nem qual é a intensidade do sol num dia em particular, é melhor se prevenir. Mais é melhor quando o assunto é FPS, por isso, se tiver dúvida, pegue o maior fator de proteção. É claro que, mesmo se seu filho estiver emplastrado de protetor solar, cerca de uma hora no sol forte é o suficiente para a maioria das crianças (não tente estender esse tempo para chegar ao limite do fator de proteção). E não suponha que você pode esperar tranquilamente até as bochechas do seu filho ficarem avermelhadas para levá-lo para a sombra. A cor da pele não costuma aparecer ao sol. Na verdade, a maioria das queimaduras só chega ao auge da cor entre seis e 24 horas depois da exposição ao sol.

Espalhe bem. O protetor solar é essencial sempre que seu filho sair de casa. Torne a aplicação tão rotineira quanto vestir roupas e tão indispensável quan-

to sentar-se na cadeirinha do carro e você verá que ele terá muito menos resistência ao protetor no futuro.

Se for possível, aplique o protetor entre 15 e 30 minutos antes de sair ao sol, já que leva tempo para que ele seja realmente absorvido pela pele. Se não conseguir, aplicá-lo pouco antes de sair — ou mesmo depois — ainda é melhor do que não aplicar. Espalhe o protetor generosamente pela pele, sem se preocupar em pecar pelo excesso — a maioria das pessoas passa pouco protetor —, e tome cuidado para não esquecer nenhuma parte exposta da pele, inclusive a nuca, as orelhas e os pés, três áreas que costumam ser ignoradas. Quando for aplicar o produto no rosto do seu filho, tome cuidado para que o protetor não entre nos olhos dele. Como o vento e a água retiram a proteção, reaplique o protetor a cada uma ou duas horas caso esteja ventando, caso seu filho sue ou se ele estiver na piscina ou brincando com uma mangueira. Você pode fazer reaplicações — a cada duas ou três horas — se estiver usando um produto à prova d'água (leia o rótulo e siga as recomendações). Mas lembre-se de que mesmo um produto à prova d'água pode ser retirado caso a criança se seque várias vezes com a toalha. Seu filho vai precisar de reaplicações mais frequentes se isso acontecer.

- Os lábios também precisam ser protegidos do sol. Torne a aplicação de um protetor labial à prova d'água antes que seu filho saia ao sol tão rotineira quanto a aplicação do protetor solar. Ele também vai proteger os lábios do seu filho do vento e do frio no inverno, reduzindo a formação de lábios quebradiços.

Proteja o ano todo. Queimaduras de sol costumam ser associadas ao verão, mas o sol também pode queimar no inverno — especialmente se houver neve no chão. Na verdade, os raios do sol refletidos na neve podem ser tão intensos quanto os do verão. E, apesar de menos raios UVB chegarem à Terra durante o inverno, os raios UVA, que também podem causar danos, continuam constantes o ano inteiro, não importa o tempo. Não deixe de passar o protetor quando o tempo estiver nublado, especialmente se você estiver na praia. A maioria dos raios ultravioleta do sol, especialmente os UVA, podem passar através das nuvens.

Seja inteligente ao marcar o horário de exposição do seu filho ao sol. Quando puder, tente limitar a exposição do seu filho ao sol — mesmo quando ele estiver bem protegido — nas horas em que os raios forem mais fortes (entre 10h da manhã e 3h da tarde durante o ano e 4h da tarde nos meses de verão) ou enquanto a sua sombra estiver menor do que você.

Brinque na sombra. Procure parquinhos com bastante sombra e coloque os brinquedos no seu jardim em áreas que ficam cobertas de sombra durante todo dia ou pelo menos parte dele, sempre que possível.

Cuidado com a claridade. Na praia, um guarda-sol pode proteger você e seu filho dos raios de sol. Uma tenda pode dar ainda mais proteção. Mas não pare por aí. O protetor solar ainda é essencial para ajudar a proteger a pele da claridade do sol refletida na areia. Lembre-se também do reflexo do sol na neve, no concreto e na água (crianças brincando na piscina ficam mais vulneráveis a queimaduras de sol do que aquelas que estiverem brincando ao lado dela).

Cubra-o bem. Quando seu filho sair no período em que o sol é mais intenso, mantenha os raios de sol afastados com a cobertura do carrinho ou com um guarda-chuva, um chapéu de abas largas, o máximo de roupas que for confortável, sapatos e meias (pois pés descalços queimam rápido) e protetor solar nas partes expostas do corpo. Lembre-se, entretanto, que os raios ultravioleta podem penetrar tecidos finos, de trama solta e cores claras. Uma camiseta básica tem apenas FPS 7 ou 8, o que significa que as crianças — inclusive as de pele negra — podem precisar de uma camada de protetor solar embaixo das roupas se forem passar um longo período ao ar livre. Para testar um tecido, segure-o contra a luz. Quanto menos luz passar, melhor a proteção contra o sol. Se o seu filho tomar remédios ou tiver algum tipo de doença que torna a exposição ao sol arriscada, use roupas especiais, com FPS.

Assaduras. São irritações que aparecem na região coberta pela fralda. Veja mais informações na página 58.

Impetigo. O impetigo é uma infecção bacteriana na pele que ocorre quando bactérias como o *streptococus* ou o *stafilococus* entram na pele através de uma falha, como um arranhão, uma mordida ou uma irritação. Ele também pode afetar áreas da pele cobertas por um eczema. Formam-se bolhas ou casquinhas com a forma de uma colmeia, que depois purgam e deixam escapar um líquido amarelado. O impetigo pode se espalhar rapidamente para outras áreas da pele, tornando necessário o tratamento com remédios — normalmente são usados antibióticos tópicos e lavagens suaves para casos menos graves e antibióticos orais quando a doença já se espalhou. O médico vai determinar que remédio será necessário depois de examinar a área afetada. Para prevenir o impetigo, limpe feridas na pele com sabão e água e aplique algum tipo de pomada antibiótica.

Brotoejas. As brotoejas são um tipo de erupção cutânea mais comum em bebês, mas crianças e até adultos podem desenvolvê-las também. Resultado do entupimento de glândulas sudoríparas, as brotoejas parecem pequenas espinhas rosadas que ficam numa área avermelhada da pele e podem formar bolhas e depois secar. A irritação costuma ocorrer em torno do pescoço e nos ombros, mas também pode aparecer nas costas e no rosto ou em qualquer lugar onde a pele mantenha contato com a própria pele ou com tecidos irritantes. Como o problema é causado pelo calor excessivo e pelo excesso de roupas, não vista seu filho com roupas demais e mantenha os ambientes internos confortavelmente frescos.

Problemas com o protetor solar

"Eu sei que deveria passar protetor na minha filha, mas isso é mais fácil de falar do que fazer. Ela se recusa a passar sempre."

Crianças de 1 a 2 anos, como você já deve ter notado, recusam-se a fazer muitas coisas boas para elas (comer legumes, por exemplo) e até a fazer algumas coisas que são essenciais (como sentar-se na cadeirinha no carro, ir ao médico e passar protetor). Como sempre, a melhor estratégia é a distração. Quando chegar a hora do protetor, pegue o brinquedo favorito da sua filha para que ela segure ou cante uma música boba, apenas para o protetor solar. Também tente falar rápido ("Vamos passar o protetor rápido para podermos brincar no parquinho!"), manter o bom humor e uma atitude positiva — se você se aproximar da sua filha esperando uma briga, vai conseguir uma. Ser um modelo em termos de protetor solar também vai ajudar, por isso, aplique o produto em você e depois na sua filha. À medida que a compreensão dela sobre as coisas aumentar, a sua explicação também pode melhorar ("O protetor impede que o sol queime a nossa pele"). Mas o mais importante é tornar o protetor solar um assunto não negociável, assim como a cadeirinha do carro e as consultas ao pediatra. Se ela não passar protetor, não vai sair. Quanto mais espaço você der (você não passa porque está atrasada ou porque ela está fazendo manha), mais problemas terá no futuro.

Unhas

Cuidado com as unhas

Para saber quais são as atividades rotineiras de uma criança, basta olhar para as unhas. Ali você vai encontrar, entre outras coisas, lama da manhã que ela passou cavando no parque, argila das brincadeiras, cola da tarefa de colagens, resquícios do café da manhã, do almoço e do jantar e, muitas vezes, substâncias ainda menos agradáveis. Não existe um jeito de manter as unhas do seu filho limpas o tempo todo. No entanto, como unhas sujas podem coletar germes além de toda a sujeira, você deve tentar:

- Mantê-las curtas. Quanto mais curtas forem as unhas, menos coisas podem entrar embaixo delas. O mesmo para os pés, pois caso sejam deixadas grandes, podem encurvar e encravar. Veja algumas dicas para cortar as unhas do seu filho na próxima pergunta.

- Limpe-as diariamente. Torne a limpeza das unhas uma parte da rotina de limpeza do fim do dia. Lavar as mãos regularmente costuma resolver o problema, mas, caso não resolva, ajude seu filho a usar uma pequena escova na banheira ou quando for lavar as mãos antes de dormir. Remova cuidadosamente sujeiras mais teimosas com um palito de dentes de madeira.

Problemas para cortar as unhas

"As unhas da minha filha ficam muito compridas e sujas, mas ela não me deixa cortá-las."

Tente ver o ato de cortar as unhas pela perspectiva da sua filha e você vai ver por que ela luta contra isso com dentes... e unhas. Primeiro, ter partes do próprio corpo sendo cortadas por um cortador ou uma tesoura, mesmo quando ele está sendo usado por um dos pais, é perturbador. Uma criança pequena não costuma entender — nem lembrar — que cortar as unhas não dói nem que elas voltam a crescer. Segundo, o processo, por razões de segurança, exige controle — algo que ela não gosta de demonstrar nem de ver sendo imposto a ela. A criança não apenas tem que ficar sentada, parada — a pior das posições —, como tem que deixar as mãos e os dedos parados, sob o controle de uma mão adulta. E terceiro, o que ela ganha com isso?

Mesmo assim, as unhas precisam ser cortadas. Unhas compridas podem juntar sujeira (que nojo!) e germes (ainda mais nojo!), mesmo quando as mãos estão limpas. E o pior: unhas longas e afiadas podem causar feridas, intencionais ou não, se forem usadas em arranhões, beliscões ou chutes descalços — e, se o seu filho estiver com uma pequena irritação na pele, um eczema, ter o poder das unhas para coçá-la pode deixar a irritação pior. O corte de unhas ainda será um grande motivo de brigas calorosas nos próximos anos — até ser substituído pelo ato de roer as unhas ou mastigar as cutículas —, mas essas dicas podem diminuir um pouco da resistência ou pelo menos ajudar a fazer o trabalho:

- Use um instrumento com ponta arredondada. Tesouras para bebê, com suas pontas arredondadas por segurança, ou pequenos cortadores de unha são bons para cortar as unhas de uma criança. Não as troque por tesouras pontudas, a menos que seu filho tenha idade suficiente para ficar parado.

- Vire a tesoura para você primeiro. Comece a cortar as próprias unhas — além das de outros membros da família — na frente da sua filha. Faça isso parecer divertido e talvez ela queira ser a próxima da fila para cortar as unhas.

- Corte as unhas quando estiverem molhadas. A água morna acalma as crianças e amolece as unhas, duas coisas que podem tornar o ato de cortá-las menos complicado. Por isso tente marcar a próxima manicure da sua filha para quando ela sair do banho. Não tente cortá-las na água: as mãos da sua filha estarão escorregadias demais.

- Brinque. Versões de músicas animadas e uma brincadeira com os dedos pode distrair sua filha e substituir os gritos por risadas. Você também pode contar a ela a história da família de dedos que ela tem na mão enquanto estiver cortando as unhas ("O bebê dedinho vai a uma festa e quer ficar bonito!").

Está pensando em cortar as unhas da sua filha quando ela estiver dormindo? Apesar de a probabilidade de ela cooperar quando estiver dormindo ser muito maior, esse tipo de atitude na surdina pode sair pela culatra. Por exemplo: se ela acordar no meio do processo ou puxar a mão num momento crítico, você pode acabar machucando a mão dela. Caso sua filha durma como uma pedra e realmente apague ao dormir, você pode tentar. Mas se sua filha — como muitas crianças — dormir de forma inquieta, é melhor você não tentar esse truque antigo em casa.

Pés

Cuidados com os pés

O seu filho está andando ou logo andará? Seja como for, é certo que aqueles pequenos pezinhos terão muito trabalho nos meses e anos que virão pela frente. Comparados a outras partes do corpo do seu filho, entretanto, os pés não precisam de muito cuidado. Na verdade, quando o assunto é essa parte do corpo, menos é mais. Além de calçá-los nas meias e sapatos certos, lavá-los de vez em quando e brincar com eles cantando "Palma, palma, palma, pé, pé, pé", sua única tarefa com relação aos pés do seu filho é saber para onde eles levaram a criança e tentar acompanhá-los.

Pés estranhos

"Às vezes minha filha gosta de andar na ponta dos pés. E, quando ela anda normalmente, parece ter pés chatos. Isso tudo é normal?"

À medida que a sua filha cresce, mudanças naquelas pequenas pernas, joelhos e pés gordinhos podem deixar você preocupada. Entre as coisas normais, mas às vezes peculiares, que você pode ver sua filha fazer estão:

Andar com os pés para fora. A sua filha anda como um pato, com os dedinhos apontados para fora? Andar dessa maneira é normal em crianças que acabaram de aprender a andar — e até necessário, pois permite que elas melhorem o equilíbrio e a capacidade de se manter de pé. Gradualmente, os dedos vão ficando retos e, aos 5 ou 6 anos, os pés já apontam para a frente. Algumas crianças continuam andando com os dedos para fora, mas isso não costuma ser um problema.

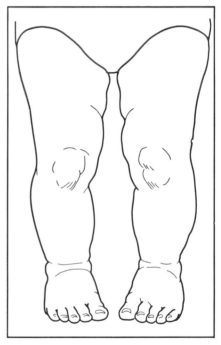

A maioria das crianças anda com os pés virados para fora no segundo ano de vida, mas algumas viram os pés para dentro (veja na figura acima)

Andar com os pés virados para dentro. A sua filha se parece menos com um pato e mais com um pombo? Andar com os pés para dentro no segundo ano de vida costuma estar relacionado com uma leve torção na tíbia (o osso da canela), que costuma se acertar sozinha. No entanto, mesmo que o defeito continue até a idade adulta — como acontece com uma pequena porcentagem das crianças —, ele não é considerado um problema, a não ser que seja um desvio grave. Gostaria de um pouco mais de segurança? Avise o pediatra sobre o problema na próxima consulta de rotina.

Pernas arqueadas. Praticamente todo bebê e toda criança de até 3 anos tem um grande espaço entre os joelhos, apesar de o tamanho do espaço variar — com certeza é mais visível em crianças mais magras do que nas rechonchudas. Isso acontece por que as tíbias das crianças — os ossos da canela — ainda são curvadas, um reflexo natural da maneira como elas passaram todo o tempo no útero: encolhidas. Crianças que começam a andar também tendem a dobrar os joelhos para ajudar a manter o equilíbrio, outra razão para suas pernas parecerem curvadas. Com o crescimento, o ganho de peso, de prática ao andar e de equilíbrio sobre os dois pés, as pernas da sua filha vão ficando retas — você já não verá curvatura na época do segundo aniversário dela. A partir daí, a criança fica com os joelhos levemente unidos, algo que muitas vezes dura a vida toda — é apenas mais sutil nas pernas de adultos. Certifique-se de que sua filha está ingerindo vitamina D suficiente do leite ou de um suplemento, pois a deficiência de vitamina D pode levar ao raquitismo e deixar as pernas dela arqueadas permanentemente. Se o arqueamento parecer piorar depois que a criança começar a andar, avise o pediatra para que ele possa descartar raquitismo ou um problema no joelho.

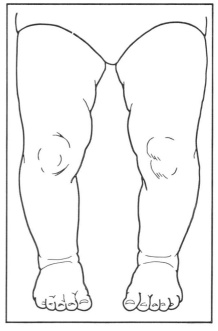

Não se preocupe. As pernas de uma criança costumam ser naturalmente curvadas até o fim do segundo ano de vida.

O mistério do arco

Quer ver esse tal arco que não parece existir nos pés do seu filho? Dê uma olhada nos pés aparentemente chatos do seu filho quando ele estiver sentado em uma cadeira, com as pernas balançando. Sem peso nenhum para achatar os pés gordinhos, você provavelmente vai conseguir ver o arco dos pés escondido.

Pés chatos. Os pés de crianças de 1 a 2 anos são chatos — ou pelo menos parecem ser chatos. Por uma razão simples: os pezinhos têm ossos e juntas ainda muito flexíveis e músculos ainda pouco desenvolvidos. O próprio peso do corpo da criança empurra as juntas frouxas e os músculos fracos na direção do chão, fazendo o arco do pé (que arco?) desaparecer. Virar os pés para fora — algo que a maioria das crianças faz para se equilibrar melhor ao andar — põe ainda mais peso no arco, achatando-o ainda mais. Outro fator que faz isso é a cobertura de gordura que arredonda o pé da criança, camuflando qualquer curva que possa estar ali. No entanto, quando sua filha entrar para a primeira série, ela com certeza será a orgulhosa dona de dois arcos bem-definidos. E, se, por alguma razão, o pé chato continuar, também não há nada com o que se preocupar.

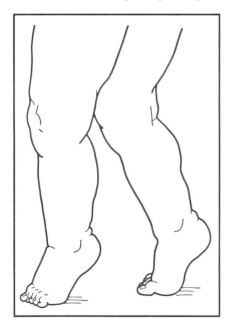

Andar na ponta dos pés de vez em quando não é razão para preocupação.

Andar na ponta dos pés. Muitas crianças — e não apenas aquelas destinadas a *O Quebra-Nozes* — gostam de andar na ponta dos pés. Para alguém que começou a andar, andar na ponta dos pés é uma aventura, uma perspectiva completamente nova — e um descanso para o resto dos pés. Mas as crianças não ficam na ponta dos pés para sempre. A maioria desiste e começa a andar com os calcanhares mais ou menos no meio do segundo ano. Se o seu filho sempre andar na ponta dos pés e/ou continuar a fazer isso no segundo e terceiro anos de vida, fale sobre isso com o pediatra.

Como escolher sapatos

"Quais são os melhores sapatos para meu filho agora que ele fica muito de pé?"

Os melhores sapatos para uma criança que começou a andar são os invisíveis. Mas chega uma hora na vida de toda criança em que pés descalços ou meias não funcionam mais — como numa loja cheia, por exemplo, onde alguém pode pisar nos dedinhos dela, ou no parquinho, onde ela pode pisar em algo nojento ou, pior, em algo que a machuque. A melhor coisa a se fazer, além de deixá-la descalça ou fazê-la calçar meias antiderrapantes, é procurar sapatos que se aproximem ao máximo da sensação de estar descalço. Procure:

O tamanho certo. Os pés do seu filho são apropriados para ele — e os sapatos também devem ser assim. Com sapatos grandes demais, seu filho pode escorregar e até tropeçar. Se forem pequenos demais vão incomodar e restringir movimentos (veja no quadro da próxima página algumas dicas sobre tamanhos de sapatos).

Sapatos leves. Crianças dessa idade já têm trabalho suficiente para colocar um pé na frente do outro. O peso de um sapato pesado pode tornar essa nova habilidade, difícil de executar, ainda mais desafiadora. Por isso escolha calçados bem leves ou de couro macio.

Sapatos arejados. Andar é um exercício para crianças dessa idade. Sapatos de plástico ou couro falso evitam que os pés transpirem e prendem o suor. É mais uma razão para escolher sapatos feitos de materiais naturais e leves, que deixam o ar e a umidade sair.

É hora de comprar sapatos novos?

Não é que você precise ter pressa para sair para comprar sapatos para o seu filho, mas crianças dessa idade perdem sapatos muito rápido.

Em média, crianças de 1 a 2 anos precisam de um par de sapatos novos a cada três ou quatro meses — apesar de estirões e paradas normais do crescimento poderem fazer com que um par seja perdido em um mês e o seguinte depois de cinco meses.

Como você vai saber que é hora de comprar sapatos novos? Confira os calçados em casa pelo menos uma vez por mês. Quando houver um espaço menor do que a metade de um polegar na ponta, vá às compras.

Está pensando em economizar um pouco e passar um sapato de uma criança para outra? Não é a melhor ideia, se você puder comprar outro par. Os sapatos se moldam ao formato dos primeiros pés que os calçam, o que significa que eles podem não encaixar tão bem nos pés seguintes. Tudo bem fazer isso com sapatos de festa, mas não com os de uso diário.

Perfeitos para os pés

Fazer uma criança agitada experimentar sapatos pode ser uma experiência complicada. No entanto, colocar os sapatos certos no seu filho fará com que ele acorde com o pé direito. Veja como:

Comece com as meias certas. Experimente os sapatos sobre o mesmo tipo de meias que seu filho costuma usar — e tenha certeza de que são as corretas para uma criança que começou a andar. Meias elásticas com algum tipo de proteção são as melhores, mas veja se elas entram no pé sem restringir os movimentos e se elas não embolam dentro do sapato.

Quando as meias começarem a deixar marcas nos pés, é hora de comprar um número maior.

Experimente o sapato nos dois pés. Os pés podem ter tamanhos diferentes. Só porque o sapato direito cabe, não quer dizer que o esquerdo vai caber. Então não deixe de medir os dois pés e de experimentar os dois sapatos do par.

Não deixe que seu filho experimente sapatos sentado. Os sapatos devem ser experimentados com o seu filho em pé, apoiando o próprio peso nos dois pés. Quando for testar o tamanho, garanta que os dedinhos dele não estejam dobrados — um hábito muito comum nas crianças dessa idade, especialmente naquelas que não estão acostumadas a usar sapatos. Esfregar a mão na batata da perna do seu filho vai ajudar a relaxar os músculos da perna dele e fazer com que ele solte os dedos.

Confira a largura. Aperte a parte mais larga da lateral do sapato. Se você conseguir beliscar um pedacinho dele, a largura está certa. Se conseguir segurar um pedaço grande do sapato, está largo demais — e, se não conseguir segurar nada, está apertado. Outro sinal de um sapato apertado na largura é você poder sentir o dedinho ou o osso exterior do pé do seu filho quando passar um dos dedos pela lateral do sapato.

Confira o comprimento. Pressione o polegar levemente acima da ponta do dedão do seu filho. Se houver o espaço de um polegar (cerca de 1 centímetro), o comprimento está certo. Pressione o tecido também para garantir que o sapato tem altura suficiente para que os dedos possam se dobrar e se mexer confortavelmente.

Confira se o calcanhar não está apertado. Passe o dedo mindinho entre o calcanhar do seu filho e a parte de trás do sapato. O espaço disponível deve ser exatamente da largura do seu dedinho. Se você não conseguir colocá-lo no sapato ou se ele ficar apertado, o sapato está pequeno. Caso possa mexê-lo com facilidade demais ou haja uma abertura em torno do tornozelo, o sapato está grande.

Experimente antes de comprar. A melhor maneira de saber se um sapato cabe é vê-lo em ação. Se o seu filho ainda não anda, ajude-o a dar alguns passos. Veja se os dedos dele estão arrastando no chão e se os calcanhares estão escorregando a cada passo.

Tome cuidado com a vermelhidão. Antes de levar os sapatos até o caixa, veja se eles deixaram marcas vermelhas nos pés do seu filho. Se deixaram, os sapatos estão pequenos.

Não compre com antecedência. Levando em consideração a velocidade com que as crianças perdem sapatos, sempre ficamos com vontade de comprar sapatos "com espaço para que elas cresçam". Mas sapatos grandes demais — assim como os pequenos — podem causar irritações e bolhas, tropeços desnecessários e tornar o andar ainda mais desafiador para uma criança que apenas começou a fazer isso.

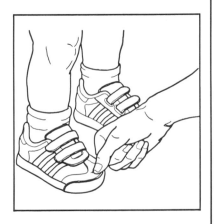

Use o polegar para ver se o sapato cabe.

Solas flexíveis. Os pés são flexíveis, então os sapatos também devem ser. Você deve poder dobrar a ponta do sapato facilmente para cima (cerca de 40°).

Solas antiderrapantes. Deixe os pneus serem o seu guia... de verdade. Um bom pneu oferece resistência suficiente para manter um carro na estrada. Da mesma maneira, um bom sapato oferece resistência suficiente para manter seu filho em pé. Solas de borracha, antiderrapantes e com reentrâncias, vão evitar que seu filho escorregue ao andar e não agarrarão no chão, facilitando a tarefa de levantar os pés. Quando um sapato mais fino for necessário (do tipo que tem solas lisas), esfregue a sola com uma lixa ou no concreto para aumentar a resistência antes de colocá-lo no seu filho.

Calcanhares firmes e acolchoados. O calcanhar do sapato deve dar um apoio firme à criança — mas também deve ser acolchoado para evitar que a machuque.

Sem saltos. Está tentada a comprar sapatos de salto, criados para crianças (e mães) ligadas em moda? Resista à tentação. Mesmo um salto pequeno pode mudar a postura de uma criança e fazê-la perder o equilíbrio.

Cadarços longos o bastante. Garanta que os cadarços sejam longos o bastante para dar um nó duplo. E sempre mantenha esse nó duplo — caso contrário, existe uma boa chance de seu filho tropeçar no cadarço solto. O velcro é uma opção prática, mas lembre-se de que também é fácil de soltar — quando seu filho descobrir como abri-lo, você não vai conseguir manter sapato nenhum nele, sem contar na dor de cabeça que vai ter por causa do barulho do velcro abrindo o tempo todo. Ou use sapatos com fivelas.

Preços razoáveis. Sapatos devem ser bons o bastante para aguentar o uso, mas não precisam durar para sempre. Afinal, seu filho vai perdê-los, em média, a cada três meses. No entanto, comprar dois pares de sapato por vez faz sentido porque os pezinhos dele vão suar muito — e usar os pares alternadamente vai dar aos sapatos a chance de secar.

O corpo dos meninos e das meninas
(ou seja, os genitais)

CUIDADOS COM A VAGINA

As vaginas sabem se cuidar sozinhas, mas a da sua filha com certeza vai precisar de ajuda para se manter saudável. Manter a área vaginal limpa, seca e sem assaduras ajuda a combater infecções. Veja como:

- Troque a fralda assim que possível quando ela estiver molhada ou com cocô.

- Sempre limpe o bumbum da sua filha de frente para trás quando trocar a fralda dela. Ensine isso a ela também. Dessa maneira, quando a menina começar a cuidar de si mesma, vai estar acostumada a este hábito.

- Quando trocar uma fralda com fezes amolecidas, confira os lábios da vagina e limpe qualquer resquício de cocô que possa ter ficado nas dobrinhas. Não mexa muito na vagina caso a região esteja limpa ou você só esteja trocando uma fralda com xixi.

- Quando ela parar de usar fraldas, coloque apenas calcinhas de algodão na sua filha para minimizar a transpiração e maximizar a ventilação na área.

- Evite banhos de espuma, óleos de banho, perfumes, sabonetes fortes e lenços umedecidos que contenham álcool e/ou aromatizantes, que podem causar uma reação alérgica, irritar ou "assar" a vagina. Depois do banho, enxague bem a região, pois a água da banheira acaba virando um coquetel de sujeira e sabão. Enxague a vagina com um chuveirinho, um copo ou um pano molhado — depois retire sua filha da banheira para que ela não volte a se sentar na água suja.

- Lave o cabelo dela no fim do banho para que sua filha não fique sentada nas substâncias do xampu, que podem irritar. Peça que ela fique de pé enquanto a água escorre e enxague o cabelo dela com um chuveirinho ou um copo.

Se você notar que a região vaginal da sua filha está avermelhada ou que ela parece sentir dor depois que urina, pode ser um sinal de vaginite — uma inflamação na vagina ou na vulva. Esse tipo de inflamação costuma ser provocado por uma assadura — causada pela água do banho, por fraldas úmidas, sabonetes ou sabões em pó fortes, pouca higiene etc. Você pode tratar a assadura com uma pomada como Hipoglós ou Bepantol e mantendo a região o mais seca possível. As dicas acima vão ajudar a prevenir assaduras recorrentes. Caso você suspeite de uma infecção no trato urinário — os sintomas incluem febre e/ou ardência enquanto sua filha urina, não depois — veja o que fazer na página 500.

CUIDADOS COM O PÊNIS

Apesar de ser um equipamento extra, é muito mais fácil cuidar dos genitais masculinos do que dos femininos porque os meninos não têm dobrinhas e espaços escondidos como as garotas. Veja como:

Pênis circuncisados. A lavagem rotineira com sabão e água é o único cuidado que um pênis circuncisado precisa.

Pênis não circuncisados. Também não é preciso tomar nenhum cuidado especial com pênis não circuncisados. Como o prepúcio de uma criança dessa idade não se retrai com facilidade, não tente puxá-lo. Não é necessário limpar embaixo dele ainda. Você também não precisa se preocupar com aquele material amarelado que fica embaixo do prepúcio: é o material normal excretado pelas células à medida que o prepúcio e a glande começam a se separar. E lembre-se de que qualquer tecido que mantenha o prepúcio preso à extremidade do pênis provavelmente vai se soltar quando seu filho chegar aos 5 anos de idade.

Existem alguns problemas genitais com os quais você deve tomar cuidado, caso tenha um menino. Primeiro, a criptorquidia — quando um dos testículos (ou os dois, mas é menos comum) não desce para o escroto ou, em outras palavras, não pode ser sentido no escroto até o primeiro aniversário. Nesse caso, é pouco provável que ele desça sozinho, por isso uma cirurgia — que costuma ser laparoscópica — é feita para levar o testículo até o escroto antes que o seu filho tenha 1 ano e 3 meses. Testículos retráteis — que descem para o escroto ocasionalmente, mas se retraem quando são expostos a temperaturas frias ou outros estímulos

— normalmente se estabelecem no escroto perto da puberdade sem qualquer tipo de tratamento.

Outro problema que exige cuidados é o fluxo urinário interrompido — ele é caracterizado por um fluxo de xixi muito fino ou apenas formado por pingos ou por uma dificuldade para urinar. O problema pode ser provocado por um entupimento ou um estreitamento em algum lugar entre a bexiga e a saída do pênis — uma doença chamada estenose meatal. Avise ao pediatra sobre a situação. Ele provavelmente vai querer avaliar o fluxo de urina do seu filho e observá-lo enquanto ele faz xixi. A urina tem que sair num fluxo forte e contínuo — deve parecer que seu filho está querendo apagar um incêndio. Se a criança não fizer xixi assim, é importante descobrir por quê.

Bumbum

CUIDADOS COM O BUMBUM

Eles são fofos e macios, mas o mesmo não pode ser dito do que sai deles. Consequentemente, o bumbum do seu filho precisa de limpeza e cuidado para mantê-lo macio, fofinho e apertável — e livre das assaduras causadas pelas fraldas. Para conseguir manter isso e tratar uma assadura simples, reduza a umidade e a exposição às fezes — ambas podem irritar a pele sensível do bumbum. Veja o resumo dos cuidados com o bumbum:

- Troque a fralda do seu filho assim que checar que está molhada.

- Sempre seque o bumbum dele completamente, com tapinhas leves da fralda, depois de limpá-lo e antes de aplicar a pomada hidratante.

- Deixe que seu filho ande pela casa sem fraldas quando for possível e prático. Um pouco de arejamento pode ajudar a prevenir ou acabar com as assaduras.

- O aromatizante e o álcool do sabão, lenços umedecidos com perfumes e outros produtos que entram em contato com a região do bumbum do seu filho podem irritar a pele dele. Use apenas água ou escolha produtos sem álcool nem perfumes caso seu filho tenha tendência a formar assaduras.

- Às vezes, fraldas superabsorventes são tão eficientes em absorver a umidade que acabam causando ainda mais assaduras. Experimente diferentes tipos de fraldas para ver se isso ajuda a prevenir irritações na pele.

Caso uma assadura não vá embora depois de alguns dias, talvez seja necessário usar algum medicamento, por isso não deixe de avisar o pediatra. Em casos de dermatite seborreica — uma irritação forte com escamas amarelas — ou de intertrigem — uma vermelhidão na pele que pode soltar um líquido branco ou amarelado —, talvez seja necessário usar uma pomada com esteroides. Em casos de impetigo — bolhas ou casquinhas que purgam, soltam um líquido amarelado e formam novas casquinhas —, use antibióticos orais. Em casos de candidíase — uma infecção fúngica que torna a pele avermelhada e às vezes aparece depois que a criança toma uma leva de antibióticos —, um creme ou pomada antifúngica são recomendados.

Fezes estranhas

"Agora que meu filho tem alguns dentes, eu esperava que ele começasse a mastigar o que come. Mas ainda encontro pedaços inteiros de comida no cocô dele."

O conteúdo da fralda do seu filho ainda vai continuar fazendo você se perguntar coisas por algum tempo (isso é um pedaço de banana mesmo?). Isso porque os celebrados primeiros dentes são basicamente inúteis quando o assunto é mastigação. Morder (e ser lindos) é a tarefa deles. Até que o jogo completo de molares superiores e inferiores apareça, a criança vai mastigar com a gengiva, o que significa que a comida não é muito esmagada quando é engolida. E, como o sistema digestivo de uma criança dessa idade não é muito longo, o que é engolido passa bem rápido pelo trato digestivo. Por isso não é de se surpreender que alguns bocados saiam mais ou menos do mesmo jeito que entraram — a banana que entra, sai. Entre outros alimentos que você pode encontrar no cocô do seu filho estão: ervilhas inteiras, pedaços de cenoura cozida, fatias vermelho-vivo de pele de tomate e grãos de feijão.

Quando seu pequeno gourmet acumular todos os molares, ele vai conseguir mastigar o que morde. E, à medida que a velocidade da passagem pelo sistema gastrointestinal diminuir, as refeições que ele comer serão mais bem-digeridas, e o movimento intestinal, menos revelador — as fezes serão marrons e homogêneas, não importa o que ele coma. Enquanto isso, lembre-se de servir comida macia o suficiente para ser mastigada facilmente pela gengiva, cortada em pedaços pequenos. Teste alimentos novos antes de dá-los a seu filho — tente esmagá-los na sua boca sem usar os dentes — e lembre-se de que, quanto menores os alimentos forem de início, menores eles serão no final. Caso seu filho, como muitas crianças, não se preocupe muito em usar a gengiva para mastigar e prefira engolir a comida diretamente, tente incentivá-lo a mastigar antes de engolir. Coloque um bocado na boca quando ele fizer o mesmo e mostre a ele como fazer isso ("Viu? Estou mastigando a comida na minha boca. Você consegue fazer isso?").

O novo ritmo do cocô

Pode parecer estranho, mas, à medida que o seu filho passa a ingerir mais alimentos sólidos durante o segundo ano, ele faz menos cocô. Espere entre quatro e vinte cocôs por semana, dependendo da dieta, do consumo de líquidos e dos padrões individuais (já que todo sistema digestivo é diferente).

O seu filho faz mais — ou menos — cocô do que isso? Quando o assunto é o funcionamento saudável do intestino, a consistência é mais importante do que a frequência. Contanto que o cocô seja molinho e fácil de ser expelido, o seu filho vai conseguir fazê-lo sem problemas. Por outro lado, fezes secas, pequenas e difíceis de fazer podem ser um sinal de prisão de ventre (veja na página 497) e fezes aguadas, frequentes e soltas podem ser sinal de diarreia (veja na página 498).

A guerra das fraldas

"Minha filha não fica parada quando vou trocar a fralda dela. Ela sempre briga comigo."

Ah, a batalha do bumbum... Você luta para limpar e cobrir, e ela luta para evitar que você faça isso. Sua filha não tem paciência para ficar parada e você não tem paciência para aturar os chutes e rolamentos que fazem de cada troca de fraldas uma guerra. No entanto, quando é hora de trocar, é hora de trocar. Veja como você pode abafar a revolta das fraldas:

Procure assaduras. Talvez a sua pequena rebelde tenha uma assadura que machuque quando você a limpa e por isso ela resista às suas tentativas. E talvez o bumbum machucado fique menos dolorido quando ela está sem fralda — por isso a criança tenta todas as táticas para ficar sem ela. Se você achar que esse é o caso da sua filha, um pouco de remédio e muito carinho podem ajudar. Veja na próxima página.

Vá para o trocador preparada. Se você tiver tudo — lencinhos, pomadas e fraldas — à mão antes de limpar sua filha, a troca poderá ser feita rapidamente, dando a ela menos tempo para perceber o que está acontecendo e se rebelar.

Crie uma distração. Pegue brinquedos especiais, reservados para a troca da fralda — quanto mais ela se distrair, melhor. É claro que o livro que faz sons de animais distrai você (e por isso você o escondeu da sua filha na semana passada), mas aqueles mugidos e pios também podem distrair sua filha por tempo suficiente para que você possa trocar a fralda dela sem brigar. A mesma coisa pode ser feita com músicas para crianças, um bicho de pelúcia que fala, um celular de brinquedo e até as chaves que você está sempre tentando tirar das mãos dela. Ou distraia-a com um jogo: "Cadê sua barriga... Cadê seu nariz...", pontuado por beijos na barriga e nos dedos do pé. Ou diga que sua filha é "a ajudante das fraldas" e peça que ela passe os produtos para você, à medida que precisar deles. Um pouco de humor pode ajudar muito também: ponha a fralda limpa na sua cabeça ou finja que vai colocá-la em si mesma... ou no cachorro.

Acabaram as fraldas?

Você está ansiosa para que seu filho largue a fralda e comece a usar o penico, ou vaso? Provavelmente é um pouco cedo para isso. A maioria das crianças só passa a usar o vaso bastante tempo depois do segundo aniversário. Mas você já pode começar a criar a base para a próxima etapa. Veja na página 96.

Mude de estratégia. Se o trocador virou um campo de batalha, talvez seja hora de passar para um território neutro. Protegida por uma toalha ou um trocador impermeável, qualquer superfície lisa pode ser usada para trocar fraldas. Tente o chão da sala, um pufe grande, o berço, sua cama ou um tapete do banheiro.

Ataque verticalmente. Quando uma criança fica de pé, ela considera uma afronta ser forçada a deitar de costas. Por isso, talvez você enfrente menos resistência se colocar a fralda com ela em pé — contanto que a criança esteja sobre uma superfície lavável, é claro (não tente fazer isso num sofá ou num tapete desprotegido).

Aproxime-se pelas costas. E lembre-se de ter aquelas distrações por perto quando você se aproximar.

Pule o elemento-surpresa. Crianças dessa idade não gostam de surpresas. Por isso, avise que é hora de limpar o bumbum. Se a sua filha estiver no meio de uma atividade, tente esperar até ela terminar ou leve o brinquedo junto com ela para o trocador. E tente manter o bom humor. Você provavelmente vai sofrer menos resistência se não antecipar uma briga.

Tente mudar o comando. Se, quando a mamãe pega a fralda, sua filha já dá sinais de resistência, talvez seja hora de chamar novos soldados. Coloque o papai como responsável pelas fraldas ou recrute outra pessoa que esteja disposta a fazer isso.

Tome o controle. Se nenhuma das dicas acima funcionar, segure a sua filha — ou, ainda melhor, peça que alguém segure os pés dela — e troque a fralda o mais rápido possível. Seja direta e carinhosa quando for dar o golpe da fralda. Gritar ou ameaçar só vai aumentar a raiva da sua filha. Lembre que é mais fácil para a sua filha brigar quando alguém está brigando também.

Brincadeiras com o conteúdo da fralda

"Meu filho descobriu um jogo divertido: tirar a fralda suja e brincar com o cocô. Não preciso dizer que não gosto nem um pouco disso."

Crianças de 1 a 2 anos brincam com tudo que podem pegar — e às vezes põem essas coisas na boca. E se for molinho, apertável, espalhável e proibido, melhor ainda. Agora que seu filho descobriu os prazeres de tirar a fralda e da arte com cocô, não vai ser fácil manter as mãos dele longe do material. Até que ele perca o interesse pelo passatempo — algo que pode levar alguns dias ou alguns meses —, você pode minimizar o problema com as seguintes dicas:

Limite o acesso. O seu filho não vai pegar o cocô se não puser as mãos dentro da fralda. Por isso, prenda bem a fralda dele — tomando cuidado para que não fique apertada demais e deixe marcas — e vista-o com roupas que limitam o acesso, como macacões, roupas com botões e não velcro na virilha e calças de botão difíceis de retirar. Se você estiver realmente desesperada, coloque a fralda ao contrário para que fique mais difícil de retirar ou use fita adesiva para prender a fralda.

Impeça-o de tirar a fralda. Muitas crianças têm um intestino muito previsível: uma faz cocô depois de cada refeição, outra só faz uma vez por dia depois do café da manhã, outra sempre acorda com a fralda suja etc. Caso você já tenha descoberto a rotina do intestino do seu filho, tente pegá-lo com a boca na botija ou logo depois que fizer cocô sempre que for possível. Assim você poderá tirar a fralda dele antes que ele tire.

Ofereça um substituto. Espremer, espalhar e esmagar são experiências táteis irresistíveis para crianças dessa idade. Dê a seu filho muitas outras oportunidades de brincar dessa maneira e talvez ele não se sinta mais tentado

a procurar o material na fralda. Dê a ele brinquedos de espremer (garanta que são apropriados e seguros para a idade) e a oportunidade de pintar com os dedos, brincar na areia — especialmente se ela estiver misturada com água — e com massinha. Lembre-se que a maioria dessas atividades vai exigir a supervisão atenta de adultos.

Mantenha a calma. Existe uma grande chance de que, apesar de todos os seus esforços para desencorajá-lo ou distraí-lo, seu filho ainda consiga uma maneira de tirar o cocô de dentro da fralda. É muito provável que, quanto mais atenção — positiva ou negativa — você dê a esse costume nojento, mais animado ele fique para brincar disso. Por isso tire o sorriso e a careta do rosto e não faça nada sobre o problema (afinal, criticar os hábitos que ele tem com relação às fezes pode causar problemas intestinais mais tarde). Em vez disso, diga calma, mas firmemente que aquele comportamento não é aceitável. ("Não toque no cocô. É sujo".)

Mostre onde ele deve colocar o cocô. Momentos para ensinar acontecem o tempo todo quando se tem um filho de 1 ano — mesmo quando as mãos dele estão sujas de cocô. Apesar de a fascinação por fezes não querer dizer que ele está pronto para tirar as fraldas, ela é a oportunidade ideal para apresentá-lo ao vaso sanitário e para mostrar onde o cocô deve ficar. Leve-o ao banheiro, esvazie o restante do conteúdo da fralda no vaso e explique: "O cocô vai para o vaso." Você pode até deixar que seu filho dê a descarga, caso ele se interesse por isso e o barulho não o assuste. Depois, termine de limpá-lo no banheiro — inclua, é claro, uma lavagem completa das mãos, junto com o lembrete: "Sempre devemos lavar as mãos depois de encostar no cocô porque o cocô é sujo."

Dê um lanche a seu filho caso ele ponha cocô na boca. O seu filho lambeu o cocô? Mais uma vez: não se desespere. Diga simplesmente que "o cocô não foi feito para comer. A comida é para comer. Vamos nos lavar e comer um lanchinho".

TUDO SOBRE:

Como começar a retirada da fralda

Qual é a época certa para as crianças abandonarem a fralda e começarem a usar o penico, ou o vaso? Na verdade, não existe época certa. Como com todos os marcos do desenvolvimento, cada criança desenvolve a capacidade de fazer cocô e xixi no vaso na sua velocidade. E isso acontece sem nenhuma correlação com outras áreas do desenvolvimento, como andar, falar ou começar a ter dentes. Em média, a maioria das crianças passa a usar o vaso entre os 2 e os 3 anos e meio de idade. A média para as meninas é 2 anos e 11 meses, e para os garotos, 3 anos e 3 meses. O xixi costuma vir antes do cocô para ambos os sexos.

Estudos mostram que não existe vantagem em começar a ensinar seu filho a usar o vaso mais cedo. Na verdade, normalmente leva mais tempo para treinar uma criança com menos de 2 anos do que uma que já chegou ao início do terceiro ano. No entanto, não existe razão alguma para adiar o uso do vaso se o seu filho demonstrar vontade de começar — e, na verdade, não existe razão melhor do que essa. Como a cooperação é chave no treinamento

— isso é algo que realmente não se pode forçar —, você, com certeza, terá resultados melhores quando seu filho estiver disposto a cooperar tanto em termos desenvolvimentais quanto emocionais. A maioria das crianças mostra sinais de que está pronta entre 1 ano e 8 meses e 2 anos e meio, mas algumas começam antes, e outras, depois.

Para ser direta — até porque o uso do vaso definitivamente não é uma ciência precisa —, cada criança fica pronta no seu tempo. É por isso que é importante deixar o seu filho marcar o ritmo do início do uso do vaso. Se o *timing* não for o certo, mesmo as melhores táticas não vão conseguir convencê-lo.

SINAIS DE QUE SEU FILHO ESTÁ PRONTO

Aqui estão alguns sinais de que seu filho está pronto para usar o vaso:

- Você troca menos fraldas com xixi. Até 1 ano e 8 meses de idade, as crianças fazem xixi com tanta

SEU FILHO DA CABEÇA AOS PÉS

frequência que esperar que elas controlem a própria bexiga é irreal. Mas uma criança que fica seca por uma ou duas horas seguidas e que,

ocasionalmente, acorda sem ter feito xixi pode estar fisicamente pronta para dar o próximo passo.

Pronto para usar o vaso

Você está pronta para parar de trocar fraldas, mas não tem certeza de que o seu filho está pronto para a grande mudança? Aqui está a linha do tempo para o uso do banheiro para a maioria das crianças entre 1 e 2 anos:

12 a 15 meses. A maioria das crianças de cerca de 1 ano ainda não dá sinais de que está pronta para usar o vaso — apesar de uma pequena minoria ficar pronta mais cedo. Aos 15 meses, algumas crianças vão começar a mostrar sinais de que "estão sentindo o cocô vir".

15 a 18 meses. À medida que a capacidade linguística começar a melhorar, seu filho pode começar a usar palavras específicas para descrever o que está acontecendo na região da fralda. A criança

também pode passar a gostar de ver os adultos (você, seu marido, um irmão mais velho, um primo, um amigo...) usando o vaso. Como a observação do processo pode ajudar a desmistificá-lo, considere adotar uma política de porta aberta, caso você se sinta confortável com isso.

18 a 24 meses. À medida que o segundo aniversário se aproxima, sinais de que a criança está pronta para usar o vaso vão se tornar mais aparentes. O seu filho pode gostar de se sentar num penico infantil com a fralda, de ler livros sobre o banheiro ou até de fingir que uma boneca está usando o vaso. Pode ser o momento de começar a pensar em ensiná-lo a usar o vaso, mas — mais uma vez — espere esses sinais antes de começar.

ATENÇÃO, PAIS!

Mas e você? Está pronta?

Talvez você esteja ansiosa para deixar as trocas de fralda — e as saídas na correria para comprá-las — no passado. Talvez já esteja gastando ou poupando mentalmente o dinheiro que vai economizar a cada mês. Já está imaginando todo o espaço que terá no quarto do seu filho assim que tirar aquelas pilhas

de caixas de fralda e o trocador ou substituí-lo por uma cômoda. Quem vai sentir falta dos bichinhos das fraldas?

Ou talvez você tema o processo de início do uso do vaso com todas as forças. Talvez esteja preocupada com o fato de estar ocupada demais para brincar com isso. Ou com o fato de as férias estarem começando e de você não querer limpar piscinas de xixi enquanto tem visitas em casa. Ou só está preocupada com o novo tapete que comprou para a sala.

Ao decidir quando seu filho deve começar a usar o vaso, lembre-se de que o fator mais importante é que a criança esteja pronta. No entanto, você também precisa estar pronta, assim como as circunstâncias em casa e no trabalho têm que ser boas. Ensinar seu filho a usar o vaso exige vontade, dedicação e cooperação da criança, mas também exige tempo, atenção, comprometimento, regularidade e muita paciência sua (isso sem falar nos quilos de roupa para lavar). Começar a treinar seu filho para usar o vaso enquanto você está cheia de trabalho ou tomada por outros tipos de estresse (a babá foi embora, o cachorro está doente, a secadora está quebrada) pode causar um problema sério. Da mesma maneira, é melhor pensar em adiar o treinamento caso uma grande mudança ou interrupção vá acontecer na vida da criança (como as férias ou a viagem de um dos pais a trabalho).

- Seu filho começa a anunciar o cocô. Algumas crianças ficam muito felizes em anunciar que o cocô está prestes a sair ("Eu, cocô!"). Outras comunicam o fato através de modos menos verbais: encolhendo-se num canto, por exemplo, ou soltando um resmungo característico. De qualquer maneira, o seu filho sabe que o cocô vai sair e está mostrando isso a você.

- Seu filho não gosta de fraldas sujas. Seu filho fica ansioso para escapar de uma fralda quando ela está molhada ou suja? Isso pode ser outro sinal de que está pronto para se livrar das fraldas.

- Seu filho sabe tirar a própria roupa. Quando ouvir o chamado da natureza, o penico não vai ser muito útil se o seu filho não conseguir tirar as calças e a calcinha, ou a cueca.

- Seu filho sabe falar sobre o assunto. Não importa se você prefere os jargões infantis, como "cocô" e "xixi", ou a terminologia técnica, como "defecar" e "urinar". É importante que seu filho entenda e possa usar as palavras da família para as funções intestinais e qualquer parte do corpo associada a elas. A comunicação é a chave para o sucesso desse processo.

SINAIS DE QUE SEU FILHO JÁ É CAPAZ DE USAR O VASO

Lembre-se de que, mesmo que todos os sinais apontem que o seu filho está pronto para usar o peniquinho, ainda é preciso saber se ele é capaz. A chave para o uso normal do vaso é ser capaz de fazer um processo desafiador de dez passos:

1. Sentir vontade de fazer cocô ou xixi

2. Segurar

3. Chegar ao penico

4. Tirar a calça

5. Sentar no penico

6. Fazer força

7. Limpar-se

8. Levantar do penico

9. Vestir a calça

10. Dar descarga (apesar de esse passo não ser essencial).

Em outras palavras, mesmo que todos os sinais apontem que ele está pronto, isso não significa que o seu filho vai começar a usar o banheiro rapidamente. Ele pode estar "pronto" para começar um processo, mas levará meses até que consiga realizá-lo sem a sua ajuda. Siga as dicas do especialista: o seu filho.

PREPARAÇÃO

Talvez o segundo ano de vida seja muito cedo para a maioria das crianças embarcarem numa missão completa ao vaso, mas nunca é cedo demais para começar a construir as bases. Você não deve forçar uma crian ça que claramente não está interessada nem pronta para usar um vaso sanitá rio porque o processo pode sair pela culatra e fazer com que a missão dure muito mais tempo do que o necessá rio. No entanto, caso seu filho mostre sinais claros de que está pronto, você pode começar a montar o cenário para algumas apresentações. Veja como:

Tenha os instrumentos certos. Escolha um penico infantil — procure um modelo de boa duração e que não vire quando seu filho pular para olhar o que está fazendo — ou um adaptador para crianças que se acople ao vaso sanitário. Depois lembre ao seu filho

para que serve o penico: "Sempre que sentir vontade, você pode usar esse penico em vez da fralda para fazer xixi e cocô." Compre cuecas e calcinhas divertidas também e aponte para elas de vez em quando: "Um dia, você também vai usar uma dessas igual à mamãe e ao papai!".

Veja e sugira. Quando notar que o seu filho vai fazer cocô ou xixi (a maioria das crianças mostra sinais óbvios de que está fazendo cocô e cerca de metade indica que está fazendo xixi), sugira que ele faça no penico e não na fralda. Se a resposta for um decidido "não!", não insista.

Dê uma demonstração. É claro que você pode explicar ao seu filho como se sentar, fazer força, se limpar e dar a descarga, mas é muito mais simples — e eficiente — levar seu pupilo ao banheiro e demonstrar. No entanto, nem todos os pais ficam à vontade fazendo cocô para uma plateia, por isso não se sinta mal por pular esse passo caso não tenha vontade de fazê-lo.

Ressalte o lado positivo do vaso. Muito antes de começar a tentar tirar a fralda do seu filho, ressalte as vantagens de usar o vaso. Você pode dizer que "usar calcinha ou cueca é divertido" ou "logo você vai poder dar descarga, como a mamãe e o papai!". Mas não ridicularize a fralda nem chame os hábitos antigos do seu filho de "coisas de bebê" — e muito menos o conteúdo da fralda de "fedorento". Isso pode provocar o tipo de negatividade característica que costuma levar a uma resistência séria. ("Você quer ver o bebê? Vou mostrar quem é bebê!".)

Leia tudo sobre isso. Procure um livro sobre como ensinar seu filho a usar o vaso sanitário e leia com seu filho. Mas não ache que você tem que cobrar a lição de casa nem comparar seu filho aos personagens. Ouvir sobre outras crianças que usam o penico e vê-las fazendo isso vai ajudar o seu filho a se sentir mais confortável para tomar o novo assento.

Técnicas para tirar a fralda do seu filho

Existe uma razão para as fraldas estarem ficando cada vez maiores: as crianças que as usam estão ficando cada vez mais velhas. A idade média para a retirada das fraldas foi subindo regularmente com o passar dos anos e hoje está pouco acima dos 3 anos de idade. E estudos parecem apoiar datas mais tardias para o início da Operação Vaso Sanitário, pois mostram que, apesar de ser possível treinar crianças muito novas — com menos de 1 ano e meio —, normalmente leva mais tempo do que para acostumar crianças com 2 anos ou mais. Isso porque crianças abaixo dos 2 anos não costumam estar prontas para fazer cocô e xixi no vaso.

Mesmo assim, você já deve ter ouvido falar de uma técnica chamada "comunicação de eliminação", criada para crianças muito pequenas (com menos de 1 ano) e para pais ansiosos por treiná-las. Talvez você tenha visto um desses pretensos prodígios sem fralda no parquinho e se perguntado: como isso funciona? Essencialmente, os pais põem os filhos para usar o vaso de acordo com um calendário ou assim que percebem sinais de uma evacuação acontecendo. Se são os pais ou as crianças que acabam sendo treinados é uma questão, mas, quando a técnica funciona, ela permite que as fraldas sejam abandonadas no início do segundo ano de vida ou até no fim do primeiro. Seja qual for o resultado, é um trabalho intenso para os pais, que exige um horário muito flexível e reflexos rápidos.

Você aceita o desafio de um treinamento antecipado? Experimente se quiser. Só esteja preparada para passar muito tempo dedicada ao projeto. Não está com pressa? Tudo bem também. Espere até vocês dois estarem prontos. Uma coisa é certa: o seu filho vai acabar aprendendo a usar o vaso. É uma promessa!

Crie uma ligação entre a fralda e o penico. Se possível, comece a trocar as fraldas do seu filho onde o penico fica (provavelmente no banheiro). Isso reforça sutilmente a conexão entre os dois. Depois que ele sujar a fralda, leve-o até o vaso sanitário para que seu filho possa ver você jogar o cocô fora — vocês dois podem até fazer isso juntos. Você pode utilizar um ritual de "tchau, tchau, cocô", apreciado por muitas crianças. Se o seu filho ficar assustado com o barulho da descarga, jogue o cocô na privada e dê a descarga depois.

Deixe seu filho ser o professor. Compre ou pegue emprestado uma boneca especial que faça xixi e incentive seu filho a ajudar a boneca a usar a privada. Isso também pode ajudá-lo a entender o processo, a praticar e a ter uma maior sensação de controle sobre um processo bastante assustador.

Garanta o acesso fácil. Adquira o costume de vestir seu filho com roupas fáceis de colocar e tirar, como calças que são rapidamente baixadas e vestidas, e não macacões ou roupas com botões. Depois pratique essa importante manobra de colocar e tirar a calça. Peça a seu filho para tirar a calça antes de trocar a fralda e depois colocá-la de volta. Você pode criar uma competição: "Vamos ver se você consegue tirar a calça antes de eu contar até três!" ou "Vamos ver quem tira a calça primeiro!". Lembre que, quando a natureza chamar seu filho, ele não terá tempo de sobra — por isso, quanto mais prática, melhor.

Evite falar do assunto em excesso. Se toda essa conversa sobre o vaso sanitário começar a incentivar seu filho a ir para o caminho contrário, se ele ficar entediado ou se ficar claro que não é o momento certo, dê um tempo. Forçá-lo a aceitar o penico — seja começando o treinamento ou apenas comprando-o — raramente funciona.

PREPARAR... APONTAR... LARGAR...

Está tudo pronto? O seu filho está pronto, você está pronta e o novo penico está pronto? Apesar de haver várias técnicas para ensinar crianças a usar o vaso — desde estratégias super-rígidas às muito relaxadas —, existem cinco passos básicos para chegar à autonomia completa:

1. Passe a colocar no seu filho fraldas de treinamento ou *pull-ups* — ou seja, direta e coloque calcinhas ou cuecas comuns (você vai precisar de um esfregão por perto, se fizer isso). Apesar das fraldas de treinamento tornarem o processo menos bagunçado, já que você não terá que limpar as piscinas de xixi que se formarão com as calcinhas e cuecas, elas tornarão o processo mais longo. Assim como as fraldas comuns, as de treinamento retiram a umidade do bumbum da criança, fazendo com que ela não perceba (ou não se incomode) com a calça molhada. Ela também tira parte do incentivo de chegar ao penico a tempo, apesar de algumas fraldas de treinamento terem itens atraentes para crianças — como a mudança de cor ou temperatura para alertar que a fralda está molhada — e isso poder aumentar o interesse delas consideravelmente. Trocar as fraldas diretamente para calças de algodão ou calcinhas e cuecas normais será, com certeza, mais trabalhoso porque acidentes podem acontecer, mas é provável que isso reduza o tempo de treinamento da criança. Outro incentivo para que eles usem calcinhas e cuecas normais: elas são para crianças grandes — algo que toda criança dessa idade quer ser. Quer o melhor dos dois mundos? Use uma mistura de fraldas de treinamento para quando acidentes forem inconvenientes e calcinhas ou cuecas de algodão para as sessões de treinamento em casa.

2. Durante o dia, lembre ao seu filho que ele deve ir até o penico quando tiver que fazer cocô ou xixi: "Não se esqueça. Se tiver que fazer xixi, faça no penico do menino grande." Mas não faça apenas lembretes verbais. Leve seu filho ao banheiro em intervalos regulares e sente-o na privada. Afinal, nunca se sabe... Alguma coisa pode sair. Você pode até encorajar o fluxo de urina com um fluxo de água: abra a torneira da pia enquanto seu filho estiver sentado no penico (é um truque antigo, mas bom). E observe sinais como resmungos, contorcidas, idas para um canto. Se você prestar atenção, vai saber direitinho quando deve levar seu filho para o penico. Mesmo que chegue tarde demais e que seu filho já tenha feito tudo, tente fazê-lo sentar no penico de qualquer maneira para reforçar a ligação. E, é claro, se o seu filho faz cocô em momentos previsíveis — logo depois que ele acorda de manhã ou depois que almoça, por exemplo —, faça uma parada no banheiro nesses momentos também.

3. Aumente a consciência da criança para os sinais do corpo permitindo que seu filho ande (num jardim fechado ou num cômodo com chão lavável) sem roupas. É difícil ignorar urina quando não há fralda para segurá-la. Mantenha o penico por perto para que seu filho possa tomar uma atitude rápida a partir desses sinais ou do xixi que escorre pela perna dele.

4. Elogie muito e dê prêmios. Seja uma grande incentivadora do uso do penico, celebrando cada passo do seu filho, mesmo quando a tentativa for frustrada. Usar o ângulo da "criança grande" pode ser uma ótima motivação ("Você fez xixi no vaso, igual à mamãe... Que menino grande você é!"). No entanto, evite fazer referências a bebês quando a tentativa do seu filho der errado ("Só bebês fazem xixi na calça!"). Estímulos positivos — especialmente na forma de pequenas recompensas — podem ajudar a incentivar seu pequenino. Toda vez que ele for ao banheiro, recompense seu filho com um adesivo, uma estrela num calendário, um grande abraço etc. Não dê recompensas muito grandes — para que seu filho não as fique esperando — nem recompensas na forma de alimentos — que não são um bom precedente a adotar.

5. Deixe seu filho estabelecer o ritmo. Não fique lembrando o tempo todo que ele deve usar o penico — a insistência só provoca resistência. A mesma coisa acontece quando ele é forçado a fazer isso. Nunca faça seu filho ficar no penico se ele estiver pronto para se levantar — mesmo se souber que um cocô está por vir. Brigas com relação ao penico com certeza prolongarão o processo. Se você encontrar uma resistência completa, é melhor jogar a toalha — e o papel higiênico — por um tempo.

Nada está acontecendo? Seu aluno resolveu relutar ou mesmo se rebelar? Talvez você tenha exagerado. Talvez seu filho não esteja pronto como você imaginava. De qualquer maneira, não se preocupe com largadas falsas. Ponha a fralda de volta, afaste-se do penico e espere até todos terem esquecido o assunto e estarem prontos para tentar de novo.

CAPÍTULO 3

Mobilidade

MESMO QUE SEU pequeno explorador ainda não fique de pé — mas principalmente se o "caminhar" já tiver ficado para trás e hoje pene em atividades como correr e escalar —, não há dúvidas de que seu filho vive a vida em marcha acelerada... e sempre beirando o limite. Tudo acontece num piscar de olhos (mas não pisque, porque se você piscar, seu filho já estará na outra esquina sem você). Pouco depois dos primeiros passos seu filho vai começar a desenvolver atividades motoras mais avançadas como correr, escalar e chutar. Esse domínio rápido de habilidades motoras mais complicadas fará com que você perceba que já vão longe os dias em que era possível ficar sempre um passo à frente do seu pequeno, e que, daqui em diante, você precisará correr para acompanhá-lo.

É claro que seu filho precisará de muita prática até conseguir coordenar os muitos movimentos relacionados a algumas dessas habilidades avançadas (afinal, essas coisas não são tão simples quanto parecem!), mas, ao encorajar seu filho, você o ajudará a acelerar o processo mais do que imagina.

As preocupações comuns

Primeiros passos

"Quando meu filho de 1 ano e 1 mês começará a andar?"

Poucos momentos são tão adoráveis (ou ficam melhor em vídeo) quanto os primeiros passinhos trêmulos do seu bebê — a não ser, é claro, o primeiro sorriso, a primeira palminha, a primeira engatinhada... No entanto, nem toda criança pequena está pronta para seu grande momento sob os holofotes ao completar 1 ano. Seu filho pode ainda não ter conquistado grandes feitos sobre duas pernas, mas isso não quer dizer que ele não esteja a caminho de andar no tempo esperado. É claro que alguns pequenos mais precoces dominam a arte de ficar de pé e se movimentar antes de seu primeiro aniversário, mas uns não dão um passo sequer antes de 1 ano e 3 meses, e outros só começam a pôr um pé depois do outro por volta de 1 ano e meio.

Levanta e sacode a poeira

Seu filho ainda engatinha? Ou você tem um minimaratonista que já saiu disparado na frente? Seu filho de menos de 1 ano já é um mestre alpinista, pelo menos no que diz respeito a subir lances de escadas e escalar pilhas de almofadas? Ou sua criança de quase 2 anos ainda dá cada passo como se estivesse encarando o Monte Everest? Crianças se espalham por todo o espectro do mapa de desenvolvimento quando o assunto são habilidades motoras mais importantes (andar, correr, escalar), mas a maioria delas se encaixa em uma das seguintes categorias:

De 12 a 15 meses. Algumas crianças dessa idade já andam sozinhas, talvez há alguns meses. Outras começam a se esforçar para se levantar no início do segundo ano e ainda há aquelas que já ficam de pé há meses, mas ainda não reuniram a coragem necessária para dar o primeiro passo sozinhas. Aos 15 meses, a maioria das crianças pequenas que ainda não andam sozinhas estará testando o terreno da mobilidade, agarrando-se nas beiradas dos móveis ou segurando as mãos dos pais ou as alças de um andador enquanto dá alguns passinhos cuidadosos.

De 15 a 18 meses. Nessa idade, as crianças mais precoces já conseguem caminhar pequenas distâncias, embora sua postura e seus passos estejam mais para desajeitados do que para graciosos. Iniciantes que ainda estão pegando a manha do equilíbrio sobre os dois pés tremem um pouco e costumam dar os primeiros passos hesitantes e sem jeito, mas, conforme os músculos das pernas ficam mais fortes, o caminhar fica mais regular e firme, permitindo que os pequenos explorem a área com mais liberdade do que nunca. Nessa época, a maioria das crianças pequenas, inclusive as que ainda não se sentem muito confortáveis de pé, gosta de brinquedos e andadores de empurrar, por oferecer algo em que podem se apoiar enquanto dão umas voltinhas para praticar. Uma vez confiantes em seu caminhar, as crianças poderão arrastar brinquedos desse tipo atrás de si.

De 18 a 24 meses. Na segunda metade do segundo ano, a maioria das crianças já aprendeu a arte de agachar. Nesse ponto, a maioria dos pequenos mais atrasados já conseguiu alcançar os mais precoces e conquistou graus mais altos de mobilidade: subir e descer escadas, descer da cadeirinha, subir no balcão da cozinha. Não há nada que seu filho não vá tentar escalar, portanto não se esqueça de deixar sua casa à prova de bebês (veja como na página 516). Ele logo estará correndo (embora algumas crianças mais obstinadas já estejam correndo com tudo a essa altura), então trate de calçar seus tênis, pois não será fácil acompanhar.

Fique atenta. Se seu filho não começar a tentar se levantar até os 12 meses, parecer ter pouco interesse em se locomover até os 15 meses ou não tentar dar os primeiros passos sozinho até os últimos meses do segundo ano, converse com o pediatra. É muito provável que seu pequeno esteja se concentrando em outras habilidades, mas pode ser um caso de atraso de desenvolvimento ou um problema físico que poderá melhorar muito com fisioterapia e alguns exercícios em casa.

Quando o assunto são os primeiros passos, mesmo que seu pequeno demore um pouco mais para se aventurar sozinho, é provável que ele tire o atraso com rapidez. Muitas das crianças que andam mais tarde correm poucas semanas depois de começarem a andar.

Existem vários fatores que influenciam o tempo que seu pequeno demorará para dar seus primeiros passos: genética (se um dos pais começou a andar tarde, é provável que isso aconteça com ele também), temperamento (uma criança agitada pode começar a andar mais cedo que uma mais tranquila), a constituição física (é provável que um bebê mais atlético comece a andar mais cedo do que um pequeno Buda) e o grau de confiança (crianças cautelosas podem preferir esperar até que tenham mais estabilidade em pé, enquanto as mais destemidas costumam ser mais apressadas e seguir aos tropeços). A boa notícia sobre isso é que não existe um cronograma. Não importa a idade com que seu filho comece a andar. Seja aos 9 ou aos 16 meses, isso não reflete seu potencial de desenvolvimento.

Seu pequeno começará a ensaiar novos passos quando estiver pronto. Enquanto isso, é claro que você pode dar uma mãozinha (até duas mãozinhas para aplaudir o esforço dele), mas, em vez de se preocupar com a linha de chegada, aceite a importância da jornada — e das quedas, dos tropeços e dos esbarrões que fazem parte dela. A jornada fará com que a volta olímpica de seu filho seja muito mais gratificante, mesmo que ela demore a acontecer.

Incentive seu filho a andar

"Há algo que eu possa fazer para incentivar minha filha a andar? Ela já tem 1 ano e 3 meses, mas parece se contentar em ficar sentada e engatinhar quando quer ir a algum lugar."

Cansou de ficar sentada vendo sua filha ficar sentada? Não se preocupe e não tente apressar os primeiros passos dela. Se sua filha ainda não está pronta, não há incentivo materno que a motive a atingir esse marco mais rápido — na verdade, o excesso de pressão pode ter o efeito contrário. Apenas dê à sua pequena muito espaço e oportunidade para praticar habilidades, ofereça muito incentivo e reafirmações positivas (seja uma animadora de torcida e não um sargento!) e crie condições que a ajudem quando ela começar a ensaiar os primeiros passos.

Comece com um brinquedo de empurrar, como um pequeno carrinho de compras, um cortador de grama ou outro que ofereça estabilidade e ajude sua filha a desenvolver controle em seus passos, aprimorar o equilíbrio e aumentar sua confiança. Procure brinquedos com uma barra ou uma alça em que ela possa se apoiar, e rodas grandes que evitem que o brinquedo vire com facilidade. Incentive-a a usar o brinquedo para chegar a uma recompensa que esteja do outro lado da sala: você, com um sorriso no rosto, de braços abertos, pronta para um abraço.

Se sua filha não parecer muito interessada em andar, analise o que ela está vestindo. Meias escorregadias e roupas pesadas podem inibir o processo de aprendizado. Portanto, independentemente da estação, certifique-se de que ela esteja usando roupas apropriadas quando estiver em modo "aprendendo a andar": evite roupas justas ou duras que possam restringir os movimentos, além de peças muito largas e com pontas, que podem se enrolar na criança. Prefira sapatos feitos para andar (veja mais na página 86), mas deixe os pezinhos dela descalços o máximo de tempo possível para que sua filha fique em contato com o chão, já que pés descalços permitem maior tração e flexibilidade, ajudando no desenvolvimento do equilíbrio e da coordenação. A segunda melhor opção são meias antiderrapantes.

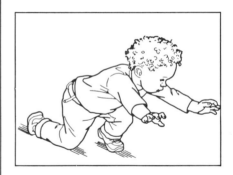

Crianças que estão aprendendo a andar cairão e tropeçarão muito.

Gêmeos

Andando em ritmos diferentes

Seus gêmeos estão se desenvolvendo (correndo, engatinhando e andando) mais ou menos no mesmo ritmo desde o primeiro dia? Ou parece que um está sempre comendo poeira atrás do outro? Ou eles se alternam no pioneirismo ao atingir novos marcos? A verdade é que cada criança se desenvolve no ritmo certo para ela, e gêmeos podem ter ritmos muito, pouco ou nada parecidos. Afinal de contas, apesar de terem dividido o útero e nascido no mesmo dia, gêmeos

MOBILIDADE

(e trigêmeos, quadrigêmeos etc.) são pessoinhas diferentes, com personalidades, interesses e habilidades próprias — assim como seu próprio ritmo para desenvolver essas habilidades, incluindo as de desenvolvimento motor grosso. Os padrões de desenvolvimento podem ser muito similares em gêmeos univitelinos, chegando às vezes a ser quase idênticos, com ambos se levantando pela primeira vez no mesmo dia ou dando os primeiros passos no mesmo dia. Isso é menos comum em gêmeos fraternos, que não são mais semelhantes em termos de genética do que quaisquer outros pares de irmãos. Apesar disso, as conquistas de um muitas vezes servem como incentivo para o outro. Se os seus pequenos estiverem atingindo a maioria dos marcos dentro do amplo cronograma da normalidade (considerando um ajuste de idade caso tenham nascido prematuros), seu desenvolvimento está dentro do esperado, mesmo que eles não aprimorem determinadas habilidades ao mesmo tempo.

Você tem o hábito de comparar o desenvolvimento de seus gêmeos? Quando se trata de resistir à tentação de comparar seu filho a outras crianças — seja a um irmão ou aos amiguinhos da creche —, sabemos que é mais fácil falar do que fazer. E isso é ainda mais difícil para pais de gêmeos, já que eles ficam expostos todos os dias às diferenças entre os dois filhos. Você certamente já entendeu que, no fundo, a comparação não é justa, por isso tente ver cada gêmeo como um indivíduo e celebrar suas maravilhosas conquistas, independentemente do quanto demorem. Lembre-se de que as crianças se desenvolvem em ritmos diferentes. Talvez seu filho, que ainda não anda, esteja mais avançado na fala ou esteja ocupado em desenvolver habilidades motoras finas ("Veja só! Consigo comer com um garfo!"), em vez de se preocupar em pôr um pé na frente do outro ("Vou deixar isso para depois"). Só não se esqueça de festejar os primeiros passos de seu segundo gêmeo da mesma maneira que celebrou os do primeiro.

Se perceber que um de seus gêmeos ficou para trás em muitos marcos ou parece estar atrasado na escala de desenvolvimento ou ainda se você tiver um sentimento instintivo de que há algo errado, procure seu médico.

Um último conselho: é melhor banir o andador (ele pode atrasar o desenvolvimento motor e, para piorar, pode virar ou rolar escada abaixo, causando ferimentos).

Atraso no andar

"Nosso filho de 1 ano e meio é a única criança na creche que ainda não anda sozinho. Devemos nos preocupar?"

A maioria das crianças já anda sozinha com 1 ano e meio, mas alguns pequenos se recusam a dar seus primeiros passos até um pouco mais tarde. Às vezes o medo — lembrança de uma possível queda anterior — pode dificultar o processo. Às vezes, a criança pode ser uma exímia engatinhadora que não sinta necessidade de começar a andar, já que consegue se mover com mais rapidez assim do que sobre os dois pés. Pode ser que o responsável pelo atraso seja um ritmo de desenvolvimento amplo mais lento. E por vezes o atraso ao andar pode vir de um problema que requer assistência médica.

O primeiro passo para descobrir por que seu filho ainda não se aventurou a andar sozinho é procurar o médico. É provável que sua resposta seja tranquilizadora, mas, mesmo que ele descubra um problema, ainda é uma boa notícia: seu filho pode compensar o atraso através de fisioterapia.

Voltar a engatinhar

"Nossa filha começou a andar há algumas semanas, mas acabou voltando a engatinhar de repente. Há algo errado?"

Não há melhor maneira de descrever o processo de aprender a andar do que como um momento em que é necessário dar um passo à frente e um passo para trás. Afinal, você não pode esperar que sua filha domine a arte de andar em um dia e que nunca tenha uma recaída e volte a engatinhar — especialmente porque, nesse estágio, é muito mais rápido ir engatinhando do ponto A ao ponto B do que andando. É natural que sua pequena alterne entre andar (uma habilidade recém-descoberta) e engatinhar, pois é provável que ela prefira o meio de locomoção a que já está acostumada.

Sua filha também pode voltar a engatinhar pelos seguintes motivos:

- Frustração. Aperfeiçoar o caminhar requer paciência, virtude não muito comum entre as crianças dessa idade. Quedas frequentes, lentidão ou a incapacidade de fazer uma curva sem tropeçar podem frustrar sua filha e fazer com que ela volte a recorrer às mãos e aos joelhos enquanto suas pernas e seus pés não acertam as diferenças.

- Uma queda grave. Um tropeço traumático pode fazer uma criança cautelosa hesitar antes de voltar a usar os dois pés. Talvez engatinhar seja a forma mais reconfortante de locomoção até que sua filha recupere a coragem.

- Uma nova conquista. Muitas vezes uma habilidade ainda rudimentar, como andar, pode ser posta de lado por um tempo enquanto a criança dedica sua atenção total ao aperfeiçoamento de outra, como, por exemplo, falar.

- Um resfriado ou outra doença. Alguns dias antes do aparecimento dos sintomas de um resfriado, uma gripe ou outro vírus, e, claro, se estiverem com uma infecção, é comum que as crianças fiquem abatidas e sem vontade de saracotear por aí. Nesse caso, como andar ainda é um desafio, a criança pode preferir voltar a engatinhar, já que a habilidade familiar é menos estressante. Isso também pode ocorrer quando os dentes começam a nascer.

- Um dia ruim. Todos temos dias ruins, e as crianças não são exceção. Irritação e cansaço podem cortar a onda de sua filha e diminuir o entusiasmo dela por atividades desafiadoras como andar.

É claro que, se sua filha estiver mais irritável do que de costume, estiver mancando ou tiver dificuldades em ficar de pé, você deve procurar um médico para verificar se isso não é causado por um problema físico, como uma lesão ou alguma doença.

Procure um médico também caso sua filha tenha andado por alguns meses e, de repente, pareça incapaz de fazer isso.

A coordenação... ou a falta dela

"Meu filho vive esbarrando nas coisas e caindo. Será que o problema é sua coordenação? Ou sua visão?

Colisões e quedas andam lado a lado com crianças de 1 ano. Há muitos bons motivos para seu filho ser um acidente prestes a acontecer, e todos são típicos da idade:

Ele é um andador recente. Andar parece fácil, certo? Pois não é tão simples quando você ainda está se acostumando a ficar de pé, para não falar em pôr um pé na frente do outro pela primeira vez. Seu filho precisará de muito tempo e experiência antes de obter estabilidade e de conseguir evitar encontros com a parede ou o chão.

Falta de equilíbrio ou coordenação. Aperfeiçoar essas duas habilidades requer muita prática, em especial quando se trata de usá-las em conjunto. Já tentou aprender a surfar depois de adulto? Então já teve um gostinho do que seu filho está enfrentando e entende por que ele vive esbarrando em paredes, mesas e pessoas. Assim dá para entender a dificuldade que ele tem de se sustentar com seus pés e de tentar evitar que seu bumbum (felizmente bastante acolchoado) atinja o chão.

Ele não olha por onde anda. Preocupado com a mecânica desafiadora que envolve o andar, o que é muito compreensível, seu filho pode estar tão concentrado nos próprios pés que se esquece de olhar para onde eles o estão levando. Ou, então, ele pode estar focando sua atenção no que está tentando alcançar (o papai, o bichinho de pelúcia preferido ou o controle remoto dando sopa no sofá) e não no carrinho ou na mesinha de centro em que está prestes a tropeçar. Mesmo que ele perceba um obstáculo no último segundo, talvez ainda não consiga se desviar ou parar a tempo, principalmente se estiver andando muito rápido. Entender como frear vem só depois.

Prematuro?

Você vive se perguntando como seu bebê prematuro vai acompanhar seus amiguinhos agora que eles são mais crescidos? É verdade que os prematuros costumam atingir os marcos um pouco mais tarde, principalmente durante o primeiro ano, mas o abismo entre o desenvolvimento deles costuma se estreitar e diminuir por completo até o segundo aniversário. Até lá, use a idade "ajustada" de seu filho ao considerar os marcos.

Falta de atenção. Talvez isso pareça óbvio, mas crianças se distraem com muita facilidade. Ele está chegando perto dos carrinhos de brinquedo quando vê o cachorrinho de pelúcia e tropeça ao tentar mudar de direção. Ele está caminhando a passinhos vacilantes até a cozinha quando a campainha toca, ele se vira para olhar e acaba caindo.

A visão dele não é perfeita. Outro motivo para que seu filho pequeno seja meio desastrado e destrambelhado: ele é hipermetrope. A visão de uma criança de 1 ano já evoluiu muito desde os dias mais enevoados de bebê, mas sua percepção de profundidade ainda é limitada, o que faz com que ele tenha dificuldades em julgar distâncias, mesmo que esteja, de fato, olhando para onde vai. Até os 2 anos, a visão já chegou até o nível 20/60 e, até os 3 anos, 20/40. É apenas perto da idade escolar que a visão chega aos 20/20 normais — a não ser que seu filho precise de óculos.

Como amenizar a dor das quedas

Cair de amores pelo seu pequeno... Essa é a parte fácil. Difícil é tentar impedir ao máximo que seu filho caia e tropece e minimizar o dano quando uma queda for inevitável. Siga as dicas:

- Textura do chão. É claro que ter o chão acarpetado pode ser um problema em termos de limpeza quando se tem uma criança pequena na casa, mas essa superfície é mais generosa para quem está aprendendo a andar, pois ajuda a prevenir escorregões e suaviza as quedas inevitáveis. Tapetes, por outro lado, têm a fama de fazer tropeçar até o andador mais experiente, portanto, se você os tem em casa, coloque fitas antiderrapantes na parte de baixo e certifique-se de que estejam sempre sem dobras. Se seu chão for de cerâmica, azulejo, pedra, tijolo, tábua corrida, madeira ou outro acabamento escorregadio e duro, e você não estiver com vontade de fazer uma reforma, terá que ficar em estado de vigilância até que seu filho tenha mais segurança ao andar (veja as dicas a seguir).

- Deixe seu filho descalço o máximo possível. Seus adoráveis pezinhos aumentam o atrito com o chão, além de proporcionar mais conforto, amortecimento e flexibilidade. Quando não for possível deixar seu filho descalço, meias são a segunda melhor opção. Escolha peças do tamanho apropriado e que vistam bem, que não saiam com facilidade e, mais importante, sejam antiderrapantes. Quando sapatos forem necessários, prefira aqueles que pareçam mais próximos do estado natural dos pés: os confortáveis e flexíveis, de tamanho apropriado e com boa tração. Consulte a página 86 para saber mais a respeito de sapatos para crianças pequenas.

■ Deixe gavetas e portas sempre fechadas. Isso serve para armários do quarto e da cozinha, portas dos cômodos e de utensílios, enfim, tudo que possa servir de obstáculo para seu filho. Você mesma vai se beneficiar com isso — quantas vezes você já bateu sem querer na porta aberta da lavadora de louça essa semana?

■ Cuidado com fios elétricos em que seu pequeno explorador possa tropeçar. Outros dois motivos para manter os fios sempre fora do alcance ou firmemente presos: eles oferecem risco de estrangulamento e, se seu filho os puxar, pode acabar derrubando objetos pesados como computadores ou abajures.

■ Examine bem cada cômodo em busca de móveis leves que poderiam ser tombados pelo seu filho e mude essas peças para um lugar fora do alcance dele. Não se esqueça de que seu pequeno ainda anda a passos

incertos, portanto todos os móveis a seu alcance devem ser confiáveis e estáveis para que ele possa agarrá-los e se apoiar neles com segurança.

■ Instale barreiras nas escadas para que seu filho não se sinta tentado a praticar sozinho a arte de subir e descer degraus — ou pior, para que ele não tropece e caia (veja dicas na página 518).

■ Ao vestir seu filho, pense nas atividades do dia. Calças compridas ajudam a amortecer pancadas em seus joelhinhos, mas calças longas ou largas demais podem fazer com que seu pequeno se enrole.

■ Veja todas as dicas para deixar sua casa à prova de bebês que começam a andar na página 516.

Já fez tudo que era possível para proteger seu pequeno? Então relaxe. Crianças são resistentes. Seus corpinhos são feitos de muita fofura, mas também de praticidade: estão próximos ao chão, bem protegidos pelas gordurinhas e dobrinhas de bebê, e costumam estar devidamente fraldados, o que aumenta o amortecimento. Além disso, seus crânios ainda são bastante flexíveis até os 18 meses, de modo que uma pancadinha na cabeça costuma ser superada depois de umas poucas lágrimas. Fique sempre atenta ao seu pequeno explorador, mas evite ser superprotetora e não reaja de forma exagerada a qualquer pequeno tombo.

Racionalidade em desenvolvimento. Seu filho está no piloto automático. Ele dominou (mais ou menos) a habilidade física de andar, mas ainda não desenvolveu a racionalidade necessária para se manter longe do perigo. Com o tempo, ele será capaz de coordenar tanto os pés quanto a comunicação essencial entre os pés e o cérebro ("Cuidado! Carrinho de brinquedo à frente!").

Ops, ele fez de novo... e de novo? Felizmente, coordenação, equilíbrio, atenção e visão melhoram com o tempo, assim como a habilidade de andar pelo mundo com mais segurança e estabilidade — mas não espere um campeão de coordenação até uns 8 ou 9 anos. Até lá, você pode proteger seu filho de alguns tropeções e quedas ao tornar seu mundo mais seguro (veja o quadro nas páginas 110-11).

Escaladas

"Minha menina de 1 ano e meio adora escalar e subir em qualquer coisa. Devo impedir que ela faça isso?"

O que é, o que é? Que sobe e não quer descer? A maioria das crianças pequenas. Depois de dominar a vida no chão, elas ficam ansiosas para explorar o mundo vertical, subindo escadas, galgando camas, mesas e cadeiras e escalando qualquer coisa que as faça chegar mais e mais alto. As mais intrépidas podem até aprender a empilhar objetos para atingir superfícies mais altas ("Hmmm... se eu puser meu banquinho no topo do sofá, posso alcançar o abajur!").

Logo sua pequena alpinista irá deixá-la louca — e é provável que sua frase mais falada não seja mais "Não toque nisso", e sim "Desça já daí". Pensando bem, é ainda mais provável que você esteja usando as duas, uma seguida da outra. No entanto, não há motivos para frustrar por completo o desejo de mobilidade vertical de sua filha, já que escalar é mais uma das formas através da qual ela explora o ambiente e enxergar através de outros pontos de vista pode ser muito emocionante quando se tem pouco mais de meio metro de altura. Essa também é outra habilidade vital que precisa ser aperfeiçoada, já que, mesmo que ela não decida fazer alpinismo quando crescer, sempre terá que subir alguns lances de escada. Além disso, escalar levará às alturas a confiança, a coordenação, o espírito de independência e a motivação da sua filha para encarar os desafios da vida.

Por outro lado, a criança pode acabar entrando em apuros caso você não seja cuidadosa e a vigie com olhos de águia. Eis algumas dicas para proteger sua filha em suas incursões verticais:

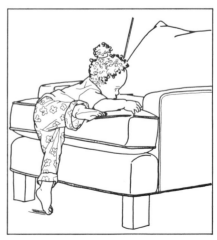

Ao infinito e além — a maioria das crianças sente vontade de subir em coisas e encontra maneiras inventivas de chegar ao topo.

- Ofereça objetos seguros. Deixe que ela escale o quanto quiser em um pequeno escorregador de plástico e outros brinquedos para crianças pequenas e compre uma escadinha infantil confiável para que ela possa alcançar seus brinquedos e livros sem precisar tentar subir em uma estante ou recorrer a estruturas improvisadas, que podem virar com muita facilidade. Parquinhos ao ar livre (ou dentro de casa, para dias de tempo ruim) são lugares perfeitos para sua filha queimar a energia acrobática e muito mais apropriados do que a mesa do jantar.

- Crie um ambiente seguro. Está na hora de avaliar a segurança da sua casa sob a ótica da pequena escaladora — se é que você ainda não o fez. Guarde cadeiras, estantes ou mesinhas bambas e aparafuse estantes e móveis à parede, inclusive aqueles que você achar que são pesados demais para serem puxados. Nunca descuide de escadas ou banquinhos, nunca deixe uma cadeira muito perto de uma janela, de um balcão ou uma mesa e nunca deixe objetos tentadores como o controle remoto em lugares altos e à vista da sua filha (que pode tentar escalar para pegá-los e acabar caindo). Ao usar cercadinhos para bloquear o acesso a escadas, instale a grade depois de uns três ou quatro degraus para que sua alpinista possa ter alguma prática ao tentar escalar esse obstáculo irresistível, sem se machucar em caso de queda. Falando em quedas, lembre-se de acolchoar a base das montanhas

preferidas de sua filha (como sua cama ou o sofá) para que pequenos tombos não se transformem em desastres aéreos. A página 516 traz mais dicas para deixar sua casa à prova de bebês.

- Imponha limites seguros e supervisione. Seja sempre clara e consistente sobre os objetos em que sua pequena exploradora pode ou não pode subir. E lembre-se de que nao há casa à prova de bebês que substitua a supervisão constante. Vigie-a ao ar livre e dentro de casa e, independentemente do que ou onde ela esteja subindo, fique sempre perto para o caso de um tombo inesperado.

Tentativas de sair do berço

"Nosso filho é muito alto para a idade dele e é um exímio escalador. Temos medo de que ele tente sair do berço no meio da noite. O que podemos fazer para evitar isso?"

Se seu meninão já chegou à marca dos 80 centímetros de altura (ou seja, a altura que costuma ser necessária para uma fuga bem-sucedida do berço), ele pode tentar escapar a qualquer momento. O mesmo vale para os escaladores mais eficientes de todas as alturas. Já que escalar a grade do berço pode resultar não apenas em uma fuga, mas também em um belo galo na cabeça (ou pior), você está certa ao se preocupar com medidas protetoras Eis o básico:

- Verifique se o colchão está regulado no nível mais baixo do berço.

- Continue deixando o berço livre de bichos de pelúcia grandes, travesseiros e cobertores muito volumosos, não pelos motivos antigos, mas para evitar que seu filho suba neles para alcançar a borda da grade rumo à doce liberdade — e a um tombo amargo.

- Use almofadas ou uma colcha para acolchoar a rota de fuga. Caso seu filho consiga passar por cima da grade, isso amenizará uma possível queda.

Se seu filho conseguir sair do berço ou você o flagre tentando sair, diga com calma e firmeza que isso é proibido e muito perigoso ("Você pode cair e fazer dodói"). Se isso não for suficiente para desencorajar fugas, pense em trocar o berço por uma cama. Os especialistas recomendam que a transição para a cama ocorra entre os 2 anos e meio e os 3 anos, já que a maioria das crianças pequenas fica mais segura confinada em um berço, mas, se seu filho insiste em tentar passar por cima da grade apesar dos seus constantes avisos de que isso não é permitido, ele pode ser promovido mais cedo. No entanto, você não deve apressar a mudança para a cama, em especial caso seu filho tenha tentado sair do berço só uma ou duas vezes. Ele pode estar apenas testando suas habilidades para decidir seguir em frente para o próximo desafio. Se tudo estiver calmo no berço, não há motivo algum para fazer a transição, não importa o quão alto e ágil seja seu filho.

Crianças muito ativas

"Nossa filha nunca para de se mexer, desde a hora em que acorda até finalmente cair no sono à noite. Sei que crianças são muito ativas, mas é normal que ela seja tão ativa assim?"

Se existe uma lei da física para crianças, é a de que pequenos corpos em movimento permanecerão em movimento. Desde a hora em que começam a pular dentro de seus berços pela manhã, ansiosas para serem libertadas dali, até o momento em que são postas na cama à noite, crianças pequenas são máquinas de movimento perpétuo. Sua energia parece não ter fim, o que não vale para os pais exaustos que tentam acompanhá-las.

Em outras palavras, o ritmo intenso é normal nessa idade. Dito isso, algumas crianças são mais ativas e ficam no extremo mais agitado do espectro de energia — e parece que sua filha faz parte desse grupo animado. Você vai precisar correr para acompanhá-la, mas há alguns truques para acalmá-la um pouquinho de vez em quando:

- Atenha-se a rotinas. Tenha horários regulares para refeições, lanchinhos, sonecas, saídas e brincadeiras para trazer alguma ordem à vida frenética de sua filha. Veja a página 236 para saber mais sobre rotinas.

- Relaxe com ela. Sua filha muito ativa não quer ficar parada? Aos poucos, com uma dose de perseverança materna e algumas atividades atraentes, você pode convencê-la a deixar toda aquela ação de lado. Deixe a hora de descansar mais divertida. Leia um livro para ela, monte um quebra-cabeça, construa um castelo com blocos de madeira, desenhe um pouco ou brinque com massinha. Transforme o "fazer nada" em uma brincadeira — você pode chamar de "jogo do silêncio". Diga: "Vamos tentar ficar quietinhas até o alarme tocar" ou "até a música acabar". Melhor ainda, lance um desafio: "Quem ficar parada por mais tempo ganha."

Vamos jogar bola

Crianças pequenas adoram brincar de bola. Seu pequeno artilheiro pode ainda não estar pronto para chutar a gol, mas brincar com bola traz muitos benefícios, como estimular o desenvolvimento motor grosso, aprimorar a coordenação entre as mãos e os olhos e a coordenação corporal em geral. Por isso, deixe uma ampla variedade de bolas à disposição de seu filho — desde bolas macias revestidas de algodão até bolas leves de plástico com texturas diferentes, desde grandes bolas que quicam até as macias de pano. Acrescente um balde ou uma cesta quando seu filho já tiver idade para mirar, jogar e acertar. Eis o que esperar de seu filho:

De 12 a 15 meses. Seu filho começa a se divertir com a bola, primeiro aprendendo a rolar esse curioso objeto redondo (ensine-o a se sentar no chão de pernas abertas para que seja mais fácil pegar a bola quando ela vier em sua direção). Depois, ele pode tentar arremessá-la, ou melhor: ficará fascinado ao ver a bola cair e rolar no chão.

De 15 a 18 meses. Seu pequeno pivô anda praticando arremessos, atirando a bola para alguém (ou em alguma coisa). Quicar a bola (isso mesmo, jogar a bola no chão e acompanhar seu movimento de bate e volta) também é uma habilidade que divertirá muito seu filho.

De 18 a 24 meses. Falando em diversão, perto do segundo aniversário, seu pequeno atacante descobrirá um novo jogo muito divertido: chutar a bola. Esse primeiro ensaio de futebol pode ser mais involuntário do que intencional ("O pé bate na bola, a bola se mexe. Legal!"), mas, quando a relação entre causa e efeito ficar clara, seu pequeno Pelé buscará formas mais deliberadas de mover a bola com os pés. Gol!

Fique de olho. Observe bem essas novas habilidades e, caso perceba que seu filho está ficando para trás em alguma delas (por exemplo, se seu filho de 20 meses ainda não tentou chutar uma bola), converse com o pediatra.

- Perceba quando sua filha ficar quieta. Pode não acontecer com muita frequência e não durar muito, mas tente notar um dos momentos em que ela estiver calma ou brincando de algo tranquilo, e elogie seu esforço, mesmo que o momento seja curto.

- Canalize essa energia ilimitada em atividades construtivas (veja o quadro da página 118).

- Minimize a frustração, sentimento que pode levar a rompantes de comportamento muito ativo. Para evitar a frustração, ajude sua filha a superar os desafios que ela enfrenta ao longo do dia, como tentar fazer os blocos pararem de cair, tentar dizer para você o que ela quer comer no almoço, tentar copiar um círculo que você desenhou com giz de cera.

- Certifique-se de que ela esteja dormindo o suficiente. Às vezes uma criança muito ativa é, na verdade, uma criança muito cansada. Se ela parou de tirar uma ou duas sonecas, assegure-se de que ela esteja dormindo o bastante à noite. Você também pode tentar reinstituir uma hora da soneca ou insistir em uma "hora de descansar", caso ela pareça precisar. Dedique bastante tempo a acalmá-la antes da hora em que você espera que ela tire uma soneca ou vá dormir. Veja o capítulo 5 para mais questões relacionadas ao sono.

- Atente para a alimentação de sua filha. Algumas crianças ficam mais ligadas ao comer porções extras de determinados alimentos, como os que contêm muito açúcar e/ou corantes e sabores artificiais. Se você perceber um pico de atividade após o consumo excessivo de comidas com muito açúcar ou corante, corte esses alimentos da dieta da sua filha e observe se ela se acalma. E, claro, deixe sua pequena espoleta bem longe de cafeína em todas as suas formas, inclusive chocolate em excesso.

Com o tempo, sua filha terá mais autocontrole e desenvolverá uma maior capacidade de atenção, e é provável que fique menos agitada. Isso não quer dizer que deixará de ser ativa (e isso é muito melhor do que ter uma criança sedentária), apenas que ela não vai mais passar o dia correndo. Por mais que você esteja ansiosa por um descanso, apoie sempre sua pequena. Lembre-se de que o que ela faz é normal à maioria das crianças e natural para ela. Tenha expectativas realistas em relação à sua pequena — por exemplo, não espere que ela fique sentada quietinha durante um demorado jantar e, durante longas viagens de carro, faça algumas pausas e dê a ela algum tempo para correr. Além disso, fique sempre alerta: crianças muito ativas podem se meter em problemas num piscar de olhos, dentro ou fora de casa.

Quer uma motivação enquanto corre de um lado para o outro atrás de sua pequena maratonista? Pesquisas comprovam que crianças que são muito ativas, que buscam novos estímulos e são curiosas costumam ter pontuação mais alta em testes de Qi e níveis de leitura mais elevados do que a média na escola primária — isto é, quando elas finalmente param e sentam para ler um livro.

Crianças pouco ativas

"Sempre pensei que crianças eram muito ativas, mas meu filho só fica sentado e brinca tranquilamente, enquanto outros meninos da idade dele vivem correndo e pulando."

Como acontece com os seres humanos de todas as idades, a personalidade das crianças vem nas mais variadas formas. Apesar da fama de ser um grupo etário com energia para dar e vender, muitas crianças têm a índole mais sossegada, assim como o seu filho tranquilão. Enquanto a maioria dos pequenos segue o exemplo do coelhinho da Energizer (e muitos conseguem dar uma canseira nele), outros preferem ficar sentados e ver, felizes, o mundo girar.

É bom incentivar seu filho a fazer atividades mais agitadas, mas não o pressione. Ponha uma música agitada para tocar e chame-o para dançar com você. Tente despertar seu interesse em rolar uma bola ou puxar um carrinho ou brincar de pular com você. Mas não seja insistente demais, pois muita pressão pode ter o efeito contrário ao desejado. Leve-o ao parquinho mais vezes, mas, se ele preferir ficar observando outras crianças brincarem no escorregador em vez de experimentar também, deixe-o fazer isso. Leve-o para passear no parque, mas, se ele resolver parar e estudar uma rocha e não correr pelas trilhas, também está tudo bem.

Saiba apreciar a pessoinha única que seu filho é — e do fato de não ter que ficar correndo atrás dele o tempo inteiro. Elogie seus desenhos, seu cuidado ao empilhar blocos, sua escolha de livros. Aproveite o fato de que ele consegue se sentar e ouvir uma história com você, ao contrário de seus amiguinhos mais inquietos. E sempre que ele resolver se juntar a um grupo mais ativo ou desenvolver uma atividade sozinho, incentive-o.

Se seu filho costuma se mostrar resistente a todas as atividades, consulte o médico para certificar-se de que não existe nenhuma causa física para sua natureza pouco agitada.

TUDO SOBRE
Ser mais ativo

Você pode estar se perguntando por que alguém sentiria necessidade de encorajar uma criança a ser mais ativa. Elas já não são ativas o suficiente? Você não fica cansada só de ver seu filho que não para nunca — quanto mais ao tentar acompanhá-lo? Todos sabem que a maioria das crianças é uma fonte inesgotável de energia, sempre em movimento, e que sua corda nunca acaba. Até os pequenos mais tranquilos têm energia de sobra para queimar, mesmo que não saiam correndo por aí tanto quanto os mais agitados. Engatinhar, andar, escalar, jogar, correr — tanta atividade física é esperada nessa faixa etária, mas há muito mais do que isso. Crianças ativas:

Dormem melhor. Eis uma grande vantagem que vai deixar seu filho contente: crianças ativas durante o dia têm mais facilidade para dormir à noite, já que estão exaustas de tanta ação, e têm um sono mais profundo e reparador do que as crianças que passam a maior parte do dia sentadas num assento de carro ou num carrinho ou ainda na frente da TV. Certifique-se apenas de que seu pequeno comece a se acalmar conforme o dia vai chegando ao fim. Atividade em excesso perto da hora de dormir pode forçar o motor de seu pequeno, bem no momento em que ele deveria estar desacelerando, o que pode causar uma má noite de sono.

São mais felizes. Atividades físicas estimulam substâncias do cérebro que melhoram o humor de seu filho, deixando-o mais alegre e, paradoxalmente, mais relaxado. E um filho mais feliz e relaxado significa pais mais felizes e relaxados.

Válvulas de escape para crianças muito ativas

Toda criança precisa extravasar de vez em quando — e algumas precisam extravasar mais e não tão de vez em quando assim. Se seu filho for muito ativo por natureza (mesmo considerando os padrões das crianças pequenas) ou só estiver passando por um dia ruim (toda criança pequena tem bastantes dias assim), ensinar maneiras aceitáveis de aliviar a tensão pode ajudar a evitar os tão temidos rompantes. Incentive seu filho a tentar as atividades a seguir quando estiver prestes a explodir:

- "Batucar" em panelas
- "Batucar" num balcão
- Socar massinha
- Bater na água na banheira ou na piscininha
- Arrancar ervas daninhas no jardim (só para aqueles que provavelmente não se sentirão tentados a provar)
- Brigas de travesseiro (em um lugar seguro)
- Socar um saco de areia ou um travesseiro

Quando seu filho se acalmar, tente entender o que provocou seu comportamento mais selvagem que o habitual. Talvez ele tenha ficado frustrado por algum motivo, ele não tenha dormido à tarde ou um grande *cupcake* de chocolate tenha sido devorado. Tente encontrar um meio de evitar essa situação no futuro.

Queimam energia de formas mais positivas. Tanta energia de sobra precisa ser queimada de alguma forma. Uma criança fisicamente ativa tem mais oportunidades de queimar energia de maneiras construtivas (rolar uma bola, dançar, rodar por aí em um triciclo, caçar borboletas no parque), em oposição a maneiras não tão construtivas como, digamos, os escândalos e a manha. Ser mais ativo também ajuda a criança a trabalhar suas frustrações, algo que todas elas têm de sobra, e é exatamente esse sentimento que provoca a maior parte dos comportamentos que você considera tão frustrante — como, digamos, os escândalos e a manha.

São mais saudáveis. Já faz muito tempo que foi comprovado que a prática de atividades físicas entre adultos está ligada a um sistema imunológico mais robusto. O mesmo parece valer para os pequenos, o que pode significar que, quanto mais o seu filho correr por aí, menos você terá que correr com ele para o médico.

Têm apetite melhor. Pode até ser difícil fazer seu filho parar um pouquinho para fazer as refeições, mas, na verdade, um estilo de vida mais ativo promove um apetite melhor. Afinal, quanto mais ativo for o seu filho, mais combustível ele precisará para manter seu motor funcionando.

São menos propensas à obesidade. Como exercícios físicos ajudam a controlar a gordura corporal, crianças que são ativas em seus primeiros anos correm menos risco de se tornar obesas durante a infância, mas também estão menos propensas ao excesso de peso mais tarde. Um corpo mais magro, por sua vez, reduz os riscos de diabetes tipo 2, de pressão alta, de taxas altas de colesterol e até mesmo de alguns tipos de câncer. Sendo assim, seu pequeno atleta tem um começo saudável para um futuro saudável.

São mais propensas a se tornarem adultos ativos. Hábitos costumam permanecer conosco e, quanto mais cedo eles começam, maior a chance de nos acompanharem para a vida toda. Isso vale para os bons (alimentação saudável, prática de exercícios) e para os maus hábitos (consumo de *fast-food*, longas horas no sofá). Esse é mais um motivo para fazer da atividade física um hábito para seu filho desde já.

Está convencida dos benefícios de inserir a atividade física na rotina de seu filho, mas não sabe quanto tempo ou dinheiro terá que investir para que isso seja uma realidade? Na verdade, crianças pequenas apreciam as pequenas coisas, de modo que você não precisará fazer muito esforço. Em outras palavras, não será necessário matricular seu filho na ginástica infantil ou fazer visitas diárias ao parquinho — embora tudo isso seja muito divertido. Em vez disso, basta:

- Desligar a TV. Assim como os adultos que assistem a muita TV, crianças que passam muitas horas na frente da telinha raramente fazem a quantidade de exercício de que necessitam. Na verdade, não há atividade que queime menos energia do que ver TV — até ficar sentado sem fazer nada gasta mais.

- Limitar o tempo que seu filho passa em um carrinho ou similares. É verdade que uma criança pequena precisa de supervisão constante e que isso pode ser inconveniente — como, por exemplo, quando você está correndo para terminar suas compras no supermercado, correndo para buscar o correio, correndo para terminar compromissos no shopping. Mas uma criança pequena que fica sempre num carrinho de bebê, num carrinho de supermercado ou num *sling* tem menos oportunidades para esticar seus pequenos músculos. Outro benefício de deixar o carrinho de bebê em casa algumas vezes é que você mesma estará fazendo mais exercício ao correr atrás de seu pequeno explorador.

- Dar o exemplo. Não há maneira melhor de encorajar seu filho a fazer exercícios do que ser uma pessoa mais ativa. Fazer atividades junto com seu pequeno (caminhar pela manhã, dançar à tarde, fazer ioga na sala ou jogar bola na praia) é a melhor maneira de deixar ambos mais saudáveis.

Mergulhando de cabeça na natação

Seu filho ama fazer bagunça na água, não se cansa de tomar banho de banheira, explode de felicidade ao ver uma piscina e não perde uma oportunidade de usar suas boinhas infláveis. Será que esses são sinais de que já está na hora de matriculá-lo na natação? Talvez.

Há evidências que sugerem que crianças acima de 1 ano (veja bem: não bebês) podem ter menos risco de se afogar caso tenham aulas de natação. É claro que os estilos tradicionais como o *crawl* ainda estão muito além de suas capacidades, mas até mesmo crianças de 1 ano podem aprender movimentos básicos como o nado cachorrinho. De acordo com a Academia Americana de Pediatria (AAP), aulas de natação não são uma necessidade tão cedo na vida de seu filho e não são recomendadas para toda e qualquer criança. Mas, se você acha que seu filho gostaria de surfar essa onda, não há motivos para não mergulhar de cabeça. No entanto, é necessário ter em mente que não

há uma regra de idade quando se trata de aulas de natação: algumas crianças ficam prontas para isso mais cedo do que outras.

Como saber se está na hora de levar seu peixinho para a piscina? Responda às seguintes perguntas: meu filho é exposto à água e a seus perigos em potencial com frequência (por exemplo, uma piscina em casa, uma casa de praia, férias em hotéis com piscina)? Ele já se desenvolveu o suficiente para ser capaz de fazer uma aula formal (é capaz de entender e seguir instruções)? Está fisicamente pronto para isso (ou seja, será capaz de bater pernas e dar braçadas com coordenação)? Está emocionalmente pronto (já que uma criança com medo de água pode precisar dar passos graduais em direção à piscina)? Se as respostas forem positivas, inscreva seu filho em aulas de natação específicas para crianças pequenas. Em todo o caso, seu pequenino ainda não estará pronto para aulas regulares, então fique longe delas. Seu filho ainda não está pronto ou quem não está pronta é você? Então é melhor esperar a hora certa.

Eis a lição mais importante sobre aulas de natação: sozinhas, elas não são capazes de impedir que uma criança se afogue e nunca substituirão a supervisão de um adulto na água. O mesmo vale para boias e flutuadores: eles são ótimos para quando você estiver na piscina junto com seu filho o tempo todo, mas não são o suficiente para protegê-lo. A AAP recomenda que você esteja sempre a uma distância suficiente para esticar o braço e segurar seu filho durante todo o tempo em que vocês estiverem na piscina. Certifique-se também de que as submersões sejam muito breves e que seu filho não esteja engolindo água (algo a que as crianças pequenas são muito propensas, mas que pode ser perigoso).

Para saber mais sobre segurança na água, veja a página 430.

- Tirar seu filho de casa. Um pouco de ar livre aumenta os benefícios da atividade física, em especial a melhora no sono e no humor. A exposição solar também tem esse efeito. Por isso, quando o tempo estiver bom, tente levar seu filho para dar uma voltinha do lado de fora.

- Promover atividades simples e divertidas. Tente alguma das seguintes atividades, que gastam muita energia e são sucesso entre as crianças pequenas:

  □ Dançar ao som de uma música animada.

  □ Dar cambalhotas e rolar no chão (sobre o carpete ou um tapete grande, longe de quinas e outros riscos).

  □ Pular em um pufe bem fofo.

  □ Aeróbica: ensine seu filho a fazer cabeça-ombro-joelho-e-pé, a brincar de tocar os dedos dos pés e a fazer polichinelos de brincadeira.

  □ Jogar uma bola de pano, em uma área livre de abajures ou itens frágeis.

  □ Brincadeiras de roda e músicas que envolvam ações, como "Palma, palma, palma, pé, pé, pé".

  □ Brincadeiras ativas como Esconde-esconde, O Mestre Mandou ou Macaco Simão, Pique-pega, Estátua e outras.

  □ Brincar com um brinquedo de empurrar, um carrinho de puxar ou andar em um triciclo.

  □ Subir escadas (sob supervisão).

  □ Correr, pular, escalar, rolar, saltitar.

  □ Brincar no parquinho: balanço, escorregador, trepa-trepa, gangorra.

  □ Jogar bola: rolar, chutar, quicar, arremessar.

  □ Fazer e caçar bolhinhas de sabão.

Técnicas para desacelerar

Às vezes seu filho tem tanta energia em excesso que canalizá-la de formas construtivas não é o suficiente e isso se torna um problema na hora da soneca ou de ir para a cama. Nesses casos, é melhor iniciar de imediato o processo de desaceleração. Ajude seu pequeno a relaxar através das seguintes atividades tranquilizantes:

- Abraços, carinhos e massagens, acompanhados de um "shhhh" carinhoso.

- Música suave, com ou sem letra.

- Ler uma história relaxante.

- Um banho morno.

- Montar um quebra-cabeça simples, caso seu filho não costume ficar frustrado com esse tipo de brincadeira.

- Rabiscar, pintar com pincel ou com os dedos, desenhar com giz de cera.

- Brincar com massinha.

- Brincar na água.

- Olhar os peixinhos em um aquário.

- Deitar na grama e olhar as nuvens.

- Fazer carinho em um bicho de pelúcia.

CAPÍTULO 4

Alimentação

QUAL É O SEU maior desafio na hora de alimentar seu filho? Ele brinca com a comida? Não gosta de nada? Só quer saber de comida de cor bege — de preferência as que não se misturam — e suspeita de qualquer coisa que seja naturalmente verde? Tem intolerância a novas texturas? Uma queda por doces e frituras? Todas as anteriores? Se for o caso, isso não causa surpresa. Depois de completar o segundo aniversário, muitos bebês que costumavam abocanhar tudo que fosse oferecido na colherinha começam a oferecer resistência a qualquer coisa que os pais queiram que eles comam. Você deve jogar a toalha, se render e desistir da ideia de que a criança um dia terá uma dieta variada, balanceada e saudável, ou que tenha pelo menos uma dessas características? De jeito nenhum. Por mais que os hábitos alimentares do seu filho pareçam restritos agora, eles estão mais maleáveis do que serão no futuro — sem contar que uma criança de 1 ano ainda não consegue alcançar o sorvete na geladeira, nem ir de carro até uma lanchonete. Ofereça alimentos saudáveis agora e é mais provável que ele os procure mais tarde. Cultive a ideia de comer pelos motivos certos e em um ambiente adequado (por fome e não por tédio, à mesa, e não na frente da televisão) e as suas chances de ter um filho que coma direito aumentarão muito. Sirva algumas surpresas misturadas com as comidas de sempre, como uma porção de couve-flor temperada para acompanhar o macarrão ou uma fatia de manga com o frango empanado. Você vai se surpreender ao ver o gosto do seu filho se expandir para além dos alimentos que são muito doces, muito salgados ou insossos.

A alimentação no segundo ano

Os hábitos alimentares da criança pequena estão em desenvolvimento, embora possa ser difícil perceber seu progresso, especialmente depois da segunda semana à base de biscoito.

Estão em formação, mas longe de estarem formados. Por isso, você tem uma oportunidade única de ensinar o seu filho a ter uma alimentação saudável por toda a vida, o que realmente pode contribuir para uma saúde melhor e uma vida mais longa — a ciência moderna reafirma o velho ditado: Você é o que você come. Não existe momento melhor do que este para começar a introduzir os bons hábitos.

COMO DESENVOLVER HÁBITOS SAUDÁVEIS

Para que a criança comece a comer bem desde cedo, você pode seguir alguns princípios básicos da alimentação saudável:

Os bocados são importantes, mas não precisam ser contados. A barriguinha pequena, o apetite frágil e o gosto provavelmente limitado fazem com que o seu filho só consiga comer alguns poucos bocados. Nessa idade, as crianças funcionam com um número pequeno de bocados por dia e isso é absolutamente normal. Por isso, a atitude mais inteligente é se concentrar na qualidade e não na quantidade, na medida do possível. Sirva alimentos que fornecem muitos nutrientes em cada pedacinho, por menor que ele seja: grãos integrais no lugar dos refinados, pão integral no lugar do branco,

batata-doce assada no lugar da batata frita. Tente limitar o número de colheradas desperdiçadas com comida que não vale a pena em termos de nutrientes (ou seja, *fast-food*).

Você seleciona e o seu filho escolhe. Vamos admitir, se as crianças dessa faixa etária, especialmente as maiores, ditassem as regras, todas as refeições teriam glacê e o brócolis nunca entraria no carrinho de compras. Felizmente, não são elas que estão no comando ou, pelo menos, não deveriam estar. Mesmo que seja difícil lembrar quando os pequenos estão gritando e exigindo sorvete e bolo, não se esqueça: quando o assunto é comida, quem manda é você. Por ser a adulta, você pode escolher o que vai ou não levar para casa e quais alimentos são apropriados ou não (cenouras no vapor e pasta de grão-de-bico antes do jantar, ao contrário de biscoitos no café da manhã). Depois que você fizer a seleção, o seu filho pode perfeitamente escolher entre as opções saudáveis que estão disponíveis. E lembre-se: é muito mais fácil dizer não para o cereal matinal de chocolate quando não tem nenhuma caixa no armário da cozinha.

Aditivos alimentares

O seu filho adora aquele biscoito que tem as cores do arco-íris? Aquele granulado colorido? Qualquer coisa que deixe a língua azul? É bom pensar duas vezes antes de permitir que esses alimentos coloridos artificialmente façam parte da dieta dele. Por quê? Primeiro, embora os pesquisadores ainda não

tenham definido completamente os efeitos cumulativos dos aditivos sintéticos, sabe-se que eles se acumulam mais rapidamente e podem causar mais danos a um corpinho tão pequeno, que ainda está em formação. Além disso, segundo alguns estudos, determinadas crianças podem ser mais sensíveis aos corantes artificiais e conservantes presentes em alimentos industrializados, que possivelmente provocam transtornos de comportamento e atenção. A razão final, porém, pode ser tudo o que você precisa saber: a maioria dos produtos que contêm esse tipo de aditivos artificiais não faz bem nenhum para o seu filho. É provável que eles contenham muitos outros ingredientes pouco saudáveis: muito açúcar, muito sódio e muita gordura.

Manter os aditivos fora do cardápio é fácil se você limitar a quantidade de produtos industrializados que serve. Escolha alimentos frescos, não processados e integrais sempre que possível. Leia os rótulos atentamente, evite comprar produtos que contenham corantes artificiais — como o vermelho 40, índigo ou amarelo crepúsculo — e dê preferência para os que utilizam corantes naturais — como colorífico, betacaroteno, farinha de berinjela, sucos de frutas ou vegetais, páprica, açafrão — e desconsidere bebidas e leite aromatizados artificialmente. Você sabia que o leite sabor morango não leva uma fruta sequer?

O apetite é quem manda. Não há como prever os padrões alimentares das crianças dessa idade. Um dia o seu filho devora duas tigelas de cereal matinal, uma banana e um iogurte no café da manhã, esnoba os lanchinhos e mal dá uma mordiscada no almoço e no jantar. No dia seguinte, o café da manhã é uma decepção e o almoço não emplaca, mas uma montanha de macarrão com queijo é atacada no jantar. No terceiro dia, ele avança nos lanchinhos, enquanto as refeições são discretas.

Qual é a melhor estratégia a seguir? Acompanhe o ritmo do apetite dele. Mantenha horários regulares para as três refeições principais, complemente com lanches nos momentos certos e deixe que o apetite do seu filho determine o que ele vai comer em cada ocasião. Sem pressão para comer mais, sem recriminações por comer de menos, sem dramas quando sobra comida no prato ou a refeição passa em branco. É importante lembrar que as crianças saudáveis comem o quanto precisam. Pense no contexto maior, como a dieta ao longo de uma semana, por exemplo. Você provavelmente vai notar que os altos e baixos se equilibram.

Lanches são fundamentais. O tanque de uma criança pequena enche rápido, portanto ele precisa ser reabastecido frequentemente. É aí que entram os lanches, que fornecem regularmente o combustível necessário para o dia a dia agitado e preenchem as lacunas de nutrientes deixadas por aquelas refeições que passam em branco. Desde que sejam saudáveis, são mais uma oportunidade para o seu filho se alimentar bem. Pense neles como minirrefeições, versões em menor proporção do mesmo conteúdo nutricional.

Os líquidos afogam os sólidos. Crianças dessa faixa etária acabaram de deixar uma dieta exclusivamente líquida para trás, então não é de espantar que elas sejam fãs dos líquidos. O problema é quando a bebida sacia a fome, como os sucos, e o recipiente é fácil de usar e prontamente disponível, como a mamadeira ou o copinho com bico. O apetite da criança para alimentos sólidos pode ser afogado pela quantidade de líquidos. Para estimular uma alimentação saudável, desestimule o excesso de bebidas. Limite a ingestão de leite a 500 mililitros por dia, e a de sucos, entre 120 e 180 mililitros.

Carboidratos são uma questão complexa. Pães, biscoitos, macarrão, cereal matinal — até a criança mais enjoada gosta de pelo menos um integrante da família dos carboidratos e algumas só comem isso. Mas, como nem todos os carboidratos são iguais em termos de nutrientes, vale a pena ser seletiva e preferir os carboidratos complexos, que fornecem uma variedade de nutrientes, pois eles impulsionam o crescimento e o desenvolvimento (infelizmente, esses nutrientes são removidos durante o processo de refinamento que deixa os grãos industrializados brancos). Os grãos integrais e outros carboidratos complexos (veja alguns exemplos na página 131) também são digeridos mais lentamente do que os refinados e fornecem energia de forma mais regular — ajudando a evitar as quedas na taxa de açúcar no sangue que podem acabar rapidamente com o bom humor do seu filho. E mais: uma alimentação que favorece os carboidratos complexos — especialmente aquela que começa cedo, quando as papilas gustativas estão em formação — tem menos chances de levar à obesidade e ao diabetes tipo 2, já que regula melhor a glicemia, diminuindo a quantidade de glicose no sangue que pode ser convertida em gordura.

Variedade

Crianças de 1 ano de idade não costumam ser muito ousadas na mesa de jantar, a não ser que você leve em conta a mania de ficar em pé na cadeirinha. Para a maioria, variedade significa alternar entre o sanduíche cortado em quadrados ou em triângulos.

Ainda assim, a alimentação diversificada oferece uma melhor nutrição — afinal de contas, as comidas de sempre têm os nutrientes de sempre. A variedade também afasta o tédio na hora das refeições e expande o repertório das crianças (ou, pelo menos, abre essa possibilidade).

Por isso, use a imaginação:

- Alterne os cereais de aveia com os flocos de trigo; mingau de aveia com mingau de maisena.

- Complemente o cereal matinal um dia com banana, outro, com maçã ou pera.

- Faça purê de abóbora, de inhame e de mandioquinha.

- Abuse da criatividade usando quinoa, lentilha, feijão e grão-de-bico.

- Enrole o recheio do sanduíche no pão árabe integral.

- Sirva cubinhos de queijo minas, palitos de muçarela ou fatias de queijo prato.

- Use salmão para fazer hambúrgueres, sanduíches ou ensopados.

- Invente uma versão assada do frango empanado ou à parmegiana.

- O tofu pode ser usado no refogado com legumes, na lasanha ou até ganhar uma casquinha crocante.

- Faça almôndegas de peito de frango ou de peru, não só de carne vermelha.

- Não se restrinja à maçã e à pera. Inclua também mamão papaia e manga nas refeições.

- Uma refeição pode ser acompanhada de suco de pêssego, outra, de suco de legumes.

- Misture ervilha ou couve-flor no macarrão.

- Ofereça uma variedade de molhos diferentes: de tomate, queijo, iogurte, mostarda. Vale também fazer experiências com temperos: um pouco de alho. Afinal, quem disse que as crianças não gostam de molho pesto?

Você acha que o seu filho não vai aceitar as novidades? O conservadorismo é natural nessa idade, mas não é incontornável. Aposte na variedade, você pode se surpreender.

Alimentos saudáveis são coloridos. Uma criança pequena pode ainda não distinguir o vermelho do azul ou o verde do laranja, mas o que você precisa saber sobre as cores é que elas são uma pista para os nutrientes. Quando o alimento apresenta uma cor intensa naturalmente — como a da framboesa vermelha, não a dos produtos com sabor de frutas vermelhas —, isso é um sinal de que ele está cheio de nutrientes que o seu filho precisa quando está crescendo em ritmo acelerado. Pense nas cores do arco-íris durante as compras: o vermelho do tomate e do morango, o laranja da cenoura e do mamão, o azul do mirtilo (caso não encontre, procure outras frutas e verduras azuladas), o amarelo do milho e da manga, o verde do kiwi e do brócoli. Além disso, a importância das cores não está restrita ao setor de frutas e verduras: na hora de escolher pães, arroz ou grãos, as opções mais saudáveis são os produtos mais escuros. Pão, arroz, cereais e macarrão brancos nem se comparam às versões integrais em termos de nutrição.

O açúcar não é tão doce assim. É claro que as crianças têm uma queda pelo açúcar, geralmente desde aquela primeira lambida no glacê ou no farelo do bolo. Mas, caso você ainda não saiba, a verdade é que o açúcar é rico em calorias e pobre em nutrientes. Os alimentos adoçados podem ser uma guloseima para ocasiões especiais, mas não para o dia a dia. Como o espaço disponível na barriguinha de uma criança pequena é limitado e precioso, se ela comer muito doce, não vai sobrar espaço ou apetite para alimentos saudáveis que ajudam no crescimento. E o pior, os doces estão relacionados a cáries (mesmo nos dentinhos que acabaram de nascer), à obesidade (tanto na infância quanto depois) e até a outros problemas de saúde no futuro, como doenças cardiovasculares. Além disso, depois que o seu filho provar doces, vai ser difícil desacostumá-lo. A vontade de comer doce pode ser difícil de resistir, como você deve saber por experiência própria. Então, a melhor estratégia para lidar com o açúcar é limitar a quantidade desde o começo. Ajude-o a cultivar o gosto por comidas que são doces, mas não são adoçadas com açúcar, como frutas, batata-doce e cenoura, e que apresentem outros sabores diferentes, como o azedinho do iogurte, o sabor do alho na pasta de grão-de-bico e a textura cremosa do abacate.

O sal é um perigo. O único ingrediente tão comum na alimentação quanto o açúcar é o sal — que vem em quantidades abundantes. Ao conferir as informações nutricionais impressas nos produtos industrializados, você vai encontrar o sal (listado como sódio) nos lugares mais óbvios e onde menos espera, da batata chip ao biscoito doce. Assim como o açúcar, o excesso de sal pode provocar problemas de saúde no futuro. Uma alimentação rica em sódio está associada à hipertensão, que pode acarretar doenças cardíacas e obesidade, pois alimentos muito salgados também costumam ser muito calóricos. Depois de adquirir o gosto pelo sal, é difícil resistir à tentação, como acontece com o açúcar. Deve

ser por isso que é tão difícil imaginar a vida sem sal e essa é mais uma razão para limitar a quantidade que o seu filho consome agora. Pense nisto: a maioria das crianças consome duas vezes mais sódio do que deveria.

Os melhores alimentos são os que estão mais próximos do seu estado natural. Quanto mais próximos estiverem de suas raízes, mais os alimentos terão benefícios — e mais nutrientes oferecerão para as crianças. É por isso que o pão integral é muito melhor do que o branco, os refrescos não se comparam aos sucos naturais, o queijo é mais saudável quando não é processado e o sabor e a cor do iogurte batido com frutas frescas dão de dez a zero nos artificiais. Sempre que possível, escolha alimentos naturais: frutas e legumes frescos, pães e cereais não refinados e carnes não processadas. A forma de preparo também deve ser a mais saudável possível. Os legumes assados ou cozidos no vapor retêm as vitaminas e nutrientes. Para o frango ou a carne, prefira o forno à fritura.

Hábitos saudáveis começam em casa. Onde você desenvolveu os seus hábitos alimentares? É claro que você frequentava a casa de amigos (ainda mais depois que chegou à idade de dormir na casa deles) e lanchava na escola, frequentava as barraquinhas de sorvete e comia guloseimas no cinema. Talvez até tenha acampado ou frequentado o refeitório da universidade. Mas, se você parar para pensar, provavelmente vai concluir que aprendeu quase tudo que sabe sobre comida em casa. Portanto, crie uma rotina doméstica de hábitos alimentares saudáveis — que estarão sempre presentes na vida do seu filho. Não se esqueça de que você também vai se beneficiar, pois uma família que come bem é uma família saudável.

AS PORÇÕES DIÁRIAS

Você já tentou detalhar o consumo alimentar diário do seu filho? Vejamos: duas mordidas e meia de pão, uma colher de iogurte, meia fatia de queijo, um pedaço de banana, meia xícara de cereal matinal — contando os flocos que acabaram no chão do carro —, uma almôndega quase inteira, dez macarrões parafuso e três colheres de molho de tomate, das quais a maior parte foi usada para pintar o rosto. Não é nada fácil e, felizmente, não é necessário.

Deixe de lado as tabelas, a calculadora, os medidores e pare de tentar contar mordiscadas, lambidas e migalhas, que somam mais do que você imagina. As porções diárias apresentadas a seguir não devem ser seguidas com rigidez, mas como um guia para os tipos de alimentos que devem fazer parte da alimentação de uma criança. Em vez de registrar o consumo ou pressionar o seu filho com subornos, apelos ou ameaças, na tentativa de atingir metas diárias, ofereça uma variedade de alimentos saudáveis, que podem ou não ser ingeridos, de acordo com o apetite. Lembre-se de que as crianças dessa idade precisam comer muito menos do que os pais imaginam e, geralmente, elas acertam na quantidade.

Calorias. Segundo as recomendações da Academia Americana de Pediatria

(APP), as crianças dessa faixa etária devem consumir mil calorias por dia, mas agora que você já sabe, pode esquecer. Não é preciso contar calorias para saber se o seu filho está consumindo o suficiente ou mais do que precisa, basta conferir o peso dele nas consultas médicas de rotina. Quando a variação segue aproximadamente a mesma curva, o consumo calórico está adequado — só lembre-se de levar em conta picos ou quedas se uma criança gordinha emagrece e vice-versa. Nessa idade, as crianças são muito boas em regular a quantidade de calorias ingeridas e comem o quanto precisam para crescer.

Nutrientes em forma líquida

Os suplementos alimentares líquidos são doces, podem ser consumidos no copinho, têm sabores que agradam as crianças e oferecem todos os nutrientes que elas precisam, como proteína, cálcio e DHA. Mas eles são uma boa escolha para complementar a alimentação restrita do seu filho? Provavelmente não, por vários motivos. Primeiro, porque contêm muito açúcar e tantos sabores quanto corantes artificiais; segundo, porque saciam, são fáceis de ingerir e deixam pouco espaço no estômago para alimentos sólidos, e — o mais importante — porque esses produtos não substituem a comida de verdade. Nessa fase, é importante que o seu filho experimente e aprenda a gostar de vários alimentos. Esses suplementos podem preencher algumas lacunas nutricionais, mas criarão outras, pois mesmo as versões ricas em fibra não substituem uma fatia de pão integral. Além disso, introduzir essas bebidas pode criar um conjunto de hábitos alimentares ainda mais restrito, no qual só entram os sabores chocolate, morango e baunilha. Lembre-se de que a grande maioria das crianças nessa faixa etária come o que precisa para crescer quando recebe alimentos saudáveis. Com isso, suplementos adoçados não são necessários. Caso você ainda esteja preocupada porque o seu filho não come o suficiente, consulte um médico.

Cuidado com os sucos

Os sucos prontos contêm muita vitamina C e, cada vez mais, são enriquecidos com outros nutrientes, como o cálcio. Eles matam a sede e são os favoritos na hora de encher o copinho, porém o excesso pode causar diversos problemas de saúde, como a obesidade e a desnutrição — ambas provocadas pela grande quantidade de calorias que não traz outros benefícios —, e a diarreia crônica. Procure sempre diluir o suco em água, no mínimo em proporções iguais, e estabeleça um limite de 120 a 180 mililitros por dia. Se o seu filho não for fã de sucos, não há necessidade de oferecer. Antes de comprar um produto, leia o rótulo para se certificar de que não está levando refresco de fruta, e sim suco integral.

Proteína. O corpo precisa de proteínas para crescer, mas em quantidades menores do que se imagina. Dois copos de 230 mililitros de leite fornecem toda a proteína que uma criança dessa idade precisa diariamente (aproximadamente 16 gramas). Qualquer coisa a mais — uma colher de iogurte, um pedaço de peixe ou três mordidas de queijo — é lucro. Mesmo assim, é uma boa ideia introduzir uma variedade de alimentos ricos em proteína, pois eles oferecem não só outros nutrientes, como outras experiências de sabor. Abuse da variedade: além do leite, procure laticínios, como iogurte e queijos, inclusive ricota e cottage; ovo, peixe, frango, peru e carne vermelha magra; soja, tofu; feijão e grãos integrais (especialmente a quinoa, que é muito rica em proteínas).

Cálcio. A agitação constante do seu filho também acontece dentro do corpinho dele, onde ossos, músculos e dentes saudáveis estão se desenvolvendo — e o cálcio é fundamental para esse processo. Uma criança dessa faixa etária precisa de aproximadamente 500 miligramas por dia, o que não é um grande desafio. Um copo de 230 mililitros de leite fornece 300 miligramas do nutriente, que também está presente em outros laticínios (a mesma quantidade de iogurte e cerca de 30g de queijo oferecem o mesmo benefício). Existem ainda outras fontes de cálcio além de derivados do leite, como sucos fortificados, tofu, diversos produtos à base de soja e algumas hortaliças verde-escuras.

Vitamina C. Indispensável na alimentação, essa vitamina fortalece o sistema imunológico, os músculos e os vasos sanguíneos e ajuda na cicatrização de cortes e hematomas. O corpo não armazena vitamina C, portanto é preciso reabastecer o estoque diariamente (o que foi consumido ontem não vale para hoje). Felizmente, isso não requer muito esforço para a maioria das crianças, porque elas costumam gostar de muitas frutas e hortaliças que fornecem a vitamina, como frutas cítricas e vermelhas, melão, manga, kiwi, brócolis, folhas verdes, pimentão, tomate e batata-doce. Uma ou duas porções por dia desses alimentos é o suficiente.

Vitamina A. A lista de benefícios é longa. Essa vitamina é importante para a visão, o desenvolvimento de ossos e dentes, a manutenção do sistema imunológico, a saúde do cabelo e da pele e muito mais. Ela pode ser encontrada nos brócolis, nas folhas verde-escuras e em uma variedade de alimentos amarelos e laranjas, como damasco, melão, mamão, manga, pêssego, cenoura, abóbora, na batata-doce e no pimentão vermelho. Procure servir uma ou duas porções por dia e não se esqueça de que os alimentos ricos em vitamina A também são ricos em vitamina C, então não é preciso repetir a dose.

Frutas e legumes variados. Complete o perfil nutricional do seu filho com uma ou duas porções de outras frutas e legumes, que são fontes de minerais, antioxidantes e fibras: maçã, pera, banana, cereja, frutas vermelhas, uvas (cortadas no meio), abacaxi, uva passa, abacate, vagem, beterraba, berinjela, nabo, cogumelo, abobrinha, quiabo, ervilha e milho.

Grãos integrais e outros carboidratos complexos. A maioria das crianças gosta muito de carboidratos, mas nem todos são nutritivos. O pão e o macarrão brancos e os cereais refinados não possuem os nutrientes e fibras naturais de que o seu filho precisa, portanto prefira sempre os integrais. Procure servir entre quatro e seis porções por dia. Pode parece muito, mas uma fatia de pão integral representa quatro porções de carboidrato para as crianças dessa faixa etária. Há muitas opções entre macarrões, bolinhos, cereais matinais, biscoitos e vários tipos de pães integrais; grãos como arroz integral, quinoa, cevada; leguminosas como lentilha, grão-de-bico e todos os tipos de feijão. É importante lembrar que, além do trigo, outros cereais podem ser encontrados em versão integral: milho, aveia, centeio e muitos outros. Para ter certeza na hora de comprar, não deixe de verificar se a palavra "integral" está especificada na lista de ingredientes do produto.

A hora do leite

Agora que o seu filho chegou ao segundo ano de vida, é hora de fazer a transição da fórmula infantil para o leite. Caso você esteja se perguntando, não existe nenhum motivo para passar a usar as versões voltadas para essa faixa etária. A maioria das crianças aceita o leite de vaca com entusiasmo assim que ele é introduzido, embora aquelas que estão acostumadas com a fórmula possam esnobar a novidade. Nesse caso, diluir o produto em um pouco de leite ajuda a facilitar a transição. Ao longo de algumas semanas, mude gradualmente a proporção da mistura até que o seu filho passe a beber apenas o leite puro. Mesmo que você nunca tenha usado fórmulas infantis e pretenda continuar amamentando, considere introduzir o leite de vaca, que fornece mais vitamina D do que o leite materno, além de oferecer uma experiência nova. Sem contar que não existe nada melhor para preparar vitaminas e acompanhar cereais matinais, biscoitos e bolos.

Que tipo de leite você deve dar ao seu filho? Entre as opções disponíveis, o leite integral é a melhor, porque o cérebro precisa de mais gordura para se desenvolver melhor nessa fase. Mas o melhor mesmo é consultar um médico antes de se decidir.

Ferro. Muitas crianças não ingerem uma quantidade suficiente de ferro depois que deixam para trás os cereais e as fórmulas infantis enriquecidas. O mineral é usado na produção das hemácias necessárias para transportar o oxigênio a todas as partes do corpo, portanto é importante prestar atenção no consumo do seu filho — a falta desse nutriente pode provocar anemia por deficiência de ferro. Alimentos como carne vermelha magra e aves, salmão, ovos, feijão, tofu, ameixa seca, uva passa cozida, folhas verde-escuras, aveia e pão, macarrão e cereais matinais integrais são ricos em ferro e não podem faltar na alimentação das crianças dessa idade. Consulte um médico caso não tenha certeza de que o seu filho está ingerindo o suficiente.

Gordura. Não se deve evitar a gordura a qualquer custo, mesmo que você esteja preocupada em prevenir a obesidade. Basta saber escolher, pois a quantidade e os tipos certos são vitais para o desenvolvimento do cérebro e do sistema nervoso. Até o seu filho completar 2 anos, prefira o leite integral, que fornece boa parte das gorduras necessárias (desde que o médico não faça outra recomendação). Na hora de introduzir outras fontes, pense na saúde do coração, pois a obstrução das artérias começa cedo na era do *fast-food*. Azeite e óleo de canola e abacate são boas opções e as gorduras saturadas devem ser evitadas ao máximo, especialmente a gordura trans, muito encontrada nos alimentos processados.

Líquidos. Uma criança dessa idade não precisa de mais de quatro ou seis xícaras de líquidos por dia. Duas xícaras de leite, 120 ou 160 mililitros de suco e dois ou três copos de água são o suficiente, mas não é preciso contar cada mililitro, já que é difícil calcular o que foi derramado ou deixado de lado. Como tudo que entra tem que sair, basta prestar atenção nas fraldas. Se o seu filho estiver consumindo uma quantidade adequada de líquidos, a urina vai ser farta e transparente. Se não, vai surgir em menor quantidade e numa cor mais escura. Para evitar a desidratação, você precisa aumentar o volume de fluidos nos dias muito quentes e nos casos de resfriados, febre, diarreia e vômito. A fonte mais óbvia — e importante para as crianças se acostumarem a beber — é a água, mas não se esqueça de que ela está presente em tudo, inclusive em frutas e legumes (dos quais é o principal componente), no leite, na sopa e no suco.

Ácidos graxos ômega 3. Os ácidos graxos essenciais devem ocupar um lugar de destaque na alimentação. Os integrantes da família ômega 3 — como o DHA, o EPA e o ALA — são vitais para o crescimento e o desenvolvimento saudável, pois trazem benefícios para a visão e o cérebro, podem ajudar a estabilizar o humor e o comportamento e fazem bem para o coração. Eles são encontrados em alimentos de origem vegetal como nozes, tofu e a linhaça (que pode ser triturada e misturada no mingau de aveia) e também em peixes gordurosos, especialmente o salmão. Se você ainda estiver amamentando, lembre-se que o leite materno é uma excelente fonte de ômega 3. Além disso, é possível encontrar produtos enriquecidos com ômega 3, como ovo e leite.

Suplementos de vitaminas. O que acontece quando o mingau de aveia com pera do café da manhã acaba no chão, o iogurte com frutas picadas do almoço vai parar no meio do cabelo ou o macarrão cuidadosamente preparado com pedaços de salmão e couve-flor escondidos não sai do prato? O seu filho fica sem a dose diária de nutrientes. Isso é muito comum, pois as crianças dessa faixa etária são conhecidas por seus hábitos alimentares excêntricos e erráticos, e não é motivo para se preocupar. As perdas provavelmente serão compensadas outro dia ou as reservas criadas pela alimentação saudável dos dias anteriores serão usadas. Porém existem alguns nutrientes que não podem ser armazenados, como a vitamina C, e outros que são escassos na comida, como a vitamina D. Esse é mais um item na lista de preocupações constantes que faz os pais questionarem se o filho está ingerindo uma quantidade adequada de nutrientes. Os suplementos de vitaminas surgem como uma resposta para essa dúvida, mas não se recomenda oficialmente o uso diário (a AAP não se posiciona sobre o assunto). A decisão de investir nesse recurso deve ser tomada por você, com o acompanhamento de um médico. Caso resolva incluir os suplementos na alimentação do seu filho, use uma preparação líquida até os dentes molares crescerem e mude para a forma mastigável quando achar que a criança está pronta para triturar o comprimido completamente. Guarde a embalagem em um local seguro, fora do alcance do seu filho, e nunca faça comparações com balas. A cor, o formato, o gosto e o cheiro podem ser muito atraentes, o que é bom, porque faz as crianças gostarem deles, e ruim, porque pode torná-los tentadores demais. O mais importante é lembrar que os suplementos nunca devem ser considerados substitutos de alimentos nutritivos porque o corpo absorve os nutrientes da comida de forma muito mais eficiente. Se você recorre frequentemente a esses produtos para compensar os salgadinhos tão requisitados ou o fato de as frutas e legumes serem sempre deixados de lado, é melhor repensar a sua estratégia.

O tamanho das porções

O seu filho só tira um pedacinho das montanhas de comida que você serve todos os dias? Talvez você esteja exagerando no tamanho das porções. É o que a maioria dos pais faz por acreditar que as crianças dessa idade precisam comer muito mais do que realmente precisam. Encher o prato mais do que o necessário pode não só acabar em desperdício, como também provocar aumento de peso. O excesso de comida oferecida pode levar o seu filho a comer demais e engordar, especialmente se ele começar a acreditar que deve sempre "raspar o prato". E, falando em porções desproporcionais, muitas crianças e os adultos costumam comer duas ou três vezes mais do que o recomendado. É claro que não há a menor necessidade de medir as quantidades: a melhor estratégia é confiar no apetite da criança. No entanto, para evitar que ela se sinta pressionada, é bom prestar atenção no tamanho das porções. Confira a seguir as recomendações para essa faixa etária. Você vai notar que as porções devem ser aproximadamente um quarto das recomendadas para os adultos.

- Frutas frescas: 1/4 xícara
- Frutas cozidas: 2 colheres de sopa
- Verduras e legumes cozidos: 1 a 2 colheres de sopa
- Peixe, aves e carne vermelha: 30g
- Pão: 1/4 fatia
- Biscoito água e sal: 2 unidades pequenas
- Cereal matinal: 1/4 xícara
- Aveia: 2 colheres de sopa
- Macarrão, arroz e outros grãos cozidos: 2 colheres de sopa
- Feijão: 2 colheres de sopa
- Queijo cottage: 30 gramas
- Ovo: 1/2 unidade
- Iogurte: 1/4 xícara
- Queijo: 7 gramas ou cerca de 2 colheres de sopa, se ralado

Antes de ficar preocupada se o seu filho está comendo o suficiente, lembre-se de quanto ele realmente precisa. Sirva a quantidade adequada e você provavelmente vai perceber que ele está ingerindo a medida certa.

As preocupações comuns

A hora do desmame

"Ainda estou amamentando e nem eu nem a minha filha estamos preparadas para parar. Devo desmamá-la por algum motivo?"

Se as duas estiverem lidando bem com a situação, não existe qualquer razão para interromper a amamentação. A posição oficial da Academia Americana de Pediatria é que o aleitamento materno deve durar pelo menos um ano e continuar pelo tempo que a mãe e o filho quiserem. Para alguns, um ano, ou até menos, é o suficiente, enquanto outros continuam por dois anos ou mais.

A hora certa para o desmame depende de vocês (caso ela esteja pronta e você não, veja a pergunta seguinte). Se as mamadas forem mantidas depois do primeiro aniversário, preste atenção na ingestão de alimentos sólidos, pois sua filha vai precisar de mais proteínas, vitaminas e outros nutrientes do que o leite materno pode oferecer. O apetite também pode ser afetado quando a criança ingere muito líquido, tanto do peito quanto da mamadeira — então, se ela raramente tem vontade de comer alimentos sólidos, só a amamente depois das refeições. O leite de vaca e uma boa opção para complementar a alimentação, pois fornece a vitamina D, que é essencial. Tente escovar os dentes dela depois das mamadas noturnas e considere cortar qualquer refeição durante a madrugada, pois alguns dentistas acreditam que essa é uma das causas da cárie de mamadeira (apesar de ela ser claramente mais rara entres as crianças que mamam no peito).

"O meu filho está perdendo o interesse pelo peito, ele reluta e se afasta quando tento amamentá-lo, mas eu não estou pronta para parar."

A amamentação pode ser uma das experiências mais gratificantes da sua vida, mas depende da vontade dos dois participantes. Porém, antes de concluir que o seu filho não quer mamar, analise bem a situação. Às vezes, uma criança pequena pode recusar o peito temporariamente por causa de um nariz entupido, uma dor de ouvido ou dos dentinhos que estão nascendo. Caso ele tenha mesmo perdido o interesse e demonstre estar contente com um copo de leite, uma refeição e a liberdade de comer fora do seu colo, é a hora de aceitar. Por mais difícil que seja para você, acompanhe o ritmo dele. Se conseguir convencê-lo a continuar por mais algum tempo para que o peito não fique tão dolorido, tente fazer uma transição de maneira gradual. Senão, encare isso como mais um dos muitos sacrifícios que fazem parte da vida de toda mãe e que valem muito a pena.

Como desmamar seu filho

Você sente que está chegando a hora? Então, é bom ir devagar. Fazer o desmame gradualmente, e não de forma abrupta, costuma ser melhor para todos os envolvidos, pois você, o seu corpo e o seu filho terão tempo suficiente para se adaptar antes que essa época tão especial chegue ao fim. Ao diminuir a frequência das mamadas, aumente o tempo que vocês passam juntos, para reduzir a sensação de perda física e emocional (muitas das dicas para parar de dar a mamadeira a seu filho também se aplicam para o desmame, veja na página seguinte).

O processo pode ser muito tranquilo, se os dois estiverem prontos. No entanto, se um de vocês ou os dois ainda se sentirem muito apegados, pode ser um grande desafio. Em ambos os casos, este planejamento pode ajudar:

- Primeiro passo: comece a usar o copinho, caso ainda não use (veja na página 141). Assim você terá outro substituto além da mamadeira, que deve ser deixada de lado daqui a um ano.

- Segundo passo: escolha o momento certo. Não há como saber exatamente, já que nada é previsível na vida de uma criança dessa idade, mas, se for possível, tente não começar o desmame no mesmo período em que seu filho estiver passando por outras tensões, mudanças ou adaptação. Espere até que tudo esteja relativamente calmo.

- Terceiro passo: ofereça primeiro a comida. Antes de dar o peito durante o dia, tente preparar o terreno com um lanche ou uma refeição e um copo de leite, além de muito carinho. No mínimo, isso vai acalmar o apetite da criança e ela vai consumir menos leite na hora de mamar. Com menor demanda, a produção de leite será menor e o peito não vai ficar muito dolorido.

- Quarto passo: mude a rotina na hora de dormir. A ideia é evitar que o seu filho durma enquanto está mamando, para que ele comece a se acostumar. Se você sempre deixou para dar o peito por último, encaixe a hora de amamentar em outro momento do ritual noturno, depois do banho, do pijama ou do lanche, mas antes de outras atividades relaxantes, como a historinha e os carinhos, e definitivamente antes de escovar os dentes.

- Quinto passo: comece a reduzir as mamadas. A primeira eliminada deve ser a que faz menos sucesso, provavelmente uma daquelas no meio do dia. Ao longo de algumas semanas, vá diminuindo para duas, depois uma por dia, geralmente na hora de dormir. Durante esse período, invente atividades para distrair a criança e controle a taxa de açúcar no sangue com lanches saudáveis e leite. Capriche na atenção e nos carinhos, mas evite muita proximidade com o peito (essa não é a hora de ficar sem sutiã ou usar roupas muito decotadas). E, falando nisso, se o ingurgitamento mamário se tornar um problema (ou seja, se o seu leite empedrar), ordenhe uma pequena quantidade só para aliviar a pressão, sem estimular a produção de leite.

- Sexto passo: cortar a última mamada. Quando você se sentir preparada para deixar de amamentar, pare de dar a última mamada, embora você possa continuar dando o peito antes da hora de dormir até que o leite seque ou os dois percam o interesse. Para facilitar a transição, tente ficar afastada por uma ou duas noites. Deixe que o pai ou a babá botem a criança para dormir e aproveite para fazer compras ou jantar com as amigas. Se não quiser sair de casa, pelo menos fique fora de vista.

Como tirar a mamadeira

Na hora de aposentar a mamadeira, escolha as estratégias mais adequadas para você e para o seu filho, já que não existe uma receita que se aplique a todos os casos. O mais importante é garantir que o plano seja seguido por todas as pessoas envolvidas na vida da criança.

Método rápido. Tirar de uma só vez pode funcionar para as crianças calminhas que lidam bem com as transições, não entram em pânico com a perspectiva de mudanças, não são muito apegadas à mamadeira e que gostam de usar o copinho. (As dicas a seguir também podem ser adaptadas para o método gradual — veja abaixo.)

- Escolha o dia certo para começar. Escolha um dia em que não haja outros motivos de tensão e que você tenha bastante tempo para se dedicar ao processo, mas não seja inflexível. Se o seu filho acordar de mau humor ou se surgir algum imprevisto que exija a sua atenção, deixe para outro momento.

- Faça desse dia uma ocasião especial. "Você é um menino grande agora! É igual à mamãe e ao papai! É igual ao primo Alex! Que legal!" Deixe claro que é um momento importante e explique para a criança que agora ela já é grandinha e pode beber no copo como os adultos. Comemore e não se esqueça de dizer: "Parabéns!".

- Vá às compras. Se o seu filho gostar de ganhar presentes, como a maioria das crianças, visite uma loja e deixe que ele escolha um "copo de gente grande".

- Faça um ritual de despedida. Existem várias formas de incentivar uma criança a dizer adeus à mamadeira. Ela pode jogar na lixeira, colocar em uma caixa de presentes destinada a "bebês que precisam de mamadeiras" ou usar para brincar de dar comida às bonecas. Se você sentir que é melhor não fazer muito alarde, se desfaça dela discretamente.

- Distraia a criança. Preencha o dia com as suas atividades favoritas: pintura com os dedos, parquinho, uma visita ao vovô ou a qualquer pessoa querida que não use mamadeira. Se for possível, evite lugares muito movimentados, como o supermercado. Não deixe de dar as refeições na hora de sempre, nem pule as sonecas, pois a novidade pode deixar a criança irritada e o cansaço e a taxa baixa de açúcar no sangue vão piorar a situação.

- Seja muito paciente. Quanto mais forte o vínculo do seu filho com a mamadeira, mais difícil vai ser o processo. Prepare-se para enfrentar um período difícil, que pode durar mais de um dia. Capriche no carinho, no aconchego e no conforto. À noite, crie um ambiente bem relaxante, com música calma, luz suave, um lanchinho gostoso e muito colo, para compensar a falta da mamadeira. Se a conversa "de gente grande" não estiver mais despertando tanto interesse, deixe-a de lado. Durante essa transição desafiadora, a criança pode precisar manter hábitos reconfortantes, típicos dos bebês, como chupar o dedo e se agarrar em um bichinho ou objeto que a auxilie a dormir.

- Seja flexível. Ao ver que uma ruptura muito brusca não vai ser física e emocionalmente possível para um de vocês, ou para os dois, mude para o método gradual ou ofereça uma mamadeira só com água.

Método gradual. O seu filho não lida bem com mudanças ou você prefere ir mais devagar? Você pode usar uma estratégia mais lenta e planejada. Lembre-se de que todas as dicas do "Método rápido" também podem ajudar no processo gradual.

- Primeiro passo: estabeleça um limite. Só dê a mamadeira com a criança sentada no seu colo ou em alguma cadeira específica e não deixe que ela fique segurando a mamadeira enquanto anda pela casa. Quando ela cansar de ficar sentada, encerre a sessão de forma tranquila, mas firme.

- Segundo passo: passe a usar o copinho. Antes dos horários que você costuma dar a mamadeira e definitivamente antes que a criança comece a pedir, ofereça um copo de leite e um lanche ou uma refeição. Com a fome e a sede saciadas e cercada de carinhos e atenção, ela provavelmente não vai sentir tanta falta, ou, pelo menos, vai consumir menos e vai passar a sentir menos vontade de usar a mamadeira.

- Terceiro passo: comece a reduzir a quantidade. Ao longo de algumas semanas, reduza gradativamente o número de mamadas. Comece pelos momentos em que o seu filho demonstra menos interesse por elas e deixe para cortar por último aquelas que ele sempre pede. Você pode também começar a diminuir a quantidade de leite ou suco a cada vez e passar a usar mais o copinho. Outra opção é usar apenas água, que é melhor para os dentes e vai deixar a mamadeira menos atraente. Trocar o bico por outro com um furo menor é uma estratégia mais sorrateira que pode ser eficaz, já que a criança pode não estar disposta a fazer mais esforço.

> ▪ Quarto passo: corte totalmente. Quando conseguir chegar a uma mamadeira por dia e as circunstâncias forem adequadas, aposente de vez a mamadeira, com ou sem cerimônia, mas com bastante incentivo. Continue caprichando no carinho e nas distrações enquanto o seu filho precisar.

De qualquer forma, tente não encarar a rejeição ao peito como se ele estivesse rejeitando você. O que ele quer deixar para trás é a dependência — essa é uma parte natural do desenvolvimento de todas as crianças, que vai acontecer mais cedo ou mais tarde. Ele também pode se sentir entediado ao ficar muito tempo no seu colo, quando gostaria de estar se movimentando.

Aproveite ao máximo os momentos em que ele ainda quiser mamar. Deixe o seu colo disponível, mas não o torne uma obrigação. Não se esqueça de que há muitas formas de manter o vínculo com o seu filho que não representam uma ameaça à recém-conquistada autonomia.

Quando tirar a mamadeira

"O meu filho completou 1 ano e sei que devo tirar a mamadeira, mas tenho certeza de que ele não está preparado."

O momento certo pode não ser a única questão a ser considerada, mas é muito importante. Se existe uma época ideal, é agora, por vários motivos:

▪ Você ainda pode contar com a flexibilidade dele. Mesmo que não seja a mesma de seis meses atrás, você ainda não está lidando com o pequeno rebelde que ele vai se tornar daqui a seis meses ou um ano. Quando ele se aperfeiçoar na arte de gritar e se debater, convencê-lo a cooperar será um desafio muito maior, especialmente em mudanças tão drásticas, como abandonar a mamadeira.

▪ O leite é o seu novo aliado. A fórmula infantil ficou no passado e há uma nova bebida disponível. Aproveite a transição para mudar também a forma como você oferece os líquidos.

▪ A comida já faz parte da vida dele. Há algum tempo, a alimentação do seu filho era exclusivamente à base de líquidos, mas agora ele já come alimentos sólidos, que têm um papel muito mais importante. As crianças que usam a mamadeira tendem a ingerir muitas calorias em forma de leite e suco e a ter menos apetite pelos alimentos que precisam para crescer — e, por isso, perdem a oportunidade de ter novas experiências alimentares. Aquelas que conseguem comer além de beber muito líquido acabam engordando muito. Mais um motivo para deixar a mamadeira de lado.

▪ Você precisa se preocupar com os dentes. A chamada cárie da mamadeira pode afetar qualquer criança que já tenha dentes, mas, quanto mais dentes ela tiver, maiores serão os riscos de problemas graves. A causa não é apenas o líquido (a não ser que seja água), mas também a forma como ele é ingerido. Em vez de dar um gole e engolir, como acontece quando a criança bebe do copo, a mamadeira permite que o líquido fique acumulado na boca antes de ser engolido, o que também é o caso do copinho com bico. Se os dentes não forem escovados, os açúcares presentes em líquidos, como a lactose do leite e a glicose do suco, são quebrados por bactérias dentro da boca. Durante esse processo, é formado um ácido que corrói o esmalte dos dentes e provoca cáries.

- É uma questão de saúde. Crianças que estão sempre com a mamadeira na boca, especialmente quando estão deitadas de costas, têm mais chances de desenvolver infecções no ouvido.

- Você tem apoio. Tanto a AAP quanto a Academia Americana de Odontopediatria (AAPD) recomendam que as crianças parem de usar a mamadeira aos 12 meses de idade.

A longa lista, entretanto, pode não ser suficiente quando você está enfrentando uma situação complicada, tanto na vida do seu filho (como mudanças de casa ou de babá), quanto na sua (um emprego novo, problemas de saúde na família, questões financeiras). A hora certa é sempre o melhor para vocês. Desde que você tire a mamadeira antes do terceiro aniversário, vale a expressão: "Antes tarde do que nunca."

Problemas com o copinho

"Eu sei que está na hora de a minha filha começar a usar um copinho, mas sempre que ofereço um, ela rejeita e aponta para a mamadeira. Acabo desistindo."

Ela provavelmente não está interessada porque não escolheu o copinho. As crianças dessa faixa etária não costumam ter problemas com novidades, desde que não sejam oferecidas pelos outros, ou, mais especificamente, pelos pais. Arrancar um punhado de grama e enfiar na boca parece uma ótima ideia, mas uma colher de brócolis colocada diante delas não desperta o menor interesse. Elas podem pegar a xícara de café do papai quando ele está distraído, mas não aceitam quando ele dá um copinho só para elas.

Você sabe que ela vai acabar se rendendo mais cedo ou mais tarde, mas o desafio é fazer com que ela aceite o copinho logo, para que abandone de vez a mamadeira. Veja o que fazer:

- Pare de insistir. Fique alguns dias sem tocar no assunto, assim você vai poder recomeçar a campanha do zero. Guarde os copinhos que estava tentando fazê-la usar para não trazer algum conflito à tona de novo.

- Mas passe o copo sempre. Se ela avançar no seu copo de suco ou na sua garrafinha de água, permita que ela dê um gole. O fato de não aceitar o copinho que o papai deu a ela não significa que ela não queira ser como ele. Algumas crianças esnobam os produtos voltados para bebês e preferem começar com os copos de adultos, mas precisam de supervisão ao usar qualquer coisa que possa quebrar ou derramar.

- Vá às compras com ela. É claro que você só deve levar uma criança a uma loja quando for preciso, mas, nesse caso, é. Ao ter a chance de escolher um ou dois copinhos novos, ela vai ter a sensação de controle que deseja. Mostre dois de cada vez, para que ela possa selecionar os favoritos. Se possível, pegue vários tipos diferentes — alguns com asa, canudo ou bico, outros sem nada — e nunca subestime o poder de estampas de personagens e outros artifícios, como a troca de cor.

- Aproveite a hora de brincar. Pode ser mais fácil para sua filha se encantar com o copinho, ou pelo menos tentar dar um gole, quando ela se familiarizar com ele. Mostre como ela pode usá-lo para alimentar as bonecas ou fazer de conta que está servindo chá. Aliás, ver que você está bebendo nele pode provocar um sentimento de posse típico das crianças dessa idade e, em pouco tempo, fazer com que ela exija o copinho dela.

- Deixe o copinho disponível, mas não faça alarde. Lembre-se de que vai ser mais fácil se a sua filha achar que é uma ideia dela, não sua. Em vez de tentar persuadi-la a dar um gole antes do peito ou da mamadeira, ofereça-o de forma casual durante as refeições. Quanto menos você chamar a atenção para ele, maiores serão as chances de ela tomar a iniciativa.

O poder do canudo

Ele costuma ser associado a hábitos alimentares pouco saudáveis, especialmente à *fast-food,* mas, na verdade, o canudo faz bem para as crianças e é muito melhor do que o copinho com bico ou a mamadeira por uma série de motivos impressionantes.

Primeiro, seu uso requer movimentos complexos, que contribuem para o desenvolvimento dos músculos da mandíbula e da boca, usados, no futuro, para produzir uma série de sons e encadeá los em palavras e frases.

Segundo, o líquido ingerido com o canudo é engolido rapidamente e não se acumula na boca, onde pode causar cáries, principalmente quando contém açúcar ou mesmo lactose. Assim, os dentes ficam protegidos. Além de tudo, eles são divertidos para as crianças, ainda mais quando são dobráveis e coloridos.

- Troque o conteúdo. Você sempre enche a mamadeira de leite? Troque para suco diluído ou para alguma coisa completamente nova, que ela nunca tenha bebido na mamadeira, como uma vitamina de fruta com leite.

- Comece a tirar a mamadeira. O objetivo imediato é tentar usar o copinho, mas não se esqueça da meta principal: a retirada da mamadeira. A sua filha não precisa saber do seu plano: quando ela começar a se entender com o copinho, reduza gradualmente a quantidade de líquido na mamadeira — só preste atenção para garantir que ela esteja ingerindo líquido suficiente. Tente não associar uma coisa à outra, senão ela vai rejeitar o copinho e se apegar à mamadeira.
- Esteja preparada para tudo. Até aprender a usar um copo, a criança vai fazer muita sujeira, a menos que você use um copinho antivazamento (mas, para estimular novas experiências, você não deve usá-lo sempre). Prepare-se para a bagunça e não perca a paciência, porque ela é inevitável.

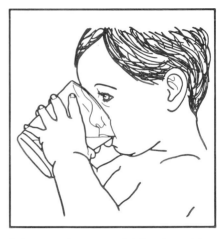

Beber sem derramar exigirá muita prática. Sessões de treinamento em que a criança fica só de fralda reduzem a bagunça.

Atenção aos copinhos com bico

É difícil não amá-los. Eles são portáteis, praticamente indestrutíveis e quase não derramam. Diferentes de outros copos, xícaras e canecas, podem ser levados para qualquer lugar. E o melhor de tudo, ajudam os principiantes a beber sozinhos.

Embora os pais e as crianças sejam fãs dos copinhos com bico, os especialistas não compartilham do entusiasmo. Pode ser burburinho da mídia, exagero dos cientistas, ou um pouco de cada, mas alguns estudos têm revelado que o uso dos copinhos com bico oferece alguns perigos. A principal é o risco de desenvolvimento de cáries. Assim como a mamadeira, o líquido sai da maioria dos copinhos de forma lenta e pode ficar acumulado na boca — o que não é um problema quando a criança está bebendo água, mas é um perigo quando ela bebe leite ou suco. Escovar os dentes toda vez é uma solução, embora não seja muito realista quando a criança passa o dia bebericando.

Os germes também são um problema. Quando o copinho, assim como a mamadeira, se torna o companheiro inseparável do seu filho, pode se transformar em um porto seguro para as bactérias. Quanto mais ele for carregado de um lado para o outro ou reabastecido sem ser lavado, mais elas se reproduzem. E, se isso não for o bastante para deixar você nauseada, pense em quantas vezes as crianças largam o copinho em cima de uma pilha de brinquedos e, três dias depois, pegam de novo e ainda dão um golinho.

Outro risco pode surgir quando, assim como a mamadeira, o copinho é usado para beber suco, que pode acabar sendo ingerido em excesso e provocar diarreia crônica, afetar o apetite por alimentos sólidos ou levar a um aumento de peso, por causa das calorias que são consumidas com facilidade.

E tem mais. Os pesquisadores também afirmam que o seu uso exclusivo pode atrapalhar o desenvolvimento da fala, já que o bico não estimula adequadamente o movimento dos músculos da boca. O efeito é temporário, mas deve ser levado em conta mesmo assim.

Olhando pelo lado bom... Bem, você já conhece os aspectos positivos dos copinhos com bico. Eles são ótimos aliados na transição entre peito e mamadeira e os copos tradicionais ajudam a minimizar a bagunça e são muito práticos. Porém não são a sua única opção. Uma ótima alternativa são os copinhos com canudo, que não têm as desvantagens do bico (veja o quadro da página 141). De qualquer forma, você pode aproveitar os benefícios, diminuindo o risco de prejuízos:

Compare os copos. Alguns tipos de copinho são anunciados como mais seguros para o desenvolvimento da boca e dos dentes. Pesquise antes de comprar e procure produtos que não contêm BPA (veja na página 177).

Alterne os copos. Em vez de usar exclusivamente o copinho, tente ensinar seu filho a usar recipientes sem bico desde o começo. Se ele aceitar com facilidade, reveze. Ou então, deixe que ele aprenda a usar o canudo.

Estabeleça limites. Só use o copinho durante refeições ou lanches para diminuir os danos ao esmalte dos dentes, evitar o excesso de suco, a proliferação de bactérias e que o uso vire abuso. Outra alternativa é oferecer apenas água no copinho.

Não se esqueça de qual é o papel do copinho. O peito e a mamadeira servem para alimentar e para dar conforto na hora de mamar. O copinho com bico, ou qualquer tipo de copo, é simplesmente uma forma de oferecer líquidos. E ponto final. Ele não deve ser usado para acalmar o seu filho em momentos de tensão, evitar o tédio no carro ou nas visitas ao supermercado, nem para manter a boca e as mãozinhas ocupadas. Se a criança gosta da sensação de ficar segurando o copinho, não se preocupe, basta enchê-lo de água e lavá-lo frequentemente.

Saiba a hora de parar. Assim que o seu filho for capaz de usar um copo comum sem fazer muita bagunça, aposente o copinho com bico.

O que fazer quando passou a hora de tirar a mamadeira

"Eu acabei não tirando a mamadeira da minha filha. Minha menina ficava tão feliz com ela que eu sempre resolvia deixar para depois, mas agora ela está com quase 2 anos e teima com tudo. Não sei como vou convencê-la a se desligar da mamadeira."

A tarefa é difícil em qualquer idade e, como você percebeu, é um desafio ainda maior aos 2 anos, uma fase em que a criança tende a ser muito pouco flexível. Porém, com muita paciência e determinação, um pouco de persuasão carinhosa e um mínimo de pressão, é perfeitamente possível. Veja como:

- Tente usar as dicas da página 137. Elas podem funcionar tão bem para as crianças mais velhas quanto para as mais novas.

- Use apenas água. Uma política de uso de água na mamadeira pode, com certeza, torná-la menos interessante. Da mesma maneira, os dentes da sua filha ficarão protegidos enquanto ela luta para abandonar o hábito.

- Deixe que ela tome a decisão. Você já aprendeu ao longo do ano passado que as crianças dessa idade gostam de sentir que estão no controle. Em vez de insistir no assunto, da próxima vez que a sua filha pedir a mamadeira, dê a ela a chance de decidir. Ofereça uma mamadeira com água ou um copo da sua bebida favorita e deixe que ela escolha. Mesmo que ela prefira a mamadeira na primeira vez, ou na segunda, continue tentando. Mais cedo ou mais tarde, ela provavelmente vai decidir que é melhor beber o que mais gosta do que usar o recipiente preferido. É claro que, assim como todas as estratégias voltadas para essa faixa etária, essa tática só funciona se você não ceder. Seja firme e use só água na mamadeira, mesmo que ela chore e peça para trocar por leite ou suco.

- Ofereça incentivos. A vantagem de tirar a mamadeira quando a criança já está maiorzinha é que ela já entende o conceito de um sistema de recompensas ("Se eu fizer isto, vou ganhar aquilo"). Incentivos funcionam bem, especialmente para conquistas que só acontecem uma vez na vida da sua filha. Só tome cuidado para não exagerar e usar esse recurso toda vez que quiser fazer com que ela obedeça. Deixe claro que tem um presente guardado para o momento em que ela abandonar a mamadeira. Pode ser um livro novo, adesivos, um brinquedo ou uma visita ao zoológico — nada muito exagerado, só o bastante para convencê-la de que o esforço vale a pena.

- Valorize o lado positivo. A sua filha já sabe quais são as vantagens de continuar com a mamadeira. Agora, você precisa convencê-la dos benefícios de deixar o hábito para trás e se tornar uma mocinha, com todos os privilégios que a nova fase tem a oferecer: sentar na cadeira comum, ao invés de na cadeira de alimentação, ou usar uma colher de adulto e não a de bebê etc.

ALIMENTAÇÃO

- Use o argumento dos dentes. Explique como a mamadeira pode estragar os dentinhos e que o copo vai deixá-los fortes e saudáveis.

- Chame as autoridades. A sua filha pode já estar grandinha o bastante para se impressionar, e até se influenciar, com figuras de autoridade. Marque uma consulta com um médico ou dentista para que ele explique por que a mamadeira pode fazer mal para os dentes.

- Incentive-a bastante. É difícil abandonar um hábito, como você já deve saber pelas suas próprias experiências. Tudo que causa mais tensão dificulta o processo, então a pressão dos pais pode atrapalhar e, é claro, despertar a rebeldia. Por outro lado, os incentivos ajudam muito. Não pressione e, de forma alguma, ameace ou critique a sua filha por ter dificuldade para largar a mamadeira. Ela pode precisar de compreensão, apoio e muita atenção nesse período. Quando ela atingir esse importante marco, dê a recompensa e os aplausos que ela merece.

Rejeição ao leite

"Estamos tentando substituir o leite materno pelo de vaca, mas o meu filho não aceita. Eu fico com medo de que ele não esteja consumindo cálcio o suficiente."

O leite pode ser a fonte de cálcio mais usada, especialmente entre as crianças dessa idade, mas com certeza não é a única. Um copo de 230 mililitros contém cerca de 300 miligramas do nutriente, o mesmo que 30 gramas de queijo ou um copo de iogurte. Prefira sempre laticínios integrais para garantir um consumo adequado de gordura, a menos que o médico faça outra recomendação. Sucos fortificados com cálcio também contam, mas, como a quantidade deve ser limitada, você não vai conseguir suprir as necessidades do seu filho só com eles.

Às vezes, é só uma questão de tempo até que a criança aprenda a gostar de leite — portanto não desista e continue oferecendo, mas sem pressionar. Você pode tentar misturar o leite de vaca com o materno ou a fórmula que costuma usar. Comece com proporções iguais e faça a substituição gradualmente, até que seu filho se acostume com o novo sabor. Outra opção é usar o leite em vitaminas, sopas e no mingau (por exemplo, misture o leite nos cereais).

É importante ficar de olho no consumo de cálcio, mas o leite fornece outro nutriente fundamental para o desenvolvimento dos ossos: a vitamina D. Consulte o médico para saber se um suplemento é uma boa alternativa para suprir qualquer possível carência.

Alergia ao leite

"Eu desmamei a minha filha recentemente e passei a usar leite de vaca. De repente, ela começou a apresentar um pouco de diarreia, coriza e espirros. Esses sintomas me fizeram suspeitar que ela pode ser alérgica."

As crianças costumam combinar com o leite assim como o leite combina com biscoitos. No entanto, essa nem sempre é uma combinação perfeita. Para 2% dos pequeninos, uma alergia fica entre eles e o ritual do leite com biscoitos. Além dos sintomas que a sua filha apresenta (diarreia, coriza e espirros), a alergia pode ter uma série de manifestações muito incômodas, como eczemas, constipação, irritabilidade e fadiga. Geralmente, elas surgem assim que o leite é ingerido (elas também podem aparecer se a fórmula dada a crianças com menos de 1 ano for à base de leite de vaca ou quando as crianças de 1 ano que só tomavam leite materno ou fórmula à base de leite de soja ingerem leite de vaca). Para ter certeza, o médico deve dar um diagnóstico oficial.

A alergia ao leite felizmente não costuma durar muito tempo e a maioria das crianças a supera até o final do terceiro ano, bem a tempo para os lanchinhos depois da escola. Enquanto isso, ela provavelmente vai ter que continuar com o leite de soja — que é menos convencional e bem menos nutritivo —, mas apenas se não for alérgica a ele também. Caso esteja se perguntando, os leites de amêndoas e de coco não são equivalentes ao de vaca em termos nutritivos, e o de cabra provavelmente vai provocar a mesma reação. Queijo, iogurte, sorvete e outros laticínios também precisam ficar fora do cardápio enquanto a alergia persistir, mas existem substitutos de soja. Enquanto isso, converse com o médico sobre como é possível compensar os nutrientes que ela está deixando de consumir, especialmente o cálcio e a vitamina D, e sobre a ingestão de gordura e proteína, que são fornecidas, nessa fase, em grande parte pelo leite integral.

As porções de leite

Depois que o seu filho parar de usar a mamadeira, você não vai contar mais com as marcações do recipiente para medir a quantidade de leite que ele toma. Para controlar o consumo e garantir que ele está ingerindo as duas xícaras diárias de que precisa, separe a medida exata em uma jarra na geladeira a cada manhã. Sirva um pouco de cada vez, assim evitará desperdícios que vão atrapalhar o seu controle. No fim do dia, você terá uma boa noção de quanto leite está sendo consumido. Caso perceba que as sobras são frequentes, certifique-se de que ele está ingerindo cálcio e vitamina D suficientes através de outras fontes.

Alergias a alimentos

Você suspeita que seu filho tenha alguma alergia a alimentos? Quer saber o que fazer caso ele tenha? Veja todos os detalhes na página 503.

Perda de apetite

"Quando era bebê, a nossa filha comia muito bem, mas agora ela não come quase nada. O que está acontecendo?"

A sua criança de 1 ano está fechando a boca em vez de abrir? Isso não é surpreendente nem incomum, saiba por quê:

- Ela está tendo uma crise de identidade, ou melhor, está descobrindo que tem uma identidade. Não é mera coincidência as crianças passarem a teimar com tudo na mesma época em que começam a andar. Negar a comida é uma das muitas formas de estabelecer a própria autonomia e a sua filha está na idade certa para isso.

- A redução natural do aumento de peso. Ao longo do primeiro ano de vida, a criança cresce muito, triplicando o peso que tinha ao nascer. Se ela continuasse nesse ritmo, ao completar 2 anos, pesaria o mesmo que uma criança de 10 anos. Felizmente, o organismo reduz o apetite para frear o ganho de peso, antes que isso aconteça e a criança fique obesa.

- A vida agitada. Quem tem tempo para uma refeição quando tem a vida tão agitada quanto a da sua filha. Elas estão mais interessadas em praticar os primeiros passos ou tentar subir nas coisas, entre outras travessuras. Para comer, precisam se sentar, pelo menos quando os pais conseguem convencê-las, e isso pode ser muito entediante para alguém que aprendeu a ficar em pé recentemente.

- A memória melhor. Um bebê se alimenta como se não houvesse amanhã — ou uma próxima mamada —, mas uma criança de mais de 1 ano já é capaz de entender que recebe comida várias vezes por dia e que, se não comer em determinada hora, vai ter outra chance mais tarde. Se ela estiver distraída com outra coisa, pode preferir não fazer uma pausa para uma refeição.

Em outras palavras, a sua filha não está fazendo uma greve de fome, só está agindo de acordo com a idade dela — seguindo as regras da natureza e não as da mãe e do pai. Caso isso não seja o bastante para diminuir a sua preocupação, vários estudos mostram que as crianças saudáveis que não sao forçadas a comer consomem tudo o que precisam para crescer. Além disso, correm menos riscos de desenvolver distúrbios alimentares ou outros problemas relacionados ao peso no futuro.

Se você ainda não está convencida de que a diminuição do apetite da sua filha é normal, saiba que as crianças dessa faixa etária precisam comer muito menos do que os pais imaginam. Por exemplo, a porção de batata-doce recomendada é dois ou três cubos de 2,5 centímetros (veja o quadro da página 134). Comece a pensar nas medidas em termos de colheres, e não de xícaras, pois um prato muito cheio pode facilmente intimidar a criança. Se ela continuar com fome, pode pedir para repetir.

Caso continue preocupada, consulte um médico, especialmente se houver sintomas de doenças no mesmo período.

O gosto do seu filho também é muito restrito? Leia a página 153 para saber mais dicas de como lidar com crianças enjoadas.

Comer por conta própria

Os dias de alimentar seu filho acabaram — ou devem acabar logo. Por isso, prepare-se para passar o bastão (e a colher) para a nova geração. Deixar que seu filho se alimente sozinho pode não ser a decisão mais limpa que você já tomou, mas é um passo crucial no desenvolvimento dele — algo que não acontece do dia para a noite. Veja o que você pode esperar à medida que seu filho navega pelos mares da alimentação independente:

12 a 15 meses. Seu filho de 1 ano já deve ser um profissional quando o assunto é o uso dos dedos para pegar alimentos e levá-los até a boca. (Lembre-se que alimentos desse tipo só são indicados para crianças dessa idade, por isso sirva-os sempre que puder.) No início do segundo ano (ou antes), o seu filho vai começar a demonstrar interesse por colheres — um interesse que você deve incentivar. No entanto, a coordenação motora fina e a coordenação olho-mão, que ainda estão se desenvolvendo, podem não acompanhar o ritmo desse interesse ainda. Como a prática fará com que ele chegue à perfeição, dê ao seu filho muitas oportunidade de usar colheres.

Nesse momento de vida, seu filho já deve também conseguir segurar um copinho com facilidade, pelo menos com as duas mãos. Copinhos com bico são mais fáceis de segurar, além de fazerem menos bagunça — mas lembre-se de alternar o uso de copinhos com bico e copos normais e de apresentar copos com canudo a ele. Colocar um canudo num copo comum também pode deixar o processo mais divertido.

15 a 18 meses. Nessa fase, a maioria das crianças já entende a conexão entre a colher (ou o garfo), a tigela (ou o prato) e a boca. No entanto, fazer uma ligação tranquila entre os três é uma tarefa muito mais complicada. É um desafio pegar um pouco de comida com o talher, levantá-lo sem derrubar o conteúdo no chão, levá-lo até a boca e repetir a operação. A bagunça é inevitável, mas necessária, já que é preciso muito treino para dominar essa habilidade — o que não deve acontecer antes dos 4 anos.

18 a 24 meses. Na segunda metade do segundo ano, vai ser difícil tirar a colher ou o garfo da mão do seu filho — e você não deve tentar. "Eu faço" será um grito de guerra familiar para você, especialmente quando o assunto for a alimentação (mas você pode esperar ouvi-lo em qualquer outro contexto. Não espere refeições sem sujeira, mas você já pode contar com um entendimento melhor das regras. ("Se você jogar o macarrão no chão, vamos parar de almoçar.") Um copo comum deve ser oferecido durante as refeições regularmente. Aliás, é uma boa ideia começar logo a diminuir o uso do copinho com bico. Os canudos continuarão fazendo sucesso e poderão ser usados sem problemas, pois estimulam os músculos da boca e protegem contra as cáries.

Fique de olho: Se o seu filho chegar aos 15 meses sem conseguir comer com as mãos sozinho ou não tentar usar a colher até a metade do segundo ano, avise o médico. Ele também deve ser informado se uma criança com mais de 15 meses sempre engasgar quando comer, tiver dificuldade para mastigar ou uma clara preferência por alimentos pastosos.

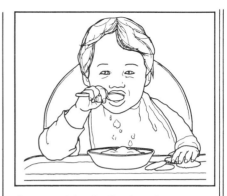

Comer sozinho significa fazer bagunça.

Apetite inconstante

"Um dia, meu filho come sem parar, no outro, mal encosta na comida. Isso é normal?"

Se depender só do apetite das crianças — e é melhor assim, desde que continuem se desenvolvendo —, a quantidade de alimentos que elas consomem vai variar muito a cada refeição e a cada dia, semana ou mês. Elas podem fazer uma refeição grande por dia e só beliscar nas outras, comer igualmente pouco em todas ou devorar a comida em um dia e, no outro, mal encostar nela. O apetite pode aumentar em fases de crescimento mais acelerado e diminuir durante a dentição ou quando houver algum outro incômodo. Ao tentar analisar cada refeição, ou mesmo o que ele come durante um dia, a tendência é ver uma equação incompleta. Concentre-se no contexto mais amplo, sem se preocupar tanto com as sobras no prato, e você provavelmente vai notar que a alimentação dele fica balanceada ao longo do tempo.

Por isso, em vez de gerenciar os hábitos alimentares do seu filho tão minuciosamente (o que fará com que tenha um sucesso limitado), permita que ele controle o próprio apetite. Você pode oferecer pequenas porções de alimentos saudáveis em intervalos regulares e deixar que ele decida se está com fome ou não — independentemente da quantidade que comeu (ou não comeu), mesmo que ele tenha repetido três vezes ou nem tenha terminado a primeira porção. Essa abordagem tem dois benefícios. O primeiro é que você evitará muito aborrecimento na hora das refeições, tanto para você quanto para o seu filho, ao não contar cada ervilha que sobrou no prato e insistir por "mais uma colherada". O segundo e o mais importante é contribuir para que a criança (e, por fim, o adulto) desenvolva atitudes saudáveis com relação à comida. ("Eu como quando tenho fome e paro quando estou satisfeito.")

Bagunça nas refeições

"Eu estava contando com a bagunça dessa fase, mas o meu filho mais espalha a comida do que come."

Nessa idade, apreciar a comida envolve mexer nela — é o equivalente infantil da degustação de vinho. É claro que você não quer atrapalhar a diversão do seu filho e já ouviu falar que as crianças aprendem sobre o ambiente através de experiências sensoriais, como sentir a comida entre os dedos, mas não precisa se render e deixar que a comida seja espalhada por todos os lados. Algumas táticas podem ajudar a reduzir a bagunça na hora das refeições:

- Racionar a comida. Quanto maior a quantidade, maior vai ser a bagunça, portanto sirva um pouco de cada vez. Acrescente mais comida à medida que ele for comendo, se comer.

- Distrair a criança. Para manter as mãozinhas ocupadas, deixe que ele segure a colher, caso ainda não tenha feito isso. Além de gostar da sensação de estar no controle, ele vai precisar prestar muita atenção ao novo desafio de levar a comida até a boca com o utensílio para pensar em jogar a tigela no chão. Você também pode distraí-lo com um bate-papo e, ao mesmo tempo, ensinar importantes habilidades sociais. Se a conversa não funcionar, apele para a questionável proposta: "Se você der uma mordida na sua fatia de queijo, eu dou uma na minha."

- Aproveitar a sucção. Esqueça as fatias de pão — que só vão cair com o lado da manteiga virado para baixo. Não existe invenção melhor, pelo menos para os pais de crianças pequenas, do que as tigelas com ventosas, que podem ser fixadas na mesa ou na cadeira de alimentação. Elas não garantem que nada vai ser esparramado, mas não vão ser jogadas como um Frisbee para o outro lado da cozinha.

- Servir comida que gruda. Tente escolher alimentos que aderem não apenas à barriga, mas também à tigela, ao prato e à colher, como purê de batata, batata-doce, queijo cottage, banana amassada, mingau de aveia ou salada de ovos.

- Usar proteção. Além de ter o óbvio papel toalha ou pano de prato e (muitos) lenços umedecidos à mão, você também pode facilitar a limpeza forrando o chão embaixo da cadeira de alimentação com plástico ou jornal e escolhendo o local mais distante possível dos móveis que são difíceis de limpar para colocar seu filho. O traje mais apropriado para a hora da refeição é um babador comprido ou só a fralda.

- Elogiar. Sempre que ele terminar uma refeição um pouco menos sujo, comemore com muitos aplausos. Por outro lado, evite demonstrar a sua insatisfação se ele jogar a torrada no chão ou derramar leite na camiseta. Quanto mais atenção você der à bagunça, mais ele vai fazer questão de se lambuzar.

- Estabelecer limites. Adote uma política de só tolerar um determinado número de deslizes, o quanto você puder suportar. Explique, com calma e firmeza, que a refeição será encerrada caso ele exagere na bagunça. Se ele passar do limite estabelecido de avisos — "Não brinque com a comida" —, não deixe de cumprir a ameaça e tire o prato.

Sujeira ao comer sozinho

"Eu sei que devo deixar a minha filha comer sozinha, mas odeio a sujeira que ela faz e acabo tirando a colher da mão dela."

Se você acha que uma colher na mão de uma criança pequena é uma arma, prepare-se para enfrentar o perigo. Você vai lidar com muito menos bagunça ao dar a comida na boca da sua filha, mas também vai reduzir as oportunidades que ela tem para aprender a comer sozinha — o que ela vai ter que fazer mais cedo ou mais tarde, a não ser que você pretenda passar os próximos vinte anos atrás dela com um garfo e uma faca. Alimentar-se por conta própria também é importante para desenvolver a independência, as habilidades sociais e uma atitude saudável em relação à comida (já que ela não vai se forçar a comer quando não está com fome, o que você corre o risco de fazer).

A sua filha não vai dominar as regras de etiqueta tão cedo e você vai continuar precisando do papel toalha e dos panos de limpeza mais absorventes disponíveis no mercado, mas a melhor forma de ajudá-la a desenvolver hábitos alimentares saudáveis é aturar um pouco de sujeira agora. Criança, alimente-se!

Crianças que cospem a comida

"O meu filho começou a cuspir a comida. É engraçadinho, mas é irritante e faz muita sujeira. O problema é que eu não consigo deixar de rir."

Crianças de 1 a 2 anos adoram se exibir diante de uma plateia. Aos 6 ou 7 meses de idade, o seu filho provavelmente começou a fazer barulhos vibrando os lábios (que ele pode ter aprendido ao ouvir aquele som que você faz ao soprar a barriga dele, fazendo cócegas). No começo, é inofensivo, mas logo depois ele percebe que esse movimento, combinado à comida pastosa que tem dentro da boca, produz um verdadeiro espetáculo. Essa descoberta é reforçada toda vez que provoca qualquer reação — seja ela uma risada, um pulo (quando um punhado de cereal mole atinge o cabelo recém-escovado ou a roupa recém-lavada) ou até uma bronca, já que qualquer tipo de atenção é melhor do que a indiferença. Já está claro que é preciso agir como um contrarregra para botar ordem no palco:

Oforoça novoc objetoc do oona. Ele já aprendeu que alguns alimentos funcionam melhor do que outros, então use essa estratégia contra ele. Sempre que possível, substitua a papinha de frutas e de legumes por uma fatia de melão ou um pedaço de batata-doce bem-cozida. Pense nos alimentos que são fáceis de mastigar, mas não para cuspir: pão macio cortado em cubos, macarrão de vários formatos ou fatias de queijo e postas de peixe. As comidas muito pastosas, como o iogurte, podem ser usadas como complementos e não como o prato principal.

Não se deixe impressionar. Essa é a parte difícil, mas tente não rir, nem ter um ataque de raiva, quando ele cuspir a comida na sua direção ou para qualquer lado. Sem a sua reação, a brincadeira vai perder a graça.

Feche a cortina. O seu filho precisa saber que cuspir a comida não faz parte do show. Contenha o riso e dê uma advertência firme e simples: "Você não pode cuspir. Cuspir comida é feio." Se ele continuar, repita e ameace tirar a comida caso não obedeça. ("Se você cuspir a comida, não vai comer mais.") Na terceira vez (ou na segunda ou na quarta — contanto que você cumpra o que disse), cumpra a ameaça e tire o prato imediatamente. Mesmo que ele não entenda no começo, logo vai fazer a conexão e entender a mensagem.

Manias

"Socorro! O meu filho não come nada que tenha encostado em outro tipo de comida."

Isso é muito normal entre as crianças dessa faixa etária. Ele é uma criança e a maioria delas tem várias manias esquisitas em relação à comida. No seu caso, a melhor estratégia para deixar seu purista feliz é dividir para conquistar. Use um prato com divisões ou sirva cada alimento em uma tigela diferente. Não se preocupe em estar incentivando a obsessão dele. Se você consentir tranquilamente, essa mania muito comum vai passar — mas pode piorar se você reagir com broncas e irritação ou virar os olhos.

"Quando eu dou um biscoito quebrado para a minha filha, ela tem um ataque. Qual é o problema?"

A maioria das crianças gosta de ordem e regularidade. Para sua filha, é reconfortante ver um biscoito previsivelmente intacto, saber que o cereal matinal sempre vai ser servido na tigela azul e que ela sempre será enrolada na toalha de coelhinho depois do banho. Pode parecer uma compulsão, mas é apenas mais uma forma de tentar controlar o ambiente.

Quando chegar à idade da razão (provavelmente na época do terceiro aniversário), a sua filha será capaz de aceitar que os biscoitos quebram e continuam exatamente com o mesmo gosto que os não quebrados. Por enquanto, faça a vontade dela sempre que puder (ou sempre que tiver um biscoito inteiro à mão). Quando isso não for possível, apresente uma justificativa de forma carinhosa. ("Está vendo? Todos os biscoitos da caixa estão quebrados. Vamos escolher o que você mais gosta.") Se ela quebrar o próprio biscoito, aproveite a oportunidade para ensinar que as ações têm consequências (ela quebrou o biscoito, ela vai ter que conviver com isso — e comê-lo).

Paladar muito restrito

"A minha filha é muito seletiva para comer, nunca experimenta alimentos novos, quer sempre as mesmas coisas e, às vezes, nem isso. Não sei mais o que fazer!"

Sua filha é muito enjoada? O paladar das crianças costuma ser muito peculiar. Algumas são consistentes nas escolhas e só comem determinados alimentos: um tipo de cereal matinal, banana fatiada ou macarrão sem molho, por exemplo. Outras mudam de ideia o tempo todo e, num dia, aceitam a couve-flor, no outro, não. A vontade de ter controle ("Eu mando em mim, você, não") certamente contribui para essa frescura, assim como contribui com boa parte dos comportamentos típicos dessa idade. Outro fator importante é a necessidade do conforto de saber o que esperar, sem surpresas desconcertantes, como descobrir morango na tigela de cereal matinal, ao invés da banana de sempre. Mas existe outra razão para algumas crianças não se aventurarem fora dos alimentos já conhecidos, ela é fisiológica, não psicológica: nessa idade, as papilas gustativas são extremamente sensíveis a novos sabores, especialmente os muito fortes. Por isso, quando a sua filha torcer o nariz para os brócolis, pode ser porque o gosto é realmente muito ruim para ela. Novas texturas também podem ser difíceis de engolir, literalmente.

O que os pais devem fazer? Continuar forçando e insistindo no projeto de uma alimentação variada ou ceder à monotonia do cardápio (ou, às vezes, a nem isso)? Nem um nem outro. Na verdade, é melhor usar outras táticas:

Comece aos poucos. Às vezes, é uma questão de quantidade. Uma montanha de comida, não importa qual, pode intimidar a criança e fazer com que ela desista antes de começar. Oferecer porções pequenas (veja o quadro na página 134) facilita a negociação e você sempre pode servir mais um pouco se a sua filha raspar o prato.

Tente mais uma vez

Você já ofereceu mamão papaia e ele foi recusado. Serviu espinafre, que ficou no prato. A tilápia foi esnobada. Você está cansada de tanta rejeição e está pronta para desistir de apresentar alimentos novos ao seu filho (afinal, de que adianta?). Não perca a esperança. Estudos mostram que uma criança pode precisar de até 15 tentativas apenas para se acostumar a um novo sabor (imagine para gostar). O principal é ter paciência com o paladar, que demora a se adaptar e precisa de tempo para se familiarizar com novos sabores e texturas. Se um alimento for rejeitado na primeira tentativa, apenas tente outra vez.

Não parta do princípio, como muitos pais fazem, de que um fã de nuggets ou de pão nunca vai gostar de um alimento só porque é apimentado, tem muito molho ou não é bege. Ofereça uma garfada da salada de tomate, uma mordida do sanduíche ou uma colherada da sopa de lentilha para ele provar. Às vezes, uma criança muito fresca decide se render a um sabor completamente inusitado (o que significa que talvez você precise continuar preparando aquele às três horas da manhã!).

Acabe com a monotonia do bege

O seu filho é adepto do bege? E só come comida bege o tempo todo? Pode ser uma forma intuitiva de a criança evitar sabores fortes. Se você parar para pensar, alimentos dessa cor costumam ter um gosto suave. Embora a variedade de cores signifique riqueza de nutrientes, você ficaria surpresa com a quantidade de benefícios que a comida esbranquiçada também pode ter, desde que seja cuidadosamente selecionada. Banana, pão e grãos integrais (especialmente a aveia) são os exemplos mais óbvios, mas lembre-se também do macarrão e do arroz integrais, do feijão-branco e do grão-de-bico amassados, além da quinoa, que é muito rica em proteína e divertida de comer. A couve-flor, que pode ser preparada com molho branco e gratinada, é bege — assim como o *homus*, uma pasta de grão-de-bico que as crianças costumam devorar e o *tahine*, uma pasta de gergelim. Você pode empanar o tofu branquinho e assá-lo no forno, como o frango ou o peixe empanados (aliás, esses empanados ficam mais saudáveis se feitos com farinha de rosca integral).

Continue usando complementos coloridos — como um sorriso feito de frutas em cima da torrada, por exemplo —, mas não pressione o seu filho. Se você não reagir, a fase bege não costuma durar muito tempo.

Sirva novidades como acompanhamento. É claro que ela vai querer o de sempre, mas isso não significa que você não possa incluir uma surpresa: uma fatia de abacate, uma colher de molho de tomate ou um pedaço de manga. Só use um prato separado para não interferir no prato habitual. Você também pode encurtar a distância entre o familiar e o novo usando o

molho favorito sobre um pedaço de brócolis ou couve-flor no vapor, uma almôndega pequena ou algumas lascas de peixe (também em um outro prato, para não misturar com o precioso macarrão).

Reúna a família. Participar das refeições traz muitos benefícios, a curto e longo prazo, mas existe um que pode não ter lhe ocorrido: incentivar a sua filha a se aventurar em novos sabores. É muito provável que ela queira comer a mesma coisa que os outros. Passe uma tigela de legumes ao *pesto* ou um prato de salmão ao molho *teriyaki* e você ficará surpresa ao ver que ela vai querer provar. Quando não puder sentar à mesa para uma refeição completa em família, faça um lanche saudável enquanto ela come — e não se esqueça de compartilhar com ela.

Convoque um assistente de cozinha. Quando já estão maiores, as crianças adoram dar opinião e estudos revelam que aquelas que ajudam a preparar as refeições se entusiasmam mais para experimentar os frutos (e legumes) desse trabalho. Comece pelas compras e permita que ela escolha o formato do macarrão, selecione um tomate e coloque as vagens em um saco. O próximo passo é preparar a comida — isso mesmo. O seu primeiro instinto pode ser mandá-la para longe da cozinha, por causa do forno quente, das facas afiadas ou simplesmente para ter um pouco de sossego enquanto prepara a refeição. No entanto, pedir a ajuda dela pode ser a solução para hábitos alimentares muito restritos. Deixe que ela salpique o queijo ralado em cima do macarrão, mexa a massa da panqueca ou do bolo, jogue os morangos no mingau ou seque a salada. Pode ser que o papel de assistente de cozinha não inspire muitas experiências novas imediatamente, mas as chances de ela querer provar algum prato que ajudou a fazer são muito maiores.

Não faça prisioneiros. O problema da sua filha pode não ser a comida em si, mas o confinamento — ela pode não gostar de ficar sentada na cadeira de alimentação, por exemplo (veja opções menos restritivas na página 162). Incentive também que ela coma por conta própria para obter os melhores resultados.

Problemas com os pedidos?

Você se sente como uma garçonete na sua cozinha, anotando pedidos muito específicos 24 horas por dia ("ovo duro, pão sem casca, maçã cortada em fatias!")? É importante se adaptar ao paladar das crianças dessa idade, já que elas são exigentes por uma série de motivos legítimos, das papilas gustativas sensíveis à necessidade de conforto e regularidade. Além disso, ninguém deve ser forçado a comer o que não quer.

Entretanto, existe um limite tênue entre ser flexível e ser explorada, ou seja, entre permitir que a criança tenha algum controle sobre o cardápio e admitir que ela usurpe o poder na cozinha. Para evitar problemas:

- Aceite apenas um pedido por refeição. O seu filho pediu torrada e você preparou, mas, quando serviu, ele resolveu que queria cereal matinal? Não faça a troca, ele deve comer o que pediu. Senão, você vai acabar entrando e saindo da cozinha o tempo todo, e ele não vai aprender a manter suas decisões.

- Defina o cardápio. Ofereça duas ou, no máximo, três opções saudáveis em cada refeição e deixe que ele escolha entre elas. As crianças dessa idade ficam ansiosas diante de possibilidades ilimitadas, e dar a elas liberdade total para escolher só vai trazer problemas, pois você vai receber pedidos de biscoito para o café da manhã e sorvete para o jantar — ou ainda de macarrão com queijo, justo quando a massa tiver acabado.

- O prato principal do seu filho deve ser acompanhado do que o resto da família estiver comendo. Ele pode fazer um pedido, desde que seja servido junto com um pouco da comida servida para todos.

Você prefere não se adaptar de forma alguma? Alguns pais decidem não atender aos pedidos e seguem a tradicional abordagem de servir sem perguntar o que a criança quer. Outros acham que é essencial incentivar a experimentação, embora possam descobrir que seus filhos nunca vão apreciar o *curry* ou o coentro, mesmo com toda a influência culinária dos pais. Como sempre, a regra principal é fazer o que funcionar para a sua família.

Use nomes diferentes. Da mesma forma que você pode se sentir mais tentada a pedir "folhas verdes variadas regadas com vinagrete de mostarda" do que uma "salada da casa", a sua filha pode se interessar muito mais pelos gomos de tangerina, se eles forem chamados de "barquinhos", ou pelo biscoito com gergelim, se ele for chamado de "biscoito da sementinha" (veja outras estratégias para tornar a comida mais divertida na página 158).

Mantenha a pressão fora do cardápio. Pare de tentar persuadir, instigar, coagir, subornar ou induzir a sua filha — esqueça até o tradicional truque do aviãozinho. Deixe que ela coma de acordo com a fome que tem e pare quando estiver satisfeita. Permitir que o apetite dite as regras vai ajudá-la a desenvolver uma relação saudável com a comida e evitar transtornos alimentares no futuro. Além do mais, qual foi a última vez que ela fez alguma coisa só porque você a pressionou?

Deixe que ela escolha, até certo ponto. Desde que só haja opções saudáveis, deixe que ela decida. Incentive a experimentação (de todos os alimentos verdes possíveis), mas não insista. Por outro lado, ela deve ficar com o que escolheu, senão você vai cair na armadilha dos pedidos que mudam toda hora (quando pedir misto-quente, é isso que ela vai ter que comer). E quando a escolha não for possível, ela terá que comer o que houver — como na casa de um amigo, por exemplo, ou se você preparou omelete para o café da manhã. Diga: "Você pode comer omelete e pão ou sair da mesa e ir brincar." Afinal, no mundo real, nem sempre é possível escolher.

Respeite o ritmo dela, até certo ponto. Muitas crianças comem devagar, especialmente depois de começar a comer por conta própria. As ervilhas são colocadas uma a uma na boca e apenas um fio de espaguete é sugado a cada vez. Por isso, dê à sua filha o tempo que ela precisa para terminar a refeição, mesmo que você precise começar o café da manhã dez minutos mais cedo para conseguir chegar à creche na hora certa. Porém, se ela descambar para a brincadeira e começar a jogar as ervilhas no suco de laranja ou usar os fios de espaguete como colar, encerre a refeição imediatamente.

Quanto menos distrações, mais ela vai se concentrar na comida; então desligue a televisão e se ela quiser trazer um brinquedo para a mesa, explique que ela vai ter que ficar quietinha enquanto ela come.

Dê a comida quando a fome bater. Pode parecer óbvio, mas as crianças que não estão com fome na hora da refeição não comem bem. Algumas levantam da cama famintas e prontas para devorar a tigela de mingau, outras precisam de tempo para acordar e ter apetite. Algumas podem esperar a hora do jantar, outras perdem o apetite muito antes de o resto da família chegar em casa e se preparar para comer. Tente identificar o padrão individual da sua filha e programe as refeições para um pouco antes dos períodos de fome. Depois que estabelecer os horários de cada uma, procure mantê-los sempre. A maioria das crianças dessa faixa etária lida melhor com uma rotina regular e previsível, em que a comida é sempre servida na mesma hora e no mesmo lugar. Outro sabotador óbvio são os lanchinhos em excesso, que saciam muito ou que são servidos muito perto de uma refeição. O mesmo vale para o excesso de líquidos.

Rejeição às hortaliças

"O meu filho não come nada que se pareça com uma verdura ou legume, especialmente se for verde. Eu sei que isso é normal nessa idade, mas como ele vai consumir os nutrientes de que precisa?"

O verde não faz o menor sucesso no prato das crianças. Tudo que é dessa cor pode ser empurrado para o lado ou servido para o cachorro, mas dificilmente é comido. E o clichê se aplica à maioria das crianças, pelo menos no segundo ano, o que não é surpreendente. Muitas verduras e legumes têm sabores fortes, que podem ser desagradáveis para papilas gustativas sensíveis. A textura e o cheiro de outras são desafiadores e algumas reúnem essas três características. Felizmente, nem todas as hortaliças são verdes e nenhuma delas tem o monopólio de qualquer nutriente. Saiba como fazer o seu filho comer as hortaliças ou, pelo menos, consumir os nutrientes equivalentes:

Seja sorrateira (mas não muito). Eles não precisam ser reconhecíveis para serem nutritivos e podem ser infiltrados no meio da comida. Adicione legumes picados ou amassados no macarrão com molho branco — uma boa opção é a couve-flor, que tem uma cor pareci-da e é difícil de ser identificada. Jogue pedacinhos de brócolis ou pimentão vermelho no molho de tomate, misture um pouco de cenoura ralada na massa da panqueca, no bolo de carne ou no hambúrguer e faça um pão de abóbora. Sirva um pouco de suco de legumes, que algumas crianças adoram. Porém, não adquira o hábito de tentar esconder todas as verduras e legumes que você serve — ou tenta servir — ao seu filho. Primeiro, porque isso vai ter que parar em algum momento. Você vai querer continuar mantendo os truques para fazer os legumes desaparecerem quando ele estiver no ensino médio? Além disso, a estratégia não vai funcionar por muito tempo e seu filho logo descobrirá esses truques. O mais importante, entretanto, é que o seu objetivo principal deve ser incentivar o seu filho a comer bem por opção, a escolher os brócolis, o aspargo ou o cogumelo voluntariamente, talvez até com prazer, e não por ter sido enganado.

Varie os legumes. Você sempre oferece brócolis e ele sempre é rejeitado. Não desista, pois você nunca sabe quando ele vai passar a ser aceito. Só lembre-se de oferecer também uma variedade de outras opções: abóbora, beterraba, couve-de-bruxelas e pimentão verde, vermelho ou amarelo. Nunca suponha que ele vai recusar todas as verduras só porque não gostou de uma. Outra suposição que nunca deve ser feita é que ele não vai gostar de algum legume ou de qualquer outra comida só porque você não gosta.

Lanches

As barriguinhas pequenas precisam ser reabastecidas frequentemente com um pouco de combustível. Além dos biscoitos de cereais de sempre, experimente estes petiscos saudáveis:

- Bolinhos de cenoura ou abóbora.

- Palitos, cubos, fatias ou pedacinhos de queijo.

- Grão-de-bico descascado e partido ao meio.

- Frutas frescas com iogurte: pedaços pequenos ou fatias finas de maçã ou pera descascada, banana, kiwi, nectarina, manga, melão etc.

- Frutas liofilizadas sem adição de açúcar e em pedaços pequenos.

- Pedaços de banana.

- *Homus* ou *tahine* com biscoito água e sal, pão árabe ou legumes cozidos.

- Fatias de maçã, pêssego ou pera cozidas no micro-ondas e cobertas com iogurte e canela.

- Uma tigela pequena de sopa.

- Batata-doce.

- Rolinhos de peito de peru e queijo.

- Salada de ovos, com biscoito água e sal ou legumes cozidos.

- Pizza feita com biscoito água e sal, molho de tomate e queijo derretido.

Diversão com a comida

Para as crianças, comer pode ser muito entediante, especialmente quando estão sentadas à mesa. Mas, se você incluir um pouco de diversão, tudo pode mudar. Saiba como:

Mude as formas. Sanduíches, pão e até pedaços finos de peito de frango podem ser cortados com uma faca ou forminha de biscoito em formas inusitadas — como círculos, triângulos, animais, corações ou estrelas. Espalhe uma camada fina de geleia, requeijão, pasta de atum ou qualquer outro recheio que o seu filho goste no pão árabe integral e faça um rolinho, que pode ser servido inteiro ou cortado em forma de cata-vento. Faça desenhos de carinhas, letras, ursinhos e corações na hora de preparar panquecas ou corte as que já estão prontas e decore com uva passa cozida e picada, fatias de banana ou outras frutas, tanto frescas quanto secas. Procure macarrão com formatos interessantes — *rotelle*, concha, parafuso e letrinhas, que também são educativas.

Esculpa o prato. Solte o artista que existe em você — e no seu filho — e crie obras-primas apetitosas: uma torre de cubos de queijo, uma paisagem cheia de "árvores" de brócolis e couve-flor com "neve" de queijo ralado, um arranha-céu com "nuvens" de purê de batata, "chuva" de ervilhas ou um "sol" de batata em rodelas.

Pense pequeno. Pequenos bocados são melhores para mãos, bocas e apetites pequenos. Corte o sanduíche ou o pão em quadrados pequenos, pedaços de frango em tirinhas, faça panquecas do tamanho de um botão, sirva "moedinhas" de cenoura fatiada, use uma forma pequena para fazer bolo e bolo de carne em miniatura. Procure cenoura, tomate, abóbora, milho e outros legumes em versão *baby*, que podem ser salteados ou cozidos no vapor para ficarem macios.

Use molhos. Algumas crianças preferem a comida pura, outras gostam de tudo com molho, especialmente se puderem mergulhar os alimentos nele — porque é um processo muito interativo que elas controlam totalmente. Muitas elegem um tipo de molho favorito — ketchup, molho de queijo ou de iogurte, *homus* —, e querem que tudo seja coberto por ele. Entre no jogo, mesmo que a combinação pareça meio estranha, como geleia de maçã no frango, molho de tomate no purê de batata ou torradas mergulhadas no iogurte.

Rale a comida. Sirva um montinho de cenoura ralada fina (que você pode chamar de "montanha" ou "colina"), ou misture com batatas e molho de iogurte para preparar uma salada de batata saudável. Um monte de queijo ralado grosso é um lanche divertido, especialmente se for acompanhado de um monte de maçã ralada.

Você não tem tempo, paciência ou dom artístico para inventar comidas divertidas ou acredita que os alimentos devem ser servidos como são, sem fanfarra? A escolha é sua. Uma criança com fome vai ficar feliz com o que você preparar.

Incremente com molho. O seu filho pode não gostar dos legumes e verduras puras, mas isso não significa que não vai gostar delas com molho. Experimente preparar a couve-flor com um molho suave de leite de coco com *curry* ou os brócolis salteados. Dê destaque aos legumes com ensopados e sopas (você pode aumentar a quantidade de cenoura na canja de galinha, um prato de que todas as crianças gostam). Mergulhar legumes no molho deixa tudo mais divertido, porque é uma experiência interativa. E, para os pequenos amantes do queijo, um pouco de queijo derretido pode transformar qualquer legume em um petisco tentador.

Dê o exemplo. Nessa idade, as crianças copiam todos os tipos de comportamentos, inclusive os que veem na mesa do jantar. Ao ver que você está se deliciando com a vagem e a cenoura ou que o papai repetiu a salada, é muito mais provável que o seu filho queira imitar vocês.

Cultive uma horta. A melhor forma de despertar o interesse de uma criança pelas verduras é plantá-las junto com ela (isso é que é lição!). A segunda melhor é visitar alguém que plante, numa central de abastecimento ou na feira. Se não houver nenhuma por perto, visite a seção de hortifrúti do supermercado e convoque o seu filho para ajudar a escolher os legumes e depois prepará-los.

Mude de cor. O seu filho não gosta mesmo de verde? Não é obrigatório comer. Os mesmos nutrientes podem ser encontrados em alimentos de outras duas cores que as crianças costumam gostar: laranja e amarelo (pense em cenouras, batatas-doces e abóboras). E as frutas oferecem tantos benefícios nutricionais quanto qualquer legume, especialmente as de cor vibrante, como a manga, o mamão papaia, o melão, o damasco, o pêssego e as frutas vermelhas. Acrescente frutas ao iogurte e ao mingau e faça vitaminas — também é gostoso mergulhar alimentos nele.

Rejeição aos alimentos favoritos

"De repente, a minha filha começou a rejeitar os pratos preferidos dela. O que está acontecendo?"

A comida preferida de ontem entrou para a lista negra de hoje? Isso é típico das crianças dessa idade. Quando você acha que finalmente encontrou um alimento com o qual possa contar, ela passa a recusá-lo.

Às vezes, isso demonstra apenas uma vontade de ser do contra ou um esforço para ter controle ("Você não vai conseguir me fazer comer nem meu prato favorito!"), outras vezes um capricho, o início da dentição ou começo de um resfriado podem fazer o prato preferido perder a graça. Ou talvez ela tenha simplesmente se cansado dele. Independentemente do motivo, veja o que se deve ou não fazer:

Não se desespere. A sua filha não vai passar fome, só vai comer outra coisa. As crianças saudáveis que não são forçadas a comer sempre consomem o que precisam. Fazer muito alarde só confirma o que ela já pressente: a melhor forma de irritar você é recusar o que você estiver oferecendo. Em vez disso, mantenha a calma quando ela desprezar a panqueca que tanto ama.

Dê um tempo. Retire a comida rejeitada tranquilamente e não a sirva de novo — nem toque no assunto por pelo menos uma semana, a não ser que sua filha peça. Nesse meio-tempo, ofereça alimentos parecidos. Se a panqueca foi esnobada, sirva pão; se foi o iogurte, tente queijo cottage e, se foi a banana, ofereça maçã. Afinal de contas, até as crianças enjoam das mesmas comidas de sempre.

Dê uma repaginada. Na hora de reintroduzir o alimento rejeitado, sirva-o de uma forma diferente. O mingau do café da manhã pode passar para o almoço. Monte o sanduíche em forma de cata-vento e, para uma mudança mais radical, troque o pão de sempre por pão árabe integral ou a geleia por banana. Sirva bolinhas de melão em vez de cubos, frango com molho de tomate e queijo em vez de empanado. Troque a muçarela do misto-quente por queijo prato e adicione um pouco de molho de tomate.

Não perca a oportunidade. Se você parar para pensar, esse é um ótimo momento para oferecer alimentos novos, então aproveite para incluir alguns itens no repertório da sua filha.

Desperte o sentimento de posse. Nessa fase, as crianças são muito possessivas. Comer um pouco do iogurte ou do cereal matinal que ela deixou de lado pode instigar a sua filha a dar mais algumas colheradas.

Não elimine os alimentos rejeitados. O que foi posto para fora do cardápio um dia pode voltar no outro, então não descarte ainda os produtos estocados. Aliás, se a rejeição for causada pelo incômodo da dentição ou pelo começo de um resfriado, a comida pode voltar às graças da sua filha quando ela se sentir melhor.

Crianças que não param quietas

"O nosso filho não para quieto durante as refeições. Ele tenta se levantar, se remexe na cadeira de alimentação e geralmente quer sair sem ter comido quase nada."

Quando era um bebê, seu filho usava a boca na maior parte das suas explorações e, por isso, comer era uma experiência empolgante. Agora, ele prefere explorar o mundo a pé — e comer se tornou uma perda de tempo insuportável, pelo menos do ponto de vista dele. No entanto, as pausas para a alimentação são fundamentais para mantê-lo com energia para as outras atividades. Para ajudá-lo a se reabastecer, mesmo a contragosto:

- Considere uma troca de lugares. Crianças dessa faixa etária não gostam de confinamento. É possível que ele se sinta mais à vontade e disposto a cooperar sentado à mesa em uma cadeira adaptada ao seu tamanho.

- Pare de dar comida a ele. Alimentar-se sozinho definitivamente vai fazer com que ele fique ocupado por mais tempo, especialmente se houver novos desafios: um copo com canudo, uma colher ou um molho em que ele pode mergulhar a comida.

- Faça companhia. Mesmo que você não faça uma refeição junto com ele, sente-se ao lado do seu filho enquanto ele come. Você não precisa elaborar um espetáculo teatral na hora do jantar, mas, com um pouco de conversa, ele pode demorar mais para se sentir entediado. Só não fale sobre como ele está comendo pouco ou se remexendo muito.

- Nada de comer enquanto faz outra coisa. Mesmo se você for fazer apenas um lanche, sente-se. Se o seu filho puder beliscar enquanto brinca, nunca vão achar que precisa sentar para comer.

- Sente-se. O seu filho observa tudo que você faz — é assim que ele adquire novos hábitos. Se você sempre come enquanto faz outras coisas, direto da geladeira ou em pé na frente da pia, está lhe ensinando a fazer o mesmo. Esse é mais um motivo para fazer refeições em família regularmente e se sentar até para fazer um lanchinho rápido.

- Ajuste suas expectativas. Crianças dessa idade só aguentam ficar sentadas por um período limitado e você vai saber quando esse tempo se esgotou ao notar que ele mais se mexe do que come. Deixe que ele se levante, mesmo que não tenha comido muito. Outras refeições e lanches serão feitos mais tarde — contanto que ele se sente para comer.

Entretenimento na hora da refeição

"As refeições têm sido um desastre recentemente. A nossa filha não come nada se eu e meu marido não fizermos brincadeiras para distraí-la e, às vezes, nós nos sentimos uns palhaços. O que podemos fazer?"

Abandonem o picadeiro imediatamente. Uma criança que é induzida a comer com música, dança, truques de mágica, piadas e outras estratégias (desesperadas) logo começa a esperar que a comida venha sempre acompanhada de um espetáculo. E adivinha o que acontece se ela não tem o que espera?

O seu objetivo não é fazer a sua filha comer, mas permitir que ela coma de acordo com a fome que está sentindo. Usar distrações para mantê-la sentada à mesa, mesmo que seja só para dar mais algumas colheradas, vai interferir na regulação do apetite, um processo vital para controlar o consumo de alimentos. Para desenvolver atitudes saudáveis, ela deve associar comida com a sensação de fome ("Minha barriga está roncando, então deve ser hora de comer"), e não com distrações ("O papai está plantando bananeira, então deve ser hora de comer").

É claro que o fim das encenações na hora das refeições não vai ser bem aceito no começo, mas resistam à tentação de fazer uma última apresentação. Fiquem calmos e não se abalem, como se não fizesse a menor diferença para vocês se ela está comendo ou não — e não deve fazer mesmo, desde que ela esteja crescendo adequadamente. Ela vai comer quando sentir fome, mesmo que o show não continue. Falando em shows, evite a armadilha da televisão, que pode até prolongar a refeição, mas também é um incentivo para o hábito de comer sem prestar atenção, o que não é saudável.

Uma forma melhor de distraí-la e tornar a refeição mais interessante, além de proporcionar uma experiência social valiosa, é conversar com sua filha enquanto ela come.

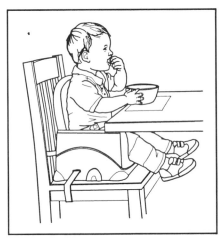

A maioria das crianças está pronta para trocar a cadeira de alimentação por um assento adaptado a uma cadeira normal, menos restritivo, por volta da metade do segundo ano.

A cadeira de alimentação

"Quando é a hora certa de trocar a cadeira de alimentação por um adaptador numa cadeira comum?"

O melhor lugar para sentar uma criança depende da criança que vai se sentar. Algumas ficam muito contentes em sentar na cadeira de alimentação até ficarem grandes demais para ela, mas a inquietação e a birra de outras é um sinal de que estão prontas — e ansiosas — para abandoná-la definitivamente o mais rápido possível.

Caso o seu filho não pare de se mexer para comer quando estiver na cadeira de alimentação, talvez seja hora de passar para a mesa, com um assento adaptado ou uma cadeira removível. Mesmo que ele esteja feliz comendo sozinho, sentar-se à mesa com a família ajuda a desenvolver as habilidades sociais e (no futuro) a aprender boas maneiras.

Depois que fizer a transição, certifique-se de que o assento adaptado está bem-acoplado à cadeira e que a criança sempre está presa com o cinto. Cadeiras removíveis — que se prendem à mesa — nunca devem ser usadas por cima de outras cadeiras, senão o seu filho pode dar um impulso para a frente, deslocar a cadeira e cair. Outra dica de segurança: a mesa pode ser uma grande armadilha, especialmente agora que ele vai se juntar aos adultos. Mantenha fora do alcance do seu filho tudo que pode quebrar, derramar ou machucar, como facas, garfos pontudos, vasos de vidro e alimentos que oferecem risco de asfixia. Aliás, você pode se surpreender com a distância que os pequenos bracinhos podem atingir.

Outra solução que as crianças dessa idade adoram são mesas e cadeiras infantis — que também podem ser usadas para desenhar e brincar. Só não se esqueça de que o seu filho precisa aprender a dividir a mesa com você e o resto da família na mesa grande.

Alimentação vegetariana e vegana

"Nós somos vegetarianos e gostaríamos de criar nosso filho nessa dieta. Existe alguma necessidade nutricional que não será suprida?"

Nessa idade, a maioria das crianças é voluntariamente vegetariana. Afinal de contas, elas costumam preferir alimentos ricos em carboidrato à carne vermelha, frango e peixe. Felizmente, as crianças vegetarianas ou veganas podem ser tão saudáveis quanto as carnívoras. Seja uma escolha filosófica da família ou uma fase passageira, a ausência de carne no cardápio não significa que o seu filho vai passar fome ou deixar de ingerir nutrientes importantes. Basta tomar alguns cuidados:

Fique de olho na proteína. Laticínios e ovos podem facilmente suprir a necessidade diária de proteína, mas as crianças veganas, que não comem qualquer alimento de origem animal, podem não ingerir a quantidade que precisam para crescer. Para preencher as lacunas, ofereça alimentos ricos em carboidratos complexos como o macarrão enriquecido e a quinoa, assim como todos os grãos integrais (que também fornecem muita proteína). A soja e todos os seus derivados também não podem faltar: dê muito leite, queijo, tofu. Produtos que substituem a carne também podem ser oferecidos, como hambúrgueres, quibe e almôndega de soja — apenas selecione-os cuidadosamente, pois podem conter muito sódio. Não se esqueça das leguminosas: são grandes fontes de proteína, além de outros nutrientes importantes.

Informe-se sobre a vitamina B12. Essa vitamina está no topo da lista de nutrientes fundamentais para o crescimento e o desenvolvimento. Embora a carne seja uma fonte excepcional, ela está presente em todos os alimentos de origem animal. Por isso, se seu filho gostar de derivados do leite e de ovos, você não precisa se preocupar. Caso a dieta seja estritamente à base de alimentos de origem vegetal, é preciso incluir produtos fortificados, como leite de soja e cereais matinais. Pergunte ao pediatra se é uma boa ideia usar suplementos, mas lembre que nem todos os produtos voltados para as crianças contêm vitamina B12.

Reforce o ferro com a vitamina C. As crianças vegetarianas costumam ingerir bastante ferro por comerem muitas verduras, legumes e grãos. O problema é que o corpo não absorve o ferro de origem vegetal (chamado ferro não heme) tão facilmente quanto o ferro heme presente em alimentos de origem animal. Para garantir que o seu filho tenha os benefícios do nutriente que está consumindo, é importante servir em todas as refeições alimentos ricos em vitamina C, que ajuda na absorção. Ofereça kiwi para acompanhar o pão integral e cubra o macarrão fortificado com molho de tomate.

Capriche no cálcio. Para as crianças que consomem leite e seus derivados, é fácil ingerir esse mineral que ajuda a desenvolver os ossos. Se o seu filho é vegano, recorra a sucos fortificados e alimentos à base de soja, como o leite (mas leia o rótulo, pois nem todos os leites de soja contêm cálcio).

Tenha a atenção redobrada com a vitamina D. A vitamina D é essencial para o crescimento dos ossos e sua deficiência em crianças pequenas está relacionada ao raquitismo. Se o leite fizer parte da alimentação, ela está garantida, mas pode ser um desafio suprir as necessidades de uma criança vegana, a não ser que você use leite de soja fortificado. Para garantir que o seu filho está consumindo o suficiente, consulte um médico para saber se é preciso incluir um suplemento no cardápio.

Não abdique da gordura. No segundo ano, as crianças precisam de gorduras saudáveis para o desenvolvimento do cérebro e a maioria obtém o que precisa do leite e dos laticínios integrais. O leite de soja não oferece um benefício equivalente para os pequenos veganos, pois tem naturalmente menos gordura, portanto eles podem não consumir a porção que precisam, mesmo se você optar pela versão integral (o que é recomendado; evite as alternativas com teor reduzido de gordura). Procure outras fontes saudáveis de gordura, como abacate, óleo de canola e linhaça e nozes, castanhas e sementes trituradas (se não houver risco de alergia). Muitas dessas fontes também fornecem ácidos graxos ômega 3.

Faça cada mordida valer a pena. Como as crianças veganas precisam ingerir ainda mais alimentos de origem vegetal para compensar a carne que deixam de comer (é preciso quase uma xícara de arroz para obter a mesma quantidade de proteína que apenas algumas mordidas de frango), conseguir espaço suficiente no estômago pode ser um desafio. Por isso não é uma boa

ALIMENTAÇÃO

ideia ocupá-lo com *junk food*. Prefira oferecer ao seu filho lanches saudáveis entre as refeições.

Jantares com crianças

"Nós gostaríamos de jantar fora mais vezes, mas a nossa filha não come direito e não tem exatamente boas maneiras à mesa. Por isso, quase sempre ficamos em casa."

Não deixem de levar a sua filha para comer fora. Frequentar restaurantes é uma experiência valiosa para as crianças, sem contar que cozinhar toda noite pode ser cansativo. No entanto, antes de fazer reserva para três, considerem o seguinte:

A cozinha. Vocês preferem frutos do mar, mas o gosto da sua filha tende mais para massa, sem queijo e coisas verdes, e tirinhas de frango, com molho à parte. Em nome da paz na hora do jantar, a escolha do restaurante deve ser baseada nas preferências dela. Restaurantes que oferecem cardápios infantis são melhores, mas a maioria dos estabelecimentos, mesmo quando não disponibiliza esta opção, prepara pratos adequados para crianças dessa idade, quando são solicitados. Às vezes, porém, um ambiente novo pode inspirar a criança a explorar novos sabores — ela pode provar um *yakissoba* no restaurante chinês, o que nunca faria em casa. Por isso, de vez em quando, arrisquem-se a levar sua filha para um território culinário desconhecido. Vocês podem se surpreender com o que ela come.

Instalações. Liguem antes para saber se há cadeiras para crianças disponíveis. Senão, levem uma de casa. Os restaurantes que oferecem lápis de cor e toalhas de mesa de papel merecem pontos extras. Caso o restaurante não ofereça estas vantagens, não deixem de levar livros, giz de cera, papel ou alguns brinquedos pequenos e que não façam barulho, pois vocês vão precisar de muitas distrações para ela. Pode ser uma boa ideia carregar alguns biscoitos ou pedaços de queijo, para o caso de a comida demorar a chegar. Só tentem não encher sua filha de bobagens antes de a refeição começar ou ela não vai parar quieta para comer. E não se esqueçam do copinho com bico para evitar acidentes constrangedores.

Atendimento. Como a equipe do restaurante vai reagir ao receber uma criança pequena? Em caso de dúvida, perguntem de forma direta: "Crianças pequenas são bem-aceitas no seu restaurante?". Vocês vão saber a resposta pela reação que a pergunta provocar, mesmo que nada seja dito claramente.

Barulho. Um ambiente muito barulhento pode atrapalhar a conversa, mas também pode abafar o choro e a pirraça da sua filha. Música animada é uma boa distração para as crianças e um bom disfarce para as travessuras barulhentas. Afinal de contas, se a mesa ao lado não ouvir, ninguém vai se incomodar.

Horário. Quando for possível, cheguem antes de começar o movimento, quando o restaurante ainda estiver vazio e os funcionários não estiverem sobrecarregados.

Tempo de espera. Não contem com a sorte. Sempre que puderem, escolham um restaurante que aceite reservas ou no qual vocês tenham certeza que haverá mesas disponíveis. Se a espera for inevitável, deixem a sua filha gastar um pouco de energia correndo no lado de fora (mas fiquem de olho). As crianças geralmente não se comportam bem quando têm que ficar sentadas esperando a mesa, depois a comida e depois todos terminarem de comer.

Disposição das mesas. Tentem reservar a mesa perfeita. Tanto vocês quanto a equipe do restaurante vão agradecer se o lugar for fora da área de maior circulação, longe de outros clientes (para que a gritaria da sua filha não os incomode) e longe da cozinha e da copa (para evitar uma colisão catastrófica se ela sair correndo de repente). Ter uma janela por perto vai ajudar a distraí-la, especialmente se houver carros e pessoas passando. Considerem também ficar perto da saída, caso ela precise dar um passeio durante uma refeição longa.

Depois de vocês chegarem ao restaurante:

Optem pela rapidez. Nada é melhor do que aproveitar um jantar agradável, desde que vocês tenham deixado a sua filha em casa com a babá. No entanto, se ela estiver sentada entre vocês, batendo na mesa e exigindo comida,

subindo pelo assento ou fazendo música com os talheres, a rapidez é fundamental. O objetivo deve ser: entrar, comer e sair o mais depressa possível. Escolham restaurantes especializados em refeições rápidas, mas não exagerem nas visitas a lanchonetes que servem comidas gordurosas. Alguns estabelecimentos que fazem entregas, como as pizzarias, aceitam pedidos feitos com antecedência pelo telefone e servem os pratos quando o cliente chega. Quando isso não for possível, façam os pedidos prontamente e todos de uma só vez, para poupar tempo — se vocês começarem pelas bebidas, certamente vão perder pelo menos dez minutos. Consultem o cardápio na internet antes de sair de casa, assim todos já terão decidido quando sentarem à mesa. Fazer o pedido da sua filha primeiro para que ela comece a comer antes pode parecer uma boa ideia na teoria, mas pensem que ela vai terminar antes que vocês comecem a comer e vai ter que ficar sentada esperando. A não ser que ela costume demorar, peçam que todos sejam servidos o mais rápido possível. Em vez de ser pedida como entrada, a salada pode ser um acompanhamento do seu prato principal. Outra forma de ganhar tempo é pedir pratos que sejam preparados rapidamente (perguntem ao garçom quais são).

Risco de asfixia

Saem as papinhas e entram as comidas de gente grande. Com a ajuda dos dentes que crescem rapidamente, a maioria das crianças dessa idade já está pronta para novas experiências alimentares. Porém, mesmo com o horizonte culinário em expansão, certos alimentos devem continuar fora do cardápio, porque podem fazer o seu filho engasgar.

Embora pessoas de qualquer idade possam engasgar com a comida, vários fatores tornam as crianças menores de 5 anos mais vulneráveis. Mesmo depois que todos os dentes nascem, geralmente por volta da metade do segundo ano, a capacidade de mastigar e engolir ainda não está bem desenvolvida. Elas tendem a dar uma mordida maior do que podem engolir, a encher a boca demais por diversão ou por impaciência, a devorar a comida para terminar logo a refeição e voltar a brincar e, se tiverem oportunidade, a comer enquanto andam e correm (o que não deve ser permitido).

Para reduzir o risco de asfixia, mantenha estes alimentos fora do alcance dele (as exceções estão indicadas):

- Nozes, castanhas e sementes (menos quando trituradas).
- Balas duras, chiclete, caramelos e outros doces pegajosos.
- Salsicha (corte ao comprido antes de fatiar para reduzir o risco).
- Pedaços grandes de carne.
- Uva (menos quando sem sementes, descascadas e cortadas no meio).
- Cereja fresca (menos quando sem caroço, descascadas e cortadas em quatro).

- Aipo cru.
- Cenoura crua (fatias finas são seguras para as crianças que já têm todos os dentes. Para as que ainda estão em fase de dentição, deve ser ralada fina).
- Pipoca.
- Frutas secas (menos quando são cozidas e picadas). Pedaços pequenos de frutas liofilizadas são mais seguros, desde que derretam na boca, sem precisar serem mastigadas (experimente um pedaço antes).

Independentemente de qual seja o alimento, você pode reduzir os riscos ainda mais se:

- Alimentar o seu filho apenas quando ele estiver sentado. Comer deitado, reclinado ou enquanto anda, corre e brinca oferece risco de asfixia.
- Incentivá-lo a não colocar comida demais na boca, oferecendo pequenas quantidades de cada vez.
- Encorajar seu filho a engolir antes de falar ou rir. Isso será mais fácil de colocar em prática quando ele estiver à mesa.
- Ter muito cuidado com lanches no carro. Uma freada brusca pode fazer um pedaço muito grande de comida descer pela traqueia.

Deixem a área livre. Mantenham fora do alcance da sua filha tudo que pode ser quebrado, derrubado ou derramado, além de todos os objetos cortantes (facas e garfos) e flores (você não

vai querer que ela coma o arranjo de mesa).

Faça escolhas simples e familiares. Se for possível, escolham para ela uma comida adequada para crianças dessa faixa etária e que ela já tenha testado e aprovado. Ela pode fazer experimentações com novos sabores nos seus pratos. Uma quantidade grande vai assustá-la, então peçam um prato a mais para servir algumas colheradas de cada vez e optem por meia porção, se o restaurante não oferecer pratos infantis. Nada no cardápio é familiar? Combinem acompanhamentos para formar uma refeição: batata assada, cenouras cozidas e ervilhas ou arroz. Se a sua filha for uma purista, peçam ao garçom para que o prato venha sem guarnições, pois o cheiro-verde artisticamente salpicado pode provocar rejeição e uma viagem do prato de volta para a cozinha.

Estabeleçam limites. Tudo bem, não é justo esperar que uma criança dessa idade se comporte de maneira impecável em um restaurante, mas, por outro lado, não é justo sujeitar os outros clientes a uma hora de algazarra. Levem em conta que o casal na mesa ao lado pode estar pagando um bom dinheiro a uma babá para ter uma noite relaxante sem seus próprios filhos. Apliquem algumas regras básicas de civilidade — é proibido gritar, fazer muito barulho e bater os talheres —,

e façam de tudo para que a criança fique relativamente quieta e satisfeita. Se ela estiver perturbando tanto que as pessoas à sua volta tiverem começado a olhar para vocês com cara feia, é hora de tirá-la da mesa por um tempo. Quando dois adultos estão presentes, um pode ficar alguns minutos do lado de fora com a criança, enquanto o outro come em paz sozinho. Só nunca leve a sua filha embora antes que a refeição termine para todos ou ela ficará com a impressão de que pode mudar os seus planos ao fazer birra. Outra regra imprescindível: é proibido sair da mesa desacompanhada. Uma criança zanzando sozinha pelo restaurante pode esbarrar em alguém que esteja carregando uma bandeja cheia de comidas e bebidas quentes e provocar um acidente grave — além de se machucar.

Deem gorjeta. Os pedidos especiais, o macarrão pisoteado no tapete, o molho de tomate esparramado na mesa, as bebidas derramadas e os pratos virados são bons motivos para alguém que serve uma criança dessa idade merecer uma gratificação a mais por seus esforços. Se vocês pretendem voltar ao restaurante, sejam ainda mais generosos.

TUDO SOBRE:
Segurança alimentar

Muitos grãos integrais? Confere. Frutas frescas? Confere. Vários legumes? Confere. Peixes ricos em ômega 3? Confere. Bactérias, pesticidas e outros produtos químicos? É melhor dar uma conferida.

Para alimentar bem o seu filho, não basta oferecer comida saudável

ALIMENTAÇÃO

(e tentar descobrir como fazer com que ele a coma). É preciso também se certificar de que os alimentos que você compra, prepara e serve são os mais seguros possíveis. Felizmente, a segurança alimentar só depende de alguns cuidados e muito bom senso.

FRUTAS E LEGUMES SEGUROS

Frutas, legumes e verduras merecem a boa reputação que têm, especialmente para as crianças nessa fase de rápido crescimento. Embora não sejam unanimidade entre a garotada, um pedaço suculento de melão ou de manga sempre faz sucesso, assim como uma fatia de maçã ou pera e um sorriso feito de morango e banana em cima da torrada. Na hora das compras, não se esqueça de que as frutas são muito saudáveis, mas nem todas são seguras, ainda mais se forem consumidas diretamente das prateleiras. Alguns produtos podem estar contaminados por bactérias (do solo, da água ou das mãos do agricultor), enquanto outros são cobertos por uma camada de pesticidas. Para ter certeza de que as frutas e hortaliças, que deveriam estar mantendo o seu filho saudável, não causarão doenças:

— Compre produtos locais. Além de geralmente ser mais frescos — o que significa que vai reter mais os nutrientes de que o seu filho precisa —, eles não precisam passar por tratamentos químicos de conservação como aqueles que são transportados a longas distâncias. Procure comprar frutas, legumes e verduras da estação, pelos mesmos motivos, ou prefira aquelas congeladas ou liofilizadas.

Produtos químicos não são brincadeira

Pode parecer que o seu filho não come quase nada, mas uma coisa pode surpreender você: as crianças dessa faixa etária ingerem mais comida e bem mais água do que os adultos se as quantidades forem comparadas ao próprio peso corporal. Elas também consomem uma quantidade maior de certos tipos de alimento, como as frutas, e por terem hábitos alimentares restritos, tendem a comer a mesma coisa repetidas vezes (maçã fatiada, seguida de purê de maçã acompanhado de suco de maçã).

O que isso significa para o seu filho? Uma possível maior exposição aos pesticidas e a outras substâncias químicas contaminantes encontrados na cadeia alimentar e no sistema de fornecimento de água — produtos aos quais as crianças dessa idade são especialmente vulneráveis, não apenas porque o corpo delas ainda está se desenvolvendo, mas porque ele absorve, em relação ao próprio peso, uma quantidade maior das substâncias nocivas presentes na comida e na água (que absorvem os produtos químicos com mais facilidade).

São mais alguns bons motivos para tomar muito cuidado com os produtos químicos na alimentação do seu filho mais que especial.

Os vilões e os mocinhos

Você está se perguntando se vale a pena pagar muito mais pelos produtos orgânicos? Quando se trata do seu filho, pode valer, especialmente em alguns casos. O Ministério da Agricultura, Pecuária e Abastecimento procura garantir que os produtos orgânicos sejam isentos de contaminantes, como fertilizantes sintéticos, agrotóxicos e transgênicos. Eles podem não ser necessariamente mais frescos, nem oferecer melhores benefícios nutricionais (a não ser que sejam produzidos localmente), mas seu consumo reduz a exposição a produtos químicos potencialmente nocivos, o que já é uma grande vantagem.

É claro que talvez não seja possível comprar exclusivamente produtos orgânicos. Se você precisar estabelecer prioridades, leve em conta que existe uma lista de alimentos que têm mais chances de conter pesticidas quando são produzidos de forma convencional. Sempre que possível, invista em pimentão, pepino, alface, cenoura, abacaxi, beterraba, couve, mamão e tomate orgânicos. Caso já tenha estourado o seu orçamento tentando fugir desses vilões, os produtos não orgânicos que têm menos risco de contaminação são: batata, cebola, manga, maçã, repolho e laranja.

- Prefira os orgânicos. Sempre que esses produtos estiverem disponíveis e tiverem um preço acessível e boa aparência, serão a melhor opção. Apesar de não terem menos chances de conter bactérias, pelo menos não são cobertos de pesticidas. Veja o quadro acima para saber quais dos principais alimentos são melhores se forem orgânicos.

- Varie os produtos. Escolher uma variedade de frutas, legumes e verduras não garante apenas mais nutrientes, mas também mais segurança. Os produtos químicos usados na produção de cada alimento são diferentes, por isso é importante diversificar o cardápio do seu filho (dentro das possibilidades que os hábitos restritos permitem) para que ele não consuma uma quantidade muito grande de nenhum tipo específico desses produtos.

- Seja tão fresca quanto o seu filho. Analise bem o aspecto e o cheiro das frutas, legumes e verduras antes de servi-las. Se tiverem pequenos machucados, podem ser usadas sem problemas, mas algumas crianças podem recusá-las. Jogue fora todas que apresentarem traços de mofo ou odores estranhos.

- Fique de olho na data de validade. Não compre (nem sirva a seu filho) produtos embalados que estejam já vencidos ou muito próximos do vencimento, que não estejam frescos ou não tenham sido mantidos refrigerados adequadamente.

ALIMENTAÇÃO

- Tenha mania de limpeza. Lave a superfície de todas as frutas e hortaliças, sejam elas orgânicas ou não. Faça isso mesmo com aquelas que você pretende servir sem casca, pois a faca ou o descascador podem transferir os germes para a parte de dentro que o seu filho vai comer. Não as deixe de molho — porque muitas vitaminas podem ser perdidas na água — e não use detergente (mas os produtos específicos para isso podem ser usados). Caso seja necessário, use uma escova para remover terra ou outros resíduos.

- Escolha sempre sucos prontos pasteurizados. Aqueles que não passam por esse processo, como os vendidos em mercados hortifrúti e feiras, podem conter bactérias nocivas, entre elas a *E. coli*, que pode deixar crianças muito doentes.

Para mais informações sobre agrotóxicos, consulte o relatório do Programa de Análise de Resíduos de Agrotóxicos em Alimentos (Para) da Agência Nacional de Vigilância Sanitária (Anvisa) no site <www.anvisa.gov.br>.

CARNE BOVINA, AVES E PEIXE SEGUROS

Para crescer, o corpo precisa de muita proteína e não existe fonte mais eficiente do que a carne vermelha magra, as aves e os peixes, que contêm ainda outros nutrientes essenciais como a vitamina B12 e ferro. Infelizmente, esses alimentos podem estar contaminados por bactérias ou substâncias químicas. Para que o seu filho consuma essas proteínas sem riscos de intoxicação, é preciso tomar algumas precauções:

- Atenção ao cozimento. Carnes cruas ou malpassadas podem carregar micro-organismos — como salmonela, *E.coli* e *campylobacters* —, além de parasitas que causam doenças graves. Para evitar que esse perigo chegue ao prato do seu filho, elas devem ser completamente cozidas (veja no quadro abaixo a temperatura de cozimento adequada para cada tipo de carne).

Bem ou malpassado?

Como saber se o jantar que você vai servir não está mal cozido e cheio de germes nocivos que podem fazer o seu filho adoecer? Basta verificar a temperatura interna do alimento para saber se ele está cozido o suficiente e livre de contaminantes. Confira as temperaturas apropriadas:

Assados, costela ou filé de carne bovina e suína, vitela e cordeiro: 71°C (ao ponto) e 77°C (bem-passado)

Carne moída bovina, suína, de vitela e de cordeiro: 71°C

Presunto pré-cozido: 60°C

Frango e peru inteiros: 82°C

Carne moída de frango e peru: 74°C

Peito de frango: 77°C

Recheios para aves (preparados dentro ou fora delas): 74°C

Peixe: 63°C

Pratos à base de ovos e assados: 71°C

O que fazer quando você não tiver um termômetro de carne à mão ou estiver em um restaurante? No caso da carne bovina, verifique a coloração: se estiver cinza ou marrom, o cozimento está adequado (embora o teste da cor possa não ser preciso com carnes congeladas, como as servidas em lanchonetes). A carne de ave não deve apresentar nenhum traço rosado e seu caldo deve ser transparente. Quanto ao peixe, observe se os pedaços se desprendem com facilidade e não estão translúcidos — por exemplo, o salmão deve ter uma textura rosada e opaca.

Como escolher peixes

Peixes são uma opção saudável para o seu filho, porque contêm pouca gordura saturada, são ricos em proteína e uma boa fonte de vitamina D e de muitas das vitaminas do complexo B. Além disso, peixes gordurosos, como o salmão, oferecem uma grande quantidade de ácidos graxos essenciais ômega 3, que estão associados a um melhor desempenho do cérebro.

Mesmo com tantos benefícios, é importante saber selecioná-los com cuidado, porque muitos frutos do mar podem conter contaminantes como mercúrio e PCB (bifenilas policloradas). Algumas espécies apresentam níveis altos, e outras, apenas traços. Bebês, crianças pequenas e mulheres grávidas são especialmente vulneráveis aos efeitos desses contaminantes e, por isso, recomendam-se restrições mais rígidas ao consumo de peixe.

Segundo a Secretaria de Administração de Alimentos e Medicamentos dos Estados Unidos (FDA) e Agência de Proteção Ambiental dos Estados Unidos (EPA), o seu filho não deve comer os seguintes peixes:

- Cação
- Peixe-espada
- Peixes da família Malacanthidae (como batata, batata-da-pedra, pirá)
- Cavala

E quais são os peixes considerados seguros para as crianças? Felizmente, os que elas mais gostam:

- Escamudo-negro (o peixe usado para fazer nuggets)
- Hadoque
- Pescada
- Peixe-vermelho
- Truta
- Salmão selvagem
- Tilápia
- Linguado
- Camarão (caso haja histórico familiar de alergias, consulte o pediatra antes de servir frutos do mar)

Quando pensar em preparar uma salada ou uma torta de atum, prefira o enlatado em pedaços e sem óleo, que contém consideravelmente menos mercúrio do que o atum-branco. O consumo deve ser limitado a 6 gramas por quilo de peso corporal por semana, portanto uma criança que pesa 10 quilos não deve comer mais que 60 gramas de atum por semana. Quanto ao salmão, os que são criados em cativeiro podem conter altos níveis de PCB, então prefira os selvagens sempre que puder.

Caso a sua família goste de pescar ou tenha amigos que gostam e compartilham os peixes, verifique no site do Ministério de Pesca e Aquicultura se é seguro para crianças pequenas ingerir pescados daquela determinada área de pesca.

Escolher um peixe saudável é o primeiro passo e a forma de preparo pode torná-lo ainda mais seguro. Por exemplo, os contaminantes se acumulam na pele e na gordura, então, se você cortar essas partes antes de cozinhar, estará se livrando de muitas das toxinas. Por outro lado, a fritura faz com elas penetrem na carne. Escolha sempre grelhar, assar ou cozinhar, pois esses processos fazem com que os produtos químicos escoem e sejam descartados.

Procure incluir uma variedade de peixes saudáveis nas refeições do seu filho duas ou três vezes por semana, se você conseguir convencê-lo a comer. Lembre-se de que, para as crianças dessa faixa etária, as porções recomendadas são um quarto de uma porção para adultos: aproximadamente 30 gramas ou o equivalente ao tamanho de uma caixa de fósforos.

- Escolha com cuidado. Alguns peixes são provenientes de águas contaminadas por substâncias como mercúrio e PCB. (Veja mais informações no quadro das páginas 172-3). Esqueça o *sushi* e *sashimi*, o seu filho nunca deve comer frutos do mar crus.

- Procure produtos orgânicos. Se você tiver acesso a elas e os preços forem compatíveis com o seu orçamento, opte por carnes bovina, de aves e de cordeiro com o selo de produtos orgânicos. Essa é a melhor forma de garantir que você não está servindo bolo de carne ou filé de frango acompanhados de contaminantes químicos. A segunda melhor opção é procurar aquelas provenientes de animais criados sem hormônios e antibióticos (como todos os orgânicos). A carne produzida pela pecuária extensiva (e a orgânica geralmente é) tem mais uma vantagem: geralmente é mais magra e mais rica em ômega 3 do que a não orgânica.

- Carne magra é a melhor opção. Além de ter menos gorduras insaturadas, a carne bovina e de ave magra têm risco menor de estarem contaminadas por produtos químicos, mesmo que não sejam orgânicas. Isso porque os contaminantes ingeridos pelo animal são armazenados na gordura, na pele e nos órgãos. Escolha cortes magros, evite vísceras (o que uma criança pequena dificilmente vai querer comer) e habitue-se a remover a gordura e a pele do pedaço de carne antes de cozinhar ou assar. Escolha também formas de preparo que drenem a gordura e garanta que ela não acabe no prato do seu filho — ao escorrê-la da carne moída refogada ou do molho das almôndegas, por exemplo.

Para mais informações sobre o consumo seguro de carnes, consulte o site da Anvisa <www.anvisa.gov.br>.

LATICÍNIOS SEGUROS

A maior parte das crianças ama laticínios e isso é bom, pois não há maneira mais fácil de consumirem cálcio e proteína. Para ter certeza de que os produtos que você serve ao seu filho — leite, queijo e iogurte, entre outros — são tão seguros quanto nutritivos, tome as seguintes precauções:

- Opte pelos pasteurizados. Nunca sirva leite cru (não pasteurizado) ao seu filho, pois ele pode conter bactérias que farão o pequenino adoecer. Fsse é o único caso em que o processamento, nesse caso a pasteurização, é a melhor opção.

- Seja seletiva com os queijos. Certifique-se de que todos os queijos que você escolhe também sejam feitos com leite pasteurizado. Caso o selo de qualidade não esteja disponível, não o ofereça ao seu filho. Isso se aplica principalmente aos queijos em pasta, pois podem estar contaminados com a bactéria *listeria*, caso não sejam pasteurizados.

- Armazene com cuidado. Todos os produtos lácteos devem ser armazenados em refrigeradores, pois até mesmo aqueles que foram pasteurizados podem ser contaminados após o processamento. Não os utilize depois da data de validade, ou

se tiverem aparência ou cheiro de estragado. Em caso de dúvida, jogue tudo fora.

- Compre orgânicos, se puder. Quando forem disponíveis e tiverem preço acessível, considere comprar laticínios orgânicos. Essa ideia é especialmente boa quando o assunto for o leite integral (o que as crianças mais consomem), porque ele é mais rico do que o semidesnatado ou o desnatado em gordura, onde os contaminantes químicos ficam armazenados. Certifique-se de que os produtos orgânicos que você compra também sejam pasteurizados.

O problema do mofo

Escondidos no fundo da geladeira, esperando para encher o prato do seu filho de nutrientes, está o queijo cottage. Mas quando você o pega para o café da manhã, percebe que uma camada azulada começou a se espalhar por cima do cottage e uma verde cobre os morangos. Você pode retirá-las e usar os alimentos ou deve jogar tudo fora? Saiba o que fazer quando se deparar com essa situação:

- Se pequenas frutas, como uvas e cerejas, ficarem mofadas, jogue-as fora. Caso apenas algumas no topo da pilha estejam cobertas de mofo, você pode comer as demais, desde que as inspecione e lave com cuidado.

- Se vegetais ou frutas de consistência firme — como maçã, batata, brócolis e cebolas, por exemplo —, ou queijos de consistência dura

ALIMENTAÇÃO

tiverem uma pequena parte mofada, é seguro descartar essa parte (mais 1 centímetro de margem de segurança) e comer o resto. Frutas mais suculentas como pêssegos, ameixas, melões e tomates devem ser jogadas fora.

- Laticínios — como queijo cottage, iogurte, creme de leite e manteiga — devem ser descartados, mesmo que o mofo esteja só na parte de cima. O mesmo deve ser feito com carnes e sobras de comida.

- Pães, grãos, nozes, castanhas, molhos e geleias devem ser jogados fora, mesmo que apenas uma pequena parte esteja mofada.

Lembre-se sempre: em caso de dúvida, jogue fora.

Ovos seguros

Muitas crianças adoram ovos de várias formas: mexidos, fritos e servidos em cima de uma fatia de pão ou usados na massa de panqueca. O problema é que alguns ovos podem estar contaminados pela salmonela, uma bactéria particularmente perigosa. Felizmente, você pode tomar alguns cuidados para garantir que todos que vão parar no prato do seu filho sejam seguros:

- Compre apenas ovos refrigerados. Eles podem continuar frescos por até três semanas, considerando que a data de validade não esteja expirada (verifique-a sempre). Até mesmo ovos muito bem-cozidos podem ser contaminados, portanto nunca os deixe em temperatura ambiente por mais de duas horas.

- Procure rachaduras. Não use ovos cuja casca esteja rachada na hora da compra ou rache no caminho para casa. Micro-organismos que causam doenças podem se instalar facilmente nessas rachaduras.

- Cozinhe os ovos muito bem. A clara deve estar firme e a gema deve estar começando a endurecer. Ovos com gema mole ainda podem conter bactérias.

- Não sirva comidas feitas com ovos crus. Isso serve para o molho branco ou maionese, musse e massa de biscoito e bolos crua, mesmo que seja deliciosa de lamber. Ovos pasteurizados podem ser comprados para uso doméstico e é seguro usá-los no preparo ou servi-los pouco cozidos ao seu filho (no ovo mexido, por exemplo).

Água potável

Água da torneira. No Brasil, a água não deve ser ingerida direto da torneira e a sua qualidade varia de lugar para lugar. Portanto, procure se informar melhor com a companhia de abastecimento local. Você também deve procurar saber se:

- A água é filtrada ou tratada com cloro. Filtrar é a maneira mais segura de purificá-la. Quando tratada com cloro, há a possibilidade de que ela contenha altos níveis de substâncias químicas que se infiltram no sistema de fornecimento. Ainda assim, na maior parte dos locais que realizam o tratamento com cloro, os níveis estão abaixo do limite perigoso. Caso a água da sua casa tenha cheiro ou gosto de cloro, fervê-la ou deixá-la exposta ao ambiente por 24 horas fará com que a maioria das substâncias químicas evaporem. Uma solução muito mais fácil, se possível, é instalar um filtro que elimine o cloro.

- Há contaminação de resíduos de fazendas ou indústrias ou possível infiltração de gás de tubulações subterrâneas nos reservatórios ou outras fontes de água? Esses fatores podem elevar o risco de contaminação na água. Dependendo do que estiver na sua água, o sistema de filtragem correto pode removê-lo.

- Pode haver contaminação de chumbo e outros metais presentes no encanamento da cidade? Isso também pode acontecer na sua própria casa, se os canos forem de chumbo. A exposição a esse metal pode causar problemas graves de saúde, portanto é fundamental proteger as crianças dela. Caso suspeite que a sua água esteja contaminada, a melhor solução é trocar a tubulação, mas isso nem sempre é viável. Usar um filtro é uma alternativa, mas, como nem todos removem o chumbo de forma

eficaz, invista em um produto que garanta a eliminação. Existem ainda duas formas mais baratas de reduzir os níveis de chumbo: use somente água da torneira fria — pois a água quente absorve mais o metal dos canos —, e deixe-a aberta por alguns minutos antes de usá-la pela manhã ou sempre que faltar água por mais de seis horas. A água fresca e sem chumbo que vem da rua chegará à sua casa depois de se aquecer e esfriar de novo.

Água de fonte. Se a sua água é obtida de poços e fontes, faça testes em laboratórios para verificar se há produtos químicos e bactérias a cada dois anos. Verifique com a Anvisa qual é a melhor maneira de testar a sua água.

Água engarrafada. A sua família decidiu usá-la por desconfiar da qualidade da água na sua cidade (ou por conveniência ou por gosto)? O problema é que essa alternativa não é necessariamente mais segura. Aliás, algumas marcas também usam água da torneira. Para verificar a pureza do produto, consulte a Anvisa e o Inmetro.

Caso prefira a água engarrafada, procure comprar uma que tenha a quantidade adequada de flúor (informe-se com um médico ou dentista). Ele não está presente em muitas marcas, o que significa que os dentes do seu filho não terão a proteção que necessitam. Evite sempre a água destilada, da qual os minerais benéficos, como o fluoreto, foram removidos.

O BPA nas embalagens de alimentos

O bisfenol A (BPA) é um produto químico que pode ser encontrado em muitos produtos de policarbonato, inclusive mamadeira e copinhos, e que pode ser tóxico para seres humanos e prejudicar o desenvolvimento do cérebro. A Secretaria de Administração de Alimentos e Medicamentos dos Estados Unidos (FDA) indicou que o BPA pode ter efeitos nocivos no cérebro, no comportamento e na próstata de fetos, bebês e crianças pequenas. Por absorverem com mais facilidade os produtos químicos que chegam aos diversos sistemas do corpo, por ainda estarem crescendo e se desenvolvendo e por usarem muitos recipientes plásticos para comer e beber, as crianças podem ficar mais vulneráveis à exposição ao BPA.

Como consequência disso, muitos fabricantes estão evitando voluntariamente o uso desse produto e alguns estados americanos estão pressionando para que ele seja totalmente banido. A FDA continua examinando a questão e a maioria dos especialistas concorda que é prudente evitar comprar e usar produtos que contenham BPA até que se saiba mais sobre ele. Para saber se ele está presente em uma mamadeira, copinho ou recipiente de plástico, procure o selo de recomendação do Inmetro. Confira o número indicado no triângulo na base dos produtos — se for sete, é provável que contenha BPA —, ou procure pela indicação "livre de BPA".

CAPÍTULO 5

Sono

NÃO HÁ DÚVIDA: no fim de um longo dia com seu filho, você está pronta para ir para a cama. Ou, pelo menos, pronta para uma atividade relaxante, exclusiva para adultos — e para momentos de descanso, sem crianças birrentas. Mas e o seu filho? Talvez não. Poucas crianças ficam ansiosas para ir dormir e a maioria resiste à ideia de maneira bastante decidida, assim como fazem com tudo que é bom para elas. Como convencer seu filho a dormir sem brigar todas as noites? E a tirar os cochilos tão necessários? Você só precisa de um pouco de regularidade e de muita determinação. Isso e, talvez, de mais uma história... E de mais um gole de água... E de mais um abraço...

As preocupações comuns

Rebeliões na hora de dormir

"A hora de dormir é uma batalha constante na nossa casa. Nossa filha nunca quer ir para a cama e, quando a coloco lá, ela não quer ficar. Leva uma eternidade para que ela durma."

Não é fácil passar de 60 km/h a zero e, se você pensar bem, é isso que pedimos a nossos filhos para fazer toda noite, na hora de dormir. Eles param de andar para lá e para cá, escalar, pular e brincar e têm que ficar parados num berço, além de deixar os brinquedos, a família e a diversão de lado por horas para apenas dormir. Essa é a razão número um da lista da sua filha para resistir ao sono. A segunda é o problema, típico da idade, que as crianças têm com transições — e existem poucas transições mais complicadas para uma criança de 1 ano do que a passagem ao sono. Acrescente a isso o recém-surgido medo do escuro e de ficar sozinha e, é claro, a característica mais marcante em crianças dessa idade, a revolta ("Se a mamãe ou o papai querem que eu faça alguma coisa, é uma boa razão para não fazer"). Não é de se surpreender que a sua filha, assim como a maioria dos pequeninos, arme uma briga quando chega a hora de dormir.

Para ajudar a sua filha a parar para dormir:

Hora de dormir

Você se lembra de quando o seu filho dormia quase três quartos do dia e da noite? Apesar de você ainda achar que está dormindo muito pouco, o seu filho, na verdade, precisa de muito menos sono agora que deixou de ser um bebê. E, à medida que o número de horas de sono diminui, os ciclos do sono ficam mais maduros e se organizam num padrão mais parecido com o de um adulto — com o acréscimo de alguns cochilos. Mesmo assim, muitas crianças não dormem tudo que precisam e a prova está na papinha... Isso, aquela que foi jogada na parede durante o ataque do dia anterior. Crianças que dormem pouco são mais irritadiças, fazem mais manha e têm menos capacidade de aprender e se concentrar — enquanto aquelas que conseguem descansar durante a noite e o dia tendem a ser mais comportadas, mais interessadas em brincar e explorar e simplesmente mais felizes (assim como seus pais). Aqui estão os padrões médios para a quantidade de sono que uma criança precisa. Lembre-se de levar em consideração que algumas precisam de mais, e outras, de menos:

De 12 a 15 meses. Uma criança de 1 ano precisa de cerca de 14 horas de sono para cada período de 24 horas. Cerca de 11 horas precisam estar concentradas durante a noite, enquanto as outras três devem ser divididas em dois cochilos diurnos.

De 15 a 18 meses. Nada muda muito em termos do tempo de sono que seu filho precisa. Onze horas de sono durante a noite e cerca de duas ou duas horas e meia de sono durante o dia, divididos entre uma ou duas sonecas, são a norma.

De 18 a 24 meses. No final do segundo ano, o seu filho deve dormir entre 12 e 13 horas por dia. A maioria das crianças abandona o cochilo matinal nessa idade especialmente quando se aproxima do segundo aniversário. O provável é que ele termine o ano com cerca de 11 horas de sono noturno e um cochilo de uma hora e meia ou duas horas durante o dia.

- Crie uma rotina para a hora de dormir e a mantenha. O ritual noturno correto — feito regularmente — vai ajudar a sua filha a relaxar enquanto faz a difícil transição entre estar acordada e dormindo (veja quadro da página 181). Tente não tirar férias da hora de dormir — em vez disso, leve a mesma rotina com você para os fins de semana, as férias e as viagens.

- Tente colocá-la mais cedo ou mais tarde na cama. Descobrir a hora certa de dormir pode fazer toda a diferença. Crianças que estão cansadas demais costumam ter problemas para relaxar porque estão muito agitadas. Se esse for o caso da sua filha, que tal começar — e terminar — a rotina da hora de dormir mais cedo? Por outro lado, a criança que ainda não estiver com sono também terá problemas para relaxar (você consegue dormir quando não está cansada?). Se a sua filha for assim, colocá-la na cama mais tarde pode ajudar a acabar com a guerra na hora de dormir.

- Não deixe que ela tire cochilos longos nem curtos demais. Dormir demais à tarde ou tirar um cochilo tarde demais pode facilmente fazer com que sua filha não esteja cansada na hora de dormir. E tirar cochilos curtos pode fazer com que ela esteja cansada demais para se render ao sono. Mantenha uma regularidade na hora do cochilo e na hora de dormir.

- Acorde os dorminhocos. Parece pouco lógico acordar uma criança que está dormindo. Mas fazer a sua filha acordar todos os dias no mesmo horário — se você tiver a sorte de ter uma filha que continua dormindo de manhã — vai ajudá-la a regular o relógio biológico, fazendo com que tenha sono no mesmo horário toda noite.

- Garanta o conforto. As transições diárias são mais fáceis de enfrentar quando se tem alguém ou alguma coisa acompanhando você. Institua um objeto transicional, que pode ajudar sua filha a largar você e ir dormir (apesar de nem toda criança precisar disso nem querer um objeto desses). Esse objeto pode ter diferentes formas atraentes: um

bicho de pelúcia (use um pequeno porque a criança pode usar um bicho grande para escalar), um pequeno cobertor ou até uma camiseta velha sua.

- Deixe que ela durma sozinha. Se a sua filha chora quando você sai do quarto, não volte imediatamente. Ela pode parar de chorar e dormir sozinha. Se ela continuar a chorar, trate essa rebelião na hora de dormir da mesma maneira que lida com os choros durante a noite (veja na próxima pergunta).

- Não perca a paciência. Não grite, não ameace e, definitivamente, não faça concessões. Quanto mais indiferente seu rosto parecer na hora de brigar para dormir, mais sua filha vai entender que você está falando sério — e que a hora de dormir é a hora de dormir.

Crianças que acordam à noite

"Nossa filha ainda acorda no meio da noite e nós chegamos ao limite. Precisamos dormir!"

Ela também precisa dormir. Mas não é o fato de estar acordando à noite que impede sua filha de dormir — nem você. É o fato de ela ainda não ter aprendido a voltar a dormir sozinha, algo importante que ela deve conseguir fazer — até para que as outras pessoas da casa possam dormir à noite. Afinal, não é difícil acordar — todo mundo acorda várias vezes durante a noite. Já voltar a dormir... Isso é difícil, pelo menos para os que não estão acostumados.

Travesseiros e cobertores

Está ansiosa para realmente colocar seu filho para dormir — cobri-lo com um cobertor e apoiá-lo num travesseiro? Bom, você pode. Não há razão alguma para você manter esses companheiros confortáveis fora do berço, já que não causam mais risco de sufocamento, como faziam no primeiro ano.

No entanto, apesar de não haver razão para manter esses objetos fora do berço, também não há razão real para colocá-los nele. Crianças dessa idade não precisam de travesseiros para se sentir confortáveis, já que estão acostumadas a dormir sem eles. E elas raramente ficam paradas enquanto dormem: se você colocar seu filho virado para um lado, quando for observá-lo algumas horas depois, ele terá virado para o outro. Isso significa que o travesseiro que você pôs com tanto carinho embaixo daquela cabecinha linda estará servindo de apoio para os pés. O mesmo acontece com os cobertores — nem se você prendê-los embaixo do colchão, o seu filho se manterá coberto. Em vez disso, você vai encontrar o cobertor embolado no canto do berço de manhã.

Use um travesseiro infantil e uma manta leve se quiser. No entanto, se não quiser, deixe isso para quando seu filho passar para uma cama. E, é claro, cobertinhas e paninhos são sempre bem-vindos à cama de uma criança.

Como criar uma rotina na hora de dormir

Crianças de 1 a 2 anos, como as criaturas de hábitos que são, adoram saber o que as espera. A previsibilidade faz com que se sintam seguras, tranquilas e capazes de controlar — e você já sabe como elas se sentem com relação ao controle. É por isso que adoram que haja uma rotina na hora de dormir, mesmo que não gostem tanto de ir para a cama. A rotina certa ajuda uma criança agitada a relaxar e suaviza a transição entre um furacãozinho acordado e uma criança pacificamente adormecida. Ela também pode se tornar um dos pontos altos do dia do seu filho — e do seu.

Acertar a hora e mantê-la todas as noites é essencial. A dica é começar antes que seu filho atravesse o limite tênue entre uma criança feliz e ativa para uma cansada demais, irritada e agitada. Crie uma rotina suave — introduza abraços calmos e acabe com as brincadeiras sobre monstros — por um período breve, de trinta a 45 minutos. Se deixar que a rotina se arraste por tempo demais, você facilmente passará a noite inteira se dedicando a ela. A ordem também é importante — a criança coopera mais quando é capaz de contar com o próximo passo, sem trocas inesperadas nem surpresas. Por isso, quando você estabelecer uma sequência que funcione, continue com ela. Considere a inclusão de alguns (ou de todos)

dos seguintes tópicos na rotina do seu filho:

Freie. Comece a diminuir regular e gradualmente o barulho e a atividade após o jantar — não apenas para o seu filho, mas para toda a família (ou, pelo menos, reduza o que for possível). Desligue a TV, diminua o estresse... Dessa maneira, o seu filho não estará muito agitado quando o relaxamento começar.

Banho. Nada como a água quente e relaxante para acalmar o corpinho de uma criança. Isso torna o banho o início perfeito para a rotina da hora de ir dormir (Mas, caso seu filho tenha medo de banhos, pule esta parte do ritual por enquanto.) O uso de um sabonete com aroma natural também faz todo sentido, se a pele do seu filho não for sensível a eles. Produtos infantis para banho com aroma de lavanda podem aumentar as propriedades já relaxantes da água quente.

Pijamas. O fato de ele colocar o pijama (uma roupa confortável e agradável de usar) continuará a transição do dia para a noite. De manhã, troque a roupa dele assim que for possível para que o pijama se torne um símbolo claro da hora de dormir — o fato de deixá-lo com o pijama durante a manhã toda pode confundi-lo.

Lanche. Ele jantou cedo e só vai tomar café de manhã, então dê um lanchinho ao seu filho para evitar que ele tenha fome durante a noite. Os melhores lanches para a hora de dormir são combos de carboidrato e proteína: biscoito com queijo, iogurte e banana fatiada, biscoitos

de aveia e leite. Lembre-se de dar a ele algo leve, já que muito combustível fará o motor acelerar de novo. Esqueça os doces açucarados, especialmente aqueles com cafeína, como chocolate.

Escove. A escovação dos dentes à noite é ainda mais importante do que a da manhã porque as bactérias podem se acumular e atacar os dentinhos do seu filho. Para mais dicas sobre como tornar a escovação dos dentes divertida, vá até a página 62.

Livros. Sente-se junto com ele no mesmo lugar especial todas as noites e leia alguns livros. Escolha histórias simples, calmas e relaxantes e faça com que seu tom de voz seja mais regular do que numa sessão de leitura diurna. O objetivo é distrair e relaxar, não excitar demais. Caso seu filho tenha dificuldade para ficar parado durante a história, concentre-se nas figuras ou esqueça os livros e cante algumas das canções de ninar favoritas dele por alguns minutos, enquanto o abraça. Se o seu filho começar a gostar demais da hora da história e não houver limite para o número de livros que ele queira ler, imponha um limite — e o mantenha.

Cama. O seu filho já está limpo, abraçado e — quem sabe — até um pouco sonolento. Você já está no limite da hora de dormir — que seu filho gostaria de estender o máximo possível, mas não se esqueça de quem manda. Para manter o ambiente calmo e tranquilo e suavizar a transição para o sono, acrescente uma das seguintes sugestões ao *grand finale*:

- Use a voz da hora de ir dormir. Nesse momento, comece a usar sua voz da hora de ir dormir. Você não sabia que tinha uma? Agora é a hora de descobrir. Reserve esta voz apenas para antes dos cochilos e para a hora de ir para a cama. Ela deve ser suave, sussurrada, calma, sem alterações e definitivamente sem imitações de monstros. Incentive o seu filho a usar a mesma voz quando ele começar a falar algumas palavras — crianças dessa idade adoram imitar.

- Relembre. Apesar de seu filho ser um pouco jovem para apreciar esta parte do ritual, isso logo, logo se tornará algo do qual vocês dois vão gostar — e, mais uma vez, pode ajudá-lo a dormir. Por isso, abraçada com ele, passe algum tempo falando com o seu filho sobre o dia, sobre como foi divertido e sobre como você o ama.

- Diga boa-noite. Para continuar a suavizar a transição, deixe que seu filho dê boa-noite para todos os membros da família. Digam juntos "boa-noite" para a mamãe, para o papai, para os bichos de estimação, de pelúcia, para as estrelas, para a lua do lado de fora e até para o reflexo dele no espelho. Só não se esqueça de limitar o tempo de cada encontro — se não o boa-noite pode durar horas.

- Ponha os amiguinhos dele no berço. Um bicho de pelúcia do qual ele gosta e alguns sentinelas bem escolhidos (uma série de bonecas e bichos de pelúcia) para montar guarda perto — mas não dentro — do berço podem fazer a criança se sentir mais segura para cair no sono. Uma foto da família também pode ajudar se for colocada num lugar onde a criança possa ver à luz do abajur.

- Beijos e abraços. Por fim, deixe seu filho com um grande beijo e um abraço e dê boa-noite usando uma frase sempre repetida como "a gente se vê de manhã" — que lembrará a ele que a noite vai acabar com o começo do dia. Se o seu filho ficar irritado ou chorar, diga que você vai voltar dali a alguns minutos para ver se ele está bem. E mantenha sua promessa. Torça para ele estar dormindo quando você voltar. Se não, tente de novo.

- E repita. Mantenha a rotina da hora de ir dormir sempre que possível. Faça as mesmas coisas do mesmo jeito, na mesma ordem, toda noite. Logo, logo, seu filho vai conhecer a rotina e gostar de prever cada passo — mesmo que a cama nunca se torne realmente a parte favorita do ritual.

A rotina é tão eficaz que seu filho está dormindo antes que ela acabe? Adiante todos os procedimentos para um horário mais cedo para que seu filho consiga se manter acordado até a hora de ser posto no berço. Ou reduza o tempo da rotina.

É hora de uma aula sobre sono — e comece as aulas o mais cedo possível para o bem de todos. Fazer a sua filha passar das noites em claro para o sono pacífico não será fácil, especialmente agora que o jeito maleável de um bebê se tornou a teimosia de uma criança, mas você vai conseguir. Veja como:

Observe se os cochilos estão atrapalhando o sono noturno. Qual é a principal razão para as crianças terem dificuldade de dormir e de continuar dormindo durante a noite? Elas estão dormindo muito ou pouco durante o dia. Cochilos de muitas horas (no carrinho, durante metade do dia, por exemplo) ou soninhos tirados muito próximos da hora de dormir podem manter uma criança acordada durante a noite. Cochilos muito curtos também fazem isso, já que crianças cansadas demais também não dormem bem. Criar uma rotina para o horário das sonecas e da hora de dormir ajudam a regularizar o relógio biológico da criança e a tornar as noites mais calmas.

Relaxe antes de dormir. A hora de dormir é a hora do estresse na sua casa? Mesmo que sua filha consiga dormir nessa central do estresse, ela pode estar agitada demais para dormir bem durante a noite. Manter a atmosfera calma antes e na hora que sua filha vai para a cama pode ajudá-la a dormir melhor. Desligue a TV (acredite ou não, ela pode ficar incomodada com o que viu ou ouviu mais cedo) e tire o som do seu telefone, diminua as luzes e as vozes (não é hora de brigar sobre quem deve lavar a louça) e tente relaxar, mesmo que você tenha voltado para casa do trabalho e ainda tenha milhões de coisas para fazer. E sempre esconda o caminhão de bombeiros de brinquedo com aquele som alto de sirene.

Chegue em casa antes de ela dormir. Quando estiver em casa, passe o tempo anterior ao sono com a sua filha. É claro que você tem que ler a correspondência e lavar a roupa. Mas não há nada como um tempo com a mamãe e o papai — e a sua filha precisa acumular esse carinho para dormir a noite toda.

Comece a noite do jeito certo. O maior objetivo é fazê-la começar a noite do jeito que você quer que ela acabe: sozinha no berço. Crianças que dormem sozinhas — e não com um pai para fazer companhia — tendem a voltar a dormir naturalmente quando acordam à noite e se encontram sozinhas. Se você tem "ajudado" sua filha a dormir ficando com ela ou se você deixa que ela durma em algum lugar diferente — no sofá, por exemplo — e depois a transfere para o berço, você também está ajudando a perpetuar o hábito de ela acordar à noite (ou, na verdade, o hábito de não voltar a dormir). Veja na próxima pergunta as melhores maneiras de fazer uma criança voltar a dormir.

Pense no conforto dela. Você já acordou no meio da noite com calor ou com frio e teve problemas para voltar a dormir? O sono do seu filho também pode ser interrompido pela temperatura do quarto ou por estar com pouca ou muita roupa. Um quarto iluminado ou escuro demais, ou barulhento ou silencioso demais também pode manter o sono afastado. Quando for necessário — e a receita perfeita para uma boa noite de sono varia de criança para criança —, que tal colocar um abajur, um blecaute na janela, uma máquina que produz barulho de ondas ou um ventilador para gerar um zumbido tranquilo? Use o que for preciso para fazer com que o quarto fique perfeito para a sua dorminhoca.

Não corra a cada gemido. Crianças fazem muitos ruídos ao dormir e a maioria deles — aqueles que você espera acordada — não exigem resposta. Se você correr para acudir cada barulhinho, pode acabar acordando sua filha — que ainda podia estar sonolenta e ser capaz de voltar a dormir sozinha.

Acalme-a tranquilamente. Se os pequenos ruídos se tornarem berros, volte a entrar no quarto dela. Não faça grandes gestos — a ideia é fazer com que a criança se acalme sozinha, não fazer o trabalho por ela. Deite-a de novo se ela tiver se levantado — o que ela provavelmente fará. Sem pegá-la no colo e usando apenas algumas palavras sussurradas — seja tão entediante quanto possível —, dê tapinhas leves nas costas ou no peito dela por alguns instantes. Tranquilize-a fazendo "shhhh...". Espere até que ela se acalme, mas não até que ela durma. Em seguida, diga que vai voltar para o seu quarto e saia do quarto dela.

Se ela começar a chorar de novo (o que é provável) ou nunca parar de chorar (outra possibilidade grande), você pode experimentar outras técnicas para indução do sono sugeridas por especialistas (veja na próxima pergunta).

Razões para acordar

Acordar no meio da noite faz parte do ciclo de sono normal, mas, certas vezes, o fato é induzido por algumas circunstâncias. Aqui estão algumas razões para crianças de 1 a 2 anos acordarem no meio da noite:

Ansiedade pela separação. Acordar sozinho pode ser difícil para uma criança dessa idade, especialmente uma que já tem problemas de ansiedade pela separação — um problema que pode aparecer ou reaparecer durante o segundo ano de vida e costuma começar em torno de 1 ano e meio. Na página 241, veja maneiras para lidar com a ansiedade pela separação.

Dor de dente. Os molares que nascem no segundo ano podem doer muito ao nascer — e a dor pode fazer seu filho acordar no meio da noite. O problema é que o fato de ele acordar por causa da dor pode se tornar um hábito, especialmente se isso for tratado com muita atenção dos pais no meio da noite.

Doença. Crianças de 1 a 2 anos têm mais tendência a acordar durante a noite se estiverem doentes, especialmente se estiverem sentindo febre ou dor. Os sintomas costumam piorar à noite, especialmente em casos de dor de ouvido ou tosse. Infelizmente, o costume de acordar por causa de uma infecção continua muito depois que a doença vai embora — a não ser que você corte qualquer tentativa de acalmar seu filho assim que ele melhorar.

Estresse. Qualquer tipo de estresse na vida de uma criança — desde uma nova creche passando pelo desmame até um pai ausente, deprimido ou doente — pode tornar o sono dela instável. Muita atenção durante o dia e especialmente pouco antes da hora de ir dormir pode fazer com que uma criança estressada se sinta mais segura à noite.

Marcos. Crianças dessa idade costumam ter mais dificuldade para dormir quando estão prontas para dar um grande passo no desenvolvimento ou quando acabaram de fazê-lo. Afinal, quem quer dormir quando acabou de começar a andar?

Medo. À medida que o raciocínio de uma criança se torna mais complexo, os medos começam a aparecer, especialmente à noite. O medo do escuro e de ficar sozinho são alguns dos que podem manter uma criança acordada. Veja na página 257 maneiras de lidar com os medos do seu filho.

Pesadelos. À medida que o sono amadurece, as crianças sonham mais — e de forma mais intensa. Um sonho assustador pode acordar seu filho e impedir que ele se acalme sem que você o conforte. Veja mais informações sobre o assunto na página 200.

De volta ao treinamento

"Nós nunca realmente treinamos nosso filho para dormir. Ele também não se treinou sozinho — e hoje ainda acorda três vezes por noite. É tarde demais para tentar?"

Apesar de nunca ser tarde demais para treinar seu filho a dormir, é melhor começar a fazer isso o mais cedo possível. Afinal, a teimosia característica dele — que você já deve ter notado — só tende a piorar e os hábitos ruins que você está ansiosa para mudar só vão se entranhar mais à medida que seu filho se aproxima do segundo aniversário.

Quer um curso de atualização sobre aquelas técnicas das quais ouviu falar no primeiro ano, mas nunca conseguiu implementar? Aqui está o resumo dos truques mais populares para fazer seu filho pegar no sono. Lembre-se de que nem toda opção vai funcionar com todos os pais nem com toda criança. Mantenha-se flexível e passe para o plano B se o método que você escolheu não funcionar.

Ativo durante o dia, tranquilo durante a noite

Quer que o seu filho durma melhor à noite? Faça com que ele se exercite durante o dia. Um corpo que se move mais durante o dia dorme mais profundamente do que um sedentário. E adicionar ar fresco à mistura aumenta os benefícios (vá entender, sua mãe estava certa!). Só lembre-se de evitar qualquer atividade física no fim do dia. Muita movimentação para lá e para cá pouco antes de ir para a cama pode impedir que seu filho relaxe e durma.

Reforce o ritmo do sono. De acordo com essa técnica, popularizada pelo Dr. Marc Weissbluth, estar cansado demais é a raiz de todos os problemas do sono — e, se você antecipar o sono natural tanto nos cochilos diurnos quanto à noite, vai fazer com que seu filho durma melhor. A teoria é que a quantidade certa de descanso torna o sono mais tranquilo e que colocar seu filho para dormir quando ele está cansado e não exausto vai fazer com que ele caia num sono profundo e — o mais importante — sem interrupções. Se ele acordar chorando no meio da noite, faça uma visita breve ao quarto dele, diga algumas palavras suaves de conforto e dê um pouco de carinho, depois saia do quarto e deixe a criança dormir sozinha. Lembre-se que esse método exige "um pouco de choro", mas não tanto quanto o método Ferber explicado abaixo.

Deixe que ele chore. Conhecida como método Ferber por causa do Dr. Richard Ferber, essa técnica funciona da seguinte maneira: na hora de dormir, enquanto seu filho estiver sonolento, mas ainda acordado, coloque-o no berço, faça carinho nele, diga "Eu te amo" e saia do quarto. O choro que você já esperava vai começar. É aí que a situação complica: você precisa deixar o seu filho chorar por cinco minutos (vai parecer muito mais tempo). Volte

e repita o que fez anteriormente: carinho, "boa-noite!" e vá embora. Repita o processo enquanto o seu filho continuar chorando, sempre estendendo o tempo que você fica distante em cinco minutos, até que ele durma. Aumente os períodos em que seu filho fica sozinho em mais alguns minutos na noite seguinte e repita o procedimento na terceira noite. O choro costuma diminuir de forma incrível após três noites e — atenção — desaparecer quase completamente em algum momento entre a quarta e a sétima noites (a criança pode fazer um pouco de manha, mas não muita). O próximo som que você vai ouvir? Nenhum... A não ser um leve ronco.

Acabando com hábitos ruins. Você se tornou uma chupeta humana? Se a resposta for sim, é hora de perder o costume e mostrar a seu filho como ele pode se acalmar sozinho. Isso significa evitar as mamadas e as mamadeiras durante a noite e parar de niná-lo nos braços. Pode parecer rígido demais, mas, na verdade, esses hábitos são contraproducentes se você quiser que seu filho durma a noite toda. Apesar de algumas crianças conseguirem dormir nos seus braços na hora de dormir e se acalmarem sem você no meio da noite, a maioria vai sempre exigir as mesmas atitudes dos pais, não importa a hora que seja. Por isso, remodele a rotina do seu filho na hora de dormir. Se ele depender de uma mamadeira ou de uma mamada para dormir, comece a dar a última refeição cerca de trinta minutos antes da hora em que ele costuma ir para a cama (outra opção é abandonar a mamadeira de vez. Veja na página 139). Depois, quando seu filho estiver com sono — mas não dormindo —, leve-o para o berço. É claro que ele vai fazer manha de início, mas dê uma oportunidade a ele. Quando seu filho aprender a se acalmar — ele pode balançar o corpo para a frente e para trás, chupar o dedo ou abraçar o bichinho de pelúcia —, você não será mais necessária na hora de dormir. E, contanto que seu filhote consiga dormir sozinho, não há problema em ir confortá-lo caso ele acorde à noite. Depois que ele aprende a se acalmar, a sua voz e um pouco de carinho são suficientes para fazer seu filho voltar a dormir.

Seja qual for o método que você escolher para fazer seu filho dormir, lembre-se de que todos compartilham de duas regras muito importantes: primeiro, mantenha o método e, segundo, dê a ele uma chance de funcionar. Se você não insistir por tempo suficiente para ver a diferença, nunca vai saber se o problema foi o método ou o seu modo de aplicá-lo. Use cada técnica de forma regular por duas boas semanas antes de desistir. Se você pular de método para método ou se só usar o escolhido esporadicamente, vai causar uma confusão no seu filho e piorar a situação. Para saber mais sobre essas técnicas, consulte o livro *O que esperar do primeiro ano.*

Um gemido significa que ele está acordado?

Todas as crianças (e adultos) têm ciclos de sono. Existem ciclos de sono REM, ativos, quando os sonhos acontecem, e os ciclos de sono NREM, de repouso. Cada ci-

clo completo — sono ativo mais sono tranquilo — dura cerca de uma hora e meia (e é por isso que um bom cochilo deve durar pelo menos uma hora) e cada ciclo termina com um acordar parcial. Assim como você acorda após cada ciclo do sono (com um ronco, um murmúrio ininteligível, virando rapidamente de lado ou mexendo no travesseiro), o seu filho também acorda. E isso pode vir acompanhado de um gemido, um choro leve ou até algumas palavras solta Você deve correr até ele no primeiro gemido? Com certeza não. Assim como você consegue voltar a dormir entre os ciclos e nem percebe que acordou na maioria das vezes, o seu filho também faz isso — ou, pelo menos, ele pode aprender a fazer isso.

Dormindo tarde

"Só chegamos do trabalho em torno das 19h e queremos brincar com nossa filha antes de colocá-la na cama — o que costuma acontecer às 22h. Mesmo nesse horário, ela tem dificuldade de dormir. O problema é a hora avançada em que ela dorme?"

As estatísticas estão contra você. Estudos mostram que crianças pequenas que vão dormir antes das 21h dormem mais rápido, acordam menos durante a noite e descansam mais. Para crianças de 1 ano, a hora de dormir mágica é mais cedo — a maioria dorme melhor se for posta na cama entre 19h30 e 20h no máximo.

É totalmente compreensível que você queira colocar sua filha na cama mais tarde para poder passar mais tempo com ela depois do trabalho — e cada vez mais pais fazem o mesmo —, mas isso não é o melhor para ela nem para você, no fim das contas. Manter a menor integrante da família acordada para uma reunião noturna pode causar muitos problemas. Ela não vai obter o descanso que o corpinho precisa e você terá uma criança muito irritada e cansada nas mãos — que demora mais para dormir e tem mais dificuldade para dormir a noite toda. As manhãs também tendem a ser mais difíceis.

Uma estratégia melhor é montar o seu horário com base no dela o máximo possível. Tente reorganizar a sua volta do trabalho para que você tenha um bom tempo para passar com ela à noite. Escolha um bom horário para que ela vá dormir, em torno das 19h30 ou 20h, e passe a hora que você terá fazendo uma rotina relaxante junto com ela — que pode ser um dos melhores momentos do dia para as duas. Deixe as tarefas pós-trabalho — como arrumar a casa, responder e-mails, comer o jantar e passar um tempo com o marido, algo que também é essencial — para depois que ela dormir.

Sono por associação

Todos temos gestos que associamos ao sono, como ler algumas páginas de um livro antes de dormir ou ajustar os travesseiros de certa maneira, mas crianças de 1 a 2 anos podem ficar dependentes deles. É por isso que o lugar e a hora em que seu filho dorme podem fazer toda a diferença no modo como ele vai lidar com o fato de acordar no meio da noite. Na verdade, é simples: uma criança que dorme no sofá, no seu colo, com a TV gritando e a luz acesa vai esperar as mesmas condições se acordar durante a noite — e, caso elas não sejam as mesmas (de repente seu filho está no berço, no escuro, sozinho e em silêncio), voltar a dormir será muito mais difícil (ou seja, ele vai chorar). Isso faz sentido. Você não teria dificuldade para voltar a dormir se acordasse de repente num lugar diferente de onde dormiu? Para evitar o chamado "transtorno de associação com o início do sono" — é, ele já ganhou o crédito dos especialistas e é caracterizado pela criança depender de certo local (como a sua cama) ou de certa ação (como massagens nas costas) para dormir e não conseguir dormir de outra maneira —, sempre coloque o seu filho para dormir da maneira que você quer que ele durma... do início ao fim.

Mamadeiras no meio da noite

"Nós dois trabalhamos o dia inteiro (e precisamos dormir), por isso, quando nosso filho acorda à noite, pegamos o costume ruim de dar a ele uma mamadeira. Socorro!"

É compreensível que vocês tenham escolhido o caminho de menor resistência para fazer seu filho voltar a dormir. Com horários apertados e uma criança exigente acabando com a sua paciência e sua resistência, vocês provavelmente não querem lidar com mais problemas do que o necessário — especialmente durante a noite. Por isso usaram a saída fácil.

Mas você está certa. Alimentar seu filho no meio da noite nessa idade (seja no peito ou com uma mamadeira) não é uma boa ideia. E por várias razões:

- Por mais eficaz que seja, alimentar uma criança para que volte a dormir impede que ela aprenda a voltar a dormir sozinha, algo que vai precisar em todas as outras noites da vida.

- A alimentação noturna pode levar à formação de cáries caso a mamadeira seja preenchida com qualquer outra coisa que não água — leite e suco têm muito açúcar.

- O seu filho, assim como você, não precisa de uma refeição noturna. O corpo dele é tão equipado quanto o seu para passar entre dez e 12 horas em jejum. No entanto, assim como o seu estômago começa a esperar um lanche à meia-noite se você fizer um todas as noites, o dele também vai — o que significa que ele vai continuar a acordar com fome mesmo que o corpo dele não precise da refeição.

- Alimentar seu filho quando ele não precisa comer pode levar ao sobrepeso. Além disso, ele pode aprender a comer pelas razões erradas (ele pede carinho e você dá comida). As duas coisas podem causar problemas de peso pelo resto da vida dele.

- O excesso de fluidos à noite pode causar — é claro — excesso de urina, o que deixa a fralda molhada e desconfortável e pode fazer com que ele volte a acordar, além de provocar assaduras.

- Uma mamadeira no meio da noite pode facilmente acabar com o apetite do seu filho no café da manhã.

Está claro que você e seu filho estão presos no círculo vicioso da oferta e da demanda. Você dá ao estômago da criança uma refeição noturna e o estômago acorda ele (e você) para exigir uma nova leva todas as noites. A única maneira de incentivá-lo a dormir a noite toda sem comer é interromper o fornecimento noturno de comida e reprogramar o relógio biológico dele.

Você com certeza vai enfrentar muita resistência — muito choro e manha — quando parar de andar pelo caminho mais fácil. E, apesar de certamente perder sono no curto prazo, todos vocês poderão dormir melhor no fim.

Mas como você vai conseguir parar com o choro e a alimentação noturna? Primeiro, reúna coragem. O processo vai exigir comprometimento e pelo menos algumas noites em claro. Depois, tente uma das seguintes técnicas:

1. Acelere. Experimente as técnicas sugeridas na pergunta anterior para acabar com as interrupções no sono do seu filho e, ao mesmo tempo, pare as mamadeiras noturnas de imediato. Se você não desistir — e isso é um grande "se" —, pode esperar algumas noites de muita briga seguidas da aceitação da nova política de refeições noturnas zero.

2. Desacelere. Tem medo de fazer o processo de modo muito repentino? Primeiro, retire os lanches noturnos do seu filho gradualmente. Em seguida, trabalhe o fato de ele acordar à noite, caso isso continue. Dessa maneira, você vai substituir a costumeira mamadeira de leite por uma de água — e enchê-la com menos água a cada noite. Isso permitirá que seu filhote use a mamadeira como uma muleta para voltar a dormir por um pouco mais de tempo, mas vai acabar com as refeições no meio da noite. Por fim, a mamadeira de água pode acabar também com as interrupções no sono dele, já que muitas crianças (e seus estômagos) decidem que não vale acordar para tomar água. No entanto, se o seu filho continuar acordando para tomar água ou se a substituição do leitinho apenas deixá-lo irritado, talvez você tenha que pensar em experimentar a primeira opção: acelerar.

Crianças que acordam cedo

"Nossa filha acorda antes de o sol nascer — normalmente às 5h — todo dia. Ou vamos dormir muito cedo para nos defender ou ficamos constantemente exaustos."

O pequeno cuco que vocês têm em casa canta cedo demais? Sirva-se de uma xícara grande de café e entre para o clube. A maioria dos pais de crianças dessa idade não dorme direito porque os filhos acordam antes do amanhecer. Se a sua apressadinha se contenta em brincar no berço por alguns minutos enquanto você dorme um pouco mais, considere-se sortuda. No entanto, se ela é do tipo que quer que você a retire do berço no instante em que abre os olhos, vai precisar encontrar outras maneiras de incentivá-la a apertar o próprio botão de "soneca" do despertador — ou, pelo menos, deixar que você faça isso. Veja como:

Espere antes de se levantar. Em vez de correr para o quarto dela no instante em que você escuta o primeiro gemido matutino, espere entre dez e 15 minutos. É possível que ela reclame e até chore um pouco, mas vire para o outro lado e volte a dormir — especialmente se você fizer isso por algumas manhãs seguidas (pense nisso como um treinamento).

Deixe a luz para fora. Algumas crianças são mais sensíveis à luz do que as outras, por isso vale tentar escurecer o quarto da sua filha para manter os olhos dela fechados por mais tempo. Use cortinas forradas com tecido escuro ou coloque persianas ou um blecaute nas janelas.

Deixe brinquedos próximos dela. Deixar um ou dois brinquedos favoritos no berço pode fazer com que ela brinque sozinha quando acordar e dê a você mais um ou dois minutos de paz matinal. Só garanta que os brinquedos não podem machucá-la nem servir de escada para escalar o berço. Pode ser também que isso não funcione: algumas crianças não ficam felizes até acordarem alguma companhia humana.

Brinque de acordar com música. É uma aposta, com certeza, mas vale a pena tentar. Acerte um despertador no quarto do seu filho para começar a tocar música numa hora decente — uma hora em que você se sente confortável para começar o dia. Ensine sua filha — com muita paciência e muita repetição — a esperar que a música inicie antes de começar a gritar. Quando ela souber reconhecer números, peça que ela espere até ver o número certo no relógio.

Atrase o café da manhã. Dar alimentos sólidos ou líquidos a sua filha assim que ela acorda treina o estômago dela a acordar para receber alimentos. Em vez disso, tente atrasar a refeição matinal para um horário em que o sol já esteja de pé. Atrase o café da manhã em dez minutos a cada dia, até que chegue à hora que você deseja. Se sua filha estiver com muita fome, dê a ela um lanche leve, como um biscoito, para que espere até o café da manhã.

O horário de verão e o horário de dormir

Ah, a primavera... Quando os dias se tornam mais longos... e o seu filho tem ainda mais dificuldade de ir para a cama do que de costume. Afinal, não é fácil explicar o horário de verão para uma criança de 1 ano — nem convencê-la de que é hora de ir dormir quando ainda está claro do lado fora. Para facilitar esse ajuste:

- Acerte os relógios e os respeite. Mantenha o horário normal do seu filho para dormir, acordar e cochilar, mesmo com a mudança de horário. Afinal, a hora de dormir é quando o relógio diz que é a hora de dormir. Em algum momento, o seu filhote teimoso vai se adaptar.

- Mantenha a rotina militarmente. Não deixe que a mudança de horário altere o calendário do seu filho. Manter todas as atividades rotineiras nas horas esperadas vai ajudar a tornar a transição mais suave.

- Bloqueie a luz. Use persianas e cortinas para bloquear pelo menos parte da luz e criar um ambiente mais parecido com o noturno no quarto do seu filho.

E quando o horário de verão acaba e o relógio "volta"? Isso pode criar um outro problema: o seu filho acordar uma hora mais cedo do que o normal — ou seja, você nunca mais vai "ganhar" aquela horinha de sono, como fazia antes de ter filhos. A transição também é difícil para os pais, mas, se você mantiver a programação, seu filho não vai acordar mais cedo do que o normal por mais de alguns dias.

Retire sonecas que começam muito cedo. Se a sua filha acorda às 5 da manhã e tira um cochilo às 8h, essa soneca pode ser o problema. O fato de ela acordar muito cedo pode ser comparado a quando uma criança acorda no meio da noite — ela só completa o ciclo normal do sono com o cochilo. A solução é começar a soneca dez minutos mais tarde toda manhã até que ela comece a tirar o cochilo às 10h ou 10h30. Sua filha pode ficar meio irritada até se adaptar ao novo horário, mas, quando fizer isso, vai começar a dormir sempre até mais tarde.

Reavalie o horário de dormir. Apesar de isso parecer estranho, uma criança que vai dormir mais tarde do que deveria costuma acordar mais cedo do que você espera. Normalmente, crianças cansadas demais não dormem direito — e acabam acordando muito cedo. Por isso ponha sua filha para dormir um pouco mais cedo. Isso pode ser o segredo para obter mais alguns minutos de sono de manhã.

Às vezes, do mesmo modo, crianças que vão dormir muito cedo também podem sabotar as chances de você acordar numa hora decente. Se a sua filha cai no sono às 18h, tente colocá-la na cama dez minutos mais tarde até que ela durma às 19h (não deixe que o horário passe das 20h). Atrasar gradualmente o horário do soninho da tarde pode ajudar você a fazer isso.

Reduza a ingestão de líquidos à noite. Se a sua filha ainda insiste em levar a mamadeira para a cama, a fralda molhada pode ser a responsável por acordá-la. Retire essa mamadeira da rotina, se possível, assim como qualquer outro excesso de líquidos antes de dormir.

Aceite o que você não pode mudar. Talvez a rotina de dormir e acordar cedo não faça você se sentir mais saudável, rica ou inteligente — e quase com certeza exija de você um esforço maior —, mas é possível que você tenha que se acostumar com ela. Muito poucos pais têm a sorte de ter um filho que dorme até tarde. A maioria, assim como você, tem um filhote que desperta muito cedo.

Diário do berço

O sono do seu filho parece não obedecer a padrão nenhum? Você acha que há algum problema no sono dele, mas está sonolenta demais por não conseguir dormir para se lembrar de quantas vezes seu filho acordou na noite anterior... ou na noite antes dela? E que horas você o pôs na cama? Que horas ele realmente dormiu?

Se você não tem certeza de como funciona o sono do seu filho, um diário pode ser o que você precisa. Nas próximas duas semanas, anote a hora em que ele foi para a cama, a hora em que ele dormiu, quantas vezes acordou à noite, se comeu durante a noite — e não se esqueça de dizer quanto tempo levou para que ele voltasse a dormir ou para que comesse. Inclua também as sonecas à tarde: o horário e o local onde foram feitas e o tempo de duração. Se você suspeitar que certos alimentos ricos em açúcares (especialmente os que contêm cafeína, como chocolate) ou aditivos alimentares estão contribuindo para o sono irregular do seu filho, anote também as quantidades desses produtos consumidas por ele antes de dormir.

Ao analisar o diário, você poderá descobrir se o seu filho tem algum problema para dormir e terá algumas pistas para lidar com ele. Se notar que a quantidade diária de horas de sono está abaixo da média para a idade (veja na página 179), experimente colocar seu pequenino na cama mais cedo ou acrescentar um cochilo matinal à rotina dele.

Se o seu filho acordar três vezes por noite, examine quais das suas atitudes podem estar contribuindo para a falta de sono dele. Está pegando seu filho do berço e o ninando até que durma? Você dá de mamar a ele no meio da noite? Dar um basta nessas muletas que o ajudam a voltar a dormir pode ajudar seu filho a dormir a noite toda, do início ao fim.

Quer conversar com o médico sobre algumas questões que possa ter sobre sono? Leve o diário junto.

Cochilos

"O único momento em que minha filha tira sonecas é quando está no carrinho ou no carro. Mas esses cochilos são rápidos, de cerca de 15 minutos. Isso é ruim?"

Cochilos rápidos podem ser bons para animais, mas provavelmente não resolverão o problema do seu filhote. Uma criança de 1 ano não consegue cumprir sua quota de sono durante a noite. A maioria precisa de duas ou mais horas de sono diurno, normalmente divididas entre uma soneca matinal e outra vespertina.

Esse tempo pode ser dividido de várias maneiras — como em três sonecas em vez de duas, um cochilo mais longo e um mais curto ou apenas uma soneca longa —, mas raras são as crianças que conseguem ficar bem com apenas cochilos curtos durante o dia. E, quando a criança não dorme no berço durante o dia, o corpinho exausto agarra qualquer oportunidade que tem para obter o sono que precisa — por isso ela dorme no carrinho ou no carro. Isso

significa que ela vai cochilar e acordar, cochilar e acordar. Só que, mesmo que o número de horas cochilando atinja um total de sono razoável para o dia, a soma das partes não resulta numa criança realmente descansada. Ela pode ficar mais irritada e tender mais a se frustrar, ter menos apetite e energia e dormir de modo pior à noite. Isso sem contar os efeitos que a falta de sono provoca nas pessoas que cuidam dela, já que a falta da soneca mais longa significa zero descanso para você.

Para acabar com esse hábito e colocar sua filha numa rotina de sono melhor:

- Comece todos os dias no mesmo horário. Acordar sua filha toda manhã no mesmo horário pode fazê-la cair no sono no mesmo horário toda tarde (veja na pergunta anterior algumas sugestões sobre como regular o horário de acordar).

- Termine todos os dias no mesmo horário. Quando a hora de dormir varia, o horário das sonecas à tarde também varia. Tente estabelecer uma rotina que o relógio biológico dela possa entender.

- Não saia quando ela estiver sonolenta. Sempre que puder, tente marcar saídas com o carrinho ou com o carro para quando sua filha estiver bem desperta — o ideal seria logo depois que ela acorda ou de uma refeição. Mantenha-a acordada sempre que sair. Use músicas ou bate-papos ou mostre lugares a ela.

- Vença o cansaço. Em vez de esperar que sua filha esteja exausta e resista ao sono ou até que a ida ao supermercado seja inevitável, tente se adiantar e colocá-la para tirar uma soneca de verdade.

- Leia os sinais. Crianças são bichinhos cheios de energia (como cachorrinhos). Mas, mesmo a criança mais hiperativa tem momentos de baixa de energia durante o dia, normalmente no meio da manhã e no meio da tarde. Quando você notar que sua filha está dando sinais de cansaço (se piscar, pode não vê-los), coloque-a para dormir.

- Crie um ambiente que dê sono. Depois que você escolher um horário para a soneca, ajude sua filha a se preparar reduzindo as atividades e relaxando. Use uma versão da rotina da hora de dormir: um lanchinho ou um leite, abraços e uma história, muita tranquilidade.

- Deite-a... e espere que durma. É claro que você não pode forçá-la a tirar um cochilo, mas pode obrigá-la a descansar. Quem sabe uma coisa leve à outra.

De duas sonecas para uma

"Até semana passada, meu filho de 1 ano e 8 meses dormia muito bem. Ele tirava dois soninhos durante o dia, como um reloginho. Agora, de repente, ele se recusa a dormir de manhã."

Isso acontece até mesmo com as crianças que nunca tiveram problemas para dormir: duas sonecas viram uma só. Talvez você ainda precise da soneca matinal dele, mas já ficou claro que seu filho não precisa. E ele está certo: a maioria das crianças que chegam ao meio do segundo ano de vida começa a precisar apenas de um cochilo diurno.

Enquanto seu filho estiver se adaptando à nova rotina, ele vai parecer mais sonolento e irritadiço do que o normal — especialmente na hora em que costumava dormir. Adiantar o almoço um pouco para que a criança possa tirar a soneca da tarde mais cedo pode ajudar. Você também pode tentar estabelecer um período de descanso, dedicado a histórias e brincadeiras mais tranquilas na hora em que ele costumava dormir. Dessa maneira, ele poderá recuperar a energia sem cochilar.

Às vezes, a criança desiste da soneca matinal antes de seu corpo estar pronto — ou os pais não entendem bem os sinais e tiram o cochilo da rotina rápido demais. Se o seu filho não se ajustar rapidamente à nova rotina, lembre-se que o corpo dele pode não estar pronto ainda. Felizmente, a mudança não é definitiva — é só voltar a colocá-lo para dormir de manhã.

GÊMEOS

Uma boa noite de sono multiplicada por dois

Quando você achava que tinha conseguido obter noites completas de sono (algo muito difícil com duas crianças), chega o segundo ano de vida. E pronto: você tem uma nova série de problemas multiplicada por dois. Eis o que você deve estar se perguntando quando tem duas vezes mais problemas para pôr seus filhos para dormir:

Horários diferentes. O filho A acorda cedo e o filho B dorme tarde? Apesar de o ideal ser que ambos tenham os mesmos horários (pelo menos para o seu sono), a verdade é que cada um dos seus filhos é um indivíduo singular com necessidades e padrões de sono diferentes. Você pode tentar incentivar o que acorda cedo a dormir mais (veja dicas na página 191 sobre como fazer isso) ou pelo menos a brincar em silêncio enquanto o irmão ainda dorme — o que é mais fácil falar do que fazer nesse caso, mas remotamente possível, se houver bastante insistência. Se o plano não der certo e o filho A ainda pedir para ser retirado do berço cedo todas as manhãs, pense no lado bom dessa rotina antes do amanhecer: pelo menos você terá momentos especiais só com ele. Afinal, quando você teria essa chance? Só lembre-se de que o filho B também terá que ter esses momentos especiais no fim do dia, se você conseguir colocar o A na cama cedo.

Necessidades diferentes. Talvez um dos seus gêmeos ainda precise da soneca matinal, mas o outro já esteja ansioso para começar o almoço e o resto da tarde. Lá se vai a sua rotina perfeita de sonecas — aquela que permitia que você tirasse uma folga do pega-pega usual entre os gêmeos. O que fazer? Mais uma vez: respeite o padrão de sono individual e restabeleça a rotina a partir disso. Um dos gêmeos pode ir dormir enquanto o outro descansa um pouco. Só observe se a criança que abandonou a soneca matinal já está pronta para isso. Afinal, algumas crianças apenas pensam que estão. A última coisa que você vai querer é uma criança bem descansada e outra exausta.

Eles brincam, mas não dormem. Isso lhe parece familiar? Você põe os dois no berço para tirar uma soneca ou dormir no mesmo quarto e, em vez de cair no sono, eles brincam um com o outro ("É festa!"). Aqui estão algumas opções para experimentar. Lembre-se de que, como todas as crianças — e gêmeos — são diferentes, nem todas podem funcionar.

• Deixe que brinquem. Deixe que eles conversem todas as noites até se acalmarem. Isso pode ser apenas a maneira que têm de relaxarem. Se você notar que a brincadeira está se estendendo demais ou tomando todo o horário da soneca, é melhor você dar a ordem: "Vocês não podem conversar quando estiverem no berço." Assim como tudo que você diz aos seus filhos, esteja preparada para repetir várias vezes a mensagem com calma e firmeza até ela ser registrada.

- Separe-os. Coloque-os para dormir em quartos separados, se você tiver espaço, ou separe o quarto com uma divisória que abafe o som — para fazer com que a conversa não possa acontecer direito. Ficar separados para dormir e juntos para brincar pode ajudar os dois a obter o sono que precisam (afinal, já estão brincando bastante durante o dia) e dar a eles um pouco de tempo separados do irmão, sempre presente. Fazer seus filhos se acostumarem a ficar separados à noite também pode ajudá-los a lidar mais facilmente com separações que possam ocorrer durante o dia e minimizar a ansiedade pela separação que alguns gêmeos sentem.

- Escolha horas de dormir diferentes. Tente colocar um dos gêmeos para dormir dez minutos antes do segundo — alterne essa ordem todos os dias. Com sorte, a hora em que você colocar o segundo para dormir, o primeiro já terá ido para a terra dos sonhos. Há outro resultado que não é ideal, mas também é possível: o gêmeo 1 pode se esgoelar até o gêmeo 2 chegar ao quarto. Por isso, seja flexível com esse plano.

Assim que você resolver esses problemas, você vai estar livre, certo? Errado. Prepare-se para os anos pré-escolares, quando seus gêmeos passarem do berço para a cama. Você consegue imaginar os dois paradinhos na cama?

Sonecas tarde demais

"Levo a tarde toda para colocar minha filha de 1 ano e meio para tirar uma soneca. Quando ela se acalma, já são quase 16h. E quando ela acorda às 18h, está ansiosa para brincar por horas, então nunca conseguimos colocá-la na cama cedo."

Cochilos tardios podem realmente acabar com a sua noite, mas, quando forçam a hora de ir dormir para 21h, 22h ou mais tarde — o que costumam fazer —, eles acabam também com o ciclo do sono do seu filho. Crianças que vão para a cama tarde demais não costumam dormir tanto quanto precisam — nem dormir bem. A rotina alimentar também pode ser bagunçada, o que pode desregular

ainda mais o padrão de sono (ela janta tão tarde que ainda tem energia por muitas horas).

Para que os horários de sonecas e a hora de ir dormir sejam mais convenientes e apropriados para a idade dela, você terá que dar certos passos. No entanto, eles vão depender do tipo de rotina que ela estabeleceu. Por isso, analise:

- A soneca acontece tarde demais? Crianças de 1 ano e meio precisam de cerca de uma a uma hora e meia de sono por dia, mas o horário é o mais importante. O ideal é que a soneca aconteça no início da tarde, para que ela não interfira com o sono à noite. Por isso tente adiantar o soninho em dez ou 15 minutos.

É mais fácil de falar do que fazer? Talvez não, se você fizer com que ela relaxe antes de dormir (faça uma versão mais curta da rotina da hora de ir dormir). Depois de alguns dias, quando ela parecer mais acostumada ao horário, volte a adiantá-lo em 15 minutos. Continue o processo até ela dormir numa hora razoável — entre 14h e 16h.

- Ela dorme demais? Sua filha só precisa de certa quantidade de sono. Uma soneca matinal que dura mais de uma hora pode evitar com que ela durma num horário decente à tarde. E um cochilo à tarde que dura entre uma hora e meia e duas horas com certeza pode interromper o sono da noite. Acorde sua filha caso a soneca da tarde dure mais de duas horas.

- Duas sonecas são tempo demais? Talvez ela precise apenas de uma. Tente atrasar a soneca da manhã em 15 minutos por dia até que ela passe para a tarde. Isso provavelmente vai acabar com a necessidade dela de uma soneca tardia. Ou, caso ela pareça precisar das duas, passe o soninho da manhã para um horário mais cedo. Assim, ela provavelmente dormirá no início da tarde.

- Ela acorda tarde de manhã? Crianças que acordam tarde (e costumam ir dormir tarde) tendem a ter um horário de sono atrasado. Para mudar isso, comece a acordar sua filha entre dez e 15 minutos mais cedo toda manhã, até que ela acorde num horário que você considere razoável. À medida que fizer isso, os cochilos e a hora de dormir à noite vão começar a se adiantar também.

Peso e sono

Você quer outra razão para garantir que seu filho durma o suficiente à noite e à tarde? Pesquisadores descobriram que bebês e crianças de 1 a 2 anos que dormem menos de 12 horas por dia têm duas vezes mais chance de ter sobrepeso ao chegarem aos 3 anos de idade. Cientistas acreditam que a quantidade de sono afeta os níveis de hormônios do apetite.

Sonecas curtas demais

"Minha filha tira duas sonecas de dia, mas elas só duram cerca de trinta minutos, 45 no máximo. Como posso fazer para que ela durma mais?"

Sonecas mais longas são realmente melhores para você (já que meia hora não é tempo suficiente para que você descanse), mas também são melhores para ela. Como um ciclo do sono dura uma hora e meia, trinta minutos não resolvem o problema. Já é melhor do que um cochilo e muito melhor do que não dormir, mas ainda não é o ideal.

Você não consegue fazer com que sua criança agitada durma o suficiente? Tente colocá-la para dormir antes que ela comece a dar sinais de cansaço (esfregar os olhos, choramingar, ficar irritada etc.). Depois que sua filha estiver exausta, ela terá mais dificuldade de cair no sono e de se manter dormindo. Faça com que ela relaxe com uma rotina pré-soneca — afinal, é tão difícil para uma criança diminuir o ritmo antes do cochilo quanto antes de dormir — e tente ser muito rígida com o horário dos soninhos, já que horários alternados não deixam que sua filha regularize o relógio biológico dela. Caso ela pareça precisar de mais sono, tente organizar uma soneca mais longa no início da manhã em vez de duas curtas. E não se esqueça de colocá-la no berço, não no carrinho nem na cadeirinha do carro (veja as razões na página 194).

Resistência às sonecas

"Nosso filho costumava tirar duas horas de soneca toda tarde. Mas, agora, ele se recusa a dormir, não importa o que eu faça. Ele está pronto para parar a soneca da tarde?"

Uma criança precisa muito mais de sono do que acha que precisa. O problema é convencê-la disso. Com tanta coisa para fazer e tão pouco tempo durante o dia, tirar uma ou duas horas para dormir não está na lista de prioridades dela. ("Está realmente pedindo para eu me deitar num quarto escuro quando posso escalar o sofá ou brincar com a água da tigela do cachorro?")

Às vezes uma criança desiste da soneca porque um evento acabou com sua rotina — por exemplo, uma festa de aniversário à tarde, uma visita ao museu ou um fim de semana na casa da vovó, onde há muita diversão para perder tempo dormindo. Pode ser que a criança se recuse a dormir porque não precisa, mas é menos comum. Se o seu filho de quase 2 anos dorme bem à noite, parece descansado de manhã e está feliz e de bom humor o dia todo, é provável que ele possa desistir da soneca. No entanto, se seu filho parecer cronicamente irritado ou exausto, ficar frustrado facilmente ou mais desastrado do que o normal na hora da soneca ou à noite, provavelmente apenas não sabe o que é bom para ele. E também não pode desistir da soneca se estiver dormindo menos à noite desde que desistiu dela. Experimente usar um pouco de persuasão para convencê-lo a voltar a dormir à tarde (veja dicas na página 194). Tente por pelo menos uma semana. Caso seu filho resista ao soninho da tarde veementemente e não queira nem parar um pouco para um descanso forçado (uma alternativa melhor do que nada) e continue a demonstrar sinais de cansaço, tente colocá-lo na cama mais cedo.

Roncos

"Meu filho ronca quando dorme — tão alto que nós conseguimos ouvir do fim do corredor. Eu não sabia que crianças pequenas podiam roncar tão alto."

É estranho, mas é verdade — alguns dos maiores barulhos noturnos vêm das menores fontes. Estudos mostram que até 12% das crianças roncam e, apesar dos roncos chegarem ao auge entre os 3 e os 6 anos de idade, eles também podem aparecer em crianças de 1 ano.

O ronco é o som produzido quando o ar não consegue passar livremente pelo nariz e pela boca. Muitas vezes, a respiração de uma criança que ronca é parcialmente bloqueada pelo adenoide ou por amídalas hipertrofiados. Esses pedaços de tecido linfático que ficam na cavidade do nariz e da garganta podem inchar quando a criança está gripada ou com a garganta inflamada, causando ronco temporário. Alergias constantes e exposição à fumaça de cigarro também podem hipertrofiar a adenoide e as amídalas — e é por isso que filhos de fumantes têm mais tendência a roncar. No entanto, às vezes, a adenoide e as amídalas crescem sem razão aparente. Quando isso acontece, o ronco pode ocorrer à noite. Adenoides hipertrofiados também podem fazer com que a criança respire pela boca de dia e de noite, com que a voz fique anasalada, e a respiração, ofegante, especialmente enquanto ela dorme.

O ronco em si não é causa de preocupação — apesar de ser um bom motivo para você comprar tampões de ouvido. Normalmente, ele diminui quando as amídalas e a adenoide param de crescer e começam a redução natural — que ocorre entre os 7 e os 8 anos. Já quando o ronco está associado à apneia do sono, ele exige atenção médica. A apneia é uma doença rara em crianças dessa idade, que bloqueia a respiração momentaneamente durante o ronco, fazendo com que a pessoa acorde muito durante a noite. Mencione os roncos do seu filho para o médico na próxima visita de rotina.

Talvez, se você elevar um pouco a cabeça do seu filho erguendo a ponta do colchão com um travesseiro ou alguns cobertores embaixo dele, você o ajude a respirar com mais facilidade — e, com sorte, de forma mais silenciosa.

Pesadelos

"Ontem à noite, nosso filho, de quase 2 anos, acordou no meio da noite Tinha feito xixi na cama e estava tremendo, como se tivesse tido um pesadelo. Eu nem sabia que crianças dessa idade sonhavam."

O seu filhote com certeza pode sonhar muito — e por duas razões. Primeiro, a memória, cada vez melhor, permite que o cérebro se lembre de imagens e sons absorvidos durante os dias cheios de atividades e os recicle realisticamente à noite. Segundo, os ciclos do sono estão se tornando mais longos, e mais tempo agora é passado no sono REM, o momento em que os sonhos acontecem.

No entanto, apesar de a vida ser um sonho para as crianças, ela também pode ser assustadora. Pesadelos só são mais comuns depois do segundo aniversário, mas é possível que uma criança mais nova tenha um sonho ruim e acorde por causa dele. A probabilidade, entretanto, é que a fala do seu filho não esteja à altura dessas histórias noturnas assustadoras, o que significa que ele não deve conseguir contar o sonho, mesmo que consiga se lembrar dele quando acordar. Por isso, vai ser difícil você entender se ele realmente teve um pesadelo.

À medida que a memória e a imaginação do seu filho evoluírem — e enquanto a imaginação não for tolhida pela razão —, os pesadelos podem se tornar mais complexos e até mais frequentes (apesar de algumas crianças terem mais pesadelos do que outras). Outros fatores podem provocar pesadelos, inclusive estresse durante o dia — sonhos ruins são mais comuns quando um dos pais está viajando a trabalho, quando a babá é nova ou quando há qualquer mudança na vida da criança. Além disso, o excesso de barulho, agitação, atividade ou comida antes de a criança se deitar, o uso de medicamentos ou febre provocada por uma doença também causam pesadelos.

Para ajudar o seu filho a ter sonhos melhores, torne a hora de dormir uma hora tranquila. Evite assustá-lo (não finja ser o lobo mau nem brinque de monstro das cócegas quando for colocá-lo para dormir) e não leia livros nem veja programas assustadores. Reduza o nível de estresse em toda a casa o máximo possível para que seu filho não leve estresse nenhum para a cama. Se você sentir que ele está mais nervoso do que o normal, aumente o carinho durante o dia também.

Quando seu filho for mais velho, ele vai conseguir falar sobre os sonhos — e você vai poder explicar que eles são de mentirinha, como numa história, não reais. Por enquanto, até que esse tipo de conceito faça mais sentido, só ofereça muito carinho e tranquilidade quando ele acordar assustado. Um "tudo bem" sussurrado ou um pouco de carinho nas costas devem ajudá-lo a se acalmar.

Pesadelos × Terrores noturnos

O seu filho acorda gritando no meio da noite. Foi um pesadelo ou um terror noturno? É fácil dizer quando se sabe a diferença.

Sinais. Durante um terror noturno, a criança costuma suar muito, ficar com o coração acelerado, parecer assustada e confusa e até chamar por você, mas recusar consolo. Ela pode gritar, chorar, gemer, falar ou até parecer alucinar. Pode se sentar, se levantar, andar ou se debater — e, apesar de os olhos poderem estar abertos e até se mexendo, a criança ainda está dormindo. Por outro lado, uma criança que tem um pesadelo pode parecer incomodada quando está dormindo, mas é apenas quando ela acorda que o pânico, com muitos gritos e choro, começa. Quando um dos pais vem confortá-la, a criança se agarra a ele desesperadamente. Uma criança que já fala pode descrever um pesadelo, mas não vai se lembrar de um terror noturno. De qualquer maneira, não haveria nada a descrever, já que os terrores noturnos não estão associados a imagens, como os sonhos.

Frequência. Pesadelos costumam ocorrer com mais frequência do que terrores noturnos. Mesmo assim, a maioria das crianças tem pelo menos um episódio de terror noturno entre 1 e 5 anos. Quando a criança tem episódios frequentes, normalmente tem um histórico familiar de terrores noturnos.

Horário. Terrores noturnos costumam acontecer nas primeiras horas de sono, normalmente entre uma e quatro horas depois que a criança vai para a cama. Pesadelos aparecem mais tarde, durante a segunda metade da noite de sono, quando o sono REM (quando os sonhos aparecem) fica mais concentrado.

Fase do sono. Pesadelos ocorrem durante o sono REM (a fase leve do sono). Apesar de a criança dormir durante o sonho, ela costuma acordar depois dele, normalmente muito assustada. Terrores noturnos são provocados por um sono muito profundo (o NREM). Essencialmente, parte do cérebro está tentando acordar e a outra parte se mantém dormindo. Crianças que têm terrores noturnos não acordam totalmente, a não ser que sejam acordadas — e não há razão para acordar uma criança que está tendo um terror noturno.

Duração. Terrores noturnos podem durar entre dez e trinta minutos — depois, a criança costuma continuar dormindo. Um pesadelo costuma ser rápido, e a criança acorda logo depois. A duração do pânico após um pesadelo varia de criança para criança e de episódio para episódio.

Posso dormir na cama?

"Queremos passar nosso filho para uma cama. Quando é a hora certa?"

Todas as coisas boas chegam a um fim, mas, quando o assunto é dormir num berço, essa coisa boa não deve acabar de modo muito rápido. Antes que você decida tirar seu filho do berço e colocá-lo na cama, pense no que a maioria dos especialistas dizem: é melhor introduzir a cama no quarto apenas quando seu filho tiver entre 2 anos e meio e 3 anos de idade ou, como diz a Associação Americana de Pediatria, quando ele já tiver mais de 90 centímetros. Se você tiver uma criança de 1 ano bem grande ou se o seu pestinha escalar o berço todas as noites, talvez seja a hora certa de fazer a troca. No entanto, se tudo estiver tranquilo nessa área, não há por que apressar a troca.

Tem um bebê novo a caminho? Isso ainda não é razão suficiente para tirar seu mais velho do berço. Antes de fazer isso, pense no que o berço significa para ele, a segurança e o conforto que proporciona. Além disso, imagine como ele pode se sentir com relação ao novo irmão que o tirou do seu espaço (no mínimo, ressentido). Em vez de tirar seu filho do berço, que tal pegar outro berço emprestado para a nova criança ou manter seu bebê num berço montável ao seu lado pelos primeiros meses (algo que já é recomendado para que o sono dele seja mais seguro)?

Você deve considerar mais uma coisa caso esteja ansiosa para fazer a transição do berço para a cama: quando fizer isso, vai dar ao seu filho, que adora aventuras, uma oportunidade de passear à noite — já que é muito mais fácil sair de uma cama do que escalar a cerca do berço — e de acessar toda uma casa cheia de perigos. Veja a próxima pergunta para saber como lidar com esses passeios noturnos.

Passeios noturnos

"Nós passamos nossa filha, que é grande para 1 ano e 11 meses, para a cama. Só que agora ela anda pela casa inteira no meio da noite. Estamos preocupados com a segurança dela. O que devemos fazer?"

Não importa se ela aprendeu a descer do berço ou se tem a vida fácil, pois dorme numa cama com um mínimo de segurança — uma criança que passeia à noite pela casa está correndo perigo. Minimize os riscos tomando as seguintes precauções:

Torne o quarto dela seguro. Observe o quarto da sua filha para garantir que ele seja absolutamente seguro para crianças (lembre-se de que ele deve ser sempre assim, mesmo que ela não passeie à noite). Radiadores quentes, ventiladores elétricos que não têm segurança contra crianças e outros perigos devem ser escondidos, retirados ou postos fora do alcance da sua filha (lembre-se também de que ela é uma boa escaladora). Retire do caminho quaisquer móveis nos quais ela possa bater, tapetes e brinquedos nos quais possa tropeçar e fios que possa puxar, especialmente aqueles presos a abajures. Garanta que todas as janelas estejam travadas e que as faixas das persianas e cortinas não possam ser alcançadas. A menos que ela prefira ficar na cama num quarto escuro, deixe um abajur ligado para que sua filha possa ver o caminho no escuro e evitar batidas e tropeços durante a noite.

Feche a rota de saída. Para manter sua filha no quarto, você pode fechar a porta ou usar um portãozinho numa passagem aberta. O portão pode ser menos problemático porque ele permitirá a ela olhar para fora e não a isolará do resto da família — apesar de ser provável que ela consiga escalar o portão, já que conseguiu descer do berço. Nesse caso, faça um acordo: se você ficar na cama, manteremos a porta (ou o portão) aberta. Confira quaisquer quartos a que ela possa acessar à noite e tranque todas as portas que levam a lugares especialmente perigosos, como o banheiro.

Torne a política de retorno clara. O destino favorito dela à noite é o seu quarto? Parece muito mais fácil convidá-la para entrar embaixo das cobertas do que levá-la de volta para a cama, especialmente porque a pequena estará de volta antes mesmo de você fechar os olhos. Mas, se a sua proposta não é uma cama familiar, é melhor adotar uma política rígida de retorno. Se a sua filha sair do próprio quarto e entrar no seu à noite, leve-a de volta na hora, com calma e tranquilidade, sem falar nada nem ceder ou negociar. Sente-a na cama por um tempo se ela parecer assustada, faça um pouco de carinho e assegure que está tudo bem. Não grite, não comece uma conversa, não acenda as luzes nem se deite com ela. A noite é hora de dormir, e a cama ou o berço, o local para dormir — e pronto. Continue levando-a para a cama quantas vezes for necessário para que a mensagem seja absorvida e a sua filha fique quieta. Manter essa atitude vai resolver o problema em algum momento.

Quando três é demais

Se você dorme com o seu filho desde que ele é pequeno e gostaria de manter esse esquema no segundo ano de vida dele, não há razão para se preocupar — contanto que haja um acordo entre todos os ocupantes (não é justo deixar um dos pais fora da decisão). Crianças que dormem na cama dos pais podem ser tão felizes, independentes e bem-adaptadas quanto aquelas que dormem sozinhas.

No entanto, se você de repente se descobriu numa cama coletiva que nunca quis ter (porque o seu filho, que acorda à noite, deixou você exausta e deixá-lo entrar sob as suas cobertas é o único jeito de dormir um pouco), é melhor reavaliar a política de lençóis abertos. Levar seu filho para sua cama pode ser o caminho mais fácil e pode dar uma solução de curto prazo para os problemas de sono dele, mas isso vai criar um problema de longo prazo: ele não vai saber dormir uma noite toda sozinho na própria cama. Por isso, em vez de levantar o cobertor para acolher seu filho na sua cama, que tal acabar com a divisão de lençóis?

Seja rápida e firme ("Papais e mamães dormem na cama deles e meninos e meninas têm o berço deles"), e lembre-se de que algumas noites em claro — porque seu filho vai resistir à volta ao berço — serão melhores do que nunca dormir direito por dividir a cama com ele. No entanto, caso você não seja uma mãe que faça as coisas de modo rápido, você pode suavizar o choque afastando-o gradualmente: durma no quarto do seu filho por algumas noites (com ele no berço e você num colchão ou num saco de dormir). Depois passe a ficar no quarto apenas até seu filho dormir. Em seguida, comece a deixar o quarto imediatamente depois de dizer boa-noite e deixe que seu filho durma sozinho.

TUDO SOBRE:
Como estabelecer bons hábitos de sono

Apesar de ser difícil acreditar depois da quarta vez que ele acorda à noite, seu filho vai passar muito tempo dormindo nos próximos anos. Os benefícios de um bom sono agora são bastante óbvios — você pode aproveitar uma bela noite de sono —, mas ele também vai obter muitos benefícios.

Em curto prazo, dormir bem pode ajudar no crescimento e no desenvolvimento da criança, além de dar mais energia, melhorar a coordenação, a concentração, o comportamento, o humor e a capacidade de aprender e de guardar lembranças. Em longo prazo, um sono melhor está ligado à redução do risco de obesidade, diabete, doenças cardiovasculares e depressão, além de melhorar a imunidade, a longevidade, a renovação de células, a memória, a produtividade e muitas outras coisas. Nada mal para uma atividade que pode ser feita deitado e de olhos fechados.

Como fazer para que seu filho crie o costume de dormir bem? Apesar dos problemas — e desafios — com relação ao sono variarem de criança para criança e de casa para casa, existem algumas estratégias fundamentais que sempre se aplicam. Para obter uma noite de sono melhor, siga essas dez dicas:

1. Mantenha a rotina. Estabeleça ou mantenha uma rotina tranquila antes da hora de ir dormir e siga-a sempre que colocar seu filho na cama. Está de férias? Leve a rotina na mala. É um feriado ou alguma outra ocasião especial? Tente não sair da rotina, pois seu filho vai precisar de ainda mais relaxamento depois de um dia de festa. O seu filho está doente ou os dentes estão nascendo? A rotina vai ser ainda melhor para confortar crianças que estão se sentindo mal.

2. Mantenha os horários. Se a hora de dormir for às 20h na segunda, às 21h na terça e às 19h na quarta e os soninhos vierem em horários alternados, o seu filho não vai conseguir estabelecer ciclos de sono saudáveis, nos quais o corpo dele pode confiar. E há ainda uma notícia pior sobre horários de sono irregulares: o seu filho não só não vai obter sono suficiente (e ficar irritado), mas também logo vai perceber que a hora de dormir é só um número — totalmente negociável. ("Na noite passada, o papai me pôs para dormir mais tarde porque eu briguei com ele. Se eu reclamar hoje, ele vai me deixar ficar acordado até mais tarde de novo!".) Determine horários para as sonecas e para ir para a cama e mantenha-os (tente não alterá-los em mais de 15 minutos). Você vai ter muito menos problemas.

3. Acorde com o despertador. Horas de acordar variáveis não são melhores do que horas de dormir variáveis e também podem impedir que seu filho desenvolva hábitos de sono saudáveis. Por isso mantenha o horário constante de manhã também, mesmo que isso signifique — isso mesmo — acordar uma criança que está dormindo demais ou que já esteja cochilando há quatro horas (e quase dormindo na hora do jantar).

4. Acabe com o leitinho da noite. Crianças entre 1 e 2 anos conseguem ficar sem comer entre o lanchinho da noite e o café da manhã. Se o seu pequenino acorda e espera comer no meio da noite, é só porque ele está acostumado a isso — não porque precise. Acabe com essa refeição noturna, e ele logo vai parar de pedir.

5. Nunca subestime o valor de uma soneca. Uma criança que corre o dia inteiro (você já viu uma criança dessa idade que não faz isso?) precisa ter a chance de descansar, se acalmar e recarregar as baterias. Sonecas diurnas fazem exatamente isso — e mais. Como crianças dessa idade não obtêm as horas de sono que precisam à noite, a maioria não completa o número de horas de sono a não ser que tire uma soneca. Crianças que cochilam à tarde relaxam com mais facilidade à noite e dormem melhor. E pesquisas mostram que muito do aprendizado abstrato e da formação da memória acontecem durante sonecas diurnas — é uma parte valiosa do desenvolvimento cerebral que não acontece se a criança não parar para descansar durante o dia. Mantenha o horário das sonecas tão regular quanto a hora de ir dormir, mesmo que isso signifique ter que adaptar os seus horários a ele. A recompensa — uma criança mais alegre e mais disposta — vai fazer o fato de você ter adiado a ida ao supermercado valer a pena (afinal, não foi para isso que inventaram as compras on-line?).

6. Lute contra a exaustão. Crianças dormem melhor quando estão cansadas, mas não exaustas — uma linha tênue que não deve ser cruzada sempre que possível. Comece a rotina pré-cama antes que os sinais de sono apareçam (uma criança que esfrega os olhos ou choraminga) para que seu filhote ainda esteja relaxado — e não derrotado — quando for para a cama. Faça o mesmo na hora das sonecas.

7. Torne a hora de dormir uma hora de relaxar. Já está chegando a hora de dormir? Reduza o barulho, a luz e o nível de atividades em casa e relaxe. Reduzir o ritmo gradualmente a partir do jantar vai ajudar seu filho a relaxar à noite e a parar para dormir.

8. Incentive seu filho a se acalmar sozinho. Você se tornou a muleta do sono do seu filho? É claro que você pode acelerar a hora de dormir hoje se deixar seu filho dormir nos seus braços, no sofá. Ou na sua cama, depois de uma massagem. Ou enquanto você canta canções de ninar. Mas e amanhã à noite? E a próxima noite? E os choros no meio de todas as noites? Para ter um bom sono, o seu filho tem que saber dormir sozinho. Ele tem que saber entrar no mundo dos sonhos e voltar caso acorde à noite — sem nenhuma ajuda sua. Outra coisa importante da qual você deve ser lembrar: o local é tudo. Se você quiser que seu filho durma a noite toda no berço, é onde ele tem que cair no sono — não num travesseiro no chão, em frente à TV.

9. Aliste um companheiro de berço. Sim, o seu filho precisa aprender a dormir sozinho. Mas isso não significa que um amiguinho não possa ficar junto dele. Toda noite e todo dia, antes de tirar a soneca, peça que seu filho escolha um "companheiro de berço" para apoiá-lo. E, falando em apoio, não se esqueça de dar muitos abraços e beijos nele antes de colocá-lo na cama: muito amor ajuda na hora de dormir.

10. Mantenha a regularidade. Faça desta frase o seu mantra quando o assunto for o sono do seu filho — na verdade, quando o assunto for o seu filho em geral. Desde o horário de dormir ao de acordar, passando pela rotina de relaxamento e o ritual de boa-noite, pelas técnicas de treinamento do sono e pela política de permissão, mantenha a regularidade no dia a dia e em todas as noites (mesmo no meio delas). Isso vai ajudar seu filho a desenvolver os bons hábitos de sono com os quais o corpinho dele está contando — e você, sonhando.

CAPÍTULO 6

Comportamento

O SEU BEBÊ — aquele que ia sem reclamar para o carrinho e para a cadeirinha, que choramingava um pouco, mas nunca tentava fugir da troca de fralda, que ficava quietinho em suas mãos e muito confortável nos seus braços — desapareceu. No lugar dele, há uma criança de 1 ano — que não aceita "não" como resposta (mas aceita subornos), que luta contra o carrinho, a cadeirinha, a troca da fralda ou qualquer outra coisa que a confine e controle, que tem uma capacidade impressionante de se meter em confusão, usa as mãos mais do que as palavras e só quer ir para o seu colo quando você está ocupada. Não há dúvidas: o seu filho é um adorável conjunto de contradições. Ele pode ser desde um velcro humano até um artista de circo, especialista em fugir de restrições. Uma criatura que adora a rotina tranquilizante, mas um costumeiro opositor às regras da casa. Abraçador de bichinhos e puxador de cabelos. Destemido e temeroso. Um mestre na mistura de sentimentos, sempre enlouquecedouramente lindo. Quanto mais as coisas mudam, mais as crianças querem que continuem iguais. É por isso que, junto com uma independência cada vez maior, ele também vai demonstrar uma quantidade grande de apego — um sinal de que a criança ainda não decidiu desistir de ser bebê (nem de receber muito carinho no seu colo) totalmente.

As preocupações comuns

Crianças que mexem em tudo

"Nosso filho toca em tudo — dentro e fora de casa. Metade das coisas em que ele mexe não é segura. Como podemos fazer com que ele pare de fazer isso?"

Ele é meio explorador, meio cientista — e uma criança normal. Como uma versão em miniatura de Colombo ou de Newton, seu filho vê o mundo ao redor dele como uma redoma e um laboratório. Tudo que existe nele deve ser tocado, puxado, agarrado ou posto na boca — sem falar nas dissecções ocasionais. E, mesmo que isso leve você à loucura, essa manipulação é o que permite que seu filho aprenda sobre o ambiente em que está — analisando uma meleca de cada vez.

Guia rápido do comportamento infantil

As dúvidas que temos sobre o comportamento dos nossos filhos são intermináveis. Por sorte, as respostas que você precisa estão a seu alcance — bem aqui, neste longo capítulo (como era de se esperar). No entanto, com tantas perguntas e respostas, talvez você não saiba como encontrar a informação que quer. É simples. Use o sumário abaixo para chegar a sua dúvida e vá até a página indicada para ler a resposta e descobrir as dicas sobre como lidar com o problema. Quer se planejar para saber o que fazer quando um problema comportamental aparecer? É só ler o capítulo do começo ao fim para entender melhor sobre todo tipo de comportamento.

Crianças que mexem em tudo	pág. 207	Preferência por um dos pais	pág. 244
Crianças que abrem e fecham tudo	pág. 211	Medo de estranhos	pág. 251
Crianças que esvaziam tudo	pág. 211	Crianças que não têm medo de estranhos	pág. 252
Crianças que deixam tudo cair	pág. 212	Crianças que fogem	pág. 253
O pequeno destruidor	pág. 216	Medos e fobias	pág. 255
Crianças que jogam tudo	pág. 217	Medo de cachorros	pág. 257
Criança que batucam em tudo	pág. 218	Crianças que não têm medo de cachorro	pág. 263
Crianças que berram	pág. 219	Negatividade	pág. 264
Crianças que batem	pág. 221	Crianças que não aceitam "não" como resposta	pág. 267
Crianças que mordem	pág. 223	Crianças manhosas	pág. 269
Crianças que puxam o cabelo	pág. 228	Crianças pouco razoáveis	pág. 273
Agressividade com brinquedos	pág. 228	Crianças impacientes (Agora!)	pág. 274
Crianças que chupam o dedo	pág. 229	Crianças que exigem atenção	pág. 276
Crianças que não largam a chupeta	pág. 229	Crianças que resistem à cadeirinha	pág. 279
Um objeto adorado	pág. 231	Crianças que resistem ao carrinho	pág. 280
Crianças que batem a cabeça ou mantêm outros hábitos por segurança	pág. 233	Problemas na hora de vestir a criança	pág. 285
Rituais	pág. 235	Frustrações ao se vestir	pág. 292
Resistência a mudanças	pág. 238	Crianças difíceis	pág. 294
Crianças apegadas demais	pág. 238	Tudo sobre: Como controlar	
Ansiedade pela separação	pág. 241	ataques de manha	pág. 301

COMPORTAMENTO

O seu filho deve ter ouvido a frase "Não mexa nisso" várias vezes — e ele pode até saber o que ela significa. Mas será que é capaz de seguir essa ordem e de controlar as próprias mãos quando a tentação for grande? Só a partir da segunda metade do segundo ano de vida — no mínimo. Isso porque ele precisa aprender a controlar impulsos, algo que só vai conseguir depois de alguns meses.

Crianças de 1 a 2 anos mexem em tudo, indiscriminadamente. É sujo? Não importa. Está vivo? E daí? Pode quebrar? Melhor ainda. No entanto, enquanto a criança tiver que fazer o que tem que fazer (ou seja, mexer), os pais também terão (ou seja, evitar que ela mexa nas coisas). Veja como:

Analise os possíveis danos. Para proteger sua casa do seu filho e vice-versa, garanta que tudo que está ao alcance dele seja seguro. Coloque travas pela casa (veja dicas na página 516) e guarde tudo que ele possa quebrar.

Quando puder, esteja um passo à frente dos movimentos do seu filho. Ele adora virar a xícara de leite ou de jogá-la para fora da mesa para testar a teoria da gravidade mais uma vez? Dê a xícara a ele para que tome um gole de leite, depois a afaste de seu alcance. Quando estiver fazendo compras, mantenha seu filho amarrado no carrinho e deixe as mãos dele ocupadas — se ele estiver segurando uma caixa de cereais, pode não tentar puxar outras coisas da prateleira. Ou nomeie-o como seu ajudante: peça que ele aponte os biscoitos que vocês costumam comer em casa, que escolha entre duas maçãs e coloque a melhor num saquinho e ponha o saco de pão

no carrinho. E sempre fique de olho nas mãos do seu pequenino — assim, mesmo que não consiga evitar que ele colha flores do estacionamento, você conseguirá impedi-lo de comê-las.

Estabeleça limites. Você não pode guardar a TV, o fogão ou a tigela de vidro da mesa de um amigo. Por isso é importante começar a ensinar seu filho que certas coisas na sua casa (e em outros lugares) simplesmente não podem ser tocadas. Você vai precisar repetir constantemente a frase "Não mexa nisso" e terá que tirar as mãos dele das coisas milhares de vezes antes que a lição seja aprendida e ele possa controlar os impulsos que tem. Quando você notar mesmo o mais ínfimo controle de impulsos (por exemplo, caso ele tente pegar a xícara e se afastar quando você pedir que ele não mexa), diga rapidamente: "Muito bem!".

Deixe que ele mexa em certas coisas. Faça um esforço para oferecer momentos de permissão para seu filho. Quando ele tentar mexer em alguma coisa proibida, entregue um substituto. Se a criança tentar pegar a pilha de roupa passada que você acabou de pôr em cima da cama, tire-a do alcance dela, mas dê algumas toalhas ou camisetas para que ela brinque, arraste ou até tente dobrar. Se ela quiser programar o DVD ou usar o celular, dê um brinquedo que tenha botões ou deixe que ela brinque com o controle remoto sem pilhas ou com um celular velho, que não possa ser usado para fazer ligações de longa distância para a Índia.

Brincadeiras supervisionadas. Ele fica tentando espremer a pasta de dentes?

Ensine-o a apertá-la do modo certo e a tirar bolinhas de pasta. Diga que ele é o encarregado oficial do fornecimento (supervisionado) de pasta de dentes para a família. Ele tenta usar seu teclado? Deixe que ele se sente no seu colo na frente do computador (salve o trabalho antes de fazer isso) e digite ou use algum software para crianças (veja na página 357). Ele quer apertar o botão do elevador? Pegue-o no colo e deixe que aperte — desde que seja o botão certo... e um único botão, especialmente se houver mais pessoas no elevador. Ele quer fazer carinho num cachorro no parque? Com a permissão do dono, coloque a mão por cima da dele e mostre como ele pode fazer carinho de forma leve e segura. Ele é fascinado por líquidos que caem? Deixe que ele brinque com a água da banheira ou na pia, usando copos.

Não seja fresca. É claro que você vai precisar evitar que seu filho mexa em coisas perigosas. Mas tente não exagerar quando for fazer isso. Diga apenas "Não mexa nisso", e direcione a atenção do seu filho para outra coisa. Reações maiores — negativas ou positivas — costumam incentivar as crianças, o que significa que ele pode passar a pegar seu celular apenas para chamar a atenção.

A exploração do mundo... pela boca

Se você der um livro, um brinquedo, um bicho de pelúcia e até sua mão a um bebê, ele imediatamente vai enfiar o objeto na boca — não porque está com fome, mas porque é assim que eles aprendem sobre o mundo ao redor deles. Mas essa vontade não passa no primeiro aniversário do seu filho. Crianças de 1 a 2 anos também exploram o próprio ambiente através da boca. Quando a criança começar a entender melhor outros recursos sensoriais, essa vontade primitiva de gratificação oral vai diminuir — normalmente perto dos 2 anos de idade.

É claro que, enquanto a fase oral não tiver acabado, você vai precisar garantir que tudo que seu filho põe na boca é seguro. Morder um objeto que está dentro de casa não costuma ser um problema (a não ser que seja uma bucha infestada de germes, um pedaço de pão mofado descoberto embaixo de uma pilha de brinquedos ou um sapato sujo que andou por toda a cidade). Colocar na boca um objeto encontrado no quintal também não costuma ser um problema, mas definitivamente não é um comportamento que deve ser incentivado. Já morder algo tóxico ou pequeno o bastante para ser engolido ou causar engasgo (ou algo do qual o seu filho possa tirar um pedaço com os dentes) é muito perigoso — por isso deixe esses itens fora do alcance de qualquer criança: feche a porta do banheiro, mantenha uma trava na tampa da lata de lixo, guarde sapatos no guarda-roupas, tranque substâncias tóxicas e varra regularmente a casa para retirar moedas e outros pequenos objetos (veja mais dicas na página 516). E, como nenhuma precaução vai impedir que todos os objetos potencialmente perigosos fiquem longe do seu filho, você também vai ter que supervisioná-lo de perto. Tenha certeza de que você sabe como lidar com um engasgo (veja na página 597), só por garantia.

Quando você pegar seu filho pondo algo proibido na boca, diga firmemente: "Não, não ponha na boca. Por favor, me dê isso." Se o seu filho não o devolver, retire o objeto da mão ou da boca dele. Logo ele vai entender o que pode e o que não pode pôr na boca.

Crianças que abrem e fecham tudo

"Nossa filha descobriu como abrir a geladeira. E agora ela faz isso trezentas vezes por dia."

É simples: sua filha abre e você fecha. Pode ser a geladeira, o armário da cozinha, a lata de lixo — tudo que tem uma porta ou tampa baixa o suficiente para que ela a alcance. E isso é muito divertido — pelo menos para sua filha. Especialmente quando se repete várias vezes.

Deixe sua filha abrir e fechar portas o quanto quiser, desde que o que esteja atrás da porta ou da tampa seja seguro. Logo ela vai passar a fazer outra atividade irritante. Se o conteúdo daquele armário ou recipiente não for seguro ou caso ela possa ficar presa atrás da porta, impeça o "abre-te, sésamo" com uma trava ou uma fechadura. É óbvio que ela vai ficar frustrada quando a porta da geladeira parar de abrir e ela não puder mais pegar o pacote de papel higiênico do armário do banheiro, por isso esteja preparada para oferecer outra abertura — como um armário especial para ela, cheio de potes de plástico, colheres de madeira, copos de metal e outros tesouros seguros. E, é claro, se ela estiver procurando algo para comer ou beber, ofereça um lanche.

Crianças que esvaziam tudo

"Minha filha passeia pela casa esvaziando todos os recipientes que vê. Mas não consigo fazer com que ela ponha as coisas de volta no lugar."

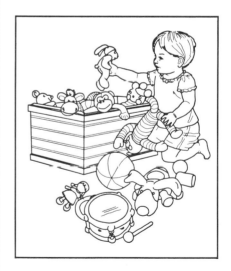

Crianças ficam muito mais felizes quando podem tirar as coisas do lugar do que quando têm que arrumá-las.

É uma piada do desenvolvimento e você caiu nela. Assim como todo o resto. A capacidade de esvaziar coisas é aprendida muito antes da capacidade de colocar objetos no lugar. Isso pode causar risos e realmente é muito boni-tinho às vezes — mas não quando você não consegue encontrar o livro que está procurando, o pacote de meias que acabou de comprar, o chão da sua sala fica cheio de compras ou sua filha começa a esvaziar algum recipiente no-jento e potencialmente perigoso, como o lixo. No entanto, acredite ou não, ela está fazendo um trabalho desen-volvimental incrível. Está praticando atividades motoras muito difíceis (a habilidade com as mãos) e flexionando músculos cognitivos (testando a causa e o efeito). Para ajudar a direcionar a prática dela de modo que sua filha não destrua a sua casa:

Use todas as medidas de segurança possíveis. Confira sua casa várias vezes para garantir que tudo esteja seguro e instale travas de segurança sempre que for preciso para garantir que sua filha não possa esvaziar nem acessar lugares que possam machucá-la ou ser prejudi-cados por ela (armários com produtos de limpeza, detergentes, substâncias tóxicas, facas, fósforos, tesouras, vidro, louça e outros objetos frágeis ou com os quais ela pode engasgar). Veja dicas na página 516 para proteger sua casa.

Deixe que ela esvazie tudo. Lembre-se de que a bagunça é o meio de ela praticar a nova técnica aprendida. Por isso, esteja disposta a aceitá-la. Dê a ela acesso a caixas com retalhos (mas não com fitas nem fios), cestas de brin-quedos, prateleiras baixas com livros, um armário com potes de plástico, co-pos para medidas e colheres. Na hora do banho e quando ela brincar numa caixa de areia, leve copos, garrafas e pás de plástico para que ela se divirta fazendo isso.

Ensine-a a arrumar as coisas. Recolocar os brinquedos numa cesta é muito mais difícil — e muito menos divertido — do que tirar. No entanto, se você trans-formar a atividade numa brincadeira, a sua filha pode pensar de modo diferente (aproveite e crie uma música para esva-ziar e para encher a cesta para animá-la). Lembre-se de que, mesmo que sua filha consiga encher a cesta, o impulso in-controlável será de esvaziá-la de novo... no mesmo instante. E isso não é um problema — lembre-se, ela precisa pra-ticar. Está cansada de ter que arrumar tudo depois da brincadeira? Deixe a cesta fora do alcance da sua filha por um tempo e comece outra atividade para evitar um escândalo da parte dela.

Lembre-se também de que, apesar de a maioria das crianças não serem fãs de arrumar o que tiraram do lugar, algumas gostam de guardar coisas de que a mamãe e o papai precisam em lu-gares estranhos e difíceis de encontrar (sua carteira pode ir parar no fundo do seu armário ou suas chaves podem aca-bar embaixo de uma pilha de sapatos).

Crianças que deixam tudo cair

"Nossa filha adora deixar coisas caírem — do berço, do carrinho, do carrinho de supermercado... E ela parece gostar ainda mais de nos ver pegá-las."

Quem iria imaginar que a gravida-de seria tão divertida? Começou como algo bom, mas agora a prática motora da sua filha é tanto um experimento científico quanto um espetáculo — e você é a companheira de palco dela. A ideia de jogar as coisas é algo fascinante e envolvente para ela — e quase tão divertida quanto ver você se abaixar para pegar o objeto e devolvê-lo a ela.

Você já entendeu que deixar as coisas caírem é ótimo para a sua filha — seja jogar bichos de pelúcia do berço ou tacar brinquedos do carrinho. Talvez tenha sido bonitinho nas primeiras cem vezes e talvez ainda seja (afinal, o que não é lindo na sua filha?). E esse tipo de atitude é característica do nível de desenvolvimento de crianças dessa idade. Mesmo assim, o costume pode irritar você, além de cansar suas costas e seus joelhos. E, para piorar, pode se tornar algo inconveniente e complicado. Para fazer com que ela pare de jogar as coisas no chão:

Deixe que jogue no balde. Existem várias brincadeiras desse estilo que você pode fazer para divertir sua filha, mas que não vão irritar você. Experimente jogar cubos ou saquinhos de feijão num pote, deixar bolas descerem em escorregas... Faça esse tipo de atividade várias vezes, até que ela comece a gostar de outras.

Pare de reagir. Seja uma risada ou um resmungo, qualquer reação sua vai incentivar a queda de mais objetos. Lembre-se: não é divertido se você não participar (nem reagir).

Quando cansar, pare. Não está a fim de pegar o objeto de novo? Ela escolheu um momento ou um lugar especialmente inoportuno para jogá-lo (por exemplo, você está no parque e ela fica jogando um brinquedo nas poças)? Diga "pare de jogar", tire o objeto dela e distraia-a com outra atividade. Se você estiver em casa, coloque-a no chão — jogar objetos do chão não é tão divertido quanto jogá-los de lugares mais altos.

Ela está jogando comida da cadeirinha? Deixando alguma outra coisa melequenta cair no chão? Se os pedidos não adiantarem, acabe com a brincadeira.

Não baixe a guarda. Crianças que têm o hábito de jogar as coisas no chão não devem poder pôr as mãos em nada que quebre. Por isso, se você ainda não fez isso, recolha todos os objetos que possam quebrar caso caiam, como porcelana, vidro e pequenos aparelhos eletrônicos, e guarde-os antes que ela taque tudo no chão. Seja especialmente vigilante quando objetos frágeis não puderem ser mantidos fora do alcance dela — por exemplo, quando você estiver visitando a casa de um amigo, uma loja ou um museu.

Brinque de pegar. Pegar nunca vai ser tão divertido quanto jogar (a não ser, é claro, quando ela estiver pegando alguma coisa que você não queira que ela pegue... como um objeto particularmente interessante jogado na calçada). Mas crie uma brincadeira e talvez isso se torne mais legal: "Vamos ver se a gente consegue recolher os brinquedos rápido!". Ou crie uma música para guardar tudo.

Seja bem-vindo, novo bebê

Se você anunciar à sua família e amigos que está esperando outro filho, com certeza será recebida com uma salva entusiasmada de "parabéns". Se contar a novidade ao seu filho, a reação com certeza não será tão certeira. Para começar, uma criança dessa idade não vai saber do que você está falando ("Um bebê na barriga da mamãe... Oi?"). E, mesmo que seu filhote entenda o básico, a notícia pode criar uma mistura de emoções: confusão ("O que *significa* ser irmão mais velho?"), animação ("Legal! Vou ter um amigo novo!"), raiva ("Vou ter que *dividir* você?"), ansiedade ("Você ainda vai me amar?"), falta de interesse ("Está bem, mas a gente ainda vai ao parquinho, não é?") ou todas as alternativas acima. Veja como dar a notícia e começar a preparar seu filho para o novo bebê:

Escolha a hora apropriada para contar. Para alguém que vive no presente, nove meses pode ser uma eternidade — já que é literalmente metade da vida do seu filho. Por isso tente não contar a notícia para ele imediatamente. Esperar até que você chegue ao segundo trimestre faz sentido, não só porque a espera pelo bebê será mais curta para o seu filho, mas também porque sua barriga vai dar a justificativa — e a imagem — perfeita para explicar esse conceito tão abstrato.

Seja direta. Crianças de 1 a 2 anos têm muita dificuldade de entender coisas intangíveis. E, sendo sincera, não há nada mais intangível do que um bebê que não pode ser visto, ouvido nem tocado. Por isso, dê a notícia da forma mais direta, apropriada para a idade e concreta possível: "Minha barriga está crescendo porque tem um bebê crescendo dentro de mim. Você vai ser o irmão mais velho desse bebê!". Apenas dê mais informações se ele fizer perguntas — e não dê nenhuma informação além das que ele pedir (o seu filho de 1 ano não precisa saber a mecânica da reprodução). O conceito de "irmão" também pode ser complicado para uma criança, por isso dê exemplos: "O primo João é o irmão mais velho da prima Eliza. Você também vai ser um irmão mais velho!". Como uma imagem vale mais do que mil palavras para uma criança, leia livros com figuras que falam sobre ser um irmão mais velho, mostre fotos de quando você estava grávida dele ("é *você* aqui dentro!") e passe vídeos de quando ele era bebê.

Marque a data de modo que a criança entenda. Não adianta dizer a seu filho que o bebê vai chegar em quatro ou seis meses, em maio ou "logo". Explique melhor a data dizendo, por exemplo, que o bebê vai nascer quando estiver quente o bastante para ir à praia.

Convide-o a participar. A melhor maneira de evitar que seu filho se sinta deixado de lado com a chegada do bebê é incluí-lo. Se ele estiver curioso com o que está acontecendo com a sua barriga, explique alguns fatos básicos sobre os bebês. ("O bebê tem o tamanho dessa fruta agora, mas ele cresce todo dia. Ele tem dedinhos pequenos que se parecem com os seus".) Se a criança quiser saber por que você está sempre no médico, convide-a para ir junto (diga que o bebê está indo ao médico) para que ela possa ouvir o coração do irmãozinho e ver sua barriga ser medida. Se o seu filho estiver ansioso para bancar o irmãozão, faça com que ele cante, converse, esfregue, abrace e beije sua barriga. Diga que o bebê consegue ouvir a voz e sentir o toque dele — e que adora os dois! A criança não se interessa pelo bebê? Não force a participação dela.

Não invente. É tentador dizer que a vida com o novo bebê será cor-de-rosa. E irmãozinhos *realmente* podem ser muito divertidos... depois de algum tempo. Mas, se você falar demais sobre isso com seu filho e ele começar a esperar pelo companheiro perfeito de brincadeiras, vai ficar decepcionado quando uma trouxinha que não faz nada aparecer. Explique que recém-nascidos não conseguem fazer muita coisa de início — além de comer, dormir, fazer xixi, cocô e chorar. Ilustre isso, mais uma vez, com fotos e vídeos do seu filho quando era bebê. Mostre como ele cresceu desde aquela época.

Concentre-se no que não vai mudar. Um novo bebê significa muita mudança para um irmão mais velho: novas imagens (de você dando de mamar), novos sons ("buááááa!"), novos aromas (meio nojentos) e novas realidades (você tendo que dividir seu tempo entre os dois). Diante de tantas mudanças preo-

cupantes, saber que algumas coisas essenciais vão continuar iguais será muito importante para o seu filho. Por isso, mesmo que você esteja correndo para preparar a chegada do novo bebê, mantenha aquelas atividades rotineiras especiais e previsíveis que fazem seu filho se sentir seguro, como o banho e a história antes de dormir, o domingo à tarde no parquinho e o carinho da manhã com muitos beijos e abraços.

Agora seu filho está muito bem preparado e já sabe tudo sobre bebês — pelo menos sobre o bebê que está na sua barriga (que não exige muito). Mas o que acontecerá quando o bebê chegar em casa nos seus braços? E passar muito tempo no seu colo? Ou chorar na hora da história? Ou precisar comer na hora da brincadeira? Em outras palavras, começar a disputar sua atenção? Bebês de verdade podem ser um grande desafio para o irmão mais velho, mas ainda muito novinho. Para tornar a chegada de um novo bebê um belo evento para o seu filho:

Mantenha a rotina. Para crianças de 1 ou 2 anos, nada tranquiliza mais do que a regularidade — especialmente quando estão enfrentando uma grande mudança. Por isso certifique-se de que a pessoa que cuidará do seu filho enquanto você estiver ocupada dando à luz ou, depois, quando trouxer o recém-nascido para casa seja uma pessoa conhecida e que conheça os horários e rituais adorados dele (leite e biscoito às 10h30, uma história e um cochilo às 14h, cantar "nana, neném" duas vezes na hora de ir dormir). Manter a rotina nessa época de transição vai ajudar seu filho a se sentir seguro.

Abrace seu filho primeiro. Quando for a hora do irmãozão conhecer o novo irmãozinho (no hospital ou em casa), mostre a seu filho que ele ainda é muito importante para você. Se estiver segurando o recém-nascido, passe-o para o papai por um instante para que você possa abraçar seu filho antes que ele conheça o novo bebê. Saber que você é a mesma mamãe de sempre — cheia de abraços, beijos, amor e atenção — vai deixá-lo mais tranquilo.

Dê ao mais velho um presente. Os novos bebês não devem ser os únicos a receber presentes. Marque essa ocasião importante com um presente que faça seu filho se sentir incluído em toda a animação, mas ainda assim especial. Qualquer coisa que celebre o status de "irmão mais velho" — uma camiseta, um adesivo ou um porta-retratos — vai deixar seu filho contente.

Espere o melhor, mas esteja preparada para tudo. Quando seu filho conhecer o irmão mais novo, ele pode se apaixonar à primeira vista. Ou ser indiferente... Ou ficar morrendo de ciúme... Ou pode ser ainda pior. Seja qual for o modo como o seu filho vai reagir ao recém-nascido, seja compreensiva, paciente e — principalmente — aceite tudo. Não deixe de demonstrar amor nem faça seu filho se sentir mal caso ele esnobe ou se ressinta da presença do recém-nascido. E não force a criança a fazer nada que ela não queira, como beijar ou abraçar o bebê. Os dois terão muito tempo para aprender a se gostar nos próximos anos de vida.

O pequeno destruidor

"Nos últimos tempos, toda vez que não estamos olhando, nosso filho começa a destruir alguma coisa. Ele rasga revistas, rabisca nas paredes e tira livros da estante. Nossa casa está começando a parecer uma área devastada."

Você provavelmente esperava um pouco de bagunça — e até de danos a alguns objetos — do seu filho, mas não estava preparada para a demolição que ele provocou no segundo ano de vida. No entanto, acredite ou não, o que parece ser um comportamento destrutivo pode, às vezes, ser muito construtivo. Essas missões de busca e destruição não são motivadas por malícia, mas por curiosidade, por uma vontade de descobrir e uma compulsão por criar — todas tarefas de uma criança de 1 ano. Afinal, podemos resumir os deveres dessa idade a "aprenda o máximo que puder sobre o mundo no menor tempo possível". Quando ele rasga uma revista, está determinando que o papel amassa e rasga. Quando joga uma caixa de blocos de montar no chão, ele vê que eles caem, fazem barulho e se espalham. Quando ele taca as almofadas do sofá no chão, descobre que podem ser usadas como trampolim — ou uma estrutura para escalar. E existem muitas outras coisas que ele só vai poder aprender na prática. Por exemplo, com a compreensão limitada sobre causa e efeito e sobre consequências naturais, seu filho não vai saber que, se jogar um brinquedo para o outro lado da sala, ele vai quebrar e que, se o brinquedo quebrar, ele não vai mais poder brincar.

Dito isso, você não precisa deixar que seu filho destrua sua casa no processo de aprendizado. Na verdade, uma das lições mais importantes que ele pode aprender — e deve aprender — é que não é legal destruir as coisas. Não dê broncas nem castigos, especialmente se ele quebrar alguma coisa acidentalmente, mas mostre a seu filho que você gostaria que ele fosse mais cuidadoso da próxima vez e explique por que ("Xícaras de café quebram quando você as joga no chão" ou "Quando você taca o controle no chão, ele não funciona mais"). Peça que seu filho ajude a consertar a bagunça sempre que possível (por exemplo, a enxugar a água que derramou, colar uma página de volta num livro rasgado e limpar marcas de lápis da parede).

Se ele destruiu alguma coisa por estar irritado ("Não consigo empilhar estes cubos, então vou jogar todos na mesa de vidro... Opa!"), dê a ele sugestões construtivas para lidar com essas frustrações ("Se você empilhar os blocos dessa maneira, eles não vão cair"). Se for apenas o pequeno cientista testando o mundo, ofereça o máximo de oportunidades possível para que ele experimente e manipule objetos — dê brinquedos de montar, por exemplo.

Crianças que jogam tudo

"Meu filho tem o costume de jogar tudo que ele pega. Tenho medo que machuque alguém ou quebre alguma coisa."

Da primeira vez que você viu seu filho arremessar um brinquedo para o lado oposto da sala, você provavelmente achou que ele seria um bom jogador de basquete. Mas é provável que esses sonhos tenham sido substituídos por premonições sombrias de abajures quebrando e olhos de amiguinhos ficando roxos. O que fazer: treiná-lo ou colocá-lo no banco? Na verdade, fazer um pouco das duas coisas. Impedir que ele jogue as coisas só vai tornar o hábito mais atraente (além disso, não é justo nem inteligente evitar que ele faça algo que é apropriado para a idade). O mesmo acontecerá se você ficar irritada ou rir toda vez que ele tacar alguma coisa. Em vez disso, prepare-o para a NBA sem jogar a segurança e o bom senso pela janela (que não ficará inteira). Veja como:

Brinque de jogar bola. Se tiver a oportunidade de jogar ou rolar uma bola em um lugar seguro e supervisionado, a vontade de uma criança de jogar as coisas pode ser satisfeita — pelo menos em parte. Ele não vai conseguir jogar futebol, já que a coordenação visual e motora de seu filho ainda é bastante primitiva (veja o quadro da página 115), mas provavelmente vai ficar contente em pegar uma bola grande que foi jogada ou rolada para ele.

Varie a bola. Vários tipos de bola são apropriados para crianças dessa idade, como as de vôlei de praia, de tênis e de borracha (sejam elas pequenas, médias ou grandes). Evite bolas duras e pequenas o bastante para que seu filho as ponha na boca, além de bolas esponjosas, das quais ele possa arrancar um pedaço. Você também pode pôr saquinhos de feijão ou arroz na mistura.

Impeça-o quando ele estiver jogando algo proibido. Deixe claro que algumas coisas são feitas para serem jogadas (bolas, saquinhos de areia etc.), e outras, não (brinquedos, blocos, livros, xícaras...). "Isto não é uma bola. Você não pode jogar" ou "Isto é um livro. Um livro é feito para ler, não para jogar". Limite também os lugares aonde ele pode jogar coisas — por exemplo, no quintal ou no quarto de brinquedos.

Se ele insistir, retire o objeto dele. No instante em que você vir o seu filho jogar (ou se preparar para jogar) um objeto proibido, tire-o das mãos dele. Explique em termos simples as possíveis consequências de jogar aquele objeto ("Se você jogar este cubo, pode machucar alguém" ou "Se você jogar o caminhão, ele pode quebrar"). Imediatamente dê a ele um objeto mais apropriado para jogar. Se ele não ficar satisfeito, tente distraí-lo com uma atividade totalmente diferente.

Crianças que batucam em tudo

"Nossa filha batuca em tudo — na mesinha de centro, na porta da frente, na TV... Ela faz tanto barulho que tenho medo que quebre alguma coisa."

Você tem uma pequena metaleira que dá uma grande dor de cabeça? Sua pequena percussionista só está fazendo música da única maneira que sabe e com os únicos instrumentos a que tem acesso (com exceção das cordas vocais — que ela usa para gritar). Ao batucar o dia inteiro, ela está experimentando sons e ritmos ("Quando bato num vaso, o som é baixo. Quando bato no berço, é mais abafado. E veja só o barulho que a colher faz no armário... Que máximo!"), causas e efeitos ("Quando bato na mesinha de centro, as revistas levantam. Quando bato na minha cadeirinha ao comer, as ervilhas e cenouras dançam... E veja só o iogurte!") e a reação do público ("Você devia ver a cara da mamãe quando comecei a batucar na mesa do restaurante. Foi genial!"). Tudo isso é absolutamente normal e apropriado para a idade.

No entanto, por quanto tempo você e sua casa vão aguentar essa bateria de escola de samba? E se ela bater em algo que pode machucar mais do que a sua cabeça (a tigela de vidro, por exemplo)? Veja como deixar que sua baterista mirim continue a praticar, mas tenha limites:

Acabe com a batucada perigosa. Bater na TV, no prato do jantar ou numa janela pode danificar os objetos, machucá-la ou fazer as duas coisas. Faça com que ela pare na hora — ou melhor, a impeça de começar. Pare a música também se a batucada ameaçar derrubar uma xícara de café quente ou for feita com um objeto afiado. Comece com "Não bata na mesa", mas lembre-se de que: sua filha está ouvindo o som da batucada, não você, ela não consegue controlar impulsos direito, e suas ações sempre falam mais alto do que suas palavras para sua filha, especialmente quando ela está batendo mais alto do que você fala. Isso significa que é hora de acabar com a batucada perigosa e distraí-la com outra atividade.

Não importa o que você faça, não grite mais alto do que o barulho que ela faz — isso só a fará aumentar o volume. Quando falar com ela, seja direta, suave e firme. Quem sabe? Ela pode parar por um instante para ouvir o que você está dizendo (mas não conte com isso). Lembre-se também de que crianças dessa idade quase nunca aceitam "não" como resposta, especialmente nas primeiras cem vezes. Por isso esteja pronta para repetir a mensagem e distraí-la muitas vezes — e, para obter resultados melhores, não perca a paciência.

Passe a batucada para os tantãs certos. Em vez de proibi-la de bater nas coisas (afinal, é provável que não consiga), dê a ela uma chance de batucar em superfícies seguras. Presenteie sua filha com um tambor eterno e baratíssimo: uma panela e uma colher de pau. Ou uma mesa de plástico e um martelo de brinquedo. Ou até um tambor de brinquedo. Dê a ela outros instrumentos reais, como um pequeno tamborim. Eles podem não ser música para os seus ouvidos, mas não a machucarão.

Entre no ritmo. Todas as crianças gostam de ouvir e fazer música. Elas se divertem com o ritmo também. Por isso, entre na brincadeira: dance, bata palmas, brinque de bater o pé. Monte a sua banda familiar.

Restrinja as apresentações. É claro que sua filha gosta de ter um público — e quanto maior, melhor. Mas é importante estabelecer algumas regras quando o assunto são apresentações públicas. Quando seu filho não puder batucar (em restaurantes — mesmo de *fast-food* —, cinemas, igrejas, museus etc.), feche as cortinas do palco imediatamente. O melhor a fazer é distraí-la quando ela começar a batucar com um jogo de esconde-esconde (use o cardápio ou o guardanapo), uma música, um livro de imagens, ou um bloco e giz de cera que você tenha levado.

Não aplauda nem vaie. Quando sua filha exagerar na trilha sonora em casa, mas não causar nenhum problema além de uma dor de cabeça, dê a menor atenção possível. Qualquer reação — positiva ou negativa — reforça esse tipo de comportamento das crianças.

Crianças que berram

"Temos uma dor de cabeça constante por causa dos berros que meu filho solta em casa."

Infelizmente, crianças de 1 ano não vêm com um regulador de volume — nem conseguem controlar o próprio volume de voz. O seu filho acabou de descobrir a capacidade de criar e emitir um som e está aproveitando isso — e, com isso, quebrando todos os vidros da janela. Como um engenheiro de som com um controle de canais nas mãos, ele vai experimentar vários tons e volumes. E, enquanto todos à sua volta estiverem tratando as próprias dores de cabeça, ele estará se divertindo muito.

Você poderia simplesmente comprar protetores de ouvido enquanto espera até esse costume irritante passar — já que, assim como muitos outros, ele será abandonado. Mas, se preferir, com a ajuda das seguintes dicas, você pode se esforçar para fazer os gritos pararem ou, no mínimo, diminuir o volume dos gritos.

Baixe o próprio volume. Manter o nível de ruído baixo na sua casa — sem uma TV aos berros, música alta ou brigas barulhentas entre os pais — vai ajudar o seu filho a baixar o volume no longo prazo. Por outro lado, gritar para que ele pare de berrar só vai aumentar a competição e incentivá-lo a aumentar o volume ("Olha só, mamãe... Eu consigo gritar mais alto que você!"). Você também vai validar os gritos dele ("Se a mamãe e o papai berram, gritar deve ser certo"). Em vez disso, use um tom que você quer que ele use.

Troque de estação. Quando a gritaria começar, ligue uma música animada e incentive seu filho a cantar. Se estiver fora de casa, tente começar a cantar uma das músicas favoritas dele ou a dizer versinhos que ele saiba. Mesmo que ele não acompanhe você, ele pode parar de berrar apenas para ouvir você cantar. Ou sugira outras maneiras interessantes para seu filho usar a voz. Ele pode mugir como uma vaca, miar como um gato, latir como um cachorro ou acelerar como um carro. Sons de instrumentos musicais, apesar de não serem produzidos pelas cordas vocais, também podem satisfazer à necessidade de seu filho por barulho.

Fale suavemente. Quando a gritaria começar, abaixe-se até a altura do seu filho, olhe nos olhos dele e sussurre. Ver os seus lábios se moverem, mas não conseguir ouvir o que você está dizendo pode deixá-lo curioso o bastante para parar de gritar e começar a ouvir. A palavra mais importante aqui é "pode" — ele pode fazer o contrário e se divertir com o fato de estar abafando seus sussurros. Experimente.

Ajude seu filho a encontrar um tom mais baixo. Crianças pequenas têm dificuldade de baixar a voz (o estranho é que têm uma facilidade incrível de aumentá-la). Mesmo assim, elas podem se divertir tentando. Quando os vocais do seu filho atingirem o sustenido máximo, desafie-o a sussurrar. Sussurre uma palavra para ele e peça que a criança a sussurre de volta. Com certeza seu filho falará mais alto que você nos próximos anos, mas brincar desse jogo mostrará que é tão divertido baixar o tom de voz quanto aumentá-lo.

Limite o tom dele. Quando seu filho chegar à metade do segundo ano de vida, ele terá mais facilidade para aceitar limites, inclusive os criados para os gritos. Nessa época, ele conseguirá entender o conceito de uma voz "interior" e de uma voz "exterior", mesmo que nem consiga pôr em prática. E você poderá reforçar os lugares onde a voz alta pode ser usada ("Você pode berrar no seu quarto, mas não no resto da casa" ou "Você pode gritar no parquinho, mas não na loja"). Estabelecer limites para a gritaria funciona melhor do que bani-la da vida do seu filho. Afinal, todas sabemos como as crianças adoram o fruto proibido.

Crianças que batem

"Ontem fiquei arrasada quando minha filha bateu em outra criança no parquinho. Ela não a machucou, mas poderia tê-la machucado."

Quando se tem 1 ano de idade, é fácil se exprimir batendo — ou pelo menos bem mais fácil do que através de palavras que você não consegue dizer, como "Ande rápido! Você está na minha frente!" ou "Me dê o brinquedo!" ou simplesmente "Estou tão irritado que quero bater em alguém!". Nessa idade, as crianças não batem (e outros tipos de comportamento agressivo, como morder e empurrar) por maldade ou raiva. Crianças, especialmente as pequenas, não são capazes de machucar deliberadamente — especialmente porque ainda não entenderam que as outras pessoas têm sentimentos.

Apesar de ser muito cedo para esperar um comportamento mais empático da sua filha — ela provavelmente vai ficar mais curiosa do que com pena caso o soco deixe o amigo chorando —, nunca é cedo demais para começar a plantar a semente. Se sua filha bater no colega, diga com firmeza: "Você não pode bater! Bater dói!". Quando sua filha for a vítima, faça carinho nela e diga: "Bater dói, é por isso que é errado bater." Mas entenda que suas palavras precisam estar apoiadas em ações. Supervisione de perto os encontros com outros amiguinhos e impeça comportamentos agressivos no instante em que começarem afastando a criança que bate da que apanha e distraindo as duas rapidamente com uma nova atividade.

Não importa o que você faça — nunca responda à agressão de uma criança com agressão adulta. Bater numa criança ensina a ela que isso é uma resposta apropriada em momentos de estresse ou raiva. Por isso mantenha a calma quando for lidar com a agressividade dela.

Como manter seu bebê a salvo do seu filho

Manter um recém-nascido a salvo nunca é fácil — especialmente no início, quando apenas segurar aquela trouxinha frágil parece arriscado (lembra-se de quando você sempre usava as mãos só por garantia?). Agora você já é uma profissional em segurança básica (mesmo com relação à cadeirinha do carro, que nunca achou que fosse dominar), mas tem novos desafios: tem que proteger seu bebê do seu filho. Mexer com cuidado ou com suavidade não são coisas típicas de crianças de 1 ano. As mãos e braços de crianças dessa idade não são grandes nem coordenadas o bastante para segurar a cabeça pesada e os músculos subdesenvolvidos do pescoço de um recém-nascido. A capacidade de concentração é pequena e a mente costuma vagar — o que significa que a criança que acabou de pedir para segurar o irmãozinho pode estar entediada ou distraída no instante seguinte e largar o bebê na ponta do sofá para fazer uma colmeia com os blocos de montar.

Além disso, há a exuberância natural da criança, que pode transformar um abraço amoroso num apertão forte demais, uma brincadeira de esconde-esconde em algo perigoso. E também há potencial para agressão (seja proposital ou acidentalmente de propósito) na forma de mordidas, socos, beliscões e de outras expressões de sentimentos contraditórios perfeitamente compreensíveis, como tentar empurrar o bebê do colo do papai ou sufocar uma criança com cólica para que ela pare de chorar.

Como incentivar seu filho a ser um irmãozão e manter seu bebê seguro ao mesmo tempo? Veja algumas dicas:

- Vigie sempre. Fique por perto sempre que seu filho estiver próximo do bebê — para o caso de mãos começarem a agarrar ou a dar socos. E, é claro, nunca deixe seu filho sozinho com o bebê, nem por um instante.

- Compartilhe o bebê. Apesar de seu impulso ser de manter seu filho afastado do bebê o tempo todo por segurança, evitar a interação entre os irmãos pode fazer seu filho se sentir deixado de lado e criar uma base para o ciúme e para a agressão. Em vez disso, deixe que eles se unam. Se o seu filho quiser, deixe que ele faça carinho no irmãozinho — sempre com a sua supervisão. Peça que seu filho se sente numa poltrona confortável, depois coloque o bebê nos braços do irmão e ponha um travesseiro embaixo do braço do seu filho para segurar a cabeça do neném. Fique por perto para que, caso seu filho perca o interesse repentinamente ou o bebê comece a chorar e se mexer, você consiga tirá-lo do colo da criança maior. Acha que seu filho precisa de mais prática antes de estar pronto para segurar o irmão? Mostre a ele como fazer com uma boneca.

- Dê muita atenção a seu filho maior. O ciúme acumulado pode ser demonstrado de muitas maneiras agressivas fisicamente. Lembre-se de que seu filho não tem vocabulário para dizer: "Odeio quando a mamãe segura o bebê!" e que bater no concorrente diz o que as palavras não conseguem. Tente afastar a agressividade dando toda a atenção que seu filho quer.

- Ensine a ele brincar com carinho. Depois que seu filho aprender a ser cuidadoso, ele poderá usar isso em muitas outras aplicações práticas da vida, além de manter seu bebê seguro (por exemplo, para evitar que um cachorro morda os dedos dele). Mostre a seu filho como mexer nas mãos e nos dedinhos do bebê e a não puxar, a balançar a cadeirinha e o berço com cuidado, a abraçar, dar beijos e fazer carinho sem sufocar. Mostre como o bebê gosta daqueles toques suaves. Pratique com carinhos em bichos de pelúcia e bonecas também. Sempre lembre a seu filho: "Cuidado com o bebê" ou "Faça carinho, por favor", mas não confie apenas nesses mantras para controlar os impulsos dele (vai demorar até eles serem absorvidos). Como sempre, encha-o

COMPORTAMENTO

- de elogios quando ele for gentil com o irmãozinho para incentivá-lo ainda mais a esse tipo de comportamento e menos comportamento agressivo. Para saber mais dicas sobre como acabar com o impulso de bater, vá até a página 221.

Crianças que mordem

"Quando vai ao parquinho, meu filho morde as crianças que não compartilham os brinquedos com ele."

A escolha das armas pode ser diferente, mas os motivos costumam ser os mesmos para crianças que mordem e crianças que batem (e para as que puxam o cabelo e empurram). Seu filho está frustrado com a própria incapacidade de lidar com o ambiente (por exemplo, ele não conseguiu pegar a pá que queria na caixa de areia) — e ainda mais frustrado com a incapacidade de expressar frustração. Consciente de que as palavras não terão o apelo que ele gostaria, ele simplesmente usa os dentes para se expressar.

Mas, às vezes, crianças dessa idade mordem por razões ainda mais inocentes. Para uma criança curiosa, morder pode ser outra experiência sensorial ("Que gosto tem o ombro do Joao? Será que é o mesmo da orelha da Ana? Ou do braço da mamãe?"). Para uma criança carinhosa, pode ser uma maneira singular de dizer "Eu te amo". Morder também pode ser um hábito copiado, adquirido de outras crianças. Ou um sinal de tédio, cansaço, sobrecarga sensorial ou fome ou ainda de que a dor na gengiva está provocando a necessidade de mordiscar algo (ou alguém). E, assim como no caso de outros comportamentos negativos, morder pode apenas significar que seu filho está querendo chamar a atenção (que a mordida inevitavelmente vai trazer).

Como morder parece algo primitivo, os pais normalmente ficam mais horrorizados quando os filhos mordem do que quando eles batem. No entanto, uma coisa não é um problema maior do que a outra. Na verdade, muitas crianças de 1 a 2 anos pegam a mania de morder as pessoas entre o primeiro e o terceiro aniversários. Na maioria das vezes, isso nunca se torna algo crônico — algumas mordiscadas experimentais servem para satisfazer à vontade. Mas, para alguns, a atitude persiste e continua a causar problemas.

Como controlar a agressividade

Você sabe por que seu filho é agressivo: ele tem uma curiosidade incansável ("O que vai acontecer se eu puxar o cabelo da Maria? Ela vai chorar?"), é totalmente egocêntrico ("Vou tirar todas essas crianças da minha frente para chegar no escorrega primeiro"), extremamente possessivo com tudo, até com as coisas que pertencem aos outros ("Quero brincar com aquele caminhão agora e não estou nem aí se é do Felipe"), só sente empatia por quem quer ("Por que não pegar o carrinho da mão da Luísa e tacar na cabeça dela?"), fica frequentemente frustrado ("Estou muito irritado e a única maneira de demonstrar isso ao papai é mordendo o braço dele") e incapaz de ser comunicar da maneira certa ("Não alcanço meu copinho e estou com sede, então, se eu bater na mamãe, ela vai pegar para mim"). Mas saber as razões para este comportamento — apropriado para o nível de desenvolvimento dele — não significa que você tem que aguentar isso. Seu filho não vai aprender a controlar esses instintos primitivos sem a ajuda de amigos civilizados. Veja como você pode ajudar:

Preste atenção no bom comportamento. Bater, morder e outras atitudes agressivas são, muitas vezes, modos de chamar a atenção — e crianças de 1 a 2 anos aprendem rapidamente que são maneiras rápidas de consegui-la. Dar mais atenção ao bom comportamento e muito pouca ao mau (além de fazer a criança parar e dar o castigo necessário) vai fazer com que seu filho desista de agir assim.

Diga ao seu filho que é normal se sentir assim. Todos os sentimentos são naturais, apesar de algumas atitudes não serem. Mostre ao seu filho que não há problema em ficar irritado quando não se consegue alguma coisa ou quando um amigo arranca um brinquedo das mãos dele, mas indique que nunca é legal bater.

Incentive seu filho a transformar sentimentos em palavras. Crianças dessa idade são capazes de demons-

trar a maioria dos sentimentos — da decepção ao ciúme, da tristeza ao medo —, mas não costumam ser capazes de exprimir esses sentimentos em palavras (o que faz com que usem as mãos e os dentes). Ajude seu filho a encontrar palavras que vão, no fim das contas, tomar o lugar das atitudes agressivas.

Acabe com o tédio. Crianças desocupadas podem fazer muita coisa errada. Antecipe o tédio que o seu filho pode vir a sentir sempre que for possível e responda com um jogo ou uma atividade desafiadora antes que o comportamento agressivo apareça.

Minimize as frustrações. Quando tantas coisas ainda estão fora do seu alcance e da sua capacidade, o mundo se torna um lugar frustrante. Ajudar o seu filho a aprender as atividades que precisa para o dia a dia — para se relacionar, se vestir, brincar e comer — pode reduzir não apenas a frustração, mas também a agressão.

Acalme-o com atividades relaxantes. Faça intervalos durante o dia (especialmente em momentos de muito estresse) para fazer carinho nele, cantar, ler e praticar outras atividades relaxantes. Isso pode ajudar a acabar com a agressividade de uma criança. A outra grande vantagem é que também é relaxante para você.

Ofereça oportunidades para ele desabafar. Frustração, energia ou raiva acumuladas podem se tornar atitudes agressivas — ou ser direcionadas para uma grande variedade de atividades apropriadas (veja no quadro da página 118).

Mude o ritmo. Brincadeiras muito soltas podem levar a brigas. Quando surgirem atitudes agressivas entre crianças — na verdade, preferencialmente antes disso — restaure a paz iniciando uma atividade supervisionada por adultos (como fazer desenhos ou brincar de roda) ou chame a atenção do seu filho para outra coisa. Faça o mesmo se a agressividade for direcionada a você. Simplesmente distraia seu filho ("Vamos ler esse livro agora").

Seja um modelo de calma. A melhor maneira de ensinar seu filho a ser civilizado é também ser assim. Por isso, use as palavras certas (de maneira calma sempre que for possível), ceda, não confronte e demonstre empatia sempre que seu filho estiver observando. Quando você perder a paciência — afinal, isso acontece com todo mundo —, deixe que seu filho perceba que você admite o erro e peça desculpas.

Evite bater. É tentador arrastar uma criança relutante para fora da caixa de areia, empurrar uma criança que brinca com os riscos na calçada quando se está atrasada ou dar um tapa em retribuição a um soco dado em um amiguinho, mas lembre-se que um comportamento agressivo dos pais pode deixar as crianças agressivas. Em vez disso, tente lidar com seu filho de maneira firme, mas calma, e sempre suave fisicamente — mesmo que você esteja irritada, impaciente ou muito estressada.

Saiba quando ficar de fora. Alguns socos por causa de uma pá não machucarão ninguém nem exigirão interferência de um adulto, contanto que ninguém chore. Intervenha quando for necessário e afaste-se caso não seja. Um comportamento civilizado não é obtido do dia para a noite e não vai acontecer sem que seu filho passe pela experiência. É no dia a dia — e na caixa de areia — que seu filho vai entender como os relacionamentos funcionam, como se esforçar para que funcionem e o que acontecem quando eles não funcionam.

Saiba quando intervir. Se as crianças começarem a se bater (ou morder ou chutar), intervenha na hora e pare a briga. Num grupo, concentre-se em resgatar (e, se for preciso, acalmar) a vítima e não em brigar com o culpado. Se o seu filho atacou, distraia a vítima com outra atividade e, depois, leve o culpado para o canto para uma conversinha. Se a agressividade foi direcionada a um colega ou a você, diga com calma que esse tipo de comportamento não é aceitável e explique rapidamente por quê ("Você machucou o Benjamin quando o chutou"). Você pode avisar que haverá consequências caso o comportamento se repita ("Vamos ter que ir para casa" ou "Vamos ter que parar de montar o quebra-cabeça juntos"), mas evite fazer ameaças de qualquer tipo, a não ser que realmente as cumpra — se não, suas tentativas de mudar o comportamento do seu filho serão inúteis.

Não force — nem deixe rolar. As crianças mais agressivas costumam ter pais que são muito rígidos e batem ou pais molengas que não fazem nada para discipliná-las. Seguir um meio-termo vai fazer com que as crianças sejam mais bem-comportadas. Para dicas práticas sobre como disciplinar seu filho, leia o capítulo 7.

ATENÇÃO, PAIS

No fim do dia

Quem quer que tenha criado o termo *happy hour* com certeza nunca passou o horário das 17h com uma criança de 1 a 2 anos. Essa hora — além da anterior e da que se segue — raramente costuma ser um momento para relaxar e se distrair. O mais comum é que seu filho esteja agitado, cansado e ansioso. No fim de um longo dia, crianças dessa idade costumam estar exaustas, sensíveis e nervosas demais e ter ainda maior tendência a ataques de irracionalidade e negatividade. Infelizmente, essas atitudes difíceis acontecem quando a paciência dos pais já está no limite — depois de um longo dia de trabalho ou um dia normal na vida agitada com uma criança. É a hora em que mesmo a pessoa mais calma se irrita.

Apesar de nada garantir a paz, a calma e os nervos intactos, existem maneiras de combater ataques às 17h:

Relaxe antes de chegar em casa. Não são apenas seus filhos que costumam ficar estressados às 17h (ou 18h). Levando em consideração que você tem o jantar para preparar, a casa bagunçada para arrumar e, se você esteve no escritório o dia todo, as tarefas de casa para fazer, roupa para lavar e a correspondência para ler, o seu nível de estresse também pode disparar. Para piorar, a agitação dos pais às 17h tende a estressar ainda mais a criança. Por isso tente passar alguns minutos relaxando antes de pegar seu filho na creche ou entrar em casa. Desça do ônibus ou do metrô a algumas quadras de casa e ande o resto do caminho. Ouça músicas relaxantes no carro. Fique sentada no carro por mais cinco minutos, mesmo depois que tiver estacionado na garagem. Feche seus olhos e respire fundo algumas vezes. Visualize uma paisagem tranquila (com ondas numa praia) e imagine que está jogando todo o estresse do dia fora (já que tem o oceano à sua frente, você pode jogar a briga que teve com o seu chefe na próxima onda). Quando tiver acalmado sua cabeça, tome cuidado para não enchê-la de medo das possíveis brigas que esperam você em casa.

Se você ficou o dia inteiro em casa com o seu filho, provavelmente vai ter que relaxar junto com ele (veja as sugestões a seguir).

Relaxem juntos. Em vez de começar sua lista de tarefas imediatamente, tente fazer um intervalo relaxante — afinal, com uma criança chorando, pendurada na sua perna, você não vai conseguir fazer nada mesmo. Respire fundo algumas vezes, adie a preparação do jantar, deixe o telefone de lado e sente-se para fazer uma atividade especial com seu filho. Sente-se abraçada a ele e leia um livrinho de histórias infantis ou escute uma música relaxante para crianças. Ouvir a mesma música todas as noites pode dar a ele a calma que só a regularidade traz e até ter um efeito pavloviano: você e seu filho vão associar a canção à calma. Ou façam uma atividade que vocês dois gostem (descansem juntos num quarto escurinho, tomem banho juntos numa banheira cheia de espuma e bolhas de sabão, desenhem ou leia o livro favorito dos dois). Você também pode relaxar fazendo uma atividade física em família — dê uma volta com todos no quarteirão ou esparrame-se pelo tapete para fazer uma sessão de ioga. Se você já tiver começado a preparar o jantar, faça com que seu filho "ajude".

Crie um ambiente calmo. Desligue a TV, o computador e o telefone e retire qualquer coisa que agite e possa perturbar a paz do seu lar. É hora da tranquilidade. Incentive seu filho a brincar em silêncio e suavemente acabe com qualquer atividade que exija muita energia.

Acabe com a fome. Você pode estar com fome depois de um longo dia de trabalho — ou de um longo dia correndo atrás do seu pestinha —, e é provável que seu filho esteja também. Como o nível baixo de açúcar no sangue pode acabar com o humor de todo mundo, combata-o com comida. Se você for jantar mais tarde, depois que seu filho já estiver na cama, sente-se e coma um lanche com seu filho enquanto ele janta. Se você prefere jantar em família, dê ao seu filho um aperitivo saudável para combater a fome até o jantar (legumes cozidos e um molho são uma escolha perfeita e divertida — e ótimos para dividir com você).

As seguintes dicas podem acabar com o hábito do seu filho de morder os coleguinhas:

Separe a criança que morde da vítima imediatamente. Dê carinho à vítima sempre que for preciso (e mesmo que não seja, já que isso vai mostrar ao seu filho que morder não é a maneira certa de obter atenção). Não exagere, não grite, nem dê uma longa bronca — simplesmente leve seu filho para um canto e explique de forma firme, mas calma: "Por favor, não morda ninguém. Isso machuca. Você machucou a Renata quando a mordeu." Se ele morder por não conseguir se comunicar, ajude-o a encontrar as palavras que precisa para expressar seus sentimentos ("Eu sei que vocês está irritado. Você pode dizer: 'Estou com raiva.' Mas você não pode machucar alguém quando está irritado"). A mensagem não será entendida nem absorvida imediatamente, mas é bom começar a passá-la.

Nunca morda de volta. Assim como levar um tapa de volta, levar uma mordida é confuso para uma criança dessa idade. A sua mordida diz que ele pode morder alguém quando estiver irritado, enquanto as suas palavras dizem que ele não deve morder. Mesmo que você o morda uma única vez para mostrar como dói, isso não vai ajudar, já que seu filho ainda não é capaz de conectar a própria dor com a que os outros sentem. Uma mordida pode machucar ou assustá-lo, mas é pouco provável que evite que ele morda de novo.

Evite dois pesos e duas medidas. Alguns pais mordiscam os dedos das mãos e dos pés dos filhos por brincadeira ou deixam que os filhos belisquem o ombro, a bochecha ou o braço deles de vez em quando — especialmente quando não dói. Em seguida, quando o filho morde um amiguinho, eles dão uma bronca. É melhor evitar confusões proibindo qualquer tipo de mordida.

Dê lanches para evitar mordidas. De vez em quando, crianças muito pequenas mordem porque estão com fome. Dê um lanche a seu filho sempre que for necessário e só depois deixe que ele participe de qualquer atividade social.

Leve as mordidas a sério. Não consegue deixar de rir toda vez que seu filho morde você? Quase nada incentiva mais seu filho a continuar mordendo, então acabe com essas risadas.

Crianças que puxam o cabelo

"Minha filha puxa o cabelo dos outros quando não consegue o que quer."

Para muitas crianças que não têm um bom vocabulário, agarrar e puxar o primeiro punhado de fios de cabelo que veem é uma maneira primitiva de se comunicar. As razões são as mesmas das outras formas agressivas de comunicação — bater e morder — e as medidas para combater a atitude são as mesmas (veja nas perguntas anteriores).

No caso de uma criança que puxa o cabelo, um bicho de pelúcia fofinho e molenga também pode ajudar, pois poderá ser puxado o quanto ela quiser. Tente também mudar o modo como ela pensa sobre cabelo — em vez de ser algo que pode ser puxado, ele é algo a ser modelado. Deixe que ela penteie seu cabelo ou dê a ela uma boneca de cabelos longos para que ela brinque.

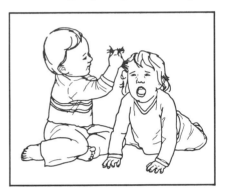

Crianças de 1 a 2 anos costumam demonstrar a própria frustração e a falta de capacidade de agir socialmente através de puxões de cabelo, beliscões, mordidas ou outros tipos de atitude agressiva.

Agressividade com brinquedos

"Nosso filho parece muito agressivo quando brinca. Ele não machuca ninguém, mas joga o ursinho de pelúcia na parede só por diversão e espanca a boneca da irmã."

Você já soltou toda sua tensão num jogo disputado de tênis ou dando alguns socos num saco de areia? O provável é que seu filho esteja apenas desabafando (e soltando a energia que tem em excesso) da mesma maneira — e, felizmente, ele não está machucando ninguém nesse processo. Também é bem provável que ele esteja exercitando a curiosidade ("Quando jogo esse ursinho, ele quica na parede. Genial!").

COMPORTAMENTO

Ou seja, se ninguém se machucar e ele não estragar nada, não há problema em brincar de forma agressiva — chamar a atenção para isso só vai piorar o problema. Você deve mostrar ao seu filho que, apesar de os brinquedos não terem sentimentos de verdade, as pessoas e animais têm (mas ele provavelmente ainda não vai entender esse recado). Você também pode incentivar brincadeiras mais gentis: peça para ele fazer carinho no urso de pelúcia ou ninar a boneca. Talvez ele não ache isso divertido: algumas crianças só brincam se a atividade for física. As dicas para diminuir a agressividade infantil listadas na página 223 podem ajudar a controlá-lo. Interrompa quaisquer brincadeiras que danificarem ou puderem danificar um brinquedo, os móveis ou qualquer outro objeto ou que machuquem pessoas ou animais — se ele passar desse limite, pare a brincadeira imediatamente. Mostre que esse tipo de comportamento não é aceitável nunca e tire-o de perto do objeto que estava sendo vítima da agressão.

Crianças que chupam o dedo

"Nossa filha chupa o dedo quando está cansada ou chateada. Isso é um problema?"

Você não precisa se preocupar se sua filha chupar o dedo. O polegar é uma grande fonte de calma para ela — e, assim como todas as fontes de calma, ele se torna muito útil quando ela está estressada, cansada ou apenas chateada. Muitas crianças adquirem o hábito de chupar o dedo no segundo ano de

vida (e o mantêm por mais um tempo). A não ser que ela chupe o dedo o dia (e a noite) inteiro, não há razão para acabar com esse hábito comum — ele não vai afetar os dentes nem o desenvolvimento da boca da criança. Na verdade, quanto mais você brigar com ela (ou der bronca ou brincar), mais ela vai chupar o dedo. Se ela for como a maioria das crianças, vai abandonar o hábito ao chegar aos 3 anos, sem que você tenha que intervir.

Crianças que não largam a chupeta

"Nosso filho é tão apegado à chupeta que temos medo de ele nunca largá-la."

Você tem pesadelos com o seu filho retirando a chupeta para responder perguntas na aula de matemática? Tenha fé — e calma. Apesar do medo compreensível de seus pais, mesmo crianças que demoram a largar a chupeta abandonam o objeto adorado quando chegam aos 4 ou 5 anos e a maioria o faz muito antes disso.

Mesmo assim, existem muitas razões para tirar a chupeta da boca do seu filho o quanto antes, inclusive um aumento no risco de infecções no ouvido, a possibilidade da redução da velocidade da fala e o surgimento da mania pela chupeta. Veja algumas dicas para acabar com o hábito de chupar chupeta:

Estabeleça limites. Comece limitando os lugares aonde a chupeta pode ir. Primeiro, ela só poderá ir para o carro e ficar em casa. Depois, apenas ficar em casa. Após isso, deixe que fique apenas no quarto do seu filho e, em seguida, apenas no berço. Outra tática: estabeleça limites de tempo para o uso da chupeta e vá reduzindo-os gradualmente (de trinta minutos para dois ou três). Mas a melhor técnica é exigir que seu filho fique parado ou deitado quando estiver com a chupeta na boca. Isso vai ser muito chato!

Mantenha a boca dele ocupada. Faça perguntas, inicie conversas e incentive seu filho a recitar versinhos, cantar, rir, fazer caretas para o espelho e não ficar com a chupeta na boca. Se a criança tentar falar com a chupeta, mostre que não consegue entendê-la e que ela deve retirá-la se quiser que alguém compreenda o que está falando.

Não deixe que fique com fome nem sono. A criança que está com fome ou exausta tende a perder a capacidade de se adaptar. É aí que ela busca uma ferramenta familiar para se acalmar, como a chupeta. Para reduzir esses momentos, ofereça um lanche antes que o teor de açúcar no sangue de seu filho baixe muito e exija que ele tire uma soneca antes de ficar exausto. No entanto, não adquira o hábito de oferecer comida ou um copo de suco sempre que ele pedir a chupeta. Isso só vai substituir uma ferramenta por outra.

Dê muito carinho. Se seu filho parece depender da chupeta para se acalmar, ofereça outras fontes de conforto. Aumente o carinho e a atenção, especialmente se ele estiver irritado ou chateado. Antes que ele pegue a chupeta, dê um abraço ou distraia-o com uma história, coloque uma música relaxante para tocar ou sente-se para fazer carinho nele.

Assuma o controle. Se você está desesperada para fazer com que seu filho se livre do vício, faça pequenos furos ou cortes na ponta da chupeta — isso vai mudar a sensação que ele tem ao chupá-la, tornando-a menos satisfatória. Você também pode tentar "perder" a chupeta — deliberadamente (através da "Fada da Chupeta", que vem pegar as chupetas de todas as "crianças grandes" e deixa um brinquedo no lugar) ou "acidentalmente" ("Ai, a gente perdeu sua chupeta!"). Outra ideia é criar uma festa de despedida: escolha um dia para fazer a celebração, informe seu filho sobre a festa (e faça com que ele se lembre de que o dia especial está se aproximando) e, com uma grande fanfarra, ajude-o a jogar a chupeta fora ou a colocá-la numa caixa "para os bebês" — não se esquecendo de celebrar a independência dele com um pedaço de bolo. Esse último plano costuma funcionar melhor com crianças de quase 2 anos.

Se todos os seus esforços para limitar o uso da chupeta falharem, não force seu filho a largar o objeto precioso. Você terá que aplicar táticas mais duras daqui a um ou dois anos (quando a pressão e os danos à boca e aos dentes podem se tornar um problema), mas, por enquanto, elas não são realmente necessárias. Seu filho pode estar precisando da calma que o objeto traz a ele — e isso é muito normal para a idade. Para se sentir mais tranquila, fale com o médico ou o dentista do seu filho na próxima consulta.

Um objeto adorado

"Nossa filha carrega um cobertor sujo com ela para todo lado. Quando ela vai largá-lo?"

Objetos tranquilizadores não são apenas para bebês. Na verdade, a dependência por um objeto de conforto, também chamado de objeto de transição, só costuma chegar ao auge no segundo ano de vida por várias razões. Primeiro: apesar de uma criança de 1 a 2 anos não poder sempre levar a mãe ou o pai enquanto explora o mundo, ela ainda não está pronta para fazê-lo sozinha. Um objeto transicional — seja um cobertorzinho velho, um ursinho de pelúcia ou um travesseirinho — é uma perfeita fonte de segurança carregável, um substituto confiável para você. Um objeto transicional, como o nome diz, também ajuda a criança a fazer as transições difíceis do dia — como preencher a distância incrível entre A e B (sendo A o parquinho e B a casa ou A estar acordado, e B, dormindo). Esse objeto também dá muita segurança quando a criança está enfrentando os próprios medos. E como os medos (do escuro, de estranhos, cachorros, aspiradores de pó, entre outros) começam a se multiplicar no segundo ano de vida, a sua filha passa a precisar de tudo que dá coragem a ela mais do que nunca. Crianças tendem a se agarrar a objetos transicionais quando estão cansadas, irritadas, frustradas ou desanimadas — algo que elas costumam ficar com frequência.

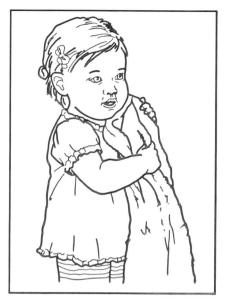

Muitas crianças se agarram a um hábito ou objeto que dê tranquilidade a elas — e algumas se agarram a vários.

Por isso garanta o direito da sua filha a um objeto transicional. Deixe que ela carregue o cobertorzinho ou o ursinho sempre que for preciso — não a ridicularize nem a force a deixá-lo de lado ou em casa. No entanto, ao mesmo tempo, tome as seguintes atitudes para impedir que aquele companheiro das horas difíceis se torne um companheiro permanente e para que seja mais fácil deixá-lo para trás quando ela estiver pronta:

Tente estabelecer limites que ela aceite. Se a sua filha não tiver o costume de carregar o objeto para todos os lugares, tente criar limites aceitáveis (para ela). Sugira que ele pode ficar no carro, mas não pode entrar no supermercado. Ou que ele pode ser arrastado pela casa, mas não pelo parquinho. Dê razões plausíveis para essas restrições (ele pode se perder no supermercado ou se sujar no balanço). Ofereça-se para "cuidar" do cobertorzinho enquanto ela sobe no trepa-trepa ou monta um quebra-cabeça em grupo. Com a ajuda da sua filha, encontre um lugar especial para o cobertor ficar quando ela não o estiver carregando. Mas não insista nesses limites caso ela não esteja aberta à negociação. Quando for a hora certa, ela mesmo vai largar o objeto adorado.

Mantenha-o limpo, lavando-o regularmente. Se você não fizer isso, a sua filha pode se acostumar tanto ao cheiro do objeto quanto ao próprio cobertorzinho — e reclamar quando ele voltar cheirando a amaciante. Como separar o objeto da criança pode ser difícil, é provável que você tenha que lavá-lo enquanto ela estiver dormindo.

Duplique o objeto, se for possível. Apesar de um bebê, que está apenas começando a usar o cobertor, não poder notar nem reclamar se você o cortar em dois pedaços (um que você possa lavar e outro para que ele se agarre), uma criança de 1 a 2 anos — que está agarrada ao mesmo cobertor há meses — com certeza vai notar e reclamar. Tente, então, comprar um objeto idêntico (se puder encontrar), lavá-lo algumas vezes para que não pareça novo e oferecê-lo à sua filha como um objeto extra (que ela pode ou não aceitar) ou para casos de emergência (quando, por exemplo, você não conseguir encontrar o cobertorzinho original e precisar colocá-la na cama). Se o objeto for um bicho de pelúcia ou um brinquedo, comprar dois deles pode fazer com que você atinja o mes-

mo objetivo. Se a sua filha, entretanto, for apenas levemente apegada ao cobertorzinho, é melhor manter apenas um objeto. Caso ele seja perdido, ela vai chorar um pouco, mas vai continuar a vida sem ele.

Dê alternativas a ela. Mãos ocupadas não podem segurar um cobertor nem um bichinho de pelúcia. Mantenha sua filha ocupada com brinquedos interessantes, giz de cera e tinta, quebra-cabeça ou qualquer outra coisa que a distraia, fazendo com que esqueça o objeto transicional pelo menos por algum tempo.

Evite pressioná-la. Forçar sua filhota a fazer coisas demais quando ela não está pronta pode aumentar o estresse e a necessidade de um objeto que dê tranquilidade a ela. Enchê-la de atividades e brincadeiras também pode fazer isso. Se ela parecer estressada, faça com que relaxe com muito carinho, um livro tranquilo e músicas suaves. E não ridicularize o hábito de ela carregar o cobertorzinho: isso só vai aumentar o apego que ela tem pelo amigo adorado.

É provável que sua filha se disponha a largar o cobertorzinho ou qualquer outro objeto de conforto ao qual ela tenha se apegado entre os 2 e os 5 anos (apesar de ela poder continuar procurando-o em momentos de estresse e mudança — na verdade, muitas crianças levam bichos de pelúcia queridos para a faculdade). Até lá, contanto que ela esteja feliz e evoluindo, relaxe. No entanto, se o objeto transicional se tornar uma obsessão e sua filha passar mais tempo acariciando o bichinho do que interagindo e socializando com outras crianças, brincando com outros brinquedos, lendo livros e fazendo outras atividades, talvez você tenha que investigar as causas disso. Por exemplo: o motivo pode ser a não adaptação na creche, o excesso de estresse ou de pressão em casa, uma doença ou um problema desenvolvimental não identificado. Se você não conseguir descobrir ou resolver o problema sozinha, consulte o pediatra.

Quando a tranquilidade tem um custo

Nem todos os objetos transicionais são inofensivos. Crianças que ficam mais tranquilas ao tomar uma mamadeira ou copo de suco ou leite podem acabar com cáries ou diarreia (por tomar muito suco ou leite estragado). Se o seu filho insistir em carregar uma mamadeira ou copinho, encha-o de água. Objetos que podem causar engasgo ou pôr em risco a segurança da criança também devem ser considerados perigosos, removidos do alcance do seu filho e substituídos por uma alternativa segura.

Se não há busca por conforto, não há problema

Cada criança se adapta à sua maneira. Algumas encontram tranquilidade num objeto inanimado, portátil ou num hábito relaxante. Outras se sentem melhores quando o carinho vem de

um humano (da mamãe, do papai ou de outra pessoa amada). Seu filho pode gostar de brincar com ursinhos de pelúcia ou de se enrolar em cobertores, mas nunca desenvolver um apego a um objeto em particular. Isso simplesmente não faz o estilo dele — o que também é normal. Existem muitos benefícios em não ficar agarrado a um objeto ou um hábito transicional (ele não arrastará um cobertor sujo para todo lado, não sofrerá nenhum trauma quando o bichinho de pelúcia não for encontrado, não terá que parar de chupar o dedo nem a chupeta). Por isso, se o seu filho não tiver um objeto nem um hábito que dê tranquilidade a ele, não reclame. Só considere-se sortuda.

Crianças que batem a cabeça ou mantêm outros hábitos por segurança

"Quando colocamos nosso filho para dormir, ele começa um ritual em que literalmente bate a cabeça contra a grade do berço. Às vezes também o ouvimos fazer isso no meio da noite. O costume parece acalmá-lo, mas isso nos deixa estressados."

As batidas estão enlouquecendo vocês? Talvez seja difícil de acreditar (e ainda mais difícil de assistir), mas os mesmos rituais rítmicos que estressam vocês, como bater a cabeça ou balançar para a frente e para trás, são relaxantes para o seu filhote. Estas atividades muito comuns, parentes dos objetos transicionais, têm três vezes mais chances de aparecer entre meninos. Costumam ser realizadas durante a noite, quando seu filho está cheio de energia e tensão e precisa liberá-los. Muitas crianças batem a cabeça apenas quando vão para a cama ou estão tentando voltar a dormir, enquanto outras o fazem quando estão entediadas, são estimuladas demais, estão sentindo dor (porque os dentes estão nascendo, por exemplo, ou porque estão com infecção no ouvido), fazendo manha ou querendo chamar a atenção.

Por sorte, é provável que o costume do seu filho não machuque a cabeça dele, já que o crânio da criança aguenta esse tranco e todas as pequenas quedas que ele possa sofrer. Assim como a maioria das atitudes de crianças dessa idade, quanto menos atenção você der, melhor. Broncas e reações exageradas só vão incentivar o costume. Mas você pode tentar:

Aliviar o estresse. A chegada de um novo irmão, uma mudança de babá, o abandono da mamadeira ou qualquer outra mudança pode deixar seu filho inquieto. Apesar de o hábito de bater a cabeça poder tirar o estresse do seu filho, o mesmo pode ser feito com muitos beijos e abraços, muita atenção e atividades relaxantes, como histórias tranquilas e massagens gostosas.

Dançar. Satisfaça à necessidade de ritmo do seu filho fazendo com que ele se balance numa pequena cadeira de balanço, suba num cavalinho de brinquedo ou brinque de ciranda. Músicas também podem satisfazer a essa necessidade primitiva de ritmo que seu filho está satisfazendo com as batidas. Coloque músicas animadas para tocar durante o dia e o incentive a dançar, bater palmas, bater os pés ou bater num pote. Na hora de dormir, escolha canções mais relaxantes. Experimente balançar ao ritmo da música levemente enquanto você lê uma história ou dançar lentamente com seu filhote nos braços.

Ofereça oportunidades para que ele relaxe. Dê a seu filho um grande bicho de pelúcia com o qual ele possa brincar para que ele solte todo tipo de emoção que acumulou. Bater com um martelo de brinquedo ou num tambor, socar um travesseiro, argila ou massinha, correr pelo quintal e balançar num balanço também o ajudarão a soltar tudo que estiver preso no peito dele. Só não o incentive a fazer essas atividades perto da hora de dormir — um momento em que você quer que seu filho relaxe, não se agite.

Crie uma rotina na hora de ir dormir. Os hábitos tranquilizadores costumam chegar ao auge na hora de dormir porque as crianças os usam para relaxar depois de um dia agitado. Uma rotina regular que acalme e tranquilize na hora de ir dormir — iniciada muito antes de a criança ser posta na cama — pode ajudar seu filho a encontrar um caminho mais fácil para o sono. Tente também manter a atmosfera da casa tranquila uma ou duas horas antes de colocá-lo para dormir. Ou seja, desligue a TV, não fale alto nem grite.

Crie um ambiente seguro. Afaste a cama ou o berço da parede, tente forrar as paredes do berço ou de outras superfícies ao alcance do seu filho e, se necessário, retire as rodinhas do berço e coloque um tapete embaixo dele, para que fique no lugar.

A maioria das crianças abandona esse hábito rítmico ao chegar aos 3 anos, sem a ajuda dos pais. Se o seu filho continuar batendo a cabeça ou balançando o corpo excessivamente (o dia inteiro) e o hábito vier acompanhado de outros avisos de falha desenvolvimental, mencione isso ao médico, já que o hábito pode indicar uma doença como o autismo.

Rituais demais?

A regularidade e a previsibilidade dão às crianças pequenas segurança e tranquilidade, mas existem limites para o que é normal. Se o comportamento ritualístico se tornar tão obsessivo ou compulsivo que acabar interferindo nas atividades diárias (seu filho prefere empilhar e derrubar livros em vez de ler as histórias, por exemplo) ou se o seu filho tiver rituais demais (ele tem que alinhar todas as bonecas e bichos de pelúcia numa linha perfeita, gira o cabelo sem parar, esfrega o cobertor no braço repetitivamente etc.), avise ao pediatra na próxima consulta.

Rituais

"Tudo é um ritual para o meu filho: ele sempre bebe suco do mesmo copo, o sanduíche dele sempre tem que ser cortado da mesma maneira e ele sempre tem que usar os mesmos tênis. Isso está me enlouquecendo."

O fato de tudo ter que ser igualzinho pode parecer... meio maluquinho para os adultos ao redor dele. Mas, para seu filho — e muitos coleguinhas da idade dele —, "igualzinho" é o certo. Apesar de nem toda criança gostar de rituais (e isso ser normal também), a maioria exige uma certa previsibilidade na comida, na bebida, nas roupas e nas rotinas diárias — e algumas têm obsessão por repetição. Para essas crianças, mesmo a menor das variações pode causar uma briga.

Assim como com a negatividade e a manha, a manutenção dos rituais é a maneira que a criança tem de tentar manter o controle da própria vida — algo que não é fácil quando se tem 2 anos de idade, menos de noventa centímetros de altura e se é totalmente dependente de pessoas muito maiores e mais fortes do que você. Ser capaz de controlar algumas das pequenas coisas da vida (como o copo de que bebe, o modo como o sanduíche é cortado e que tênis ele vai usar) significa muito para a autoestima de uma criança dessa idade. A previsibilidade também é tranquilizante. Como o mundo de uma criança de 1 ano está sempre se ampliando, é bom saber que, quanto mais as coisas mudam, mais elas continuam iguais.

Por isso, em vez de pressionar seu filho a abandonar os rituais que ele adora, mantenha-os por enquanto (pelo menos a parte que for possível de fazer). Explique esses rituais a qualquer pessoa que cuide dele e converse sobre como lidar com eles. É provável que ele se adapte a ambientes em que os rituais não podem ser feitos, como a creche.

Seu filho pode ficar mais disposto a mudanças se puder controlá-las. Por isso, de vez em quando, proponha que ele escolha um novo copo para beber, mostre a ele uma maneira divertida de comer um sanduíche (corte o seu na forma de uma estrela, de um animal ou de um coração e sugira que ele faça o mesmo com o dele),

ofereça a ele chinelos como os que o papai usa. Se ele preferir o padrão, não force. Com tempo e paciência, o ritual vai deixar de ser tão atraente para seu filho.

A rotina pode ser boa

Para a maioria dos adultos, a rotina é apenas rotineira. Previsível, chata e monótona — a mesma coisa de sempre. Entretanto, para a maioria das crianças pequenas, a rotina é uma segurança. Saber o que elas podem esperar em diferentes momentos do dia faz as crianças se sentirem mais seguras, dominantes, confortáveis e confortadas.

Qual é a sua rotina? Na verdade, elas são uma grande vantagem para os pais: podem ajudar as crianças a lidar com transições e a reduzir a resistência nas mudanças de situações — da hora da história para o almoço, do parquinho para casa, das brincadeiras para a hora de dormir. Saber o que esperar deixa as crianças (um pouco) mais flexíveis e cooperativas e as ajuda a antecipar e aceitar passos inevitáveis. Além disso, a rotina elimina muita perda de tempo com planejamento — já que, quando ela é estabelecida, não é preciso pensar mais nela —, reduz o medo das emergências e faz dias normalmente frenéticos serem mais tranquilos.

É claro que as rotinas não funcionam para todos. Elas podem irritar crianças que são naturalmente "desreguladas" e estressar pais que gostam de ser espontâneos. Mas a maioria das famílias com crianças pequenas descobre que ter uma rotina em seus horários caóticos — seja uma rotina semanal ou vários rituais diários — ajuda.

Rotinas matinais. Comece o dia bem com um ritual matinal, como um grande abraço quando seu filho acordar. Ou inicie tudo com um cumprimento especial: um beijo, um abraço e uma música favorita, por exemplo.

Rotinas na hora de ir para o trabalho. Quando um ou ambos os pais saírem de casa, um abraço em grupo, uma frase de despedida especial ou observar e dar tchau da janela podem fazer o adeus ser mais fácil para seu filho.

Rotinas de adeus. Sair — da casa de um amigo, do parquinho ou da loja de brinquedos — é difícil para muitas crianças, assim como a maioria das transições. Estabelecer uma rotina para dar adeus — cantar uma música especial, por exemplo — pode reduzir a resistência.

Rotinas de volta para casa. Não importa quem esteja chegando em casa, a mamãe ou o papai do trabalho ou a criança da creche: manter uma rotina previsível (se sentar para fazer um lanche leve, ler um livro ou fazer uma brincadeira favorita) antes de começar a preparar as refeições, a ler a correspondência ou cumprir outras obrigações pode ajudar todos a relaxarem depois de um longo dia. Você também pode incluir essas obrigações na rotina: você e seu filho podem pôr a mesa juntos, pegar as cartas juntos etc.

Rotinas do jantar. Saber que, às segundas, ele comerá carne assada com cenoura, que, às terças, comerá macarrão com molho de queijo e, às quartas, frango frito, pode tirar o estresse das compras e da preparação (é claro que seu filho pode querer ter a própria rotina do jantar e comer macarrão com queijo todas as noites). Se a rotina do cardápio for um problema para você, que tal manter outras tradições na hora do jantar? Vocês podem, por exemplo, falar sobre o que fizeram durante o dia ou ouvir música.

Rotinas de limpeza. Você pode exigir que todo brinquedo seja guardado antes que outro seja retirado (mas eu duvido que consiga manter essa rotina) ou preferir fazer uma grande sessão de limpeza depois de uma brincadeira ou no fim do dia — lembre-se que fazer com que seu filho entre na rotina de guardar as coisas que tirou do lugar vai trazer benefícios de curto e longo prazos.

Ligar a limpeza a uma música específica (que pode ser inventada) vai ajudar a estabelecer a rotina no início e torná-la mais atraente no longo prazo. Transformá-la em brincadeira também fará isso. Por exemplo, aposte com o seu filho que vocês arrumarão tudo num período definido.

Rotinas de limpeza pessoal. Para crianças que tendem a resistir a atividades relacionadas com a higiene, saber o que esperar ajuda a aceitar a inevitabilidade do banho. Por isso estabeleça uma rotina previsível para a escovação dos dentes, a lavagem das mãos, o banho e a lavagem do cabelo.

Rotinas na hora de ir dormir. Elas estabelecem o clima de final feliz no dia das crianças. Para ler mais dicas sobre como criar uma rotina para o seu filho, leia a página 181.

Rotinas de fim de semana. Como a presença de uma criança de 1 a 2 anos na sua casa acaba com qualquer chance de um dia de folga e espontaneidade (lembra de como era fazer amor e tomar café na cama e depois ver um filme à tarde?), é melhor criar rotinas de fim de semana que sejam boas para você e seu filho. Por exemplo, sessões de carinho no início da manhã, saídas aos sábados com a mamãe e domingos no parque com o papai.

Lembre-se de que, quando você cria uma rotina, é importante mantê-la para que ela se estabeleça e para que seu filho fique tranquilo — mesmo quando as férias, algumas visitas ou outras circunstâncias venham atrapalhar o *statu quo*. Algumas crianças se perturbam facilmente com mudanças, especialmente aquelas que acontecem no último minuto. Por isso, caso você precise interromper a rotina, tente preparar seu filho e, depois, reúna toda a paciência possível para ajudá-lo a lidar com a diferença.

Resistência a mudanças

"Com qualquer mudança — algo diferente na rotina diária, o novo corte de cabelo da mãe ou quando uso óculos novos —, nossa filha surta."

Para algumas crianças, não existem "mudanças para melhor".

Assim como muitas características de crianças de 1 a 2·anos, a rigidez nasce da compulsão por controlar o máximo possível do ambiente. Ela se sente tranquila com a previsibilidade e a constância e irritada com tudo que é novo (a não ser que seja algo bom para ela — como um brinquedo novo que ela ganhou).

Apesar de nem todas as crianças surtarem diante de mudanças, a maioria resiste a elas por pelo menos um certo tempo. Entender que a falta de flexibilidade é normal e característica da idade (e que vai levar pelo menos 1 ano para a flexibilidade começar) faz com que seja mais fácil sobreviver a esta fase. Por enquanto, tente seguir a corrente — ou melhor, a água parada. Mantenha a rotina como está ou pelo menos enquanto ela for prática e estiver diretamente relacionada com a sua filha. Se uma mudança for acontecer, caso ela queira ou não — você precisar de óculos novos ou de um corte de cabelo —, ajude sua filhota resistente com muita segurança ("Ainda sou eu, o papai. Só fiz novos óculos"). Quando uma grande mudança que não pode esperar estiver à vista — por exemplo, caso vocês precisem trocá-la de creche —, dedique-se ainda mais a prepará-la para a mudança e a adaptá-la na nova situação. Lembre-se de que ela vai se sentir incomodada enquanto estiver se adaptando ao novo ambiente ou horário e que vai precisar de ainda mais compreensão e apoio da fonte de estabilidade (você), mas que logo, logo o diferente será igual — e tudo voltará a ficar bem no mundo da sua filha.

Crianças apegadas demais

"Meu filho parece muito dependente de mim. Toda vez que saio de perto dele ou começo a prestar atenção em outra coisa, ele começa a chorar ou a se agarrar à minha perna."

É bom saber que, apesar de o mundo de seu filho estar expandindo, você ainda está no centro dele. Mas isso pode ser um peso. Literalmente. Especialmente quando você está tentando preparar o jantar com 11 quilos presos a sua perna ou escutar seus recados sob os gritos de "Mamáááãe!".

Apesar de seu filho estar nessa fase transicional característica — ele está animado para enfrentar o mundo com os próprios pés, mas teme deixar o conforto dos seus braços... ansioso para obter a recém-descoberta independência, mas sem saber se deve deixar a segurança do seu lado bebê —, você vai ter que manter o equilíbrio numa corda bamba (algo nada fácil, se ele estiver pendurado na sua perna): vai ter que encontrar um meio-termo entre dar carinho demais ou de menos, apoiar e dar bronca, proteger e proteger demais. No entanto, com a quantidade certa de segurança e incentivo, seu filho ansioso vai ganhar a confiança que precisa para se soltar de você... e da sua perna. Enquanto isso...

COMPORTAMENTO

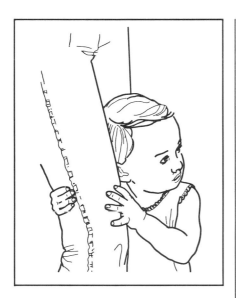

Divididas entre a vontade de ser independente e a necessidade de segurança, muitas crianças ainda sentem a necessidade de se agarrar aos pais.

Brinque de esconde-esconde. Isso mesmo. O seu filho e outros da mesma idade costumam entender o conceito da permanência de um objeto, ou seja, eles compreendem que mesmo que não esteja visível, esse objeto ainda existe. Em teoria. Mas o seu filho ainda gosta de ter certeza de que o objeto favorito dele — você — está permanentemente a seu lado (já daqui a 15 anos, isso não será verdade). A brincadeira de "Cadê? Achou!" que você faz desde que ele era bebê ainda pode demonstrar a sua permanência. Mas tente dificultar o jogo para que ele entenda que, sempre que você se afastar, também vai voltar. Esconda-se atrás de uma porta ou do sofá e diga: "Cadê a mamãe?". Depois saia com um sorriso e diga: "Aqui!". Vá estendendo gradualmente o tempo em que você fica escondida enquanto ele não parecer nervoso. Se o seu filho não lidar bem com o jogo desde o início, volte a apenas esconder seu rosto — ou esconda um ursinho de pelúcia. Quando ele passar a gostar do seu desaparecimento, incentive seu filho a sumir também (dentro de casa — obviamente. Deixe claro que esse tipo de brincadeira não deve ser feito fora de casa). Depois brinque de pique-esconde.

Separe um tempo para ficar junto com ele. Você está muito ocupada? Talvez seja por isso que ele esteja muito agarrado a você. Tente separar um tempo para ficar com ele (e não vale se sentar na frente da TV nem com o telefone por perto), mesmo que seja apenas para 15 minutos de histórias ou corridas de carrinho. Quando você estiver correndo para lá e para cá, abaixe-se com frequência e dê muitos beijos e abraços no seu filho. A ideia é fazer com que ele largue você... no fim das contas. Mas um pouco mais de grude pode ajudá-lo a se sentir mais seguro sozinho.

Nada de apego

Nem todas as crianças ficam agarradas nos pais. Algumas parecem saltar da dependência para a independência sem pensar duas vezes — e nunca olhar para trás. Esses pequenos inconfidentes não se agarram às pernas dos pais, não são exigentes, não mostram ansiedade pela separação e adoram fazer as coisas sozinhos. E isso é absolutamente normal.

Deixe que ele seja independente. Se você é uma mãe sempre presente, talvez esteja enviando um sinal confuso, sem querer: "Brinque sozinho... Não, espere! Brincar sozinho não é uma boa ideia!". Mantenha o seu filhote ao alcance dos seus olhos por segurança, mas também o incentive a brincar de empilhar ou encaixar formas. Afastar-se do seu filho de vez em quando pode ajudá-lo a se sentir mais seguro e a dar mais passinhos para a independência.

Ocupe-o. Antes de se afastar do seu filho — mesmo que você só esteja andando até o outro lado da sala —, facilite a sua vida ocupando-o com uma atividade. Coloque-o no chão da cozinha com uma boneca e uma mamadeira vazia e deixe que ele dê comida ao bebê enquanto você prepara o almoço do seu meninão. Próximo aos seus pés é melhor do que grudado na sua perna, não é?

Mantenha contato. Converse de vez em quando com ele quando você estiver no trabalho. Estenda a mão e dê tapinhas leves na cabeça dele ou ajude-o a encaixar os blocos na caixa se ele estiver tendo dificuldades.

Não exagere. Essa cena lhe parece familiar? O seu filho começa a chorar no instante em que você se levanta para olhar os e-mails. Você reage, exasperada: "Você não consegue ficar sozinho por dois segundos?". Ou com pena: "Ah, meu bebê... A mamãe está aqui!". Ele faz drama, você faz drama — e os dois usam isso e não estão se saindo bem. Você acaba desistindo de ver os e-mails até ele ir dormir. E, é claro, essa cena se repete todos os dias.

Em vez disso, que tal escrever este roteiro: Ele começa a chorar. Você diz, tranquilamente: "Tudo bem, já vou voltar." Ou simplesmente: "Você pode brincar com esse carrinho. A mamãe está ocupada agora." Ele vai continuar a chorar (obviamente), e você a olhar seus e-mails. Com calma e tranquilidade. Termine o que estava fazendo e volte ao mundo do seu filho — da mesma maneira calma e tranquila. Com um sorriso, diga: "Pronto. A mamãe voltou! Você se divertiu enquanto eu estava trabalhando?". É claro que você sabe que a resposta vai ser "não" — pelo menos por enquanto. Mas esse não é o objetivo. Com a prática, ele vai se controlar quando você sair do lado dele — e as suas idas e vindas não serão um problema.

Como cortar os laços com segurança

Não importa se o seu filho é um agarradinho ou um inconfidente — sempre haverá momentos em que vocês dois vão querer seu espaço. Apenas lembre-se, quando se afastar, de que crianças dessa idade ainda não estão prontas para ficar sozinhas. Nunca deixe mesmo a criança mais confiável sozinha num ambiente em que você não possa observá-la — a não ser que o cômodo seja todo protegido e você escute o que seu filho está fazendo (e possa conferir a cada um ou dois minutos) ou que ele esteja dormindo no berço. Certifique-se de que ele não pode sair daquele cômodo seguro e andar pela casa. Se você quiser que seu filho se acostume a ficar num lugar sem você por períodos mais longos de tempo, tente começar um treinamento básico apenas quando outro adulto ou criança de mais de 8 anos estiver presente.

Deixe que ele corra atrás de você. Se o seu filho insiste em seguir você pela casa, mesmo até ao banheiro, tudo bem. Ele tem muitos sentimentos conflitantes temporários (Eu quero ser independente? Dependente?), por isso, por enquanto, você não precisa adicionar rejeição à mistura. Se ele insistir em agarrar sua perna, tente aliviar o peso que você está carregando ("Tem um macaquinho pendurado na minha perna? De onde o macaquinho veio? É melhor eu pegar uma banana para ele!"). Mas também é importante saber estabelecer limites. Se ele estiver impedindo você de fazer coisas importantes, diga calmamente: "Se eu não cozinhar o frango, não vamos jantar" e volte ao trabalho.

Permita que ele deixe você. A separação provavelmente só é traumática para seu filho quando a ideia é sua — não quando é dele. Se vocês dois estiverem brincando juntos em casa e ele sair para fazer alguma coisa, deixe (contanto que você veja que ele está bem). Ele precisa saber que pode deixar o seu lado (em casa).

Veja se não é você a dependente. Todo mundo gosta de ser necessário, não é? Mas, às vezes, os pais gostam de ser necessários demais para seus filhos. Eles ficam ansiosos com um quebra-cabeça que está sendo mon-

tado rápido demais, entram na festa de aniversário dos bichinhos sem ser convidados, antecipam o apego antes que aconteça ("Não chore. Só vou lavar a louça"). Está presa num ciclo de necessidade? Faça um esforço para interrompê-lo e não seja mais codependente.

Espere. Você já ouviu isso antes e vai ouvir de novo (vai ouvir milhares de vezes nos próximos vinte anos): seu filho está passando por uma fase. O apego vai e volta (e às vezes volta quando a escola — ou a faculdade — começa...). Algumas crianças se agarram mais aos pais, outras menos. Contanto que você saiba que seu filho está feliz e obtendo amor suficiente e a quantidade certa de atenção, não estará fazendo nada de errado — nem ele. Por isso tenha paciência enquanto ele ainda estiver muito apegado a você.

Ansiedade pela separação

"Nossa filha chora quando a deixamos na creche. Será que essa ansiedade pela separação já não deveria ter acabado?"

Crescer é difícil. Desde o momento em que o cordão umbilical é cortado, a vida é cheia de separações — inclusive muitas que você ainda não consegue imaginar (o primeiro dia da pré-escola, o primeiro dia que ela vai dormir na casa de uma amiga, o primeiro acampamento...). E todas serão desafiadoras, para você e para ela. Afinal, vamos ser sinceros, você acha que vai lidar bem com o fato de ter que deixá-la no dormitório da faculdade e ir embora sozinha?

E lá vem aquela frase de novo: é só uma fase. A ansiedade pela separação vai e volta várias vezes à medida que a criança anda (e depois dirige... Ai!) pela longa estrada da vida adulta. Você pode ter visto um pouco dessa ansiedade quando seu filho estava com 9 meses de idade — ou antes, ou depois. Algumas crianças não lidam bem com separações (como você pode ter notado ao deixá-la na creche, ao sentir as mãozinhas dela aderirem ao seu pescoço com a tenacidade de um lutador de MMA). Outras, para a tristeza secreta dos pais, quase nunca olham para trás. Alguns pequeninos começam separando-se com facilidade, depois se tornam apegados demais (às vezes em torno dos 2 ou 3 anos ou até apenas quando chegam aos 5 ou 6 anos de idade). Outras têm mais dificuldade de início, depois ganham a confiança que precisam para fugir dos pais. Existem crianças que se separam com mais facilidade do pai, outras que se agarram menos à mãe. Às vezes um estresse na vida da criança — uma nova babá, a volta da mãe ao trabalho, o nascimento dos dentes, e até o início de um resfriado — pode aumentar o apego.

Não dá para prever quando a saída da creche (e outras separações) vai começar funcionando de maneira mais suave. Até que isso aconteça, mantenha essas dicas em mente:

- Deixe que sua filha aproveite você. A atenção é como uma barra de chocolate — quando você sabe que pode comer uma sempre que quiser, não acha que precisa comer 12 de uma vez só. Se a sua filha souber que o seu amor e sua atenção estão sempre presentes (em casa e longe dela), ela não o exigirá tanto. E, com o tempo, ela se sentirá mais confortável para se afastar na hora da separação. Ela vai querer mais e mais atenção se você só a der de forma relutante — algo que não é difícil de se fazer quando se está atrasada para o trabalho, ou desesperada para soltar os dedos dela para poder sair pela porta.

- Não dê ideias a ela. Mesmo que você esteja esperando o pior enquanto estiver no caminho para a creche, finja que tudo vai sair bem. Não mencione a separação. Em vez disso, fale sobre as coisas divertidas que ela vai fazer na creche ou quando você a buscar ("depois da soneca" ou "antes do jantar"). Ou fale sobre as folhas que estão voando, do cachorrinho que está passando ou do grande caminhão verde parado no sinal.

- Seja calma, mas não calma demais. O seu filho está aos berros. O seu relógio está andando (está atrasada de novo!). Seus nervos estão em pandarecos e você nem tomou café ainda. O impulso é perder a paciência: gritar também, se exasperar completamente. Ou ficar tão estressada que você acaba pondo seu filho para baixo ("Você está sendo um bobo!") ou até ajudando seu filho a sentir pena de si mesmo ("Meu bebê quer a mamãe!"). Em vez disso (e isso é outro mantra recorrente), seja sempre direta. Agir como se estivesse desesperada não vai ajudar em nada (apesar de ser extremamente difícil não fazer isso). Seja animada, confiante, cheia de

COMPORTAMENTO

sorrisos, irritantemente alegre se for preciso. Crianças tendem a acompanhar as emoções dos pais, por isso, quanto mais calma você estiver na hora da separação, mais calma ela ficará — com o tempo.

ATENÇÃO, PAIS!

O longo adeus

A despedida é uma tragédia (das longas) na sua casa? Estas dicas podem ajudar você a sair... sem drama:

- Não saia escondido. Está tentada a sair de casa quando seu filho não estiver olhando ou estiver dormindo? A fuga da sua casa ou da creche pode evitar um escândalo imediato, mas também vai deixar seu filho extremamente alerta no futuro — e também criar uma série de problemas de confiança. Saber que você pode fugir a qualquer momento só vai aumentar a ansiedade (e ele ficará mais agarrado a você), o que piorará o drama na hora da despedida. Se o seu filho e a babá saírem para o parquinho, para brincar na casa de um colega ou para fazer alguma outra coisa antes que você vá trabalhar, diga a seu filho que você nao estará em casa quando ele voltar.

- Para que a despedida seja curta, faça tudo de modo mais lento. A correria de último minuto é estressante para você e para seu filho. Quando puder (e você nem sempre poderá), reduza o ritmo antes de sair de casa. Planeje deixá-lo na creche um pouco mais cedo para ter tempo para uma história curta. Passe 15 minutos antes de a babá chegar com seu filho, montando um castelo — em vez de ficar procurando seu sapato freneticamente. Mesmo apenas alguns minutos juntos podem ajudar seu filho a passar pela separação.

- Ocupe seu filho. Antes de pegar sua pasta para ir ao escritório, faça com que ele comece uma atividade que o ocupe. Estar ocupado não necessariamente vai evitar que seu filho faça uma cena quando você sair, mas dará algo para ele voltar a fazer quando você tiver saído — algo que é bom para todos.

- Deixe uma lembrança da mamãe e do papai. Seja uma camiseta sua à qual ele possa se agarrar, uma foto num porta-retrato macio, que ele possa manter no bolso, a marca de batom ou um pouco de loção pósbarba ou perfume, ter um pedacinho de você com ele pode ajudar seu filho a não sentir a separação enquanto você estiver fora.

- Acabe com o drama. Acabe com o adeus longo e dramático e tente ser uma mãe ou um pai mais calmo. Reescreva o roteiro (aquele em que o herói dramático está agarrado a sua perna, gritando enquanto você tenta sair pela porta) e dirija a peça de modo mais leve e animado (e até com um pouco de humor — mas não ria das lágrimas do seu filho). Lembre-se dos três Cs: mantenha-se calma, casual e contida. Escolha uma frase de despedida que reforce que você vai embora, mas vai voltar e use-a sempre que deixar seu filho. Algo como: "Inté, jacaré" ou simplesmente: "Beijo, a gente se vê à noite." Logo, seu filho vai repetir alegremente esse refrão. Acene uma ou duas vezes, mas tente não exagerar. Você não está dando adeus ao *Titanic* — apenas saindo de casa para trabalhar ou ir ao cinema.

- Encerre a cena. Não é bom passar para sua filha a mensagem de que "quanto mais você chorar, mais tempo vou ficar". Por isso, depois que você passá-la para a babá ou para a educadora da creche, abra aquele sorriso de comercial de pasta de dente, diga adeus e saia pela porta. Não importa o que faça, não olhe para trás.

- Esqueça a culpa. Aprender a se separar é difícil para muitas crianças, mas é uma lição de vida importante. Você estará fazendo um favor a sua filha ao ajudá-la a aprender isso. Se sua menina estiver em boas mãos, sinta-se bem por estar se afastando dela.

- Dê uma boa olhada no espelho. É, para conferir se não está com uma mancha de suco na camisa. Mas também para ver — seja sincera — se a sua ansiedade pela separação não está passando para sua filha. Talvez seja a danada da culpa de novo, talvez seja a dúvida entre trabalhar ou ficar em casa com ela, talvez seja apenas o estresse da separação (afinal, se você antecipar o drama, vai conseguir um escândalo). Crianças têm um sexto sentido quando o assunto são seus pais, por isso tome cuidado com o que sua filha vê no seu rosto. Confira seus sentimentos no espelho — e depois controle sua ansiedade na porta da creche, quando deixar sua filha com a babá ou enfrentar qualquer tipo de separação dela.

- Dê uma boa olhada ao seu redor. É provável que você só esteja notando as crianças que não sentem ansiedade pela separação: aquelas que correm para começar a brincar assim que saem da cadeirinha ou do carrinho. Bom, observe bem: você vai ver que muitas outras crianças têm problemas para se separar. Isso acontece... por que é normal.

Preferência por um dos pais

"Nossa filha não deixa que ninguém faça nada por ela quando estou por perto — nem mesmo o pai dela. Isso acaba com o meu tempo e faz meu marido se sentir desnecessário."

Para a maioria das crianças, ninguém faz nada melhor que a mamãe (apesar de algumas crianças colocarem o papai no pedestal). Ninguém serve uma bebida, prepara a torrada, coloca o sapato, troca a fralda ou empurra o carrinho da mesma maneira que a mamãe e, se a mamãe estiver por perto, é melhor ninguém tentar — a não ser que goste de rejeição.

É compreensível que a mamãe, sendo maravilhosa como só a mamãe pode ser, esteja no topo da lista da criança — especialmente se ela for a principal fornecedora de comida e cumpridora de tarefas desde o início. Mas, mesmo que você seja a única para sua filha, às vezes é difícil se sentir lisonjeada com toda essa atenção — e fácil se sentir um pouco cansada (ou muito, especialmente após um dia difícil). Já para o papai, é difícil competir com a adoração à mamãe (ou vice-versa, se o favoritismo for invertido na sua casa) e às vezes parece ser melhor nem se esforçar para isso.

Um pouco de insistência ajuda se for acompanhada de muito tato. Escolher um favorito é apenas a maneira da sua filha demonstrar o direito que tem de escolher — assim como faz quando exige um certo copo no lanche ou um certo livro na hora da história. Também é um jeito de manter a regularidade que traz tanto conforto (o papai pode ser nota 10 no esforço ao fazer a torrada, mas talvez ele se esqueça de tirar a casca como a mamãe faz ou de colocar o sorriso de geleia). Isso não é um sinal de que você é melhor mãe ou de que ela ama mais a mãe do que o pai. E o mais importante: isso vai acabar logo, logo. Muitas crianças deixam de ser filhinhas da mamãe e passam para o papai quando chegam aos 5 ou 6 anos de idade — e deixam a mãe de lado, querendo participar.

Gêmeos

Quando um gêmeo tem ciúme do outro

Os olhos azuis (ou verdes ou castanhos) estão adquirindo um tom esverdeado de ciúmes nos últimos tempos? Um pouco de inveja é normal — e frequente (ou seja diária) quando estamos lidando com gêmeos. Afinal, você é só uma, mas eles são dois competindo pela sua total atenção e por todo seu carinho. E pode ter certeza de que eles vão competir. Se você está abraçada com o gêmeo A no sofá e o gêmeo B exigir um espaço no seu colo, ele vai garantir o lugar dele, mesmo que isso signifique simplesmente empurrar o irmão do sofá para tirá-lo do espaço desejado. Se você der o primeiro biscoito ao gêmeo B, o gêmeo A vai bater os pezinhos de raiva. Se você ajudar o filho A a conseguir uma pá para brincar na areia, o gêmeo B vai retaliar arrancando a pá da mão do irmão. Se você pegar o gêmeo B no colo e der um abraço nele, o gêmeo A vai tentar tirá-lo dos seus braços.

No entanto, o ciúme entre gêmeos não é apenas resultado de uma competição pela sua atenção, pelo seu colo e seu amor. É a consciência de si da criança, natural e apropriada para a idade, que exige que ela seja o centro das atenções, pelo menos do pequeno mundo dela. Enquanto um filho único não precisa se esforçar para ficar nessa posição, uma criança que tem um irmão gêmeo precisa. Já é difícil dividir quando se tem 1 a 2 anos, mas gêmeos têm que dividir quase tudo — e todos. É difícil fazer uma criança dessa idade esperar a sua vez, mas gêmeos têm que esperar sempre. Às vezes, isso deixa a criança irritada — e ciumenta.

Então, agora você sabe que seus lindos filhinhos podem se tornar monstrinhos (apesar de continuarem fofos). Mas o que você pode fazer para que a competição diminua? Tente estas estratégias:

Divida e conquiste. Uma mãe nunca vai pode dedicar o mesmo tempo a cada um dos gêmeos que ela dedicaria se tivesse apenas um filho. E você não precisa se martirizar por causa disso (afinal, os dois já recebem estímulos suficientes, não apenas de vocês, mas um do outro). No entanto, é importante tentar obter um tempo sozinha com cada um dos seus filhos, por mais desafiador que isso pareça. Como fazer um clone seu não é possível (quantas vezes por dia você pensa nisso?), tente a estratégia do dividir para conquistar: a mamãe pega o gêmeo A, e o papai, o gêmeo B. Depois, os dois trocam. Peça ajuda de vez em quando (de uma babá ou de um integrante da família), para que o outro gêmeo esteja recebendo atenção de outro adulto enquanto você estiver cuidando do primeiro. Só lembre-se de trocar sempre, especialmente se os dois já estiverem demonstrando uma preferência por um dos pais (tudo é com a mamãe ou com o papai o tempo todo).

Distraia e ocupe. Antes de escolher um dos gêmeos para dar atenção, coloque o outro para desenhar com gizes de cera e uma grande folha de papel, para brincar de massinha ou para brincar com um dos seus brinquedos favoritos. Você pode conseguir um pouco de tempo com apenas um dos gêmeos antes de voltar a brincar com os dois. Ou experimente fazer um jogo com um deles. Use um relógio para reservar cinco minutos para cada criança — e alterne o gêmeo que começa a brincadeira a cada vez que a fizer.

Separados, mas iguais. O papai e a mamãe estão em casa no mesmo horário? Bom, então a matemática é muito mais fácil: o pai pega uma criança e a mãe pega a outra. No entanto, esse tempo com seu filho vai ser ainda mais especial para ele se vocês estiverem longe do outro irmão, mas fizerem atividades basicamente iguais: a mamãe leva um ao parquinho, o papai leva o outro ao centro de atividades do shopping. Nessa idade, nenhum deles vai saber o que o outro está fazendo, então eles não ficarão com ciúme do outro (mesmo que o papai acabe levando a criança para o supermercado ou a lavanderia). Eles vão apenas ficar felizes por estarem recebendo a total atenção que sempre exigem.

Respeite e confirme. Todos os irmãos têm momentos de ciúme, e gêmeos — por serem da mesma idade, do mesmo tamanho e estarem no mesmo estágio de desenvolvimento — têm ainda mais. Às vezes ajuda se você disser que esse tipo de sentimento é normal: "Eu sei que você está irritado porque estou passando mais tempo com a Clara, mas, quando acabar de ler para ela, você vai ficar comigo." À medida

que a fala do seu filhote melhorar, incentive-o a usar palavras para expressar o que está sentindo.

Se os seus gêmeos parecem felizes juntos — e reclamarem quando forem separados —, não force atividades solitárias. Siga o que os seus filhos demonstram.

Enquanto isso, se ambos os pais fizerem um pouco de esforço, podem acabar com o grude da sua filha com a mamãe. Veja como:

- Não incentive. Se você aceita a ideia do "ela gosta mais quando eu faço", pode estar alimentando o favoritismo sem querer, além de carregar com todo o cuidado a criança nas costas.

- Deixe o papai fazer o que quiser. A maneira dele pode ser diferente, mas seu filho vai se acostumar com a variedade de técnicas para o preparo do sanduíche ou na leitura de histórias.

- Divida as tarefas boas. Dividir as responsabilidades da paternidade de maneira justa significa dividir as coisas chatas e as divertidas. Se você passar para o papai apenas as tarefas que não gosta de fazer (ou as que sua filha odeia, como colocar sapatos) e fizer as divertidas, vai ser difícil para ele competir.

- Saia do caminho. Se ela tiver a escolha, sua filha vai optar pela mamãe, claro. Mas se você deixar o caminho livre regularmente (for caminhar, cuidar de coisas do trabalho, ficar na banheira ou correr para o shopping), ela terá a chance de descobrir as coisas que o papai faz. Saia sem pensar nela — nem faça um milhão de recomendações para ele — e, não importa o que faça, não ligue a cada cinco minutos para saber como eles estão sem você. Os dois não apenas vão sobreviver sem você, mas vão criar uma ligação especial (ela pode até descobrir que as esculturas de xampu do papai são muito melhores que as suas). O que começar como um tempo forçado com o papai pode ser tornar uma escolha dela.

Faça um esforço para se afastar quando vocês três estiverem juntos. Diga: "Estou ocupada agora, mas o papai vai fazer seu leitinho" (ou colocar seu tênis ou ajudar você com o quebra-cabeça ou ler uma história para você).

Quando um é bom e dois é demais

Crianças pequenas *realmente* amam a mamãe e o papai e não costumam ficar muito felizes quando têm que dividir a atenção dos dois — especialmente com um estraga-prazeres careca, de cara vermelha e ladrão de colos. Claro, a chegada do bebê à casa pode ser legal por um dia ou dois ("Seu irmão novo chegou!"), mas quando a criança perceber que o bebê chegou para ficar — e que ela não é mais o centro do universo —, a animação e a boa vontade podem desaparecer. Ele vai ter, com certeza, um pouco de ciúme e pode fazer até um pouco de chantagem emocional — especialmente se estiver próximo do segundo aniversário. Seu filho pode voltar a se comportar como bebê (é a "regressão" da qual você já ouviu falar) para tentar ganhar a atenção que está sendo voltada para o bebê da casa ("Se funciona para ele..."). O apego aos pais pode aumentar muito. As malcriações podem se multiplicar. Ou seu filhote pode decidir adorar o irmãozinho — até que as idas maravilhosas ao parquinho mudem de horário por causa do sono do bebê, o colo da mamãe for monopolizado pelas mamadas e a rotina da hora de dormir seja perturbada por causa das cólicas do bebê.

Está preocupada com o caminho à frente? Use essas dicas para evitar os percalços da vida com dois filhos com menos de 2 anos e os consequentes tropeços:

Coloque-se na posição do seu filho. Um pouco de bom senso ajuda muito a entender a reação ambivalente do seu filho com relação ao novo bebê. Imagine, por um instante, como você se sentiria se seu marido entrasse pela porta com outra mulher e anunciasse, alegre, esperando que você concordasse: "Veja, querida! Esta é nossa nova esposa! Todos vamos viver juntos e ser felizes juntos. Falando nisso, ela não é linda?". Bom, o mesmo acontece com o seu filho quando você chegar com um bebê novo. Um pouco de desconfiança — e um pouco de mágoa — com relação à nova situação é absolutamente normal. Lembre-se também de outra coisa: o seu filho pode ser mais velho, mas ainda é muito, muito novinho. Apesar de ser o "irmãozão", a criança pode — e deve — agir de acordo com a idade que tem.

Peça que ele ajude. Para fazer com que o concorrente exigente pareça menos ameaçador, escale seu filho como o Ajudante Oficial — um integrante da Equipe do Bebê. Mostre a seu filho como beijar sem sufocar, abraçar sem espremer e segurar o irmão (sentado e com supervisão) sem descuidar da cabecinha. Se seu filho quiser brincar com o bebê, deixe que ele dê as mãozinhas limpas para que o bebê segure ou que sacuda um chocalho para que o bebê veja. (Lembre-se de sempre estar por perto para que isso não vire uma brincadeira de bater o chocalho na cabeça do bebê.) Incentive seu filho a divertir o bebê com músicas, danças e caretas. Se a criança quiser fazer tarefas para as quais ainda não está pronta — como fazer o bebê arrotar, trocar fraldas ou dar banho — dê a ele uma boneca com a qual possa praticar (e que possa controlar). Enquanto isso, dê tarefas apropriadas para a idade dele, que farão seu filho se sentir competente e orgulhoso. Afinal, mesmo uma criança de 1 ano pode pegar fraldas, chupetas, fraldas de pano e chocalhos.

Três é perfeito. As mamadas do bebê serão mais fáceis para o seu filho mais velho se ele não ficar de fora, olhando. Por isso, chame-o para se sentar a seu lado e conte uma história a ele enquanto o bebê mama.

Deixe seu filho ser um bebê. Vamos ser sinceros: bebês têm a vida muito fácil. Não têm responsabilidade nem expectativas (além de comer, beber e encher a fralda), suas necessidades são atendidas imediatamente (sem ter que responder perguntas nem criar elos), e eles têm a mãe e o pai disponíveis 24 horas por dia. É uma maravilha. Por isso não fique surpresa se o seu filho decidir agir como um bebê, esperando receber o mesmo tipo de atenção (que parece preferencial). Alguns passos para trás (ou regredir) não devem causar preocupação e com certeza não devem ser recebidos com reprovação. É apenas uma resposta natural à competição ("Eu quero o que ele tem!"). Em vez de dizer que aquilo é só para bebês quando seu filho tentar roubar a chupeta, ofereça um suco num copo de irmãozão e um grande abraço. Em vez de dizer que só bebês choram quando seu filho

chorar pedindo atenção, ofereça o abraço que ele ou ela deseja mais do que nunca. Garantir ao seu filho que ele ainda é seu bebê também — como todos os abraços e colos que forem precisos — podem ajudar essa fase a passar mais rápido.

Lembre que ele já é grande. Mesmo que seu filho saiba que ele pode ser um bebê (especialmente porque ele tem idade para isso), aproveite a oportunidade para lembrar — sempre — que você ama seu menino grande. Reforce comportamentos mais "adultos" sempre que você os vir, fazendo muitos elogios quando seu filho demonstrar paciência (não chorar enquanto você troca a fralda do bebê), cooperação (dar a fralda a você em vez de jogá-la na parede) ou empatia (contar a você que o bebê está com fome). E mostre as vantagens de ser a criança mais velha da casa sempre que você puder. Fale das coisas legais que ele pode fazer e que o bebê ainda não pode, como andar e escalar, andar no balanço e descer no escorrega, pintar e brincar com argila, comer comida etc.

Separe um tempo para ele. Recém-nascidos exigem muitos cuidados, é verdade. Mas eles não são exigentes sobre quem dá esse cuidado. Por outro lado, seu filho mais velho é e, é óbvio, sempre vai escolher você. Separar um tempo para ficar com ele todo dia vai garantir ao seu filho maior que você o ama tanto quanto ama o bebê. Façam colagens juntos, asse biscoitos (que o bebê não pode comer — outro bônus) ou leia histórias para ele enquanto o bebê dorme.

Não force o amor entre os irmãos. Num instante, o mais velho vai ser apaixonado pelo bebê. No minuto seguinte, ele não vai querer saber do pequeno invasor de colos. Isso se deve aos sentimentos contraditórios que seu filho tem, à pouca concentração que crianças dessa idade possuem, ao fato de não ser divertido brincar com um recém-nascido ainda e ao fato de, diferente de você seu filho não ter sido programado para adorar o bebê — pelo menos não incondicionalmente nem o tempo todo. A relação entre os irmãos vai se desenvolver com o passar dos anos, não dos dias, por isso, se o seu filho não quiser ficar perto do bebê ou não ligar para o novo gesto do irmão, não o force. Dê ao seu filho maior a oportunidade de assumir o papel de irmão mais velho.

"Meu filho não me deixa fazer nada por ele. Ele só quer o papai, o tempo todo, e, sinceramente, eu me sinto insultada."

Em muitas casas, tudo que a mamãe faz é certo... e o papai não sabe fazer nada. Em outras, como a sua, o papai manda. Assim como o favoritismo pela mamãe, a preferência pelo papai às vezes é produto das circunstâncias (o papai fica mais em casa), às vezes da personalidade (eles foram feitos um para o outro). Seja qual for a razão, tente não se doer com isso. O problema não é causado porque você é uma mãe ruim. Em vez disso, use essas dicas para passar por essa fase:

- Seja paciente. "É só uma fase" é algo que você dirá muito no segundo ano de vida do seu filho (e no terceiro, no quarto, no 14º...) e é especialmente verdade nessa situação. Antes que você perceba, será a sua vez de brilhar.

- Fique calma. Se você não for a escolhida (dessa vez), não faça disso um drama. Se você mostrar que a preferência do seu filho incomoda, ele vai se agarrar ainda mais ao pai.

Lembre-se de que a empatia não é muito característica de crianças de 1 ano.

- Tenha fé. Tente dar ainda mais carinho se seu filho ignorar você. Brinque do jogo mais legal, leia o livro favorito ou prepare o lanche preferido para ele. Você ganhará pontos com seu filho quando vocês estiverem sozinhos, mas não deixe que isso a impeça de fazer essas atividades quando o pai estiver junto.

- Seja diferente. Descubra uma atividade que apenas você e seu filho façam juntos — e na qual o pai preferido não seja muito bom, como cozinhar, preparar o café da manhã de domingo, passear no parque para ver os patos, fazer monstrinhos de argila etc.

"Nosso filho parece ter ciúme. Sempre que meu marido tenta me abraçar, ele nos separa e reclama. Primeiro, achamos bonitinho, mas agora está ficando irritante."

O seu filho não é o único Édipo que existe. Muitas crianças têm um amor enorme e possessivo pela mulher das suas vidas. E esse sentimento é normal e costuma ser transitório — quando chegam aos 3 ou 4 anos de idade, muitos meninos começam a se afastar das mães e a rejeitar os beijos e abraços que exigiam antes.

Enquanto você espera que essa fase de ciúme passe, tente não reagir com irritação, pois recusar seu filho e abraçar o papai só vai aumentar o ciúme e confirmar o medo dele de que o pai é uma ameaça. Também não agrade demais, porque trocar o pai por ele só vai deixá-lo mais confuso sobre a dinâmica da família. Em vez disso, tente manter o bom humor, mas não ria — seu filho não vai gostar se você rir à custa dos sentimentos dele. Inclua-o nos abraços quando ele tentar afastar vocês dois, para que ele não se sinta deixado de lado. Lembre a ele: "Eu amo você e amo o papai. Todos nos amamos. Vamos dar um abraço coletivo?".

Medo de estranhos

"Toda vez que alguém de fora da família se aproxima da minha filha, ela se esconde atrás de mim. Esse medo de estranhos não passou do limite?"

Na verdade, ele é muito característico da idade. O chamado "medo de estranhos" é muito comum durante o segundo ano de vida — e é um medo mais maduro e racional (pelo menos para sua filha) do que a "ansiedade com estranhos" que muitos bebês demonstram no primeiro ano. Pense nele como uma paranoia de uma criança. Como sua filha hoje é capaz de elaborar pensamentos mais

complexos, ela também é capaz de criar medos mais complexos. Durante essa época, que costuma ser apreensiva, todo adulto que não é a mamãe ou o papai pode ser visto com suspeita — um vizinho, a babá, um amigo ou até um parente que era bem aceito até ali, como um avô, pode ser tratado de maneira cautelosa. Apesar de essa reação poder causar vergonha a você ou chatear outras pessoas (especialmente a vovó), isso não é ruim. Na verdade, saber que sua filha não vai sair andando com o primeiro estranho que oferecer um biscoito a ela pode ser bastante tranquilizador.

No entanto, o medo não é a única razão pela qual sua filha fica escondida atrás das suas pernas quando é confrontada por estranhos. Pode haver um pouco de irritação também. Pense em como você reagiria a um estranho ou alguém que você mal viu ou conhece, que chega perto de você e arranca um abraço, faz cócegas, aperta a sua bochecha ou dá tapinhas na sua cabeça. Alguém que tenta pegar você no colo ou faz perguntas bobas que você não entende. É provável que mesmo você, uma adulta, tivesse problemas para ser educada. Para uma criança que não está acostumada com as regras sociais, esse tipo de atitude é, no mínimo, perturbador. Não é de se estranhar que ela recuse o carinho e mergulhe atrás das suas pernas, procurando proteção.

O medo de estranhos, como a maioria das fases da infância, vai chegar a um fim — mais cedo para algumas crianças, mais tarde para outras. Enquanto você espera que esse temor acabe, existem maneira de ajudar sua filha (e você) a lidar de maneira mais eficiente com ele:

Interrompa as pessoas estranhas. Tente intervir antes que um estranho chegue perto da sua filha. Assim como com um animal com medo, uma criança temerosa vai ter menos medo se o recém-chegado se aproximar dela gradualmente. Não diga que sua filha é "tímida" nem "medrosa", pois as crianças tendem a assumir esse tipo de comportamento, mas explique para o abraçador em potencial que é melhor ir devagar.

Sempre a apoie. Se a sua filha quiser ficar no seu colo quando estiver perto de estranhos, segure-a pelo tempo que ela quiser e precisar. Se ela quiser se esconder atrás de você, deixe. Quando e se ela estiver pronta para ficar sozinha, sua menina vai demonstrar. Enquanto isso, ofereça muito apoio, segurança e compreensão incondicionais e não faça comentários maldosos ("Você está agindo como um bebê") nem a ridicularize ("Sua boba").

Tente expor mais sua filha. A criança vai se soltar mais rápido se tiver um contato regular com pessoas da família e estranhos. Por isso, leve-a ao supermercado, ao shopping, ao museu, ao zoológico, ao parquinho e ao metrô e saia para caminhar em ruas agitadas. Só tome cuidado para não forçar sua filha a interagir com as pessoas que ela encontrar nesses passeios — deixe sempre que ela tome a iniciativa. Ficar perto de estranhos já é uma grande vitória por enquanto.

Não force. Muitos pais se preocupam mais com os sentimentos da pessoa rejeitada do que com os da criança, especialmente se o "estranho" for um amigo ou parente que eles não querem que seja rejeitado. Por isso, eles forçam a criança relutante a se aproximar de um completo estranho, o que faz com que ela chore invariavelmente (e como a vovó fica?). A estranha verdade sobre o medo de estranhos é que, quanto mais você o respeitar, mais rápido ele desaparecerá. Se você forçar sua filha a interagir, vai estar empurrando a pequena cada vez mais para trás de suas pernas. Está preocupada com os sentimentos do estranho (especialmente se não for um estranho de verdade)? Simplesmente explique que a reação não deve ser levada para o lado pessoal. Seu filho está numa idade em que apenas a mamãe e o papai são confiáveis.

Crianças que não têm medo de estranhos

"Nosso filho é muito simpático e vai no colo de qualquer um. Isso nos deixa um pouco nervosos."

Algumas crianças de 1 a 2 anos não têm medo nenhum de estranhos — e são corajosos demais. Talvez porque são muito extrovertidos por natureza, talvez porque tenham tido muito contato com pessoas diferentes em ambientes diferentes, talvez pelas duas razões. Como as decisões do seu filho ainda não são tão muito racionais, a sua vigilância em público será a proteção dele. Nunca o deixe sair de perto de você, nem por um instante, quando estiver fora de casa. Se ele tiver o costume de sair andando, leia a próxima pergunta para saber como mantê-lo perto de você.

Apesar de ser cedo demais para esperar que seu filho simpático decida de que estranho ele pode se aproximar — ou consiga controlar seus impulsos —, nunca é cedo demais para começar a ensinar esse tipo de coisa a ele, algo que pode mantê-lo seguro no futuro. Quando seu filho sair andando na direção de um estranho sem o seu consentimento, diga: "Se você quiser dizer 'oi' para alguém, tem que pedir ao papai ou a mamãe." Se o seu menino pegar algo de um estranho — como o doce que a atendente ofereceu —, lembre que ele deve conferir com o papai e a mamãe antes de aceitar. É provável que ele ainda não entenda esse conceito, mas, se for repetido com frequência, vai compreender logo. Enquanto isso, você — e os outros cuidadores — estarão presentes para protegê-lo de sua extroversão.

Um aviso sobre essas precauções: quando você educar o seu filho para se proteger de estranhos, tome cuidado para não passar a mensagem de que todo estranho é uma ameaça nem deixá-lo estressado socialmente. Afinal, a maioria das pessoas não quer machucar ninguém. Crie regras simples sobre estranhos e evite incorporar o medo nos seus avisos. Não diga que estranhos podem ser maus nem que podem levá-lo embora. O principal objetivo é fazer com que seu filho seja cuidadoso, mas medroso.

Crianças que fogem

"Sempre que saímos com nossa filha de 18 meses, ela foge para olhar isto ou aquilo ou atravessa a rua correndo na nossa frente. Estamos sempre atrás dela."

Sua filha vai para a esquerda quando você quer ir para a direita. E para a direita se você está na esquerda. Ela sai correndo, mesmo que haja um cruzamento agitado no caminho. E foge assim que você a põe no chão. No minuto que você põe o pé para fora de casa, ela avisa: a corrida começou, mamãe e papai.

Com certeza há um pouco de brincadeira nessa atitude: é sempre divertido para ela ver vocês a perseguindo, abanando os braços e gritando para que ela pare. No entanto, acredite ou não, ela não está tentando exaurir nem irritar você. Está apenas tentando descobrir o máximo que pode sempre que sai de casa. Segurança? Comportamento correto? Isso não está na lista de prioridades dela.

Equilibrar o que ela quer fazer e o que você precisa fazer quando sai de casa não é fácil, mas pode ser feito. Para incentivar a curiosidade da sua filha e mantê-la segura, ensinar alguns truques a ela e até conseguir ir ao supermercado sem perdê-la, você vai precisar começar a pensar em dois tipos de saídas:

- Saídas para os pais. Alguns lugares podem ser perigosos de explorar: uma calçada lotada, o meio da rua, uma loja cheia etc. Quando a segurança estiver correndo perigo ou quando houver coisas demais para fazer num tempo curto, a curiosidade da sua filha terá que ficar de lado (ou no carrinho). Deixe claro que, nessas situações, ela não pode correr na frente nem ficar para trás — tem que segurar a sua mão ou ficar no carrinho. Sua filha pode concordar com essas regras com mais facilidade se você a mantiver ocupada com perguntas, desafios ou observações sobre o que há à volta dela ou com músicas bobas e versinhos.

- Saídas para a criança. Quando o tempo permitir e o caminho for razoavelmente seguro, deixe que sua filha guie a expedição — mas sempre ao alcance dos seus olhos, é claro. Deixe que ela perca tempo chutando uma montanha de grama ou que corra para ver um mico

pular de uma árvore para outra. Ponha seus tênis de corrida e esteja pronta para correr sempre que ela o fizer. Sua filha vai ficar muito mais satisfeita (e adquirir mais conhecimento) com a exploração se você for a companheira dela: mostre a bolota que caiu da árvore ou diga que a flor que ela está cheirando é amarela ou que a pedra que ela veio mostrar tem pontos brilhantes formados por uma substância chamada mica. Só não monopolize as investigações nem faça o comentário várias vezes — especialmente se ela estiver ignorando você. Lembre-se: ela é a líder da excursão.

E, é claro, vigie-a constantemente. Se você olhar para o lado por um segundo, sua filha pode correr para uma multidão no shopping ou para o meio da rua.

Como ensinar seu filho a se comportar na rua

Crianças de 1 a 2 anos são cheias de energia, têm muita curiosidade e são loucas para descobrir o mundo. Elas também não têm nenhum bom senso, controle de seus impulsos nem a capacidade de se manter seguras. Como não têm um alerta de perigo interno, contam com os adultos para mantê-las seguras o tempo todo. No entanto, apesar de não haver um bom substituto para a vigilância constante, ensinar algumas regras básicas da rua (e da calçada) ao seu filho pode ser uma boa maneira de aumentar a supervisão e

de prepará-lo para ser um futuro pedestre cuidadoso e responsável. Há muito a aprender: nunca corra para atravessar a rua; sempre segure a mão da mamãe ou do papai numa multidão; pare, olhe e escute em toda esquina; fique parado no mesmo lugar se seus pais pedirem, entre outras coisas.

É claro que a única maneira de o seu filho aprender essas regras essenciais é você dar a ele oportunidades ocasionais e bem supervisionadas de andar pelas ruas. Essas lições não serão aprendidas no carrinho nem no seu colo. Por isso deixe seu filho (mais ou menos) solto de vez em quando.

Outra lição que a criança tem que aprender é que andar é um privilégio que exige concessões — e, na maioria das vezes, a sua mão. Se ele se negar a segurar a sua mão uma vez (ou tentar fugir numa multidão ou correr quando você pediu que ficasse do seu lado), ele deve voltar ao carrinho, ao seu colo ou a segurar a sua mão com firmeza. Explique calmamente que ele não poderá andar sozinho se não respeitar as regras e depois mantenha essas regras. Ensinar seu filho a se comportar de maneira correta na rua exige muita paciência e repetição resoluta das regras, a cada saída, mas vale o esforço.

Medos e fobias

"Sempre que ligo o aspirador de pó perto da minha filha, ela começa a berrar de medo. O que posso fazer para resolver isso?"

Coisas que batem à noite. Coisas que fazem barulho. Coisas que são ligadas na tomada, fazem barulhos altos, sugam tudo que está à vista ou descem por um buraco soltando um ruído. Para um adulto, elas fazem parte da vida diária. Para uma criança, podem ser incrivelmente assustadoras.

Estão no topo da lista de medos de crianças de 1 a 2 anos: ruídos repentinos e altos (como o de um aspirador de pó), animais e médicos. Aos 2 anos, o temor normalmente tem como razão o vaso sanitário (normalmente na mesma época da retirada das fraldas), o escuro e pessoas fantasiadas (como os palhaços do circo e o Papai Noel do shopping). No entanto, como sempre, sua filha, que é única, vai ter medos característicos dela.

O que causa esses medos? Na verdade, é o crescimento. A sua filha sabe mais e pensa mais do que um bebê, o que dá mais material maduro para inúmeras possibilidades que assustam. Ela já entende causa e efeito, mas, como não tem experiência suficiente para separar coisas razoáveis das impossíveis, ela pensa em consequências que parecem absurdas para um adulto. Se um aspirador de pó suga a sujeira e a poeira, ele pode me sugar? Se o cachorro da TV mordeu, todos os outros cachorros não vão morder? Se a água desce pelo ralo do chuveiro, uma pessoa — especialmente uma pequena como eu — também não pode cair lá?

Para piorar os medos, há a crescente imaginação, a compreensão de que ela é pequena e mais vulnerável do que as pessoas à volta, uma memória cada vez maior ("Eu me lembro de ter subido muito alto naquele balanço e de não ter gostado"), a sua maior mobilidade contribui para que ela encontre mais coisas que dão medo (como um cachorro de rua, uma aranha pendurada ou um cortador de grama em funcionamento) e o fato de ser influenciável (por exemplo, se um coleguinha demonstrar medo de escada rolante, ela também pode passar a ter medo).

Para ajudar sua filha a lidar com o medo:

- Entenda que o medo é real. Ele pode parecer irracional para você, mas é real para sua filha. Ignorar muitos tipos de comportamento pode fazer com que seu filho os abandone (como manhas e birras), mas ignorar o medo não fará com que ele vá embora. Na verdade, tratar um medo como bobagem pode aumentá-lo e/ou torná-lo a base para outros medos. Assim, o medo de pássaros pode se tornar medo de animais e o medo de aranhas pode aumentar para um medo de qualquer inseto. Rir do temor também pode sair pela culatra. Apesar de algumas brincadeiras poderem fazer maravilhas com uma criança que se recusa teimosamente a se vestir para a creche, imitar um cachorro para uma criança que morre de medo deles pode apenas aumentar o problema.

- Não faça sua filha enfrentar o medo que tem. Forçar uma criança que tem medo de cachorros a fazer carinho no cão do vizinho, mergulhar uma criança que tem medo de nadar numa piscina ou insistir que sua filha, que tem medo do aspirador, fique perto dele quando está ligado pode transformar o medo em fobia. Incentivá-la a "ser corajosa" ou a "não agir como um bebê" também é ruim. Em vez disso, siga um programa de redução do medo que mistura muito apoio, sensibilidade e compreensão com uma exposição gradual (veja o quadro da próxima página).

- Não demonstre medo a ela. Se a sua filha vir que você lida com os seus medos de forma calma, ela vai acabar aprendendo a fazer o mesmo, com base no seu exemplo. Se, por outro lado, você der um pulo de dois metros de altura toda vez que vir uma aranha, vai demonstrar a ela que não há problema em deixar o medo tomar o controle.

- Deixe que sua filha se apoie em você. Crianças temerosas precisam de uma mão forte e carinhosa que as guie. Lide com situações potencialmente desafiadoras com confiança e calma, assegurando à sua filha que você não vai deixar que nada a machuque. Só não exagere para tentar não reforçar o medo dela ("Se a mamãe está me dando tanto carinho, aquele cachorro deve ser um monstro!").

- Fique longe de coisas que assustam sempre que você puder. Não é possível evitar todos os cachorros do mundo, mas é bom atravessar a rua para não andar perto de um cão que late muito. Você não pode evitar todos os ruídos altos, mas deve com certeza evitar situações que terão aplausos e fogos de artifícios. Se você ou sua filha levarem um susto inesperado, conforte-a e a distraia no mesmo instante. Não fique falando do medo que ela tem.

- Tente não antecipar o medo. Nem o criar se ele não existir. Pedir que ela "não se assuste" quando um gato se aproximar pode dar início ao medo de felinos. É melhor dizer: "Viu que gato bonitinho? Ele quer falar com a gente!"

- Incentive-a. A autoconfiança é muito importante para acabar com o medo. Por isso, elogie cada progresso que sua filha fizer para superar o medo (não importa o tamanho dele) e evite críticas a passos para trás (não importa o tamanho deles).

Medo de cachorros

"Sempre que meu filho vê um cachorro, mesmo que esteja a uma quadra de distância, ele se agarra a mim, morrendo de medo. Está ficando tão complicado que não podemos mais caminhar na rua."

Tomar um pouco de cuidado perto de cachorros não é ruim, se você parar para pensar nisso. Quando crianças não têm medo nenhum, as consequências podem ser sérias para os dedinhos e rosto delas, além de para os rabos fofinhos e orelhas caídas. No entanto, apesar de um pouco de medo ajudar muito a proteger seu filhote do vizinho canino (e vice-versa), ele definitivamente pode impedir os dois de explorarem a vizinhança ou qualquer outro lugar onde haja cachorros. Sem contar que pode impedir que seu menino tenha amigos de quatro patas.

Como enfrentar o medo

Você tem medo que os temores do seu filho durem a vida toda? Não tenha. À medida que as crianças se tornam mais confiantes, racionais e conhecem melhor o mundo, a maioria dos medos vai embora (apesar de alguns persistirem até o início da terceira infância — e, sendo sincera, até a vida adulta). Enquanto isso, você pode ajudar seu filho a enfrentar esses grandes temores com um processo de dessensibilização suave e seguro. Segurar no colo uma criança que tem medo de aspiradores de pó numa ponta da sala enquanto o papai limpa o cômodo ou ficar com uma criança que tem medo do ralo dentro da banheira enquanto ela se esvazia podem ajudá-la a enfrentar a ameaça com certo distanciamento. Da mesma maneira, uma criança que tem medo de cachorros pode ficar mais tranquila se vir um coleguinha brincar com o cachorro do vizinho, próxima o bastante para ouvir as risadas e ver a alegria, mas longe o suficiente para que não haja ameaça direta. Ligar e desligar o aspirador também pode ajudar a reduzir o medo da criança, já que ela aprende que o controle está nas mãos dela, não nas do demônio sugador. Sentar-se no aparelho quando ele estiver desligado também pode ser bom. O seu filho não está lidando bem com a dessensibilização? Não force. Só continue dando o apoio que ele precisa e espere o medo passar.

ATENÇÃO, PAIS!

É hora de ter um bichinho de estimação?

Assim como crianças, bichos de estimação são oportunidades móveis de fotos. No entanto, também assim como as crianças, eles são uma grande responsabilidade — especialmente se forem (como as crianças) jovens e não treinados. Por isso, é importante avaliar a responsabilidade de se ter um cachorro antes de sucumbir à seleção irresistível na loja ou no abrigo de animais local. Se este é o momento certo para incluir um membro peludo à sua família, vai depender de vários fatores:

- O seu filho lida bem com animais? Algumas crianças têm medo ou ficam nervosas perto de cachorros e gatos. Se esse for o caso do seu filho, espere até ele ficar mais relaxado perto de animais antes de levar um amigo de quatro patas para casa.

- Você tem espaço suficiente na sua casa para seu filho e mais um animal? Bichos, especialmente os filhotes, precisam de espaço para brincar (e você com certeza não quer que seu filho mexa no pote de comida dele). Analise se há espaço suficiente na sua casa para seu filho e para o bicho de estimação correrem sem se esbarrarem o tempo todo.

- Você tem tempo suficiente no seu dia (e noite) para um filho e um animal de estimação? Como você deve saber se já teve um, bichos de estimação precisam de cuidado, atenção e orientação — assim como as crianças. E, a não ser que você compre um animal que já seja treinado, os dois precisam aprender muitas coisas. Veja se você tem tempo para alimentar, arrumar, divertir, limpar e ensinar os dois. Pense também em algo ainda mais importante: você vai conseguir supervisionar os dois o tempo todo para garantir a segurança? Como a probabilidade de uma criança de 1 a 2 anos provocar um animal é muito

maior do que uma criança maior, ela também tem uma probabilidade maior de se tornar uma vítima de um ataque. Em outras palavras, se você pegar um bicho de estimação, especialmente um que fica solto pela casa, vai ter que observar seu filho com ainda mais cuidado.

Em seguida, você vai ter que decidir que tipo de animal adotar. Cachorro ou gato? Ou coelho? Um dinamarquês ou um schnauzer? Raça pura ou um vira-lata? Fêmea ou macho? Escolher o melhor animal não implica escolher o mais bonitinho. Você também vai ter que pensar nas seguintes informações:

Espécies. Não importa se você gosta de gatos, cachorros ou aves. Talvez sua perspectiva tenha que mudar para acomodar as necessidades do seu filho. Veja algumas boas escolhas para seu filho:

- Cachorros. Um cachorro pode não ser apenas o melhor amigo do seu filho, mas também um bom professor. Com o cachorro certo, uma criança pequena pode aprender sobre animais e a natureza, sobre responsabilidade, empatia, cuidado e divisão, sobre a relação com os outros, amor incondicional e lealdade. E como os cachorros, especialmente os filhotes, gostam de correr, pular, vasculhar e brincar como as crianças gostam, eles podem se juntar às brincadeiras depois que a energia ou o entusiasmo dos pais acabar. Diferente dos pais, eles quase nunca estão ocupados demais para brincar ou fazer carinho. É claro que nem todo cachorro atende todas as expectativas do companheiro, por isso, escolha com cuidado (veja na próxima página). Outros bônus menos óbvios de se adotar um cachorro: pesquisadores dizem que crianças que crescem perto de dois ou mais cachorros ou gatos têm menos probabilidade de desenvolver alergias comuns. Apesar de uma casa cheia de pelos não ser uma garantia de prevenção de alergias nas crianças, cientistas acreditam que a exposição repetida aos antígenos presentes em cães e gatos estimula uma resposta protetiva ao sistema imune do corpo, o que faz com que a criança fique mais resistente às alergias mais tarde. É claro que não faz sentido encher a casa de amigos peludos apenas para prevenir alergias que seu filho possa vir a ter.

- Gatos. Em geral, gatos podem não ser companhias tão naturalmente compatíveis para crianças quanto cachorros. Apesar de alguns felinos (especialmente aqueles que crescem numa família com crianças) serem carinhosos e muito pacientes com crianças pequenas, muitos gatos preferem a companhia mais calma de adultos. Eles podem correr menos com a criança do que da criança. Eles também podem ser menos tolerantes às brincadeiras brutas de um pequenino e isso pode ser frustrante — e perigoso — para seu filho. Lembre-se de que alguns cachorros, especialmente os pequenos e nervosos, podem ser tão impacientes e potencialmente perigosos quanto os gatos. Se você escolher um gato como

bicho de estimação, analise os candidatos com cuidado e a ajuda do seu filho.

- Aves. A maioria das aves, presas em gaiolas à prova de crianças, podem ser uma escolha de animal interessante de observar e segura. A ave também vai ficar a salvo de uma criança bruta, que não vai poder arrancar as penas dela (literalmente). Uma outra vantagem é que, se a ave falar, a criança poderá aprender algumas palavras. O único problema em potencial é que muitas aves mordem.

- Peixes. Crianças pequenas adoram observar peixes nadando num aquário e isso é uma ótima maneira de elas relaxarem. Só avise ao seu filho que peixes são feitos para serem observados, não acariciados nem tocados — e que é proibido pôr as mãos na água.

- *Hamsters* e porquinhos-da-índia. Ambos são bichinhos que exigem pouco cuidado e que seu filho vai adorar (especialmente se eles se exercitarem numa roda). Mas lembre-se que a maioria dos *hamsters* são animais noturnos — algo que você espera que seu filhinho não seja mais. Porquinhos-da-índia, que brincam de dia e dormem à noite, podem ser uma escolha melhor. Não importa qual roedor você escolher: escolha uma gaiola alta o bastante para que seu filho não possa abri-la sozinho ou trave a abertura da gaiola de modo que ele não consiga abrir. E lembre-se de que essas bolinhas de pelo podem morder — especialmente se forem cutucadas.

É melhor não trazer um integrante da família dos répteis para a casa quando se tem uma criança porque eles podem ser portadores de doenças. Coelhos, apesar de tentadores e lindos, também devem ser deixados na loja de animais por enquanto. Eles tendem a morder.

Raça. Nem todas as raças de cachorro são pacientes e brincalhonas com crianças, por isso, pesquise bem antes de começar a procurar um animal. Vira-latas costumam ser menos nervosos e mais simpáticos, além de mais fáceis de treinar do que raças puras. No entanto, lembre-se de que mais importante que a raça é o temperamento do animal. Passe algum tempo conhecendo um possível bicho de estimação com o seu filho antes de levá-lo para casa. O animal certo vai ser amigável e carinhoso, não vai fugir de crianças nem atacar se sua orelha ou seu rabo for puxado.

Gênero. Em geral, cadelas são menos brutas do que machos, e gatos são mais amorosos e carinhosos do que as fêmeas. A castração torna tanto cachorros quanto gatos menos agressivos, menos brutos e mais fáceis de lidar. No entanto, lembre-se de que o temperamento de cada animal é o mais importante na hora da escolha.

Idade. A vantagem de comprar um filhote de cachorro ou gato é que ele pode crescer com o seu filho. A desvantagem é que você terá dois bebês em casa, que vão exigir atenção e treinamento. Um animal maduro normalmente já não faz xixi e cocô

dentro de casa, o que é uma grande vantagem. Mas também já virá com uma série de manias e pode ter dificuldade em fazer amizade com o seu filho (a menos que tenha crescido numa família com crianças pequenas), além de não ter toda a energia necessária para acompanhar o seu filhote. Lembre-se também que um animal mais idoso pode exigir mais cuidados e tempo do que você pode dar.

Se você decidir realmente adotar um bicho de estimação (ou já tiver um e precisar aumentar a segurança agora que seu filho anda), você vai ter que seguir estes passos para preparar seu animal para seu filho e vice-versa:

- Animais de estimação precisam se acostumar às crianças. O excesso de energia de uma criança de 1 a 2 anos pode ser cansativo, especialmente se seu bicho não estiver acostumado a crianças pequenas. Mesmo que ele tenha convivido com outras crianças, apenas deixe que ele fique com seu filho sob vigilância. Faça "sessões de apresentação" curtas no início para que o animal e seu filho se acostumem um ao outro. Observe de perto a reação do bicho às ações e manias do seu filho.

- Crianças precisam se acostumar aos animais. Muitas vezes agitadas demais, crianças podem machucar ou assustar um bicho, mesmo que queiram apenas demonstrar afeição ou brincar com ele. Veja algumas dicas para treinar o seu filho para conviver com animais no quadro da página 263.

- Animais e crianças podem precisar ser protegidos uns dos outros, pelo menos de início. Como ambos podem ser imprevisíveis — e, sinceramente, ambos podem agir como animais —, os dois podem se machucar, intencionalmente ou não. Sempre vigie seu filho quando ele estiver com o animal e crie áreas de brincadeira separadas para ambos. Feche as áreas com uma porta ou portão de forma que nenhum dos dois possa escalar para evitar que eles entrem no espaço do outro. Uma grande casinha pode ser um bom refúgio para um cachorro que está cansado da agitação da criança.

- Tigelas de comida dos animais e crianças não podem ficar juntas. Dê comida ao seu bichinho quando seu filho estiver dormindo, ocupado em outro cômodo ou não estiver em casa. Recolha a tigela do animal depois de cada refeição se ela ficar num lugar onde seu filho possa acessar.

Essas atitudes não vão apenas evitar que a criança coma comida do bicho, mas também evitará que o animal morda os dedinhos do seu filho, caso ele tente mexer na tigela. Mesmo animais carinhosos tendem a ficar hostis quando sua água ou comida é ameaçada. Outra razão para deixar seu filho longe da comida do seu bichinho é que os alimentos para animais (e a tigela em que ficam) podem conter salmonela.

- Também é bom manter o animal fora do cômodo quando seu filho estiver comendo, especialmente se a maior parte da comida acaba na boca (e nas costas) do animal.

- Mantenha seu animal saudável. Lembre-se de mantê-lo em dia com as vacinas e outros cuidados para prevenir raiva, pulgas, carrapatos e vermes. Algumas doenças dos animais podem passar para os humanos, especialmente os pequenos.

Você não precisa acabar com todo o medo do seu filho. Apena modifique-o para que ele possa se aproximar de cães com cuidado, mas não pânico. Veja como:

- Brinque com cães de mentira. Passe um certo tempo acostumando seu filho a amigos peludos que não possam pular, lamber nem morder: cachorros de pelúcia fofinhos que ele vai poder abraçar, acariciar e controlar, cães a pilha que latem e

fazem xixi ou livros com imagens de cachorros de todos os tamanhos e raças. Leia histórias centradas na amizade entre cachorros e crianças e que mostram os cães como companheiros, ajudantes e heróis.

- Desmistifique a imagem dos cachorros. Explique que latir e balançar o rabo são o jeito de um cão conversar e que, às vezes, cachorros pulam ou empurram as pessoas para dizer "oi". Mostre também — com um bicho de pelúcia — o jeito certo de fazer carinho num cachorro (veja no quadro da próxima página).

- Procure cães tranquilos. Procure nas casas dos seus amigos, vizinhos e parentes um cão real que seja bem tranquilo, simpático e acostumado com crianças. Cães mais velhos e que foram castrados costumam ser mais calmos que filhotes, mas o temperamento pode variar de raça para raça e mesmo em cachorros da mesma raça. Além disso, alguns cães não gostam de crianças, assim como as crianças não gostam deles. E tente encontrar um cão que não seja simpático demais, já que pulos e lambidas podem assustar uma criança tanto quanto os latidos e mordidas. Quando encontrar um cão compatível, comece a acostumar seu filho a ele.

- Comece com uma foto. Antes da apresentação real, mostre uma foto do cachorro dos sonhos para o seu filho e conte a ele um pouco da história do animal ("O nome desse cachorro é Ralph. Ele não é lindo?").

- Marque o encontro (possivelmente) feliz. Primeiro, apresente o cachorro a uma distância: com seu filho nos seus braços e o cachorro nos do dono. Acene para o cão, fale com ele, chame-o pelo nome e incentive o seu filho a fazer o mesmo. Se a criança parecer nervosa, tranquilize-a. Peça permissão ao dono antes de se aproximar, mesmo que você saiba que pode.

- Dê espaço e tempo ao seu filho. Se ele não parecer pronto para o contato com o cão na primeira visita, marquem outros encontros a distância até ele se acostumar. À medida que esse costume aumentar, diminua a distância entre seu filho e o cão até que o animal fique ao alcance dele — mas, no início, mantenha-o no colo para dar à criança uma sensação de segurança e dar a vantagem da altura. Faça você carinho no cachorro. Diga: "Viu? Estou fazendo carinho no cachorrinho. Ele é muito macio. Você quer fazer carinho nele também?". Se a criança demonstrar interesse, deixe que ela faça carinho no animal com a mão sob a sua e mostre que ele deve tratar o bichinho com gentileza. Se o seu filho se recusar, diga: "Tudo bem. Talvez você queira fazer da próxima vez." Dê a seu filho a oportunidade de mudar de ideia toda vez que você visitar o cachorro — e mantenha as visitas até ele finalmente reunir a coragem e fazer carinho no novo amigo.

Com muita paciência, nenhuma pressão e um processo de adaptação em que a criança marque o ritmo, o seu filho pode perder o medo de cachorros em algum momento. Talvez ele até passe a adorar cachorros.

Como crianças dessa idade percebem sinais de estresse dos pais assim como os cães, seu filho não vai aceitar o seu mantra "não precisa ter medo", se você tiver medo de cachorros. Você vai ter que superar o seu primeiro para ajudar seu filho.

Como se comportar perto de animais

Mesmo que seu filho não tenha irmãos de quatro patas em casa, crianças têm que aprender a lidar com animais desse tipo o mais cedo possível. Ensine ao seu filho as seguintes regras:

- Deixe cães e gatos que estão dormindo ou comendo em paz. Não chegue perto deles quando estiverem cochilando ou se alimentando. E nunca toque na comida deles. Dedos curiosos podem ser vistos como uma ameaça — e mesmo um animal tranquilo pode retaliar.

- Nunca enfie os dedos nos olhos do animal e nunca puxe o rabo nem as orelhas dele. Sempre faça carinho com a palma da mão virada para baixo e os dedos curvados para dentro (mostre a seu filho como fazer isso). Evite segurar as patas do cachorro e não dê tapinhas na cabeça do cachorro — isso demonstra dominação. Em vez disso, faça carinho no pescoço do cachorro.

- Sempre peça permissão ao dono antes de tocar num animal.

- Nunca chegue perto de um cachorro que você não conhece, especialmente aqueles que estiverem sem coleira, sem um adulto por perto. O mesmo vale para todos os integrantes do mundo animal selvagem, como esquilos, gambás e aves.

- Fique longe de gatos e cachorros quando eles estiverem brigando.

- Fique longe da cadela ou da gata que estiver com os filhotes. Ela vai brigar para proteger a ninhada.

- Sempre se mova de modo devagar quando se aproximar de um animal. Não corra nem direcione um brinquedo que você possa comandar na direção de um bicho. Eles se assustam com movimentos repentinos, inclusive pulos.

- Nunca aproxime seu rosto do de um animal. Como crianças são pequenas, elas podem ser mordidas em áreas perigosas, como o rosto, a cabeça e o pescoço. Evite o mesmo com gatos, pois as garras e dentes dos felinos podem machucar muito a pele jovem do seu filho.

Crianças que não têm medo de cachorro

"Minha filha não apenas não tem medo de cachorros. Ela simplesmente mexe em todos, mesmo nos que nunca viu na vida. E isso me preocupa."

Crianças e cães têm muito em comum — são cheios de energia, exuberantes, voláteis, impulsivos, imprevisíveis, lindos e, muitas vezes, difíceis de controlar. Se colocá-los juntos, vai ver cenas de comerciais de margarina — e também terá que controlar um monte de possíveis desastres.

Para garantir que sua filha continue gostando de cachorros, mas fique segura, comece a ensinar a ela um pouco de cuidado. Sempre que a criança encontrar um cão estranho ou mesmo um animal que você conhece e confia, impeça-a de se aproximar. Sem assustá-la — afinal, você não quer que ela comece a ter medo — explique calmamente: "Você só pode fazer carinho num cachorro se a mamãe ou o papai estiverem com você e permitirem. E se o dono do cachorro deixar." Repita a mensagem toda vez que ela encontrar um cão. E comece a ensinar as regras do quadro da página anterior à sua filha.

Negatividade

"Não importa o que a gente diga ou pergunte ao nosso filho. A resposta é sempre a mesma: 'Não!'. Às vezes é bonitinho... Mas na maioria das vezes é frustrante."

Ela nem sempre é a primeira palavra de uma criança, mas "não" rapidamente se torna uma das palavras favoritas das crianças dessa idade. É aquela resposta que serve para tudo que você disser. Mesmo quando você acabou de dizer alguma coisa que ele concorda ou ofereceu algo que ele quer, ele vai responder com um belo "não!".

Uma parte dessa negatividade tem a ver com a fisiologia, especialmente no início da vida. É menos desafiador dizer "não" do que "sim" e balançar a cabeça para os lados exige menos coordenação do que para cima e para baixo. Tem muito a ver também com a psicologia, ou, mais especificamente, com a psicologia dos pais.

E isso é muito fácil de analisar. Resumindo, o "não" é uma sílaba que fala diretamente sobre a identidade emergente do seu filho e sua luta por autonomia. É a declaração de independência dele, primeiramente de vocês, os pais dele, e diz: "Eu sou uma pessoa. Posso ter menos de 1 metro de altura, mas eu mando em mim e, sempre que possível, em vocês também. Não sou o bebê de ninguém (a não ser que eu precise de carinho, um copo de leite ou de um brinquedo que não alcanço)."

Talvez a negatividade do seu filho seja menor ou dure pouco... Mas isso não é muito provável. Para a maioria das crianças de 1 a 2 anos, a negatividade está só começando. À medida que seu filho pegar embalo — e aumentar a teimosia característica da idade —, você provavelmente poderá esperar que o pequeno diga "não" com mais frequência e em mais vezes em que ele realmente quer negar (apesar de poder continuar a dizer "não" quando quer dizer "sim", só pelo efeito negativo). Ele vai se recusar a cumprir seus limites, a atender seus pedidos, a aceitar suas ofertas e, é claro, a negar todas as suas perguntas. Você também pode esperar que ele brigue mais e entre na típica briga das crianças dessa idade pelo controle. Às vezes, será bonitinho, às vezes, exasperador, mas sempre será um comportamento apropriado para a idade.

Apesar de essa negatividade ser apenas o jeito do seu filho ser criança, você ainda vai ter que aprender a lidar com ela:

COMPORTAMENTO

Limite os "nãos". O seu filho está aprendendo a dizer "não" com os melhores professores: vocês? É compreensível que esta palavra seja uma das que os pequeninos mais escutem, especialmente antes de conseguir controlar impulsos e particularmente dos pais. É claro que existem momentos — muitos — em que você vai ver que nenhuma outra palavra vai funcionar: "Não bata no amiguinho", "Não jogue o suco fora", "Não jogue areia no colega", "Não ande na rua sem segurar minha mão" etc. Mas demasiados "nãos" podem diluir a eficiência da palavra, assim como a sua autoridade e até provocar seu filho a continuar quando você está tentando evitar que ele mexa em alguma coisa. Além disso, a palavra ameaça a nova percepção de sujeito que seu filho tem e aumenta a negatividade, ou seja: quanto mais você disser "não", mais você pode ouvir a palavra. Por isso, diga "não" quando precisar, é claro, mas tente ficar repetindo isso incessantemente.

Abrace o problema

Você já deu um abraço no seu filho hoje? Uma terapia diária de abraços — que inclui o maior número de apertões, carinhos, abraços e massagens possíveis no dia do seu filho — é uma das melhores estratégias para controlar a típica negatividade infantil. Abrace-o quando ele tiver vontade, e também quando não tiver (por exemplo, quando seu filho estiver perdido no supermercado e você estiver perdendo a paciência).

Um carinho no pescoço, na bochecha ou um abraço repentino e inesperado podem, muitas vezes, acabar com a raiva e a tristeza milagrosamente, encerrar uma crise de manha ou transformar uma tarde chata em um dia mais feliz, além de melhorar o humor dos dois magicamente. Nem sempre funciona, mas sempre vale a pena tentar.

Como muitas crianças não gostam de ser muito abraçadas, adapte a terapia ao seu filho. Se ele não gostar de tantos abraços, dar um tapinha na mãozinha dele ou fazer elogios pode ser mais apropriado.

ATENÇÃO, PAIS!

Quando dizer "sim" para um "não"

Você deve ceder aos "nãos" do seu filho? Na verdade, deve. É só um caso de aprender a escolher suas batalhas.

É assim que funciona: quando o "não" quer dizer "não" — e não "talvez" nem "sim" — a sua regra é a que vale. E pronto. Então, por exemplo, não se pode negociar, ceder nem criar exceções quando ele tiver que sentar na cadeirinha do carro, tomar remédio ou andar na rua (ele não pode andar na rua sem segurar sua mão ou estar no carrinho). Isso sem contar que a criança sempre vai desistir sem brigar se você reforçar certas regras e mostrar que nunca vai desistir delas, não importa o que aconteça.

Mas e quando o problema é uma guerra de vontades que não vale a pena lutar? E quando quebrar uma regra não criar um problema e puder até ajudar a deixar seu filho mais feliz e você menos estressada? Quando o "não" da criança puder se tornar um "sim" seu? É aí que a desistência vira uma coisa boa. Por exemplo: você e seu filho já fizeram três coisas na rua e os dois estão com fome, irritados e cansados. Você para na lavanderia e ele berra: "Não! Casa!" (ou só "não"). Se a lavanderia puder esperar outro dia, é uma oportunidade excelente de ceder e deixar seu filho ganhar. Ele vai se acalmar, os berros que vão se transformar em choro vão parar e o resto da tarde pode ser mais agradável do que teria sido. E o mais importante é que você vai passar uma mensagem a ele: às vezes as pessoas ganham, outras, elas perdem — e, por enquanto, a decisão sobre isso é minha. Só lembre-se de escolher as brigas com cuidado. Se o fato de não passar na lavanderia significa que você não vai ter roupas limpas no dia seguinte, o seu filho vai ter que aceitar a parada.

Tome cuidado com o que você deseja. Quando vocês não quiserem ouvir um "não", elaborem as perguntas de modo inteligente. Em vez de perguntar "Quer colocar o casaco?" ou dizer "Vamos colocar o casaco?", deem a ele uma escolha: "Você quer o casaco com o urso ou o listrado?". Mostrem os dois e seu filho vai poder apontar para o casaco que quer. Em vez de dizer: "Vamos lavar as mãos para jantar?", experimentem: "Onde você quer lavar as mãos? No banheiro ou na cozinha?". É claro que seu filho pode responder a perguntas de múltipla escolha com um "não" ou com um balançar teimoso da cabeça. No entanto, você pode se surpreender com o jeito que um pouco de poder nas mãos do seu filho pode acabar com a briga pelo poder entre vocês dois. Só lembre-se de oferecer esse poder apenas quando for apropriado — e quando a escolha estiver disponível. Quando não houver escolha, não ofereça. Perguntar: "Quer ir para casa agora ou voltar para o escorrega?" quando voltar para casa for a única opção é pedir para criar um problema (e ouvir um "não!"). Uma melhor estratégia é dizer: "Agora é hora de ir para casa. Quando chegarmos vamos desenhar ou brincar com os carrinhos?". Não faça perguntas que têm respostas não negociáveis, como: "Você quer se aprontar para ir dormir?".

Não ria. É claro que um bom senso de humor pode manter você sã nos dias em que seu filho está testando seus limites — e sua paciência. Além disso, manter o rosto impassível diante da fofura de uma criança nunca é fácil, por isso uma risada ou outra é compreensível. Mas desabar diante da atitude negativa do seu filho pode sair pela culatra. Primeiro, porque pode irritá-lo (ninguém gosta de ver alguém rindo da sua cara quando está tentando falar sério) e, segundo, porque isso reforça a negatividade ("A mamãe e o papai riem quando eu digo 'não'. Tenho que continuar fazendo isso!").

Mande, mas não seja mandona. Você é a mãe, então você é a chefe. E, agora que já esclarecemos isso, vem o "senão": bons chefes não são mandões. Eles são responsáveis, é claro, e controlam tudo, com certeza, mas não ficam mandando nos outros. Quando estiver ensinando alguma coisa a seu filho, o modelo do bom chefe (você já deve ter tido um ou dois na vida) é aquele que você tem que tentar repetir sempre que possível. Você pode receber menos respostas negativas se fizer seu filho cooperar, em vez de obedecer. Por isso, não diga: "É hora de dormir. Acabou a brincadeira." Tente falar: "Vamos nos aprontar para a cama. Você me ajuda a achar o livro de histórias?".

Tenha calma. Outra característica dos bons chefes é a capacidade de se manter calmo, mesmo quando as coisas ficam tensas — o que evita que todos no escritório percam a paciência. A aplicação na vida do seu filho? Se ele disser "não" e você se mantiver calma, ele vai acabar se acalmando em algum momento e todos ficarão felizes mais rápido. É óbvio que, como toda criança é uma criança, nem mesmo a mais calma das atitudes transforma uma recusa em aceite — mas isso com certeza tem mais chance de funcionar do que o modelo do chefe ruim (o chefe perde a paciência, o time todo surta, nada é feito e todos ficam irritados).

Mantenha-se positiva. A negatividade não durará para sempre, não importa o que você faça. E, se tudo continuar igual, o pior da situação irá passar mais rapidamente se você se mantiver positiva. Algumas crianças, assim como os adultos, são naturalmente mais negativas, mais agitadas ou mais teimosas. Elogie o comportamento cooperativo do seu filho em vez de salientar o não cooperativo e você gradualmente vai ver mais do primeiro e menos do segundo.

Crianças que não aceitam "não" como resposta

"Minha filha adora dizer a palavra 'não', mas não aceita quando eu digo. O que devo fazer?"

Você provavelmente gosta de fazer as coisas do seu jeito — todo mundo gosta. Mas, hoje em dia, você já aceitou o fato de que nem sempre vai conseguir o que quer. Você vai ganhar algumas e perder outras brigas.

Não preciso nem dizer que isso ainda não foi compreendido pela sua filha. Para sua pequenina — que tem uma perspectiva muito reduzida do mundo combinada a um ego enorme — o único jeito de fazer as coisas é o dela. Pelo menos, o único jeito que importa. Por isso, dizer "não" não é um problema para ela, mas aceitar o "não" é.

O teste da autoridade dos pais faz parte do início da autonomia do filho, ou seja, é parte do crescimento. A atitude é normal e apropriada para a idade. E, para você, a mãe (e, num nível menor, para todas as figuras de autoridade da vida da sua filha), é frequentemente frustrante.

Para ajudar sua filha a aprender (em algum momento) a aceitar "nãos" com a mesma frequência que ela fala:

Evite o excesso. Demasiados "nãos" podem facilmente fazer com que a criança comece a ignorá-los. Por isso tente encontrar um bom equilíbrio, guardando os "nãos" para quando forem necessários e dizendo "sim" sempre que não houver uma razão para negar. Você pode evitar alguns "nãos" protegendo a sua casa — por exemplo, se você colocar uma trava na lixeira, não vai ter que ficar avisando sua filha para ficar longe dele.

Espere o melhor. Antecipe um problema e com certeza terá um. Mesmo que sua filha esteja andando na direção do seu laptop, espere até que os dedinhos dela entrem em contato com os botões proibidos antes de dizer "Não encoste no meu computador". Quem sabe? Talvez ela se distraia com um brinquedo caído no chão e acabe nunca chegando ao computador... O que significa que você vai se poupar (e poupar a sua filha) de um "não" desnecessário. Ou ela realmente chegará ao computador e você terá que acabar dizendo "não" — mas não antes de ela fazer a malcriação. Afinal, para que sua filha seja confiável, ela precisa saber que merece confiança. Talvez ela tente mexer nos botões muitas outras vezes, mas provavelmente não o fará para irritar você. É claro que, se ela estiver se preparando para fazer algo perigoso, interrompê-la antes que o faça não é apenas uma boa ideia, é o essencial.

Troque. Transforme situação em que todo mundo perde em situações em que todos ganham acompanhando um "não" necessário de um "sim" satisfatório. Se ela tentar pegar seu livro, diga: "Não, você não pode brincar com o livro da mamãe. Mas você pode brincar com o seu." Guarde o livro imediatamente e entregue o outro a sua filha e todos sairão ganhando.

Seja positiva. A receita para uma criança mais cooperativa? Um pai mais positivo. "Por favor, fique na calçada" entra com mais facilidade na cabeça do seu filho do que "Não ande na lama!". Construa as frases com um toque de diversão e a probabilidade de ela cooperar aumenta exponencialmente: "Vamos ficar juntas na calçada. Podemos procurar passarinhos. Olha ali um passarinho!". Pedir ajuda também melhora a cooperação. Por isso, da próxima vez que ela derrubar os papéis no chão, experimente dizer: "Os papéis da mamãe têm que ficar na mesa da mamãe. Por favor, me ajude a pegar todos e colocar numa pilha de novo."

Não fale por falar. Para que o "não" signifique alguma coisa para sua filha, ela tem que saber que significa algo para você. Se você a vir mexendo na tigela de comida do cachorro, diga: "Não coma a comida do Darwin, por favor." Mas não pare por aí — explique. Se você voltar a mexer o molho do macarrão, ela vai começar a ignorar você — não apenas dessa vez, mas toda vez. Em vez disso, pare o que está fazendo, retire a tigela do cachorro, dizendo "Você não pode mexer na comida do Darwin" para reforçar a mensagem e distraia a sua filha imediatamente. Faça isso com calma, de forma direta, sem raiva, tristeza nem risadas, e o seu "não" — e a sua autoridade — automaticamente vai ter mais credibilidade e, talvez, melhores resultados.

Seja direta. Às vezes, crianças não ouvem os pais como uma defesa. Se você tem tendência a falar o tempo todo, seu filho terá mais uma desculpa para ignorar suas ordens. Por isso, ofereça uma explicação, mas seja direta e carinhosa. Saber que existe uma razão para as regras existirem faz com que seja mais fácil segui-las, no fim das contas. Só lembre-se de que o mais simples basta. "Se você lavar as mãos, não vai comer o queijo com areia" é mais fácil de entender do que "Se você não lavar as mãos, não vai comer queijo!". Mas você vai perder a atenção do seu filho se ficar dez minutos explicando sobre germes, areia, queijo com gosto ruim, areia nos dentes etc. Quando você não tiver tempo para uma explicação ou não estiver a fim de falar ou tiver a certeza de que seu filho não vai entender, diga simplesmente "porque é assim", "porque eu mandei" ou "porque não".

Elogie a cooperação. O seu filho se afastou do fogão sem um segundo ou terceiro "não"? É hora de elogiá-lo: "Muito bem!".

Crianças manhosas

"A manha constante do meu filho está me enlouquecendo. Eu acabo cedendo sempre só para ele parar de choramingar."

Esqueça torneiras pingando, o som de unhas passando por um quadronegro ou um carro derrapando. Uma criança pequena choramingando entra no topo da lista dos sons irritantes — e esse tipo de manha pode tirar a paciência de qualquer pai de modo mais rápido e mais eficaz do que qualquer outro comportamento. Um escândalo? Isso é algo que explode e acaba rápido. A manha é regular, constante, irritante e enlouquecedora.

O que causa tanta choramingação? Cansaço, tédio, fome, excesso de estímulos, frustração, falta de atenção... Isso para mencionar apenas algumas causas. Não há cura para a manha, mas às vezes é possível prevenir uma crise ou lidar com ela de modo mais eficiente quando tudo falha e a lamúria começa — isso vai acontecer:

Preste atenção. Crianças costumam fazer manha depois de tentar várias outras formas de conseguir atenção e falhar. Por isso, não importa o quanto você esteja ocupada nem quantas tarefas tenha para fazer, escute seu filho quando ele falar e tente não demorar muito tempo para responder quando ele pedir sua ajuda (você consegue fazer muitas tarefas ao mesmo tempo... não é?). Se possível, separe alguns instantes para ler uma história para ele, montar um quebra-cabeça ou apenas ficar sentados quietinhos juntos.

Elimine problemas. Ele está com fome? Dê de comer. Está com a fralda suja? Troque-a. Está cansado? Coloque-o para dormir. Entediado? Comece uma atividade antes que a manha ataque. Se ele parecer meio desanimado, veja se ele não está ficando doente ou simplesmente querendo um pouco mais de atenção ou carinho e dê a ele. Às vezes ele só precisa de um abraço ou de uma massagem para relaxar e acabar com o mau humor (e, como bônus, você vai se sentir melhor também).

Acabe com as frustrações. Algumas frustrações fazem parte do aprendizado (e, na verdade, da vida). Mas frustrações demais podem incentivar a manha. Analise se você não está exigindo demais do seu filho ou dando a ele brinquedos que não são apropriados para a idade. E, quando vir que seu filho está muito frustrado, ofereça ajuda.

Distraia. Distrações — a salvação dos pais a qualquer momento — podem permitir que a criança pare de choramingar sem perder a moral. Ele está fazendo manha porque quer um brinquedo que viu no supermercado? Esqueça o pedido e diga: "Vamos para casa rápido para tirar uma foto para a vovó!". Com sorte, a distração criada vai tirar o brinquedo da cabeça do seu filho e acabará com a manha.

ATENÇÃO, PAIS!

Desânimo

Você está tendo um daqueles dias ruins — e está preocupada com o fato de está demonstrando o seu desânimo para o seu filho? Não se preocupe. Uma das lições de vida mais importantes que seu filho tem que aprender é que todo mundo fica para baixo às vezes, mesmo os pais — e que não há problema em demonstrar que você está triste. Manter sua tristeza escondida o tempo todo pode dar ao seu filho uma expectativa emocional pouco realista. Afinal, ninguém pode estar feliz o tempo todo. Isso também pode levar seu filho a acreditar que a repressão é uma forma de demonstrar valor (o que com certeza não é). É muito mais saudável crescer sabendo que a tristeza é um sentimento válido e que compartilhá-la (ou até pedir ajuda para lidar com ela) é uma das melhores maneiras de acabar com a cara feia ("Aposto que um abraço faria você se sentir bem melhor"). Ou seja: além de ensiná-lo a lidar com as próprias emoções, você também estará incentivando o desenvolvimento da empatia do seu filho.

Dito isto, o seu humor é muito importante para seu filho. Se você tem se sentido muito para baixo, é hora de dar passos positivos para melhorá-lo:

Tente entender por que você está triste. Tente descobrir a causa da sua tristeza. Talvez você não esteja tendo tempo suficiente para si nem para seu marido. Talvez seja o estresse do trabalho ou o estresse de não trabalhar (E se sua carreira ficar de lado? E se você não conseguir pagar as contas? E se você está entediada?). Talvez esteja se sentindo exausta e tenha pouca ajuda. Depois que identificar a causa do problema, tente fazer alguma coisa para resolvê-la, como conseguir um trabalho de meio período, pedir mais ajuda em casa, planejar saídas com seu marido e estabelecer certos períodos exclusivos para você.

Cuide de si mesma. O fato de você estar cuidando bem do seu filho está impedindo que você tome conta de si mesma? Isso é compreensível (você é uma mãe, no fim das contas), mas não é uma boa estratégia em longo prazo. Hábitos bons e saudáveis não fazem bem apenas ao seu corpo, mas também à sua mente. Por isso garanta que você está dormindo o suficiente, comendo bem e regularmente (afinal, quedas na taxa de açúcar no sangue também nos fazem perder o humor) e fazendo muito exercício (as endorfinas liberadas durante a ginástica geram uma euforia saudável). Você também pode melhorar o humor se aumentar o consumo de ômega 3 (tome um suplemento ou consuma uma dose saudável através da sua dieta. Veja na página 133) ou se passar mais tempo fora de casa, especialmente quando estiver ao sol (mesmo apenas cinco minutos de exercícios ao ar livre podem acabar com o desânimo). E, é claro, coma um pouco de chocolate, especialmente do meio amargo.

Chore. Está sentindo vontade de chorar? Chore e melhore seu dia. Acredite se quiser, pesquisas mostraram que chorar ajuda a melhorar o humor pois livra o corpo, através das lágrimas, de substâncias químicas que promovem a depressão. Por isso deixe que elas corram. Sempre que possível, chore longe do seu filho mas não se preocupe se ele pegar você chorando. Apenas seque suas lágrimas, dê um abraço nele e comece uma atividade divertida para que ambos se distraiam. Você também pode dizer: "Eu estava triste, mas agora estou feliz."

Dê risada. O riso é o melhor para o humor — e é mais fácil de administrar que você imagina. Pesquisadores descobriram que sorrir e rir, mesmo que de modo forçado no início (naqueles momentos em que a última coisa que você quer fazer é rir) podem transformar o mau humor em bom. Em outras palavras, abrir um sorriso falso pode literalmente fazer você se sentir feliz de verdade. Não conseguiu pensar em nada que a faça sorrir? Feche os olhos por um instante e lembre-se da coisa mais fofa que seu filho fez esta semana.

Alegre-se com seu filho. Mesmo uma criança que briga para comer e dá escândalos que têm tirado seu bom humor nos últimos tempos pode se tornar parte da solução. Vá a algum lugar divertido com o seu filho, como o zoológico, um museu infantil ou o parquinho. O ideal é que você vá com outro par mãe/criança para que você tenha a companhia de outro adulto também.

Alegre-se sem o seu filho. Aproveite para fazer qualquer coisa que anime você. Faça, aproveite e não se sinta culpada. Chame uma babá (ou peça que uma outra mãe cuide do seu filho) e vá para a academia, para uma aula de dança, uma terapia de compras, o cinema, o cabeleireiro, almoçar com um amigo ou sair com seu marido.

Relaxe com seu filho. Tente compartilhar com ele alguns momentos relaxantes no quintal de casa, olhando as nuvens passarem ou as estrelas piscarem no céu, ou agarradinhos na sua cama, ouvindo uma música tranquila. E não se esqueça da melhor das terapias: um abraço do seu filhote.

Relaxe sem o seu filho. O tempo nunca parece estar do seu lado? Pare o relógio de vez em quando, reduza o ritmo e roube um pouco de tempo para você. Deixe a pilha de roupas esperar (afinal, para onde ela vai?) e use a soneca do seu filho para mergulhar num banho de banheira, fazer um pouco de ioga, ler um livro (que tenha mais de quatro palavras por página)... ou fazer tudo isso.

Fale sobre isso. Divida tudo que você está passando com alguém — pode ser seu marido, uma amiga ou amigos do Facebook. Muitas vezes, colocar para fora o que está incomodando pode ajudar a melhorar seu humor. Se você não separa um tempo para conversar durante o dia, passe a separar. Todos precisam de uma conversa de adultos de vez em quando.

Procure ajuda se precisar. Um ou outro dia de desânimo ou até alguns dias seguidos são normais, especialmente em épocas de muito estresse. Mas, quando a tristeza é frequente e você não consegue se livrar dela com facilidade, pode ter consequências físicas e emocionais para você e seu filho, já que crianças que têm pais depressivos costumam ser depressivas também. Se esse desânimo estiver interferindo com a sua rotina e os seus relacionamentos (inclusive o com o seu filho) e/ou a depressão for acompanhada de falta de sono, apetite, perda de interesse em si mesma ou na família, um sentimento de desespero ou desamparo, vontade de se machucar e/ou falta de controle, não espere que isso passe. Procure imediatamente a ajuda profissional que você precisa — e que pode realmente ajudar. Precisa de ajuda para encontrar? Fale com o seu médico.

Seja boba. Acrescentar um pouco de bobeira pode acabar com a manha. Você pode fingir, por exemplo, que não sabe de onde o choro está vindo ("Está ouvindo esse som agudo? De onde você acha que está vindo?"). Comece a procurar embaixo do sofá, atrás da TV e dentro do armário antes de encontrar a fonte do choro (a boca do seu filho, é claro). Se isso não parar a choramingação e começarem as risadas, ofereça para "consertar o problema" (beijar a barriga da criança normalmente resolve o problema). Em crianças maiores, de 3 a 4 anos, uma boa dose de psicologia reversa também pode acabar com a manha ("Acho que você não está chorando o suficiente. Tem que choramingar mais"). Se o seu filho ficar ainda mais chateado mesmo com a menor das brincadeiras, pule esta sugestão e tente outra tática.

Não ceda. Quando seu filho começar a choramingar, diga claramente que isso não vai ajudar em nada e que você só vai ouvir quando ele usar a voz "normal". Depois evite o contato visual e não responda à manha (sejam fortes, papai e mamãe). Se o seu filho voltar a falar normalmente, tente atender ao pedido dele ou ofereça opções: "Não vou dar um biscoito a você agora, mas você pode comer uma banana ou uva." Se a manha continuar (mesmo que ameace a sua sanidade), não ceda. Desistir depois de vinte minutos de choro contínuo ensina a seu filho que a persistência é a chave do sucesso — se ele simplesmente choramingar por tempo suficiente, vai conseguir o que quer.

Faça-o falar. Se o seu filho já fala o bastante, incentive-o a se expressar em vez de choramingar. ("Eu sei que você está chateado com alguma coisa. Vamos ver se posso ajudar você a dizer o que é").

Mostre a ele como usar a voz. As crianças nem sempre percebem o efeito negativo do choro nas outras pessoas — até ouvirem o som. Quando outra criança estiver choramingando, mostre a seu filho. Talvez ele concorde que é um som difícil de aguentar. Reforce isso explicando: "Quando você choraminga, machuca meus ouvidos. Ai!". Depois de entender isso, faça uma brincadeira para que ele use a voz normal. E não se esqueça de lembrar a ele como a voz normal é muito melhor: "Eu gosto quando você fala normalmente. Meus ouvidos ficam felizes!".

Evite rótulos. Não diga que seu filho é um "manhoso". Crianças acabam assumindo as expectativas de seus pais.

Crianças pouco razoáveis

"Eu sei que minha filha é pequena demais para ser minimamente razoável, mas a falta de lógica dela faz com que seja muito difícil que ela coopere."

É muito difícil ver isso da sua perspectiva adulta racional, mas sua filha tem boas razões para não ser razoável. A mais óbvia, é claro, é que ela é uma criança típica e está lutando por independência. Quer tomar as próprias decisões, mesmo quando são claramente erradas (para você e para o resto do mundo). Por que ela não sabe que são erradas? Porque ela ainda não tem capacidade de raciocínio lógico — e essa é a razão número dois. Não quer um casaco num dia frio? Ela ainda não pode antecipar as consequências ("Se não usar um casaco, vou ficar gripada") e pesá-las com relação às próprias vontades. Precisa de mais razões? Estar com fome, cansada, frustrada, agitada demais ou sentindo-se desanimada pode causar ou aumentar a falta de lógica. Pense bem: você também não é uma pessoa extremamente racional quando o nível de açúcar no seu sangue está baixo ou não dormiu direito.

Tentar fazer sua filha entender não seria realista. Tentar convencê-la ou abrir o assunto para debate também não ajuda, já que discutir com uma criança de 1 a 2 anos não leva a lugar algum, mesmo que ela seja bem racional. Em vez disso, tente as seguintes técnicas:

Deixe que a causa tenha consequências. A melhor maneira de aprender sobre consequências é ter que enfrentá-las. Isso se chama "aprender com os próprios erros" — e é muito importante quando se tem tanta coisa para aprender. Por isso, quando a consequência de uma escolha errada não fizer mal a ninguém ou a nada, deixe que sua filha a enfrente e talvez aprenda com ela. Ela verá, por exemplo, que, quando jogar o biscoito na lama, não poderá comê-lo. Isso exigirá muitas tentativas e erros (e lágrimas) da parte dela, mas ela entenderá no fim que os pais têm razão — e que há uma razão para isso.

Não diga "eu te avisei". Pode ser tentador esfregar os tênis molhados na cara da sua filha depois que ela tiver desobedecido à regra de não pisar nas poças — pelo menos figurativamente. Mas resista a essa tentação. A consequência — pés frios e molhados — já é castigo suficiente para o erro dela e a criança não precisa de seus insultos para piorar a situação. Em vez disso, mostre a lição aprendida de uma maneira simples: "Opa, você está com os pés molhados. É por isso que não podemos pisar descalça nas poças."

Não deixe que a irracionalidade domine. Se a sua filha se recusar a se sentar na cadeirinha e todos os seus esforços para persuadir, distrair ou divertir a criança não tiverem funcionado, prenda-a mesmo que ela esteja dando um escândalo. Da mesma maneira, se ela tentar tirar os livros da prateleira da biblioteca, a manha dela terá que ser interrompida.

Experimente usar seus truques de mãe. Você provavelmente tem um monte de truques na manga. Use alguns e veja se consegue resolver o problema. Tente mudar de atividade, fazer algo bobo (como calçar os sapatos nas mãos), psicologia reversa, uma música que ela possa cantarolar ou falar rapidamente ("Sabe o que a gente vai fazer hoje depois do almoço?").

Ofereça comida ou descanso. Se fizer algum tempo que ela comeu ou dormiu, a fome ou o cansaço podem estar incitando o comportamento irracional. Por isso, sirva um lanche se ela estiver com fome ou coloque-a para dormir se ela estiver com sono. E, enquanto estiver fazendo isso, aproveite e coma alguma coisa também. Crianças malcriadas são menos irritantes quando você não está de mau humor porque está com fome.

Ria por dentro. Em vez de deixar que o comportamento irracional da sua filha enlouqueça você, procure algo engraçado e bonitinho nele. Lembre-se de que ela está apenas agindo de acordo com a idade. Mantenha, obviamente, os sorrisos para você mesmo. Mesmo a menor das crianças sabe quando não está sendo levada a sério.

Crianças impacientes (Agora!)

"Não importa o que seja, meu filho tem que ter 'agora'! Estou perdendo a minha paciência com a impaciência dele."

Por não entender como o tempo passa nem o conceito de passado ou futuro, seu filho vive no presente — em outras palavras, "agora". É agora que ele quer o lanche ou o suco, a leitura da história e brincar no balanço (apesar de estar ocupado). Ele ainda não aprendeu que as coisas boas acontecem com quem espera e ainda acredita que as coisas boas chegam para aqueles que exigem entrega imediata.

A criança típica só começará a perceber que existem outros momentos que não o presente quando chegar aos 2 anos — e, nesse instante, ela estará pronta (apesar de nem sempre querer) para aceitar "esperar um minuto". Por enquanto, você vai ouvir muitos "agora".

Seja paciente enquanto espera que seu filho desenvolva paciência. Para facilitar a sua vida, experimente as seguintes dicas:

Veja se realmente vale a pena fazê-lo esperar. É claro que você gostaria que seu filho esperasse alguma coisa que pediu ("ele tem que aprender a ser paciente"), mas isso nem sempre é justo nem razoável. Fome ou sede, por exemplo, são problemas urgentes para ele, que precisam de solução imediata. Se faltar meia hora até o jantar e ele estiver com fome agora, ofereça um lanche leve e nutritivo que tirará um pouco da fome sem acabar com ela completamente.

Crie uma distração. Se a espera for legítima e necessária, tente fazer com que o tempo passe mais rápido com um pouco de diversão. Por exemplo: se você estiver no carro, indo para casa, e ele quiser almoçar "agora!". Cante uma música, declame um poema favorito ou crie uma brincadeira — algo como "Como é que a vaca faz?" ou "Está vendo um cachorrinho pela janela?". Isso pode fazer com que você o acalme até chegar em casa.

Marque uma hora. Se você precisar de mais cinco minutos no computador antes de levar seu filho para o parque, coloque um despertador para tocar e deixe que ele espere até escutar a campainha. Ou vire uma ampulheta de brinquedo e deixe que ele observe a areia cair. Isso vai dar a ele uma noção de controle sobre você e sobre o tempo e tornar um conceito muito abstrato mais concreto. E não deixe de estar pronta para manter a sua parte do acordo quando o despertador tocar ou a areia acabar. Senão, ele não vai confiar em você no futuro.

Retire o objeto de perto dele. Se você não conseguir fazê-lo esquecer, afaste o objeto dele. Se o seu filho quiser alguma coisa que não deve ou não pode ter naquele instante (o brinquedo de rodinhas que ele quer passar pelo seu chão recém-encerado), separe-a fisicamente dele e guarde-a num lugar onde não pode ser vista, como a garagem ou um quarto vazio.

Esteja disposta a esperar. Se você pensar um pouco, o seu filho provavelmente está sempre sendo apressado a fazer alguma coisa ("Rápido! Estamos atrasados"). Seja um pouco mais paciente com ele quando você puder. Dê mais dois minutos para que ele acabe o castelo na caixa de areia, mais cinco minutos para andar pela calçada antes de apressá-lo, entre outras coisas. Quem sabe? Talvez a sua paciência passe para ele... com o tempo.

Crianças que exigem atenção

"Sempre que o telefone ou a campainha toca, é um sinal para meu filho começar a choramingar, pedindo atenção."

Crianças de 1 a 2 anos, como você já deve ter percebido, não gostam de dividir. E isso não serve apenas para brinquedos — vale também para a atenção, especialmente a sua. Tudo ou todos que competem pela sua atenção — desde a conversa ao telefone que você está tendo até o trabalho que está tentando fazer — não é bom para elas. ("E, falando nisso, papai, nem pense em pegar esse livro, a não ser que você esteja planejando ler para mim!"). Ele vai brigar pela sua atenção com toda força que tem e, como você já viu, as crianças têm um belo e eficiente arsenal (manha, insistência, grudar na sua perna como um pequeno macaco).

No mundo mágico do seu filho, a mamãe e o papai nunca estão ocupados. No mundo real, haverá momentos em que a sua atenção não pode faltar. Para evitar que os dois mundos entrem em choque:

Não dê ideias a ele. Antecipe o pedido de atenção antes que ele chegue e você vai conseguir, triplicado. Deixe os avisos de lado ("Não chore enquanto eu estiver no telefone!") e apenas continue a fazer as coisas calmamente. Pode ser que ele nem note que você atendeu o telefone.

Não se irrite. Entenda (e tente se lembrar disso nos momentos de estresse) que a necessidade do seu filho por atenção faz parte da idade e que ele vai responder melhor à empatia do que à raiva. Como sempre, manter a calma fará com que o seu filho fique calmo também.

Faça várias tarefas ao mesmo tempo. Ficar em contato com o seu filho enquanto você fala ao telefone ou responde um e-mail vai ajudá-lo a se sentir menos deixado de lado e também pode acabar com o ciúme do telefone e do computador. Mostre que você ainda está ao lado dele, mesmo que esteja ocupada com outra coisa. Esfregue o braço ou ombro dele, abrace-o, faça com que pule no seu colo, segure a mão dele ou abaixe-se e empilhe cubos com ele. É óbvio que é difícil se concentrar numa conversa quando você está sendo puxada dos cubos para o caminhão, mas é melhor do que não ter conversa nenhuma.

Coloque-o na linha. Se você estiver no telefone com um amigo ou integrante da família, convide seu filho para participar da conversa, dando o telefone a ele ou colocando-o no viva voz. É claro que ele não saberá de onde a voz estará vindo ("Não é a tia Carol!") e provavelmente não saberá como responder, mas, pelo menos, você desmistificará parte da concorrência. Se ele afastar o telefone, não force. Você também pode deixá-lo "digitar" alguns e-mails se ele estiver chateado porque você está na frente do computador. Obviamente, não o deixe on-line ou ele poderá enviar sabe-Deus-o-quê para sabe-Deus-quem.

Crie uma segunda opção. Ter um telefone ou um computador de brinquedo pode fazer seu filho se sentir menos ameaçado pelos seus. Além disso, eles vão aumentar o amor crescente da criança pela imitação. Quando tiver que usar o telefone ou o computador, entregue o brinquedo a ele e sugira que ligue ou mande uma mensagem para alguém especial — o vovô, um primo, um coleguinha ou um personagem favorito. Não importa se ele ainda não fala muitas palavras: manter uma conversa unilateral ou digitar uma mensagem falsa pode deixá-lo feliz e ocupado, pelo menos por alguns minutos.

Chame reforços positivos. No fim das contas, o objetivo é fazer seu filho reconhecer que você também tem direitos — entre eles, o de conversar ao telefone, pagar contas e responder mensagens, mesmo que por apenas períodos curtos. A melhor maneira de conseguir isso é demonstrar sua felicidade quando ele aceitar dividir sua atenção. Acrescente também um bônus: "Obrigada por me deixar falar ao telefone. Agora podemos fazer uma coisa especial juntos."

"Sempre que estou tentando falar com alguém, seja um amigo que encontrei ou o faz tudo em casa, minha filha começa a berrar, solicitando atenção."

A maioria das crianças não apenas exige ser o centro das atenções, mas também que toda sua atenção esteja dedicada a ela. Quando você se concentra em alguma outra pessoa — seja um amigo ou parente com quem gostaria de conversar ou o bombeiro ao qual você precisa mostrar o vazamento da pia —, ela faz tudo que pode para recuperar toda a sua atenção. Entre os

muitos truques que ela pode apresentar, sua filha pode se colar a sua perna e começar a choramingar, se arrastar até seu colo e puxar seu cabelo, gritar e berrar ou até tapar sua boca para evitar que você fale com alguém.

Nessa idade, em que as próprias necessidades e os próprios desejos são as únicas coisas que importam para uma criança, é muito difícil ensiná-la a respeitar as necessidades e desejos de outras pessoas. No entanto, apesar de o respeito ser uma lição que ela vai levar anos para aprender, não há momento melhor do que o presente para começar a ensinar. Com muita paciência, compreensão, regras cuidadosas e as seguintes dicas, sua filha e suas visitas podem passar a dividir a sua atenção tranquilamente, pelo menos em alguns momentos:

Tente não interrompê-la. Você não pode se concentrar na sua filha o tempo todo e é importante para sua sanidade mental e para o desenvolvimento dela que não tente fazer isso. No entanto, para que respeite seu tempo com outras pessoas, ela vai precisar ver que você respeita o tempo com ela. Por isso tente (sempre que for possível e, obviamente, isso nem sempre será) não interromper as brincadeiras com ela para cuidar de algo que você pode adiar até que ela esteja brincando sozinha ou dormindo. Em vez de se levantar a cada trinta segundos para observar a máquina de lavar ou atualizar seu status no Facebook, experimente oferecer-lhe toda sua atenção. Quando uma tarefa não puder ser adiada, tente envolver sua filha nela. Deixe que ela empilhe latas no chão da cozinha enquanto você prepara o jantar, faça com que ela desenhe num caderno enquanto você responde uma mensagem etc. Se alguém aparecer enquanto você e sua filha estão brincando, convide a visita para se juntar a vocês por alguns minutos antes de voltar sua atenção para ela.

Marque a visita. Se você puder, tente pedir que as visitas cheguem no horário da soneca da sua filha. Se não puder, pelo menos procure um horário em que sua filha está mais animada.

Inclua sua filha. Se ela for uma criança sociável (não force se ela não for), incluí-la na conversa pode fazê-la se sentir menos deixada de lado. Peça que ela mostre o livro ou a boneca favorita ao seu amigo. Leve-a junto para "mostrar" o vazamento ao bombeiro e deixe que ela o veja soltar os canos da pia. Se você estiver esperando uma visita especial, sua filha pode ajudar a preparar a casa. Arrumem a sala juntas, assem ou comprem biscoitos e decorem a casa com desenhos em homenagem ao visitante. Isso ainda fará com que ela se sinta orgulhosa por ver os desenhos sendo admirados.

Crie um novo cenário. Se você vai receber alguém, estabeleça uma área especial para que sua filha se divirta enquanto você diverte a visita. Empilhe alguns blocos e livros e prenda algumas folhas de papel na mesa de centro para que ela possa desenhar com giz de cera e canetinha. Se ela gostar de inventar, crie uma mesa de chá para que sua filha fique fora da sua. Ou diga que ela é a "faxineira especial" e dê um espanador ou uma vassoura de brinquedo a ela. Só esteja preparada para parar de vez em quando para incentivá-la a montar a torre de cubos, elogiar o desenho dela, tomar um "gole" de chá com as bonecas da sua filha e admirar a limpeza que ela fez.

Faça intervalos. Você só pode esperar que sua filha fique sozinha (e feliz) por um certo tempo. Quando ela estiver chegando ao limite, peça licença e faça um intervalo com ela. Deixe os limites desse intervalo claros quando você começar ("Agora vou parar e ler um livro com você. Quando acabar, vou voltar para a minha amiga e você vai ficar montando o quebra-cabeça"). Quando o intervalo acabar, deixe sua filha montar o quebra-cabeça ou fazer outra atividade e volte para sua visita. Se ela estiver brincando perto de você, incline-se para a frente de vez em quando para fazer carinho no ombro dela, uma leve massagem nas costas ou mexer no cabelo dela.

Lembre-se de quem manda. É você. O problema é que não é assim que a sua filha pensa. Ajude-a a ver a luz. Seja compreensiva, simpática e calma, mas sempre firme. Distraia, envolva, abrace, faça carinho e retire as mãos dela da sua boca sempre que precisar — mas não deixe que a pequena pense que fazer um escândalo vai ajudá-la em alguma coisa.

Aplauda a cooperação. Mesmo que sua filha seja apenas um pouco cooperativa quando você tem visitas ou conversa com uma amiga (ela choramingou por apenas 75% do tempo), elogie o leve comportamento positivo em vez de chamar a atenção para todo o negativo ("Eu gostei de como você foi boazinha enquanto eu estava conversando com a Jéssica. Agora, eu e você vamos fazer uma coisa especial juntas!"). Um passeio no parque, uma brincadeira com você ou um desenho em conjunto são boas maneiras de mostrar à sua filha o quanto você ficou feliz com a paciência dela e como a paciência pode valer a pena. É claro, se ela choramingar o tempo todo, não aplauda — mas também não critique. Só reforce o tipo de comportamento que você gostaria de ver no futuro ("Da próxima vez, gostaria que você fosse boazinha").

Crianças que resistem à cadeirinha

"Nosso filho odeia ficar na cadeirinha do carro. Sempre que o colocamos nela, ele arqueia as costas para que seja impossível prender o cinto."

Quando alguém é feito para se movimentar (o caso de toda criança dessa idade), ficar preso à cadeirinha infantil em um carro acaba com a graça — sem contar a aventura. Por isso a maioria das crianças é de rebeldes sem causa. Mesmo assim, seja na autoestrada ou na rua, indo até a esquina, usar o cinto de segurança é uma obrigação. Isso não apenas é lei no Brasil, mas também pode fazer a diferença entre a vida e a morte (leia a página 553 para saber mais sobre segurança no carro).

Está claro que, nessa batalha, você tem que sair vencedora — e que não há negociação nem argumentos válidos para que ele não fique na cadeirinha. As seguintes estratégias podem fazer com que a batalha seja mais fácil para os dois:

Cheque o conforto. Se o cinto estiver apertado demais, o plástico, grudento, o acolchoado, duro ou a cadeirinha estiver cheia de objetos, o seu filho pode estar reclamando por se sentir desconfortável. Corrigir esses problemas pode ajudá-lo a mudar o tom da conversa.

Distraia e conquiste. Em vez de dizer: "Agora vamos prender você na cadeirinha" — palavras que, provavelmente, vão criar uma briga, distraia seu filho com um bate-papo ("Olhe só para a neve. Que linda!", "Vamos na casa da Maria hoje à tarde!" ou "Vamos comer um lanche tão gostoso quando a gente chegar em casa!"). Ou desafie-o com perguntas ("Como o cachorro faz?" ou "Cadê o seu nariz?") enquanto o prende rapidamente à cadeirinha. Experimente inventar um versinho ou uma música boba que ele associe a esse momento: "Vamos prender a barriguinha pra Malu ficar boazinha!". Não importa se esses truques vão fazê-lo esquecer o que está acontecendo ou simplesmente dar a ele uma boa maneira de não ter que fazer um escândalo — contanto que funcionem. E eles podem funcionar, pelo menos por um tempo.

Mais uma nota, maestro. Sempre tenha músicas infantis animadas prontas para acalmar seu filho depois que ele for preso à cadeirinha.

Prenda um pouco de diversão. Distrações nem sempre funcionam, mas sempre vale a pena tentar. Deixe alguns dos brinquedos favoritos do seu filho prontos para distraí-lo e ocupar a cabecinha e as mãos dele. Escolha uma série de brinquedos que possa ser presa ou amarrada à cadeirinha. Só lembre-se de usar elos de plástico ou fitas e fios de menos de 15 centímetros.

Deixe que ele prenda o cinto de outro "bebê". Se houver cintos de segurança suficientes, deixe que seu filho prenda um ursinho, uma boneca ou um brinquedo adorado antes de prendê-lo na cadeirinha. Ou, então, faça um cinto falso para prender uma boneca à cadeirinha do seu filho. Explique que os cintos de segurança evitam que os brinquedos caiam e se machuquem — e é por isso que as pessoas têm que usá-los.

Use o cinto também. A regra do cinto de segurança deve servir para todas as pessoas do carro, inclusive o motorista, não só porque é a lei e porque você quer dar um bom exemplo, mas para garantir a segurança.

Saiba como convencê-lo. Costas arqueadas podem realmente atrapalhar o processo de colocá-lo na cadeirinha. Para fazer com que ele relaxe o corpo, faça cócegas ou dê um beijo na barriga do seu filho ou ataque de "monstro do beijo" todo o corpo dele. Ele vai acabar inclinando o corpo para a frente.

Não permita exceções. Mesmo apenas um "Tudo bem, você pode ficar fora da cadeirinha hoje" pode ser um erro grave. Ceder uma vez pode acabar com a sua autoridade e aumentar a esperança da criança de que você pode ser convencida a ceder de novo. Como pais experientes sabem, isso é um erro tático.

Crianças que resistem ao carrinho

"Não consigo colocar minha filha no carrinho sem que ela faça um escândalo. Como moro numa cidade grande, essa é a única maneira de andar com ela."

Ponha-se no lugar da sua filha e você vai entender por que ela briga para não ficar no carrinho. Para alguém que acabou de descobrir as alegrias de uma vida sobre dois pés, ter que ficar sentada é um problema sério. Especialmente quando todas as outras pessoas na calçada estão andando.

É claro que entender a perspectiva da sua filha não vai fazer com que as compras sejam feitas. Nem que as roupas sejam deixadas na lavanderia. Para isso, você vai precisar que ela ande no carrinho — pelo menos durante um certo tempo. Para aumentar a cooperação, siga as próximas dicas. Mas também é preciso que você aceite um fato relativo à vida com uma criança: conseguir as coisas não é divertido e normalmente dá muito trabalho.

Arqui-inimigo

Crianças que arqueiam as costas — seja para não entrar no carrinho, seja para não sentar na cadeirinha — não têm chance contra o velho truque do umbigo. Quando colocar seu filho em um dos dois lugares, aperte ou faça cócegas na barriguinha dele. Por reflexo, ele vai se encolher e se inclinar para a frente, permitindo que você prenda o cinto. Pronto. Tudo resolvido. Um ponto para o time dos pais!

Certifique-se de que o carrinho está cheio. Prenda ao carrinho vários brinquedos específicos para isso (se você usar uma fita ou um fio, lembre-se de deixá-lo apenas com 15 centímetros. O melhor é usar elos de plástico).

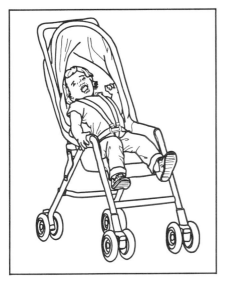

Muitas crianças não gostam de ficar presas num carrinho — a não ser, é claro, que a mamãe ou o papai peçam que elas andem.

Distraia. Assim que você se aproximar do carrinho, comece uma conversa, uma música ou a brincar com um brinquedo. Sua filha já pode está presa quando perceber. Ao andar com ela, aponte para cachorros, flores bonitas, vitrines, misturadores de cimento e caminhões. Converse sobre o que vocês vão fazer e o que já fizeram. Cante uma música sobre a estrada. Distraia-a sempre e talvez sua filha não reclame (o tempo todo).

Entenda. Quando sua filha começar a resmungar "Nada de carrinho!", entenda. Responda: "Eu sei que você não quer ficam no carrinho, mas não temos tempo para andar agora." Depois ofereça algo que talvez a deixe mais feliz: "Você vai poder andar quando chegarmos perto de casa (ou da loja ou do parquinho)."

Experimente fazer cócegas. Ela está travando o corpo para que você não a coloque no carrinho? Está arqueando as costas? Experimente fazer cócegas ou beijar a barriga dela. Ela vai relaxar instantaneamente, permitindo que você a coloque no carrinho. E talvez isso também ponha um sorriso no rosto dela.

Fique calma. É uma lei da natureza de crianças dessa idade: quanto mais aquilo parece irritar você, mais a criança vai insistir. Por isso tente parecer calma ao colocar sua filha no carrinho.

Deixe que ela ande. Quando o assunto são cadeirinhas de carro, não há dúvidas — andar fora nelas não é uma opção. Mas, com os carrinhos, há um pouco mais de espaço para negociação. Se for possível e prático (mesmo que signifique sair um pouco mais cedo e chegar um pouco mais tarde), deixe que sua filha ande. Pedir que ela "ajude" a empurrar o carrinho (supondo que ela aceite a tarefa) fará com que ela mantenha o mesmo passo que você, como se as duas estivessem de mãos dadas. Deixe que ela ande até as perninhas dela aguentarem. Se ela se cansar, pode acabar pedindo o carrinho.

Um caminho para a obesidade?

Você não consegue imaginar uma vida sem o carrinho? Talvez devesse. Por mais indispensáveis que sejam para pais que estão sempre correndo, os especialistas dizem que carrinhos podem contribuir para uma vida infantil menos ativa — e, consequentemente, para o aumento da taxa de obesidade infantil.

Isso significa que você precisa abandonar o seu carrinho? De jeito algum. Mesmo os especialistas que os criticam percebem a conveniência deles — especialmente quando os pais têm exatamente dez minutos para entrar e sair de um shopping lotado. Mas eles recomendam que as crianças passem mais tempo andando e menos tempo sendo levadas — e que o carrinho seja reservado para momentos em que a segurança ou o tempo forem um problema.

Agora, tudo que você precisa fazer é sair duas horas mais cedo para aquela consulta a duas quadras da sua casa...

"Meu filho não quer mais andar no carrinho — só empurrá-lo. Isso não seria um problema se ele não batesse em todo mundo e em tudo. Quando tento tirar o carrinho dele, ele dá um escândalo. O que posso fazer?"

O desejo de controlar move uma criança dessa idade — seja controlar o que come no café da manhã, o horário que vai para a cama ou a direção em que o carrinho vai. E, nesse último caso, essa vontade pode levar a criança (e o carrinho) à canela de um pedestre, ao tronco de uma árvore, à prateleira de laticínios de um supermercado ou ao canteiro de flores de um parque — irritando, destruindo e podendo colocá-lo em risco.

ATENÇÃO, PAIS!

Compras com crianças: missão impossível?

Você se lembra de quando correr para o supermercado significava realmente entrar e sair correndo com o que você precisava, em menos de dez minutos? Quando o maior desafio de uma ida ao shopping era encontrar um provador que não estivesse ocupado (e uma calça jeans que coubesse)? Bom, agora que você tem um filho pequeno, esse tipo de compras acabou. Quando a criança não está correndo pelo corredor de congelados, está tentando derrubar uma pilha de caixas de cereal, feita cuidadosamente. Se ela não some atrás de uma arara de roupas em promoção, tenta descer a escada rolante de subida. Se não está berrando para que você compre um doce ou um brinquedo que acabou de ver, está dando um escândalo na frente de uma multidão de estranhos. Se não está com fome ("agora!"), está com sede ("agora!") — e se não estiver com nenhum dos dois, estará com certeza com a fralda suja (e você terá se esquecido de trazer mais fraldas).

No entanto, é preciso fazer compras. Seguir estas dicas não tornará o processo indolor, tranquilo — um "mamão com açúcar" logístico —, mas talvez ajude você a fazer o trabalho logo:

- Faça compras sozinha. A não ser que seja necessário que seu filho experimente (por exemplo, se você estiver comprando sapatos para ele), é melhor fazer compras sem ele, mesmo que esteja comprando roupas infantis. Aproveite a oportunidade de comprar quando alguém puder ficar com o seu pequeno. Ou organize um revezamento com uma amiga que tenha um filho da mesma idade para que ambas possam fazer compras. Ou alterne com o seu marido: enquanto um de vocês fica com o seu filho, o outro vai às compras e vice-versa. Ou nem saia de casa: faça todas as suas compras (desde as de supermercado, passando por roupas até as fraldas) on-line.

- Marque um bom horário. É claro que não é possível prever o comportamento de uma criança, mas não há por que escrever um roteiro de um drama que tenha como título: "Loucuras no Shopping." Não leve seu filho para fazer compras quando ele estiver com fome, sono ou estimulado demais. Marque o horário das suas compras em outros momentos.

- Não vá sozinha. Mesmo um pré-adolescente que não tem ideia para cuidar de uma criança pode distrair seu filho e cuidar dele enquanto você faz compras.

- Anote tudo no papel. Antes de sair de casa, faça uma lista detalhada de compras. Isso não só vai reduzir dramaticamente o tempo que você passa no supermercado, mas também pode acabar com aquela última corrida para buscar a caixa de ovos que você havia esquecido — assim como uma nova visita ao mercado se você realmente se esquecer dos ovos. Além disso, ela pode ajudar você a recusar pedidos do seu filho ("Sinto muito, mas não tem batata frita na minha lista").

- Vire o jogo. Use uma perspectiva positiva quando disser ao seu filho que tipo de comportamento você espera. Por exemplo, antes de passar pela porta automática do supermercado, diga: "Você vai andar de carrinho. Vai me ajudar a encontrar as coisas que estão na lista e a colocar tudo no carrinho." Não fale: "Você não pode andar lá dentro e não quero ver você tocando em nada!". E não se esqueça de elogiar se o seu companheiro de compras tiver cooperado com você — mesmo que muito pouco.

- Ofereça transporte. Você pode reduzir o seu tempo de compras se conseguir convencer seu filho a andar no carrinho (preso, é claro), em vez de andar pelos corredores. Alguns mercados e shoppings têm carrinhos específicos para crianças e carros de bombeiro nos quais elas podem se sentar — o que pode fazer com que seu filho se anime mais. Outros lugares têm carrinhos de compras infantis que as crianças podem empurrar e encher.

- Corra. Concentre-se em fazer tudo que precisa no menor tempo possível. Deixe a leitura de rótulos, a comparação de preços e a análise cuidadosa de legumes e frutas para idas solitárias ao mercado. Se você parar para analisar o preço de algum produto, o seu filho já estará a dois corredores de distância.

- Fique longe de problemas. Se você conhecer bem o lugar onde vai fazer compras, conseguirá desviar ou passar rapidamente por lugares que podem causar problemas (como o departamento de brinquedos, a seção de louça fina e cristais ou o corredor dos biscoitos). Alguns mercados têm caixas sem doces para evitar escândalos de crianças (na teoria).

- Ponha seu filho para trabalhar. Mãos ociosas acabam puxando potes frágeis da prateleira e cabeças ociosas vão inventar maneiras de esvaziar o conteúdo da sua bolsa quando você estiver distraída. Por isso, mantenha seu filho ocupado "ajudando" — ele pode carregar uma caixa dos biscoitos favoritos dele, colocar produtos (inquebráveis) no carrinho, empurrar um minicarrinho de compras, contar os potes de iogurte ou escolher maçãs. Apesar de as compras durarem um pouco mais de tempo com esse tipo de ajuda, pelo menos você vai conseguir fazê-las. Além disso, seu menino vai adorar ser o "ajudante".

Apesar de ser possível ceder em algumas áreas onde as crianças exigem o controle, claramente não é o caso nessa situação. Em vez disso:

Saia de casa sem o carrinho. Andar sem o carrinho pode não ser fácil, mas talvez seja mais fácil do que passear com uma criança que quer empurrar o carrinho. Caso seja necessário, adie passeios que não possam ser feitos sem o carrinho ou faça-os com um carro ou o transporte público.

Distraia. Se o passeio no carrinho for divertido (veja dicas na pergunta anterior), talvez ele não queira mais empurrá-lo.

Empurrem juntos. Se ele não aceitar "não" como resposta, ofereça uma alternativa: vocês podem empurrar o carrinho juntos. Em vez de dizer "Você não pode empurrar o carrinho porque é pequeno", enfatize o trabalho em equipe: você está ajudando o seu filho e ele está ajudando você. Se ele reclamar (e ele provavelmente vai), explique de forma direta, mas firme: "Podemos empurrar o carrinho juntos ou você pode andar nele."

Deixe que ele empurre um objeto do tamanho dele. É muito mais fácil para uma criança pequena controlar um carrinho de bebê ou de compras do tamanho dela (e ambos são ótimos para brincar em casa também). E, como esse tipo de carrinho é muito mais leve, provavelmente não vão causar danos se passarem por cima dos pés de pessoas ou se baterem numa vitrine. Lembre-se de que ele ainda vai precisar de ajuda para atravessar a rua, por razões de segurança.

Problemas na hora de vestir a criança

"Temos um filho muito agitado e ativo. Por isso, vesti-lo de manhã é como correr uma maratona. Corro atrás dele de quarto em quarto tentando pôr as roupas nele."

Olhando pelo lado bom, o seu filho está ajudando você a fazer ginástica (afinal, quem precisa de aulas de aeróbica?). Olhando pelo lado ruim, toda essa corrida para lá e para cá faz com que você já esteja atrasada quando consegue vestir as calças nele.

Correr da pessoa que tenta vesti-lo pode ser a maneira que seu filho tem de chamar a atenção quando todos estão ocupados (e talvez estressados), preparando-se para o dia. Se você achar que esse é o caso, experimente encaixar um pouco de tempo com ele na sua manhã. Leia uma história, brinque de um jogo, tomem café juntos ou use uma dessas atividades especiais como atrativo: "Se você se apressar e se vestir, vamos ter tempo para ler a sua história favorita antes de sair."

É o excesso de energia que o faz correr todos os circuitos de maratona possíveis? Experimente vesti-lo assim que ele sair da cama, antes que tenha a chance de acelerar. Ou, caso o tempo e a paciência permitam, você pode manter a maratona diária e transformá-la num jogo: "Certo, colocamos a primeira meia no quarto. Onde vamos pôr a outra agora?". A sua participação voluntária vai tirar um pouco da graça da corrida e pode até fazer com que ele a deixe de lado. Se todo o resto falhar e o tempo for essencial durante as manhãs, simples-mente segure seu filho com gentileza e firmeza e o vista com calma.

"Nossa filha briga conosco toda manhã quando tentamos vesti-la. O trabalho é tanto que deixaríamos nossa menina de pijama o dia inteiro se não tivéssemos que levá-la para a creche."

Você já deve ter notado um tema recorrente no comportamento típico de crianças de 1 a 2 anos: você (a mãe ou o pai) quer que ela ceda, ela (a criança) quer resistir. Roupas são uma fonte comum de conflitos — afinal, exigem muita submissão para ser postas — e, como é um processo que tem que ser repetido diariamente, pode ser muito desafiador. No entanto, como as roupas não são opcionais (na creche ou em qualquer outro lugar fora de casa), ele tem que ser feito. Um fato: Você tem que sair para trabalhar (ou ir a uma consulta ou ao mercado). Outro fato: Sua filha está dando um escândalo, pelada, rejeitando todos os seus pedidos de cooperação e evitando qualquer tentativa sua de vestir uma roupa nela. O que fazer? Experimente essas dicas:

Comece enquanto ela ainda estiver sonolenta. Experimente vesti-la assim que acordar, mesmo antes que sua filha tenha a oportunidade de esfregar os olhinhos sonolentos — ou antes que ela comece a correr pela casa (como uma bolinha de *pinball*) e com certeza antes de ela tomar o café da manhã. Afinal, quanto menos energia ela tiver, melhor.

Comece com um abraço. Um abraço antes do processo de colocação das roupas pode suavizar o humor de ambas. Se a sua filha ficar muito chateada com o fato de estar sendo vestida, dê outro abraço nela para que se acalme.

Faça uma brincadeira. Para que a resistência diminua, experimente criar uma brincadeira. "Cadê você? Onde a Olívia foi parar?" pode acabar com a chateação de passar uma blusa pela cabeça da sua filha e se transformar num jogo de esconde-esconde. Da mesma maneira, "O que aconteceu com o seu pé?" ou "Cadê seus dedinhos?" podem produzir risadas e gritinhos em vez de lágrimas e brigas.

Tenha bom humor. Finja colocar a blusa dela na sua cabeça ou os sapatos dela nos seus pés, no ursinho de pelúcia, nas orelhas ou nas mãos. Depois, deixe que ela corrija você. Talvez ela deixe a cara fechada de lado e comece a rir.

Tente ser razoável. Mostre a ela que todo mundo usa roupas e sapatos — as professoras da creche, os coleguinhas, a vovó e o vovô, o tio Rui e a tia Adriana e, é claro, você. Explique: "Sem roupas, podemos ficar com frio. Sem sapatos, podemos machucar os pés quando saímos na rua." Pode ser que ela não entenda sua explicação (afinal, crianças dessa idade não são conhecidas por seu raciocínio lógico). Mas, com o tempo, ela vai passar a entender e até a aceitar.

Mude de assunto. Em vez de se concentrar nas detestáveis roupas, distraia sua filha com um bate-papo sobre o que ela vai fazer na creche ou na casa da amiguinha à tarde, ou sobre a chuva que está caindo. Você também pode mantê-la ocupada com uma música especial ou um pequeno brinquedo. Lembre-se de que a distração não vai adiantar se o escândalo já tiver começado, por isso comece a distraí-la antes de começar a vesti-la.

Deixe que ela se vista sozinha. Assim como com qualquer outra coisa, a sua filha pode gostar mais de se vestir se puder fazer isso sozinha. Por isso, faça tudo que puder para facilitar o processo para ela (isso o facilitará para você também). Escolha calças fáceis de vestir, com cinturas de elástico, ajude-a a entrar nelas e puxe-as até a metade das pernas. Em seguida, desafie-a a puxar o resto. Camisas são complicadas nesse estágio de desenvolvimento, mas ela conseguirá puxar um pulôver que você pôs sobre a cabeça dela para baixo. Evite roupas com muitos botões e fechos em que ela não saiba mexer — você também não vai querer ter que lidar com eles enquanto ela estiver querendo fugir. Compre sapatos fáceis de colocar. Ela não conseguirá calçá-los sozinha, mas provavelmente se divertirá com o fecho de velcro.

Deixe que ela vista alguém também. A sua filha pode se sentir menos dominada pelo processo se puder vestir outra pessoa. Transforme a brincadeira do "vamos vestir a boneca" num ritual matinal. É provável que ela tenha dificuldade para vestir a boneca sozinha, mas ela pode começar o processo e você pode terminar (depois que vesti-la).

Fique atenta para a sensibilidade. Crianças não sabem expressar o desconforto que estão sentindo em palavras nem entender o que as está incomodando, por isso simplesmente brigam e choram quando têm que vestir um suéter pesado, uma calça jeans dura ou um sapato apertado. Algumas crianças são mais sensíveis do que outras e muitas têm a pele extremamente sensível. Se isso parece descrever a sua filha, escolha roupas suaves, confortáveis e folgadas. Evite golas rulê, lã grossa, sintéticos duros e algodão cru, além de botões, fechos, costuras ou etiquetas que possam ficar roçando na pele dela. Escolha misturas macias ou algodão pré-lavado (e sempre lave as roupas algumas vezes antes de colocá-las na sua filha para deixá-las ainda mais macias).

Tenha muita paciência. É claro que você está estressada e com pressa. Mas não demonstre isso. Nada incentiva mais um escândalo do que um pai exasperado. Em vez disso, abra um sorriso falso na cara e mantenha um tom de voz alegre (mesmo que tenha que falar mais alto do que os gritos). E, para não ficar sem paciência nem tempo (ou sem ambos), acorde mais cedo de manhã.

"Minha filha nunca quer usar o que escolho para ela. Não achei que fosse ter que lidar com esse problema até ela ser adolescente."

A luta pelas roupas já está acabando com a sua paciência? Apesar de algumas crianças escolherem outras brigas (e de algumas brigarem por tudo), muitas começam brigando pelo guarda-roupa. O problema é que você precisava que ela já estivesse vestida (cinco minutos atrás), mas ela está esparramada no chão, berrando porque você escolheu o moletom rosa (como pôde?) e ela queria vestir outra coisa (você não sabe exatamente o quê, mas faz um tempo que está apontando para o armário). Então o que você deve fazer para lidar com a sua diva da moda?

Deixe que ela escolha. Dar o controle total sobre o guarda-roupa para a sua filha não é prático nem inteligente (ela pode escolher um maiô e um par de sandálias num dia congelante de inverno ou um casaco e luvas no verão), mas ceder um pouco pode evitar brigas. Por isso dê à sua filha a chance de escolher entre duas ou três roupas, no máximo. Se ela tiver uma ideia maluca e fixa sobre o que quer vestir (o maiô no inverno), ceda quando possível (ela pode usá-lo por baixo do moletom). Para diminuir a chance de ela escolher uma roupa inapropriada para a estação, tire as roupas que não estão sendo usadas do armário.

Elogie as escolhas dela. Elogie as escolhas da sua filha quando elas passarem pelo seu crivo (e ela escolher um suéter num dia frio). Mas evite criticar o estilo dela (ou a falta dele) e não se preocupe se as meias e as calças não combinarem. Ela terá tempo suficiente para aprender a ter bom gosto — e, para ser sincera, talvez o seu estilo e o dela nunca combinem (assim como as meias e as calças que ela usa). Mas não se preocupe: a moda não é importante para as crianças.

Pense a longo prazo. Pense no assunto da seguinte maneira: ela pode sair com uma roupa que não combina (blusa florida rosa e macacão listrado vermelho) ou você pode brigar com a sua filha (e ela pode fazer um escândalo). Nesse contexto, será que vale a pena brigar com ela? Pense bem e você verá que o fato de ela sair sem estar combinando não refletirá na imagem dela (nem na sua) — e os colegas dela só passarão a julgá-la pela roupa daqui a muitos anos. Contanto que as escolhas dela sejam seguras (nada de sandálias na neve) e minimamente apropriadas (nada de pijamas na igreja), deixe que ela saia assim — e exercite a liberdade de escolha. Mantenha também o seu senso de humor — agora e mais tarde. Apesar de as brigas pelo guarda-roupa diminuírem quando a criança chega aos 4 ou 5 anos de idade, elas tendem a voltar — como vingança — na adolescência. Lembre-se de que isso é apenas um gostinho do futuro da sua filha ("Você vai sair *assim*???").

"Meu filho quer usar o mesmo macacão e a mesma camiseta todos os dias. Não que lavá-los seja um problema, mas os dois estão ficando muito esgarçados e estamos cansados de olhar para eles."

Usar a mesma roupa pode ser chato (e meio nojento) para você, mas é tranquilizador para seu filho. Ele gosta de saber que, não importa o que ele faça durante o dia, o macacão e a camiseta familiares estarão com ele, representando a segurança da regularidade. A maneira mais simples de lidar com um caso de monotonia das coisas é aceitar a escolha da criança. Compre cópias dos favoritos de seu filho (se puder), lave-as algumas vezes para que não pareçam mais novas e tente substituí-las pelas que ele usa em dias alternados. Continue a oferecer uma opção diferente a seu filho todo dia, mas não fique surpresa se ele se mantiver firme em sua escolha.

"Sempre que tento colocar sapatos no meu filho, ele dá um escândalo. Chuta e grita tanto que praticamente temos que derrubá-lo no chão para calçar os sapatos."

Bom, é claro que ele faz isso. Calçar os sapatos representa tudo que uma criança odeia e resiste: estar confinada, ser controlada, ter algo que ele mesmo gostaria de ter feito — e, se o seu filho tiver a pele sensível, se submeter à restrição das roupas. Adicione uma dose da negatividade natural de crianças dessa idade e não é de se surpreender que seu filho pule como um cavalo selvagem toda vez que você se aproxima dele com um par de sapatos. Para acabar com esse rodeio diário, experimente usar as dicas da página 220 e:

- Fique longe de cadarços. E tênis de cano alto. E fivelas. E qualquer outro sapato difícil de calçar. Escolha chinelos, fechos em velcro e outros estilos fáceis de colocar. Existe uma única exceção à regra: se o seu filho gostar de tirar o sapato em qualquer e todo lugar, fique longe dos fáceis de calçar porque eles são fáceis de retirar.

- Deixe que ele aprenda da maneira difícil. Se o seu filho se recusar a calçar sapatos, deixe que ele se sente na cadeirinha ou no carrinho de meias e carregue os sapatos com você. Quando os pezinhos dele ficarem frios ou ele quiser sair e andar, mostre o par a ele e diga, tranquilamente: "Ops, você esqueceu o sapato! Vamos calçar os dois rapidinho para você poder sair para brincar." Só não use essa tática num dia muito frio.

COMPORTAMENTO 289

- Ele não vai precisar de sapatos? Não há por que forçar seu filho avesso a eles a calçá-los. Apesar de não ser prático (nem seguro) andar descalço no parque, seu filho pode ficar sem sapatos em casa e em qualquer lugar que seja possível. Poupe-o, não apenas para evitar uma briga, mas também porque os pés dele vão se desenvolver melhor se ficarem descalços.

Nu com a mão no bolso

A roupa favorita do seu filho é aquela com a qual ele veio ao mundo? Muitas crianças ficam felizes peladas — não importa com quem nem onde estejam. O que torna a nudez tão atraente para esses pequeninos? Para começar, ficar pelado é bom e dá muita liberdade de movimentos. Além disso, é divertido mostrar a técnica nova que eles acabaram de aprender: se despir. Tirar as roupas também faz com que mantenham o controle e testem limites — um assunto comum no segundo ano de vida. Ao tirar a roupa (ou parte dela) que você pôs depois de tanto trabalho, o seu pestinha está mandando a seguinte mensagem: "Você pode me vestir, mas não pode manter as roupas em mim!". Por fim, crianças não têm vergonha nem nenhum conceito de modéstia e decoro (não sabem o que é público e o que é privado). Para uma criança de 1 ou 2 anos, dá no mesmo tirar a roupa para tomar banho ou tirar a roupa na casa de um coleguinha.

Quanto mais escândalo você der por causa do estilo naturista do seu filho, mais atraente ele será. Por isso, mantenha a calma, abafe as risadas e experimente fazer o seguinte:

- Diga "sim" algumas vezes. Quando a temperatura e as circunstâncias permitirem, deixe que seu filho fique sem roupas (mas de fralda). Quando ele precisar se vestir (e ficar vestido), experimente colocar coisas que sejam difíceis de tirar, como camisas com botões pequenos, macacões e calças com cinto.

- Explique. Diga a ele: "Você não vai poder ir ao parquinho se não estiver vestido" ou "Se não se vestir, não vai brincar". Mostre que a mamãe e o papai usam roupas, assim como os amigos, as pessoas da rua e as pessoas que vão à sua casa.

- Dê a oportunidade de ele se despir. Dê a seu filho uma boneca ou um bicho de pelúcia com roupas fáceis de tirar que ele possa despir sempre que quiser. E, é claro, quando ele tiver que tomar banho, deixe que seu filho tire as roupas.

Ele está arrancando a fralda? Como isso pode significar xixi ou cocô no tapete da sua sala, você vai ter que impedi-lo. Experimente colocar a fralda do avesso para que o pequeno *stripper* não consiga alcançar as fitas. Se você estiver realmente desesperada, use fita adesiva ou isolante para prender a fralda.

"Minha filha parece ter um problema com meias. Ela reclama assim que as calço e eu não consigo entender por quê."

Assim como a heroína da história "A Princesa e a Ervilha" (que não conseguia dormir quando mesmo a menor das ervilhas era posta embaixo de uma pilha de colchões), sua filha deve ser muito sensível. Qualquer coisa que toque a pele e não seja extremamente macia e suave pode parecer desconfortável para uma criança sensível — seja um par de braços ou um par de meias amassadas. Perceber que essa sensibilidade não é uma coisa que sua filha pode controlar é o primeiro passo para ajudá-la. O segundo é analisar e minimizar as peças de roupa que possam incomodá-la. Evite meias grossas que embolem dentro dos sapatos e meias com costuras grossas ou costuras que passem por cima dos dedos (procure aquelas que passam por baixo deles). Escolha meias macias e que fiquem certinhas. Evite as grandes demais (que ficam sobrando na ponta do pé) ou as apertadas (que deixam marcas vermelhas nos pés da sua pequena). Lembre-se de puxar as meias até o fim, para que fiquem lisas, antes de calçar sapatos nela. Escolher meias que tenham desenhos e apliques divertidos também pode ajudar — contanto que eles não rocem na pele sensível da sua filha.

Assim que a pequena for capaz de calçar as próprias meias (isso ainda vai demorar um pouco), ela conseguirá fazê-las ficarem "bem confortáveis" de modo mais fácil. Além disso, até lá, a sensibilidade provavelmente vai diminuir. Enquanto isso, exerça sua paciência — e deixe que ela ande sem meias em casa. Andar descalço é melhor, de qualquer maneira.

"Não consigo fazer com que minha filha ponha o macacão no inverno, não importa o frio que esteja fazendo."

Depois que você começa a conseguir se mover com mais liberdade, não quer mais abdicar da liberdade de movimento — mas é isso que acontece com sua filha sempre que ela tem que pôr um macacão forrado ou um casaco. Embrulhadinha num monte de roupas de inverno que mantêm os braços e pernas delas retos, a sua filha fica enlouquecida, pois está imobilizada — é quase uma tartaruguinha de costas. Não é uma surpresa que ela lute contra isso.

O problema é que, quando esse tipo de roupa é necessário, não há espaço para a discussão. Então, como você pode vestir sua filha para o inverno sem tanta briga?

Com as peças certas. Alguns macacões para o inverno fazem com que seja quase impossível andar. Por isso, da próxima vez que for comprar um casaco, procure um que não seja almofadado, pesado, grosseiro ou apertado demais — isto é, não seja tão restritivo. Escolha materiais leves e isolantes em vez de roupas acolchoadas. E, quando as roupas de inverno forem absolutamente necessárias, opte por duas peças sempre que possível. Isso vai dar mais flexibilidade ao seu filho.

Com uma escolha. Não, ela não pode ter um armário cheio de casacos para ter escolha. Mas, da próxima vez, procure um casaco dupla face. Dessa maneira, ela vai poder escolher o lado que quer mostrar num dia em particular. E, ˙quando o tempo estiver melhor, dê à sua filha a opção de usar um outro suéter sobre um suéter mais pesado em vez de usar o casaco.

Com um desafio. Às vezes, quando se tem sorte, um desafio pode fazer com que vestir uma criança seja menos desafiador. Experimente dizer: "Vamos ver quem coloca o casaco primeiro!". Ou ajoelhe-se para que ela possa "ajudar" você a colocar o seu casaco (e, depois, "ajude-a" a vestir o dela).

Com uma distração. Fale bem rápido (e colocar o casaco nela de modo ainda mais rápido) ou distraia a criança com uma conversa e/ou usar alguns objetos (como um brinquedo ou o seu molho de chaves) antes de se aproximar com o casaco.

Com algo inesperado. Faça alguma brincadeira com o casaco da sua filha antes de tentar colocá-lo nela. Vista em si mesma (o que vai ser muito engraçado) e anuncie: "Estou pronta para sair." Ou coloque o casaco no dinossauro de brinquedo ou no abajur. Com um pouco de sorte, sua filha vai achar isso tão divertido que esquecerá de reclamar quando você o vestir nela. Ela pode até demonstrar tanto ciúme do casaco que insistirá em vesti-lo.

Com um pouco de lógica. Antes que sua filha dê um escândalo, experimente explicar as coisas a ela. Se tiver uma janela que dá para a rua, coloque sua filha na frente dela e aponte para as pessoas que estiverem passando: "Você viu como está frio lá fora? Veja só todas essas pessoas de casaco. Brrrr....

Vamos pegar os nossos para a gente poder sair!".

Se nenhuma dessas técnicas divertidas convencer sua filha a colocar o casaco de boa vontade, você não terá outra escolha a não ser vesti-lo nela. Seja firme, mas compreensiva ("Eu sei que você não gosta de usar casaco, mas tem que colocar quando faz frio lá fora"). Tente se manter tão fria quanto o tempo quando for sair de casa — se você se irritar, ela também se irritará. Depois que estiver pronta, distraia-a rapidamente ("Vamos correr lá para fora para ver se a gente consegue ver a fumaça que sai do nosso nariz hoje!").

"Assim que ponho o gorro e as luvas no meu filho quando faz frio, ele arranca tudo. Isso se repete por várias quadras e ele sempre acaba ganhando."

Quase toda criança de 1 a 2 anos tem uma relação "junta-separa" com gorros e luvas. Felizmente, apesar de mãos e cabeças descobertas poderem fazer com que seu filho sinta mais frio (especialmente a cabeça descoberta, já que a maior parte do calor do corpo escapa pela cabeça), isso não fará com que ele pegue um resfriado — apenas um vírus pode fazer isso. E, na maioria dos dias, não é preciso se preocupar se o gorro e as luvas forem retirados.

No entanto, em dias muito frios, quando o fator vento deixa a temperatura abaixo de 0°C, o frio pode causar ulcerações na pele — o que significa que seu gatinho terá que ficar com as luvas (e o gorro) e você terá que recolocá-los quando ele os retirar. Você também deve se lembrar dos seguintes pontos:

- Conforto. Um gorro feito de um material sintético macio (como o *fleece*) em vez de um irritante (como a lã) pode ser mais atraente, assim como um mais folgado não será tão incômodo quanto um bem apertado. Um tipo de capuz comprido, que cobre toda a cabeça, o pescoço e o queixo, não precisa se amarrado e elimina a necessidade de um cachecol, também pode ser uma boa opção. Como são menos pesadas e permitem mais movimentos, luvas de lã podem ser mais bem aceitas pelo seu filho do que as de pano, acolchoadas e pesadas. Além disso, são mais difíceis de retirar. A desvantagem é que não são tão quentinhas.

- Diversão. Experimente usar um chapéu com um formato engraçado (com orelhas de cachorro, por exemplo). Da mesma maneira, luvas na forma de marionetes ou enfeitadas com estrelas brilhantes, personagens favoritos ou emblemas podem resolver o problema. Mostre ao seu filho como as mãos enfeitadas podem conversar e brincar uma com a outra.

- Perseverança e paciência. Se não estiver muito frio, não force o uso do gorro e das luvas. Se estiver, mostre ao seu filho que elas têm que ser postas — mesmo que você tenha que recolocá-las todas as vezes que ele tirá-las. Evite tornar isso um jogo ou uma fonte de atenção (você já sabe que as crianças adoram isso). Recoloque-as tranquilamente e sem desespero nem risadas ("Está frio e você tem que usar suas luvas"). Depois distraia seu filho com uma música ou apontando para um es-

quilo que esteja passando por perto. Se a saída for opcional, explique: "Se você tirar o gorro, não vamos ao parquinho."

Frustrações ao se vestir

"Minha filha quer se vestir sozinha, sem a minha ajuda, mas ela fica tão frustrada por não conseguir que acaba dando um escândalo."

A vida para as crianças é uma série de desafios. E os pequeninos estão dispostos a enfrentar a maioria, mas alguns são complicados demais para a idade deles, por mais que esses pestinhas se esforcem. Entre os desafios mais desafiadores está o ato de se vestir. Com dedos gordinhos, habilidades motoras finas pouco desenvolvidas e pouca noção de equilíbrio, entrar nas roupas sozinho acaba se tornando uma batalha para uma criança de 1 ano. Na verdade, a maioria delas só consegue dominar essa arte quando chega ao terceiro aniversário.

Enquanto isso, o resultado é a frustração — muita frustração. Você não pode proteger a sua filha de todas as frustrações — e isso nem é uma boa ideia, já que certa quantidade delas motiva os pequeninos a vencer desafios e se desenvolver. No entanto, é possível deixar sua filha se vestir sozinha e limitar a frustração dela, com os seguintes passos:

Torne tudo mais fácil. Quando for comprar roupas ou escolher alguma coisa do armário dela, procure calças, shorts e saias com elástico na cintura; pulôveres e moletons com golas largas; macacões e vestidos fáceis de colocar, que não vão ficar presos quando a criança tentar colocá-los e peças sem zíperes, botões, fivelas ou fechos complicados.

Incentive o trabalho em equipe. Ela precisa da prática e da satisfação que vêm com o orgulho de ter feito tudo sozinha... E você precisa que ela se vista e saia agora. Em vez de deixar que ela faça todo o trabalho, explique que vestir-se é um trabalho em equipe: "Vamos nos vestir juntas!".

Deixe que ela termine o que você começou. Se colocar as roupas no lugar certo for complicado demais para sua filha (ela sempre vestir as duas pernas na mesma perna da calça, por exem-

plo, ou colocar o vestido de trás para a frente), comece e deixe que ela termine. Passe o moletom pelo pescoço dela e deixe que sua filha o puxe para baixo. Ponha a calça até a metade e deixe que ela termine de se vestir. Isso pode ser muito bom para ela, especialmente se você fingir que precisa de ajuda ("Não estou conseguindo levantar a sua calça. Pode fazer isso para mim?").

Culpe as roupas, não a sua filha. Quando ela começar a chorar, critique as roupas e não o esforço dela: "Esse suéter está sendo muito teimoso hoje. Vamos ver se, juntas, conseguimos colocar esse suéter bobo em você."

Divirta-se cuidando do seu filho

O seu filho dá um escândalo quando tem que lavar o cabelo... se vestir... guardar os brinquedos... se lavar... sentar na cadeirinha... Ou seja, fazer tudo? É claro — faz parte da lista de tarefas de uma criança de 1 a 2 anos brigar com os pais e contra as coisas que eles querem que ela faça. Isso faz parte do trabalho? Faz, mas ser esperto o suficiente para conseguir as coisas tornando-as divertidas também faz. Veja a seguir algumas boas maneiras de vencer a resistência do seu filho:

Músicas engraçadas. Você não precisa ser um cantor de sucesso para distrair seu filho com uma música. Um verso improvisado como "Vou tirar esses elefantes da sua cabeça com o xampu" ou "É assim que cobrimos os pés" ou qualquer outra paródia criada por você será um óti-

mo início para o espetáculo. Quanto mais bobas as letras, mais seu filho se distrairá com elas. Para obter um melhor resultado, cante a mesma música toda vez que fizer algo de que seu filho não goste.

Erre de propósito. Para uma pessoa pequena que sempre escuta o que deve fazer e como fazer, nada é mais divertido do que mostrar que sabe mais que você. O objetivo do jogo é dar esse gostinho ao seu filho, enquanto você obtém o gostinho da obediência dele. Quando quiser que ele tome um copo de leite, por exemplo, diga: "Que leitinho gostoso esse o meu. Acho que vou beber." Depois que tiver preparado o banho e seu filho estiver pronto para começar a briga, anuncie: "Está tudo pronto para o meu banho" e comece a tirar as meias e a fingir que vai entrar na banheira. Seu filho vai se divertir corrigindo você ("Meu leite!" ou "Meu banho!"), mas também com o ridículo da situação. E você vai achar ótimo quando ele tomar o copo da sua mão e beber o leite ou sair correndo para entrar na banheira antes de você.

Seja bobo em momentos críticos. Nessa técnica, você age como bobo (e não se irrita) quando o problema está prestes a começar. Finja, por exemplo, que vai colocar as botas na boneca quando seu filho se recusar a calçá-las ou tente vestir o casaco do seu pequenino quando ele não quiser se vestir para sair. Com um pouco de sorte, a brincadeira não só produzirá risadas, mas também trará resultados: "Não, as minhas botas! O meu casaco!".

Vozes bobas. Agudas, graves, distorcidas, assustadoras, finas... O som de qualquer voz engraçada pode, muitas vezes, distrair uma criança. Se você é um daqueles pais talentosos que conseguem reproduzir efeitos sonoros realistas (como o som de uma campainha, uma corneta, uma sirene ou de vozes de animais), use-os para pegar seu filho desprevenido.

Caretas. Mais uma vez: não é preciso muito esforço para distrair uma criança. Estufe as bochechas, retorça a boca, ponha a língua para fora — improvise até que seu filho ria.

Um cenário imaginário. Uma criança mais velha que não queira calçar os sapatos pode entrar na dança se você brincar de sapataria. Alinhe alguns pares de sapatos que não sejam do tamanho dele e diga: "Vamos experimentar estes aqui." Depois de calçar, rindo, alguns dos sapatos enormes, talvez seu filho decida experimentar algum que caiba nele. Da mesma maneira, brinque de cabeleireiro na hora do banho, de loja de roupas na hora de se vestir e de restaurante na hora das refeições.

Competições engraçadas. Faça uma competição na hora de lavar as mãos (quem consegue se ensaboar mais rápido?), de pôr as luvas (quem consegue pôr primeiro?) ou de recolher os brinquedos (quem consegue guardar mais?).

Psicologia reversa. Virar a mesa, às vezes, pode ajudar: "Não importa o que você faça, não ria... Ih, não! Acho que eu vi um sorriso!".

Crianças difíceis

"Já foi complicado ter um bebê difícil (tenho certeza de que ele bateu o recorde mundial de tempo de choro e de número de cólicas). Mas, agora que ele é uma criança, meu filho não é apenas difícil, ele é impossível."

À s vezes é complicado fazer a diferença entre uma criança que é difícil de uma criança que é especialmente difícil. Afinal, a maioria dos pais de crianças descreveria as manhas e o comportamento negativo, rebelde e resistente a mudanças do filho como "difícil". No entanto, algumas crianças têm um comportamento que é mais difícil do que o normal. Elas têm mais tendência a fazer manha e a ter um comportamento mais negativo, rebelde e ritualístico. Muitas vezes, essas crianças extremamente desafiadoras são, como o seu filho, bebês difíceis, que choraram e reclamavam muito mais do que os coleguinhas (apesar de nem todo bebê com muitas cólicas se tornar uma criança problemática). Muitas eram difíceis quando bebês e são ainda mais difíceis agora que são crianças.

Saber que você não está sozinha — que cerca de 25% dos pais estão no mesmo barco, em meio à tempestade — pode não ajudar muito, mas reclamar com esses pais, trocar histórias e dicas pode. (Procure pais com os quais você pode conversar em grupos de apoio na internet e no site WhatToExpect. com — lembre-se de que, no caso deste último site, todas as conversas são em inglês.) Entender o que torna seu filho tão difícil e o que você pode fazer para controlá-lo também ajuda. O quadro da próxima página descreve diferentes tipos de temperamentos difíceis, assim como algumas técnicas que ajudarão a lidar com eles.

Um pouco de compreensão também vai ajudar muito. Lembre-se dos seguintes pontos quando for lidar com um comportamento difícil (e quando for tentar abstraí-lo):

- O temperamento individual é inato. Quando uma criança se comporta de acordo com a sua personalidade, ela não está sendo "feia" — só está sendo ela mesma. Isso não significa que o comportamento dela não possa ser modificado, canalizado ou mesmo mudado. Só significa que não é culpa de ninguém.

- Personalidades mais raras podem ser boas (no fim das contas). As mesmas qualidades que enlouquecem os pais quando a criança tem 2 anos (um perfeccionismo extremo, por exemplo) podem deixá-los muito orgulhosos quando o filho tiver 22 anos. Crianças muito difíceis, com a quantidade certa de apoio e incentivo, acabam se tornando adultos extremamente motivados, trabalhadores e de sucesso.

- O incentivo certo pode melhorar a natureza. Aceitar e apreciar uma criança pelo que ela é — em vez de tentar transformá-la na pessoa que você gostaria que ela fosse — pode transformar um problema em potencial num dom. Isso também ajuda a melhorar a autoestima (é bom saber que você é amado do jeito que você é) e torna a vida mais feliz para todos.

- Pode ser apenas uma fase. Às vezes, o comportamento difícil é menos uma questão de temperamento do que de nível de desenvolvimento. Isso significa que seu filho pode deixar de ser assim com o tempo. Outras vezes, ele é uma combinação do temperamento e do nível de desenvolvimento, o que significa que seu filho pode se tornar menos difícil com o passar dos anos (você ainda notará certas atitudes, mas de forma menos frequente e menos intensa). Lembre-se de que isso tudo pode passar ou, pelo menos, se tornar bem mais fácil.

Como conviver com um temperamento difícil

A vida com a criança mais fácil tem desafios diários, mas uma vida com uma criança difícil apresenta uma série (que às vezes parece) infinita deles. O estresse de lidar com uma criança que não fica parada, que arma um escândalo sempre que enfrenta a menor das mudanças, é hipersensível a ruídos e ao toque ou que não consegue ficar quieta nunca pode ser desafiadora e exaustiva para os pais. Ao lutar para encontrar maneiras de ajudar aos filhos e a si mesmos, é difícil não se frustrar de vez em quando, mesmo quando as intenções são as melhores.

Determinar quais crianças são extremamente desafiadoras e quais estão apenas seguindo o comportamento típico da idade é uma questão subjetiva. Atitudes que parecem típicas e fáceis de lidar para alguns pais podem parecer desafiadoras para outros (especialmente se eles já tiverem criado filhos tranquilos no passado). Às vezes, o comportamento difícil é provocado por um temperamento inato — o que significa que os pais terão que aturá-lo durante a vida toda. Outras, ele só é causado pelo desenvolvimento: algumas crianças se tornam desafiadoras temporariamente, enquanto passam por fases transitórias da infância ou quando enfrentam doenças ou estresse. Seja como for, existem algumas atitudes que você pode tomar para ajudar a vencer os desafios impostos pelo seu filho.

Não importa se o seu filho se encaixa perfeitamente em uma das seguintes categorias ou apresenta atitudes de duas ou mais — estas dicas podem ajudar:

A criança hiperativa. Estas crianças fazem os colegas muito ativos parecerem estar andando em câmera lenta. Elas não param quietas, resistem a todo e qualquer tipo de confinamento (na cadeirinha, na cadeira de alimentação e até no berço) e tendem a fazer malcriações e perder o controle com facilidade.

Veja as melhores técnicas para lidar com elas:

- Ofereça muitas oportunidades para que elas brinquem ao ar livre e queimem energia, mas insista e reforce limites específicos por segurança e para manter sua sanidade (nada de pular na cama, escalar sofás nem correr por uma rua agitada).

- Tente evitar que o comportamento agitado fique fora do controle. Se o seu filho estiver entrando num transe agitado, puxe-o para um cantinho e explique tranquilamente: "Você está exagerando. Se você não se acalmar, vai ter que sair do escorrega." Se a agitação continuar a aumentar, cumpra a ameaça e insista num período de descanso — use uma ou mais técnicas explicadas na página 114. Ou substitua a atividade por outra que deixe que ele queime a energia de maneira aceitável (veja na página 118).

- Respeite a incapacidade de seu filho de ficar parado e evite situações que exijam um comportamento muito rígido.

- Pergunte ao médico sobre as últimas pesquisas que ligam a hiperatividade infantil à dieta, aos aditivos (especialmente os corantes) e ao excesso de açúcar. Tente manter um diário alimentar do seu filho para ver se consegue encontrar uma ligação entre o que o seu filho come e a maneira como ele se comporta: será que o fato de ele estar chupando pirulitos sem corantes ou trocando cereais de cor neon por aveia fez seu filho diminuir o ritmo? Aqueles três dias depois do Dia de Cosme e Damião, em que seu filho se entupiu de açúcar, transformaram o pequenino numa bola de *pinball*? Ajuste a dieta dele a partir disso.

A criança distraída. Crianças de 1 a 2 anos têm muito pouca capacidade de concentração, mas a criança distraída parece não ter nenhuma. Ela passa de atividade para atividade e acaba se distraindo com uma nova, antes mesmo de começar a primeira. A criança distraída parece incapaz de ouvir ou prestar atenção nos pais ou nos cuidadores — especialmente quando não está interessada no que está sendo dito.

Como a maioria das crianças é muito distraída, a criança excessivamente dispersa pode não precisar de muita atenção especial nessa idade. No entanto, você pode tentar aumentar gradualmente a capacidade de concentração do seu filho.

Veja as melhores técnicas para lidar com elas:

- Evite forçar o seu filho distraído a ficar concentrado por mais tempo do que ele é capaz (o momento da história pode acabar em um segundo e não há problema nisso).

- Faça atividades divertidas junto com seu filho, como pintar com os dedos ou brincar de massinha. É mais fácil ficar concentrado quando se tem companhia.

- Mantenha a casa tranquila e calma para ajudar o seu filho a se concentrar por mais tempo. Minimizar a bagunça também pode ajudar.

- Elimine o tempo que ele passe vendo TV, uma atividade que pode deixar seu filho ainda mais distraído. Não use a televisão para criar um ruído ambiente.

- Faça contato visual quando for falar com seu filho para ajudá-lo a deixar as distrações de lado e conseguir escutar. Diga: "Por favor, venha aqui e sente-se do meu lado. Quero falar com você." Depois, com a criança sentada ao seu lado ou no seu colo, aproxime o rosto do dela e diga: "Olhe para mim e escute o que estou dizendo." Você também pode se ajudar para fazer essa conexão.

A criança que não se adapta. Essa criança exige uma rotina, um ritual e uma regularidade ainda maiores do que uma criança normal. Tem roupas, alimentos e brinquedos favoritos e acha que as transições diárias e mesmo as menores mudanças são perturbadoras e estressantes. Quando tem que lidar com pessoas, lugares, situações alimentos ou roupas novas, a criança recua, chora, se agarra aos pais e, se forçada a continuar, dá um escândalo. Ela também pode ser teimosa e persistente, ter tendência a dar escândalos longos e a choramingar incessantemente. No entanto, depois que se acostuma a uma mudança, esse tipo de criança tende a se agarrar à nova situação (ela dá um escândalo para ir para a creche e outro para sair dela).

Veja as melhores técnicas para lidar com elas:

- Tente não fazer surpresas. Sempre que possível, prepare seu filho para transições, avisando-o: "Depois do almoço, vamos até a casa da Mônica para brincar." Depois, quando for a hora de sair da casa do coleguinha: "Você pode jogar a bola mais uma vez. Depois, vamos para casa." Dê a seu filho bastante tempo para se acostumar com uma situação nova ou com uma mudança de planos inevitável. E, enquanto estiver esperando a aceitação, seja o mais compreensiva e paciente possível. Se o seu filho se tornar um grude em novas situações, incentive-o com gentileza a soltar sua perna ou seu pescoço, mas não force a barra.

- Use um despertador para dar ao seu filho a chance de se adaptar a uma mudança ("Quando o despertador tocar, vamos tomar um banho").

- Tente manter a rotina sempre que puder (vá ao mesmo parquinho e não ao novo, do outro lado da cidade, sirva o mesmo cereal e não outra marca).

- Facilite a transição escolhendo o momento mais oportuno para fazê-lo. Espere até que seu filho tenha cansado de brincar com as formas para levá-lo para jantar, por exemplo.

- Em vez de comprar roupas de outras cores ou estilos quando seu filho perdê-las, escolha peças parecidas com as antigas. Deixe que ele use a mesma roupa várias vezes se isso der tranquilidade a ele — mesmo que isso signifique comprar cópias dela (uma para lavar, outra para usar).

- Sirva os mesmos alimentos todos os dias, se isso der ao seu filho a segurança de que ele precisa.

- Ofereça novas opções — um pouco de ensopado no jantar junto com o macarrão obrigatório ou um suéter diferente sobre a camiseta de sempre. Só não force a barra.

- Evite grandes mudanças que podem esperar. Está pensando em trocar o sofá da sala, o piso da cozinha ou o carpete do quarto? Se puder, espere para mudar esse tipo de coisa quando seu filho começar a aceitar mudança de forma melhor. Se não puder, tente não fazer mais de uma mudança por vez.

- Quando as mudanças tiverem que ser feitas — por exemplo, o par de tênis tiver que ser trocado por um novo —, tente dar ao seu filho tempo para se adaptar. Fale sobre o novo tênis por alguns dias antes de comprar outro. Deixe que ele tenha tempo para conhecer os tênis (olhar para eles, lidar com eles, carregá-los de um lado para o outro). Não insista em calçá-los assim que saírem da caixa.

A criança que grita. Esta criança é sempre ouvida. Quando ela está feliz, triste, irritada, frustrada ou cansada, todos ficam sabendo.

Veja as melhores técnicas para lidar com elas:

- Ensine seu filho a ter uma voz relativamente baixa para dentro de casa e uma voz mais solta para fora. Desafie-o a brincar de sussurrar.

- Dê muitas oportunidades para seu filho exercitar as cordas vocais de maneira aceitável socialmente. Faça com que ele cante junto com você, imite sons de animais ou recite versinhos infantis.

- Se o seu filho não parece conseguir modular a voz de jeito nenhum, experimente isolar sua casa acusticamente.

A criança que não segue horários. Quando são bebês, essas crianças nunca estabelecem uma rotina de alimentação ou sono regular. Os pais nunca conseguem saber quando iriam acordar, dormir, tirar uma soneca ou ficar com fome, irritado ou alegre. Quando se tornam crianças, o jogo da adivinhação continua. E não é e se surpreender que elas tenham dificuldade de seguir horários, como o de ir dormir.

Veja as melhores técnicas para lidar com elas:

- Não tente colocar a criança que não segue horários numa rotina muito previsível. Mantenha as rotinas que puder, especialmente se os horários forem importantes para você, mas mude-as de acordo com a necessidade. Por exemplo, se o seu filho não estiver com fome na hora do jantar, convide-o para fazer um lanche, mas não force uma grande refeição. Ofereça a refeição mais tarde, quando ele finalmente estiver com fome. Se o seu filho não tira sonecas no mesmo horário todos os dias, não o force a dormir nas horas previstas (mas certifique-se de que ele está dormindo o suficiente no total). Em vez de insistir em banhos toda noite depois do jantar, deixe que o horário seja flexível — um dia o banho é antes de dormir, no outro, depois de chegar do parquinho e, no outro, o banho vem depois do café.

- À noite, mantenha uma rotina antes de colocar seu filho na cama, mas, quando o fizer, não insista que ele durma. Só diga a seu filho que ele tem que ficar quietinho. Ofereça alguns livros, brinquedos e várias músicas para que ele se divirta até que o sono apareça — mesmo que venha em horários irregulares.

A criança hipersensível. As meias embolam no sapato, o suéter coça, a gola está apertada demais, o casaco é quente demais, o relógio faz tique-taque alto demais, a luz é forte demais, o cachorro é fedorento demais, a papinha de maçã é cheia de caroços demais, os brócolis são amargos demais, o sorvete é mole demais. Apesar de a maioria das crianças dessa idade serem frescas com algumas coisas, crianças hipersensíveis (e crianças com Transtorno de Processamento Sensorial, veja na página 607) são frescas com tudo. Elas podem ter hipersensibilidade à luz, ao som, à cor, à textura, à temperatura, à dor, ao gosto e/ou ao cheiro. Ficar incomodadas com coisas que outras pessoas podem nem notar.

Veja as melhores técnicas para lidar com elas:

- Entenda, aceite e respeite. Para o seu filho, as meias emboladas no sapato são realmente incômodas, o suéter faz mesmo com que ele se coce e os brócolis são extremamente amargos. Respeite isso em tudo que disser para o seu filho: "Eu sei que você não gosta quando o barulho na rua fica tão alto" ou "Eu sei que o lixo cheira muito mal para você".

- Respeite a grande sensibilidade dele quando você fizer alguma coisa. Compre meias elásticas que se encaixem bem, mas não fiquem apertadas nem tenham costuras grossas na ponta. Escolha roupas de algodão macio, que não farão com que ele se coce, e lave-as várias vezes para deixá-las ainda mais macias antes de colocá-las no seu filho. Evite roupas com costuras interiores grossas, forros grosseiros e golas rulê. Retire todas as etiquetas que possam roçar na pele supersensível do seu filho. Se o processo de amarrar os cadarços dos sapatos "do jeito certo" leva uma eternidade de manhã, escolha fechos de velcro no próximo par.

- Tenha respeito pelas papilas gustativas do seu filho. Não o force a comer brócolis. Sirva purê de maçã sem pelotas.

- Se o seu filho sempre reclama quando é hora de colocar as roupas de sair, experimente usar camadas e casacos que não restrinjam tanto o movimento. Se certas cores irritam seu filho, evite essas cores quando for comprar roupas ou decorar a casa.

- Se os cheiros são um problema para a criança, escolha produtos inodoros (desde o xampu, passando pelo papel higiênico até o sabão em pó). Evite usar perfume ou loção pósbarba.

- Tente, sempre que possível, ajustar os níveis de luz e som da sua casa de acordo com a sensibilidade do seu filho. Por exemplo, substitua o relógio que faz tique-taque por um digital, coloque um *dimmer* na sala de estar, mantenha o volume da TV baixo e tente usar técnicas de isolamento sonoro, sempre que for possível.

A criança séria. Quando eram bebês, elas não sorriam muito. Agora que são crianças, podem choramingar e reclamar mais do que as outras e parecem muito mais sérias — sempre beirando a tristeza.

Veja as melhores técnicas para lidar com elas:

- Resolva outros problemas de temperamento que seu filho pode estar tendo ao mesmo tempo (como problemas de adaptação), que podem estar contribuindo para a tristeza aparente.

- Sorria muito, adicione humor às situações, use a alegria para deixar o clima menos tenso (mas nunca ria da seriedade do seu filho). Talvez você consiga acabar com o humor negativo do seu filho.

COMPORTAMENTO

- Tente determinar se há algum estresse extra na vida do seu filho que possa estar incomodando-o. Inclua problemas que você esteja enfrentando, já que as crianças podem absorver o humor dos pais rapidamente. Faça o que você puder para reduzir ou eliminar as fontes de estresse.

- Fale com o médico se o seu filho parecer muito triste. Apesar de uma natureza "séria" poder ser fruto do temperamento, não é normal uma criança ficar extremamente infeliz — especialmente se ela costumava ser alegre antes. Apesar de ser incomum, a depressão clínica pode aparecer em crianças de 1 a 2 anos também. Além de ficar triste o tempo todo, uma criança deprimida pode ser tímida, irritável, letárgica e mostrar pouco interesse por atividades. Se você acha que o seu pequenino pode estar deprimido, obter o diagnóstico certo é essencial — por isso peça uma avaliação de um psicólogo ou cuidador qualificado e especializado no cuidado com crianças pequenas. Uma terapia apropriada para a idade pode fazer uma diferença enorme.

Não importa qual seja o temperamento do seu filho difícil, sempre há luz no fim do túnel. Apesar de uma criança poder ainda ser desafiadora quando chegar aos 4 ou 5 anos, ou mesmo à adolescência (mas todos os adolescentes são difíceis, não são?), você provavelmente vai enfrentar o pior período nos próximos dois anos. Modifique o que você puder, aceite com amor o que não puder e, mais importante, tenha paciência. Você provavelmente vai poder parar de usar essas estratégias à medida que seu filho amadurecer.

TUDO SOBRE:
Como controlar ataques de manha

Se você olhar a palavra "manha" no dicionário, vai ver que ela é definida de forma simples: "Choro ou lamento de criança, obstinado e sem motivo." No entanto, para pais que estão ao lado de uma criança alegre — que, num instante, é toda doçura e sorrisos e, no outro, se transforma num monstro enraivecido, que berra e se debate sem controle — escândalos desse tipo desafiam qualquer definição simples. Mas o que será que transforma esses pequenos querubins em monstrinhos?

O comportamento natural das crianças dessa idade. Ataques de manha ou birra são um fato na vida de qualquer criança, um comportamento que é virtualmente universal entre os frequentadores da caixa de areia. Para algumas crianças, eles começam bem no início do primeiro ano, chegam ao auge em algum ponto do segundo e, em muitas delas, continuam até os

4 anos de idade. Essas crianças não estão sendo "feias" quando dão esse tipo de ataque — estão apenas agindo conforme a própria idade.

Os "terríveis 2 anos" começam agora

Você achou que fosse ter outro ano tranquilo até que os chamados "terríveis 2 anos" aparecessem? Provavelmente não vai ter. Esta fase normal (e muito bem nomeada) do desenvolvimento deve começar quando seu filho ainda tem 1 ano e costuma continuar até que ele chegue aos 3 ou 4 anos. Entender por que as ações do seu anjinho nem sempre são angelicais pode ajudar a enfrentar essa época difícil: tudo tem a ver com independência e controle — ou, melhor, com a falta deles. Isso também pode ajudar você a aproveitar a pessoinha às vezes frustrante, mas sempre incrível que o seu filho está se tornando. As dicas destas páginas e do capítulo 7 também vão ajudar.

O QUE ESTÁ POR TRÁS DESSES ATAQUES?

Existem muitas razões para a manha e a birra serem apropriadas para o nível do desenvolvimento do seu filho e uma parte normal do crescimento dele:

- A necessidade de liberar a frustração. Não é fácil ser criança. As tentativas de uma criança de fazer qualquer coisa (de modo independente) estão sempre sendo corta-

das, seja pelos adultos que o cercam, seja pelas próprias limitações. Ser incapaz de encaixar uma peça de quebra-cabeça, de abotoar uma camisa, de andar na bicicleta do irmão mais velho e de falar o que querem é muito frustrante.

- A necessidade de se comunicar. A maioria das crianças não tem capacidade linguística de fazer isso de forma eficaz. Para elas, uma crise de birra fala mais do que as próprias palavras.

- A necessidade de se impor e de estabelecer a própria autonomia. "Eu sou uma pessoa que anda sobre dois pés. Sou importante. O que eu quero importa. Sou uma criança, veja como eu berro!".

- Falta de controle sobre as próprias vidas. Como há adultos sempre dizendo a eles o que devem ou não fazer, um ataque de manha costuma ser a única maneira que as crianças têm de dizer: "Chega! A vida é minha! Quem manda em mim sou eu!".

- Falta de controle das emoções. Crianças não têm experiência nesse quesito. Quando as emoções fogem ao controle, o mesmo acontece com elas.

- Fome, exaustão, excesso de estímulos e tédio.

- Escolhas demais, limites de menos — ou vice-versa.

Apesar de toda criança dar um escândalo de tempos em tempos, algumas são mais dispostas a isso. Cerca de 14% das crianças de 1 ano e 20% das de 2 e 3 anos dão ataques que são considerados "frequentes" (ou seja, dois ou mais por dia). É mais provável que essas crianças continuem dando escândalos quando entram na segunda e na terceira infância.

COMO ACABAR COM OS ATAQUES DE MANHÃ

Infelizmente, não existe um jeito de prevenir os escândalos (se você tem um filho pequeno, vai ter de enfrentá-los). Mas é possível acabar com alguns desses ataques antes que eles cheguem ao auge. Comece o programa de prevenção mantendo um diário das crises de birra do seu filho durante uma ou duas semanas. Anote o momento em que elas ocorrem (o horário, antes ou depois de refeições ou sonecas, depois de um acontecimento em particular) e a causa, se ela for aparente (fome, cansaço, restrições, frustração). Com o tempo, você vai conseguir descobrir os problemas mais comuns que causam esse tipo de escândalo. Depois, tente modificar ou acabar com eles, usando as seguintes dicas:

- Mantenha uma rotina regular. Para a maioria das crianças, refeições, sonecas e horários de dormir regulares reduzem o risco de escândalos. Para crianças menos regulares, que parecem ficar estressadas com esses horários, observar menos o relógio pode ajudar mais.

- Não deixe que seu filho fique cansado demais. Crianças que não tiram as sonecas que precisam nem dormem o suficiente à noite são mais dispostas a dar ataques.

- Não deixe seu filho ficar com fome. Ofereça lanches nutritivos sempre que necessário para acabar com os ataques provocados pela fome.

- Diga "não" apenas quando precisar. A negatividade dos pais pode muitas vezes causar um ataque de uma criança. Reduza a necessidade de dizer "não" adaptando toda sua casa para crianças e estabelecendo limites consistentes e claros.

- Quando for possível, diga "não". Você está no piloto automático do "não"? Às vezes, dizer "sim" ou dar uma alternativa aceitável ("Você não pode tomar sorvete, mas pode tomar um pouco de iogurte") pode evitar um escândalo. Nunca mude um "não" para um "sim" depois que o ataque começar ou você estará reforçando a mensagem errada: ele vai conseguir o que quiser se berrar por tempo suficiente.

- Não controle demais (nem de menos). Pais muito rígidos, que controlam tudo que a criança come, usa e faz, podem causar uma rebelião. Por outro lado, escolhas demais, liberdade demais ou a falta de limites também podem causar esses ataques. Tente manter um belo equilíbrio.

ATENÇÃO, PAIS!

Não ceda a escândalos

Você não tem que dizer "não" para o seu filho o tempo todo. Às vezes, é necessário — e, quando você disser "não", mantenha sua decisão... mesmo depois que os berros e os chutes começarem. Se você ceder a um escândalo desse tipo — e comprar o brinquedo porque não aguenta os olhares de desaprovação na fila do caixa —, a mensagem para o seu filho será clara: faça um escândalo e você sempre conseguirá o que quer. Se você for mudar um "não" para um "sim", lembre-se de fazer isso antes que o escândalo comece.

Você é refém do seu filho?

Tudo começa com um ataque de manha comum. Ele choraminga. Chora. Chora mais. E começa a gritar. Logo, seu filho fica vermelho de raiva. De repente, os gritos param — não porque ele tenha parado de fazer um escândalo, mas porque começou a prender a respiração. Os lábios estão ficando azuis por causa da falta de oxigênio. Se o seu filho segurar a respiração por tempo suficiente, a pele dele vai se tornar azul ou pálida e ele pode até desmaiar. Isso é assustador para você, mas, acredite ou não, não é tão perigoso para a criança. A perda de consciência é, na verdade, a resposta do corpo e permite que a respiração volte a ficar normal. Não há problema.

O único possível dano que essa atitude pode ter (além de deixar você muito nervosa) é que é uma atitude tão assustadora que você acaba cedendo ao seu filho só para evitar brigas que levem a isso. Não demora muito para que seu filho entenda: "Se eu prender a respiração, vou conseguir o que quero!". Por isso, trate a atitude como um escândalo comum. Se o seu filho desmaiar, dê um abraço nele quando a criança voltar a si. Mas não ofereça o doce que ele queria antes de começar a prender a respiração.

Se essa atitude deixar a pele azulada ou fazer com que seu filho perca a consciência com frequência, consulte o pediatra. Às vezes, isso é sinal de deficiência de ferro, o que significa que um suplemento de ferro pode ajudar a acabar com essa sessão de tortura. Pergunte também ao médico se o fato de ele estar prendendo a respiração não pode ser resultado de um escândalo ou um ataque de frustração.

- Dê escolha. Ter a oportunidade de tomar mais decisões ("Você quer que eu leia este livro ou o outro?" ou "Você quer usar a calça jeans ou o macacão?") ajuda a criança a se sentir mais no controle da situação — e isso pode reduzir a necessidade de fazer escândalos. No entanto, evite oferecer escolhas abertas ("Que camiseta você quer usar?") porque seu filho com certeza vai fazer uma escolha totalmente inapropriada (um top no inverno) ou ficará indeciso com a quantidade de opções. Lembre-se também de deixar claro quando ele não tiver escolha (como quando precisa pôr o cinto da cadeirinha ou segurar na sua mão em ruas agitadas).

- Combata a frustração. Escute seu filho e faça o que puder para entender as tentativas de comunicação por parte dele. Ajude-o quando um dos desafios da vida de seu pequeno esteja se transformando numa grande frustração. Só lembre-se de não resolver tudo por ele — apenas dê a ajuda necessária (vire o triângulo um pouco para o lado para que ele possa encaixá-lo na caixinha, por exemplo). Mantenha suas expectativas e padrões num nível adequado para a idade. Não os aumente para que seu filho não se sinta frustrado por não conseguir fazer algo que ainda não pode.

- Ensine a desabafar. Antes que aquele pequeno caldeirão de emoções exploda, incentive seu filho a desabafar de outras maneiras. Ensine a ele palavras para exprimir e soltar a frustração e a raiva ("Eu vi que você ficou irritado com o quebra-cabeça. Que quebra-cabeça bobo! Depois a gente tenta de novo"). Mostre como ele pode desabafar a raiva de maneiras mais comportadas: socando um travesseiro, pulando, batendo numa bancada com um martelo de brinquedo, ou num bolo de massinha com o punho fechado.

- Evite que seu filho exploda. Quando vir que seu filhote está chegando ao limite da frustração, da exaustão, do tédio, da agitação ou de qualquer coisa que possa causar um ataque de manha, faça com que ele volte a

atenção para algo relaxante, calmo ou interessante. (Dê um abraço nele, cante uma música especial, leve-o para um cantinho especial da sua casa, brinque com um determinado brinquedo, leia um livro divertido ou faça uma atividade especial.)

- Note e elogie o bom comportamento, mesmo quando ele for neutro. Seu filho está andando para lá e para cá com vocês, indo a diversos lugares, e não fez um escândalo? Mostre a ele que você aprecia a cooperação.

- Tente ser um modelo de calma. É difícil não perder a paciência quando seu filho está tendo um ataque — especialmente em público. Mas ser o centro calmo da tempestade do seu filho ajuda o escândalo a passar mais rápido, sem que atinja o auge.

O QUE FAZER DURANTE UM ATAQUE

Não existe um elixir milagroso que você possa dar ao seu filho nem uma técnica patenteada para fazer esse tipo de escândalo desaparecer. Assim como muitas atitudes infantis difíceis, ataques de manha passam quando a criança cresce — mas nunca antes disso.

Apesar de ser impossível eliminar todos os escândalos, é possível moderar ou minimizá-los. As próximas sugestões para lidar com os ataques são exatamente isso: sugestões. Você vai descobrir que algumas funcionam melhor dos que as outras e que algumas nunca funcionam. Depois que descobrir as mais eficientes, use-as quando seu filho começar a perder o controle.

SEMPRE:

- Mantenha a calma. Nada aumenta a raiva de um filho do que a irritação de um pai. Ver que você perdeu o controle só vai fazer com que seja mais difícil para a criança recuperar o dela. Os gritos dos pais também podem assustar os pequeninos. Por estar fora de si e de controle, uma criança que está fazendo um escândalo precisa de uma influência calma e da segurança do amor incondicional. E, apesar de a calma não ser sempre recompensada imediatamente nem ser fácil de manter (a tentação de dar um escândalo sempre existirá), você vai ver que os seus esforços resultarão num aumento do autocontrole do seu filho. Se, durante um ataque muito feio, num dia especialmente ruim, você for incapaz de manter a compostura quando os berros começarem, não se sinta culpada. Assim como todos os pais, você é humana. Afaste-se um pouco (mantendo seu filho dentro do seu campo de visão) e descubra uma maneira de se acalmar (veja o quadro abaixo).

Castigar ou não, eis a questão

Você acha que é hora de colocar seu filho de castigo (especialmente porque já é o terceiro escândalo que ele dá em dois dias)? Não é. Castigos funcionam melhor com crianças de mais de 4 ou 5 anos de idade, que já conseguem entender por que eles estão sendo dados e o que eles devem ensinar. Para saber mais sobre técnicas disciplinares apropriadas para crianças de 1 a 2 anos, leia o capítulo 7.

ATENÇÃO, PAIS!

Como manter a calma

Ninguém consegue se manter calmo e controlado o tempo todo — especialmente quando se tem uma criança pequena em casa. Mas, como o seu filho vê você como um modelo da calma, como a âncora da estabilidade durante a tempestade, as suas explosões podem ser complicadas, especialmente se forem frequentes. Para manter o controle:

Não se submeta a tentação. Explosões são mais comuns quando temos problemas no trabalho ou depois que brigamos com nosso marido, nossa mãe ou nossa melhor amiga; quando estamos no período pré-menstrual ou doentes; e quando a máquina de lavar quebra no meio da lavagem e o técnico só está disponível na semana seguinte. Num "daqueles dias", evite atividades que possam trazer mais estresse (uma visita à loja de sapatos, por exemplo). Em vez disso, reserve um tempo para fazer uma atividade ou um passeio que seja relaxante para você e para seu filho (um passeio no parque ou a leitura de uma história).

Escolha suas brigas com cuidado. Em vez de brigar com seu filho por tudo, deixe os enfrentamentos para quando eles forem necessários. Enfrentar menos batalhas contra seu pequenino vai fazer você poupar força emocional para quando realmente precisar.

Tire uma folga. Quando sentir que vai explodir, afaste-se da situação (mas mantenha seu filho dentro do seu campo de visão). Conte até dez (ou até cem, dependendo do necessário), respire fundo algumas vezes, pense em algo agradável e olhe para uma foto do seu filho num momento alegre. Por fim, repita várias vezes para si mesma uma frase tranquilizadora (algo como "Sou uma pessoa calma e controlada") até que você tenha parado de bufar.

Tenha cuidado com as palavras. Não há nada de errado em se irritar de vez em quando. É uma emoção natural para qualquer ser humano. Mas saber como expressar a raiva sem infligir uma dor emocional ou física não é sempre natural, especialmente "naqueles dias". Por isso tente colocar em prática aquilo que você sempre tenta ensinar ao seu filho: use as palavras e com cuidado. Exprima seus sentimentos quando puder, com calma e racionalidade, sem usar ameaças nem palavras que possam ferir. Em vez de dizer: "Você é muito malcriado! Nunca me escuta!", diga: "Quando você não me escuta, eu fico irritada" (respire fundo antes de dizer, se precisar). É tarde demais? As palavras erradas já saíram da sua boca? Tudo bem. Peça desculpas e continue a viver normalmente.

Relaxe. Se você estiver muito irritada e estiver com vontade de bater em alguém, saia de perto do seu filho no mesmo instante e encontre um alvo menos vulnerável para seus sentimentos agressivos — aperte uma bola antiestresse, faça alguns polichinelos ou dê algumas voltas correndo pela sala. Explique ao seu filho: "Estou muito irritada. Acho que vou dar a volta na sala duas vezes para que a irritação passe." Lembre-se de ter atitudes que você quer que seu filho repita durante uma crise de raiva: não bata portas nem taque pratos na parede. E não deixe seu filho sozinho.

Relaxe com música. A música pode ser terapêutica e relaxante para os dois. O mesmo pode acontecer se vocês passearem ao ar livre.

Abrace. Não a raiva, mas o seu filho. A terapia do abraço pode acabar com o sentimento de raiva e fazer com que ambos recuperem o controle das próprias emoções. Para um melhor resultado, abrace com força, envolvendo o seu filho em seus braços. Só não tente fazer isso numa criança que não gosta de ser abraçada — o abraço não fará ninguém se sentir melhor.

Lembre-se dos momentos felizes. Quando estiver perdendo a cabeça, tente não perder também a noção. Mantenha por perto uma foto de um momento fofo do seu filho — e pegue-a para se lembrar dos bons momentos durante instante ruins. Se um escândalo estiver em andamento ou a choramingação chegar ao nível que só os cachorros podem ouvir, feche os olhos por alguns segundos e lembre-se do seu momento favorito com o seu filho (quando ele oereceu a você um pouco do sorvete, brincou na piscina, sorriu de orelha a orelha ao descer o escorrega ou dormiu angelicalmente).

Desabafe sempre que precisar. Está precisando desabafar toda essa raiva para alguém que entenda? Quando seu filho tirar uma soneca ou dormir à noite, procure apoio em grupos on-line ou ligue para um amigo ou parente que saiba escutar. Desabafar toda a irritação pode fazê-la desaparecer. Se você estiver com muita raiva do seu filho e temer perder o controle, pegue o telefone imediatamente e ligue para a pessoa mais disponível — não importa que seja o seu marido, sua mãe, sua irmã ou sua melhor amiga.

Não seja uma mártir. Você sempre cuida do seu filho, mas nunca de si mesma? É difícil não ficar chateada com isso. O problema é que ressentimentos desse tipo podem se transformar em hostilidade, o que significa que você não estará fazendo bem a nenhum dos dois se não cuidar das suas necessidades. Tire um tempinho para você e o tempo que passar com seu filho se tornará mais agradável.

- Fale baixo. Tentar gritar sobre os berros dele só vai aumentar o volume da voz do seu filho — pois ele quer ser o centro das atenções (e ganhar um prêmio como melhor ator). Por outro lado, um tom de voz baixo e gentil mostra que é você que está no controle, o que provavelmente ajudará o seu filho a recuperar a compostura... eventualmente.

- Proteja o seu filho (e outras pessoas). A criança que chuta e se debate durante um ataque pode se machucar (numa quina de um móvel, no chão duro ou numa cadeira que derrubou), machucar outra pessoa (um irmão mais novo ou um coleguinha que esteja por perto) ou danificar um objeto (tacar um prato no chão, chutar uma porta, rasgar um livro ou puxar uma prateleira no supermercado). Por isso leve a criança que está fora de controle para um lugar que seja mais seguro para todos e tudo. Se estiver em casa, o meio da cama é uma boa localização. Se estiver fora, experimente voltar para o carro ou o carrinho (e prender o cinto do seu filho), sair da loja ou fazer com que seu filho se sente num banco ao lado do parquinho. Se isso não for possível, você pode simplesmente segurar o seu filho com força para impedir que ele se machuque ou machuque outras pessoas.

- Tente abraçar seu filho. Ser abraçado com força durante um escândalo ajuda as crianças a se acalmarem quando estão perdendo o controle. Além disso, ajuda a acabar com a raiva (da criança e dos pais) — o que parece uma restrição no início realmente vira um abraço à medida que o controle e a compostura são recuperados. No entanto, algumas crianças gritam com ainda mais força quando um adulto tenta abraçá-las. Se o seu filho não gosta de ser abraçado, não force.

Escândalos em público

Não leva muito tempo para a maioria das crianças entender que ataques de manha funcionam muito mais quando são dados nos locais mais inconvenientes e inapropriados (no shopping, no supermercado ou no meio de uma calçada lotada de pedestres).

O que um pai deve fazer? Fingir que não sabe quem é a criança que está sentada no seu carrinho de compras, gritando para o balão gigante de "Feliz Aniversário de 50 anos" que sobrevoa o caixa é sempre uma opção tentadora, mas a quem você estaria enganando? Deixar que seu filho grite — um plano razoável em casa — se torna impraticável quando dezenas de pessoas estão olhando para você (e, na sua cabeça, julgando você).

A única alternativa a ceder durante um escândalo em público é nunca sair com seu filho? De jeito nenhum. Veja algumas maneiras de prevenir ou minimizar ataques de manha em público:

Tome medidas preventivas. Veja na página 303 algumas maneiras de acabar com escândalos antes que eles comecem.

Elogie o bom comportamento. No fim de um passeio bem-sucedido (ou até relativamente bem-sucedido), agradeça ao seu filho por ter se comportado e diga como vocês se divertiram juntos. No entanto, nunca use subornos nem recompensas materiais para agradecer pelo bom comportamento ou seu filho vai começar a esperar por eles toda vez que se comportar num lugar público.

Tente distraí-lo. Se, apesar de todos os esforços preventivos, seu filho começar a choramingar quando você sair, tente mudar de assunto rapidamente ("Vamos ver se a gente consegue comprar uma caixa do seu cereal favorito agora?"). Ou tente a técnica "os olhos não veem, o coração não sente" — saia de perto do objeto que provocou a crise, seja ele um saco de batata frita que ele queira ou as latas de atum em que ele quer mexer, e o distraia com outra atividade. A distração pode permitir que seu filho pare o escândalo graciosamente — dando uma desculpa a ele para parar de gritar e evitando que você passe vergonha.

Recorra ao isolamento. Se a distração não funcionar, experimente levar seu filho para um lugar mais reservado assim que for possível. Com firmeza e calma, pegue seu filho no colo e leve-o para fora do local. Nunca o puxe nem o arraste pelo braços. Fale com seu filho com calma enquanto estiver saindo — isso vai dar a sensação de que você está no controle, algo que é bom para o seu filho e o seu orgulho. Vá até o carro, um banheiro, um provador ou a sua casa, se você estiver perto dela. (Se você estiver com outras pessoas, é mais produtivo se um bom amigo ou parente levar a criança para que você se acalme. Essa estratégia pode distrair a criança e fazer com que ela se esqueça da batalha entre pai e filho.) Espere até que seu filho esteja calmo e só depois disso continue o passeio. Se ele não recuperar o controle, encerre o passeio e tente voltar em outro dia. Mas tente não cancelar compras ou passeios de que seu filho não goste porque isso vai mostrar a ele que os escândalos funcionaram — e o fará repeti-los.

Esqueça o público. O ataque do seu filho é um assunto seu e dele — mesmo que esteja acontecendo no meio de uma loja de departamentos lotada. Concentre-se na tarefa que tem a cumprir — fazer com que seu filho pare de dar o escândalo — e bloqueie mentalmente as pessoas que estão à sua volta. Tente levar essas demonstrações públicas do seu filho na boa (ou pelo menos fingir que leva). Afinal, ataques desse tipo são uma parte normal e previsível da primeira infância e qualquer um que já tenha cuidado de uma

criança sabe disso. Se você ainda assim fica envergonhada, pelo menos não deixe transparecer — o seu filho pode tirar vantagem dessa sua fraqueza (e adivinhe quem pode envergonhar você num segundo?). Nem tente dizer que ele "está sendo ridículo", como muitos pais fazem. Nesse momento da vida, o seu filho não está nem aí para as aparências — se estivesse, não estaria dando um escândalo num lugar público. Esse exercício vai exigir prática — mas é bem provável que você tenha muita prática nos próximos dois anos.

Não ceda. É sempre errado ceder, ainda mais quando se está em público. Se você desistir e atender ao pedido escandaloso do seu filho, vai incentivar que ele faça outro da próxima vez

- Demonstre empatia. Quando o seu filho estiver choramingando por alguma coisa que não pode ter, diga: "Eu sei que é difícil não conseguir o que se quer."

- Tente distraí-lo. Muitas crianças pequenas podem ser incentivadas a pararem um ataque — algumas com mais facilidade, outras com menos. Muitas apenas ficam com mais raiva ainda quando um adulto tenta distraí-las. Se o seu filho aceitar a distração (e isso funciona melhor quando o escândalo ainda não chegou ao auge), pegue um livro ou um dos brinquedos favoritos que ele não veja há muito tempo. Sugira uma atividade divertida. Comece a cantar ou dançar a música favorita dele.

Se o seu filho não se sentir ofendido com uma resposta bem-humorada a um escândalo "muito sério", você pode tentar ser mais boba (plantar bananeira, colocar os sapatos nas mãos ou fazer careta). Ou você pode compor, cantar e dançar uma música baseada na situação ("Calma, neném, que Carol está cansada, se ela não parar, vai ficar sem fazer nada"). A comédia aumenta o problema com o seu filho? Deixe essa estratégia de lado.

- Ignore o escândalo. Muitas vezes, a melhor atitude é não tomar nenhuma. Uma criança que é ignorada ao dar um escândalo pode desistir dessa tática mais facilmente. Se o seu filho estiver seguro e sob seus olhos, continue a fazer o que estava fazendo. Deixe claro que você não vai prestar atenção a esses ataques (você pode cantar para si mesmo ou murmurar alguma coisa. Só mantenha-se em movimento — já que, se ficar parada, pode ser um alvo mais fácil para o escândalo do seu filho). Quando você começar a ignorar os escândalos do seu filho, eles vão se intensificar por um tempo. No entanto, no fim das contas, seu filho vai perceber que não vale a pena fazer tanto esforço para uma plateia inexistente e eles se tornarão menos frequentes.

Não use essa técnica com crianças particularmente sensíveis, que estejam passando por uma fase difícil, enfrentando um período de estresse ou que pareçam ficar muito chateadas se forem ignoradas (nem se você ficar muito incomodada com isso).

Se você não puder ignorar o ataque porque ele está acontecendo no meio de uma loja ou em algum outro lugar público, leia o quadro da página 309.

Nunca:

- Faça um escândalo também. O seu filho precisa que você se controle.

- Não o castigue. A criança não controla esse tipo de ataque — ele não

é culpa dela. Por isso, não adianta castigá-la durante ou depois do escândalo. Uma punição física — bater, sacudir ou machucar a criança de alguma outra maneira — nunca é uma boa ideia, e é uma ideia ainda pior quando o assunto é um ataque desses. É muito fácil para os pais perderem o controle quando enfrentam uma criança descontrolada, mas, quando usam da força, as consequências podem ser perigosas.

- Não tente argumentar com uma criança durante um ataque. Crianças fora de controle não conseguem compreender nada. A lógica delas vai para o espaço. (Não adianta dizer: "Você não precisa dessa boneca. Tem uma igualzinha em casa".) Guarde as explicações racionais para momentos mais racionais.

- Não se estresse. Se você não conseguir parar o escândalo, não se preocupe. Ele vai parar sozinho. Depois de seu filho soltar toda a tensão acumulada, o ataque vai se acalmar e acabar.

- Não reacenda. Quando o escândalo acabar, deixe-o assim. Ofereça um abraço para que seu filho saiba que seu amor continua o mesmo, depois distraia-o com uma atividade divertida.

Escândalos especiais para os pais

Você não entende por que seu filho se comporta como um anjinho com a babá ou a cuidadora, mas, assim que você chega em casa,

os ataques de manha começam? É apenas um caso de amor (por você) e de segurança (para o seu filho). O fato de você ser alvo dessas explosões mostra que o seu filho se sente seguro o suficiente para perder o controle e que não tem medo de que você o abandone. Além disso, depois de um dia de bom comportamento com outra pessoa — que claramente não ama seu filho incondicionalmente —, ele pode soltar toda a energia que segurou durante horas. "Você me ama, eu me sinto seguro com você... Agora vou berrar um pouquinho".

Lembre-se também de que escândalos de todos os tipos são comuns nas horas mais estressantes do dia (e existe hora mais estressante na sua casa do que a hora em que você chega do trabalho?). Para obter dicas de como minimizar essas brigas pós-trabalho, vá até a página 226.

DEPOIS DA TEMPESTADE

Depois que o escândalo passar, esqueça. Se o seu filho conseguir parar o ataque rapidamente, elogie: "Você se acalmou bem rapidinho. Muito bem!". Mas não relembre o episódio, não dê uma bronca na criança nem insista num pedido de desculpas ou numa admissão de culpa. E não a castigue de maneira alguma (não tire um brinquedo nem cancele um passeio no parque). O seu filho já passou por estresse suficiente e, na verdade, não fez nada de errado — ele simplesmente fez uma coisa típica do nível de desenvolvimento dele. Se o escândalo foi causado por fome, cansaço ou frustração, lide com a causa (com um lanche, uma soneca ou ajuda). Se um pedido seu provocou o ataque (por exemplo, você pediu que seu filho guardasse os cubos com que estava brincando), você pode se oferecer para realizar a tarefa junto com ele (e tentar se divertir com isso). Se foi uma recusa sua que causou o incêndio, não ceda agora que as chamas baixaram. Você não pode dar a seu filho a impressão de que esse tipo de escândalo funciona.

Passe rapidamente para uma atividade divertida e agradável — de preferência, uma que não seja frustrante e que não possa provocar outro ataque. Encontre alguma coisa para elogiar no comportamento do seu filho assim que possível. O ego fraco pode ter sido abalado por causa da briga recente e ele pode precisar do seu apoio. Muitas crianças gostam de ser abraçadas depois de um escândalo desse tipo, pois isso assegura o amor contínuo e incondicional dos pais.

Lembre-se que existem escândalos e escândalos. Se os ataques do seu filho ocorrem com frequência (duas ou mais vezes por dia), parecem vir acompanhados de muita raiva, tristeza, desamparo, comportamento agressivo ou violento ou outro problema comportamental (problemas para dormir, recusa na hora de comer e extrema dificuldade na hora da separação) ou se você está tendo problemas para lidar com essas explosões (especialmente se está respondendo de maneira física ou emocionalmente violenta), converse com um médico. Você vai precisar de mais apoio, segurança e conselhos — algo que os pediatras podem oferecer a pais desesperados.

COMPORTAMENTO

ATENÇÃO, PAIS!

Entre para o clube

Você deve ser a única mãe que viu o seu filho cair no chão, se debatendo, no meio de uma calçada cheia de gente. Com certeza você é o único pai que tem um filho que se recusa a usar sapatos ou casaco num dia de inverno. E é absolutamente a única mãe a ter um filho que puxou toda a bancada de maçãs para o chão no supermercado.

Pelo menos, é assim que você se sente. Mas a verdade é que pode ser muito difícil lidar com crianças dessa idade. Eles podem ser ótimos e com certeza são lindos, mas a maioria das crianças de 1 ano testa a paciência dos pais todos os dias — se não toda hora. Se olhar para outras crianças, você vai perceber que não enfrenta sozinho os problemas e de-

safios infantis. Em outras palavras, você entrou para o clube dos pais de filhos pequenos.

Reconhecer que você não está sozinha não vai acabar com os escândalos no meio da rua, mas talvez dê a você a calma de que precisa para não se desesperar quando tiver que enfrentá-los (ou enfrentar todas as pessoas que estão olhando e reprovando você). Saber que o comportamento do seu filho é normal e típico da idade não fará esse tipo de atitude desaparecer, mas pode ajudar você a lidar com ela de maneira mais eficaz. Lembrar-se de que toda fase da infância é passageira pode ajudar você a passar pelos momentos difíceis e aproveitar os bons.

CAPÍTULO 7

Como disciplinar o seu filho

À S VEZES, VAI ser até bonitinho ver seu filho todo enroscado em um rolo de papel toalha, como se estivesse de toga, ou passando o seu batom... na barriga. Em outras, no entanto, já não vai ser tão divertido vê-lo enfiar a sua carteira na tigela em que o cachorro bebe água ou bater num coleguinha com uma pá na caixa de areia. Haverá bobagens, como uma tinta lavável que tingiu a mesa do café, ou situações mais sérias, em que uma tinta que já não sai tão fácil acabou de ser testada no tapete da sala. Porém, se existe algo de que você pode ter certeza quanto ao comportamento do seu filho é que ele nem sempre será perfeito. Regras serão quebradas (assim como os seus objetos de vidro), limites serão testados, (os seus) botões serão apertados (os que estavam gravando o seu programa de TV favorito) e traquinagens serão cometidas — com alguma frequência, em situações onde jamais seria possível imaginá-las (sim, as crianças são cheias de artimanhas).

De forma proposital, acidental ou "sem querer, querendo", seu filho incorrerá muitas vezes no mau comportamento. Na verdade, esse é o trabalho de uma criança, algo que a maioria delas faz muito bem. O seu papel? Definir e reforçar os limites, ensinar o que é certo e o que é errado e ajudar o seu pequenino a aprender e a praticar o autocontrole. Resumindo em uma palavra: disciplinar. Ainda que seja cedo demais para esperar que o seu filho se comporte totalmente dentro do que você estabelecer ou até mesmo que se lembre de quais são as regras — especialmente quando a impulsividade der as caras —, já está na hora de começar a construir os alicerces para um futuro calcado no bom comportamento. Isso vai exigir tempo, paciência e flexibilidade, já que nem todas as técnicas disciplinares funcionam bem com todas as crianças ou são efetivas em todas as idades. Acima de tudo, serão necessárias grandes doses daquele ingrediente que dá sabor a todas as técnicas que trazem bons resultados: amor.

O que é disciplina... e o que não é

Disciplinar não é, definitivamente, a melhor parte da vida dos pais — receber aqueles abraços bem gostosos é algo sem comparação — ou algo que todos adoram fazer (será que alguém sonha em passar seu tempo impondo limites?). Como muito pouca gente sente saudades de perder privilégios, ouvir gritos ou até levar umas palmadas, talvez essa seja uma palavra que desperte lembranças pouco felizes a respeito da sua infância, ou pode ser que ela já esteja transformando sua ternura em aspereza — afinal, como você consegue tirar um brinquedo das mãos do seu lindinho quando ele está fazendo aquele beicinho tão fofo que faz o seu coração derreter?

Bem, está na hora de reavaliar o ato de disciplinar e de passar a pensar nele de forma completamente distinta, começando pelo significado real da palavra. Apesar de costumar ser associado à punição, o vocábulo "disciplina" tem sua raiz no verbo "ensinar" em latim. E, no fim das contas, a boa disciplina é exatamente isso: ensinar ao seu filho — que, como você já deve ter percebido, tem muito a aprender. É preciso ensinar tudo sobre o certo e o errado (já que é difícil perceber o que você não fez direito quando não tem a menor ideia, para começo de conversa, de que fez algo errado), sobre o autocontrole, por conta do tempo que será necessário até que seu filho consiga refrear os impulsos e começar a pensar antes de agir, sobre os direitos e os sentimentos das outras pessoas, pois eles existem e é preciso respeitá-los, e sobre as regras e o porquê de elas precisarem ser cumpridas, uma preparação essencial para a vida no mundo real, onde as regras são onipresentes.

É claro que muito desse aprendizado pode ser considerado de longo prazo. Porém, assim como o seu filho pode ser visto como um trabalho de longo prazo já em desenvolvimento, ensiná-lo bem também traz, no curto prazo, um bônus significativo: a boa disciplina protegerá o seu pequenino, aqueles que estiverem ao redor dele, a sua casa e a sua sanidade não só agora, como em todos os anos de traquinagem que virão pela frente.

O BEABÁ DA DISCIPLINA

Mesmo quando se trata de crianças, existe mais de uma maneira de ser efetivo no ato de disciplinar. Entretanto, todas as boas técnicas e estratégias compartilham alguns princípios básicos. Para guiar melhor o seu pequenino e transformá-lo de rei da anarquia a — na maior parte do tempo — cidadão modelo:

Faça tudo com amor. É claro que você ama o seu filho de forma incondicional, mas todos nós sabemos que é mais fácil demonstrar esse amor quando o seu pequeno está se comportando do que quando está fazendo o contrário. Ainda assim, a mensagem implícita em toda boa disciplina é: "Mesmo quando você age de forma errada, eu sempre vou te amar". É esse amor que dá ao seu filho o rígido alicerce em que o bom comportamento será construído. Por outro lado, sonegar afeto como contrapartida a um ato reprovável ("já que você riscou a parede, não vou brincar com você") ou fazer críticas ao seu filho e não às suas ações ("você é mau" em vez de "bater nos outros é errado") pode, no fim das contas, estremecer esse alicerce.

Prefira o meio-termo: a forma mais efetiva de disciplinar alguém não é a rigidez nem o relaxamento, e sim um

ponto adequado entre ambos. A disciplina muito severa, baseada mais no patrulhamento por parte dos pais do que no estímulo ao desenvolvimento do autocontrole, costuma resultar em crianças que são muito obedientes quando estão na companhia dos pais, mas que ficam fora de controle assim que escapam da mão pesada dessa autoridade. Sem saber discernir entre o certo e o errado, elas se comportam apenas para evitar punições. Também é improvável que pais indulgentes e exageradamente permissivos gerem crianças bem comportadas. Sem regras para limitá-los e sem a bússola moral para guiá-los, os filhos naturalmente mais soltos de pais liberais tendem a ser rudes, egoístas, respondões e desobedientes. Para obter uma melhor noção dos limites comportamentais, busque o equilíbrio. Seja o chefe, mas não o ditador. Mantenha o controle sem ser controlador. Seja firme quanto às regras, aos limites e aos valores que você preza, mas não imponha um estado policial. Quando o assunto for disciplina, tente ser uma mãe ou um pai que age no meio-termo.

ATENÇÃO, PAIS!

É bom falar a mesma língua

Talvez o seu filho ainda não esteja usando o truque "mas a mamãe disse que...". No entanto, haverá diferenças no estilo disciplinar da mãe e do pai, algo que, certamente, o seu pequenino já deve ter notado. Algumas pequenas diferenças nas diretrizes paternas e maternas são inevitáveis e facilmente assimiladas até mesmo por crianças bem pequenas, tais como a mãe que fica um pouco mais nervosa quando a criança arremessa um brinquedo para longe ou o pai que é ligeiramente mais sensível à gritaria. Os temperamentos dos pais também variam, e todos eles, assim como todas as crianças, são diferentes — o que também vale para o pai e a mãe em uma mesma família. Isso significa que o pai pode ser mais explosivo, e a mãe, mais meiga — ou o contrário.

Por esse motivo, apresentar um comando paterno homogêneo e que fale a mesma língua quando o assunto for disciplina é algo que renderá dividendos no que se refere à obediência do seu filho, além de evitar a tragédia de um dos pais se colocar contra o outro — o que pode não só piorar as coisas, como tornar mais fácil que o seu filho manipule o sistema. Assim, busque ser consistente na administração do seu lar. Caso haja discordância nas questões disciplinares, bem como em qualquer outro aspecto do trabalho dos pais, conversem sobre isso, mas nunca na frente do seu filho.

Lembre-se das individualidades: cada criança, cada família e cada circunstância são de um jeito. Ainda que haja regras universais de comportamento que se aplicam a todos, em todos os momentos — afinal, haverá consequências se você ignorar as placas de "PARE" só porque está com pressa ou se pagar os seus impostos fora do prazo pelo simples fato de ser um procrastinador por natureza —, não existe uma abordagem disciplinar padrão que sirva para todas as pessoas. Ao tentar descobrir qual estilo funciona melhor com o seu filho, será preciso levar em consideração o temperamento (seu e dele), as circunstâncias — já que as regras de disciplina em um supermercado deverão ser diferentes das de casa, assim como haverá regras distintas quando o seu filho resfriar e quando estiver agitado —, e tudo aquilo que sua família considera certo ou errado, visto que, assim como as regras variam de família para família, a maneira como essas regras são impostas também terá variações.

Você tem mais de um filho? Então é provável que já tenha notado as diferenças entre suas personalidades, traços que podem ser bem visíveis desde o nascimento. Você já deve até ter percebido como essas diferenças influenciaram a sua forma de disciplinar cada um deles e qual estilo funciona melhor — um necessita de uma abordagem mais gentil, enquanto o outro exige algo mais firme; um só precisa ouvir instruções uma vez, ao passo que o outro se dá melhor recebendo lembretes. E é exatamente assim que tem que ser.

É possível que uma mesma criança responda de maneiras distintas, em dias diferentes, a uma mesma abordagem disciplinar, o que implica a necessidade de você também moldar o seu estilo à situação em questão. Seu filho está excepcionalmente estressado ou se sentindo estranho? Ele está tentando dominar uma habilidade desafiadora qualquer que o deixa particularmente frustrado? Talvez seja preciso agir de maneira mais branda que o de costume em relação à disciplina.

Além disso, ainda há você e a sua família. As regras disciplinares que dão certo em uma casa não necessariamente funcionarão bem na casa vizinha. Alguns pais — e lares — são mais relaxados, enquanto outros se esforçam para funcionar com rédeas mais curtas. Desde que a abordagem que você escolheu para a sua família seja apropriada e previsível (veja a seguir), essas variações não trarão problemas.

Seja consistentemente consistente. Apesar de as crianças os testarem sempre que podem, os limites são tranquilizadores para elas. Saber o que esperar e o que se espera deles faz os pequenos se sentirem ancorados, seguros e amados. Porém, tão importante quanto definir esses limites é reforçá-los de maneira consistente. Se ninguém podia ficar de sapatos no sofá ontem, mas, hoje, a mãe já não está prestando tanta atenção ou se todos forem obrigados a lavar as mãos antes do jantar na semana anterior, e isso já não for cobrado nos últimos dias, a única lição que o seu filho aprenderá é que o mundo é um lugar confuso e que as regras não têm tanta importância — para quê, então, tentar cumpri-las? Lá se vão a credibilidade da sua disciplina, a sua autoridade de pai e a obediência do seu filho. Ficar pulando na cama é proibido às segundas-feiras? Então também tem de ser assim na terça, na quarta, na quinta... — e isso precisa valer quando o comando for da mãe, do pai ou da babá. Se as suas regras estiverem todas no lugar, o comportamento do seu filho também estará. Nada disso significa que você não possa flexibilizar ou até quebrar algumas regras menos importantes de vez em quando, mas sim que uma postura consistentemente inconsistente quanto à disciplina pode ser um prenúncio do fracasso.

Tenha em mente as diferenças de idade. Assim como os padrões de comportamento que se aplicam a uma criança de 5 anos (cujo estágio de desenvolvimento já permite controlar e raciocinar sobre os impulsos) não valem para um bebê de 1 ano (que ainda não consegue fazer isso), as regras disciplinares também não devem ser as mesmas. Colocar a criança sentada de castigo, por exemplo, não traz resultados com os mais jovens, que ainda não têm a concentração, a memória e a habilidade cognitiva para entender o que é essa punição, e menos ainda para ponderar sobre o que fizeram enquanto estão de castigo. Suas regras também devem levar em conta as limitações de idade. Você pode ter a expectativa de que, ao menos na maior parte das ocasiões, uma criança de 5 anos não interromperá os seus telefonemas ou, nem que seja mediante um pequeno lembrete, que guardará os brinquedos antes de ir para a cama. Porém, esperar isso de uma criança de 1 ou 2 anos não é realista. Estabeleça regras adequadas à idade e aumente a possibilidade de os seus filhos terem o nível de obediência que você espera deles.

Seja persistente e paciente — os resultados virão. Crianças pequenas têm memória limitada, concentração mínima e pouco controle dos impulsos. Você não pode esperar que o seu bebê de 1 ano aprende algo na primeira vez em que lhe ensinam ou que coloque em prática o tipo de autodisciplina que faz com que uma criança mais velha não faça alguma coisa que disseram a ela para não fazer. Seja paciente e prepare-se para repetir as mesmas frases ("não ponha o dedo na televisão" ou "não faça isso com a comida") todos os dias durante semanas, ou mesmo meses, até que a mensagem seja compreendida. E, mesmo depois que entenderem o recado, aqueles dedinhos irrequietos podem não ser capazes de respeitar a restrição quando o seu filho estiver cara a cara com a tentação de um controle remoto largado sobre a mesa, praticamente implorando para ser manuseado. Não desista, não relaxe, mas dê tempo ao tempo.

Baixe a voz. Nem que seja apenas para chamar a atenção em meio a tantos gritos e berros, é tentador levantar a voz para o seu filho. Paradoxalmente, porém, um tom de voz firme, mas mais modulado, tem mais chances de atrair a atenção de uma criança. Além disso, o excesso de gritos perde a eficiência — e berros cheios de raiva também podem ser assustadores e dolorosos.

Seja a calmaria durante a tempestade. O que lhe faz perder a cabeça é o fato de você ser humano e pai ou mãe de uma criança que também é, simplesmente, humana. O que torna necessário você tentar não perder a cabeça é o seguinte: sentir raiva não adianta. Quando esse sentimento extrapola os limites, perdemos a paciência e a perspectiva real da situação, duas qualidades muito necessárias quando estamos disciplinando uma criança. Em vez de espelhar a prática da autodisciplina, algo que está tentando estimular, você será modelo de uma atitude que está sempre buscando extirpar: a perda do controle. Pode até ser que você assuste ou humilhe a criança e, se a sua raiva for muito grande, é possível que o senso de individualidade que começa a se formar nela seja danificado.

Existe outro motivo importante para a fúria descontrolada perder a efetividade: quando ela ocorre, não se ensina nada sobre a diferença entre o bom e o mau comportamento. Gritar ou partir para a agressão física no calor da hora pode trazer uma resposta rápida, talvez até surpreendendo temporariamente o seu filho e mantendo-o submisso a você, mas nada disso trabalha a favor do seu objetivo de longo prazo, que é promover o bom comportamento. Na verdade, exatamente o contrário ocorre: pais que gritam e agridem tendem a criar filhos que fazem o mesmo. Observe qualquer parquinho e você vai poder constatar isso.

Por essa razão, tente ser, o máximo possível, a calmaria durante a tempestade. Quando o seu filho fizer algo que irrite, tire um tempinho para se acalmar antes de impor uma ação disciplinar e, em seguida, responda. Explique calmamente quais erros a criança cometeu e o que você planeja fazer a respeito ("Você jogou o caminhãozinho, mas os caminhões não foram feitos para isso. Agora, ele vai ficar comigo"). Um bom exemplo foi dado, um momento de ensinamento foi aproveitado, uma ação foi conectada a uma consequência e, o melhor de tudo, com medidas disciplinares efetivas. Além disso, você se comportou como um adulto.

Sua tranquilidade foi embora e ficou um pouco tarde para tudo isso? Não se preocupe se nem sempre for possível frear o seu temperamento. Mais uma vez: você é um ser humano, o que, na verdade, é importante que o seu filho saiba. Desde que esses lapsos sejam relativamente poucos, rápidos e dirigidos ao comportamento da criança, e não a ela própria, eles não irão interferir na efetividade da sua criação a mama nem mesmo em sua estratégia disciplinar como um todo. Porém, lembre-se de pedir desculpas sempre que isso acontecer: "Desculpe a mamãe por ter gritado com você, mas fiquei com muita raiva." Se você completar com um "eu te amo", seu filho perceberá que, às vezes, é absolutamente normal sentirmos raiva das pessoas que amamos.

Estratégias disciplinares que funcionam

Ainda que não exista uma única maneira correta de disciplinar uma criança, existem várias medidas que funcionam. Quais técnicas e quando escolhê-las dependerá da personalidade do seu filho, da sua personalidade e de um conjunto específico de circunstâncias.

MÉTODOS DISCIPLINARES

Aqui vão alguns métodos que você pode experimentar durante o segundo ano, por vezes tão cheio de experiências:

Soluções que só trazem vantagens

As melhores soluções para questões complicadas são as que permitem que todos os lados saiam vencedores — e isso é especialmente verdade no caso de brigas entre pais e filhos. Se, por exemplo, o seu filho travesso testar você colocando o dedo no arranjo floral que está sobre a mesa e, a seguir, lhe dirigir um olhar desafiador, recuando logo depois, isso já basta. A criança conseguiu fazer algo além dos limites, que era o que ela queria, mas não levou o desafio adiante e não causou nenhum dano, que é o que você quer. Ambos saíram vencedores.

É possível criar essas situações por meio da distração (seu filho vai atrás do seu tablet e você busca papel e lápis de cor), do humor, da psicologia inversa e de outras abordagens criativas, tais como programar um alarme para tocar quando faltarem cinco minutos para a hora do jantar, sinalizando que é hora de largar os brinquedos e ir para a mesa. Todos também podem sair ganhando quando você promove uma pequena negociação: "Vamos tomar seu banho agora e, quando terminar, vamos ler juntos o seu livro preferido." Só não deixe essas negociações ultrapassarem os limites e envolverem subornos e ameaças. Se o seu filho estiver se recusando firmemente a ir tomar banho, não prometa a leitura como compensação pela cooperação dele ou, no caminho contrário, não ameace suspender a leitura. Quando a criança tiver idade suficiente para entender, você pode explicar a ela que todas as ações têm consequências: "Se você demorar a ir tomar banho, não vamos ter tempo de ler nenhuma história mais tarde."

Elogie quando seu filho tiver se comportado bem. A maioria das crianças aprende bem cedo que os bons modos costumam render menos atenção do que o mau comportamento. A mamãe não tira os olhos do extrato bancário que está tentando decifrar há 15 minutos? É hora de começar a decorar a parede com algumas cores novas. O papai está com o rosto enfiado no smartphone desde que entrou no recinto? Ele perceberá que estou aqui após umas pancadas na mesa de vidro... usando as chaves dele. Talvez o processo de pensamento do seu filho não seja assim tão claro, mas os atos dele, certamente, são.

Por isso, na próxima vez em que a criança se comportar mal, evite reações exageradas, pois uma resposta forte, mesmo que negativa, é exatamente o que ela está procurando. Por outro lado, quando o seu filho estiver virando com cuidado as páginas do livro, ficar brincando de montar um quebra-cabeça bem quietinho enquanto você termina de lavar a louça ou pegar um pedaço de papel largado pelo chão e entregar a você, certifique-se de prestar atenção e fazer um elogio. Ao reconhecer o bom comportamento, você estará estimulando esse tipo de ação. Lembre-se apenas de elevar os padrões de boa conduta conforme a capacidade do seu filho de agir dessa maneira também for aumentando. Respostas positivas exageradas para esforços pequenos demais perdem a efetividade, além de não darem ao seu filho nenhum incentivo para tentar fazer as coisas com mais afinco. Também é bom lembrar que as respostas positivas, sozinhas, podem até estimular o bom comportamento, mas não o garantem. Em seu arsenal de estratégias disciplinares, você terá que incluir uma mistura de técnicas que também sejam voltadas para o mau comportamento.

Para uma criança bem pequena, é virtualmente impossível entender que alguns privilégios no parquinho estão sendo retirados dela em virtude de uma obra-prima que ela desenhou na parede da sala. A criança terá muito mais chances de compreender a situação se você retirar os lápis de cor imediatamente e não devolvê-los até o término do almoço — e junto com uma folha de papel, o que reforçará a maneira correta de utilizá-los. Assim, a medida disciplinar ou as suas consequências serão condizentes com a travessura, além de a criança aprender a distinguir o certo (desenhar no papel) do errado (riscar as paredes).

Quase sempre, existe alguma maneira de definir uma punição de acordo com o crime. Se um copo de suco de laranja for derramado propositalmente, o seu filho pode ajudar a limpar — e nada de reencher o copo. Se os tijolinhos de brinquedo forem arremessados a esmo, talvez seja bom confiscá-los pelo resto do dia. Se alguma criança levar uma bordoada do seu filho na hora da diversão na areia, o pequeno agressor pode ficar fora da próxima brincadeira.

ATENÇÃO, PAIS!

Fique um tempo com o seu filho

O comportamento do seu filho costuma descambar para o pior sempre que você está muito ocupado? Pois essa é a maneira que ele encontra para chamar um pouco da sua atenção, algo que não tem tido. Antecipe-se a esse tipo de comportamento fazendo intervalos periódicos durante qualquer atividade que esteja ocupando você e dê um abraço, elogie o progresso da construção com os tijolinhos ou, quem sabe, folheie um livro junto com a criança, que se sentirá menos propensa a jogar o mesmo livro pelos ares só para chamar a sua atenção.

Deixe que os ensinamentos advenham das consequências naturais. Uma das lições mais importantes da vida é aprender que todas as ações têm consequências. Alimente o cachorro com o seu biscoito e você não terá mais nenhum para comer, arranque as páginas do seu livro de histórias predileto e o papai não poderá mais lê-lo para você, jogue o ursinho de pelúcia na poça de lama do parquinho e você não poderá brincar com ele até a lavagem ser concluída. Em vez de tentar proteger o seu filho das consequências naturais, como seria o caso se você desse mais um biscoito para substituir o que foi parar na barriga do cachorro, deixe que ele aprenda com elas. Reforce o momento do ensinamento explicando o que aconteceu: "Você deu o seu biscoito para o cachorro e agora ficou sem nenhum." O efeito de longo prazo disso — a lição acabar sendo aprendida — será incomparavelmente mais significativo do que o resultado de curto prazo — um aborrecimento, ao que tudo indica, breve. A exceção a isso são as ações não intencionais, como o cachorro arrancar o biscoito das mãos do seu filho. Nesses casos, não há nenhum problema em interceder e dar à criança outro biscoito.

Desvie a atenção. Para a maioria das crianças, mas, em especial, para as menores, o que está longe dos olhos é rapidamente esquecido. Em função disso, a distração é uma estratégia disciplinar particularmente eficaz para esse momento de vida delas. Seu filho está adorando arrancar botões de flores de um arbusto? Desvie a atenção (felizmente, limitada) dele para os dois esquilos que estão brincando na árvore. Ele decidiu que é incrivelmente divertido retirar os objetos da sua bolsa? Feche o zíper e abra uma caixa de brinquedos esquecidos há algum tempo. Começou um empurra-empurra por conta da disputa por uma boneca? Invente uma atividade que não exija muito compartilhamento, como alguns lápis de cor e uma folha de papel bem grande. Com a distração, todos saem ganhando, já que dizer um "não" é quase um pedido para que haja uma situação de conflito. Seu filho insiste em retornar à cena de um crime? Desvie a atenção dele sempre que for necessário ou, se possível, torne inacessível a causa do conflito.

Castigos. Está na hora de aplicar um castigo no seu filho? Provavelmente, não. Como não ensinam nada, os castigos não são, de fato, medidas disciplinares, e sim um momento para dar às crianças a oportunidade de se acalmar e retomar o controle, algo que, sabidamente, elas precisam fazer com alguma regularidade. Em um castigo de verdade, a criança é retirada da cena de uma travessura em andamento e colocada em outro local, onde recebe a ordem de permanecer sentada em um ponto específico durante um determinado tempo sem receber nenhuma atenção — positiva ou negativa —, sem ter diversão na forma de brinquedos ou livros, e sem companhia alguma, nem mesmo a de um ursinho de pelúcia. O problema é que crianças de 1 a 2 anos têm dificuldade de ficar quietas — especialmente quando estão agitadas —, de se manter em um único lugar e de permanecer isoladas. Além disso, como ainda não são capazes de refletir sobre o mau comportamento com essa idade, pode ser que elas não entendam por que estão sendo isoladas. Por essas e outras razões é que os castigos são mais indicados para crianças acima dos 2 anos de idade, e as punições que envolvem um tempo específico, cujo conceito vai além do entendimento dos mais jovens, não devem ser aplicadas antes dos 3 anos, no mínimo. Quando o seu filho perder o controle, fique um tempo com ele (que tal um abraço ou uma atividade tranquilizadora?) para que a criança tenha a chance de se acalmar novamente.

Não apele para a agressão física

Nada desperta mais a criança em um pai do que um filho, especialmente quando esse filho está se comportando mal. Mesmo entre aqueles que normalmente são calmos e centrados, o impulso de partir para as agressões físicas pode ser forte e, por vezes, incontrolável.

Não há nada de errado em sentir esses impulsos. De tempos em tempos, pelo menos, a maior parte dos pais sente algo do tipo. Agir de forma impulsiva, entretanto, pode trazer problemas. Todos sabem que as agressões físicas são uma medida disciplinar que tem sido passada de geração em geração em muitas famílias, mas praticamente todos os especialistas concordam que, por uma série de motivos, as pancadas não são uma ferramenta disciplinar efetiva. Para começar, elas exemplificam algo que você não quer que o seu filho siga — há vários estudos que mostram que as crianças que sofrem agressões físicas têm mais probabilidade de fazer uso da força contra os colegas e, mais tarde, contra os próprios filhos. Além disso, elas representam o abuso de poder por parte de uma pessoa muito grande e forte contra alguém que,

comparativamente, é muito pequeno e fraco — um comportamento que, definitivamente, ninguém quer ver se repetir no parquinho. As agressões podem ser humilhantes e aviltantes para uma criança e costumam diminuir a autoestima e a moral. No calor do momento, elas podem até se transformar em abusos infantis mais graves. Também é bom lembrar que as crianças que sofrem agressões podem até não repetir um comportamento errado para não correr o risco de passar pelos mesmos castigos físicos, mas elas só obedecerão aos pais por medo e não porque desenvolveram o seu autocontrole. Em vez de aprender a distinguir o certo do errado, elas só aprendem a diferenciar o que incorre e o que não incorre em agressões físicas.

Falando de forma ainda mais enfática, a mesma regra vale para quando se sacode uma criança. Muitos pais que jamais considerariam cometer agressões físicas acreditam que sacudir os seus filhos é uma opção segura e efetiva. Porém fazer isso com uma criança é extremamente perigoso. Apesar de os músculos do pescoço de uma criança serem mais fortes do que os de um bebê, sacudir o seu filho pode causar lesões graves nos olhos e/ou no cérebro durante o segundo e o terceiro ano de vida.

Se, vez ou outra, sua resolução de não partir para as agressões físicas cair por terra em um momento de estresse — o seu filho rasgar o cheque com o seu pagamento, por exemplo — ou de medo — a criança sair correndo para a rua — e você acabar dando uma palmada no bumbum ou na mão dele, não se sinta culpado, pois se trata apenas do seu lado humano dando as suas caras. No entanto, certifique-se de pedir desculpas imediatamente, assumindo o erro, e dê um abraço tranquilizador no seu filho. Se as agressões tiverem sido motivadas pela preocupação com a segurança da criança, explique a situação no momento em que se desculpar: "Desculpe a mamãe por ter batido em você. Você me assustou quando saiu correndo para a rua. Lembre-se: nunca mais faça isso."

Se, por outro lado, uma palmada leva a outra, se a agressão for forte o bastante para deixar uma marca no seu filho ou se for direcionada ao rosto, à orelha ou à cabeça, se você utiliza um cinto, uma régua ou qualquer outro objeto ou se você perder a cabeça por estar sob o efeito de álcool ou drogas, é bom conversar sobre os seus sentimentos e atos com o pediatra do seu filho, com um terapeuta familiar ou com qualquer profissional dessa área, ou procurar o mais rápido possível algum assistente social vinculado a entidades governamentais, como Conselhos Tutelares e Varas da Infância e da Juventude. Agredir fisicamente uma criança em decorrência da raiva é um sinal de perigo. Apesar de você ainda não ter machucado gravemente o seu filho, já existe o potencial para danos físicos ou emocionais. Por isso, antes que as explosões de raiva resultem em algo mais sério, é hora de buscar ajuda profissional.

Se o seu cônjuge demonstra alguma tendência a comportamentos violentos, ele também precisa dessa ajuda. Então, *antes* que a situação fuja do controle, peça ajuda.

COMO FAZER COM QUE AS MEDIDAS DISCIPLINARES SEJAM MAIS EFICAZES

Assim que você tiver optado pelo método — ou métodos — disciplinar que mais se adapta à sua família, seu próximo desafio é ter a certeza de colocá-lo em prática da maneira mais eficaz possível. As dicas a seguir podem ajudar:

Certifique-se de que as regras estão claras. As crianças são novatas no que se refere ao cumprimento de regras. Mais do que isso, a capacidade de entendimento ainda limitada dos primeiros anos pode até, por vezes, tornar difícil a compreensão dessas regras. Você sabe o que significa dizer ao seu filho que agredir os outros é inaceitável, mas não pode afirmar que a criança entende o que você quer que ela entenda. Por isso, dê as instruções por meio de palavras simples e diretas e explique: "Não bata. Isso dói."

Tente prevenir. Se pensarmos bem, não existe melhor ferramenta disciplinar do que a prevenção. Entretanto, prevenir um mau comportamento não significa antecipá-lo, como seria o caso de avisar ao seu filho para não bater em ninguém antes mesmo de a criança ameaçar a primeira pancada, e sim em equipar o seu pequenino com as habilidades necessárias para um bom comportamento. Comece mostrando à criança como tocar com delicadeza nas pessoas. Em seguida, dê retornos positivos ("Você está brincando tão lindo!") e, por fim, faça lembretes sempre que necessário, como nas situações em que o seu filho estiver na iminência de bater em alguém.

Fique cara a cara. Especialmente com as crianças menores, cuja atenção é pequena e a capacidade de concentração é limitada, a correção se torna bem mais efetiva quando feita cara a cara. Por esse motivo, em vez de ficar aos berros do outro lado da sala — para o seu filho, sua voz é apenas um ruído de fundo —, vá até a criança, se abaixe até ficar na altura dela, encare-a diretamente nos olhos e peça para ela parar. Faça com que a sua linguagem corporal, o seu tom de voz e a sua expressão deixem claro que você não está brincando.

Dê avisos bem claros. Quando você flagrar o seu filho fazendo uma travessura, é legítimo dar um aviso do tipo "vou contar até três para você parar de fazer isso, senão...". Aí, obviamente, será preciso manter a palavra e cumprir a ameaça ou o aviso não terá servido para nada. Porém, em situações envolvendo consequências perigosas, tais como bater em alguém, chegar perto do fogo ou dar pancadas no vidro da janela, esqueça o aviso e intervenha imediatamente.

Explique a punição. Até mesmo uma criança pequena pode entender, ainda que vagamente, que você está confiscando o brinquedo dela porque ela o tacou na irmã ou que ela está sendo levada embora do parquinho por ter ficado com raiva e empurrado o balanço na direção de um coleguinha. Uma explicação bem simples pode reforçar a sua mensagem, além de dar mais efetividade à medida disciplinar. Aqui, a palavra-chave é "simplicidade". Se você der muitas voltas na explicação, a criança não prestará mais atenção.

A vida e seus limites

Talvez soe estranho, mas o seu filho anseia por limites.

É isso mesmo! O seu filho, aquele mesmo pestinha que parece agir só para resistir às suas regras, adora viver subordinado a elas.

Na realidade, ter a quantidade e o tipo correto de limites, assim como a quantidade e o tipo correto de liberdades, é reconfortante para as crianças, especialmente as mais jovens. Como você já deve ter percebido, os pequenos têm muito pouco controle sobre os seus impulsos, algo que, sem os devidos cuidados, pode levá-los a cometer atos bem perigosos e grosseiros. É certo que ter limites bem adequados mantém não só as crianças mais seguras — os calçados protegem os pés de cortes, andar na rua de mãos dadas evita que os pequeninos mais curiosos se metam em encrenca — como também traz mais segurança à vida de todos em seu entorno. Além disso, a adoção desses parâmetros traz um benefício adicional um pouco menos óbvio: os limites também fornecem às crianças um senso de segurança tranquilizador durante um período de desenvolvimento que, algumas vezes, as desestabiliza. Diante de tantas coisas novas, diferentes, desafiadoras e excitantes, os limites são um conforto permanente que as ajuda a saber o que esperar — e o que se espera delas. E o que é bom para o seu filho também é bom para você, já que uma bela dose de limites diminui a negatividade e os acessos de raiva.

Por isso, imponha os limites que, inconscientemente, o seu filho tanto anseia, mas contra os quais tanto luta, valendo-se de cada pedacinho de sua doce e teimosa figura. Porém, ao fazer isso, tente fazer com que os seus limites sempre sejam:

Justos e adequados à idade. As regras nem sempre são justas, mas é mais fácil cumpri-las quando assim o são — especialmente para alguém que ainda está aprendendo como funcionam os limites. Por isso, procure ser justo e, ainda mais importante, pensar na idade dele. Espere apenas o que o seu pequeno pode cumprir e lembre-se de que, neste momento da vida dele, isso não será muito. Imaginar, por exemplo, que uma criança de 1 ano guardará todos os seus brinquedos sem ajuda e sem um pedido é uma perda de tempo, pois jamais vai acontecer. Por outro lado, esperar que essa mesma criança contribua por ser um dos membros de uma equipe especializada em guardar brinquedos, particularmente se essa equipe tiver uma canção-tema bem legal de cantar, é algo possível.

Consistentes. As regras mudam diariamente? Adivinhe quem não será capaz de acompanhá-las e, menos ainda, de cumpri-las?

Apropriados para a sua família. Poucos limites possuem um padrão que se ajusta a todas as famílias. Além das questões básicas mais gerais — como a segurança e a saúde em primeiro lugar, respeitar as outras pessoas, não agredir e xingar ou ter qualquer outro comportamento física ou emocionalmente nocivo —, há uma ampla gama de situações e regras que, dependendo de cada família, podem ser consideradas certas ou erradas. Na sua casa, é possível que não pisar com o calçado no sofá e ir para cama no horário certo sejam regras que devem ser cumpridas a ferro e fogo. Também pode ser que nenhuma dessas duas questões seja importante, mas que nunca colocar as mãos na escrivaninha da mamãe ou no celular do papai sejam regras não negociáveis. Estabeleça os limites que funcionam para você, para o seu filho e para a sua casa.

Limitados, mas não excessivamente limitados. Se você estabelecer muitas regras ou criar regras que sejam rígidas demais, seu filho pode nem se dar ao trabalho de tentar cumpri-las — já que as expectativas serão sempre irreais — ou pode não ligar nem um pouco para elas. Uma vida com excesso de limitações também pode ser frustrante para uma criança ávida por tentar explorar e descobrir, algo que os pequenos devem fazer. Por outro lado, definir poucas regras ou criar regras exageradamente frouxas pode dar a entender que as suas expectativas são sempre muito baixas, o que configuraria outro cenário perfeito para o "para que tentar?" — isso sem falar em uma possível receita para o caos. As duas situações têm o potencial de gerar ainda mais rebeldia. E quem precisa disso?

Não atrase. Na hora em que você terminar de dar uma bronca ou suspender algum privilégio, é possível que o seu filho, imediatista como é, já tenha esquecido o que foi que, de início, gerou toda a confusão. Por isso, reaja rapidamente em qualquer caso de mau comportamento. Eliminar a leitura de histórias antes de dormir por conta de uma infração que ocorreu antes do jantar é quase uma garantia de que a criança não fará a relação entre o mau comportamento e suas consequências. Resultado: a medida disciplinar perde o efeito.

Cumpra as ameaças. Se as suas ameaças forem vazias ou o cumprimento delas for aleatório, o seu filho precisará de pouco tempo para descobrir o que fazer para dobrar o sistema. A criança tem um ataque de raiva toda vez que você tenta discipliná-la? Seja como for, proceda conforme o planejado. Se fraquejar, você dará a impressão de que a disciplina é algo negociável. Veja na página 302 mais informações sobre como lidar com ataques de raiva.

Perdoe e esqueça. Quando a medida disciplinar tiver sido devidamente cumprida, é hora de seguir em frente — sempre em frente. Nada de ressentimentos, mágoas remoídas ou lições de moral. Tão importante quanto tudo isso é não dar à criança nenhum tipo de benefício como forma de compensar as medidas disciplinares impostas, sob pena de você poder estar dando a ideia de que foi um erro ter disciplinado o seu filho (afinal de contas, você só estava fazendo o seu papel). Se perdeu a cabeça, peça as devidas desculpas, mas não implore perdão de forma dramática, o que apenas desestabilizaria o seu filho. Em vez disso, abrace a criança e, prontamente, faça a transição para uma atividade que seja divertida para você e para ela.

TUDO SOBRE:
Certo e errado

Inexperientes quanto ao funcionamento do mundo, mas ávidas por descobri-lo, as crianças de 1 a 2 anos são os alunos novatos da escola da vida. Com muita coisa para aprender, mas ansiosas por saber de tudo, elas são curiosas, adoram se divertir, e agem de forma impulsiva e, às vezes, dolorosamente ingênua. Elas ainda não possuem aquela bússola moral amadurecida que diferencia o certo do errado e que nós, adultos, chamamos de consciência. É aí que surge o seu papel: mostrar o caminho ao seu filho.

É você que dirá a ele que bater em um coleguinha por causa de um brinquedo é errado e que esperar pela vez dele enquanto três outras crianças estão na fila para descer no escorrega é chato, mas correto. É você que irá incitá-lo a agradecer ao tio que trouxe um presente e que tirará a tigela das mãos dele quando os salgadinhos começarem a ser arremessados. Até que o seu filho desenvolva uma consciência própria que funcione de maneira plena e um controle de impulsos que dê respaldo a ela, você precisará ser o GPS moral da criança.

No entanto, só orientar não é o bastante (afinal, quando você segue um caminho através do GPS, você não aprende a segui-lo). Seu filho ainda não está pronto para entender o mundo sem os seus ensinamentos sobre a ética, mas já está pronto para aprender algumas regras básicas sobre o que é ter princípios.

Aqui estão algumas maneiras de ensinar a criança a diferenciar o certo do errado:

Explique que todas as ações têm consequências. Ainda que seja essencial dizer ao seu filho que não se deve jogar areia em ninguém, também é importante acrescentar uma explicação simples sobre o porquê ("Quando você joga areia em alguém, ela pode entrar nos olhos e machucar"). Por mais que seja essencial ensinar ao seu filho que o certo é esperar a vez e não sair empurrando as crianças que estão na fila do escorrega, também é importante explicar por que a maneira correta de agir é essa ("Enquanto você espera a sua vez, todas as crianças podem descer no escorrega e todo mundo se diverte"). Você estará ajudando o seu filho a compreender as regras e também a adquirir empatia, um ponto chave para o desenvolvimento da consciência.

Inicie um diálogo. Faça o seu filho pensar sobre o comportamento — tanto o bom, quanto o mau. Quando a criança empurrar um coleguinha, pergunte: "Como você acha que ele se sentiu quando você o empurrou?". Quando um personagem do livro fizer algo nitidamente certo ou errado, comente: "Este garoto fez a amiguinha dele ficar feliz quando deu um abraço nela" ou "A garotinha fez a amiga chorar quando pegou o brinquedo dela. Por isso é que é legal dividir as coisas". Não é o momento de engatar uma conversa profunda e filosófica sobre moral, mas é hora de iniciar esse tipo de diálogo, mesmo que, por enquanto, só um dos lados fale.

Coloque a responsabilidade no comportamento, não nas pessoas. Tente criticar o comportamento do seu filho, o que sempre pode mudar, mas não a criança: "Jogar o tijolinho assim não é legal" é melhor do que "Você é um bobo". Da mesma forma, evite julgar os outros ao avaliar seu comportamento e estimule o seu filho a fazer o mesmo. Em vez de dizer "A menina da historinha é má e não dividiu os biscoitos com ninguém", experimente "Não dividir as coisas não é legal. A menina deveria ter dividido os biscoitos com os outros". Você sempre se lembrará de criticar dessa maneira? Com certeza, não — especialmente ao dar de cara com algo que exige muito da sua paciência, como um copo cheio de suco de uva derramado no seu sofá. Isso não vai causar um problema, mas tente não criar o hábito de fazer afirmações duras (e dolorosas) sobre o caráter do seu filho.

Não tome partido. Nas brigas com outras crianças, alguns pais tendem a tomar o partido dos filhos, outros preferem defender o coleguinha, e também há os que tentam descobrir quem começou a confusão antes de definir quem tem culpa do quê. Todas essas posturas têm a melhor das intenções — o problema é que nenhuma delas funciona tão bem assim. Ficar sempre de um lado, em detrimento do outro, é injusto por natureza — e a justiça é uma parte importante da

equação certo/errado. Estabelecer a culpa em uma briga de crianças também é complicado por dois motivos: é improvável obter uma confissão e é possível que a primeira pancada que você viu não tenha sido, de fato, a primeira a ser dada. Mesmo quando a situação pedir uma intervenção, tente atuar como mediador, e não como defensor, juiz ou jurado. Pouco importa quem desencadeou a briga: cabe a você fazer com que ela termine — e de forma civilizada. Moral da história: quem quer que tenha sido o responsável pelo início da confusão, agressões físicas não podem acontecer.

Esqueça as lições de moral. Ensinar exige explicações, mas seja simples e direto. Tagarelar de forma monótona quando o seu filho terminar de brincar ("Você não se comportou bem na brincadeira... Você agiu mal com os seus amigos... Seus coleguinhas não vão mais querer brincar se você se comportar sempre desse jeito") ou fazer uma série de longas considerações antes mesmo de a brincadeira começar ("Lembre-se: não empurre as outras crianças, trate de dividir as suas coisas e não morda ou bata em ninguém") só ensinará ao seu filho que, quando você começar a falar, é hora de parar de ouvir. Se começar a dar lições de moral, você não ensinará coisa alguma.

Seja um modelo moral. Como sempre, um grama de exemplo pesa mais do que um quilo de instruções. Deixe a sua consciência ser o seu guia — e, por enquanto, o guia da criança — e, no fim das contas, o seu filho desenvolverá a própria consciência.

CAPÍTULO 8

Primeiras palavras

TALVEZ O SEU filho já tenha começado a andar ou esteja prestes a dar seus importantes primeiros passos, mas quando é hora de começar a falar? Quando o frustrante abismo comunicacional (esse que separa você, seu filho e o brinquedo desconhecido para o qual ele está apontando há uns cinco minutos de forma insistente, porém não muito eficaz) deixará de existir? Escute com atenção e você irá se surpreender com o resultado. Seu filho pode já estar juntando palavras em frases pequenas (ou quem sabe formando orações simples), ou pode ainda não ter dito palavra alguma (pelo menos nenhuma que você tenha entendido), mas uma coisa é certa: o desenvolvimento da linguagem está a toda.

As preocupações comuns

A criança que ainda não fala

"Meu filho balbucia bastante. Por que ainda não diz algo que consigamos entender?"

Só porque você não entende uma palavra do que seu filho diz não quer dizer que ele não esteja dizendo uma palavra. A linguagem do seu aprendiz de papagaio pode parecer um monte de resmungos para você, mas, se prestar atenção, você perceberá que essa linguagem tem padrões rítmicos e inflexões parecidas com as da nossa fala (a expressão não se chama "língua materna" à toa). Essa linguagem prática chama-se "jargão" e, apesar de

não significar nada para você, é muito importante para que seu filho comece a ultrapassar as barreiras da língua ao falar consigo mesmo e com você, mesmo que ele ainda não saiba dizer uma palavra de verdade.

Seu pequeno está balbuciando mais do que apenas resmungos? Talvez ele já tenha avançado um ou dois degraus, falando sons de uma ou duas sílabas que imitam palavras reais, embora provavelmente ainda sejam difíceis de entender. "Ma" pode ser mamãe, "qué" pode significar "eu quero". Não tenha dúvidas de que você vai decifrar o código. No entanto, enquanto isso não acontece, você pode se sentir em um jogo ininterrupto de adivinhação ou, se o se seu filho combinar gestos aos sons (o que é muito provável), de mímica. Mas já é um começo.

Para dificultar ainda mais a interpretação dessas primeiras "palavras", é muito comum que seu filhe use sílabas isoladas ao tentar dizer frases completas, ainda que primitivas. "Guuu" pode ser "estou irritado", "dadá" pode ser "me dá aquilo ali".

Ficou confusa? Pois espere que ainda tem mais. Essas primeiras palavras podem ser multiuso. "Dadá" pode ser uma maneira de pedir um objeto, mas também pode significar "papai", ou ser usado para chamar a mamãe, a babá, o cachorro ou até mesmo um homem desconhecido na rua. Em diferentes ocasiões, "mamá" pode significar "Cadê a mamãe?", "Essa é a mamãe", "Mamãe, me dá comida" ou "Mamãe, me pega no colo". Ou pode estar se referindo ao papai ou a qualquer outra pessoa na vida de seu pequeno. Ou ser um rótulo que abarque todas as mulheres.

Seu filho vai demorar anos até dominar a fala perfeitamente, mas não demorará muito para que o abismo comunicacional entre você e ele comece a diminuir. Ele ficará melhor em falar, e você, em entender. Às vezes pode parecer que as comportas da compreensão estão se abrindo, só para voltar a se fechar em um momento de aparente atraso — principalmente se seu filho estiver mais ocupado do que o costume desenvolvendo habilidades físicas, se estiver doente ou tendo um dia daqueles (afinal, todos temos aquele dia em que não queremos falar com ninguém).

"Já vi crianças de 1 ano falando, mas minha filha parece não estar pronta. O que está acontecendo?"

A idade média em que uma criança diz suas primeiras palavras é entre 10 e 14 meses, e isso também vale para palavras que os pais não conseguem entender. No entanto, pode acontecer que uma criança comece a falar mais cedo, por volta dos 8 meses, ou mais tarde, perto dos 18. A idade em que sua filha começará a dizer seu primeiro "au-au" ou "dodói", ou outra palavra igualmente fofa, pode depender de:

Hereditariedade. Você ou seu marido foram falantes precoces ou atrasados? Vocês podem não lembrar, mas seus pais lembram. O desenvolvimento verbal das crianças pode seguir o mesmo ritmo do dos pais, não apenas porque uma facilidade (ou dificuldade) natural é hereditária, mas também porque os músculos da boca e da língua também são — acredite se quiser.

Ordem do nascimento. É muito comum que primogênitos falem antes por não terem (ainda) que competir pela atenção e pelo encorajamento dos pais. Quanto mais irmãozinhos, menos chance uma criança terá de receber atenção dos pais ao acertar uma palavra. Além disso, ela pode ter menos necessidade de falar por viver com pessoas acostumadas a entender bem a comunicação não verbal. É claro que esse padrão não é observado em todas as famílias. Falar pode ser contagioso e, assim como crianças pequenas às vezes pegam os resfriados que seus irmãos mais velhos trazem da creche, elas também podem pegar o "bichinho da fala" mais rápido. Por fim, uma criança com irmãos mais velhos pode aprender a falar mais cedo para conseguir finalmente ser ouvida.

Sexo. É muito comum que as meninas digam suas primeiras palavras mais cedo. É possível que os cromossomos contribuam com essa vantagem, mas o ambiente certamente o faz, já que, desde os primeiros dias, os pais costumam oferecer mais estímulos verbais a bebês meninas. Claro que isso não passa de generalização da questão. Algumas meninas começam a falar bem tarde, e certos meninos são os primeiros de seus amiguinhos a pronunciar as primeiras palavras.

Contato com a fala. Uma criança começará a falar mais cedo caso os adultos falem com ela também, regra que vale tanto para aquelas que se desenvolvem mais cedo quanto para as que se desenvolvem mais tarde. Se sua casa é bilíngue, sua filha pode demorar mais a aprender cada idioma do que demoraria aprendendo uma única língua, mas esse possível atraso será temporário e não superará os benefícios de se ter uma forte base bilíngue.

Aprender a falar

Seu filho é uma pessoa única em todos os aspectos, inclusive no desenvolvimento da linguagem. Por isso, tente não compará-lo a outras crianças de sua idade quando o assunto for o número de palavras que ele sabe dizer, o número de letras em uma palavra ou a quantidade de palavras em uma frase. Desde que seu filho esteja progredindo de modo estável, e não necessariamente rápido, está tudo certo. Como de costume, se você tiver preocupações recorrentes, ou mesmo aquele sentimento instintivo de que algo não está certo, procure o médico de seu filho. É mais provável que a resposta seja tranquilizadora, mas caso haja fundamento em suas preocupações, é sempre melhor descobrir o mais cedo possível.

De 12 a 15 meses. É impressionante o quão bem uma criança de 12 meses consegue se comunicar sem dizer uma única palavra inteligível. Seu homenzinho das cavernas puxa você pela calça até a cozinha, empurra suas pernas em direção à porta, aponta para um objeto desejado, responde a perguntas com acenos de cabeça ou grunhidos. Sempre que seu filho tentar se comunicar de forma ativa, você ficará impressionada com o quão engenhosas suas técnicas são. Perto do primeiro aniversário, a maioria das crianças já aprendeu a usar corretamente entre uma e cinco palavras, e aos 15 meses algumas já chegam a saber falar 15 palavras de verdade.

De 15 a 18 meses. A maioria das crianças dessa idade já diz cerca de dez palavras: "mamá", "papá" e "não", alguns substantivos como "água", "colo" e "suco" e alguns verbos como "quer" e "papar", por exemplo. Os faladores mais habilidosos já podem dizer entre 20 e 30 palavras. Seu pequeno pode se imbuir de significado ao emitir outros sons, mas, a essa altura, é provável que só você e outras pessoas próximas consigam entender o que ele quer dizer.

De 18 a 24 meses. Preparar, apontar... fogo! É na segunda metade do segundo ano de seu filho que ele engrena de vez o motor da linguagem. O vocabulário evolui a passos largos e, ao chegar aos 24 meses, é bem possível que seu pequeno já saiba usar entre 50 e 200 palavras. O mais emocionante tanto para você quanto para ele é o uso de frases elementares de duas ou três palavras: "água não", "beija vovó", "quer mamar".

Fique de olho. Se seu filho de 1 ano ainda não faz gestos e não aponta para o que quer, ou se ele não tenta se comunicar com você usando linguagem não verbal, converse com seu médico. O mesmo vale para se, aos 16 meses, você ainda não tiver ouvido seu filho dizer a primeira palavra. Alguns faladores menos apressados preferem passar pelo processo de aprendizado com muita calma, mas é possível que o médico recomende um teste de audição para averiguar se o problema é simples como algum resíduo retido no ouvido médio após uma infecção ou um resfriado ou um acúmulo de cera que esteja limitando a audição e, portanto, dificultando a fala. Pergunte ao médico se ele aconselha uma avaliação formal com um patologista da fala. Isso pode ser uma boa ideia caso seu filho:

- Não use mais que uma ou duas palavras até os 18 meses.

- Aparente ter linguagem receptiva fraca. A essa altura seu filho deve ser capaz de compreender perguntas básicas, atender a pedidos simples e reagir a frases fáceis.

- Não consiga se comunicar de forma não verbal — por exemplo, apontar para um brinquedo que esteja fora de seu alcance.

- Não consiga imitar sons e palavras simples. Se você disser "muu", seu filho pequeno deveria conseguir replicar com "muu" de volta para você.

- Tenha músculos da boca subdesenvolvidos. Se seu filho deixa cair comida da boca com frequência atípica, costuma rejeitar alimentos que requerem mastigação ou baba em excesso, esse pode ser seu quadro.

Caso um problema no desenvolvimento da fala seja diagnosticado, há terapias capazes de ajudá-lo de maneira significativa a superar o déficit em relação às outras crianças.

Creche. É um fato comprovado que conversar com crianças com frequência faz com que elas falem muito mais cedo, mas há outros fatores em jogo, incluindo os locais que os pequenos frequentam. Uma criança que frequenta uma creche pode aprender a falar mais cedo para ter suas necessidades atendidas ou se fechar ao sentir que não prestaram atenção nela. Aquelas que se socializam muito com outras crianças, principalmente com as mais velhas e falantes, podem acabar aperfeiçoando mais cedo suas habilidades verbais. Sabe-se que o ponto mais importante no processo de aprendizado é que a criança receba muitos estímulos verbais dos pais, dos avós, dos professores na creche, de babás e de outras crianças.

O cronograma. Ou seja, o cronograma pessoal de sua filha. Você já sabe disso, mas é importante repetir: sua filha é única e não deve ser comparada a outras crianças, no que tange tanto à fala quanto a qualquer outro aspecto. Não há dúvida de que cada palavrinha dita é mais um passo à frente, mas não se esqueça de que isso não é uma corrida. Crianças perfeitamente normais falam antes de andar, e outras fazem o inverso. Os quietinhos de hoje podem se tornar os tagarelas de amanhã. O cronograma de sua filha é único, assim como ela.

Lembre-se de que, antes de aprender a pronunciar uma palavra, sua filha precisa ser capaz de entender essa palavra. Quer usemos o nome oficial (linguagem receptiva) ou chamemos apenas de "compreensão", esse é o primeiro passo para que sua filha aprenda a falar, e é provável que ela já esteja dando esse passo sem que você perceba. Quando ela aponta para a caixa de cereal para mostrar o que quer de café da manhã, quando vibra de alegria ao escutar você dizer que irá levá-la ao parquinho ou quando pega o livro preferido ao ouvir o anúncio de que é hora de dormir, saiba que ela está praticando a linguagem. Mais, ela está construindo habilidades verbais vitais que serão aproveitadas ao máximo quando ela der o próximo passo: falar (ou, para usar o nome oficial, começar a usar linguagem expressiva).

Se sua filha não faz qualquer tentativa de dizer qualquer coisa e, principalmente, se parece não entender ou não ouvir o que você diz, converse com seu médico.

Generalizações

Você se pergunta por que seu filho pequeno aponta para o homem atrás de você na fila do caixa e o chama de "papá" — e espera que você fique orgulhosa, não mortificada? Isso ocorre porque crianças dessa idade não costumam ter a experiência necessária para serem específicas ao encarar o mundo de escolhas à sua frente. Por isso, elas generalizam, fenômeno cujo nome oficial é "superextensão". Se a mulher de cabelos grisalhos que convive com a criança é "gogó", então todas as mulheres de cabelos grisalhos que ela encontrar serão "gogó". Se um animal com rabo e quatro patas é um "totó", o nome valerá para gatos também. E quanto ao homem na fila do supermercado? Seu filho não estava falando de paternidade, e também não estava confundindo homens aleatórios com seu pai. Com tão poucas palavras no vocabulário, seu inventivo filhinho usa "papá" para identificar toda a categoria de pessoas com a aparência parecida com a do papai.

O que fazer quando seu filho compreender uma ideia geral, ou seja, escolher uma palavra que não é bem a correta, mas quase? Elogiar, reconhecer seu esforço e seguir em frente? Corrigir? Tente um pouco dos dois: "Ele é um homem. Papai é um homem também. Esse é um homem diferente do papai. Olha, aquele ali também é um homem. E aquele lá também." Ou: "Isso mesmo, esse bichinho tem quatro patas e um rabo que nem um totó, mas ele é um gato. Gatos fazem 'miau'." Aos poucos, seu filho assimilará palavras novas e, com elas, virá a habilidade de ser mais específico em suas definições. Mas não se engane,

pois isso também trará sua cota de momentos públicos constrangedores como "Por que esse homem tem uma barriga tão grande?" e "Por que aquela menina tem tantas bolinhas no rosto?".

Algumas crianças pequenas fazem o contrário da superextensão, algo chamado "super-restrição". Em vez de generalizar algo restrito, elas restringem o geral. Assim, todos os bichos de pelúcia viram "Barney", seu brinquedo preferido, e todos os cães viram "Rex", como o cachorro de vocês. A super-restrição é tão normal quanto a superextensão, e ambas desaparecem conforme a criança aprimora suas habilidades verbais. Enquanto isso, você pode ajudar a desvendar as ideias gerais, explicando ao seu filho: "Isso, ele é um totó, e o Rex também é um totó".

Frustração na conversação

"Sabemos que nossa filha está tentando falar conosco, mas não fazemos ideia do que ela quer dizer. Ficamos frustrados, e ela também."

Ah, se as crianças viessem com legendas!... ou um software de tradução instalado em seu disco rígido. Ou ao menos com um glossário.

Mas é claro que não é assim. Muito pelo contrário: os pequenos vêm com habilidades verbais primitivas que evoluem a um ritmo impressionante, mas nunca rápido o suficiente para satisfazer a sua urgência em serem compreendidos e a urgência de seus pais em compreendê-los.

Por mais que a complicada transição entre o balbuciar alegre e a comunicação efetiva seja frustrante para os dois lados da conversa, isso é totalmente normal. Com o tempo, o jargão típico à idade da sua filha irá evoluir para sílabas que parecem palavras, para palavras isoladas, blocos de palavras e, por fim, frases. Assim, não vai demorar até que ela esteja falando a sua língua e você esteja entendendo a dela. Ela pode até abrir o berreiro se você passar direto pela sorveteria, mas não será porque você não entendeu que ela quer sorvete, e sim porque você não parece inclinada a comprálo para ela.

Enquanto você espera que o abismo comunicacional desapareça, ou ao menos que diminua um pouco, tente lembrar que sua filha só quer ser compreendida. Além disso, assegure-se de:

- Ouvir com atenção. Pode haver uma consoante escondida em algum lugar da palavra que ela disse. "Aaa-ão" pode significar "mamão", "ca-o" pode ser "carro". Talvez não haja consistência no uso dos nomes: o mesmo som pode ser usado para se referir a coisas distintas, e a mesma coisa pode ser definida por palavras diferentes. Por isso, prestar atenção irá ajudá-la a reduzir o campo de possibilidades para cada "palavra".

- Olhar além de escutar. Você ainda não entende a linguagem verbal da sua filha? A linguagem corporal dela pode dizer muito mais. Procure pistas do que ela está tentando comunicar ao sorrir, fazer beicinho, erguer as sobrancelhas, bater os pés, dobrar ou esticar os braços. É claro que o mais fácil de compreender será o dedo apontado.

- Fazer da atividade de falar algo interativo. Ela precisa de toda ajuda disponível, então ofereça algumas ferramentas. Incentive-a. Diga: "Mostre o que você quer. Aponte com seu dedinho" ou "Leve-me aonde você quer ir", dando a mão para que ela conduza você.

- Não apressá-la. Mesmo em uma situação em que você já devia estar no carro 20 minutos atrás, pare por alguns instantes e tente entender o que ela está tentando pedir. Quanto maior a sua calma, menor a frustração de sua filha. Além disso, sua filha recebe o incentivo verbal mais positivo: "Quando eu falo, eles escutam."

Procure os sinais

Para quem ainda não fala, um dedo vale mais do que mil palavras. Crianças pequenas fazem tudo ao seu alcance para tentar diminuir o déficit de compreensão: soltam grunhidos, batem os pés, atiram-se nos bichinhos de pelúcia em uma loja. Mas as mais sagazes costumam entender bem rápido que a melhor ferramenta de comunicação não verbal está em suas mãos... e em seus adoráveis dedinhos gordinhos. Uma criança que não sabe dizer "quero biscoito" pode pegar você pela mão e guiar o caminho até o armário onde fica o estoque de guloseimas da casa e, se seu filho quiser brincar no quintal, ele pode apontar para os brinquedos que estão do lado de fora. No entanto, alguns pequenos ainda mais criativos se comunicam através de sinais.

Alguns sinais são universais e atemporais, e é provável que você mesmo tenha usado muitos deles em seus tempos pré-verbais: acenar com as mãos para dizer "Quero sair daqui", fechar os dedos formando um copo e levar a mão à boca para sinalizar "Quero uma bebida", passar a mão na barriga para dizer que está com fome. Outros sinais menos intuitivos são aprendidos com facilidade, como as mãos juntas sob o lado da cabeça para indicar sono ou o dedo indicador encostando o nariz para dizer "cheiro". Você pode ensinar um sistema consagrado de linguagem de sinais para bebês ou criar seus próprios gestos. Para ambos os casos, pesquisas comprovam que ensinar sinais ao seu filho não irá desacelerar seu desenvolvimento da fala. Muito pelo contrário, é provável que esteja ajudando-o em seus esforços verbais ao reduzir a frustração e aumentar a confiança na capacidade de comunicação. Certifique-se apenas de que os sinais venham acompanhados de palavras — não há problemas em fazer o gesto do sono, desde que você diga: "Você está com sono, está na hora da soneca." Para saber mais a respeito dos sinais, consulte *O que esperar do primeiro ano.*

GÊMEOS

Palavras em dobro

Você mal pode esperar para ver seus pequenos conversando, mas parece que esse dia não vai chegar nunca? Se comparado ao de outras crianças, o desenvolvimento da fala em gêmeos costuma acontecer em um ritmo diferente, geralmente mais lento. Veja por quê:

Desenvolvimento mais lento. Pesquisas comprovam que gêmeos costumam apresentar mais atrasos na fala do que não gêmeos, ainda mais quando se trata de meninos, cujo atraso pode chegar a meses. Isso pode ocorrer devido a um quadro de prematuridade, de peso baixo ou de complicações ao nascer, três fatores de maior ocorrência em gêmeos, ou devido ao sexo, já que até filhos únicos podem desenvolver a fala em um ritmo mais lento do que filhas únicas. No entanto, a explicação mais comum é muito simples: eles têm alguém falando com eles com menos frequência. Estudos indicam que, por motivos óbvios, pais de gêmeos falam menos com cada criança individualmente, já que teriam que dizer tudo duas vezes. O resultado de menos exposição à linguagem mais direcionada é um possível atraso no desenvolvimento da fala.

Menos palavras. Pesquisas também mostraram que, quando começam a falar, gêmeos tendem a falar menos, usando menos palavras e, mais tarde, frases mais curtas. Isso provavelmente se deve ao fato de que os gêmeos não precisam de tantas palavras para se comunicar um com o outro. Já que suas necessidades e vontades costumam ser muito similares, eles se entendem bem ao usar sinais com as mãos, contato visual e até mesmo a intuição. Como consequência, gêmeos costumam ser crianças de poucas palavras, pelo menos nos primeiros anos de seu desenvolvimento.

Língua secreta. Seus gêmeos parecem falar uma espécie de dialeto entre si que é completamente ininteligível para o resto do mundo? No jargão da medicina, isso se chama criptofasia ou idioglossia. Sobre que assunto seus filhos conversam em seu idioma secreto? É improvável que sejam fugas do berço na calada da noite ou uma rebelião por causa da cadeirinha no carro. Os especialistas acreditam que isso seja menos uma questão de manter uma comunicação secreta entre si, e mais uma consequência de um imitar o outro em suas tentativas rudimentares e pouco precisas de falar. Enquanto um filho único tem como modelos de linguagem os adultos à sua volta, gêmeos costumam ter como referência a fala ainda incipiente um do outro, cheia de pronúncias incorretas e homicídios gramaticais. É comum que os erros de um sejam repetidos por ambos. Está difícil decifrar o código? Não se preocupe. Essa linguagem particular, que é normal e temporária, costuma ser abandonada até os 5 ou 6 anos.

Relações públicas. Em caso de irmãos gêmeos, um está sempre cuidando do outro, o que é uma coisa boa — a não ser que isso signifique que um deles sempre fala pelos dois. Em alguns casos, um gêmeo pode assumir a responsabilidade verbal pelo outro ao, por exemplo, pedir o leite que ambos desejam. Assim, é provável que o desenvolvimento verbal do gêmeo "sem fala" seja mais lento.

Para incentivar o desenvolvimento da linguagem, adote todas as dicas deste capítulo, mas não deixe de:

- Falar com cada gêmeo separadamente. Embora ninguém espere

que você vá passar a vida dizendo tudo duas vezes, dedique alguns momentos de todos os dias a conversar individualmente com seus filhos. A interação e comunicação mano a mano pode ajudar seus gêmeos no desenvolvimento da fala.

- Encorajar cada filho a falar sozinho. Um de seus gêmeos é porta-voz do outro? É normal que seus filhos sejam mais ou menos extrovertidos, já que são donos de personalidades diferentes, mas, caso você perceba que um está sempre tomando a frente do outro nas conversas e impedindo que ele fale, tente quebrar o monopólio do discurso, dizendo "Julia, a Gabriela me disse que você quer alguma coisa. Que tal você me dizer o que você quer?". Assegure-se também de deixar cada gêmeo falar por tempo suficiente, mesmo que seja mais fácil entender um do que o outro.

- Variar. Ofereça muitas oportunidades para que seus filhos interajam com outras crianças, não apenas um com o outro. Fazer passeios em locais públicos como parquinhos e ter um grupo de amiguinhos dará a seus filhos a chance de mimetizar outros modelos de linguagem e de aprender com eles.

- Não falar a língua deles. Mesmo que você consiga decifrar o dialeto particular de seus gêmeos, não o use, por mais bonitinho que seja. Responda a língua de seus filhos com o idioma dos adultos, para que eles aprendam as palavras de verdade.

- Ter paciência. Até a pré-escola, a maioria dos gêmeos já alcançou os demais no que diz respeito às habilidades comunicacionais. Caso seus gêmeos ainda não tenham combinado duas palavras simples ou ainda tenham menos de vinte palavras em seu vocabulário ao completar 2 anos, converse com um pediatra e pense em fazer uma avaliação de fala. O mesmo vale se pessoas de fora da família não conseguirem entender mais de 25% do que os seus gêmeos dizem.

Perda de vocabulário

"Nosso filho passou algum tempo usando uma variedade ampla de palavras, mas, nos últimos 10 dias, parece estar usando menos palavras. Seu vocabulário não deveria estar aumentando em vez de diminuir?"

Antes de presumir que seu filho está perdendo vocabulário, o que é improvável, dê um passo para trás e veja seu panorama de desenvolvimento por completo. Pergunte-se quais habilidades seu filho desenvolveu na última semana. Ele aprendeu a chutar uma bola? Pintar com um pincel? Subir escadas? Talvez a usar o garfo, a usar seu novo carrinho de brinquedo ou a montar um quebra-cabeça? Na verdade, ele deve estar tão determinado em aperfeiçoar a "habilidade da semana" que deixou de lado a prática de outras, como adicionar novas palavras ao seu vocabulário. Isso é comum entre as crianças dessa idade. Numa semana, concentram-se em habilidades verbais, na próxima, em habilidades físicas e, na semana seguinte, em habilidades sociais, e então retornam às verbais. Assim, desenvolvendo-se em ciclos, as crianças tentam aperfeiçoar a maioria de habilidades possível.

O dom de tagarelar

Seu filho ainda não completou 2 anos e já é um tagarela, capaz de falar frases de quatro ou cinco palavras? Seu vocabulário já ultrapassou a marca das quatrocentas palavras, ou você já até perdeu a conta? Se esse for o caso, você pode ter em casa um "falante precoce".

Embora os falantes precoces façam isso muito bem, é importante lembrar que é provável que exista uma grande distância entre o que o seu filho consegue falar e o que ele consegue de fato entender. Em outras palavras, só porque ele sabe dizer "Não derramarei o suco de laranja" não quer dizer que ele tenha se desenvolvido o suficiente para conseguir servir o suco sem entornar. Além disso, lembre-se de que seu filho suga palavras como um aspirador de pó; é bem provável que ele ouça e repita frases que você preferia que ele não ouvisse ou repetisse — pelo menos não em público. Por isso, cuidado também com o que você diz.

Também é possível que seu filho esteja passando pelo hiato por que passam muitas crianças após dominar suas primeiras palavras. A pausa dá aos pequenos o tempo necessário para consolidar os ganhos e fortalecer vocabulários receptivos (ou seja, palavras que compreendem), para que então estejam prontos para aprender uma nova lista de palavras.

Talvez seu pequeno esteja se sentindo intimidado pela pressão de usar ou expandir seus truques verbais recém-adquiridos. Dê uma folga ao seu filho caso perceba que você ultrapassou a tênue linha que separa o incentivo e a pressão. Incentive-o, mas tente evitar fazer com que ele se sinta intimidado, o que pode fazê-lo se fechar.

Outro motivo para um regresso temporário na fala pode ser uma gripe que está começando, assim como qualquer distúrbio na rotina ou na vida de seu filho. Se for esse o caso, trate-o com muitos abraços, carinhos extras e reafirmação e logo ele estará matraqueando de novo.

Se a perda de vocabulário de seu filho parecer se estender mais do que o normal, mencione suas preocupações na próxima visita ao pediatra.

Fala pouco clara

"Nos últimos tempos, nossa filha desandou a falar. Mas acho que nenhuma das palavras que ela diz sequer chega perto de estar correta. Isso é normal?"

A pronúncia imperfeita (e geralmente tão adorável) é o padrão durante o segundo ano até mesmo das crianças que parecem um motorzinho de falar. É muito comum que só a mãe e o pai, e talvez outro cuidador habitual, sejam capazes de traduzir a fala de uma criança pequena (e, mesmo assim, sua taxa de acerto não é de 100%). Na verdade, é só por volta dos 3 anos que a maior parte dos pequenos deixa de enrolar a língua e começa a desenvolver a pronúncia correta, com resultados ainda longe da perfeição.

É fácil entender por que é tão difícil entender a sua pequena, ainda mais se considerarmos as limitações da boca que são características da idade. Ela ainda não é capaz de manipular a língua e os lábios de modo a produzir a maioria dos sons de consoantes, habilidade que boa parte dos adultos pode não se dar conta de possuir. Tente ler este parágrafo em voz alta sem usar a língua ou os lábios para entender o tamanho do desafio de sua filha. Ao deparar com um som que não consegue replicar, ela o substitui por um que já tenha dominado ou o suprime. Dessa forma, uma criança que tem dificuldade de dizer a letra G pode chamar gato de "cato", outra pode dizer "tota-tola" ao invés de Coca-Cola, e outra que não souber falar o R direito pode acabar falando "passainho" ao invés de passarinho. Palavras longas podem acabar abreviadas, de modo que biscoito vire "coto". É também muito comum trocar o R pelo L, e o F pelo V, ou trocar letras dentro de uma palavra (ônibus vira "ôbinus").

A clareza não é a prioridade de sua filha nesse momento, e sim aprender a se expressar. Com o tempo, palavras limpas tomarão o lugar dos adoráveis equívocos de pronúncia, embora é certo que você sempre se lembre dos erros mais graciosos e, para o desespero da adolescente que sua filha será no futuro, decida compartilhá-los com os namorados dela. Nesse meio-tempo, não tire sua filha do sério com muitas correções à sua pronúncia — sabemos que você ama o jeito com que ela diz "falofa".

Uma palavra de cada vez

"Meu filho tem um vocabulário bem grande, cerca de cem palavras, mas costuma usar apenas uma ou duas de cada vez. Quando ele começará a falar frases inteiras?"

Imagine-se de mudança para um país estrangeiro cuja língua você desconheça por completo. Primeiro você se comunicaria com as pessoas fazendo gestos, sorrindo, apontando, dizendo uma palavra mal pronunciada aqui e ali. Conforme seu vocabulário fosse aumentando, você começaria a juntar duas ou três palavras de cada vez, em frases de estrutura rudimentar. Como a gramática é sempre o mais difícil de conquistar, você demoraria bem mais para começar a falar frases completas. O mesmo vale para seu pequeno, que só agora começou a aprender a falar o português. Ele pode acumular novas palavras a um ritmo impressionante, talvez já tenha dominado algumas combinações de duas palavras como "quer mamãe" e "água não". Se for realmente precoce, pode até estar progredindo em frases de três palavras que combinem substantivos e verbos, como "papai lê livro". No entanto, é improvável que ele construa uma oração simples antes de completar 2 anos e, se você mal pode se conter para ouvir uma oração completa e gramaticalmente consistente, saiba que vai ter que esperar até o terceiro aniversário.

É claro que, quanto mais frases seu filho ouvir, mais rápido ele aprenderá a dizê-las. Por isso, passe com ele algumas frases simples, mas completas, e evite falar como bebê. Diga: "Agora nós vamos embora" em vez de "João, dá tchau-tchau". Acrescente mais palavras quando ele disser uma das frases de uma ou duas palavras. Quando ele disser "carrinho", responda: "Você quer o seu carrinho? Aqui está o seu carrinho." Leia em voz alta livros com rimas simples e, depois que ele já conhecer bem o texto, deixe que ele termine a última palavra de cada estrofe. Depois, veja se ele consegue repetir as duas ou três últimas palavras e, por fim, deixe-o dizer toda a última linha.

Como sempre, cuidado para que o incentivo não se transforme em pressão. Não deixe de conversar com seu filho, e antes que você perceba, ele estará falando frases completas.

TUDO SOBRE:
Ajudar seu filho a falar

Bebês já nascem comunicadores e, no início, seu choro diz tudo: "Quero leite!", "Uma fralda nova aqui, por favor" e "Quero colo!". No entanto, conforme a necessidade de se conectar com outras pessoas fica mais forte (principalmente com pessoas importantes como a mamãe e o papai), os bebês acrescentam o sorriso às suas ferramentas comunicacionais. Depois o beicinho. Depois pequenos sons típicos de bebê. Sons respirados. Sons de vogais. Sons de vogais combinados a sons de consoantes. Sons aglomerados. Jargão mimetizando palavras, seguido por palavras de verdade, grupos de palavras de verdade e, por fim, frases gramaticalmente completas. No espaço de dois anos, um bebê chorão vai de zero a 250 palavras (metade das quinhentas tipicamente usadas em uma conversa de adultos). Um ano depois, e o vocabulário de seu pequeno já se aproxima de mil palavras, número que deve dobrar mais uma vez em questão de alguns anos.

Algumas crianças falam mais cedo, e outras passam pelo processo com menos pressa. Independente do calendário verbal de seu filho, eis algumas maneiras de ajudá-lo a atingir seus objetivos:

Expanda as fronteiras. Esse mundo pode ser mesmo muito pequeno, mas seu filho vê o dele aumentar a cada dia. Ao garantir que seu pequenino vivencie um ambiente e experiências cada vez mais amplas, você estará ajudando seu vocabulário a expandir também.

Leve-o para passear no jardim zoológico e depois reforce os conceitos aprendidos durante o passeio com livros sobre animais ("Lembra-se do macaco que vimos no zoológico? Ele estava se pendurando na árvore!", "Essa é a girafa. Você viu a girafa, lembra-se daquele pescoço comprido?"). Leve-o ao parque e mostre as flores ao seu filho, incentive-o a sentir seu perfume. Chame sua atenção para os passarinhos cantando e as crianças brincando. Até a tão temida ida ao supermercado é terreno fértil para a construção de vocabulário e conceitos. O sorvete é "gelado", os bolinhos na seção de padaria são "cheirosos", é preciso ter "cuidado" com os ovos para que eles "não quebrem", esta caixa de cereal é "pequena", enquanto aquela é "grande". Transforme seu filho em um minimeteorologista ("Hoje está calor", "Olha a chuva!), físico ("Se pusermos esse cubo de gelo na água quente, ele derrete!"), arquiteto ("Vamos misturar areia e água para fazer um castelo") e cientista social ("Aquela menina parece feliz", "Aquele moço está com uma cara triste").

Fale pelos cotovelos. Não é exagero ressaltar o que parece óbvio: quanto mais você falar com uma criança, mais cedo ela começará a falar de volta com você. Então fale como uma matraca. Através das suas palavras, até as atividades mais cotidianas podem parecer emocionantes para seu filho: "Hoje vamos ter cenourinhas no jantar. Cenoura é tão gostoso, hummm!". Ao mesmo tempo que fala, mostre os objetos para facilitar a compreensão: "Olha, uma cenoura! Primeiro a gente descasca a cenoura. Aí a gente pica a cenoura. Agora a gente cozinha a cenoura. Hummm, cenoura!"

Repita, repita, repita. Não esqueça o truque mais antigo do manual de ensinar a falar: a repetição. Não basta ouvir apenas uma vez. Seu filho precisa ouvir palavras e frases muitas e muitas vezes para que elas comecem a fazer sentido.

Fale como adulto. Os erros de pronúncia mais fofos saem da boca das crianças e, se você ainda não ouviu nenhum, saiba que vale a pena esperar. É tentador imitar essas tentativas adoráveis de se comunicar, mas seu pequeno linguista se beneficiará mais ao ouvir as palavras da forma correta. Quando seu filho disser "cocoito", elogie seu esforço ao mesmo tempo que ensina a pronúncia correta: "Isso mesmo, biscoito." Usar alguns diminutivos e termos familiares como "totó" ou "naninha" não atrapalhará o desenvolvimento do seu filho, mas use as palavras corretas na maior parte do tempo.

Animação. Você pode até ter jurado que jamais falaria com seu filho naquele tom de voz afetado e animado em excesso que é tão comum entre os pais, mas: a) no fundo, você sabe que quer fazer isso; e b) inflexões ascendentes e descendentes fazem com que seu filho se familiarize melhor com as palavras. Além disso, uma fala animada será mais interessante para seu filho do que um discurso monótono.

Rotule. Identifique todas as coisas à volta de seu filho para que ele aprenda sempre novas palavras. Para todas as coisas (ou pessoas) que vocês virem, aponte e identifique com uma palavra. Isso vale para quando seu filho estiver na rua (caminhão, menina, bicicleta, semáforo, cachorro, carrinho, árvore) ou em casa (mesa, colher, copo, sofá, abajur, panela), na fila do supermercado (homem, mulher, bebê com balão de gás). Rotular objetos em livros é uma oportunidade para que seu filho aprenda a identificar coisas que ele provavelmente não encontra em seu cotidiano: elefante, barco, floresta, lagarta, avião.

Leia um livro. A história na hora de dormir é o momento preferido de todos, e também é uma oportunidade para mais do que diversão entre os pais e a criança. É claro que o forte dos livros infantis são as imagens, mas eles também são cheios de palavras. Mesmo que seu filho ainda não conheça o nome de tudo, apontar para as figuras ao dizer como aquilo se chama pode ajudar a conectar o nome à imagem. Consulte a página 347 para mais informações sobre leitura.

Cante uma canção. Existe um motivo para algumas músicas serem *hits* para muitas gerações de crianças: melodias cativantes, simplicidade verbal e o uso de palavras repetidas à exaustão. Cante os clássicos infantis com seu filho e aprenda novas músicas. Cante alto ao som de um CD player ou um iPod ou sem qualquer acompanhamento — sua voz sempre será música para os ouvidos do seu pequeno, mesmo que não agrade tanto as outras pessoas. O sucesso é garantido para músicas que envolvem bater palmas, gestos e outras interações, como a música da Dona Aranha, a dos dedinhos, "Cabeça, ombro, joelho e pé" e outras.

Fique ligada. Você gosta quando prestam atenção em você, não é? Quando seu filho quiser bater um papo, seja toda ouvidos — e olhos também, já que o contato visual é parte essencial da comunicação. Não é necessário deixar tudo de lado se estiver no telefone ou no meio de algo importante, mas, na próxima oportunidade, dê a atenção que seu filho merece por seus esforços para se comunicar com você. No entanto, lembre-se que crianças pequenas também gostam de falar consigo mesmas, com brinquedos e com animais, então não se intrometa caso não seja você o destinatário das atenções do seu filho.

RSVP. A sigla em francês significa "responda, por favor", que é um bom mantra para quem tem filhos pequenos. Responda quando seu pequeno falar com você, mesmo se não entender nenhuma palavra. Pense assim: se uma pessoa que não falasse sua língua tentasse dizer algo, você tentaria entender e se esforçaria para responder, nem que fosse com o bom e velho "sorria e concorde". Seu filho também está aprendendo uma língua nova, mas ainda está longe de ser fluente. Entenda o que puder, adivinhe o que não puder com ajuda da linguagem corporal, pedindo que seu pequeno aponte para o que ele quer, mas, mesmo quando não conseguir compreender patavinas, RSVP. Pode ser com um sorriso amistoso e um convincente "Hummm, que interessante. Fale mais". Qualquer reação positiva serve de incentivo para os esforços verbais de seu filho.

Passe o microfone. Em alguns casos, principalmente em casas com outras crianças competindo para ver quem sobe no palco, os pequenos têm menos oportunidades para mostrar suas habilidades verbais. Por isso, assegure-se de passar o microfone também para os menores.

Não facilite muito. Aprender a se comunicar é um trabalho árduo. Se você se antecipar a todas as necessidades de seu filho, ele terá menos incentivo para trabalhar em suas habilidades verbais. Os resultados não importam tanto, mas o ideal é que seu pequeno sempre tire nota máxima em matéria de esforço.

Perguntar não ofende. Seu filho pode não ser muito bom em dar respostas (pelo menos, não respostas que outras pessoas sejam capazes de entender), mas fazer perguntas é uma das melhores maneiras de fazê-lo falar, por isso capriche nas perguntas: "Está com fome?", "Que livro você quer ler?". Nessa idade, respostas podem vir em todos os formatos e tamanhos, como um grunhido, um dedo apontando, um aceno com a cabeça — embora, caso seu filho ainda não tenha entendido bem a dinâmica dos acenos de cabeça, pode acabar dizendo "não" quando queria dizer "sim". Todos esses gestos e sons são importantes, já que qualquer espécie de resposta é sinal de que seu filho está ouvindo, compreendendo e tentando se comunicar. Depois que seu pequeno responder à sua maneira, complete com as palavras inteiras: "Ah, você quer o livro do coelhinho!".

Explore cada palavra. Falar com seu filho de forma clara e concisa (e animada) é o ideal, mas, quando ele começar a entender melhor, tente escolher uma palavra e explorá-la em diferentes contextos: "Está vendo a bicicleta? Olha, o menino está andando de bicicleta" ou "Isso mesmo, isso é uma flor. A flor tem um cheiro bom". Quando a palavra estiver consolidada no vocabulário de seu filho, use-a em uma frase com um adjetivo: "Vamos cheirar as flores bonitas?", "Papai está cantando uma música engraçada". No caso dos verbos, você pode inserir advérbios: "Está chovendo muito", "Estamos andando rápido". No entanto, não sobrecarregue as conversas com seu filho. A ideia é manter o contato simples e adicionar novas camadas gradualmente. Quanto aos advérbios, é bom usá-los sem esquecer que são nuances na estrutura das frases. É bom usar os pronomes ("eu", "nós", "você") acompanhados dos nomes a que se relacionam: "Papai está com fome. Eu estou com fome", "Isabela está na banheira. Você está na banheira".

Seja um tradutor. Experiência anterior não é um pré-requisito, só muita vontade de servir de intérprete entre seu filho e o mundo. Suponha que a moça do caixa diga: "Eu tenho balões de gás para dar para meninos bonitos como você. Quer um balão?". Espere que ele responda, mas, se ele ficar com aquele olhar perdido ou começar a balbuciar algo que só quem fala a língua dele pode entender, ajude. Você: "Quer um balão?". Seu filho: dá um gritinho animado, pula de alegria e estica as mãos para o balão. Você: "Diz 'obrigado' para a moça." Ele: "'i-ado". Você: "Ele disse 'obrigado'." Comunicação bem-sucedida. A moça do caixa ficou feliz, seu filho ficou feliz e você ficou feliz.

Tape os ouvidos. Crianças pequenas são verdadeiras esponjas de linguagem e absorvem a maioria das palavras que ouvem, o que inclui determinadas expressões que você não gostaria que ele ouvisse — muito menos que repetisse na próxima reunião de família.

Não acredite em tudo o que ouvir. Outro aviso: crianças pequenas nem sempre querem dizer o que dizem, e nem sempre dizem o que querem dizer. Isso não vale apenas para expressões, digamos, impróprias, mas também para palavras ou conceitos que ainda estão um pouco além da sua compreensão. Por isso, quando seu filho prometer algo, saiba que talvez essa promessa não seja muito sólida.

Liberdade de expressão. Sua missão é encorajar seu pequeno a falar, e não pressioná-lo para que ele fale. Incentive o desenvolvimento verbal, mas deixe que a natureza siga seu curso. Encoraje, desafie, mas não transforme a vida de seu filho em uma aula de português que não acaba nunca — ou em uma sucessão infinita de "puxação de saco". Falar já é, em si, uma grande recompensa, portanto celebre cada palavra nova que ele aprender (ou tentar aprender), mas não faça um escarcéu a cada sílaba dita.

Saiba quando parar. Seu pequeno ouvinte está com um olhar atordoado? Talvez seu filho esteja saturado por hoje ou talvez precise de um tempo para descansar ou falar sozinho. Deixe-o quieto, e retome a conversa mais tarde

CAPÍTULO 9

Aprendizado

NÃO É PRECISO ressaltar que as crianças entre 1 e 2 anos de idade têm muito a aprender. Nessa idade especialmente influenciável, elas não só estão preparadas para a tarefa como também estão mais qualificadas do que nunca para isso. Avance uns dez anos no tempo e talvez você terá que reclamar com o seu filho, importuná-lo e atormentá-lo para que termine os deveres de álgebra ou finalize os relatórios sobre os livros que leu para a escola (ou mesmo para que comece a fazê-los... pelo menos antes da noite de domingo). Por ora, a curiosidade naturalmente insaciável e a determinação obstinada para descobrir as coisas são o que movem a sede dele de aprender. Neste segundo ano de vida, o aprendizado de todos os tipos se dá num ritmo impressionante, mas, mesmo assim, se você é como a maioria dos pais, é provável que se pergunte se isso está acontecendo rápido o bastante (ou tão rápido quanto acontece para o resto da turma... "Mas será possível? Aquela criança um mês mais nova está mesmo soletrando o ABC?"). Existe algo mais que você deveria fazer, ensinar, programar? E o que dizer sobre televisão, computadores e aulas — eles têm lugar na agenda educacional do seu pequeno aprendiz? Esqueça todas as regras que são ditadas por aí e relaxe. Enquanto o seu filho curioso e ativo está acordado, o aprendizado não para de acontecer.

As preocupações comuns

Letras e números

"Algumas crianças com quem a minha filha brinca conseguem soletrar parte do alfabeto e contar até cinco. Ela tem quase 2 anos e não parece interessada em aprender nada disso. Será que vai ficar atrasada quando entrar na pré-escola?"

Não é preciso ficar obcecada com cartões de memória nem cantar a música do ABC à exaustão. Nem ficar contando os números até que vocês duas enlouqueçam. Embora provavelmente não haja nada de errado com uma criança dessa idade que saia na frente em termos de aprendizado (a não ser, é claro, que seja pressionada para isso), tampouco existe alguma obrigatoriedade nesse sentido. Por mais que as crianças que tenham tido preparação anterior à pré-escola quanto a letras e números possam apresentar uma vantagem temporária, alguns estudos mostram que elas não necessariamente se mantêm à frente da turma. Além disso, mesmo aquelas que começam de certo modo no pelotão de trás em geral acabam alcançando os colegas.

Portanto, nada de começar a se preocupar com os boletins agora. O fato de a sua filha não ter muito interesse por assuntos escolares nessa idade tão tenra não significa que ela não apresenta inclinação para o estudo. É provável que esteja ocupada desenvolvendo outras aptidões que lhe são mais importantes no momento e também mais interessantes e divertidas. Deixe-a à vontade — haverá muito tempo para questões acadêmicas (além do mais, você está mesmo com pressa para os deveres de casa?). Enquanto isso, em vez de insistir no ABC e no 1-2-3 (é provável que ela se desligue por completo se você o fizer), apenas incorpore-os às experiências cotidianas. Fale com ela. Leia para ela. Compartilhe alguns livros simples e bem coloridos que tratem das letras. Escreva o nome dela em letra de forma, com clareza, usando giz de cera, e depois prenda o papel à geladeira. Em seguida, aponte e diga: "A de Amanda e também de amora." Conte os degraus ao subir uma escada ou os biscoitos que oferecer a ela. Mostre-lhe "aqui tem mais cereal" e "aqui tem menos cereal". Corte os sanduíches em triângulos, quadrados, retângulos e círculos e fale o nome das formas. Acima de tudo, em vez de compará-la com os colegas aparentemente mais avançados (que podem se comportar assim porque os pais exageram na instrução), valorize-a do jeito que ela é. Alimente o amor natural que uma criança dessa idade demonstra pelo aprendizado — independentemente da forma que isso adquira nesse momento.

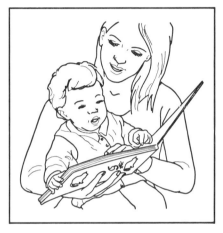

Ler livros com as crianças, desde cedo, ajuda a incentivar o amor pela leitura.

Como criar um leitor

"Tento ler para o meu filho sempre que possível, mas ele não presta atenção de verdade. Como fazer para que ame os livros?"

Seu filho se mostra mais ávido por movimento do que por leitura? Poucas crianças na faixa de 1 ano de idade têm a capacidade de se concentrar até o fim de uma história longa, e muitas nem chegam à página dois do primeiro livro, pois logo a distração se instala e ele começa a se contorcer. Trata-se mais de uma indicação acerca da idade do seu filho do que do futuro dele como leitor. Ainda assim, é possível estimular o amor pela leitura muito antes de ele aprender a diferença entre um "A" e um "Z", mesmo com as limitações ligadas à concentração. Eis algumas dicas:

Seja seletiva. Escolha livros com ilustrações grandes, nítidas, vivas e alegres e textos simples e curtos, que incluam palavras conhecidas. Por ora, passe longe de imagens abstratas — será mais difícil prender a atenção do seu filho se ele não conseguir identificar o que vê. Embora a maioria das crianças dessa idade prefira livros com rimas (por mais que as palavras não signifiquem muita coisa, o ritmo encanta), agora é um bom momento de apresentar histórias bem simples escritas em prosa — para começar, uma ou duas breves frases por página. Livros em papel grosso e resistente são ideais para o seu filho "ler" sozinho. Deixe os mais delicados (em especial aqueles com *pop-ups*) para sessões supervisionadas. Os de plástico são ótimos para a hora do banho (um excelente momento para um pouco de leitura), mas seque-os por completo depois de cada imersão para evitar o mofo. Fora isso, o seu filho com certeza irá adquirir uma boa quilometragem a partir de livros que emitam sons ou venham com chips de áudio (embora você talvez ganhe uma dor de cabeça em troca).

Seja persistente (mas não autoritária). Ele logo perde o foco depois das primeiras páginas? Libere-o da sessão de leitura, mas não desista na vez seguinte. Em geral, a persistência compensa, mesmo nos casos das crianças mais agitadas. Estabeleça um momento diário para a contação de histórias (o horário ideal é depois do banho e antes da hora de dormir, uma vez que nesses períodos o excesso de energia possivelmente já diminuiu). Caso você tenha tempo pela manhã — antes que o motor dele esteja a todo vapor —, uma sessão de leitura afetuosa em uma poltrona confortável ou mesmo na sua cama também pode ser uma boa opção. Por mais que não dure muito ou que o seu filho esteja mais interessado em acariciar o gato ou subir e descer da poltrona, esse momento se tornará, por fim, um ritual precioso — que vocês dois continuarão a apreciar muito tempo depois de o seu filho começar a ler por conta própria. Isso se você não for muito autoritária. Mantê-lo refém no seu colo até o fim de um livro — para muito além do momento em que a escuta passou a ser uma tarefa árdua — pode torná-lo rebelde em relação à leitura.

Seja criativa. Você sabe melhor do que qualquer escritor o que interessa mais a seu filho. Se ele parecer confuso ou frustrado com uma determinada linguagem, não se sinta na obrigação de ler as palavras *ipsis litteris*. Fazer uma certa edição criativa pode aumentar em muito o nível de compreensão e interesse da criança (e você não irá infringir nenhuma lei de direito autoral). Transforme um parágrafo em apenas uma frase, use palavras mais simples no lugar daquelas que o seu filho não entende, acrescente comentários e explicações quando necessário. Se o texto de uma história parecer muito complexo para ele, concentre-se nas ilustrações ("Repare neste cachorrão e neste cachorrinho", ou "O que será que tem dentro da cesta dessa menina?").

O ABC das boas maneiras

Eles agarram, empurram e furam fila. Comem com as mãos e mastigam de boca bem aberta. Nunca dizem "obrigado" nem "por favor" espontaneamente, sem incentivo (e mesmo assim, ainda é algo incerto de acontecer). Chutam e berram para conseguir o que querem e também chutam e berram quando não conseguem o que querem.

Em suma, as crianças dessa faixa etária rompem todas as regras de etiqueta social já estabelecidas e quase todos os códigos de conduta que conhecemos. Ainda assim, quer queira acreditar quer não (e talvez você ache especialmente difícil de acreditar ao ver o seu filho arrebatar a pá do coleguinha, usar a calça limpa como guardanapo ou bater na geladeira para conseguir uma bebida), dentro de cada minibárbaro existe uma miniatura de Sr. ou Sra. Bons Modos, pronta para ser treinada para a vida no mundo civilizado.

Então, que comece o treino. Na verdade, serão necessários alguns meses até que os empurrões e as pancadas cessem, alguns anos até que você possa contar com um "por favor" ou "obrigado" automático ou com hábitos à mesa que não façam o seu estômago se revirar. Contudo, as crianças que saem na frente e aprendem logo o ABC da etiqueta têm chances reais de crescerem de forma bem-educada. Seguem algumas dicas para iniciar o seu filho no caminho da civilidade:

Estabeleça a base correta. As boas maneiras não consistem apenas em ser versado em matéria de por favores e obrigados, saber quando se sentar e quando se levantar ou localizar o talher certo para cada prato servido. O princípio subjacente é a consideração pelos outros. Trocando em miúdos, dizer "por favor" e "obrigado" deveria significar que você se importa e não apenas que é bem-educado. Portanto, para criar uma criança bem-educada de verdade, ensine o "por quê" das regras de etiqueta, além do "como". O objetivo é estimular os comportamentos que vêm de forma intuitiva a partir do coração, e não como parte de um manual (damos prioridade aos nossos convidados na hora de servir um prato ou ajudamos uma senhora de idade pegando seu troco que caiu no chão não apenas porque essa é considerada a atitude mais educada, mas porque se trata da atitude mais gentil). O fato é que uma criança que é educada para ser atenciosa acaba se tornando uma pessoa cortês ao crescer.

Dê bons exemplos. A melhor maneira de ensinar os bons modos ao seu filho é adotando-os você mesmo, claro. Assim, diga "obrigada" ao motorista de ônibus, diga "por favor" à atendente atrás do balcão da delicatessen e "desculpa" quando esbarrar em outro comprador dentro de uma loja cheia; coma com um guardanapo sobre o colo, mastigue de boca fechada e peça para lhe passarem a pimenta, em vez de cruzar por cima do prato de alguém para alcançá-la. O mais importante, porém, é lembrar-se das boas maneiras ao lidar com o seu filho. Diga "por favor" ao chamá-lo para a mesa, diga "obrigada" quando ele pegar um livro do chão, como lhe foi solicitado, e peça desculpas ao derrubar sem querer seu brinquedo de montar. Para ensinar respeito e consideração, tente respeitar e levar em conta os sentimentos do seu filho em todos os momentos.

Arrume a mesa. De verdade. A criança provavelmente não aprenderá como usar um guardanapo se jamais encontrá-lo em frente a sua cadeirinha na hora das refeições. O mesmo serve para o garfo, caso você nunca o providencie. Gastar certo tempo arrumando a mesa de forma organizada, com os utensílios e guardanapos corretos, diz um bocado para o seu filho quanto ao decoro que envolve as refeições. Mesmo que por ora ele coma como um selvagem, a exposição constante a condições civilizadas de alimentação acabará por estabelecer o apreço por elas.

Fale pelo seu filho. As crianças dessa idade não sabem muito bem dizer "tchau" ao vovô, "obrigado por ter vindo" para uma visita ou "obrigado por me receber" para os instrutores de aulas em grupo. Portanto, cabe aos pais falar no lugar delas até que consigam pronunciar tais palavras por conta própria. Ouvir você usando as "palavras mágicas" à exaustão em situações sociais dentro de casa e fora dela ensinará ao seu filho muito mais sobre a boa educação do que se você reclamar com ele. Lembretes sutis o incentivarão a falar por si só assim que as palavras surgirem com mais facilidade.

Mantenha a campanha sempre ativa. Não é o caso de pressionar, mas de lembrar. Quando estiverem sozinhos e o seu filho se esquecer de dizer "por favor", pergunte: "Qual é a palavra mágica?". Quando ele omitir um "obrigado", tente usar: "Como é que se fala?". Se conseguir a resposta certa, ótimo. Caso contrário, complete as lacunas por ele. Pelo menos você deixou claro que considera a educação uma prioridade. Mais uma vez, conduza a sua campanha com sutileza: "O que é isso? Para que usamos a colher? Para balançar no ar? Para servir de chapéu?".

Equacione as expectativas de acordo com a idade. A maioria das crianças pequenas não consegue manter os cotovelos fora da mesa, nem os dedos longe do purê de batatas, as mãos fora do prato de cereal, o guardanapo sobre o colo ou o suco dentro do copo. Cair de boca na comida (literalmente) faz parte da diversão que representa a hora de comer e, além do mais, é difícil em termos de desenvolvimento evitar isso. Desde lembrar-se de dizer "obrigado" até estar disposto a dividir, serão necessários muitos anos de exposição às regras de etiqueta (e muitos anos de lembretes) para que o seu filho amadureça e se transforme numa companhia bem-educada.

Seja interativa. Muito antes de aprender a ler, o seu filho já consegue participar do processo de leitura. Primeiro, apontando para os personagens que você pede para ele encontrar ("Cadê o gatinho?") e para objetos que compõem as ilustrações ("Cadê o chapéu do gato?"), depois preenchendo as lacunas em frases ou rimas de livros que vocês já leram juntos várias vezes. Ao ler uma história pela primeira vez, identifique personagens, objetos, cores e ideias que não são familiares ao seu filho e aproveite a oportunidade para apresentá-los — em breve ele também será capaz de reconhecê-los. Faça perguntas e forneça as respostas caso ele não esteja preparado ou não queira respondê-las dessa vez (ou mesmo da próxima): "Como é que a vaca faz?", "Cadê as orelhas do cachorrinho?", "O que o garoto está comendo?". Provoque também a participação lendo livros que sejam interativos: livros do tipo "toque e sinta", livros com surpresas escondidas atrás de pequenas abas, livros que tenham botões para serem acionados, e assim por diante.

Seja expressiva. Ninguém gosta de ouvir um leitor que mais parece um robô (exceto, talvez, outro robô). Portanto, se você tende à monotonia, chegou a hora da transformação. Para uma criança que está começando a captar as nuances da linguagem, um estilo de leitura expressivo torna a escuta não apenas mais agradável como também mais fácil de entender. Logo, vale apelar para o exagero.

Seja repetitiva. Crianças pequenas adoram ouvir a mesma história várias e várias vezes. Embora a repetição possa levar à distração (veja a próxima pergunta), é algo muito satisfatório para jovens ouvidos. Depois de um tempo, você pode até ficar surpresa ao descobrir que o seu filho memorizou parte do texto (especialmente se for em rima — sempre uma espécie de música verbal para os pequenos ouvintes).

Seja breve. Livros curtos e sessões de leitura concisas combinam melhor com crianças que ainda não conseguem permanecer muito tempo sentadas. Passe de página a página e de ideia a ideia com rapidez, de modo a impedir que a agitação se instale e que sua audiência comece a perambular pelo cômodo. Além disso, esteja preparada para encerrar a sessão depois de apenas poucos minutos, caso necessário.

Seja carinhosa. Mesmo as crianças que não são muito fãs do momento de leitura provavelmente irão adorar e aguardar com ansiedade o conforto e o aconchego de se enroscarem no colo do pai ou da mãe. Essa associação gostosa continuará provocando a mesma sensação tempos depois de o seu filho não caber mais no colo. Dito isto, caso ele seja daquelas crianças agitadas, que resistem aos espaços confinados (por mais que sejam cheios de afeto), deixe-o sentar — ou não sentar — da forma como quiser. A liberdade de movimentos pode aumentar o tempo de escuta.

Seja uma leitora-modelo. Filhos de leitores têm muito mais chances de também se tornarem leitores. Tente reservar um tempo todos os dias para o seu próprio momento de leitura (não há problema, de vez em quando, em ler algo diferente de livros ilustrados, com quatro palavras por página), por mais que só dê conta de uma ou duas páginas por vez. Caso não consiga encaixar isso na sua rotina ou caso a leitura não seja a sua praia, faça com que o seu filho pegue-a lendo pelo menos ocasionalmente.

Fora isso, diminua o tempo que você e ele passam em frente à televisão. Os especialistas concordam neste ponto (embora nem seja preciso um especialista para fazer essa conta): famílias que assistem a menos TV leem mais.

Um gosto (literal) por literatura

Ninguém devora literatura nem devasta uma pilha de livros ou revistas como uma criança pequena. Virar as páginas e observar as figuras pode até ser divertido, mas talvez não seja tão gostoso quanto mordiscar nem tão fascinante quanto despedaçar e rasgar. Para alimentar o amor pela leitura e ao mesmo tempo proteger o material da sua casa, seguem algumas dicas:

Invista no indestrutível. Livros em papel grosso e resistente conseguem aguentar praticamente qualquer ataque vindo de dentes, gengivas, salivas e mãos ávidas por rasgar, além de serem de fácil manuseio em se tratando de dedos pequeninos (nessa idade, virar as páginas já representa metade da diversão). Manter acesso fácil a uma boa seleção de livros desse tipo, que sejam coloridos e apropriados à idade do seu filho, é um convite para que ele os pegue e os examine com frequência. Também pode ser uma forma de desencorajar uma missão de busca e destruição envolvendo a estante ou o revisteiro.

Guarde o que pode ser destruído. Use prateleiras altas para armazenar livros e revistas que você gostaria de preservar intactos, ou então disponha-os de tal forma na estante que fique difícil para o seu filho mexer neles, por estarem bem juntos um do outro. Contudo não deixe as fontes de leitura (com exceção das muito valiosas) completamente inacessíveis. Uma política de páginas abertas estimula que os livros sejam manuseados e, por fim, lidos. Portanto, deixe o seu filho examinar e tocar em seus exemplares, sob supervisão.

Dê um basta à destruição. Permitir que a criança rasgue determinadas revistas (por exemplo, as que você já leu) e não deixar que rasgue outras acaba por enviar uma mensagem confusa. Como nessa idade ainda não é possível distinguir o que está pronto para ser reciclado daquilo que acaba de sair do forno, o melhor é dar um fim à rasgação e mastigação de qualquer tipo.

Redirecione o interesse. Você não quer dar ao seu filho a impressão de que as fontes de leitura são objetos proibidos, mas o objetivo é ensinar que não se deve rasgá-los nem botá-los na boca. Ao surpreender a criança em meio a um ato de vandalismo, não é preciso brigar.

Em vez disso, apenas diga: "Não machuque o livro, por favor. Os livros são para serem lidos e apreciados." Então complemente: "Que tal darmos uma olhada juntos?". Sente-se e leia com ele. Se o texto for avançado demais, simplifique as palavras conforme for lendo ou aproveite a oportunidade para introduzir um livro mais apropriado à idade dele.

Redirecione o impulso. Se o interesse que o seu filho apresenta pelos livros que manuseia definitivamente não é literário, tente passar para uma atividade cuja satisfação possa se aproximar da que ele experimenta com o ato de rasgar. Exemplos: cortar alface para a próxima refeição, deslizar um zíper para cima e para baixo ou abrir e fechar o velcro do sapato de um boneco.

Leitura repetitiva

"A minha filha quer que eu leia o mesmo livro todas as noites, e não apenas uma vez, mas duas ou três. Fico muito entediada."

Muitas crianças pequenas nunca se cansam de determinadas coisas — seja o alimento favorito, a manta predileta ou o livro adorado. O que para os pais é algo monótono representa o auge da alegria para os filhos, por diversas razões:

- A repetição traz segurança. Isso pode parecer um tema recorrente, mas é porque se trata de uma verdade eterna. As crianças nessa idade se sentem mais confortáveis, seguras e no controle diante do que lhes é familiar e previsível — o livro lido várias e várias vezes se torna um amigo de confiança, exatamente como o ursinho de pelúcia se transforma em companhia constante.

- A repetição desenvolve a compreensão. Na primeira vez em que você ler determinado livro para a sua filha, talvez ela não entenda todas as palavras. A cada leitura subsequente,

irá entender cada vez mais — principalmente se a sua explicação a fizer decifrar o que está escrito. Quando você estiver mais do que cansada de ler esse livro, é provável que ela já domine todas as palavras. Para alguém que está desenvolvendo a linguagem, isso é produtivo e recompensador.

- O que é familiar é também divertido — e gratificante. Para você, ler a mesma história (ou assistir à mesma reprise) inúmeras vezes é chato. Para a sua filha, é muito legal. Conhecer bem um livro — até mesmo de cor — permite que ela desempenhe um papel ativo no momento da leitura, antecipando o que vem em seguida, preenchendo palavras aqui e ali e apontando nas figuras o que lhe é familiar.

Em outras palavras, a familiaridade que lhe causa tédio provoca alegria e estimula o aprendizado na sua filha. Para mantê-la feliz — e aprendendo —, você terá que se resignar à repetição. Por mais que ela vá acabar se cansando da atual história favorita (e provavelmente adote uma substituta de imediato), deixe que parta dela a ideia de dar um fim às leituras repetidas.

Nesse meio-tempo, tente fazer com que a releitura seja ainda mais divertida para ela (e menos chata para você) ativando a *performer* que existe em você. Embora seja uma tentação engatar o piloto automático, as duas aproveitarão melhor a história caso você leia com animação, experimentando diferentes vozes e estilos e introduzindo floreios teatrais ou extravagâncias. Compartilhe o papel de leitora com ela também, deixando-a preencher todas as lacunas que quiser (ao fim de uma linha, ao fim de uma página, e assim por diante). Peça-lhe que antecipe o enredo ("Quem é que entra agora no celeiro? Isso mesmo, a vaca!"). Por mais que vocês saibam de cor o que acontece de cabo a rabo, ela ficará bem animada ao notar que está sendo esperta. Desafie-a a identificar personagens e objetos e tente apontar para alguma coisa que ainda não tenha sido notada (a gola vermelha do boneco, por exemplo, ou o esquilo escondido atrás da árvore), chamando atenção para isso da próxima vez.

Faça todas as vontades dela no que diz respeito à rotina de leitura, mas ao mesmo tempo ajude-a a pensar de modo diferente. Todas as noites, sugira um novo livro, mas sem insistir. Mesmo que ela não queira abrir mão do atual, talvez esteja aberta a ouvir outro também. Experimente um que seja a continuação de algum dos favoritos, ou que traga os mesmos personagens, seja do mesmo autor ou do mesmo

ilustrador. Além disso, para ajudar a abrir os horizontes literários dela, leve-a a uma biblioteca ou faça com que participe de uma sessão de leitura em alguma livraria.

Se, apesar de todas as tentativas, a sua filha não consegue largar o livro amado, por ora deixe que se apegue a ele. Esse compromisso com a consistência — em tudo, desde livros, passando a mantas e chegando aos alimentos do café da manhã — não dura para sempre.

O que é isso? O que é aquilo?

"A minha filha pergunta 'Que isso?' umas trezentas vezes por dia. Pergunta até mesmo quando já sabe a resposta!"

Ao que tudo indica, a sua filha pegou a "doença" do "Que isso?" — uma afecção quase universal entre crianças no segundo ano de vida, por algumas razões. Em primeiro lugar, a mais óbvia: porque nessa idade elas são curiosas. Impulsionadas por uma necessidade de saber sobre tudo e mais um pouco em seu mundinho em constante expansão, possuem o ímpeto da descoberta. Ao perguntar "Que isso?", fica mais fácil para a sua filha fazer algumas dessas descobertas (até esse momento, ela ainda acha que você sabe tudo). Em segundo lugar, porque estão ansiosas para praticar suas habilidades linguísticas. Para quem começou a falar há pouco tempo, usar frases como "Que isso?" ou "Que é aquilo?" é mais prazeroso do que empregar palavras soltas, além do fato de que repetir a mesma frase diversas vezes traz uma satisfação a mais (mesmo que ela saiba as respostas).

Há, ainda, outra razão que explica por que as crianças dessa idade insistem em perguntar "Que isso?" — é a garantia de obterem resposta. Embora a sua filha não consiga muito mais do que um aceno distraído ao gritar "Au-au!", você com certeza lhe dará uma resposta completa sempre que ela lhe perguntar alguma coisa. O resultado? Ela terá conseguido engatar uma conversa — o que representa uma satisfação ainda maior.

Mais cedo ou mais tarde a sua filha irá se cansar de brincar de "Que isso", "Que é aquilo?" e vai avançar para uma pergunta mais desafiadora: "Por quê?" (aí talvez você precise começar a pesquisar no Google por que o céu é azul). Enquanto isso, faça o seu melhor para entrar na brincadeira dela. Forneça as respostas para o rol infinito de perguntas que lhe forem dirigidas (o que a incentivará a continuar perguntando conforme for crescendo), mesmo quando começar a se sentir como um mecanismo de busca humano. Você tem quase certeza de que ela já sabe determinada resposta (é um pássaro, e era um pássaro das últimas trinta vezes que ela perguntou)? Tente virar o jogo com o seguinte: "O que você acha que é?" Talvez isso lhe poupe de mais uma repetição chata ao mesmo tempo que serve de desafio para que ela descubra as coisas por conta própria (além disso, ela ainda continua tendo o prazer de começar uma conversa).

Oferta de aulas

"Existem inúmeras opções de aulas para crianças da idade do meu filho aqui perto de casa. Devo matriculá-lo em alguma delas?"

Não faltam programas destinados àqueles que ainda não entraram na pré-escola: desde aulas de música e arte até sessões de acrobacia ou, ainda, encontros em que pais e filhos participam juntos. Embora não seja imprescindível matricular o seu filho em uma dessas opções (se ele não participar dessas aulas agora não significa que terá problemas para ficar entre os melhores da turma ou no pelotão da frente mais adiante), existem alguns benefícios. Essas atividades organizadas permitem que a criança se socialize e tenha contato com jogos, brinquedos, materiais e equipamentos aos quais não tem acesso em casa (ou que você não gostaria de tentar em casa, como certos projetos de arte). Além disso, há vantagens também para você, quando participa das atividades junto com ele: passar um tempo com outros pais.

Como escolher, então, o melhor programa? Tenha estas dicas em mente:

- Informe-se. Você com certeza tem amigos com filhos que já experimentaram esses tipos de aulas, mas, se não for esse o seu caso, é possível procurar avaliações disponíveis na internet. Portanto, pesquise antes de matriculá-lo. Pergunte a outros pais que aulas eles recomendam e quais são as que é melhor evitar.

- Faça uma experiência. Muitos programas permitem que pais e filhos experimentem uma aula gratuitamente para saber se gostam ou não. Caso não exista essa possibilidade, peça para observar uma das sessões. Assim você poderá ter uma ideia se a opção agradará ou não ao seu filho.

- Tenha a diversão como objetivo principal. O que você quer é uma introdução alegre e informal a determinado assunto, além de compatível com a idade do seu filho, e não o primeiro passo rumo ao diploma de mestrado. Um professor de arte, por exemplo, deve aceitar manifestações desordenadas de criatividade em vez de tentar ensinar pinceladas. O instrutor de música deve estimular as formas mais variadas de produção de melodias e ritmos e não se apegar às notas ou escalas. As aulas não devem pôr ênfase excessiva num conjunto de competências, porque isso pode estressar as crianças. Em vez disso, o ideal é que tenham uma abordagem mais ampla (e mais divertida), que incentive de forma global o desenvolvimento físico, cognitivo e social... e os bons momentos.

- Opte por alternativas breves e agradáveis. Crianças pequenas não conseguem se concentrar por muito tempo, então busque aulas que não passem dos 45 minutos de duração e que não restrinjam a movimentação nem exijam silêncio (embora programas que incluam hora do lanche, momentos em roda, tempo livre para brincar e diferentes atividades possam ser mais longos).

- Opte por turmas pequenas. Ponha 25 crianças dessa idade numa mesma sala e a catástrofe será iminente. Busque turmas que se limitem, no máximo, a 12 alunos. Por outro lado, em turmas pequenas demais pode faltar energia.

- Escolha opções adequadas à idade do seu filho. Certifique-se de que as aulas são destinadas à faixa etária dele. Observe, também, se os equipamentos, suprimentos e instrução estão de acordo com o nível de desenvolvimento que ele apresenta. Por exemplo, aulas formais de futebol (e de outros esportes), embora sejam oferecidas para crianças menores de 2 anos de idade, com frequência exigem muito, em termos físicos, de articulações ainda em formação, o que pode levar a criança à exaustão ou até mesmo a lesões por excesso de uso. Essas aulas são divertidas para alguns, enquanto para outros representam muita pressão — de todo modo, são sempre arriscadas.

- Relativize a importância. As aulas podem ser uma pausa divertida para vocês dois, principalmente se os dias quentes de verão ou os dias gelados de inverno levaram ao confinamento absoluto. Além disso, elas talvez ensinem ao seu filho novas habilidades. Contudo, caso opte por matriculá-lo em alguma aula, faça isso pela alegria e pela diversão e não para acelerar o desenvolvimento dele em termos acadêmicos, atléticos ou artísticos.

Computadores

"É muito cedo para introduzir o computador na vida da nossa filha? Não canso de ver programas e jogos destinados à idade dela."

Você quer saber se deve tentar transformar a sua filha de 1 ano de idade numa criança ligada em tecnologia? Embora não haja dúvidas de que, no futuro dela, a tecnologia estará presente, a certeza é menor quando a questão é pensar se isso deve ter um papel significativo desde agora. A maioria dos especialistas aconselha que o melhor é deixar as crianças menores de 3 anos desconectadas e desplugadas — em contato com outros seres humanos (principalmente com você) e não com aparelhos eletrônicos. É por meio dessa interação direta e humana que elas aprendem melhor sobre tudo que envolve habilidades linguísticas e sociais. Mesmo bloquinhos, bonecas, caminhões e outros brinquedos tangíveis ensinam mais do que qualquer tipo de tela — e isso também vale para os jogos de computador e on-line especialmente criados para crianças pequenas. Elas não apenas têm menos a ganhar fi-cando horas e horas na frente de um computador como também podem ter muito a perder. Há diversos registros sobre aspectos negativos associados ao uso excessivo de computador por crianças menores de 2 anos de idade (assim como ao excesso de horas em frente à TV; veja na página 360), que incluem criatividade reprimida, dificuldade com habilidades sociais, atraso nas habilidades linguísticas, vista cansada, atividade física limitada e sobrepeso, para citar apenas alguns exemplos.

Caso decida, mesmo assim, apresentar o mundo digital à sua filha, pense nas seguintes questões:

- Restrinja o tempo. Nessa idade, cinco a dez minutos em frente a uma tela são mais do que suficientes. De todo modo, é provável que ela perca o interesse bem rápido (e mesmo que se mostre sempre entretida pelos jogos, você deve encerrar a sessão passados dez minutos, uma vez que ela tem coisas melhores, mais ativas e mais criativas a fazer). Caso ela não pareça nem um pouco interessada no assunto, não existe nenhuma razão para forçá-la.

Tudo é uma questão de tempo

Para as crianças pequenas, não existe nenhum tempo como o presente. Na verdade, não existe outro tempo senão o presente. O passado e o futuro ainda são abstratos demais para a cabecinha delas, que, nessa idade, concentra-se no "agora". "Agora" é quando querem lanchar, quando querem que a mãe chegue em casa, quando querem sair para brincar no parquinho. Entretanto, conforme o segundo aniversário se aproxima, há um enorme salto em termos de compreensão do tempo, e elas começam a entender o que você quer dizer quando fala "daqui a pouco" ou "mais tarde". Assim que entram na pré-escola, o progresso é ainda maior, pois conceitos como "hoje", "ontem" e "amanhã" se tornam entidades separadas (embora confusas), mas uma compreensão completa do tempo não costuma acontecer antes dos 6 anos de idade. Enquanto isso, você pode ajudar nesse processo de aprendizado, adotando as seguintes medidas:

Contextualize o tempo. Ao falar sobre tempo com o seu filho, use mais de uma forma para descrevê-lo sempre que possível: "A gente vai brincar no parquinho à tarde, logo depois da sua soneca." Ou: "A Dália vem brincar hoje com você, depois do café da manhã."

Ordene a programação. Apresente a ele uma lista de atividades planejadas em ordem: "Primeiro, vamos até a loja, depois vamos à biblioteca e em seguida vamos almoçar." Ou: "Em primeiro lugar, vamos tomar banho, em segundo lugar, vamos comer uns biscoitos e tomar leite, em terceiro lugar, vamos ler uma história e por último você vai para a cama." Você também pode começar a introduzir os conceitos de "antes" e "depois" ("A gente faz um lanche antes de ir para o parque", "O João e a mãe dele vão chegar depois do café da manhã") e "daqui a pouco" e "mais tarde" ("Daqui a pouco vai estar na hora de arrumar os brinquedos no seu quarto", ou "Mais tarde a gente sai um pouco para brincar de bola"). Não espere, porém, que o seu filho já compreenda as nuances dessas palavras.

Use recursos visuais. Exemplos concretos ajudam a pôr em perspectiva a passagem do tempo. Mostre a ele fotos de quando era bebê ("Antes você era bem pequenininho") e fotos de agora ("Agora você já está grande"). Depois de ler uma história, vá para o começo e resuma tudo em ordem cronológica: "Primeiro, o menininho foi nadar. Depois, ele brincou no parque. Mais tarde, foi para casa e tomou um sorvete." Quando o seu filho tiver que esperar por alguma coisa, tente usar um cronômetro para ilustrar a passagem do tempo ("Vou ajustar o relógio para cinco minutos. Quando ele apitar, já estarei pronta para desenhar com você").

Torne os dias da semana menos confusos. O seu filho entenderá melhor os dias da semana se associá-los a atividades específicas: "Na segunda-feira, a gente tem aulinha. Na terça, vamos à biblioteca. No domingo, é dia de ir para a casa da vovó e do vovô." Um calendário grande, dividido por semanas e com imagens coladas ou outros lembretes visuais sobre atividades regulares, também pode ajudar na transmissão da ideia. Fale sobre os acontecimentos tangíveis de ontem ("Ontem, a gente almoçou no restaurante. Lembra? Comemos uma massinha deliciosa!"), hoje ("Hoje nos divertimos no museu.") e amanhã ("Amanhã vamos à casa do Patrick"). Caso o seu filho esteja esperando ansiosamente o pai voltar de uma viagem a trabalho, tente transformar a data abstrata de retorno em algo mais concreto: "O papai vai voltar para casa depois de dois soninhos".

- Compartilhe o tempo. Por mais que seja uma tentação, usar o computador como babá não é uma boa ideia. Em vez disso, sente-se ao lado da sua filha e participe do momento, interagindo com ela da mesma forma que faz quando conta histórias. Faça perguntas sobre as figuras e palavras que aparecem na tela ("Cadê o sol?"), acrescente informações ("O sol é amarelo. O sol é um círculo.") e depois conecte as imagens do computador ao mundo real ("Olha aquela bola ali no chão. É um círculo amarelo, exatamente igual ao sol!").

- Escolha os jogos certos. Procure opções com figuras simples (esqueça os que bombardeiam as crianças com imagens aceleradas) e músicas também simples. Teste os programas na casa de amigos, leia avaliações on-line sobre softwares ou visite sites que os classifiquem. O mesmo vale para jogos on-line. Antes de deixar a sua filha brincar com eles, veja se são apropriados.

- Encare como um brinquedo. Embora as empresas de software apresentem os jogos de computador como dispositivos voltados para o aprendizado, ser *expert* em tecnologia não fará da sua filha uma criança mais inteligente nem melhor nos estudos. Os softwares e os jogos on-line podem apresentar os números, as letras, os opostos, as cores e as formas, mas o mesmo resultado é alcançado com quebra--cabeças, brinquedos de encaixe, livros e várias outras atividades mais interativas, como pintar, visitar um museu ou passear em meio à nature-za. Portanto, use o computador para diversão, vez por outra, e não porque você quer dar à sua filha uma vantagem em termos de aprendizado.

- Não force a barra. Não é porque o filho do vizinho adora tecnologia desde cedo que o mesmo acontecerá com a sua filha — ou que deveria acontecer. Deixe-a desplugada até que demonstre algum interesse (ela bate no teclado ou movimenta o mouse por toda a mesa? Fica animada quando você liga a tela?). Lembre-se: não há por que ter pressa para conectá-la.

DVDs educativos

"Todas as mães que participam do mesmo fórum de discussão que eu adoram aqueles vídeos que estimulam o intelecto dos bebês. Devo pôr o meu filho para vê-los também?"

Embora haja toda uma linha de produtos em DVD que alegam estimular o aprendizado de bebês e crianças, a ciência por trás desses argumentos educativos não é muito sólida. Alguns estudos mostram que tais produtos podem ser mais prejudiciais do que benéficos, ao atrasar o desenvolvimento linguístico em vez de reforçar a capacidade intelectual. Os pesquisadores acreditam que o tempo gasto na frente de telas com vídeos como Baby Einstein e outros DVDs "educativos" prejudica os momentos que os filhos passam somente com os pais, que é quando aprendem mais sobre linguagem. Conclusão: ler livros juntos, cantar músicas, dar asas à criança que existe dentro de você para improvisar uma dança desajeitada ou ficar de quatro e brincar de adivinhar os sons dos animais são formas mais eficazes de estimular a inteligência e as habilidades linguísticas das crianças. Para você, o esforço é maior, mas para o seu pequeno aprendiz é algo muito mais recompensador.

Caso decida lançar mão, de vez em quando, desses vídeos para bebês e crianças, não há mal nenhum, contanto que as doses sejam pequenas e pouco frequentes. Lembre-se: quando se trata de DVDs ou TV educativa para essa faixa etária, menos é mais. E quando o assunto é estimular o desenvolvimento cerebral do seu filho, não há ninguém melhor do que você para ajudar na tarefa.

Assistir à televisão

"Eu sei de todas as razões para não deixar a minha filha assistir à TV, mas, sendo realista, tem horas em que preciso de um descanso. Será que é mesmo tão ruim ligar o aparelho para ela de vez em quando?"

Você já ouviu falar sobre todos os aspectos negativos de pôr a sua filha na frente da TV, com o respaldo de especialistas e de vários estudos (veja o quadro da página 361). Contudo, e não é de surpreender, também descobriu os aspectos positivos disso — pelo menos do seu ponto de vista. O mesmo acontece com a maioria dos pais de crianças dessa idade. Apesar de as pesquisas sugerirem que eles não deveriam agir dessa forma, o fato é que mais de 70% das crianças menores de 2

anos de idade assistem a um pouco de televisão — e é raro o pai ou a mãe que nunca liga o aparelho num canal de desenhos, de modo a manter a própria sanidade mental. Como nos momentos em que você precisa dar um tempo em relação aos tijolinhos de brinquedo. Ou que precisa de alguns instantes de paz para recolher a bagunça, pagar as contas, pôr em dia um trabalho. Ou, simplesmente, descansar.

Mais um fato: assistir a um pouco de TV, desde que a seleção seja cuidadosa, no contexto de um dia bem cheio, ativo e estimulante (daqueles que você sempre proporciona, sem nem se dar conta), não compromete-rá, nem de longe, o desenvolvimento dela.

Você não consegue vetar a TV, mas ao mesmo tempo sente-se culpada quando liga o aparelho? Deixe a culpa de lado (se vai, de todo modo, ter um descanso, é melhor aproveitar). Siga estes princípios básicos para proporcio-nar à sua filha o máximo de benefícios e o mínimo de desvantagens:

- Estabeleça o tempo. A sua TV parece ficar sempre ligada uma vez que o botão de ligar é acionado? Com a oferta permanente de programação infantil, é fácil a TV se tornar uma peça fixa na rotina da sua filha. Antes que isso aconteça, comece a impor limites rigorosos. Para crianças abaixo de 2 anos, dez a 15 minutos por dia são o suficiente. Se você acha que os 15 minutos se transformaram em trinta, use um cronômetro para saber quando desligar o aparelho. Trinta minutos de TV por dia para crianças pequenas

APRENDIZADO

já é um tempo excessivo (mais do que isso, vai ficando exponencialmente pior). Mantenha a firmeza em relação aos limites que estabelecer. Se a sua filha está implorando por mais tempo de TV, desvie a atenção dela na mesma hora para outra atividade.

- Estabeleça o tempo de forma correta. O momento da TV não deve coincidir com o momento das refeições, que merece ser reservado para comer e conversar. Além disso, mantenha a TV desligada quando a sua filha estiver brincando com outras crianças, período em que estão em jogo as habilidades sociais. Evite, ainda, que a TV faça parte da rotina que antecede a hora de dormir — o excesso de imagens e de sons pode impedir que ela se acalme para a noite, mesmo que efetivamente não esteja assistindo a nada.

- Assista junto. Caso decida de fato ligar a TV, tente fazer com que seja uma atividade compartilhada e não um substituto virtual de uma babá. Faça comentários sobre aquilo que vocês veem ("Esse cachorrinho parece o cachorro da tia Teca!") e explique o que está acontecendo ("O menino está pintando um quadro. Esse azul é lindo"), de modo a evitar que a sua filha entre num estado de transe. Isso não significa que você precisa ficar ao lado dela no sofá o tempo todo, nem que tenha que grudar os olhos na tela (você pode intervir de vez em quando e de fato fazer outra coisa ao mesmo tempo). É claro que às vezes vai precisar (ou querer) usar esses 15 minutos para terminar uma tarefa que exige atenção total — entra em ação a babá eletrônica. Apenas não deixe que a sua filha cultive o hábito de assistir à televisão sozinha.

O problema da TV

A TV é algo imperdível, essencial? Em se tratando de crianças pequenas, talvez seja exatamente o contrário. Embora haja uma imensa oferta de programação para crianças e até mesmo bebês, a Academia Americana de Pediatria (AAP) e a maioria dos especialistas recomendam que os menores de 2 anos de idade não permaneçam sintonizados. As pesquisas mostram que eles ganham pouca coisa ao assistir à televisão, mesmo no caso de programas anunciados como educativos. O mais provável, na verdade, é que saiam prejudicados em termos dos tipos de estímulo que os cérebros em formação mais precisam. Por mais hipnotizados que pareçam diante das imagens luminosas e dos sons fascinantes, as crianças pequenas não são capazes de processar o que veem nem de escutar da forma como deveriam. A televisão sobrecarrega seus sentidos e, ao contrário das interações com o mundo real — com os pais, com outros adultos, coleguinhas e brinquedos —, não estimula o aprendizado, as conquistas, a criatividade, a imaginação e o desenvolvimento social.

É evidente, portanto, que a TV tem impacto sobre uma criança pequena — e grande parte desse impacto não é positivo. Eis um resumo dos pontos negativos associados ao hábito de assistir à televisão nessa idade:

Menos atividade física, intelectual e social. O excesso de tempo gasto em frente à TV equivale a escassez de tempo para correr, interagir com adultos e outras crianças, folhear livros, ouvir histórias, desenhar, brincar e exercitar o corpo e a mente de formas produtivas.

Menos exposição à linguagem ou exposição menos efetiva. Os pesquisadores afirmam que, quando uma criança permanece uma hora exposta à televisão, perde a chance de ouvir 770 palavras da parte de um adulto. Numa fase da vida em que o desenvolvimento linguístico precisa ser acelerado, todas as palavras têm importância. Perder milhares de interações verbais por dia pode levar a um atraso em termos de desenvolvimento da linguagem. Caso você esteja se perguntando se todas aquelas palavras faladas na TV não são capazes de substituir as suas, saiba que a resposta é não. Alguns estudos indicam que as palavras que as crianças ouvem na televisão não aumentam seu vocabulário nem ajudam a promover as habilidades linguísticas.

Obesidade futura. Pesquisas mostram que o excesso de horas em frente à TV é uma das razões que explicam por que a obesidade entre as crianças está se tornando uma epidemia (o Censo de 2008 estabeleceu que o excesso de peso atingia 33,5% das crianças brasileiras de 5 a 9 anos). A explicação é simples: as pessoas que assistem à TV, de qualquer idade, consomem mais calorias (tendem a ficar petiscando ao mesmo tempo) e queimam menos (menos, obviamente, do que quando estão correndo para cima e para baixo, mas menos também do que quando estão sentadas sem fazer nada). Além disso, os comerciais tendem a promover alimentos processados (você já viu algum comercial que venda bananas?), outro fator que contribui para a obesidade. As crianças pequenas veem essas comidas na TV, são seduzidas por elas e depois fazem uma algazarra para consegui-las no mercado. Com muita frequência, acabam convencendo os pais a comprar tais produtos — um ciclo que dificulta ainda mais a criação de filhos saudáveis e magros.

Aumento do comportamento agressivo. Há cada vez mais evidências que comprovam algo de que muitos pais já suspeitavam: assistir à TV (mesmo de forma indireta, dentro de casa) pode estimular o comportamento agressivo e não cooperativo em algumas crianças — até mesmo em crianças bem pequenas. Quanto mais tempo permanecem grudadas à tela, pior o comportamento pode ficar.

Aumento nos problemas associados à atenção. Os pesquisadores descobriram que cada hora gasta por uma criança pequena em frente à TV aumenta em cerca de 10% as chances de ela desenvolver problemas futuros de atenção. Em outras palavras, o hábito de duas horas diárias de TV se traduz em um risco 20% maior de apresentar algum distúrbio dessa natureza. Afinal de contas, fica mais difícil permanecer sentado para ler um livro ou para participar de uma aula quando se está acostumado ao ritmo muito mais acelerado da televisão.

Mais medos. Crianças muito novas não conseguem diferenciar o que é real e o que não é. Para elas, o que veem na TV é tão real quanto qualquer outra coisa que acontece na sala de casa, e isso pode ser perturbador. O seu filho talvez não pareça amedrontado no momento em que assiste a um programa sobre um gigante assustador, mas a angústia pode aparecer mais tarde, de repente, provocando medos na hora de dormir e pesadelos.

Menos espaço para a criatividade. A TV monta o quadro completo para a criança, o que deixa menos lugar para a imaginação, a projeção e a invenção. Ainda que os programas interativos — que incentivam a participação infantil — sejam de certa forma mais estimulantes, o melhor são as atividades que permitem à criança preencher o máximo possível de lacunas: brincar de boneca, brincar de carrinho, fantasiar-se, construir um prédio de tijolinhos, pensar em como montar um quebra-cabeça, rabiscar com giz.

Menos brincadeira. Quando uma bela diversão está a apenas um controle remoto (ou a um clique) de distância, brincar pode parecer trabalho árduo. Qual é a motivação em criar o próprio divertimento se isso já vem totalmente pronto? A TV é capaz de deixar as cabecinhas e os corpinhos lentos e menos inventivos. Presenteada com tempo livre e carta branca diante de um quarto repleto de brinquedos, a criança dependente de televisão pode não saber o que fazer.

- Incentive a participação da audiência. Para evitar que a sua filha vire uma criança passiva, grudada no sofá, transforme o momento da TV numa experiência ativa e interativa. Desenhe os personagens que ela vê na tela, comente sobre as ações e os enredos e estimule que ela também fale, além de experimentar algumas atividades que acabaram de passar no programa favorito. Motive-a a cantar ou dançar e a fazer projetos junto com os personagens da televisão.

- Não ligue a TV com o objetivo de desligar a bateria da sua filha. Por mais tentador que seja recorrer à telinha quando ela estiver irritada, mal-humorada, nervosa ou apenas levando você a se distrair, existem maneiras muito melhores de acalmá-la, reconfortá-la ou animá-la. Em vez de usar a televisão como estratégia apressada para controlar os sentimentos, opte por soluções que exijam mais esforço e menos tecnologia no que diz respeito aos altos e baixos da vida: uma história tranquila para acalmar uma criança elétrica, uma música calma e um colinho para reconfortar quem está triste, um problema para ser resolvido, de modo que a criança frustrada volte à ativa.

- Não utilize a TV como suborno nem como prêmio. Se você mostrar que assistir à televisão é um privilégio, associando-a ao bom comportamento ("Você soube dividir os seus brinquedos hoje, então pode ver um pouco de *Muppets*") ou usando-a como isca para conseguir cooperação ("Se você parar de chorar agora, pode assistir ao seu desenho favorito"), esteja certa de que ela se transformará num objeto ainda mais tentador. Em vez disso, tente incentivar atividades que sejam boas para a criança, como a contação de histórias ou uma volta pelo parquinho.

- Seja seletiva. A qualidade do que a sua filha vê é tão importante quanto a quantidade. Portanto, transforme-se em uma crítica de TV exigente. Pesquise sobre a programação, analisando a classificação indicativa, e lembre-se de escolher programas destinados a crianças pequenas, com linguagem simples e segmentos curtos. Eles também devem ter uma velocidade lenta, estimular a inte-

ração, apresentar músicas de modo a manter o público atento e trazer algum valor em termos educativos.

- Pule os comerciais. Você pode ficar surpresa ao descobrir que as crianças são atraídas desde muito cedo pelos argumentos de marketing — e também ao saber como elas são boas em identificar no mercado os produtos anunciados na TV (e, por fim, em pedir que você os compre). Logo, opte por uma programação sem comerciais.

- Defina limites também para o tempo em que você mantém a TV ligada. Como sempre, os filhos são mais propensos a fazer o que os pais fazem do que o que eles dizem. Manter a sua TV sempre ligada gera uma ambiguidade que pode acabar sendo desafiada pela criança. Além disso, ela terá muito mais contato com a televisão, sendo exposta a imagens e linguagens inadequadas (a menos que a sua TV esteja sempre sintonizada em algum canal infantil). Assim, tente deixar para ver televisão depois que a sua filha estiver bem aconchegada na cama. Se você possui o hábito de deixar o aparelho ligado para ter um som ao fundo, experimente substituir por música.

TUDO SOBRE:
Alimentar a curiosidade

O que acontece se eu virar o meu copo de suco? Essa fila de formigas está indo para onde? O que tem debaixo daquela pedra? Por que a areia molhada gruda no meu pé e a areia seca não gruda? A mente questionadora das crianças quer saber das coisas — e tem verdadeira coceira para descobri-las. Essa curiosidade naturalmente impetuosa representa mais do que uma forma de travessura: ela conduz ao aprendizado.

Para alimentar a curiosidade do seu filho de modo que ela faça brotar um interesse duradouro pelo conhecimento, eis alguns conselhos:

- Sempre dê uma resposta. Com tanto a aprender, não é de admirar que as crianças pequenas não parem de fazer perguntas — a começar por aquele exemplo versátil, favorito de todas elas: "Que isso?" ou simplesmente "Quê?" ou então "Isso?". Embora você tenha vontade de ignorar a quinquagésima vez em que o seu filho pergunta "Que isso?" depois de um longo dia de interrogatório, tente resistir. Todas as perguntas dele merecem respostas, e são as respostas que fazem com que as perguntas continuem surgindo (afinal, como saber das coisas se não for perguntando?). Uma criança que não recebe respostas, ou que recebe respostas insatisfatórias (como "Arrã" ou "Você não precisa saber disso"), talvez se sinta desestimulada a perguntar. Mas é evidente que as suas respostas devem ser adequadas à tenra idade do seu filho e à sua compreensão limitada. Dê respostas curtas e simples.

- Incentive a exploração. As explorações infantis podem se transformar numa bagunça tremenda, que sobrará para os pais, é claro. Contudo, é dessa forma que as crianças fazem suas descobertas — o mundo está repleto de coisas fascinantes que o seu filho precisa descobrir em primeira mão para conseguir entender. Só restrinja essas explorações quando houver algum risco em termos de segurança, mas não por motivos de limpeza ou arrumação. Ao sair de casa com ele, tente reservar um tempo para isso. Se você estiver sempre na correria, ele não terá a chance de seguir o rastro das formigas nem de descobrir o que existe embaixo daquela pedra.

- Incentive a experimentação. Em geral, crianças pequenas conduzem mais experimentos por dia do que a maioria dos laboratórios. O que acontece quando eu derramo água pela borda da banheira? Ou quando amasso um pedaço de banana ou afundo o cereal com uma colher? E quando ponho o dedo na bolha de sabão que o papai acabou de soprar? E se eu jogar esse brinquedo contra a parede? A ideia é apoiar o impulso de experimentação sem deixar que o cientista principiante destrua a casa enquanto faz suas descobertas. Quando os experimentos começam a ficar destrutivos e perigosos, é hora de contê-los, mas deixe claro que você é contra o resultado do experimento e não contra o processo em si: "Eu sei que você queria ver o que aconteceria se derramasse água pela borda da banheira, mas a água tem que ficar aqui dentro." Em seguida, redirecione a mente curiosa: "Vamos ver o que acontece se você derramar água neste barco aqui." Planeje experimentos que possam ser conduzidos sob condições controladas: soprar a penugem de um dente-de-leão, passar areia numa peneira, misturar na pia da cozinha um corante de alimentos com água cheia de espuma.

- Aventure-se *in loco*. Permita que o seu filho vivencie uma ampla gama de ambientes, de forma direta e pessoal. Museus, parquinhos, parques, zoológicos, a calçada de uma cidade movimentada — existe algo novo para descobrir, explorar e aprender mesmo nos lugares mais comuns (até nos supermercados). As crianças costumam captar muitas coisas por meio da aguçada capacidade de observação que possuem (e de tanto apontar e perguntar "Que isso?"), mas sua esponjinha absorverá ainda mais informações se você acrescentar algumas perguntas, respostas e observações.

- Misture tudo. Cada dia representa uma oportunidade para novas experiências. Brincar de balanço, de escorrega, brincar com água em uma piscina de plástico, plantar flores ou arrancar as ervas daninhas, jogar bola, mexer a farinha dentro de uma batedeira, rabiscar com lápis de cera, tocar a campainha, apertar o botão do elevador, empilhar as latas na despensa, alinhar os sapatos no armário — as possibilidades são infinitas e estão em toda parte. A

experiência por si só já é válida, mas o seu comentário acrescenta ainda mais ("Repare: se você empurrar o balanço com mais força, ele sobe mais alto" ou "Veja, quando você aperta o botão, a luz acende").

- Divirta-se apelando para a fantasia. As crianças pequenas aprendem tanto com o mundo da fantasia — em livros e brincadeiras de faz de conta — quanto na vida real. No mundo da imaginação, o seu filho pode ser um adulto numa festa, um sapo numa floresta, um médico num hospital cheio de ursos de pelúcia doentes — em suma, praticamente qualquer pessoa ou qualquer coisa que gostaria de ser.

- Dê o exemplo quando o assunto for curiosidade. Mostre ao seu filho que nunca é tarde demais para ser uma pessoa que gosta de explorar e de descobrir coisas. Isso fica mais fácil quando se começa a enxergar o mundo sob a ótica desses olhinhos curiosos. Você já deve ter passado pela rua onde mora umas mil vezes, mas será que antes de o seu filho apontar já havia reparado naquela casa de passarinho, naquelas flores azuis ou na decoração feita de grama da casa do vizinho? Procure aprender algo novo todos os dias, e compartilhe sua animação — a curiosidade contagia.

CAPÍTULO 10

Brincar e fazer amigos

QUER SEJA UM cachorrinho correndo atrás do próprio rabo, uma pequena rã saltitando numa vitória-régia, quer seja uma criança promovendo um piquenique de ursos de pelúcia no meio da sala, o nome do jogo é brincar — e trata-se de uma parte universal do processo de crescimento, para não dizer que é a melhor parte desse processo. Por mais que o seu filho já tenha passado da fase dos brinquedos de encaixar e chacoalhar, ainda há muito a ser ajustado no quesito brincadeiras. Por exemplo, como brincar sozinho por mais de dois minutos de cada vez — e como brincar com outras crianças também por mais de dois minutos (sem agarrar o brinquedo do outro nem bater com um livro na cabeça do amiguinho). Como coordenar o papel e o lápis de cera, em vez de rabiscar a mesa inteira. Como transformar o balde de areia num castelo (da mesma forma que fez aquela criança grande logo ao lado) ou como fazer com que a torre de tijolinhos não caia antes de ficar pronta. O ato de brincar, assim como tudo que as crianças dessa idade fazem, é repleto de descobertas fascinantes, desafios frustrantes, realizações satisfatórias e muitas e muitas lições de vida importantes. É por isso que o tempo dedicado à brincadeira nunca é um tempo perdido.

As preocupações comuns

O poder do ato de brincar

"Dizem que brincar é algo importante para as crianças pequenas, mas eu sempre tenho a sensação de que deveria estar fazendo uma atividade mais construtiva com a minha filha."

Não importa qual seja a brincadeira, nem como, com o quê ou com quem — a melhor forma que a sua filha tem para usar o tempo é brincando.

Brincar é divertido, claro, mas também constitui o "trabalho" das crianças — um trabalho que nunca termina, em tempo integral. Em outras palavras, é a coisa mais construtiva que ela pode fazer e a mais construtiva que você pode fazer com ela. O ato de brincar ajuda os nossos filhos a:

Descobrir o mundo. Brincar é a ferramenta de busca (e descoberta) das crianças. Por menor que pareça o mundo dos pequenos quando visto de fora, na verdade ele é enorme — cheio de desafios a serem enfrentados e descobertas que precisam ser feitas. É por meio da brincadeira que eles são capazes de descobrir esse mundo: identificando formas e tamanhos (e entendendo como se encaixam nos espaços); explorando causas e efeitos; fazendo inferências e testando teorias, imaginando, sonhando e planejando. De que outra forma um zoológico iria parar na sua sala? Um canteiro de obras no parquinho de areia? Um rei (com barba feita de espuma) dentro da banheira? Uma tigela de sopa mágica na mesa de centro? Em uma palavra: brincadeira.

Descobrir a si mesmos. Ao brincar, a sua filha aprende muito sobre a pessoinha especial que ela é — e que pode vir a ser. Com oportunidades infinitas para tentar novas opções (e tentá-las de novo, mesmo que não deem certo da primeira vez), brincar representa um laboratório ideal para identidades que começam a despontar ("Quem eu sou?, "O que eu gosto de fazer?", "Quem eu gostaria de ser?"). Trata-se de um tubo de ensaio perfeito — e totalmente seguro — para a noção de sujeito, que se encontra em desenvolvimento.

Tornar-se animais sociais. Está vendo a sua filha ali no canto, balbuciando umas palavras para o elefante de pelúcia que serve de ajudante na montagem do quebra-cabeça? Isso é interação social — do tipo que ela empreende todo dia ao brincar, mesmo quando encontros com coleguinhas não estejam programados. O ato de brincar — seja com alguém de carne e osso, seja com

um brinquedo de pelúcia — ajuda as crianças a descobrirem como funcionam os relacionamentos (ou não funcionam), como os sentimentos (e, por fim, a empatia) influenciam e como as amizades são formadas (e mantidas). E quem é a primeira companhia da sua filha na hora de brincar, a favorita, o modelo mais influente para tudo o que é social, a pessoa com quem ela se sente mais segura para realizar seus primeiros experimentos sociais? Você, é claro.

Sentir-se seguros em termos de sentimentos. Todos os sentimentos que compõem o repertório emocional das crianças de mais ou menos 1 ano de idade (e elas são muito mais complexas emocionalmente do que se acredita) podem ser expressos e, conforme a necessidade, trabalhados por meio do ato de brincar. A sua filha fica tensa quando precisa ir ao médico? A melhor prescrição pode ser: diagnosticar uma boneca doente usando um estetoscópio de brinquedo ou usar um curativo para cobrir o machucado do ursinho de pelúcia. A viagem a trabalho que você fez há pouco tempo deixou a sua filha um pouco desnorteada? Não se surpreenda caso encontre-a embarcando num voo imaginário (com direito a sacola de compras cheia de coisas, fazendo as vezes de mala). Esse tipo de brincadeira é uma forma muito saudável de as crianças aprenderem a lidar com os altos e baixos da vida.

Aventurar-se em novos papéis. Em um mundo que se amplia por meio das brincadeiras, as crianças pequenas podem usar livremente a imaginação, assumindo papéis a princípio reservados

BRINCAR E FAZER AMIGOS

para as pessoas maiores de 1 metro e meio: bombeiro, médico, motorista de caminhão, dançarino, fazendeiro (ou animal de fazenda), funcionário de zoológico (ou bicho de zoológico), leitor de livros, construtor de prédios, projetista de estradas, compositor de músicas, piloto de carros, pintor de obras de arte, piloto de avião... e, como não existe nenhum modelo exemplar igual aos pais — e nada melhor do que se colocar no seu lugar —, os filhos também podem brincar de serem pai e mãe.

Passar de filhote a cachorro grande. Não é fácil viver sempre sob os ditames de outra pessoa, o que é inevitável e necessário quando se tem apenas 1 ano de idade. Para os nossos filhos, brincar é uma maneira segura de tentar comandar o espetáculo, fazer as escolhas e até mesmo estabelecer as regras. Sem dúvida é um importante incentivo à autoestima, mas também uma oportunidade bem-vinda para que eles exerçam um pouco do poder e do controle que tanto almejam, ao mesmo em tempo que alivia parte da frustração que provém do fato de serem peixes minúsculos rodeados por tubarões enormes.

Habilidades motoras finas

Brincar não apenas estimula o cérebro e a imaginação como também ajuda as crianças a aprimorarem suas habilidades motoras finas (aquelas que exigem o uso de pequenos músculos, como, por exemplo, os músculos dos dedos). Brincar de construir usando tijolinhos, brincar de encaixar, de jogar água, servir chá, vestir bonecas, disputar corridas de carro, usar giz de cera para colorir, mexer em argila e praticamente qualquer tipo de atividade que necessite de manuseio fortalecerá essas habilidades motoras finas e incentivará o desenvolvimento da coordenação olho-mão. Veja a seguir os momentos em que você poderá observar o surgimento de algumas dessas habilidades:

12 a 15 meses. O seu filho talvez já seja um profissional na arte de bater objetos uns nos outros e provavelmente já começou a aperfeiçoar sua pegada em forma de pinça (o ato de segurar pequenos objetos entre o polegar e o indicador), habilidade que aprendeu ao longo do primeiro ano de vida. Nos primeiros meses do segundo ano, a criança aprende a usar o giz de cera para rabiscar, a pôr objetos (como blocos) dentro de caixas e a virar as páginas de um livro. Ao ar livre, sopre bolhas de sabão e observe como o seu filho bate as mãos uma na outra para "apanhá-las". Ou, então, dê a ele giz e permita que essa miniatura de Picasso crie uma obra-prima (veja na página 384 os marcos no quesito desenvolvimento artístico).

15 a 18 meses. Quando a metade do segundo ano de vida se aproximar, o passatempo preferido do seu filho pode ser construir com blocos. Primeiro ele vai dominar a arte de empilhar um cubo sobre outro; depois, tentará usar três deles para construir uma torre ainda maior (preste atenção: derrubar essa torre é tão divertido para o seu miniconstrutor quanto construí-la!). Brincar com os dedos é ótimo para as habilidades motoras finas e também para as habilidades linguísticas. Agora que consegue acompanhar, o seu filho ficará encantado com músicas bem simples, como "Polegares, polegares, onde estão?".

18 a 24 meses. Na segunda metade do segundo ano de vida, a coordenação motora irá melhorar, permitindo que o seu diabinho experimente novas façanhas impressionantes com os dedos: montar um quebra-cabeça, empilhar de quatro a cinco cubos, moldar argila, rabiscar e pintar, desmontar brinquedos e montá-los de volta. Observe como ele brinca com instrumentos musicais — todo esse sacudir, bater e apertar recompensará os movimentos motores finos com uma cacofonia de sons (e música para os ouvidos dele).

Fique de olho. Se com 1 ano o seu filho não consegue largar voluntariamente um objeto que está segurando, se com 1 ano e meio ainda usa o punho fechado para segurar um giz de cera em vez de utilizar a pegada em forma de pinça ou se aos 2 anos não é capaz de imitar o desenho de uma linha vertical, converse com o pediatra.

Desenvolver a linguagem. No mundo das brincadeiras, há uma palavra para cada coisa, e as crianças aprendem dezenas delas quando estão brincando: caminhão, boneca, carro, tijolos, pular, balançar, deslizar, subir, desenhar, dançar, para baixo, para cima, embaixo, em cima, ir, parar, ficar. E quem não gosta de se divertir enquanto aprende?

Aquecer os motores. É evidente que o motor das crianças está sempre a mil, e brincar de forma ativa é uma excelente maneira de queimar um pouco desse combustível sem fim. Contudo, correr, pular, dançar, escalar, saltar, pedalar, balançar, empurrar, puxar, rolar, arremessar e agarrar também desenvolvem as habilidades motoras amplas, construindo a coordenação junto com músculos e ossos fortes e estabelecendo as bases para um futuro ativo, já que a melhor época para cortar pela raiz um futuro verme de sofá é quando ele ainda é apenas um projeto de gente.

Desenvolver uma sintonia fina. Brincar ajuda a desenvolver as importantíssimas habilidades motoras finas — as mesmas habilidades que os dedos pequeninos e as mãozinhas (que hoje se assemelham todos a polegares) usarão um dia para escrever, desenhar, rascunhar, pintar, esculpir e, é claro, executar praticamente qualquer movimento associado a tecnologia (usar o computador, mandar mensagens de texto, jogar joguinhos e muito mais). Também é uma forma de aperfeiçoar a coordenação olho-mão de que o seu filho precisará para todas as atividades mencionadas antes e para outras (pegar uma bola, rebater com um bastão, preparar uma refeição, montar um quebra-cabeça).

Portanto, brinque à vontade.

Brinquedos para crianças pequenas

"Com que brinquedos o meu filho de 1 ano deve brincar?"

A diversão é garantida quando se trata de brinquedos. Entretanto, os tipos certos fazem muito mais do que dar ao seu filho uns minutos de distração. Alguns estimulam a capacidade intelectual, outros desenvolvem os músculos. Alguns ajudam a praticar habilidades motoras, outros ajudam a aprimorar habilidades sociais. A maioria dos brinquedos tem algo a ensinar às crianças, desde a relação de causa e efeito até a coordenação olho-mão, desde esperar a própria vez até reconhecer determinados padrões. Quase todos eles despertam a curiosidade e promovem a descoberta e a imaginação. Quer você esteja comprando, pegando emprestado ou passando adiante, tenha em mente as seguintes diretrizes para fazer uma boa seleção quando o assunto é brinquedo:

Opte pela segurança. Certamente você está louca para brincar logo de Hot Wheels com o seu filho ou para abrir as portas da casa da Barbie para a sua filha, mas mãozinhas ainda desajeitadas têm dificuldade de lidar com brinquedos feitos para crianças mais velhas sem quebrá-los (a Barbie corre o risco de ficar sem cabeça num piscar de olhos). Além disso, esses brinquedos talvez não passem pelo teste da segurança. Escolher opções apropriadas para cada idade (verifique na embalagem a classificação etária) ajuda a prevenir potenciais armadilhas em termos de segurança — como,

por exemplo, brinquedos com peças pequenas, com as quais o seu filho poderia engasgar, ou então brinquedos capazes de machucar. Você terá que deixar de lado a nostalgia quando se trata de brinquedos *vintage*, brinquedos antigos ou daqueles que você está se coçando para desempacotar, vindos direto da sua infância. O mesmo vale para os brinquedos provenientes de países onde a segurança não é bem monitorada. Veja na página 537 mais detalhes sobre esse assunto.

Faça escolhas pessoais. Algumas crianças adoram brincar de faz de conta o dia todo, enquanto outras preferem jogar bola ou andar a toda dentro de um carrinho. Umas gostam de fazer arte com giz de cera, papel e cola, outras se dedicam à música, ao passo que há aquelas que se ocupam com projetos de construção. Tem ainda as que são pau para toda obra. Portanto, ao encher a caixa de brinquedos, tente lembrar quem comanda o "local de trabalho" dedicado à brincadeira: o seu filho. Ao ter em mente as preferências dele para brinquedos quando você estiver no meio de uma loja, fica mais fácil restringir as opções às vezes irresistíveis que passarão pelos seus olhos.

Menos presentes

Você ou um certo parente exagerado (vovó, a carapuça serviu?) tendem a passar dos limites ao presentear o seu filho? Isso não apenas se torna um precedente dispendioso (os brinquedos vão ficando mais caros conforme os anos passam — e mais cedo ou mais tarde o excesso deles pode criar uma criança mimada e arruinar a conta bancária), mas o fato de receber mais de um presente a cada vez pode ser demais para uma criança de 1 ano de idade.

Caso ele ganhe mais de um presente — a avó encheu uma mala extra, por exemplo —, experimente guardar alguns, de modo a evitar a sobrecarga (e o menosprezo).

O controle da bagunça

Você tem total certeza de que os seus pisos continuam no mesmo lugar, mas talvez já faça um bom tempo que não os vê, já que se encontram sob um verdadeiro carpete de tijolinhos, bonecas, peças de quebra-cabeça e argolas de empilhar. Se existe algum aspecto negativo em relação às brincadeiras infantis, você acabou de topar com ele (ou tropeçar nele): brinquedos e mais brinquedos, espalhados por toda parte.

Dias mais organizados virão, quando o seu filho já será capaz de arrumar as coisas depois de brincar, mesmo que não esteja muito a fim. Enquanto esse momento não chega, você pode ajudar a controlar a bagunça com os seguintes artifícios:

Um espaço para a hora de brincar. Se formos realistas, qualquer lugar onde as crianças passem o tempo é um espaço para brincar. Contudo, o ideal é que exista uma "sede", ou seja, uma área central onde a sua família se reúna bastante e onde o seu filho possa brincar em segurança e sob supervisão. É evidente que haverá múltiplos espaços satélites para os brinquedos (como o quintal, o carro e o seu quarto, por exemplo), mas, se for possível, tente definir os lugares onde eles são bem-vindos e

os lugares onde não são, os espaços onde devem ser guardados, onde se pode brincar com eles e de onde são retirados e depois devolvidos. Talvez você seja sortuda e tenha um quarto separado, destinado às brincadeiras, ou uma sala de estar para a família, mas é possível que o tamanho e o layout façam com que a casa inteira seja o reino de brincadeiras do seu filho. Seja como for, ao delimitar previamente o espaço para brincadeiras, você evita que a bagunça tome conta de tudo (embora isso não impeça que os brinquedos sejam arrastados de um quarto a outro e de uma atividade a outra).

Está ansiosa para preparar um cantinho destinado a controlar a "missão brincadeira" (ou tentar controlar)? Se puder, pense num espaço confortável onde o seu filho possa se aninhar no momento da contação de histórias (uma poltrona ou um sofá de fácil acesso), em cadeiras para o tamanho dele e uma pequena mesa para os quebra-cabeças, os projetos de arte e as reuniões dos ursos de pelúcia (uma mesa de centro talvez sirva), e num sistema de armazenamento que seja eficiente, seguro e acessível. A área deve ser totalmente segura para as crianças, mesmo que você esteja o tempo todo supervisionando, e projetada para suportar os maus-tratos que receberá do seu filho. Para o piso, pense num material durável, fácil de limpar e que não escorregue (as crianças pequenas podem ser carinhosamente chamadas de "ratinhos de tapete", já que passam grande parte do tempo no chão).

Um lugar para cada coisa. É claro que nem tudo vai estar em seu lugar sempre, mas é bom saber que isso às vezes é viável. Um sistema inteligente de arrumação para os brinquedos deve levar em conta como o seu filho é e como são os amiguinhos dele. Preocupe-se mais com a funcionalidade do que com a forma (embora algo que seduza as crianças traga um benefício extra): fácil de tirar, fácil para pôr de volta. O melhor é usar cestas armazenadas em prateleiras baixas e fundas. Elas devem ser grandes (mas não exageradas, para evitar que o seu filho esqueça o que têm dentro) e cada uma deve estar destinada a uma categoria específica de conteúdo. Você pode organizar por cores (as crianças dessa idade ainda não as reconhecem, mas é provável que isso ocorra por volta dos 3 anos) ou por meio de figuras e adesivos que sinalizem para vocês dois o que há dentro.

Uma rotina de arrumação. Pode parecer inútil, mas uma rotina de arrumação no fim do dia (ou após uma sessão de brincadeiras, caso ela tenha sido especialmente caótica) evita que a bagunça domine por completo a sua casa. Isso também é capaz de tornar as brincadeiras ainda mais divertidas, uma vez que você e o seu filho terão mais chances de encontrar os brinquedos e os livros que procuram. Outra vantagem é que a rotina pode incutir nele o hábito da arrumação, além de ensinar sobre responsabilidade (exemplo: eu cuido das minhas coisas). Como acontece com todo o resto, as crianças aprendem melhor sobre arrumação quando põem a mão na massa. No início é você quem recolherá grande parte do que estiver largado, mas estimular o envolvimento hoje pode trazer dividendos futuros no quesito cooperação. Desafie o seu filho, concentrando-se em um tipo de brinquedo por vez, para não sobrecarregá-lo: "Vamos ver se a gente consegue recolher todos os tijolinhos e guardar aqui nesta cesta verde?". Cantar uma música especial pode fazer com que o momento da arrumação pareça parte do momento da brincadeira. Em pouco tempo você conseguirá acrescentar elementos lúdicos: "Quero ver se você consegue recolher os pratinhos antes de eu contar até dez" (lembre-se de contar devagar) ou "até o alarme tocar" ou "até a música parar". Outra opção: "Quem consegue recolher os brinquedos mais rápido?".

Procure brinquedos que ajudem no desenvolvimento. Quando o assunto é brincar, a prioridade número um para o seu pestinha é se divertir, mas ele progredirá mais em termos de desenvolvimento caso você também opte por brinquedos que:

- Estimulem as habilidades motoras grossas. Praticamente qualquer brinquedo dinâmico mexe com essas habilidades: bolas de todos os tamanhos, brinquedos de puxar, brinquedos de empurrar, carrinhos apropriados para a idade, brinquedos de parquinhos, escorregas, balanços...

- Estimulem as habilidades motoras finas. Escolha algumas opções que desafiem os dedinhos e as mãozinhas: brinquedos de encaixar e de empilhar, quebra-cabeças simples em madeira (em especial os que vêm com puxadores, para ficar mais fácil botar e tirar as peças), jogos de encaixe de formas, blocos para construir (as peças devem ser largas o bastante para que o seu filho consiga manuseá-las com facilidade e para que não se engasgue, caso as coloque na boca), caixas e recipientes para encher e esvaziar, brinquedos com *pop-ups*, mostradores, puxadores e botões para serem manipulados (um zumbido, o som de uma campainha ou de um animal são bônus extras, porque as crianças dessa idade concentram-se nos resultados). Quase todas as brincadeiras que envolvem o lado criativo e imaginativo (de rabiscar a brincar de cozinha) também aprimoram as habilidades motoras finas.

- Inspirem a imaginação. Os sonhos da primeira infância são feitos de: bichinhos de pelúcia e de plástico; bonecos do tipo Playmobil e bonecas que parecem bebês de verdade (embora as meninas adorem dar de comer às bonecas, dar banho e trocar as fraldas delas, evite aquelas com guarda-roupas enormes, uma vez que as crianças de 1 a 2 anos de idade ainda não conseguem vestir uma boneca, e certifique-se de que os sapatos e os outros acessórios não trazem risco de asfixia); carros, caminhões e aviões; casas simples de boneca e garagens de carro; sistemas básicos de construção; pratinhos e potinhos de brinquedo (ou até mesmo verdadeiros, se forem seguros para brincar de cozinhar); telefones de mentirinha, carrinho de compras, vassoura, carrinho de bebê; kit médico de brinquedo, bancada de trabalho ou cinto de ferramentas; roupas elegantes e acessórios para encenações (bolsas, chapéus, uma pasta, além de fantasias e roupas pseudoprofissionais, como chapéu de bombeiro, chapéu de policial, chapéu de marinheiro, tutu de bailarina).

- Estimulem a criação. Para dar o pontapé inicial nas artes (e um bônus nas habilidades motoras finas): gizes de cera grossos e laváveis, canetas coloridas e papel, argila para brincar, materiais para colagem, tinta para pintura a dedo, tinta para pintura no banho e guache, além de pincéis fáceis de usar e esponjas grandes, giz grosso e quadro-negro (para ler mais sobre questões artísticas, consulte a página 383).

Destro ou canhoto?

Observe a atitude do seu filho ao pegar um brinquedo que adora. Ele utiliza a mão esquerda? Manipula o objeto com a direita? Ou será que usa ora uma, ora outra? A verdade é que a maioria das crianças só começa a demonstrar qual é a mão preferida por volta de 1 ano e meio, no mínimo (é normal que pareçam ambidestras, alternando livremente o uso das mãos, até decidirem qual é a mais hábil), e grande parte delas só estabelece uma preferência a partir do segundo aniversário — embora muitas deixem os pais curiosos por muito mais tempo.

Em termos estatísticos, o seu filho provavelmente acabará preferindo a mão direita (assim como 90% das crianças). Apenas de 5 a 10% das pessoas são canhotas e muito disso está relacionado à genética: quando o pai e a mãe são canhotos, há mais de 50% de chance de os filhos também serem canhotos; quando apenas um dos pais é canhoto, a chance de um filho ser canhoto cai para algo em torno de 17%; e quando nenhum dos dois é canhoto, a probabilidade baixa para 2%. No caso de gêmeos idênticos, um será naturalmente canhoto e o outro será destro de nascimento — independentemente do que a genética dos pais lhes transmitir.

Você quer saber se deveria estimular o seu filho a usar uma das mãos em detrimento da outra? Nem tente. Como o que está em questão é a natureza, e não a educação, essa estratégia não funciona. Pesquisas mostram que forçar uma criança a usar a mão para a qual ela não está programada geneticamente pode causar problemas futuros na coordenação mão-olho e na destreza. (Você alguma vez já tentou escrever com a mão "errada"? Imagine como seria difícil se tivesse que usá-la de forma sistemática.) O tempo dirá se o seu filho é destro ou canhoto — tudo o que você precisa fazer é relaxar e observar a natureza seguir seu curso.

Se ele demonstrar uma preferência nítida por uma das mãos antes de 1 ano e meio, converse com o pediatra. Em casos raros uma preferência tão precoce e consistente pode sinalizar algum problema neurológico.

- Produzam música. Toda criança pequena possui dentro de si um músico, dançarino ou marchador louco para vir à tona. Portanto, lance mão de tambores, pandeiros, chocalhos, cornetas e outros instrumentos de sopro, xilofones, teclados simples, *CD players* infantis e músicas para se cantar junto. Prefira os instrumentos em vez das caixas de música e dos brinquedos musicais que exigem apenas o toque de um botão e não oferecem desafios musicais de verdade (para mais informações sobre música, consulte a página 386).

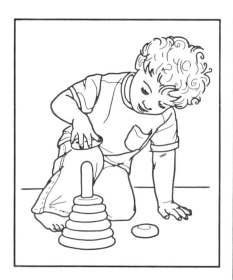

Parece divertido — e de fato é —, mas para as crianças dessa idade brincar é também uma forma de trabalho.

- Ensinem. Quase todos os brinquedos têm algo a ensinar, mas alguns deles possuem uma abordagem educativa (e merecem nota dez por não serem enfáticos demais). Os melhores são os que aproveitam o interesse que o seu filho nutre pelo aprendizado — e os livros encabeçam essa lista. Pensou em jogos de computador? Softwares simples e coloridos que estimulam o aprendizado (de formas, cores, padrões e números), mas não uma programação específica de ensino (leitura, matemática), também podem ensinar coisas interessantes, desde que sejam usados da forma correta (veja na página 357 mais informações sobre softwares para essa faixa etária).

- Proporcionem descobertas. A mente curiosa do seu filho quer saber sobre causa e efeito, formas e tamanhos, encher e esvaziar e muito mais.

Escolha jogos de encaixe de formas, espelhos que não quebram, brinquedos para usar na água (que flutuam, que esguicham, para encher e esvaziar), brinquedos para usar na areia, brinquedos que ajudam a aprender sobre as diferenças de tamanho (como, por exemplo, brinquedos de empilhar ou nos quais uma peça precisa ser encaixada dentro da outra).

Valorize a versatilidade. Engenhocas e dispositivos complexos causam impacto nas lojas de brinquedos — e certamente atraem a atenção de pais e filhos —, mas o interesse por eles em geral se esgota de forma rápida. Em vez de buscar características extravagantes, procure opções que apresentem possibilidades múltiplas para acompanhar o crescimento do seu filho. A simplicidade cai bem para crianças pequenas, uma vez que a imaginação em desenvolvimento cuida do resto.

Varie a seleção. Alguns brinquedos viram queridinhos logo no primeiro dia. Outros têm um tempo de vida limitado por conta da também limitada capacidade de concentração do seu filho. Há, ainda, aqueles que entram e saem da lista de preferidos. A palavra-chave para disponibilizar mais brinquedos para a diversão dele e para cultivar uma seleção variada que consiga manter o interesse em alta, sem arruinar o orçamento nem exagerar, é compartilhar. Experimente emprestar e pegar emprestado alguns brinquedos ou crie algum tipo de cooperativa (isso serve em especial para aqueles itens mais caros ou para os que perdem a graça antes de ficarem velhos). O seu filho possui uma quantidade assombrosa de brinquedos? Guarde alguns e vá pegando outros aos poucos, fazendo um revezamento. Dessa forma, além de ele não ficar desnorteado com tantas opções, haverá sempre algo "novo" com o que brincar.

Lembre-se de que, às vezes, vale tudo. Não se esqueça de que alguns dos melhores brinquedos são de graça: recipientes de plástico, xícaras, colheres de medida, panelas; um lençol jogado por cima de duas cadeiras para criar uma tenda; marionetes feitas à mão com sacos de papel; e, é claro, a caixa dentro da qual veio aquele brinquedo caro (ela pode virar um teatro, uma casa de boneca, uma garagem, uma mesa para a hora do chá e muito mais).

Segurança no quesito brinquedos e irmãos mais velhos

"O nosso filho mais velho, de 5 anos, tem toneladas de brinquedos com pequenas peças, e não dá para proibi-lo de brincar com eles. Como manter o irmão pequeno longe deles?"

Quando a criança pequena é o único filho ou o mais velho, mantê-la afastada (pelo menos dentro de casa) de brinquedos potencialmente perigosos é simples: basta não comprá-los. Contudo, quando ela tem irmãos, conseguir que a caixa repleta de opções fique protegida é um pouco mais complicado. Afinal de contas, você não pode exigir que o seu filho mais velho

abra mão dos brinquedos de que gosta só porque não são apropriados para o irmão — pelo menos caso queira evitar uma revolta dentro de casa. Mas é possível manter a segurança do mais novo adotando os seguintes passos:

Peça ajuda ao seu filho mais velho. Explique a ele os perigos que os "brinquedos para garotos grandes" representam para crianças pequenas. Mostre as peças miúdas e fale sobre o risco de elas fazerem o irmão engasgar (para saber mais sobre segurança em termos de brinquedos, consulte a página 538), comente sobre o que pode ser quebrado em um brinquedo grande e depois engolido e sobre o que pode aguçar a curiosidade dos dedinhos do irmão. Em seguida, transforme-o num membro da "patrulha das pecinhas", um ajudante com a atribuição de investigar as peças que não são seguras e mantê-las guardadas. Você pode dar a ele um rolo vazio de papel higiênico para que teste os tamanhos dos brinquedos. Além disso, comece a ensinar seu filho a fechar caixas e armários depois de pegar alguma coisa ou de colocá-la de volta. Ao implementar essa campanha em prol da segurança, lembre-se de que não é possível confiar plenamente que uma criança de 5 anos de idade será responsável — ainda não se pode contar com ela para levar a sério e de forma consistente as suas tarefas. Alerte-o, mas não brigue com ele, caso seu filho mais velho se esqueça de guardar um brinquedo perigoso ou caso se engane quanto à segurança de algum.

Brincar

Você se lembra da época em que brincar, para o seu filho, significava observar o desenho que o sol criava na parede? Dar risada enquanto você cantava "O sapo não lava o pé"? Ou então balbuciar alguns sons para o elefante de pelúcia? Bom, isso era coisa de bebê. As habilidades do seu filho para brincar progrediram junto com ele e continuarão a progredir, assim como todos os aspectos do desenvolvimento. Afinal de contas, apenas uma criança que já anda, ou quase, consegue brincar com um brinquedo de empurrar. Só uma criança com idade suficiente para reconhecer que a panela de mentirinha é igual à panela de verdade da mãe pode brincar de chef de cozinha. E só uma criança que já percebeu que os coleguinhas têm sentimentos começa a entender o que é fazer parte de um grupo. Saiba o que esperar nesse segundo ano em relação ao ato de brincar:

12 a 15 meses. Brinquedos em tons vivos (seja vermelho, azul, verde ou amarelo) e cheios de estampas agradam muito as crianças dessa idade. Com uma pegada melhor e com habilidades motoras finas mais aperfeiçoadas, o seu filho também irá gostar de brinquedos que giram, rodopiam, viram, fazem zigue-zague, podem ser esvaziados e preenchidos e produzem sons, além daqueles que podem ser empurrados e puxados e nos quais é possível batucar. É garantido também que ele gravitará em torno de brinquedos com luzes que piscam, rodas que giram e sons atraentes. Brinquedos de empurrar — que oferecem equilíbrio para quem está dando os primeiros passos — são diversão certa (carrinhos de bebê e carrinhos de supermercado que podem ser carregados de brinquedos e outros objetos marcam ainda mais pontos com crianças dessa idade). Embora entre os 12 e 15 meses de vida o seu filho ainda não domine as habilidades sociais para brincar com crianças da mesma idade (como dividir um brinquedo com um coleguinha), ele irá se divertir ao brincar com você de esconder o rosto com as mãos e fugir das cosquinhas, por exemplo.

15 a 18 meses. Ponha algumas crianças dessa idade no mesmo quarto, deixe alguns brinquedos lá dentro e observe como elas começam a brincar na mesma hora — embora não necessariamente umas com as outras. Nessa fase, elas ainda brincam em paralelo: sentam-se lado a lado, mas se divertem de forma solitária, por mais que, de vez em quando, olhem para o coleguinha para espiar como ele faz e, é claro, agarrar algum brinquedo alheio que chame a atenção. Agora que o seu filho tem maior controle sobre a memória de longo prazo e está aprimorando os músculos verbais em desenvolvimento, você talvez comece a ver os primórdios de brincadeiras de faz de conta (que só devem começar mesmo

BRINCAR E FAZER AMIGOS

por volta dos 18 meses). Vai ser um enorme prazer observar o seu macaquinho de imitação copiar tudo o que você faz, embora de forma rudimentar: falar ao telefone, comer comida de mentirinha, empurrar uma boneca num carrinho. Ao usar brinquedos simples que incentivem as brincadeiras de faz de conta — como, por exemplo, roupinhas, bonecas, carros e caminhões, cozinhas de brinquedo etc. , um mundo de imaginação se abre para as crianças.

18 a 24 meses. Na metade do segundo ano de vida, as crianças começam a olhar com mais atenção para os amiguinhos da mesma idade, mas no quesito social ainda são muito primitivas — o que significa que você continuará vendo um agarrando o brinquedo do outro, em brincadeiras que mais parecem do tipo "sobrevivência do mais forte". Como ainda está evoluindo em termos sociais, o seu filho precisará de muito tempo e bastante prática com outras crianças até que consiga exibir — não com perfeição — habilidades desafiadoras em termos de desenvolvimento, como saber compartilhar e esperar a vez. Na verdade, o brincar em paralelo ainda supera o brincar cooperativo entre 1 ano e meio e 2 anos de idade. As brincadeiras de faz de conta ficarão mais sofisticadas e podem se tornar as preferidas: as crianças brincam de dirigir seus carros, ir às compras com um carrinho apropriado ao seu tamanho e pôr o ursinho de pelúcia para dormir. As encenações também começam a aparecer: talvez o seu filho ponha os bichos de pelúcia para representarem algum papel, esperando que finjam estar comendo, cantando juntos ou sendo examinados por um "médico" (isso permite que eles comandem o próprio espetáculo, algo que sempre gostam de fazer). Através delas, as crianças aperfeiçoam as habilidades motoras básicas e a confiança física, o que conduz a um brincar mais ativo: pular, correr, chutar, escalar e lançar uma bola (veja os quadros das páginas 104 e 115). Dirigir carros de brinquedo também é uma das brincadeiras favoritas. Habilidades motoras finas mais desenvolvidas (veja o quadro da página 369) ajudam o seu filho a manipular brinquedos menores, com mais detalhes: quebra-cabeças, brinquedos de classificar e jogos de encaixar objetos simples (como, por exemplo, pôr uma peça quadrada dentro de um buraco quadrado).

Deixe os brinquedos perigosos longe do alcance do mais novo. Se o mais novo consegue ir a qualquer lugar que o mais velho vai, guarde os brinquedos potencialmente perigosos onde só você possa alcançá-los, e deixe que o mais velho peça quando quiser brincar com eles. Você também pode guardá-los em caixas que sejam difíceis para o mais novo abrir (o mais velho sempre pode lhe pedir ajuda, se necessário). Se os brinquedos estiverem dentro de armários baixos, use travas de segurança (do tipo usado em cozinhas) e mostre ao mais velho como abri-las e fechá-las (faça isso apenas se não houver problemas em seu filho mais velho acessar o conteúdo do armário da cozinha que é trancado de forma similar). Um gancho instalado fora do alcance do mais novo pode dificultar o acesso aos brinquedos que ficam dentro do armário, mas, assim que ele descobrir como arrastar uma cadeira ou uma caixa de modo que possa subir nelas, isso deixa de ser efetivo. Um portãozinho de segurança que bloqueie o acesso ao quarto do mais velho — caso os dois não durmam no mesmo quarto — talvez ajude, mas só até o pequeno descobrir como escalar para o outro lado.

Deixe os brinquedos perigosos longe do campo de visão. Brinquedos armazenados em prateleiras altas que são visíveis para a criança pequena podem incitá-la a tentar uma escalada, o que por si só já é perigoso. Mantê-los dentro de armários fechados ou em caixas opacas ajuda a fazer com que o interesse diminua.

Enquanto o seu filho mais velho brinca com brinquedos perigosos no mesmo quarto em que está o mais novo, tente fazer com que o pequeno se envolva numa atividade que prenda a atenção. Se o primogênito prefere brincar no próprio quarto (assumindo que tenha um só para ele, claro), tudo bem. Caso já esteja numa idade em que não precise de supervisão, ele pode fechar a porta. Do contrário, usar um portãozinho ajuda você a ficar de olho no que ele está fazendo ao mesmo tempo que impede o mais novo de entrar.

ATENÇÃO, PAIS!

Tédio provocado pelas brincadeiras infantis

Você está entediado com os joguinhos infantis bobos? Temendo mais uma sessão de "Atirei o pau no gato"? Apavorado diante da perspectiva de outra hora do café? Sem paciência para brincar de restaurante? Para completar, sente-se culpado por conta disso tudo? Não é preciso sentir culpa. Muitos adultos acham as brincadeiras infantis um tanto chatas, o que não é de surpreender. Afinal, não somos mais crianças pequenas.

Entretanto, dizer adeus à culpa não significa que você possa escapar dessas atividades — pelo menos não totalmente. Ao compartilhar com o seu filho o momento da brincadeira, você mostra a ele que valoriza e gosta da sua companhia — uma mensagem muito importante para a construção da autoestima e da confiança. Aqui vão algumas dicas para que esses momentos também sejam mais divertidos para você:

- Dê uma chance para as brincadeiras infantis. Já faz algumas décadas que você foi criança, por isso é difícil brincar como uma delas. Difícil, mas não impossível se você se sentar no chão com a atitude correta. Em vez de já começar a brincar convencida de que ficará entediada, tente deixar de lado um pouco os seus modos sérios, de adulto. Permitase uma aventura pelo mundo da inocência e da imaginação infantil e talvez você acabe se divertindo com as brincadeiras. É evidente que será difícil se perder no meio desse universo caso esteja com um dos olhos voltados para a revista aberta sobre a mesa de centro e o outro para o Twitter. Portanto, ao brincar com o seu filho, tente dedicar o máximo de atenção a ele.

- Aprenda a brincar do jeito dele. Não é porque você foi convidado a participar do jogo que pode estipular as regras. As crianças pequenas têm ideias bem claras sobre como querem que as suas brincadeiras progridam (ou não progridam). Logo, é importante participar sem interferir. Se, por acaso, a coisa toda ficar insuportavelmente chata, sugira um novo plano, como quem não quer nada. Contudo, se o seu filho resistir às sugestões, não force a barra. No mundo das brincadeiras, são as crianças que mandam.

- Conheça os seus limites e permita que o seu filho também os conheça. Curtos períodos em que você participa com convicção são mais valiosos para o seu filho do que longos períodos de atenção misturada a má vontade. Se você começar a se contorcer e a bocejar após 15 minutos de brincadeira, desista antes que dê na pinta. Primeiro, porém, alerte o seu filho, dizendo mais ou menos assim: "A mamãe só pode brincar mais um pouquinho, porque depois terá que preparar o jantar."

- Quando possível, faça a escolha. Alguns pais ficam irritados ao brincar de faz de conta, mas gostam de experimentos científicos. Alguns apreciam os momentos de leitura, mas têm pouca paciência para carrinhos de corrida. Há aqueles que gostam das sessões de rabiscar, mas ficam completamente entediados na hora de construir com cubos. Quando o seu filho quiser brincar e não tiver nada em mente, sugira as atividades de que você gosta. É provável que grande parte do tempo ele fique feliz em cooperar.

- Vire a mesa. De vez em quando, convide o seu filho para brincar com você. Dê a ele um par de luvas de trabalho, uma espátula de plástico e um punhado de terra para arrancar as ervas daninhas e plantar enquanto você faz o trabalho sério de jardinagem logo ao lado (apenas fique atenta para que as ervas daninhas e a terra não se transformem em lanche). Forneça uma pilha de revistas para ele folhear enquanto você lê uma edição nova. Ensine uma rotina de exercícios a ser feita ao mesmo tempo que você faz os seus. É possível que o seu filho adore participar das "brincadeiras" que você escolher, ou então ache tudo chato. Mas não tem problema, afinal, aquelas brincadeiras da hora do chá também não são muito a sua praia.

Fique atenta. Por mais que todo mundo da família seja atencioso e mantenha os brinquedos potencialmente perigosos longe do seu filho mais novo, pecinhas miúdas podem cair embaixo do sofá ou atrás da cama, por exemplo. Portanto, fique sempre de olho naquilo que ele põe na boca ou em movimentos de mastigação quando ele não tiver comido nada — em especial se o irmão mais velho estiver brincando com brinquedos pequenos. Por precaução, familiarize-se com o tratamento emergencial para incidentes de asfixia (veja na página 597).

Capacidade de concentração limitada

"Em determinado minuto o nosso filho está brincando com cubos, no minuto seguinte já passou para um bichinho de pelúcia e dez segundos depois começa a jogar as almofadas do sofá no chão. Capacidade de concentração? Que concentração?"

Talvez você tenha a impressão de que o seu filho vive no modo acelerado, mas na verdade o tempo passa muito mais devagar no relógio dele. Para uma criança de 1 ano de idade, um segundo pode parecer um minuto, um minuto pode parecer uma hora, e uma hora... bom, isso nem existe nos horários dele. Gastar mais do que alguns minutos em qualquer atividade — exceto, quem sabe, dormindo — é algo muito difícil para uma criança pequena (que se distrai com facilidade), para a sua capacidade de concentração passageira e para a sua natureza normalmente inquieta. Assim, ela pula de uma atividade para outra, de um brinquedo para outro, levando a vida um momento de cada vez. Para o adulto que observa, esse padrão de comportamento pode parecer sem foco, até mesmo improdutivo, mas, para a criança dessa idade, é o certo em questões de desenvolvimento.

Conforme o seu filho for amadurecendo, o mesmo acontecerá com a sua capacidade de concentração, por mais que ela pareça se desenvolver a passos de tartaruga. A persistência só melhora mesmo a partir dos 5 ou 6 anos de idade. Por ora, tente não esperar tanto em relação a brincadeiras que exijam foco. Ele está aprendendo, não importa o que faça nem o tempo que gaste com isso. O poder de concentração do seu filho é capaz de surpreendê-la ocasionalmente (em geral quando ele se concentra em alguma atividade "proibida", como apertar os botões do seu *smartphone*), mas, nessa fase da vida, grande parte das brincadeiras prenderá a atenção dele por apenas poucos minutos ou até que se distraia com outra coisa.

Brincar de forma independente

"A minha filha sempre quer que eu brinque com ela. O que posso fazer para que comece a brincar sozinha de vez em quando?"

Você está se sentindo muito solicitada? Os pais sem dúvida são parceiros de brincadeira e tipicamente os preferidos das crianças pequenas. Se você parar para pensar, existem boas razões para isso. Afinal, que amiguinho do mesmo tamanho da sua filha teria a paciência que você tem? Ou a sua capacidade de compartilhar sem arrancar as coisas da mão dela? E o seu conjunto de competências (sua habilidade em trocar a roupa de uma boneca, alcançar um brinquedo na estante, ler um livro ou construir um castelo)?

Se por um lado brincar com a sua filha é uma das melhores maneiras de estimular o desenvolvimento social dela (é brincando com você que ela aprenderá a dar e receber, aprenderá sobre compaixão, cooperação e muito mais), ser a sua parceira de brincadeira em tempo integral impede que ela descubra como se divertir de forma independente (e que você consiga fazer outras coisas). No mais, também é bom que ela saiba que às vezes você tem outras tarefas a cumprir além de cuidar de ursinhos de pelúcia "doentes". Eis algumas dicas de como ajudá-la a brincar mais sozinha:

Ensine algumas coisas a ela. As crianças nascem para brincar, mas não nascem sabendo *como* brincar. Com frequência, precisam de orientação para descobrir como usar determinado brinquedo ou jogar determinado jogo. Pode ser um conselho sobre como empilhar os blocos de modo que nao caiam, como virar o triângulo para que ele encaixe no buraco certo ou como começar um quebra-cabeça. Quanto mais tempo você gastar orientando a sua filha para que tenha prazer com os próprios brinquedos, mais cedo ela se divertirá brincando sozinha com eles.

Dê o pontapé inicial. Quando quiser que a sua filha passe mais tempo sozinha — e você deve fazer isso periodicamente, mesmo que não tenha nada de urgente na agenda —, tome a iniciativa, deixando-a encaminhada em alguma atividade. Às vezes, só a magnitude da tarefa de imaginar com o que brincar já intimida bastante uma criança pequena.

Marque o tempo e dê tempo ao tempo. Alterne entre o tempo em que ela passa brincando sozinha e o tempo em que ela passa brincando com você (usar um cronômetro talvez ajude). Em termos realistas, os lampejos de independência não vão durar muito no início, mas, com paciência e perseverança, ela começará a estender tais períodos.

Providencie outras companhias. Quando o assunto é brincar, não há dúvidas de que você é a parceira favorita da sua filha, mas isso não quer dizer que precisa ser a única. Embora as habilidades sociais dela ainda sejam precárias — o que é apropriado à idade —, ela está pronta (assim que você também estiver) para começar a brincar com outros amiguinhos ou a participar de grupos de atividades lúdico-educativas.

A estreia na pintura

"A minha filha sempre pega as minhas canetas e os meus lápis e tenta rabiscar com eles. Ela já tem idade para começar a desenhar? Caso tenha, deve usar o quê?"

Se ela já consegue segurar um giz de cera ou uma caneta colorida, já tem idade para estrear na pintura. Portanto, disponibilize algumas ferramentas para ela, deixando-a dar asas ao Van Gogh que tem dentro de si, de modo a se iniciar nos prazeres de rabiscar.

Quanto ao tipo de material, pense que a segurança (dela e da sua casa) deve vir em primeiro lugar. Como é muito provável que ela ponha na boca qualquer coisa que esteja usando para rabiscar, você precisa ter certeza de que nada é tóxico — e, por sorte, quase todos os materiais de arte para criança preenchem esse requisito. Os lápis — que não são feitos de chumbo, por sinal — também não são tóxicos, mas como há o risco de furarem o olho de alguém ou espetar a pele, o melhor é não deixar que a sua filha use-os, a menos que seja supervisionada bem de perto. O mesmo vale para as canetas.

Falando em supervisão, é aí que entra a segurança da sua casa. A falta de experiência artística somada a um excesso de exuberância podem levar os impulsos criativos da sua filha a passar do papel para as paredes, os móveis e o piso. Para garantir que a sua casa não sirva de tela, fique de olho enquanto ela rabisca. Escolha materiais que possam ser lavados (e esconda os que não podem), mas só deixe-os à mostra quando puder prestar atenção nas sessões de desenho — pelo menos até que possa confiar nela para controlar os próprios impulsos artísticos.

O que dizem os rabiscos

Não importa se o seu pequeno artista está destinado a ser o próximo Grande Mestre da Pintura ou se está mais para mestre dos bonecos de palitinho e das carinhas, o fato é que as criações dele merecem um lugar na galeria da sua geladeira. Há certos padrões de desenvolvimento que a maioria das crianças segue no que diz respeito aos desenhos, e você pode acompanhar as prováveis evoluções ao longo do tempo:

12 a 15 meses. Dê ao seu filho um giz de cera ou um pincel com tinta e você verá uma série de arcos amplos e aleatórios, borrões, movimentos e rabiscos involuntários — um estudo sobre a diversão e nada de técnica. Ainda assim, a técnica está em evolução, junto a uma apreciação cada vez maior das causas e efeitos artísticos: "Se eu pressionar forte o pincel, o papel vai ficar com um borrão de tinta. Se eu deslizá-lo de leve pelo papel, o traço fica mais sutil."

15 a 18 meses. Chegou a hora de desenhar com um objetivo — por mais que esse objetivo continue bastante aberto a interpretações. Você talvez não enxergue a floresta nem as árvores nesses redemoinhos, mas poderá ver que o seu filho está desenhando com mais atenção. Isso se deve a habilidades motoras finais mais precisas, que ficam mais refinadas a partir da metade do segundo ano de vida. Portanto, no lugar das pinceladas vacilantes observadas no passado recente, você verá blocos distintos de cor, rabiscos mais fortes e redemoinhos mais definidos de... Bom, isso é um sol ou uma banana?

18 a 24 meses. Os rabiscos do seu filho — que agora provavelmente ocupam mais espaço no papel — es-

> tão ficando um pouco mais fáceis de reconhecer: os redemoinhos servem de círculos, e os zigue-zagues são para as retas. Para ele, cada pincelada representa alguma coisa. Aqueles espirais em preto podem ser um cachorro, esse agrupado de traços marrons e azuis podem ser o papai. Para alimentar o processo e diminuir a frustração, tente fazer as vezes de mecenas. Se o desenho do cachorro parece sem pé nem cabeça, elogie o uso das cores em vez de questionar a aparente ausência das patas.

A praticidade também é importante, e o tipo certo de material irá fomentar a experiência artística por todo canto. Gizes de cera, canetas coloridas e gizes grossos facilitam o manuseio e são mais fáceis de segurar do que opções mais finas — e no caso do giz (de cera ou não) também são mais difíceis de quebrar. Uma folha grande de papel-jornal (é possível comprar em rolos) talvez ajude a fazer com que a obra de arte da sua filha não se desgarre do papel, e prender a folha no chão evita que a superfície para rabiscar fique se mexendo e se amontoando, o que gera frustração. Para começar a estabelecer a diferença entre o papel onde a sua filha pode desenhar e o papel onde ela não pode (nos livros, na sua mesa), aponte com frequência: "*Este* papel é para desenhar."

Quando ela tiver algum lapso em termos de julgamento artístico, deixando marcas na mesa de jantar, na cômoda, no tapete, na camiseta branca, nas pernas dela ou nas suas pernas, agradeça a si mesma por ter se lembrado de esconder os materiais que não saem com água e, em seguida, redirecione os esforços dela para um pedaço de papel (veja a próxima resposta para mais dicas). Quer deixar uma impressão nela sobre a impressão que ela deixou na mesa de centro? Faça com que ela "ajude" a limpar os pequenos acidentes.

Umas dentadinhas no giz de cera são inevitáveis nessa idade, e com certeza não farão mal algum à sua filha (mas fique atenta: esses "petiscos" coloridos podem deixar marcas bem vivas na fralda seguinte). Mesmo assim, trata-se de um hábito que deve ser desencorajado. Tente interromper qualquer manobra desse tipo ("O giz de cera é para desenhar, não para comer") e prepare-se para repetir isso muitas e muitas vezes. Se ela parece mais interessada em comer os lápis do que usá-los para desenhar, faça uma pausa para o lanche ("Que tal esse queijo aqui? O queijo é para comer").

O poder da música

Você cantarolou por horas a fio para o seu recém-nascido cheio de cólicas. Sonolenta, entoou canções de ninar para o seu bebê que teimava em não dormir. Usou músicas bobas para distraí-lo enquanto ele se contorcia na cadeirinha do carro ou para espantar o tédio no supermercado. Agora que o seu filho já não é mais um bebê, é hora de tomar nota dos benefícios que a música é capaz de oferecer a uma mente, corpo e alma em crescimento. Aproveite todo esse poder a partir de uma variedade de experiências musicais divertidas:

A música movimenta. Ouvir uma seleção de músicas favoritas em casa ou no carro é uma ótima maneira de ampliar o ambiente sensorial infantil, mas não deixe que a música sirva apenas de fundo. Crianças pequenas aproveitam-na ao máximo quando são capazes de senti-la, dedicar-se a ela, movimentar-se em função dela e dominá-la. Dê ao seu filho inúmeras oportunidades de se balançar, saracotear, caminhar, batucar, bater palmas, girar ou então dançar no ritmo da música. Você não apenas estará alimentando um interesse duradouro pela música e pela dança, mas também incentivando o desenvolvimento da coordenação, das habilidades motoras finas e das habilidades motoras amplas. De acordo com algumas pesquisas, ainda ajudará o seu filho a construir conexões cerebrais que um dia serão úteis na resolução de problemas matemáticos. Canções com movimen-

tos simples das mãos ("Polegares, polegares, onde estão"), aquelas que fazem o corpo inteiro se movimentar ("Cabeça, ombro, joelho e pé") e as que envolvem interação com os pais permitem que ele domine a experiência musical. Empreenda um pouco mais de esforço, dançando com o seu filho: ponha uma música calma e mostre a ele como se balançar devagar. Em seguida, acelere o ritmo e comece a girar mais rápido. Lance mão também dos instrumentos musicais — como sinos, chocalhos, baquetas, tambores, xilofone ou teclado, pandeiros, címbalos ou uma simples panela e uma colher de pau — e incentive-o a tocar no ritmo. Não tem nenhum instrumento à vista? Use as mãos para batucar no chão, nos joelhos um do outro, numa mesa que não quebre ou simplesmente para bater palmas de acordo com o ritmo.

A música ensina. Qualquer música que tenha letra ajuda a desenvolver habilidades linguísticas, mas algumas canções ensinam muito mais do que isso, ao mesmo tempo que o aprendizado se torna divertido. Existem aquelas que falam das letras do alfabeto ("A-B-C"), outras em que se contam os números ("Um, dois, três indiozinhos") e também as que ajudam a criança a aprender sobre o ambiente em que estão ("Nana Neném" ou "Borboletinha"), além das que tratam de atitudes ("A barata diz que tem").

A música libera energia. O seu filho é um tanto agitado? Não há nada melhor para liberar energia extra (ou raiva, frustração) do que a música e a dança, especialmente quando o ritmo é acelerado.

A música acalma. Na hora de ir para a cama, no momento da soneca, nos momentos estressantes ou naqueles de irritação — em suma, sempre que o seu filho precisar relaxar um pouco —, uma música suave e tranquila tem o dom de acalmar, tranquilizar, apaziguar, relaxar e confortar. Reduza as luzes, criando um clima ainda melhor.

A música deixa tudo mais divertido. Da ida ao mercado à arrumação pós-brincadeira, do momento de se vestir à hora de ir para a cama, o fato é que a música consegue deixar o cotidiano sempre mais divertido. Associar uma tarefa ou rotina específica a uma determinada canção também pode incentivar a cooperação e facilitar as transições complicadas, como, por exemplo, quando é hora de sair do parquinho.

O seu filho sempre quer ouvir a mesma música? A diversidade pode ser o tempero da vida, mas a maioria das crianças nessa idade ainda não consegue saboreá-la — e o mesmo serve tanto para a seleção musical quanto para o cardápio do café da manhã. Ouvir músicas familiares proporciona enorme satisfação (lembra quando você escutava a sua música preferida várias vezes seguidas e mal queria saber do resto do disco?), em especial para o seu filho. Por meio do poder da repetição, essas reproduções estimulam o aprendizado e ajudam no desenvolvimento das habilidades verbais. Portanto, ponha para tocar a favorita dele quantas vezes lhe for solicitado, mas tente introduzir de vez em quando canções novas e novos tipos de música, principalmente depois que essa favorita já estiver bem dominada. Com um pouco de paciência, a fase de "arranhar o disco" chegará ao fim.

Uma advertência: para proteger os ouvidos do seu filho, nunca deixe a música alta demais, a ponto de não ser possível conversar.

"O meu filho adora desenhar com giz de cera, mas não no papel. Hoje entrei no quarto dele e descobri que tinha rabiscado a parede com giz vermelho bem forte."

Os jorros de criatividade do seu filho estão transbordando para as paredes? A questão é que ele já entendeu para que servem os gizes de cera (para desenhar), mas ainda não consegue discernir muito bem a diferença entre as superfícies onde se pode desenhar (no papel) e as superfícies onde não se pode (nos armários da cozinha, na mesa de centro, na pasta do papai).

Isso significa que você deve deixar o seu pequeno Michelangelo juntar os gizes de cera, as canetinhas e as tintas e começar a transformar a sua casa numa versão da Capela Sistina? Claro que não. Rabiscar nas paredes pode até ser um impulso artístico, mas não é algo aceitável.

Felizmente, existem formas de alimentar a criatividade dele e ao mesmo tempo proteger o seu patrimônio:

Trace os limites. Ao surpreender o seu filho rabiscando a parede ou ao ver que as pinceladas dele estão saindo do papel que você forneceu, explique com calma que a escolha da tela está errada: "É bonito isso que você desenhou, mas a gente não pode desenhar na parede." Por mais exasperada que estiver — e com razão —, tente não atacar o esforço artístico dele ("Olha que bagunça horrível que você fez na parede!"). Lembre-se: ele provavelmente está muito orgulhoso da própria obra (o que é uma bagunça para você é uma obra-prima para ele) e também espera que você fique orgulhosa. (Aliás, não foi você a primeira pessoa que o incentivou a usar o giz de cera para desenhar?) Além disso, se ele gostar da atenção que a pintura na parede do quarto desperta, talvez fique mais tentado a reproduzi-la na parede da sala.

Mude a tela. Enquanto os jorros criativos dele ainda estiverem em atividade, sente-o e mostre que "A gente desenha é no papel". Quanto maior a folha, maior a chance de que os rabiscos não ultrapassem a fronteira, indo parar no chão, na mesa ou na parede mais próxima. Um rolo de papel, que pode ser desenrolado conforme ele for preenchendo os espaços, talvez agrade bastante o pequeno artista. Prender o papel ao chão, a uma mesa ou a um cavalete impede que a "tela" fique se mexendo e que frustre os esforços artísticos do seu filho. Não fique rodeando-o enquanto ele desenha, mas preste atenção para que permaneça dentro dos limites estabelecidos.

Dançar até o chão

A maioria das crianças pequenas não precisa de muito estímulo para começar a se requebrar — afinal de contas, elas já se encontram em movimento constante. Ao dançar, o seu filho faz muito mais do que apenas gastar a energia excedente (embora isso já seja ótimo, especialmente naquelas tardes chuvosas que parecem não ter fim). A dança ajuda a aprimorar as habilidades motoras, a coordenação e o equilíbrio, estimula a autoexpressão e aumenta a autoconfiança, ensina sobre consciência corporal e melhora a percepção sobre o espaço (veja o que consigo fazer com os braços e as pernas... Ops, nem vi aquela mesa), além de aproveitar a afinidade natural que o seu filho sente pelo ritmo.

O melhor de tudo é que as crianças são dançarinas natas — não apresentam qualquer inibição capaz de detê-las. Nos primeiros aniversários, já conseguem se balançar para cima e para baixo, de acordo com a música, mesmo as que ainda não sabem andar. Muito em breve, aumentarão o repertório de dança, sacudindo o bumbum fofinho, girando em círculos, agitando-se e requebrando-se dentro do ritmo.

Quer inspirar o pé de valsa que existe dentro do seu filho? Em primeiro lugar, ponha a música para que a festa possa começar. Experimente diferentes batidas e observe como ele mistura os movimentos para se adequar aos diversos ritmos (remexe devagar na música clássica, se empolga mais na hora do pop e bate palmas acompanhando o sertanejo). Para que a coisa fique ainda mais divertida, ensine-o a brincar de jogos como "estátua" (ponha a música, comece a dançar e, quando a música parar, todo mundo tem que se fingir de estátua) ou dê a ele adereços para usar enquanto dança, como um lenço bem colorido ou um pedaço de tecido macio para agitar (por razões de segurança, nada de lenços muito grandes). O seu filho vai gostar de ver o adereço rodopiando e flutuando enquanto ele se mexe conforme a música.

Quanto a você, não fique de fora: as crianças dessa idade adoram um parceiro para dançar. Portanto, exiba os seus melhores passos e peça para o seu filho imitá-la, ou então dê as mãos a ele e dancem juntos.

Você tem dois pés esquerdos, nenhum ritmo ou algum complexo em termos de dança, adquirido na época da escola? Não precisa se preocupar: o parceiro em questão nem vai reparar.

Limpe o quadro. Para reforçar a mensagem de que não se pode desenhar nas paredes, faça com que o seu filho "ajude" a limpar, com um pano molhado ou uma esponja, o mural que criou sem autorização. Verifique se os produtos de limpeza com os quais ele tem contato não são tóxicos.

Programe o momento de desenhar. Arranje tempo todos os dias para o desenho supervisionado, de modo que o seu filho tenha várias oportunidades de expressar o próprio ponto de vista artístico. Quando não puder supervisionar, mantenha o giz de cera e os outros materiais fora do alcance dele.

Monte uma galeria. Exponha com orgulho os rabiscos dele na geladeira, na sua mesa, ao lado da sua cama, no quarto dele. Com um pouco de sorte, apreciar os trabalhos em papel pode inspirar mais do mesmo — em vez de estimular o uso das paredes.

É claro que, se o seu artista rebelde continuar voltando às paredes apesar do seu redirecionamento, você terá que lançar mão do plano B: esconder o giz de cera. Ao fazer isso, lembre-o de que colorir as paredes não é permitido. Em seguida, distraia-o rapidamente com outra atividade e espere mais alguns dias antes de disponibilizar os gizes de volta.

Medo do parquinho

"O nosso filho não quer brincar de escorrega nem de balanço no parquinho. Acho que tem medo, então acaba ficando apenas no lugar onde tem areia."

O que estará levando o seu filho a ficar longe desse tipo de atividade? Pode ser uma certa prudência ("Se eu me soltar do balanço, posso cair, e isso me dá medo"), uma constatação *a posteriori* ("Eu me lembro da vez em que desci no escorrega e aterrissei no chão com muita força. Aquilo doeu"), ou talvez seja apenas a natureza dele: algumas crianças são naturalmente mais cautelosas do que outras. A vantagem é que quanto menos travessura ele fizer, menos estresse você terá.

Independentemente da razão pela qual o seu filho rejeita o ímpeto por velocidade e se atém à terra firme (e à areia), respeite os medos dele. Sempre que forem ao parquinho, ofereça, como quem não quer nada, a oportunidade de experimentar os brinquedos. Ter você ao lado talvez diminua aos poucos o medo que ele sente. Você pode segurá-lo com firmeza enquanto descem juntos o escorrega ou deixar que ele se agarre ao seu corpo enquanto você movimenta o balanço devagar, por exemplo. Também é válido ficar logo atrás quando ele estiver tentando subir a escada do escorrega. Outra alternativa é deixá-lo sentado no balanço, mas sem empurrar, ou empurrando bem de leve quando ele estiver preparado. Deixe-o explorar os níveis mais baixos do trepa-trepa, com você ao lado. Caso ele recuse as suas sugestões ou queira encerrar a brincadeira depois de descer uma vez o escorrega ou ficar pouco tempo no balanço, não faça pressão para que repense. Explique que os balanços e os escorregas continuarão lá quando ele estiver pronto para brincar neles e que, enquanto isso, a caixa de areia é uma ótima opção. Observe também se ele prefere um lugar menor, fechado, que pode ser menos intimidante, como o *playground* do prédio, a casa de um amigo ou a sala de espera do consultório médico.

Repare, ainda, se você não está sendo superprotetora sem querer ou reagindo com exagero a pequenas quedas e outros incidentes, o que o atrapalha na superação dos próprios medos. Um "ops!" pronunciado naturalmente mostra a ele que não tem problema se levantar e tentar de novo — se quiser, claro. Para ajudá-lo a desenvolver confiança, arme-o com as habilidades necessárias para transpor os brinquedos do parquinho no ritmo dele, sem pressionar nem ficar muito em cima. Ofereça a mão para que suba o primeiro degrau, por exemplo, mas não o levante.

Mesmo as crianças que menos se arriscam acabam dominando os seus medos e passam a se aventurar pelos escorregas, balanços e trepa-trepas. Contudo, algumas sempre serão menos aventureiras do que outras, e no futuro fugirão das montanhas-russas e dos trampolins altos.

Por ora, sente-se no banco do parquinho e relaxe enquanto o seu cauteloso filho brinca com a pá na areia, o que, aliás, os pais de crianças destemidas nunca conseguem fazer.

Segurança no parquinho

Para garantir que a brincadeira no parquinho é segura, além de divertida, verifique as dicas de segurança na página 544.

Orientações para encontros com outras crianças

Ponha duas crianças pequenas juntas e tudo pode acontecer — e geralmente acontece. Dos instantes mágicos na cozinha de brincadeirinha ao cabo de guerra por conta do carrinho de supermercado de plástico, os momentos de brincadeira em conjunto podem representar a fraternidade no que ela tem de melhor e pior.

Para extrair o que há de melhor e evitar o que é pior nesses encontros, aplique as seguintes diretrizes:

Não se sinta obrigada. Eis a primeira coisa que é preciso saber sobre os encontros infantis: sem dúvida eles representam uma boa oportunidade de prática social para o seu filho — e uma bela mudança de ritmo para você —, mas não são obrigatórios. As crianças adquirem várias habilidades sociais ao interagir com o pai e a mãe e com outros adultos e coleguinhas. Além disso, quando entram na pré-escola desenvolvem ainda mais esse aspecto (antes que você se dê conta). Se não tiver tempo para encaixar esses encontros na sua agenda — ou se você ou o seu filho não forem muito fãs desse tipo de coisa —, não se sinta obrigada a programá-los.

Aja com bom senso. Quando acontecem uma ou duas vezes por semana, os encontros podem ser uma ótima diversão para as crianças de 1 a 2 anos de idade. Contudo, marcá-los todos os dias ou em dias alternados talvez se torne uma chatice — especialmente se houver muita expectativa envolvida e se essa expectativa for alta demais. As crianças que frequentam creches são ainda mais propensas ao esgotamento social caso haja um excesso de encontros marcados em seu tempo livre (embora, por outro lado, algumas possam até preferir brincar em grupo do que sozinhas, uma vez que já estão acostumadas a ter mais gente por perto). Caso você esteja em dúvida sobre a quantidade ideal de encontros, basta observar o comportamento do seu filho. Se ele parece feliz ao longo da programação (mostra-se animado e não fica estressado depois), então a agenda vem funcionando bem. Se antes, durante e/ou depois desses encontros ele parece triste, irritadiço, estranhamente agressivo ou grudado em você, por ora experimente reduzir o calendário social.

Limite o tempo. A maior parte das crianças dessa idade tem pouca tolerância para longos períodos de brincadeira, em especial com outros coleguinhas. Enquanto o seu filho ainda estiver pegando o ritmo da socialização, restrinja as sessões a uma hora ou uma hora e meia.

Use o tempo ao seu favor. Os ataques de fúria das crianças podem acontecer a qualquer hora, mas não faz sentido contribuir para isso. Não marque os encontros para os momentos em que o seu filho possa estar mal-humorado, precisando de uma soneca, superestimulado (digamos, logo depois de uma ida à loja de brinquedos) ou prestes a ficar com fome. O ideal é que as crianças estejam bem-alimentadas, bem descansadas e pelo menos um pouco relaxadas no início dos encontros.

Controle a galera. Para algumas crianças, lidar com a companhia de apenas um amiguinho já é desafio suficiente. Lidar com uma turma maior pode beirar o impossível.

Tire proveito do ato de receber. Em geral, as crianças têm mais dificuldades quando os encontros acontecem em suas casas, uma vez que isso intensifica as expectativas quanto ao comportamento delas, às vezes de forma injusta. Receber os amigos não é tarefa fácil: implica dividir a atenção do pai e da mãe ou da babá, compartilhar a casa, o quarto, os brinquedos e até a comida ("ei, esse biscoito é meu!"). Esteja atenta a esse fator de estresse. Promova o ato de receber como uma atividade empolgante e atribua responsabilidades divertidas ao seu filho: atender a porta (junto com você), receber os convidados e cumprimentá-los, dividir os brinquedos (deixá-lo separar alguns brinquedos "especiais" que não precisarão ser compartilhados pode fazer com que o fato de dividir o resto seja menos doloroso), escolher e preparar os petiscos (previamente) e planejar atividades especiais. Com tudo isso, talvez ele se sinta importante, ganhe maior sensação de controle e tenha mais facilidade para receber os amiguinhos em casa.

Supervisione sempre. As brincadeiras entre duas crianças dessa idade podem fluir bem durante um tempo, mas, caso se transformem em briga e um comece a agarrar o outro (mesmo quando houver su-

pervisão), esteja pronta para entreter os combatentes com uma atividade controlada por você.

Comece com um lanche. Além de a hora do lanche não ser uma atividade ameaçadora — contanto que as duas crianças recebam a mesma quantidade de suco e o mesmo número de biscoitos, pedaços de queijo ou de banana —, ela ajuda a controlar um possível mau humor causado pela fome. Sempre procure saber se a outra criança tem alergia a algum alimento.

Mantenha expectativas realistas. Nessa idade, já é uma conquista quando se notam alguns minutos de brincadeira harmônica ou mesmo um só caso em que se compartilha alguma coisa. O que vai além disso é lucro.

Não force a proximidade. Se as crianças estiverem felizes brincando em cantos diferentes do quarto ou mesmo em quartos separados (cada uma sob a supervisão de um adulto), deixe que façam suas coisas. Você pode incentivar a interação por meio das atividades certas — construir com cubos, desenhar numa folha grande de papel, brincar de "Atirei o pau no gato" —, mas não force a barra. Os encontros entre crianças dessa idade não costumam envolver muita proximidade.

Seja um porto seguro. Durante os encontros, algumas crianças precisam de um colo onde possam se sentar de vez em quando, um afago reconfortante de tempos em tempos ou um sorriso afetuoso que queira dizer "Estou aqui, não se preocupe". Um abraço rápido às vezes é o suficiente para que uma criança desconfiada volte à ativa, mas caso isso não aconteça, cabe oferecer o colo sempre que for necessário.

Prepare-se para o conflito. Como as chances de isso acontecer são grandes, você terá que lidar com esses momentos. Ao longo deste capítulo, leia com atenção sobre como manter a paz, assim saberá o que fazer quando surgir uma briga. Se o ato de "compartilhar" for uma das grandes causas de atrito, use um cronômetro para que haja revezamento.

Grude na hora de brincar

"Estou tentando incentivar a minha filha a interagir mais com outras crianças, mas, quando vamos à casa de algum amiguinho ou a um grupo de atividades infantis, ela passa mais tempo grudada em mim do que brincando com os outros."

Você está tentando fazer com que a sua filha saia de baixo das suas asas e levante voo com as próprias pernas? Tente aproveitar as dicas da página 238 para diminuir essa dependência toda e as seguintes sugestões para ajudá-la a se desgrudar um pouco:

Comece com pequenas metas. Talvez a sua garotinha hesitante se sinta melhor nas interações diretas do que no meio de grupos grandes. Logo, dê passos de bebê em termos sociais: primeiro, deixe que ela domine os encontros menores, relaxados, para só então inseri-la em grupos maiores. Além disso, as visitas devem ser breves até que ela tenha acumulado alguma experiência de sociabilidade e reforçado a confiança.

Vá devagar. No começo, permita que ela brinque nos termos dela — e se quiser, no seu colo, junto ao seu joelho ou encostada em você. Depois, tente sentá-la ao lado das outras crianças, com alguma distração interessante, como um cesto cheio de blocos, uma pilha de livros, uma bancadinha ou um brinquedo de encaixar. Aos poucos, vá se afastando, em direção ao canto onde ficam os pais. Se ela quiser ir atrás, não tem problema, mas, depois de alguns minutos no seu colo, leve-a de volta, alegremente, para onde estão as crianças, de novo com uma seleção de brinquedos. Repita essa tática até que ela comece a se sentir segura o bastante para se separar de você.

Mantenha a tranquilidade. Ela está puxando a sua calça jeans? E daí? Está grudada no seu joelho? Quem se importa? Fica escondida atrás das suas pernas? Sem problemas. Deixe claro para a sua filha que a participação dela no cenário social não tem muita importância para você. Isso vai ajudá-la a relaxar e se divertir.

Deixe o seu colo sempre à disposição. Quando ela sabe que é bem-vinda ao seu colo — que pode sair e voltar para ele sempre que precisar de uma recarga de confiança —, isso acaba lhe fornecendo a segurança social de que precisa para se aventurar por conta própria, pelo menos parte do tempo. Por outro lado, se você não é generosa em termos de colo — nem de abraços —, o grude pode se agravar. Como sempre, a "separação" será melhor se a ideia partir dela, e não de você.

Lembre-se: a sua filha é única. Algumas crianças gostam de imediato do contexto social e saem em disparada, sem hesitar um minuto nem olhar duas vezes para o pai ou para a mãe. Outras precisam de mais tempo até estarem prontas para se libertar do casulo e criar asas. Dê à sua filha o equilíbrio certo entre incentivo e apoio e mais cedo ou mais tarde ela levantará voo no quesito social.

Grupos de atividades infantis

"Eu queria reunir outras crianças (e mães) para participar junto com o meu filho de um grupo de atividades lúdico-educativas. Como devo proceder?"

Nesses grupos, há sempre um atrativo para pais e filhos. Para as crianças, é uma chance de praticar habilidades sociais básicas ao mesmo tempo que desfrutam (ou pelo menos aprendem a desfrutar) da companhia e da camaradagem de outras crianças. Para os pais, é uma oportunidade de trocar histórias de tormenta (e crônicas de fofura) com outros que estão no mesmo barco. Afinal de contas, apenas o fato de ficar observando e escutando que você não está sozinha — que o seu filho não é o único que surrupia brinquedos, com problemas na hora de dormir ou que só quer saber de comer cereal — já pode ser altamente terapêutico. Além disso, é inestimável o valor da troca de ideias e dicas entre pais e mães sobre como lidar com as excentricidades comportamentais das crianças. Por fim, quem mais gostaria de ouvir os causos que você está louca para contar (como aquela atitude fofa do seu filho logo de manhã)?

Você ainda não tem um grupo em mente ou não tem certeza se quer criar o seu próprio grupo ou participar de um que já existe? Não há dúvidas de que a opção mais fácil é participar de algum grupo que já se encontra em atividade, caso descubra algum perto de casa que lhe agrade. Pesquise na internet ou então fale com o pediatra do seu filho. Outra opção é procurar alguns pais interessados em começar um grupo com você.

É evidente que criar e manter um grupo desse tipo não é coisa para crianças. Será preciso algum esforço para botá-lo de pé e para que funcione adequadamente. Ao fazer esse esforço, lembre-se de que não existem regras rígidas nem fixas quanto a esses grupos. Você e os outros pais terão que descobrir, ao longo do caminho, o que funciona melhor para os envolvidos. Entretanto, as orientações a seguir podem ajudar na fase inicial:

Pense no formato. Na maior parte dos grupos para crianças bem pequenas, o pai ou a mãe (ou outra pessoa responsável) participam como acompanhantes — o que permite que os adultos conversem enquanto elas brincam. Esse formato também dá a chance de os pais disciplinarem os filhos quando necessário, facilitando a manutenção da paz e tornando-a menos política — sejamos otimistas. O que não dá é para os pais aproveitarem o tempo para tirar folga dos filhos. Se isso for parte do objetivo, pense em combinar o grupo junto com algum tipo de supervisão de cuidadores.

Limite o número de participantes. O ideal são grupos de seis crianças, cada uma acompanhada do pai, da mãe ou de outro responsável. Esse tamanho é fácil de ser acomodado na maioria das casas e funciona bem, mesmo quando um ou dois membros faltam. Grupos de quatro ou cinco também dão certo, mas opções com mais de oito crianças podem levar a superlotação, excesso de estimulação e caos completo (começa a não ter brinquedos suficientes nem espaço confortável para servir um lanche, por exemplo).

Pense numa boa combinação. Às vezes é uma tarefa complicada conciliar temperamentos e interesses, especialmente porque as crianças pequenas tendem a variar muito nesses aspectos, dependendo do dia e da semana. Contudo, disparidades maiores em termos de desenvolvimento e de habilidades podem ser evitadas quando se estabelece um intervalo máximo de menos de seis meses entre o mais velho e o mais novo da turma.

Pense também na sintonia entre os pais. Os pais do grupo não precisam ser melhores amigos de imediato (embora possam acabar assim), mas todos devem ter personalidades compatíveis e concordar mais ou menos com o mesmo estilo de educação. Organize alguns encontros prévios para testar a química entre os possíveis interessados (e seus filhos) e veja como funciona. Da mesma forma, caso você decida entrar

para um grupo que já existe, participe de algumas sessões em caráter experimental antes de se inscrever.

Decida onde serão os encontros. A maioria dos grupos acontece cada vez em uma casa diferente, estabelecendo-se um rodízio entre os membros. Outros se reúnem sempre no mesmo lugar. Para mudar um pouco de ambiente, opte por um parque ou parquinho infantil quando o tempo estiver bom ou então por um museu que receba crianças ou parquinho *indoor* em dias chuvosos. É possível até mesmo se aventurar num café que forneça brinquedos e livros e tenha uma atmosfera receptiva a crianças (escolha um período mais tranquilo, fora dos horários de pico) ou num restaurante voltado para o público infantil.

Existe um pequeno boxeador no grupo?

Ou uma criança que gosta de morder? Uma que curte puxar o cabelo dos outros, ou que adora empurrar? O segundo ano de vida representa o auge do comportamento primitivo, principalmente quando as crianças estão interagindo com amiguinhos da mesma idade, com o mesmo nível de desenvolvimento. Para dicas sobre como cortar pela raiz esses hábitos selvagens, mas apropriados à idade, consulte as páginas 221 a 228.

Decida quando serão os encontros. As crianças mais novas costumam estar mais animadas em determinados períodos do dia do que em outros. Escolha um horário em que todos os participantes estejam relativamente descansados (nunca logo antes do momento da soneca) e bem alimentados (nunca logo antes da hora da refeição, a não ser que você pretenda servir um lanche substancial). Evite o finalzinho do dia, quando os níveis de estresse de pais e filhos tendem a estar elevados. A princípio, planeje sessões curtas — de cerca de uma hora —, de modo que as crianças se aclimatem ao grupo de maneira gradual. Conforme começarem a se sentir mais à vontade, vá estendendo o tempo das sessões até atingir o limite delas em termos de sociabilidade, provavelmente algo em torno de duas horas.

Planeje encontros regulares. Depois de decidir um horário que seja bom para todo mundo, mantenha-se fiel a ele. Faça mudanças somente quando necessário (em casos de tempestade, por exemplo, ou quando três crianças estiverem resfriadas). Se você começar a trocar o horário a todo instante (duas da tarde de terça-feira numa semana, 11 da manhã de quarta-feira, na semana seguinte) ou cancelar os encontros com frequência (porque um dos pais tem uma reunião de trabalho ou outro tem algum compromisso social), o grupo pode perder o gás. Com encontros irregulares (ou presença irregular num grupo que se reúne regularmente), as crianças podem perder parte do impulso social que vinham desenvolvendo, e é possível que aquelas mais inseguras levem muito mais tempo para se sentir à vontade ao separar-se dos pais e entrar na brincadeira.

GÊMEOS

Diversão em dobro

Para crianças pequenas que são gêmeas, a vida é um eterno *playground*. Da hora em que os dois pares de olhinhos se abrem de manhã até o momento em que finalmente se rendem ao sono à noite, os gêmeos têm um parceiro de brincadeiras sempre disponível — alguém com quem explorar o mundo, enfrentar novas habilidades e, é claro, ter o dobro da diversão (além de se meter no dobro de problemas, de vez em quando). Talvez o mais importante, pelo menos no que diz respeito ao futuro deles em termos de amizades, é que os gêmeos têm alguém com quem praticar habilidades sociais quase 24 horas por dia, como, por exemplo, esperar a vez, compartilhar, resolver brigas e trabalhar em equipe. Por mais que toda essa prática não seja perfeita (você ainda terá que separar vários cabos de guerra e mediar brigas por conta de um não respeitar a vez do outro), pode representar uma vantagem real para os gêmeos em termos de desenvolvimento social. Existem benefícios também para você: como eles sempre têm alguém com quem brincar, geralmente conseguem ficar entretidos por períodos muito mais longos do que filhos únicos, o que lhe dá mais tempo para fazer outras coisas (como arrumar a casa depois da bagunça em dobro que eles fazem). Além disso, considerando que um serve de parceiro de brincadeiras do outro, a agenda social dos dois pode ficar cheia sem ser preciso muito esforço (nem várias horas de deslocamento).

Se pensarmos no assunto, não é de surpreender que os gêmeos saiam na frente no quesito "habilidades sociais". Considere o ato de compartilhar, por exemplo — tipicamente o maior obstáculo social para crianças de 1 ano de idade. A partir do primeiro dia de vida, sem exagero, os gêmeos se acostumam a dividir o tempo do pai e da mãe, os brinquedos, o espaço da brincadeira, talvez o quarto e até mesmo o berço. Dividem o carrinho, o banco de trás do carro, a banheira e ainda precisam dividir o colo da mãe. Os gêmeos também aprendem desde cedo a esperar a vez: alguém sempre tem que ir primeiro e deve haver um revezamento (algo que quem é filho único geralmente só começa a entender quando entra na pré-escola). Há, ainda, a questão da cooperação. Embora os gêmeos brinquem em paralelo, também brincam juntos muito antes dos filhos únicos. Uma vez que vivem copiando o que o irmão gêmeo faz (um deles joga uma bola, o outro logo imita; um deles empilha um bloquinho, o outro faz o mesmo na sequência), eles tendem a impulsionar reciprocamente o desenvolvimento das habilidades para a brincadeira.

Isso não quer dizer que os seus filhos não vão disputar brinquedos ou espaço no seu colo, que não vão brigar para ver quem vai primeiro no balanço ou quem empurra primeiro o carrinho de compras. Tampouco quer dizer que eles estarão maduros socialmente aos 2 anos de idade (em especial quando se trata de praticar essas mesmas habilidades sociais com amiguinhos diferentes do próprio irmão ou irmã). Apesar da vantagem que apresentam no aspecto social, o fato é que ainda precisam de uma boa cota de instrução sutil. Eis algumas dicas de como fazer isso:

- Não mine o "isso aqui é meu". Toda criança precisa de objetos para chamar de seus. Embora não seja necessário comprar todos os brinquedos em dobro (senão, vai por água abaixo a vantagem relativa ao compartilhar), tente fazer isso com alguns itens especiais ou determine que certos brinquedos pertencem a apenas um dos dois gêmeos, enquanto outros pertencem ao segundo. Afinal de contas, não é justo pedir que eles dividam exatamente todas as coisas, o tempo todo.

- Jogue com as diferenças. Até mesmo gêmeos idênticos podem ter interesses e estilos diferentes na hora de brincar. Alimente essas diferenças. Digamos que um seja um mini-Monet e que o outro seja um mini-Michael Jordan. Incentive os dois em suas preferências, fornecendo materiais e atividades artísticas para um, e materiais e atividades esportivas para o outro. Os dois sempre querem brincar da mesma coisa? Sem problemas: quando se trata de brincar, lembre-se de que são eles que comandam o espetáculo.

- Reúna-os. É provável que eles já interajam bastante sem a sua intervenção ou esforço, mas você pode aumentar ainda mais a diversão — e o desenvolvimento das habilidades sociais — se ocasionalmente botá-los para brincar juntos. Em dupla, eles podem, por exemplo, jogar uma bola para a frente e para trás, usar giz de cera ou tinta para desenhar numa folha enorme de papel, construir uma garagem grande para seus carros e explorar o parque em busca de pedras interessantes.

- Reúna-os com outras crianças. Sem dúvida, é muito fácil — para eles e para você — aderir sempre à "prata da casa" na hora de brincar. Contudo, interagir com outras crianças — que oferecem diferentes perspectivas, interesses e habilidades — também pode ser socialmente enriquecedor. Eles terão que se aventurar num território social mais desafiador e menos seguro e precisarão se acostumar a brincar com outras crianças que não são um irmão ou irmã (e antigos companheiros de útero).

- Reúna-se a eles. Integrar uma dupla de gêmeos é maravilhoso, claro, assim como é muito bom brincar com outras crianças da mesma idade. Contudo, não subestime o valor das brincadeiras que envolvem você. Sendo uma pessoa mais velha, mais sábia e mais habilidosa em praticamente tudo, sua contribuição é imensa para a equação social e agrega muita diversão ao momento de brincar.

Estabeleça regras básicas sobre saúde e segurança. Por exemplo: crianças doentes devem ficar em casa. Cada local escolhido para acolher o grupo precisa ter proteção total para crianças. Só devem ser oferecidos brinquedos e atividades adequados à idade do público-alvo.

Estabeleça um protocolo para o grupo. Ao debater e decidir previamente sobre questões de etiqueta, evitam-se conflitos e confusões. Por exemplo: quem será responsável pela arrumação e limpeza depois de cada sessão (apenas o anfitrião ou todo mundo)? Que tipo de aviso deve ser dado caso uma criança não possa comparecer ao encontro? Que comportamentos não serão tolerados? Quem irá disciplinar as crianças (o melhor é que cada pai seja responsável pelo próprio filho) e com que rapidez a pessoa deve intervir?

Defina uma política quanto aos brinquedos. Os melhores brinquedos para esse tipo de grupo são aqueles que incentivam a cooperação (teoricamente) e/ou que possam ser compartilhados (mais uma vez, teoricamente): um cesto com tijolinhos, carrinhos e caminhões de brinquedo, bolas leves, livros pesados e resistentes, bonecas, jogo de panelinhas, comida de mentirinha, materiais para desenhar e pintar (giz de cera, papel, argila e tintas próprias para criança), roupinhas, caixa de areia e por aí vai. Até as crianças terem idade para revezar, o melhor é deixar de lado carrinhos de dirigir (a não ser que você tenha vários ou que cada criança leve o seu) e outros itens únicos. Os anfitriões também devem deixar guardados brinquedos "especiais" que o filho talvez não goste de ver nas mãos de outras crianças ou que podem quebrar com facilidade no meio de uma briga. Talvez eles prefiram até deixar o quarto do filho fechado se houver outro lugar onde a brincadeira possa acontecer.

Estabeleça uma política quanto à comida. Decida junto com os outros pais que tipo de lanche será servido (por exemplo, biscoito, queijo, suco, fruta, leite) e o que deve ser evitado (biscoitos de chocolate, refrigerantes, refrescos, salgadinhos e balas, além de qualquer alimento a que alguma das crianças seja alérgica). Leve em conta também a segurança. Se alguns pais forem mais relaxados quando se trata de servir coisas que podem fazer a criança engasgar (como uva, passas, pipoca), é possível que haja algum conflito (e desdobramentos piores).

Esteja atenta, mas não fique rondando. Por mais que as crianças precisem de supervisão constante devido a questões de segurança, se os pais ficarem rondando o tempo todo, talvez atrapalhem o desenrolar das brincadeiras. Caso você queira incluir uma atividade que exija a participação dos pais, equilibre com algum tempo livre, quando elas podem brincar por conta própria (provavelmente no estilo cada um por si, que é sua marca registrada) e os pais podem observar a uma certa distância. Quando surgirem as brigas (e elas vão surgir), dê às crianças a chance de resolverem sozinhas pequenos desentendimentos, mas intervenha e faça a mediação caso comecem as pancadas, mordidas ou empurrões.

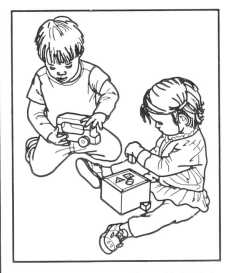

A maioria das crianças dessa idade ainda brinca lado a lado (brincadeira em paralelo), e não umas com as outras. Com o tempo e a experiência, a socialização se torna mais presente.

Brincadeiras com outras crianças

"Eu me juntei a algumas outras mães para formar um grupo de atividades infantis. No total são cinco crianças, todas entre 1 ano e 1 ano e 3 meses de idade. Elas brincam, mas não umas com as outras."

A socialização precária é o padrão quando estamos falando de crianças bem pequenas, por razões muito válidas em termos de desenvolvimento. Logo no início do jogo social, elas enxergam os amiguinhos como objetos — objetos que se mexem e fazem barulho, mas ainda assim objetos. Objetos cujos brinquedos e cuja comida podem ser arrebatados; objetos que podem ser empurrados conforme a necessidade; objetos interessantes de serem observados, cutucados e instigados, mas não de modo a interagir com eles de forma cooperativa. Embora em alguns momentos a maioria dessas crianças demonstre pelo menos alguma compaixão por outras crianças (ao verem o coleguinha chorando, são capazes de oferecer um brinquedo ou um afago na cabeça), elas ainda não estão preparadas para abrir mão de seu *status* de centro do universo — para pôr as vontades, desejos ou sentimentos de outras crianças à frente dos seus. Esse foco naturalmente egocêntrico faz com que o ato de brincar junto — a chamada "brincadeira cooperativa" — continue fora do seu alcance evolutivo até por volta dos 2 anos de idade.

As crianças já nascem como seres sociais, mas a arte da interação social verdadeira é algo que se aprende de forma gradual. Como acontece com as outras habilidades, elas aprendem melhor por meio de uma combinação entre prática, exposição e exemplo. Fazer parte de uma família é um primeiro passo vital nesse sentido, e participar de um grupo com outras crianças (ou encontrar com outros amiguinhos frequentemente) é um segundo passo bem útil, se não for essencial.

Acima de tudo, essas crianças que ainda se mostram primitivas em termos sociais precisam de tempo para evoluir. Embora você esteja esperando que tais habilidades sociais despontem logo, aguarde por mais do mesmo no grupo do qual o seu filho faz parte. A brincadeira em paralelo (lado a lado) é a regra, e a brincadeira cooperativa, a exceção — isso se ela der as caras em algum momento. As crianças apreciam a companhia umas das outras, mas não a cultivam. As interações basicamente ficam limitadas a agarra-agarras, empurrões, mordidas e pancadas. Algumas crianças permanecem grudadas aos pais ou ao responsável e não se juntam ao grupo em nenhum momento. Crianças agressivas talvez tentem estabelecer algum domínio sobre aquelas mais submissas. Compartilhar não é um conceito conhecido, muito menos praticado.

Tudo isso significa que as sessões de brincadeira em grupo são inúteis nessa fase (por mais que representem uma mudança de ritmo bem-vinda para você)? De modo algum. Talvez seja difícil de acreditar, mas o que você testemunha ao observar esse grupo aparentemente antissocial de crianças na faixa de 1 ano de idade consiste numa transformação social em curso. O seu filho está adquirindo uma experiência social valiosa que um dia ele e os amiguinhos conseguirão aproveitar bastante — e não vai levar tanto tempo até que as brincadeiras se tornem interativas, especialmente se o grupo se reúne com frequência.

Intercâmbio de maus hábitos

"Sempre que vamos brincar com outras crianças, a minha filha chega em casa com um novo hábito irritante que aprendeu com algum coleguinha. Numa semana foi guinchar, na semana seguinte, fazer barulhos de sopro e, por último, gritar bem alto."

Ao darem um passo rumo à cena social, as crianças aprendem muito com os coleguinhas através de exemplos — nem sempre tão exemplares assim. Por terem muita facilidade para a mímica, elas adquirem alguns hábitos sem nenhum esforço, sejam eles bons, ruins ou irritantes. Em geral, testam o novo hábito por uma ou duas semanas, para, em seguida, deixá-lo de lado e adquir outro que tenha lhes despertado o interesse. Às vezes, o hábito dura mais, principalmente quando a criança percebe que ele chama a atenção.

Portanto, não dê bola. Como de praxe, as crianças dessa idade costumam preferir chamar a atenção ainda que de forma negativa do que não chamar atenção alguma. Logo, dar bronca ou reclamar ("Pare de guinchar!") tende a incentivar o comportamento e não a desencorajá-lo. Em vez disso, dê o melhor de si para ignorar o que você deplora ou para distrair a sua filha quando ela começar a seguir esses hábitos adquiridos. Se além de irritante o comportamento macaqueado for também perigoso ou inaceitável — como bater ou morder, por exemplo —, lide com a questão calmamente, mas de imediato (consulte os capítulos 6 e 7 para dicas sobre o assunto).

O que também pode ajudar é discutir as preocupações sobre comportamentos inaceitáveis com os outros pais do grupo, de modo que seja possível formar uma linha de frente unida — e algumas diretrizes rigorosas — contra o problema.

Crianças passivas

"Nos grupos de brincadeiras, as crianças arrancam brinquedos uma da mão da outra o tempo todo, mas o meu filho não faz isso. Ele apenas fica parado e permite que outras crianças peguem as coisas dele."

Pode até ser que os mansos herdem a terra, mas numa sala cheia de crianças sempre lhes faltarão brinquedos.

Embora faça parte do típico perfil de crianças pequenas, essa mania de arrancar as coisas dos outros não é algo universal entre aqueles que estão na faixa de 1 a 2 anos de idade. Para alguns, o comportamento assertivo (como em "Estou vendo o seu brinquedo, quero o seu brinquedo, pego o seu brinquedo") simplesmente não surge de forma natural. Em geral é uma questão de temperamento, e não de desenvolvimento. Algumas crianças são mais mandonas, enquanto outras são mais passivas, mesmo quando possuem boa dose de autoestima (às vezes, exatamente por terem boa dose de autoestima). Além disso, um temperamento mais agressivo ou mais submisso não quer dizer muito sobre o comportamento futuro. Crianças que gostam de tomar os brinquedos das outras nem sempre se transformam em adultos gananciosos, assim como crianças meigas e tranquilas não necessariamente se tornam os capachos de amanhã.

É importante a criança saber que tem direitos, mas não que precisa ser enérgica de modo a defendê-los. Enquanto o seu filho parecer satisfeito consigo mesmo e com o seu círculo social — não se importando quando lhe arrebatam algum brinquedo e parecendo igualmente feliz quando precisa pegar um substituto depois de terem lhe surrupiado algum —, não existe razão para tentar mudar os hábitos dele. É possível que, com o tempo, com a prática social e bastante incentivo e exemplos vindos de você, ele se torne mais assertivo. Mas também pode ser que isso não aconteça. Muitas pessoas bem-sucedidas falam com suavidade e se relacionam bem com outras sem precisar agir com força. Se o seu filho está talhado para isso, aceite o seu jeito gentil, ainda que você tenha uma personalidade mais vigorosa.

No entanto, se ele parece perturbado com todo esse toma daqui, toma de lá e incapaz, ainda assim, de se defender contra os ataques, ajude-o. Intervenha quando ele estiver sendo confrontado por um amiguinho agressivo. Se, por exemplo, outra criança estiver tentando pegar à força um brinquedo das mãos dele, incentive-o a tomar posição. Enquanto as habilidades sociais e linguísticas do seu filho ainda estiverem se aprimorando, você terá que mostrar a ele como se faz e como se diz: "O Daniel está brincando com esse brinquedo agora." Caso o brinquedo tenha sido tomado e levado para longe, não o pegue de volta (dois erros em termos sociais não equivalem a um acerto — a ideia é ensiná-lo a fazer valer os próprios direitos, e não passar por cima dos direitos dos outros). Em vez disso, peça por ele com gentileza, mas sendo firme e fale mais de uma vez caso necessário (ao intervir, você ajuda a deixar claro a outra criança o que está pedindo): "O Daniel ainda não tinha terminado de brincar com esse caminhão. Ele queria o caminhão de volta, por favor." Se a outra criança concordar, diga "obrigada" e, quando o seu filho terminar de usar o brinquedo, incentive-o a devolver para quem havia tomado da sua mão. Caso ela se recuse, não entre num cabo de guerra (lembre-se: o seu filho está assistindo a todos os seus passos). No lugar disso, arranje outra coisa para ele brincar e fique atenta de modo a garantir que a novidade também não seja roubada.

Experimente essa abordagem quando o seu rapazinho parecer ameaçado e triste — quando ele é empurrado para fora da fila do escorrega, quando lhe roubam o balde no parquinho de areia ou o carrinho de brinquedo no parquinho infantil. Entretanto, sempre lhe ofereça a chance de lidar com os incidentes por conta própria, antes de intervir para resolvê-los. Depois de mais ou menos um ano conseguindo que todos em casa respeitem os seus direitos e ponham as suas necessidades em primeiro lugar, talvez ele ainda não perceba que existe uma verdadeira selva lá fora, então ainda está desenvolvendo as habilidades de que precisa para se aventurar pelo mundo. Não se preocupe: ele conseguirá.

Problemas para aguardar a vez

"A nossa filha não parece entender a noção de 'revezamento'. Ela não espera a vez nem no parquinho nem quando participa de algum grupo com outras crianças. Sempre abre caminho à força e insiste em ser a primeira."

Isso acontece porque na versão infantil do mundo (onde todas as outras pessoas apenas gravitam ao redor), é ela quem está sempre em primeiro lugar. Ela — e somente ela — deve ser a primeira e quem sabe a única a usar o escorrega, os balanços, o cavalo de balanço, o brinquedo de encaixar, o brinquedo de dirigir e o urso de pelúcia gigante.

Soa um pouco egocêntrico? De fato é, mas trata-se de algo normal e típico para a idade dela. Crianças pequenas são autocentradas, o que não significa que se tornarão egoístas para sempre. Como a maioria dos amiguinhos da mesma faixa etária, a sua filha precisa amadurecer muito até perceber que as outras pessoas têm direitos e até que se possa contar com ela para respeitá-los, o que levará ainda mais tempo. Ela provavelmente se dará conta disso mais cedo caso frequente uma creche (onde aguardar a vez faz parte) ou participe de algum grupo infantil com encontros regulares (onde isso é estimulado). Também aprenderá com mais rapidez se puder contar com o melhor exemplo que tem: você. Experimente as dicas a seguir para ensinar a nobre arte de aguardar a vez e amplie a visão de mundo da sua filha para além do pequeno universo dela:

Revezem a vez entre vocês. Como é provável que a sua filha se sinta mais segura e menos ameaçada com você do que com os amiguinhos, talvez ela esteja mais disposta a praticar o "revezamento" em casa. Quando estiverem lanchando, revezem as mordidas no sanduíche ou os goles de bebida. Quando ela estiver na banheira, revezem a vez de jogar água uma na outra. Quando você estiver lendo um livro para ela, revezem a vez de virar as páginas. Para obter melhores resultados em termos de cooperação, as sessões de "revezamento" devem ser divertidas, e não uma chatice. Recorra a elas apenas quando a sua filha estiver de bom humor — nunca quando estiver cansada, com fome ou irritada. Jamais insista, querendo mais prática, se ela já estiver farta.

Seja a primeira no revezamento. Ao revezar a vez com a sua filha, não deixe que ela seja sempre a primeira (adivinhe que mensagem isso reforça?). Em vez disso, experimente propor uma alternância. Ela não aceita ser a segunda da fila? Não a force — o mais importante é

que ela aprenda de modo geral a revezar a vez. Continue tentando com afinco.

Ative um cronômetro. Usar um cronômetro como juiz imparcial é uma das formas mais efetivas de ensinar as crianças a revezar a vez. Em geral, é mais difícil brigar com o relógio do que com os pais. De início, experimente usar o cronômetro em casa, para que a sua filha comece a entender o conceito: "Quando o relógio tocar, vai ser a minha vez de brincar com a boneca." Depois, leve o relógio para os encontros com outras crianças ou para os grupos de atividades infantis e explique: "Eu vou ajustar o cronômetro. Assim que apitar, termina a sua vez e começa a vez do Felipe." Pode levar um tempo até que a criança aceite a ideia do cronômetro — e, sejamos sinceros, às vezes não é a aceitação que está em jogo —, mas com persistência essa técnica começa a funcionar.

Ative a paciência. Lembre-se: aprender a revezar a vez é algo demorado. Antes do terceiro aniversário da criança, não se deve esperar que ela coopere regularmente com os amiguinhos quando se trata de alternar a vez ou compartilhar.

Dificuldade para dividir

"O meu filho nunca deixa as outras crianças encostarem no seu bichinho de pelúcia favorito. Por que ele tem tanta dificuldade para compartilhar?"

Para as crianças pequenas, não existe "seu", "meu" e "nosso"; existe apenas o "meu". Elas não só rotulam de "minhas" as coisas que são efetivamente delas (brinquedos, berço, cadeira, pai e mãe) como também aquelas que pertencem aos outros (o livro do irmão, as chaves da mãe, o carrinho do amigo). Até mesmo o que supostamente é de todos — como o ônibus, o escorrega, as flores do jardim — pode ser encarado como propriedade pessoal. Por ora, "meu" é o único pronome possessivo que a criança conhece, além de uma de suas palavras preferidas. Mesmo se ainda não souber pronunciá-la, isso fica claro quando ela se agarra com firmeza a tudo o que acredita ser seu.

Dividir, preocupar-se com o outro... ou apenas se exibir?

Quando o seu filho oferece o cobertor favorito a um amiguinho que está chorando ou divide um pedaço de biscoito com o pai estressado, não costuma ser no espírito da generosidade (isso ainda irá se desenvolver), e sim na base da compaixão (que começa a emergir). Ele está mais confortando do que dividindo. Sem dúvida é um comportamento a ser incentivado, em especial porque o fato de se preocupar com o outro inevitavelmente conduz ao compartilhar. Na verdade, é difícil compartilhar quando não existe essa preocupação.

Às vezes também pode parecer que o seu filho está "oferecendo" um brinquedo ou outro objeto a um amigo ou a alguém da família, mas logo volta atrás quando vê que a oferta foi aceita. Nesse cenário, o mais provável é que ele não tivesse intenção nenhuma de renunciar ao objeto. O que queria, possivelmente, era exibi-lo ("Olha o que eu tenho!" em vez de "Toma, pode pegar").

Por que o ato de dividir é algo tão difícil para as crianças dessa idade? Por conta de alguns fatores associados à faixa etária. Em primeiro lugar, elas estão começando a entender o conceito de propriedade, mas ainda não descobriram que isso se aplica também aos outros. Além disso, o acúmulo de objetos as ajuda a definir a própria autonomia, estabelecer uma identidade (tenho, logo existo) e definir as fronteiras entre elas e os demais. Em terceiro lugar, o ciúme que envolve as possessões — tanto as próprias quanto as dos outros — oferece uma importante medida de controle ("Isso é meu e ninguém pode tirar de mim") que estimula a noção de sujeito em vias de construção. Por fim, como elas não entendem a noção de emprestar e pegar emprestado, acabam encarando o ato de dividir como equivalente a se desfazer para sempre.

O seu filho tem dificuldade em compartilhar não porque é mimado ou egoísta, mas porque ainda está evoluindo como ser humano e, no estágio evolutivo em que se encontra, o eu vem em primeiro lugar. Só quando estiver mais à vontade com a própria noção de sujeito é que ele conseguirá pôr as necessidades e vontades dos outros à frente das suas.

Respeitar essa evolução — e deixar que ela tome seu curso normal e necessário — pode, na verdade, ajudar a acelerar o desenvolvimento da generosidade. Quando se permite que nessa fase a criança experimente a noção de posse (agarrando-se a ela obstinadamente, se assim o quiser), ela não terá tanta dificuldade para se desfazer das coisas no futuro. Por outro lado, quando a criança é forçada a dividir, pode ser que fique mais relutante em compartilhar dali a algum tempo.

A capacidade de dividir não surge naturalmente. Na maioria dos casos, só começa a aparecer quando as crianças estão chegando aos 3 ou 4 anos. Como todas as habilidades sociais, em geral ela desponta com mais rapidez para as crianças que têm contato mais frequente e regular com outras da mesma idade — seja na creche, seja em algum tipo de grupo que elas frequentem (ou, ainda, no convívio com um irmão gêmeo; veja o quadro da página 396). Ainda assim, existem formas de alimentar nesse momento a generosidade do seu filho, de modo que, quando chegar a hora, ele saiba emprestar e pegar emprestado. Veja algumas orientações nesse sentido:

Não compartilhe o que não é seu. Os brinquedos do seu filho pertencem a ele. Em outras palavras, não cabe a você oferecê-los aos outros. Sempre peça permissão antes de emprestar algum dos pertences dele a um coleguinha. Se a permissão não for concedida, não insista (ou então sugira que outro brinquedo seja compartilhado: "Eu sei que você não quer emprestar o Dudu, porque ele é especial, mas quem sabe você não empresta esse elefante aqui?"). Respeitar o que pertence ao seu filho o ajudará a se sentir melhor quando finalmente estiver disposto a dividir.

Não force. Forçar o seu filho a dividir implica que você considera as necessidades dele menos importantes do que as dos outros, o que pode ser prejudicial para a noção de sujeito ainda precária

e contraproducente para a questão do compartilhar. Ao sentir que aquilo que pertence a ele pode ser arrebatado a qualquer instante, o seu filho talvez fique inseguro num momento da vida em que o que mais deseja é segurança. Além disso, forçar a criança a dividir não ensina generosidade — apenas a ensina a fazer o que mandam. Por fim, em vez de mostrar que o ato de compartilhar nos faz bem (o que deveria acontecer), você reforça o contrário, que ele causa uma sensação ruim.

Introduza a noção de propriedade e como ela se aplica aos outros. O seu filho precisa aprender que algumas coisas são dele (como o bichinho de pelúcia favorito), algumas coisas pertencem a outras pessoas (a boneca ou o caminhão de um amiguinho, o seu livro) e algumas são do grupo ou de todo mundo (os brinquedos da creche, os equipamentos do parquinho). Sempre que puder, dê exemplos: "Esse é o computador do papai" ou "Esses são os balanços, e eles são para todas as crianças que quiserem se balançar".

Estimule o revezamento da vez. Por mais difícil que seja, as crianças também têm que aprender a revezar a vez no escorrega ou esperar vagar um balanço. Promova essas regras regularmente (veja a pergunta anterior para obter dicas de como ensinar isso).

Relativize. A relutância em renunciar a um caminhão de brinquedo nem que seja por 15 minutos pode parecer uma atitude insensata, mas do ponto de vista do seu filho é algo totalmente razoável (uma vez que, para as crianças, esse tempo talvez equivalha mais a umas 15 horas). Ponha-se no lugar dele: você gostaria de renunciar ao seu carro, ao seu iPad, ao seu sapato preferido ou a uma joia especial durante uma noite que fosse, mesmo sendo em prol de uma amiga de confiança? Como as crianças não entendem que terão de volta aquilo que emprestarem, dividir é mais difícil ainda.

Demonstre compreensão. Em vez de brigar ("Você não está sendo legal com o Pedro. Deixe o amigo brincar com o seu carrinho"), mostre que entende, dizendo: "Eu sei que não é fácil dividir esse seu carrinho porque ele é muito especial para você." Uma atitude compreensiva ajudará o seu filho a superar mais cedo a relutância em compartilhar. Você também pode ajudá-lo a compreender outras crianças: "A Carol fica triste quando você não deixa que ela brinque com o seu quebra-cabeça."

Quando compartilhar é preciso

Se a opção de não compartilhar não existir (você está recebendo na sua casa um coleguinha ou então um grupo de crianças), decida junto com o seu filho que brinquedos especiais serão guardados e quais serão compartilhados. Ao saber que pelo menos alguns dos brinquedos ficarão fora do alcance de mãozinhas ávidas por pegar certas coisas, o seu filho talvez se sinta mais seguro em dividir outros (embora, sendo realista, isso possa não acontecer). O que também ajuda é que cada criança leve para o grupo um ou dois de seus brinquedos, independentemen-

te de quem estiver recebendo, para os casos em que o ato de dividir se torne difícil e os mais fortes fiquem possessivos. Conforme as crianças forem virando melhores negociadoras, é provável que comecem a trocar, o que representa o começo do compartilhar. Sempre que possível (os punhos ainda não tiverem começado a se erguer), deixe que elas resolvam sozinhas pequenos desentendimentos envolvendo brinquedos. Caso o ato de compartilhar se faça presente — por mais que tenha sido incitado por algum adulto —, elogie bastante.

Compartilhe o quanto você gosta de compartilhar. Já que o seu filho aprende mais por meio do seu exemplo, seja um modelo em termos de generosidade.[1] Ofereça um pedaço de bolo ou uma fatia de melão que esteja no seu prato, uma passada de olhos na sua revista ou uma chance de experimentar seu sapato. Explique: "Isso é meu, mas eu gosto de dividir com você."

Além disso, brinque de compartilhar: "Você me deixa brincar com o seu boneco, que eu deixo você brincar no meu computador." Compartilhar com você é menos arriscado do que compartilhar com outras crianças (seu filho sabe que você não vai arrancar o ursinho da mão dele e sair correndo) e constitui uma boa prática para o que acontece na realidade.

Brinque de emprestar. Para o seu filho, emprestar e pegar emprestado são conceitos difíceis de entender, mas vale a pena explorá-los junto com ele. Explique que, quando se empresta alguma coisa, depois recebemos de volta, e que, quando se pega alguma coisa emprestado, é preciso devolver. Depois, como as ações falam mais do que as palavras — e são mais significativas —, mostre o que está querendo dizer por meio de exemplos. Pegue emprestado por alguns instantes o ursinho favorito dele e depois devolva. Deixe que o seu filho pegue emprestado os seus óculos escuros, e na sequência peça-os de volta. Comente que, quando as crianças brincam de balanço no parquinho ou quando brincam de montar cubos na casa de um amigo, elas não ficam com esses objetos. Apenas "pegam emprestado" por um tempo. Continue a reforçar, repetir e exemplificar — aos poucos ele começará a entender.

Elogie. Elogie todos os esforços no sentido de dividir, mesmo sendo pequenos ou relutantes, porque isso estimula o surgimento de mais do mesmo. Ressalte como é bom compartilhar ("Olha como a Julia ficou feliz porque você dividiu com ela!"), mas tente fazer com que o seu filho perceba também os benefícios para ele: que deixar o amigo brincar com um dos seus carros torna a corrida mais animada, que, ao dar a vez para um colega brincar com o carrinho de compras, pode ser que ele ganhe em troca a chance de brincar com o boneco do colega. Com o tempo, a experiência e certa orientação sutil, o seu filho começará a perceber

que o ato de compartilhar torna a brincadeira mais divertida — e que isso é a própria recompensa.

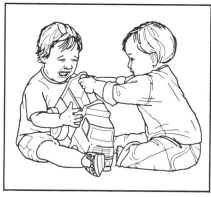

Dividir raramente é o forte das crianças pequenas.

Crianças ameaçadoras

"A minha filha é muito ameaçadora quando brinca com outras crianças. Não chega a ser agressiva, mas ela não dá muito espaço para os outros — cutuca todo mundo —, que às vezes ficam incomodados."

Crianças mais brutas (como a sua filha) não fazem por mal quando apertam, cutucam ou batem em outra criança. Apenas estão querendo explorar o ambiente em primeira mão, e as outras crianças fazem parte desse ambiente. Fronteiras? Elas só conhecem as próprias. Sentimentos? Idem. Propriedade? O que é isso?

Sem violência

As brincadeiras desordenadas e abrutalhadas podem parecer uma ótima maneira de se divertir com o seu filho, mas há várias razões para você proceder com cautela nesses casos. Em primeiro lugar, é capaz de ele aprender com você e imitar o comportamento agressivo quando estiver brincando com os amigos. Em segundo lugar, nem todas as crianças gostam desse tipo de atividade (assim como nem todas curtem afagos e abraços) — e algumas acham até desagradável.

Brincadeiras mais brutas acabam assustando algumas crianças e, quando são feitas logo antes da hora de dormir, podem atrapalhar a criança a relaxar e sossegar para obter uma boa noite de sono (interrupções ao longo da noite e pesadelos podem ser desencadeados por brincadeiras dessa natureza perto do momento de ir para a cama). Mas o argumento mais convincente contra isso é que a atividade pode ser perigosa. Uma criança menor de 2 anos de idade que é sacudida vigorosamente ou jogada no ar com força corre riscos de sofrer lesões sérias (incluindo descolamento de retina e danos cerebrais). Não se preocupe com as brincadeiras violentas do passado (se houvesse alguma lesão, os sinais seriam óbvios), mas evite-as daqui para a frente.

Balançar o seu filho nos braços de forma excessivamente enérgica também é perigoso. As crianças adoram, é divertido, mas pode resultar num deslocamento bem doloroso de cotovelo (que em geral é rapidamente posto de novo no lugar por um médico). O mesmo vale para puxões fortes num braço que ainda está em crescimento.

Tenha cuidado, também, ao fazer cócegas. Embora algumas crianças adorem quando os pais as enchem de cosquinhas, outras se sentem muito mal, principalmente quando as cócegas ficam mais violentas ou demoradas (na verdade, elas acham doloroso, mesmo que estejam rindo sem querer). Observe os olhos, a expressão e a linguagem corporal do seu filho para descobrir sinais de que ele quer continuar ou interromper a brincadeira. Se notar pânico em vez de alegria, pare na mesma hora. Caso os sinais não estejam claros e o seu filho tenha idade suficiente para entender a questão, pergunte a ele: "Você gosta quando eu faço cosquinha em você?". Siga em frente se a resposta for positiva, mas desista caso contrário.

O contato físico também é muito útil quando as crianças estão tentando comunicar o que ainda não conseguem expressar em palavras. Em vez de "Oi, que bom te ver!", a sua filha pode cumprimentar uma amiga com uma cutucada no braço. Quando quiser que um amiguinho vá até o quarto dela para ver o novo quebra-cabeça, ela pode literalmente arrastá-lo pelo corredor. E quando já estiver a fim de que o coleguinha vá embora, pode empurrá-lo até a porta sem cerimônia.

É possível que ela saiba exatamente o que está tentando fazer, o que está tentando falar, mas o problema é que as outras crianças não sabem. Do ponto de vista delas, a sua filha é ameaçadora e invade o espaço alheio, o que não é legal. Talvez elas chorem, talvez procurem retribuir. De todo modo, a situação não deve terminar bem. Veja algumas medidas que os pais podem adotar:

- Tente manter a gentileza. Você quer que a sua filha seja mais gentil com os amiguinhos? Experimente ser mais gentil com ela. Puxá-la de forma brusca pelo braço quando ela se recusa a ir embora do parquinho, agarrá-la à força e enfiá-la na cadeirinha do carro quando ela não quer ser amarrada, empurrá-la quando ela está enrolando e até mesmo beliscá-la ou cutucá-la de brincadeira bruta são atitudes que podem dar um mau exemplo. As crianças pequenas são excelentes imitadoras — em especial quando se trata de copiar os pais —, portanto, faça um esforço para dar um exemplo de suavidade. Com o tempo, ela será capaz de reproduzir esse comportamento.

- Faça com que ela experimente a gentileza. Ser mais gentil exige prática das crianças que são mais exuberantes em termos físicos. Ajude-a nesse sentido, brincando da seguinte forma: mostre a ela como tocar num bicho de pelúcia com suavidade, como tocar em você com suavidade. Depois diga: "Eu adoro quando você é gentil comigo."

- Desencoraje o comportamento bruto. Deixar que ela brinque de forma agressiva com você, mas não com os amiguinhos, manda uma mensagem confusa. Logo, tente fazer com que essas fronteiras sejam consistentes. Quando ela der um puxão na sua orelha, bater com a cabeça na sua barriga ou então agarrar a sua mão com força, deixe claro que você não gosta desse tipo de comportamento (por mais que isso não lhe incomode): "Não faça assim, por favor. Isso ma-

chuca." Explique que certas formas de contato — como abraços, afagos e apertos de mão, por exemplo — são aceitáveis e que outras não são.

Comportamento desagradável

"O nosso filho não é muito legal com as outras crianças da idade dele, e isso me incomoda."

É difícil ter amor pelo vizinho (seja na caixa de areia, seja no grupo com outras crianças) quando se está tão ocupado amando a si mesmo. Como toda criança tipicamente egocêntrica de 1 ano de idade, o primeiro amor que o seu filho nutre é por ele próprio — além de por você, é claro —, o que é típico da idade que tem. Antes que consiga se importar com os outros, ele precisa descobrir a si mesmo, e é por isso que está tão entretido com o próprio umbigo. Além disso, ele ainda nem começou a fazer as coisas para si (afinal, a maior parte das necessidades dele é preenchida por você e por outros adultos atenciosos), então fazer algo pelos outros é uma coisa que não consta da lista de tarefas dele.

Crianças que convivem regularmente com outras crianças — seja na creche, seja em casa com um irmão mais velho — tendem a demonstrar mais cedo compaixão e simpatia (bem como outros traços sociais mais maduros), uma vez que a experiência em grupo lhes dá a perspectiva de que estão todas no mesmo barco, diferentemente do que acontece quando a criança é o centro das atenções dentro de casa. Aquelas que não se socializam tanto talvez fiquem um pouco para trás nesse departamento, mas isso é algo temporário. Ainda é preciso aguardar alguns anos até que o seu filho consiga brincar de forma bacana e agir de forma bacana.

É claro que a melhor forma de ensinar o antigo credo "Não faça aos outros..." é aplicá-lo na prática. Pais legais inevitavelmente criam crianças legais. Se você mostrar o caminho da gentileza a seu filho, ele com certeza responderá com gentileza — pelo menos uma vez terminada a fase egocêntrica.

TUDO SOBRE:
Fazer amigos

Enquanto assiste a mais uma sessão de luta livre entre o seu filho e um coleguinha — em que vale empurrar e puxar o cabelo —, talvez você esteja se perguntando: com amigos assim, quem precisa de inimigos?

Aguente firme. No futuro do seu filho surgirão amizades mais maduras, daquelas que envolvem dar e receber, em vez de agarrar e puxar. Sendo realistas, porém, isso não acontecerá num prazo muito curto. As amizades primitivas que ele está formando no momento são reais, mas se baseiam principalmente na proximidade e na familiaridade ("Eu sou seu amigo porque te encontro toda semana na pracinha"). A compaixão, base das amizades maduras, só está começando a ser vislumbrada, o que dificulta as interações sociais precoces. "Dar e receber? Nada disso, acho que só vou receber."

A batalha parece perdida? Longe disso. Acredite ou não, nos próximos anos o seu filho aprenderá a compartilhar e cooperar, a ter consciência e sensibilidade quanto aos sentimentos dos outros, a resolver os desentendimentos com palavras, e não com atitudes agressivas. Em suma, aprenderá a fazer amizade. Caso você queira ajudá-lo nessa evolução social, as dez dicas a seguir podem ser úteis:

1. Molde o comportamento social. As primeiras interações sociais do seu filho — e as mais importantes — são com você. Daquelas sessões de balbucios na banheirinha até as conversas na mesa do jantar, o fato é que, quando o assunto é sociabilizar, ele aprende mais com você do que com qualquer amiguinho. Portanto, tente moldar o comportamento social que você gostaria de ver um dia nele. Revezem a vez para usar o mesmo giz de cera, para pôr as peças no quebra-cabeça e para dar de comer ao boneco. Pegue emprestado o cachorrinho de pelúcia dele por um minuto e depois devolva com um "muito obrigada". Divida um pedaço de queijo ou um biscoito. Brinque de jogos com regras simples e incentive-o a seguir as regras. Simule situações sociais com as quais ele pode se deparar, como pedir para brincar com o brinquedo de outra criança, emprestar um brinquedo ou revezar a vez em determinada atividade. Deixe que o seu filho perceba que você também é 'legal com o seu marido: ofereça a ele o último biscoito do pacote, divida a manta com a qual está enrolada no sofá ou deixe-o usar o seu smartphone para ver a previsão do tempo para o fim de semana.

2. Ofereça inúmeras oportunidades de praticar. As crianças que desde cedo convivem com outras crianças — seja numa família grande, seja num grupo de atividades infantis, na pracinha ou na creche — tendem a ficar mais sociáveis antes. Se o seu filho até hoje não passou muito tempo com crianças da idade dele, considere a possibilidade de inscrevê-lo em algum grupo já existente ou formar um novo, programar encontros com amiguinhos e ir com mais frequência a parques e outros lugares onde pais e filhos se reúnem, como praças e jardins, por exemplo. Você acha que socialização demais não é algo muito prático? Embora possa dar uma ajuda ao seu filho em termos sociais, definitivamente não é essencial para o desenvolvimento, contanto que ele tenha bastante vivência nesse sentido dentro de casa.

3. Dê nome à amizade. Use frequentemente a palavra "amigo" para descrever os coleguinhas do seu filho: "O seu amigo João vai vir hoje aqui em casa brincar com você." Utilize também a palavra quando estiver falando com ele sobre os amigos que fazem parte da sua vida: "Eu estou falando com a minha amiga Alessandra no telefone." Em seguida, relacione as suas amizades com as dele: "A minha amiga se chama Alessandra. O seu amigo se chama João." Identifique amigos onde quer que os veja — nos livros, no parque, no shopping ("Essas duas meninas são amigas. É muito bom ter amigos!").

4. Construa a cooperação. Durante os encontros com outras crianças, escolha algumas atividades que naturalmente promovam a cooperação — e que sejam ainda mais divertidas quando houver mais de uma pessoa para apreciá-las. Brincar de pequeno construtor, de bola, tocar e ouvir música, fantasiar-se, brincar de se esconder, criar projetos criativos em conjunto (rabiscar com vários gizes de cera sobre uma folha grande de papel), brincar de roda e de jogos que exijam revezar a vez dá aos amigos em formação alguma experiência básica sobre interação, por mais que nem sempre bem-sucedida. As crianças preferem brincar sozinhas? A brincadeira em paralelo pode ser um primeiro passo na evolução social do seu filho, mas não ignore a sua importância: ele também é capaz de aprender muito a partir dessas interações não interativas ("Poxa, nunca pensei em quicar a minha bola. Isso é legal!").

5. Fique por perto e mantenha-se neutra. Mesmo que tudo pareça bem calmo, esteja sempre atenta quando as crianças estiverem brincando e mantenha-se a postos para intervir caso alguma briga comece de repente. Contudo, não antecipe os incidentes antes que eles ocorram e nunca se meta, a menos que as coisas tenham começado a recair para o lado físico. Aprender a ser amigo exige prática, e isso nem sempre é muito bonitinho. Se a intervenção de um adulto se fizer necessária, evite tomar partido, por mais que esteja claro quem está certo e quem está errado (lembre-se: os dois têm muito a aprender). Apenas dê fim ao conflito calmamente e ponha as tropas para fazer outra atividade.

6. Aceite o perfil social do seu filho. Cada criança, assim como cada adulto, tem uma abordagem muito particular quando o assunto é socialização. Algumas mergulham logo na cena social, enquanto outras fazem uma entrada mais tardia. Algumas ficam felizes em pular de galho em galho — ou de amigo em amigo (quanto mais, melhor) —, enquanto outras preferem se concentrar em um único parceiro. Algumas se inserem rápido nas situações sociais, sem um minuto de hesitação, ao passo que outras hesitam bastante antes de dar o primeiro passo, e ainda há aquelas que ficam só observando nos cantos (ou no colo da mãe) em vez de socializar efetivamente. Se o seu filho estiver feliz com o perfil social dele, você também deve ficar.

7. Misture-o com crianças mais velhas. Embora a prática social com crianças da mesma idade ensine muito, o seu filho também tem bastante a aprender com amiguinhos mais velhos. Assim, de vez em quando, deixe um "veterano" mostrar a ele algumas regras sociais. Convide uma criança de 4 ou 5 anos para brincar na sua casa. O seu filho ficará fascinado por tudo que o amiguinho mais velho fizer, é claro — e talvez até pegue algumas dicas sobre como brincar de forma cooperativa. Além disso, a menos que a outra criança seja um irmão ou irmã, o seu filho tem menos probabilidade de ficar agarrando, empurrando e se mostrar agressivo com alguém que tenha mais experiência social.

8. Incentive. Crianças que gostam de si mesmas são mais simpáticas às outras — e acabam se tornando amigas melhores. Ao construir hoje a autoestima e a confiança do seu filho, você está construindo uma base forte para uma vida inteira de relações saudáveis. Por outro lado, fique atento para não inflar demais o ego dele, exagerando nos elogios — ninguém gosta de egocêntricos.

9. Dê apoio, quando necessário. A propensão a ser mais agressivo ou a inclinação a ser mais passivo está impedindo que o seu filho se divirta com outros amiguinhos? Respeitar o perfil social dele não significa que você não possa intervir para ajudar quando algo o está atrapalhando. Veja na página 401 dicas de como agir.

10. Não faça pressão. Em geral, ter uma agenda repleta de eventos sociais desde muito cedo não ajuda as crianças a fazer amigos. Na verdade, isso pode torná-las relutantes em termos sociais. Incentive, mas não faça pressão — e sempre perceba os sinais que o seu filho dá (ele já está farto depois do primeiro encontro da semana? É hora de um intervalo social). Deixe que a formação das amizades leve o tempo que for necessário e que a evolução social siga o seu curso natural. Lembre-se: é um processo. No fim das contas, o seu filho acabará descobrindo que brincar com outras crianças é ainda mais divertido do que brincar sozinho.

CAPÍTULO 11

Viagens com crianças pequenas

NÃO É PRECISO ir para muito longe em busca de aventura quando se viaja com crianças entre 1 e 2 anos de idade. A partir do momento em que elas ficam agitadas, até mesmo as férias na praia, tiradas para relaxar, viram um caos. Imagine só: se estiver enfrentando um escândalo dentro de casa, basta fechar as janelas e deixar que a birra siga seu curso barulhento. Encarar uma pirraça no supermercado é um tanto constrangedor, claro, mas sempre dá para fugir em direção ao carro ou correr de volta para casa. Agora, um ataque desses em pleno voo, a 30 mil pés de altura e faltando duas horas para a aterrissagem, ou dentro do carro, quando é preciso acelerar na estrada porque a saída seguinte está a trinta minutos de distância, ou, ainda, dentro de um trem que levará um dia para chegar ao destino final, ou, quem sabe, num lobby lotado de hotel se o seu quarto ainda não está pronto — esses sim são os pesadelos que tiram o sono dos pais. O mesmo vale para quando é necessário inventar novas maneiras de manter o seu filho entretido no meio de uma viagem de carro ou de avião que dura seis horas. Também é complicado sair em busca de um salgadinho conhecido dentro de um supermercado desconhecido. Outro desafio é a árdua tarefa de encontrar um hotel que realmente atenda às demandas das crianças (e de seus pais exaustos — que venham as babás!). Mesmo assim, as estradas e o céu azul continuam acenando para nós (bem como avós adorados ou amigos ansiosos pela próxima visita), os dias de férias se acumulam, sites de viagem prometem pacotes em família que não arruínam a conta bancária e é chegada a hora de levantar acampamento. Portanto, vá em frente, mas não antes de planejar, planejar e planejar um pouco mais.

Pé na estrada

Crianças pequenas tendem a viajar com muita bagagem — tanto no sentido literal quanto no sentido metafórico. Eis algumas dicas para que a sua viagem de carro ou de avião seja o mais divertida possível, com o mínimo de turbulências.

Seja qual for o destino

Para passeios mais felizes, aonde quer que você vá com o seu pequeno viajante:

Consulte o médico. Antes de viajar, certifique-se de que está tudo bem com o seu filho e que você possui um bom estoque dos remédios que ele pode precisar, especialmente os que forem difíceis de encontrar no destino final. Esteja preparada para problemas inesperados (uma reação alérgica, uma febre ou indisposição estomacal), levando um antialérgico infantil, um analgésico e um soro de hidratação oral (como Pedialyte, por exemplo).

Alguns destinos internacionais exigem imunizações específicas ou outras precauções quanto à saúde. Informações nesse sentido podem ser encontradas junto ao seu médico ou no site da Anvisa (www.anvisa.gov.br) ou do Ministério da Saúde: (www.portal.saude.gov.br). Informações gerais sobre viagem e saúde estão disponíveis no documento Guia de Bolso da Saúde do Viajante (www.anvisa.gov.br/sispaf/pdf/Guia_de_Saude_do_viajante.pdf).

Pense no que é preciso para a hora de dormir. Quer esteja indo para um hotel ou para a casa da sua mãe, garanta que o seu filho terá um lugar seguro para dormir bem todas as noites. A maioria dos hotéis, pousadas e resorts providencia berços para crianças, às vezes cobrando uma taxa. Ligue antes para fazer a reserva e ao chegar verifique se é mesmo seguro. Você também tem a opção de levar um berço portátil. Contudo, o mais conveniente em al-guns tipos de viagem (principalmente se você está tentando viajar sem muito peso ou se for alugar uma casa) talvez seja alugar toda a parafernália necessária de alguma empresa de locação local ou pela internet, incluindo o berço e o carrinho. Os produtos serão entregues, montados e depois retirados quando terminar a sua estada (tudo incluído no preço).

Se ao chegar ao destino você achar que o berço providenciado não é seguro, ponha o colchão no chão (apenas deixe a porta do banheiro fechada e analise se o resto do quarto é à prova de traquinagens) ou bote o seu filho para dormir na cama com você.

Limite o itinerário. Em geral, férias com um destino único — visitar os parentes ou passar uns dias num resort voltado para a família, numa casa de praia ou em apenas uma cidade — são as que mais agradam as crianças menores. Caso você tenha planos de fazer um passeio turístico, tente limitar o número de paradas, para evitar que vocês estejam sempre em trânsito.

Limite as suas expectativas. O truque para férias relativamente relaxantes com crianças pequenas a reboque é manter as expectativas em baixa e a paciência em alta. É verdade que o seu filho pode surpreender todo mundo, mostrando-se agradável e flexível, acompanhando você alegremente às compras no shopping ou aos passeios culturais, comportando-se de forma impecável nos aviões ou nos restaurantes quatro estrelas. Entretanto, o mais provável é que ele aja de acordo com a idade que tem. A maioria das crianças dessa faixa etária fica irritada e acaba aos prantos quando passa várias horas seguidas em museus, lojas e em excursões turísticas ou pipocando de um lugar para outro. Logo, leve isso em conta na hora do planejamento.

Limite a quantidade de pontos turísticos. Se você pretende conhecer alguns pontos turísticos do seu destino, tenha em mente que provavelmente não conseguirá seguir a rotina típica de quem viaja. Por mais que queira conhecer tudo que está no seu guia, o seu filho tem grandes chances de não querer. Assim, a menos que seja sortuda o bastante para conseguir levar junto uma babá ou alguém da família disposto a cuidar dele enquanto você passeia, terá que alternar entre os pontos turísticos que interessam aos adultos e os destinos mais apropriados ao público infantil (zoológicos, museus para crianças, praias, parques, parques de diversão). Além disso, não planeje muitas atividades para o mesmo dia. Na maioria dos casos, um programa de manhã e outro à tarde são o máximo que o seu filho aguenta, e às vezes até isso já é demais.

Crianças bem pequenas podem ficar fascinadas com formas, cores e formatos presentes num museu ou numa galeria, o que permite que a sua visita dure algo em torno de uma hora, ainda mais se elas estiverem instaladas confortavelmente num carrinho. Já aquelas perto dos 2 anos de idade serão mais cooperativas se você interagir com elas, criando brincadeiras enquanto faz a visita. Desafie o seu filho: "Você consegue encontrar o cachorrinho aqui nesse lindo quadro?".

Para obter informações sobre as melhores atividades para o público infantil, arranje um guia de viagens local com foco em crianças e/ou consulte o jornal on-line da região em busca de uma seção voltada para isso.

Fique amiga do frigobar. Presumindo que haja espaço, tente tomar o café da manhã dentro do quarto, antes de sair, e/ou jantar também no quarto, quando estiver de volta. Afinal de contas, comer fora com uma criança pequena rapidamente se torna cansativo. Se o seu orçamento não permite recorrer ao serviço de quarto (sempre uma emoção para as crianças — e adultos), compre comida e leve para o hotel. Caso o quarto tenha um frigobar, melhor ainda. É possível estocar comidas e bebidas conhecidas, poupando dinheiro e estresse. O melhor dos mundos? Uma pequena cozinha — ou, pelo menos, um micro-ondas.

Leve o senso de humor na bagagem. Trata-se de uma questão de sobrevivência ao viajar com crianças. Se você for capaz de rir quando as coisas derem errado — e elas darão errado —, a sensação não será tão ruim.

VIAGENS DE CARRO

Ao cruzar longas distâncias por estradas livres — ou vias engarrafadas —, tenha em mente as seguintes dicas:

Nunca comece sem a cadeirinha de carro. Ela é essencial, independentemente da distância a ser percorrida, e isso vale também para táxis e vans. Se for alugar um carro, peça que a empresa de aluguel providencie uma cadeirinha segura e moderna (por determinada tarifa), ou então leve a sua.[1]

Quando houver vários passageiros no automóvel, faça com que todos troquem de lugar de tempos em tempos, exceto o seu filho (é muito complicado ficar mexendo na cadeirinha), dando a ele uma mudança de ritmo e aos outros um intervalo na tarefa de entreter.

Prepare o carregamento. Leve tudo o que você sempre empilha dentro do carro quando o seu filho está na programação, só que em maiores quantidades. Nem é necessário dizer que será preciso estocar os biscoitos e as bebidas favoritas dele, que dificilmente serão encontrados na estrada (um *cooler* é muito útil para armazenar iogurtes, fatias de maçã, queijo e outros alimentos perecíveis). Você ainda vai querer transportar (e se preparar para aguentar) CDs de música infantil e brinquedos em abundância. Que tipo de distração levar? Fantoches de dedo e de mão são perfeitos, bem como giz de cera, livros e brinquedos musicais em miniatura, capazes de prender a atenção das crianças por longos períodos. Lembre-se, ainda, que agora é a hora de comprar ou de pegar emprestado a maior quantidade possível de brinquedos novos. Eles conseguirão

manter o seu filho entretido por muito mais tempo do que os brinquedos antigos, com os quais ele já está mais do que acostumado (embora, é claro, você também não possa deixar de levar os preferidos). Distribua os biscoitos e os brinquedos individualmente em vários momentos ao longo da viagem (não detone o seu estoque no quilômetro 30). Também esteja preparada para cantar músicas, recitar versinhos e brincar de identificar objetos e pessoas ao longo do caminho. Crianças pequenas podem tentar localizar um cachorro, uma vaca, um cavalo, um caminhão, uma casa, um celeiro, um avião, uma ponte. Veja, no quadro a seguir, outros exemplos de atividades divertidas para a estrada.

Fracione a viagem. Aqueles dias gloriosos em que era possível dirigir o dia inteiro ou a noite inteira até chegar ao destino final — abastecida de adrenalina, café preto e um pacote eventual de biscoitos — ficaram para trás. Embora seja inteligente da sua parte esticar o máximo possível enquanto o seu filho estiver tirando uma soneca, também é importante fazer algumas pausas para o exercício, para as refeições, os lanches e outros divertimentos. Com crianças a bordo, duas jornadas de seis horas diárias dentro do carro são muito mais fáceis de encarar do que uma maratona de uma só vez. Portanto, se for necessário — e se você puder gastar esse tempo e esse dinheiro —, faça um pernoite, de modo a espaçar mais a viagem.

---

1. Recomenda-se o uso da cadeira virada para trás até os 2 anos de idade, exceto se o peso da criança exceder o limite recomendado pelo fabricante. Neste caso, deve-se trocar a cadeira.

Diversão ao longo do caminho

O trajeto já representa metade da diversão — a não ser que você seja uma criança agitada, que não para quieta e não gosta de ficar presa a nenhum tipo de cinto. Afinal de contas, as crianças de modo geral não são talhadas para permanecer sentadas. O que você pode fazer para manter o seu filho feliz dentro de um trem, um avião ou um carro? Planeje com antecedência, levando alguns brinquedos próprios para viagens e que não exijam muito esforço — os quilômetros passarão voando. Basta ter muita imaginação e alguns objetos bem simples. Uma mesinha em forma de bandeja ou uma bandeja que fique apoiada na cadeirinha do carro podem ser úteis. Experimente uma das dicas a seguir — ou todas elas — da próxima vez que a sua família partir pelos trilhos, pelos céus ou pelas estradas.

Brinquedos em trânsito. Crianças bem pequenas são especialistas em usar as mãos e começam a descobrir conceitos bem amplos como "dentro e fora", "vazio e cheio". Junte essas duas habilidades em desenvolvimento lançando mão de dois potes de plástico com tampa, um vazio e o outro repleto de brinquedos capazes de estimular a imaginação do seu filho, como blocos, bichos de plástico ou quadrados de tecido bem colorido. Ponha os potes lado a lado e incentive o seu companheiro de viagem a transferir os objetos de um para o outro. Embora esse jogo não seja muito bom para o carro, é um passatempo perfeito quando se está viajando de avião ou de trem.

Biblioteca móvel. Pequenos, leves e fáceis de transportar, livros em papel grosso e resistente são feitos para viagens e servem perfeitamente para distrair uma criança entediada dentro de um avião ou de um trem (ou até mesmo no carro, caso além do motorista esteja presente um adulto ou irmão mais velho que possa ir no banco de trás, junto à cadeirinha). Ponha alguns dos livros favoritos do seu filho dentro da mala de mão e faça leituras dramatizadas, usando vozes engraçadas, quando ele estiver agitado.

Escrever e apagar. Um dos brinquedos mais versáteis que você pode carregar na mala é um pequeno quadro branco e algumas canetinhas fáceis de apagar. O seu filho vai se divertir só de ficar rabiscando e apagando. Você pode, inclusive, dar um impulso à imaginação artística dele fazendo algum rabisco ou desenhando uma forma no quadro e depois pedindo que ele complete o resto da figura. Isso se não estiver dirigindo, claro.

Olhar para fora. Aproveite o cenário à sua volta e promova uma busca usando cartões com imagens desenhadas ou coladas de coisas que são fáceis de ver numa estrada, como árvores, caminhões ou casas. Dê ao seu filho um cartão de cada vez e desafie-o a encontrar o objeto da figura. Outra opção é pôr a família inteira para brincar, escolhendo uma imagem para todos procurarem, como uma vaca ou uma bicicleta. Quando alguém avistar o alvo, peça que grite alguma palavra de ordem que o seu filho possa achar engraçada.

Brincar de imitar. Transforme o seu filho num macaco de imitação, fazendo gestos engraçados com as mãos e os braços — como mandar um beijo ou dar tapinhas na cabeça — e pedindo-o que a copie. Para que o desafio seja maior, crie uma sequência — toque no queixo, tapinha na bochecha e depois aceno de cabeça — e estimule o seu macaquinho a imitá-la.

Grudar etiquetas. Desenhe formas fáceis de identificar (quadrados, círculos, triângulos, corações) em pequenas etiquetas autoadesivas e prenda-as na mesinha em forma de bandeja, na bandeja apoiada à cadeirinha do carro ou no vidro da janela ao lado do seu filho. Em seguida, diga o nome de uma das formas e peça que ele puxe a etiqueta certa.

Brincar com papel. Se você está em busca de uma atividade boa para o seu filho e que seja ao mesmo tempo silenciosa, aproveite as revistas que separou para a viagem e deixe que ele brinque com elas, procurando por fotos com base nas dicas que você der ("Eu estou vendo um cachorrinho. Você consegue encontrar uma foto de um cachorro?").

Criar brinquedos próprios para viagens. O tédio se instalou a 30 mil pés de altura ou no meio do caminho entre duas estações? Não hesite antes de pegar aquela garrafa vazia para transformar em brinquedo. Encha metade dela com água,

jogue dentro algumas moedinhas e depois feche a tampa com bastante força (assim, as moedas, que trazem riscos de engasgamento, não cairão). O seu filho terá diversão garantida ao sacudir a garrafa e observar a água e as moedas em movimento.

Brincar com as mãos. A maior parte das crianças pequenas é fascinada por fantoches, mas, caso você não queira levar nenhum de casa, crie os seus, desenhando rostos nos dois dedos indicadores com delineador ou lápis para o contorno dos lábios. Depois, ponha os dois fantoches de dedo para conversar. Outra ideia é usar uma caneta para desenhar uma carinha feliz nas costas de um prato de papel de uma lanchonete (ou, se estiver de avião, no saquinho próprio para enjoo). Por meio dos bonecos, conte ao seu filho histórias simples, mas envolventes.

Brincar de estátua. Ponha para tocar no carro uma música bem animada por um minuto, enquanto todos os passageiros — exceto o motorista — se mexem e dançam. Quando a música parar, todos devem permanecer imóveis, fazendo uma careta. O seu filho vai adorar a parte que envolve dançar, por mais que ainda tenha dificuldade em ficar imóvel. O bônus é que assim a família libera um pouco da energia acumulada.

Brincar com papel alumínio. Algumas folhas de papel alumínio podem se transformar numa atividade perfeita para crianças pequenas em viagens, uma vez que são tão maleáveis quanto aquelas massinhas de modelar, mas fazem muito menos bagunça. Ao rasgar, torcer, dobrar e amassar o alumínio, o seu filho conseguirá transformá-lo em criações divertidas. Sempre deve haver um adulto ao lado dele, supervisionando a atividade, para evitar que ele rasgue um pedaço e tente engolir.

Abusar do magnetismo. Leve para a viagem uma pequena assadeira e algumas letras magnéticas do alfabeto. O seu filho irá se divertir movendo as letrinhas para cima e para baixo e você certamente apreciará o fato de elas ficarem presas à superfície. Além disso, assadeiras com bordas se transformam em ótimas bandejas de colo para abrigar livrinhos de colorir, giz de cera e outros brinquedos pequenos.

Um freio nos enjoos

Seja no ar, sobre os trilhos ou na estrada, os enjoos podem atingir uma barriguinha jovem a qualquer hora e em qualquer lugar. Mesmo que o seu filho nunca tenha sofrido disso, mas especialmente se ele já tiver passado por maus momentos de náusea, implemente as dicas a seguir, antes e durante as viagens:

Converse com o médico. Caso o seu filho já tenha tido episódios sérios de enjoo, consulte o médico para saber se você deve levar algum medicamento contra isso na bagagem.

Apele para as pulseiras antienjoo. São pulseiras com elástico (talvez você se lembre delas da época da gravidez) que servem para conter os enjoos ao pressionarem um ponto de acupressão que fica na parte interna do pulso. São relativamente baratas, fáceis de usar, seguras e confortáveis. Compre as de tamanho infantil.

Mantenha o tanque cheio (mas não em excesso). Uma barriga praticamente vazia tem mais chances de sofrer de enjoos. Portanto, eis um bom motivo para dar ao seu filho lanches leves e frequentes durante as viagens (como bolachas, por exemplo). Contudo, uma barriga cheia demais também pode estar propensa a esse tipo de transtorno. Logo, não deixe que ele fique estupidamente empanturrado.

Elimine o que for ácido. Frutas e sucos ácidos, como laranja, por exemplo, podem irritar a barriguinha do viajante.

Evite as gorduras. Comidas gordurosas também podem agravar os enjoos. Logo, pense duas vezes antes de pedir batata frita junto com o prato enquanto estiverem na estrada ou servir macarrão com queijo logo antes de sair de casa.

Acrescente um pouco de vento e uma vista. No carro, o ar fresco vindo de uma janela parcialmente aberta pode minimizar os enjoos. No avião, redirecionar o vento que fica logo acima das poltronas é o melhor que se pode fazer. Observar o horizonte ajuda a aliviar as náuseas. Logo, quando possível, ponha o seu filho sentado junto a uma janela e chame a atenção dele de vez em quando para determinadas vistas a distância. Folhear livros ou fazer qualquer outra atividade que exija um enfoque muito de perto pode não ser uma boa ideia durante momentos de embrulho no estômago.

Incentive as sonecas. Se o seu filho conseguir dormir — ou pelo menos descansar de olhos fechados — durante a maior parte da viagem, as chances de ocorrerem enjoos diminuem consideravelmente.

Mantenha uma bolsa acessível. Esteja preparada para o pior, caso nenhuma das dicas anteriores funcione. Leve na bagagem sacos de plástico tipo zip-lock e deixe-os ao seu alcance, mas não ao alcance do seu filho. Tenha também um conjunto extra de roupa, vários paninhos — que podem ser usados para limpar o seu filho, as roupas, os bancos e os carpetes — e um desodorizador de ambiente à mão.

Se a sensação de enjoo se prolongar, o seu filho provavelmente não saberá do que se trata nem será capaz de descrevê-la. Algumas crianças apenas se sentem um pouco mal, outras apertam a garganta com as mãos ou seguram a barriga. Algumas tossem, como reação para não engasgar. Há aquelas que ficam pálidas e com aparência de adoentadas. Contudo, em certos casos não aparece nenhum sintoma evidente até a criança vomitar.

Se o enjoo atacar o seu filho enquanto você estiver ao volante, pare o carro na primeira oportunidade, limpe tudo da melhor forma possível e tente fazer com que ele feche os olhos e descanse por alguns minutos antes de retornarem à estrada. Aplicar um pano úmido na testa dele também pode ajudar, bem como tomar um pouco de ar fresco. Um gole de água gelada ou um picolé aliviam o desconforto e reidratam.

Não use as paradas apenas para descansar. Ficar sentado dentro de um carro por longos períodos não é fácil para ninguém, mas é especialmente difícil quando estamos falando de crianças cheias de energia. Logo, durante as paradas, estimule a circulação e os movimentos. Incentive o seu filho a esticar as perninhas e a gastar um pouco de energia brincando com uma bola onde seja seguro ou então brinquem de ele imitar tudo o que você fizer.

Ajuste o horário. Tente sair bem cedo de manhã, de forma que o seu filho durma durante boa parte da viagem (se o sono dele funcionar dessa maneira). Uma advertência: assegure-se de que o motorista permaneça acordado. Comecem bem descansados, revezem no volante e encostem o carro sempre que a pessoa que estiver dirigindo ficar sonolenta.

Não se esqueça dos aparatos de limpeza. Leve várias fraldas, toalhas, álcool em gel, sacos descartáveis para o lixo e possíveis enjoos, toalhas de papel para o que derramar e um conjunto extra de roupa, para ficar sempre ao alcance da mão.

Ponha a segurança em primeiro lugar. Para uma viagem de carro segura:

- Faça com que todos usem o cinto de segurança.

- Não dirija a ponto de chegar a um estado de fadiga. Quando o motorista está cansado, as chances de acidentes aumentam.

- Nunca dirija depois de ter bebido.

- Não fale ao celular enquanto estiver dirigindo, mesmo que não precise das mãos para isso.

- Nunca mande mensagens de textos, use o Twitter ou responda um e-mail enquanto estiver na direção.

- Proíba que fumem dentro do carro.

- Guarde no porta-malas ou envolta em alguma proteção a bagagem pesada ou objetos que puderem se mexer durante a viagem.

VIAGENS DE AVIÃO

Para fazer viagens de avião com o seu filho, esteja atenta às seguintes dicas:

Reserve com um bom prazo. Se possível, compre as passagens com bastante antecedência. Em muitas companhias aéreas — mas não em todas —, isso permite que você escolha os assentos que quiser. Além disso, imprima os cartões de embarque em casa, antes de sair para o aeroporto, ou então faça uso do cartão de embarque para celular, quando disponível.

Viaje fora dos períodos de pico. Quanto mais vazio estiver o terminal, menores serão as filas para a inspeção de segu-rança. Quanto mais vazio estiver o voo, mais confortável você ficará, melhor será o serviço e menos passageiros serão possivelmente incomodados pelo seu filho. Portanto, verifique a lotação dos voos antes de fazer a reserva. Tente, também, escolher horários em que o seu filho dorme. Voos noturnos são ótimos para viagens muito longas, e os horários da soneca combinam bem com viagens mais curtas. Talvez (muito talvez) a criança consiga dormir por um tempo dentro do avião. É verdade que os atrasos são capazes de frustrar os planos mais bem-feitos, mas vale a pena tentar.

Dê preferência a voos diretos. Na maioria dos casos, quanto mais rápido você chegar ao destino final, melhor para todos. Isto posto, às vezes um voo direto, mas longo e diurno, pode ser muito cansativo para você, para o seu filho e também para os passageiros sentados por perto. Se você acha que um voo demorado pode ser muito penoso para o seu filho, prefira desmembrar a viagem em dois voos de menor duração (talvez até consiga uma tarifa mais baixa). O intervalo entre os voos deve prever um tempo suficiente para que você possa chegar ao novo portão de embarque sem estar com a língua de fora e também para que consiga comer alguma coisa, lavar o rosto, trocar a fralda do seu filho (é muito mais fácil trocar uma criança agitada num banheiro de aeroporto do que dentro do avião), deixar que ele gaste um pouco de energia, além de lhe mostrar alguns aviões pousando e decolando e — caso haja alguma — dar uma passadinha na área recreativa para crianças. Contudo, tempo demais num terminal pode ser algo interminável.

Pense em reservar uma poltrona extra. Embora na maioria das companhias aéreas crianças abaixo dos 2 anos de idade viajem de graça — caso permaneçam no colo —, os pais frequentemente optam, de todo modo, por reservar um assento para os filhos, o que é bem inteligente. Mesmo que permaneçam no colo de um adulto apenas durante a decolagem, a aterrissagem e nos momentos de turbulência (o que pode ser bem comum e inesperado em alguns voos), é provável que as crianças pequenas fiquem se contorcendo, se virando e choramingando para se soltar. Pagar tarifa cheia para elas talvez soe como uma extravagância, mas fará com que os atos de sentar, brincar e comer sejam menos problemáticos para todos. Ao mesmo tempo, fará com que o seu filho se sinta mais importante, por ter um cinto de segurança só para si, uma bandeja, fones de ouvido e apoios de braço. Crianças sentadas em cadeirinhas de carro, num assento separado, também ficam muito mais seguras durante períodos de turbulência do que aquelas presas apenas pelos braços dos pais. (Para saber mais sobre o uso desse tipo de cadeirinha dentro de aviões, consulte a página 427.)

Passaporte tamanho PP

Para voos internacionais, qualquer pessoa precisa apresentar um passaporte ou outro documento válido de identificação de modo a sair e entrar no país, e o mesmo vale também para crianças. Se o seu filho ainda não tem passaporte, você precisará de bastante tempo para providenciá-lo antes de partir para uma viagem internacional. Todos os menores de 18 anos (incluindo o seu filho) devem comparecer pessoalmente para solicitar o documento, acompanhados do pai e da mãe ou do responsável legal. Caso um dos pais não possa comparecer, será preciso preencher um formulário, assinar e reconhecer em cartório. Para mais informações, consulte a página da Polícia Federal: www.dpf.gov.br.

Se você for viajar sozinha com o seu filho para fora do país, ou seja, sem o pai da criança, precisará de documentação especial. Portanto, esteja pronta para provar que tem a permissão do pai para levá-lo com você ou que você é a única responsável legal por ele.

Caso vá viajar com outro adulto e o voo não esteja lotado, é possível que você consiga reservar um assento na janela e outro no corredor, numa fila de três lugares, com um lugar vazio no meio. Se deixar claro que viajará com uma criança de colo, algumas companhias aéreas não venderão o assento, a menos que seja absolutamente necessário. Considerando que o assento continue livre, você terá um lugar vazio para o seu filho. Caso contrário, é quase certo que a pessoa que ocupará o lugar vai preferir trocar de assento com um de vocês dois do que ter uma criança passando por cima do seu colo durante todo o voo.

Prefira o corredor. As crianças adoram ficar junto à janela, mas, se você estiver viajando sozinha com o seu filho no colo, detestará o fato de não ter acesso ao corredor. Portanto, opte por esse assento, senão acabará esgotando a paciência dos outros passageiros, pois terá que passar por cima deles sempre que precisar trocar a fralda do seu filho ou levá-lo para passear. Tenha em mente, porém, que, se você estiver com uma cadeirinha de carro, os comissários de bordo não deixarão que ponha a criança no assento do corredor. É evidente que, se estiver viajando com mais gente e vocês preencherem uma fila, poderá contar com a janela e o corredor. Ao reservar um assento junto à janela, tente escolher um que não seja perto da asa, o que bloqueia grande parte da vista. Também garanta que não está, sem querer, na fileira da saída de emergência, porque as crianças não podem se sentar nesses lugares.

Os pais com frequência preferem as primeiras fileiras, porque nelas há mais espaço à frente das poltronas para as crianças balançarem os pés — sem incomodar os passageiros da frente — e brincarem ou dormirem no chão quando os sinais de apertar os cintos estão desligados. Essas vantagens, porém, não necessariamente compensam quando comparadas às muitas desvantagens: as mesinhas ficam apoiadas sobre o colo, não deixando espaço para o seu filho; o descanso para o braço em geral não pode ser levantado (o que significa que ele não consegue se espalhar por duas poltronas para tirar uma soneca); a tela de exibição de filmes fica logo acima da cabeça dos passageiros nos aviões mais antigos;

não há espaço para guardar nada debaixo das poltronas, logo, até mesmo a pequena mochila do seu filho repleta de brinquedos precisa ficar no compartimento de cima durante os pousos e decolagens. Se mesmo assim você optar por essas fileiras, não deixe que o seu filho brinque no chão à sua frente, apesar do espaço extra, uma vez que ele pode se machucar em caso de turbulências inesperadas.

Despache o máximo que puder. Para não precisar arrastar a bagagem ao longo de um imenso aeroporto, despache tudo o que não for de valor nem de primeira necessidade. Fique apenas com a mochila de brinquedos, uma mala com fraldas e uma malinha de mão. Para não precisar arrastar o seu filho, alugue no aeroporto um carrinho de bagagem que venha com um assento para crianças acoplado ou então use um carrinho infantil leve.

Prepare-se para a inspeção de segurança. Carrinhos de criança do tipo guarda-chuva são o que há de melhor quando se trata de passar pelos raios X, porque são fáceis de fechar no último instante e jogar sobre a esteira rolante. É bem provável que você possa usá-lo até chegar ao *finger* e despachá-lo no portão, antes de embarcar. Ele o estará esperando assim que o avião abrir as portas. Sapatos sem cadarço (para você e para o seu filho) também são excelentes para esse momento. Assim, caso lhe peçam para tirá-los, não será um transtorno de última hora. Só lembre-se de calçar meias para que não precise andar descalça sobre um chão nojento. Se o seu filho já souber andar sozinho, poderá passar na sua frente pelo leitor, com você seguindo-o logo atrás (lembre-se de checar se não há nada nos bolsos dele). Caso ele ainda não saiba andar sozinho, você poderá segurá-lo no colo para passar pelo leitor, mas, se o alarme apitar, vocês dois terão que enfrentar a revista manual. Não se preocupe por estar atrasando a fila — ninguém espera que famílias com crianças pequenas sejam rápidas nessas horas. Talvez ajude se você inventar uma brincadeira para o seu filho ("Você consegue pôr a sua mochila naquela caixa? E as minhas chaves?"). Alguns aeroportos contam com filas separadas para famílias e outros que precisam de mais tempo.

Pense duas vezes antes de optar pelo embarque antecipado. Se a companhia aérea que você escolheu oferece pré-embarques para famílias, pense bem antes de aproveitar a possibilidade. De fato, embarcar antes da multidão garante que você terá bastante espaço para armazenar os seus pertences, o que é muito necessário quando se viaja com crianças. Por outro lado, embarcar antes pode significar entediar-se antes, uma vez que vocês ficarão pelo menos mais meia hora dentro do avião — algo que você provavelmente não vai querer encarar estando acompanhada de uma criança bem ativa, que precisa de distração constante.

Procure um comissário de bordo gentil. Se estiver sozinha, não tenha vergonha de pedir ajuda à tripulação, mas seja simpática. Afinal de contas, pode ser quase impossível levantar uma mala para acomodá-la no compartimento superior ao mesmo tempo que se está com uma criança no colo. Portanto,

peça uma mãozinha a um comissário — ou a um passageiro — para ajudá-la com uma coisa ou outra.

Não conte com a comida do avião. Nos voos domésticos, praticamente não se vê mais oferecerem comida na classe econômica, o que ainda é possível encontrar nos voos internacionais. O melhor que se pode esperar é ter a opção de comprar um lanche, e olhe lá. Informe-se antes sobre o que será servido e se você terá a possibilidade de comprar refeições especiais para crianças (ou se elas serão oferecidas de graça em voos internacionais). Às vezes, o lanche não passa de uma opção de bebida e um pacotinho de amendoim ou castanha, o que não dá para oferecer a crianças menores de 4 anos de idade, pelo risco de asfixia. Independentemente do que tiver sido prometido, nunca embarque sem levar um estoque próprio de comidinhas para o seu filho. Atrasos na hora da decolagem podem resultar em atrasos na hora das refeições, os carrinhos que transportam a comida às vezes transitam pelos corredores com uma lentidão de enlouquecer e talvez as refeições especiais nunca deem as caras (além disso, sejamos francos: na verdade elas não costumam ter nada de especiais).

Como os líquidos são extremamente importantes quando se viaja de avião — considerando que o ar da cabine é muito seco —, lembre-se de levar as bebidas favoritas do seu filho. Fora isso, por conta do aumento da segurança nos aviões e nos aeroportos, verifique as últimas informações sobre que tipo de líquidos podem ser transportados nos voos.

Jet lag infantil

Transitar entre zonas de fusos horários diferentes não é fácil para ninguém. Afinal de contas, é muito mais complicado reajustar os relógios internos do corpo do que os relógios externos. Contudo, enquanto um adulto é capaz de rolar para o outro lado e voltar a dormir quando o alarme interno soa na hora certa, mas no fuso horário errado, o mesmo não acontece com crianças pequenas. Uma criança do norte do Brasil, por exemplo, acostumada a acordar às 6 horas da manhã, vai querer começar o dia às 4 quando estiver no sudeste em épocas de horário de verão (o que implica um doloroso despertar para os pais). Independentemente do seu destino, as dicas a seguir sobre viagens para lugares com diferentes fusos podem suavizar a transição:

Reajuste o relógio do seu filho apenas se o esforço compensar. Se vocês forem ficar longe de casa somente por poucos dias, é melhor mantê-lo o mais próximo possível dos horários aos quais já está acostumado. Do contrário, no momento em que estiver entrando na nova rotina já será hora de reajustar novamente os relógios internos para o retorno ao lar.

Comece a reajustar antes de partir. Se vocês estiverem indo de um lugar onde terão acordar mais tarde, comece a tentar pôr o seu filho para dormir um pouco mais tarde e acordar também mais tarde. Se, ao contrário, estiverem indo de um lugar onde o horário recua, tente atrasar, um pouco a cada dia, o horário dele ir para a cama. Comece a fazer esse ajuste pelo menos três dias antes de partir, de modo que possa ser algo gradual.

Reajuste o seu relógio. Assim que partirem, ajuste o seu relógio para o horário do destino e continue ajustando os horários das refeições e do sono de acordo com o novo fuso. Se o seu filho tende a dormir quando em movimento, tirando várias sonecas ao longo do trajeto e tornando impossível adequar-se a qualquer horário, também não tem problema. A confusão pode mexer no relógio interno dele a tal ponto que não será feita a distinção entre dia e noite, o que provavelmente facilitará o ajuste ao fuso horário do destino.

Reajuste gradualmente, se possível. Se estiverem viajando de carro ou de trem, dá para acostumar o seu filho aos diferentes horários, um fuso de cada vez.

Reajuste completamente. Para quem viaja, não é suficiente dormir no mesmo horário que os habitantes locais dormem. Para ajudar a reajustar o relógio interno do seu filho, você também terá que se esforçar para que ele coma, acorde, tire uma soneca e brinque de acordo com os horários locais. Por exemplo, se vocês foram para um lugar onde a hora recua, no primeiro dia comece acordando-o num horário razoável em vez de deixá-lo dormir até tarde. Faça isso de forma delicada e esteja preparada para sofrer as consequências em termos de mau humor (deixar o sol entrar no quarto ajuda). Tomem café da manhã logo na sequência e continue aferrada ao novo horário o máximo que puder, até o resto do dia. No fim da tarde, a exaustão certamente terá se instalado, e o seu filho deve estar preparado para dormir mais cedo do que de costume. Pular o momento da soneca talvez ajude a criança a se adaptar mais rápido a dormir mais cedo, só que o tiro pode sair pela culatra, uma vez que o cansaço extremo é capaz de dificultar que ela se acalme.

Por mais que você tente reajustar o relógio do seu filho, é possível que ele continue regulado com o horário de casa, pelo menos por um tempo. Tenha algumas distrações silenciosas à mão caso ele acorde no meio da noite e não queira voltar a dormir. Tenha também algum lanche acessível, se por acaso o alarme da barriguinha dele soar "Hora de tomar café!". Você não vai querer sair em busca de uma caixa de Sucrilhos às 4 da manhã, não é mesmo?

Apele para a luz. Ao que tudo indica, a luz do sol desempenha um papel importante no sentido de ajudar a reajustar os relógios biológicos. Assim, logo que chegarem, permaneçam o máximo de tempo que puderem desfrutando da luz forte ao ar livre. Em viagens mais longas, expor a família ao sol do meio-dia (e não da manhã ou da tarde) assim que chegarem facilita a regulagem dos relógios internos

Não espere reajustar os relógios internos do dia para a noite. Em geral, são necessários alguns dias para isso acontecer quando se transita por diferentes fusos horários — quanto mais fusos diferentes, maior será o ajuste (um único fuso diferente não causa tanto impacto). Também é necessário ter muita paciência, já que o seu filho pode ficar mais irritado do que o normal durante a fase de transição. Nesse período, vá com calma em relação aos horários. Em vez de planejar grandes excursões, diminua o ritmo (relaxem na piscina ou num parque). Se possível, faça o mesmo nos primeiros dias após retornarem para casa.

Leve em conta os fusos horários ao escolher o programa da viagem. Quando se está viajando através de mais de quatro zonas de fuso horário diferentes, alguns fatores precisam ser considerados. Partir do Rio para uma viagem a Sidney, por exemplo, envolve uma diferença radical de 12 horas. Muitos pais acham que voos noturnos (às 22h ou 23h, por exemplo) funcionam bem. Crianças pequenas em geral dormem durante boa parte da viagem, mas o sono acaba sendo bastante cortado, especialmente quando um pouco de luz penetra no avião ao amanhecer, o que as deixa exaustas no dia seguinte. Tão exaustas que em geral querem ir para a cama mais cedo do que estão acostumadas e mais perto do anoitecer em Sidney.

A volta para casa é mais complicada, porque o voo é diurno. Algumas sonecas ajudam a "quebrar" a longa viagem, e chegar no fim da tarde no Rio de Janeiro significa (espera-se) que o seu filho exausto conseguirá se acalmar para dormir num horário local razoável.

Em geral, fique menos presa aos horários quando estiverem fora do que quando estão em casa. Afinal de contas, trata-se de algo temporário.

Faça o que der na sua telha e do seu filho ao longo do dia (e ao longo da noite também), mesmo que isso signifique servir o cereal antes da primeira luz do amanhecer. No fim, você talvez se surpreenda positivamente ao descobrir que o seu filho quase não se dá conta da mudança de horário.

Leve provisões adicionais. Carregue na mala de mão o máximo possível de livros e brinquedos bons para viagens de avião, mas nada que faça barulho ou que tenha várias peças que possam se espalhar embaixo das poltronas. Além disso, leve o dobro de fraldas que possa precisar, vários paninhos e bastante álcool em gel, pelo menos uma muda de roupa para o seu filho e uma blusa extra para você (caso se esqueça desse último item, é quase certo que ele vomitará na sua roupa ou lhe dará um banho de suco). Não deixe de levar uma muda a mais de roupa para ele, porque às vezes fica muito frio dentro do avião.

Ponha a segurança em primeiro lugar. Se o seu filho estiver ocupando uma poltrona, programe-se para levar a bordo uma cadeirinha de carro com certificação internacional e que contenha a informação de que também pode ser usada em aeronaves, além de obedecer às normas de instalação da companhia aérea. Por razões de segurança, as crianças devem ficar de costas para o nariz da aeronave até terem pelo menos 9 quilos. Crianças com mais de 1 ano de idade, de 9 a 18 quilos, podem viajar em cadeirinhas que fiquem viradas para a frente. Mais

informações sobre as especificações para as cadeirinhas permitidas em aviões podem ser obtidas no site da Agência Nacional de Aviação Civil (www.anac.gov.br).

Se o seu filho estiver no seu colo, não o prenda ao cinto de segurança junto com você — lesões sérias podem resultar até mesmo de impactos suaves. Entretanto, afivele o cinto em volta da sua cintura e segure o seu filho com as mãos, envolvendo um pulso no outro, durante pousos e decolagens. Não permita que ele fique vagando sozinho pelos corredores nem que durma ou brinque no chão, pois há riscos de ferimentos caso o avião atinja de repente uma zona de turbulência.

Além disso, reveja com cuidado as informações sobre as máscaras de oxigênio e descubra onde existem máscaras adicionais para o caso de o seu filho não ter um assento só para ele (em geral, há sempre uma máscara extra a cada fileira ou seção de lugares). Como os comissários dizem nas instruções de segurança prévias à partida, lembre-se: em casos de emergência, você deve pôr primeiro a sua máscara e só em seguida ajudar o seu filho. Se tentar fazer o contrário, correrá o risco de perder a consciência antes de qualquer coisa.

Cuide dos ouvidos. Mudanças de altitude e de pressão atmosférica são penosas para pequenos ouvidos. Beber algum líquido durante pousos e decolagens pode ajudar, pois incentiva o ato de engolir, que contribui para liberar a pressão acumulada nos ouvidos. Inicie o procedimento assim que o avião começar a taxiar na pista e volte a adotá-lo quando o piloto anunciar o início da descida. Deixe que o seu filho beba de um copo ou de um recipiente térmico com canudo acoplado.

Talvez uma dessas receitas populares ajude a aliviar a pressão nas trompas de Eustáquio durante o voo ou na descida:

- Toalhas quentes. Peça a um comissário de bordo que aqueça duas toalhas. Depois de conferir se não estão muito quentes (leve-as à parte interna do seu antebraço), ponha uma delas num ouvido e a outra no outro ouvido do seu filho. O calor expande o ar no ouvido médio, aliviando a pressão negativa sobre o tímpano.

- Copos quentes. Molhe alguns guardanapos de papel ou toalhas com água quente, mas não escaldante (peça a um comissário de bordo para fazer isso; lembre-se de checar se não estão queimando), enrole-os dentro de dois copos e segure um copo em cada ouvido do seu filho. Mais uma vez, o calor alivia a pressão.

- Analgésicos. Uma dose de paracetamol ou de ibuprofeno pode aliviar a dor. Não dê nenhum outro tipo de medicação, a menos que o pediatra tenha recomendado o uso de alguma substância durante o voo.

A obstrução das trompas de Eustáquio devido a alguma congestão nasal decorrente de resfriado ou alergia pode piorar ainda mais a dor de ouvido. Se o seu filho andou doente, consulte o médico antes de viajar.

Se nada funcionar, e ele continuar gritando durante todo o processo de decolagem e de aterrissagem, ignore os olhares de repreensão dos outros passageiros (também é provável que você veja vários rostos compreensivos). Tenha em mente que a gritaria ajuda a reduzir a pressão nos tímpanos e amenizar a dor; ou seja, há males que vêm para o bem.

VIAGENS DE TREM

O seu filho está pronto para ouvir o trem apitar "piuí"? Eis o que você precisa saber caso esteja planejando uma viagem de trem:

Reserve com antecedência. Comprar passagens de trem com bastante antecedência (pela internet ou pelo telefone) permite que você chegue à estação com os bilhetes na mão ou que os imprima rapidamente na própria estação, evitando, assim, a espera em longas filas. Caso seja possível reservar os assentos ou algum compartimento, faça isso com antecedência também. Lembre-se, porém, que as reservas na classe econômica (e às vezes até mesmo na primeira classe) garantem um lugar para cada bilhete, mas não que os lugares serão todos juntos.

Faça escolhas convenientes. Épocas de alta temporada costumam ser muito cheias, especialmente nos feriados, portanto, evite-as se puder. Um trem que saia bem tarde da noite pode ser uma boa opção caso o seu filho tenha grandes chances de dormir ao longo do trajeto.

Faça uma mala adequada. Para viagens em trens noturnos, uma mala de mão também deve servir de mala para a noite, com roupas adicionais, fraldas e tudo o que envolve o cuidado básico com crianças pequenas (como, por exemplo, escova e pasta de dente). Isso evita que você tenha que caçar alguma coisa nas malas que foram tão bem organizadas. E o melhor: permite que você despache o que for mais pesado, ficando com menos bagagem para carregar e com mais espaço no seu compartimento ou no seu lugar.

Chegue cedo. Verifique antes a que horas o seu trem geralmente chega à estação de onde vocês irão partir. Se houver um intervalo de 10 ou 15 minutos entre a hora de chegada e a hora de partida, tente estar lá antes do horário de chegada do trem, e não quando ele já estiver prestes a sair de novo. Dessa forma, são maiores as chances de a família toda se sentar junta. Quando houver dois adultos, um deve ir na frente, assim que o número da plataforma for anunciado, para guardar lugar para todos, enquanto o outro vai se encaminhando atrás, com a criança, a passos de tartaruga. Se possível, pegue um assento junto à janela (além do assento do corredor), assim o seu filho poderá apreciar a paisagem.

Manha para viagem

Em geral, as crianças pequenas não precisam de nenhuma desculpa para fazer manha, mas acabam tendo vários motivos para isso durante as férias: horários de sono interrompidos, refeições irregulares e comidas estranhas, longos períodos sentadas, mudanças na rotina e novos ambientes (apenas para começo de conversa). Como é mais difícil lidar com as birras durante as viagens do que em casa, você com certeza vai querer evitá-las se possível.

O que fazer para prevenir os ataques? Basicamente, o mesmo que você faz em casa. Estar muito cansado, com muita fome ou bastante entediado são condições que podem engatilhar escândalos. Logo, antecipe e evite esses cenários quando puder. Incorpore as sonecas à sua programação, faça uso de lanches quando o horário das refeições for atrasar e planeje atividades agradáveis para crianças pequenas. Não espere até o seu filho começar a gritar para chamar atenção. Torne-se *expert* em distração, tirando algumas artimanhas da bolsa para ocupar uma criança à beira de um ataque de nervos. E lembre-se: menos geralmente é mais quando se trata de viajar com os pequenos. Programar poucas atividades ajuda a evitar o excesso de estímulo e o excesso de cansaço, prevenindo também as pirraças. Incluir momentos de tranquilidade na agenda — para ler, ouvir música, brincar de jogos silenciosos e se aconchegar — é outra forma de impedir as explosões.

Tarde demais para prevenir? Aja da mesma forma que agiria durante um ataque de birra num local público (veja na página 309).

Barriguinha em trânsito

Vocês estão indo viajar para algum lugar mais exótico? Assim como acontece com qualquer um que vai para um país com comidas diferentes (e às vezes preparadas sem higiene), as crianças pequenas também estão sujeitas a sofrer de diarreia durante as viagens. Minimize o risco de problemas de estômago (que podem ser mais sérios nessa faixa etária, especialmente se levarem à desidratação) tomando as seguintes precauções:

- Dê ao seu filho apenas leite pasteurizado e sucos engarrafados (nada de sucos frescos, espremidos na hora). Iogurtes, queijos e outros laticínios também devem ser pasteurizados. Se estiver em dúvida — como em casos onde não há rótulo ou no bufê do café da manhã —, não arrisque.

- No caso da água, ofereça apenas opções engarrafadas e, antes de abrir a tampa, sempre verifique se a garrafa está mesmo lacrada (a água com gás oferece mais garantias de que o lacre não foi rompido). Se não estiver muito segura quanto à água oferecida no hotel, use água engarrafada também para escovar os dentes. Não consuma cubos de gelo (nem nada feito de gelo, como raspadinhas, por exemplo), a menos que tenha certeza de que foram feitos com água filtrada.

- Se a água estiver sob suspeita, o mesmo vale para as frutas e verduras. Não deixe que o seu filho consuma nenhum produto que não tenha sido bem cozido ou lavado com água filtrada e descascado por você (como uma banana).

- Carnes, peixes e frutos do mar devem ser sempre bem-passados.

- Coma apenas em restaurantes que parecem seguir regras sanitárias para a preparação de alimentos (mesmo no restaurante de um hotel cinco estrelas, siga, de todo modo, as regras anteriores). A comida local vendida por ambulantes pode até ser tentadora, mas não sucumba.

- Garanta também que toda a família siga regras de higiene, como lavar as mãos depois de ir ao banheiro (ou de trocar fraldas) e antes de comer. Carregue sempre lenços umedecidos ou álcool em gel para onde vocês forem (principalmente onde os banheiros não serão os mais limpos do mundo).

Para obter informações sobre segurança em termos de alimentação e água em várias partes do mundo, consulte o site dos Centros de Controle e Prevenção de Doenças dos Estados Unidos (Centers for Disease Control and Prevention): www.cdc.gov. É o site mais completo, mas as informações estão disponibilizadas apenas em inglês. Se o aparelho digestivo do seu filho for mesmo atacado, veja o tratamento para diarreia na página 498.

Em viagens, quer sejam nacionais, quer sejam internacionais, as crianças pequenas também estão sujeitas a sofrer de prisão de ventre, devido a mudanças na alimentação, nos horários e nas atividades. Para evitar esse tipo de transtorno, lembre-se de dar ao seu filho muitas frutas e verduras (observe as regras anteriores), cereais e pães integrais, além de bastante líquido e uma boa dose diária de atividades que exijam energia.

Espante o tédio. O seu filho vai se divertir apreciando a paisagem e localizando as vacas ao longo do caminho, mas apenas por um tempo. Portanto, leve com você vários brinquedos, livros (tente encontrar algum que fale sobre trens) e giz de cera.

Aproveite as paradas mais longas. Mesmo uma parada de apenas 15 minutos permite que você e o seu filho desçam do trem, estiquem as pernas e talvez até perambulem um pouco para ver o motor que veio puxando os vagões (apenas garanta que alguém esteja olhando a sua bagagem e que vocês reembarcarão no horário). Se for preciso trocar de trem e o tempo de espera for longo — como costuma acontecer em cidades centrais —, programe-se para fazer uma refeição, ou se tiver muitas horas disponíveis e conseguir dar conta da logística, considere a possibilidade de ir até um zoológico próximo, um parquinho infantil ou um parque que você localizou logo adiante ou pelo smartphone.

Leve os seus mantimentos. Por mais que o trem conte com um vagão-restaurante, nada garante que o seu filho vai conseguir ou querer comer o que estiverem servindo. Assim, da mesma forma que você faz quando viaja de carro ou de avião, leve seus próprios lanches e bebidas.

Pense na segurança. A paixão por viajar é capaz de fazer com que uma criança pequena saia vagando cambaleante pelos corredores a qualquer hora. Uma vez que um solavanco repentino pode jogá-la contra um assento ou contra outro passageiro, insista com o seu filho que é preciso segurar sempre a mão de um adulto ao passear dentro de um trem em movimento.

ESCOLHA HOTÉIS RECEPTIVOS A FAMÍLIAS

Vamos falar a verdade: quer você esteja indo para um lugar de praia, um lugar de montanha ou para um centro urbano nas férias em família, o lugar onde vocês irão ficar é muito importante. E hoje é muito mais importante do que já foi um dia, quando vocês ainda não tinham filhos. O que você espera de um hotel ou de um resort também mudou bastante — é preciso dar adeus às massagens para o casal e às banheiras Jacuzzi e se acostumar com os aparatos seguros para as crianças e os berços. Felizmente, você não terá que procurar muito: há cada vez mais hotéis e resorts que oferecem facilidades para quem viaja em família. De excelentes menus infantis a atividades recreativas incríveis, existem muitas opções para deixar o seu filho feliz. Como saber, porém, que lugares serão melhores para a sua família?

Quais deles realmente cumprem o que prometem e quais fazem isso de sorriso estampado no rosto (mesmo que o seu filho resolva derrubar uma taça de sorvete de chocolate no tapete do restaurante)? Faça o dever de casa antes de reservar as suas férias:

Explore a sua rede de contatos. É claro que é possível encontrar milhares de listas de hotéis on-line, mas por que não refinar a busca aproveitando as dicas de quem entende do assunto (em outras palavras, as dicas de outros pais)? Consulte os amigos que têm filhos, mas não pare por aí. Faça uma pesquisa também com os pais da creche ou da pracinha para saber os hotéis que eles recomendam. Caso você pertença a algum grupo ou fórum de discussão on-line, poste uma pergunta, pedindo indicações.

Consulte sites de viagem. Não conseguiu uma recomendação em primeira mão que atendesse ao seu orçamento ou aos seus planos? Encontre inspiração no mundo virtual em sites que apresentam críticas detalhadas sobre destinos e acomodações receptivos a famílias do mundo todo. Também é possível descobrir alguns pormenores fundamentais em sites que trazem críticas dos próprios usuários — como, por exemplo, se os quartos são realmente tão grandes quanto parecem nas fotos, se a banheira é mesmo limpa e se a praia fica de fato a "apenas poucos minutos de caminhada".

Procure um apart-hotel. Pode parecer óbvio, mas apart-hotéis são ideais para famílias com crianças pequenas. O quarto a mais é um benefício extra, assim como a pequena cozinha, onde vocês podem fazer lanches e refeições mais econômicos, esquentar algumas sobras de comida e armazenar bebidas.

Descubra em que consistem as atividades recreativas. Vários resorts para famílias oferecem atividades infantis que, ao que tudo indica, mantêm as crianças distraídas enquanto os pais conseguem aproveitar o sol e tomar alguns drinques. Contudo, para ter certeza de que são atividades próprias para crianças pequenas, ligue para o hotel e solicite informações mais detalhadas. Pergunte *exatamente* o que está incluído na programação (e se isso tem algum custo adicional), quantos anos o seu filho precisa ter para participar (e se crianças mais novas e mais velhas brincam juntas ou em grupos separados), se os instrutores são experientes (e se estão treinados para atender primeiros socorros e fazer reanimação cardiopulmonar) e, por fim, qual a proporção de crianças para cada instrutor. Também é bom saber que atividades são oferecidas e se elas são seguras e apropriadas para crianças pequenas. Por exemplo, caso estejam incluídas brincadeiras na piscina e na praia, procure descobrir se as crianças são bem monitoradas, se os instrutores têm treinamento apropriado para isso e que protocolo eles seguem para mantê-las em segurança dentro d'água.

Pesquise sobre os serviços de babá. Está precisando de férias das férias familiares? Um jantar a dois em que não haja ketchup à mesa? Um passeio romântico pela praia ou um banho à meia-noite numa banheira de hidromassagem? Nesses casos, você terá que se informar sobre os serviços de *baby-sitter* oferecidos pelo hotel ou resort que está pesquisando: há quanto tempo as babás estão empregadas e se elas possuem referências, se o processo de seleção é cuidadoso (a verificação dos antecedentes faz parte da rotina?), se elas são treinadas para fazer primeiros socorros e reanimação cardiopulmonar, quanto cobram e como o serviço pode ser pago (é possível acrescentar o valor à conta do hotel ou você terá que pagar direto à pessoa?). Por mais confiável que o serviço pareça, é sempre uma boa ideia gastar algum tempo junto à babá antes de sair e deixar o seu filho aos cuidados dela.

Informe-se sobre os serviços disponíveis. Você nunca pensou em usar os serviços de lavanderia do hotel ou ter acesso a máquinas de lavar e de secar? A partir de agora, deveria pensar, antes que as roupas da mala feita para durar uma semana fiquem ensopadas e encardidas em apenas três dias. E quanto ao serviço de quarto 24 horas? Isso pode ser muito útil quando o seu filho acordar de repente para tomar café da manhã às 4h, por conta da diferença de fuso horário. O que dizer dos quartos seguros para as crianças, assim como os objetos? Berços, colchões de berço e lençóis são realmente seguros? Confirme se todos os serviços anunciados no site do hotel estarão abertos e funcionando na época da sua estada. Não existe nada pior do que chegar ao destino final com uma mala cheia de fraldas para o seu filho usar dentro d'água e descobrir que a piscina está sendo reformada — ou então estar contando com as atividades recreativas

e ter a notícia de que elas só acontecem na alta estação.

Explore as opções de restaurantes. Em resorts e hotéis para famílias, a maioria dos restaurantes oferece menus infantis, o que é sempre um bom começo. Melhor do que isso são os bufês, que garantem mais alternativas às crianças enjoadas, além de trazerem opções provavelmente mais saudáveis, como frutas frescas. Pergunte se a cozinha consegue dar conta de pedidos especiais (cereal no jantar ou massas mais simples, em vez das cheias de molho e apimentadas) e restrições alimentares (caso o seu filho seja alérgico a algum ingrediente). Confira também se o restaurante funciona em horários próprios a famílias (com o jantar começando às 17h30, e não às 19h30).

Escolha o quarto certo. Quer seja um apartamento bem amplo, quer seja um quarto do tamanho de um closet, certifique-se de que as acomodações escolhidas atendem às necessidades da sua família. Se houver portas para sacadas ou espaços externos (como em quartos com vistas panorâmicas junto à piscina, mas perigosos para crianças pequenas), verifique se podem ser trancadas com segurança e se as travas estarão fora do alcance do seu filho. Caso não haja nem mesmo uma pequena cozinha, é possível alugar um minibar para armazenar os seus lanches e bebidas, ou já existe um frigobar que você pode esvaziar e depois encher com as suas coisas, mais apropriadas e menos caras? O quarto tem banheira? Se tiver, ótimo, assim não será preciso tentar limpar o seu filho cheio de areia debaixo do chuveiro, enquanto ele se contorce todo. Além disso, a menos que você esteja planejando dormir às 19h, no mesmo horário dele, veja se não existe uma varandinha, um cantinho mais reservado, ou, melhor ainda, outro quarto, onde você e o seu companheiro possam ficar sem acordar o filhote adormecido.

ATENÇÃO, PAIS!

Viagens sem filhos

Você está desesperada por umas férias a dois, mas ao mesmo tempo fica preocupada pensando em como o seu filho irá lidar com a situação? Pare de se preocupar e comece a fazer as malas. Em geral, as crianças lidam melhor com as separações do que os pais, especialmente quando ficam sob os cuidados de mãos familiares, carinhosas e hábeis (algo fácil de conseguir, em se tratando de avós, tias, tios e babás de confiança). Além disso, acostumar os filhos desde cedo com as escapadelas dos pais fará com que as escapadelas futuras sejam ainda mais fáceis (e todos os adultos precisam de um tempo só entre adultos — seja sozinhos, em casal ou com amigos). Você terá que viajar a trabalho ou por conta de uma emergência da família ou então devido a outra situação que não seja de lazer? As mesmas estratégias podem ser aplicadas. Ao planejar uma viagem que não inclua o seu filho, considere o seguinte:

Comece aos poucos, se possível. É melhor não mergulhar de cara num cruzeiro de uma semana pelo Caribe se essa é a primeira viagem que você faz sem o seu filho. Eis as regras mais gerais (embora haja horas em que as circunstâncias ditam as exceções a essas regras): não deixe uma criança sozinha de madrugada se você ainda não a deixou sozinha por várias tardes, não a deixe sozinha por um fim de semana se ainda não a deixou sozinha por uma madrugada, não a deixe sozinha por uma semana se ainda não a deixou sozinha por um fim de semana.

Planeje com sensatez. Caso seja viável, tente fazer com que essa primeira viagem sem o seu filho não coincida com momentos preocupantes, como quando ele está doente ou quando há alguma situação nova relacionada a babá ou creche, por exemplo.

Escolha bem quem irá cuidar dele. É importante optar por uma pessoa que seja não apenas competente, carinhosa e atenciosa, mas também conhecida e alguém de quem o seu filho goste. Os avós estão sempre no topo da lista, mas parentes queridos e amigos também são boas opções. Outra alternativa é uma babá assídua, de confiança e adorada. Mais uma possibilidade: uma troca com os pais de um dos amiguinhos do seu filho — eles cuidam do seu filho quando você estiver fora e você retribui o favor quando eles estiverem de férias.

Prepare a pessoa que irá cuidar dele. Familiarize-a com a rotina habitual do seu filho. Consistência é algo que as crianças pequenas adoram, ainda mais em tempos de mudança. Relate, também, quaisquer leves idiossincrasias da parte dele, como, por exemplo, se a criança só come no prato dos coelhinhos, se na hora de dormir insiste para que você conte três vezes a mesma história, se só dorme caso haja alguma luz acesa e o canguru de pelúcia esteja de sentinela no berço. Passe adiante métodos já testados e comprovados no sentido de distrair e acalmar o seu filho, bem como uma lista com as preferências dele quanto a comidas, bebidas, histórias, atividades e brinquedos. Tenha em mente, porém, que talvez ele se mostre muito mais flexível com outra pessoa do que com você, e que talvez acabe mudando tudo por completo (prerrogativa de crianças pequenas). Comente com a pessoa que irá cuidar dele que não há problemas se isso acontecer.

Na maioria dos casos, o responsável pelo seu filho na sua ausência não deve tentar nada muito revolucionário enquanto você estiver fora, como tirar a mamadeira ou a chupeta, por exemplo. Exceção rara: um dos avós ou alguém a quem o seu filho seja bem apegado talvez consiga realizar algum feito que você esteja tendo dificuldade para alcançar. Contudo, isso só deve ser experimentado com a sua autorização prévia e com uma estratégia definida e aprovada por você.

Prepare o seu filho. Partir sem avisar ou se despedir nunca é uma boa ideia, quer você vá ficar fora por uma noite, quer se ausente pelo fim de semana. A curto prazo, evitam-se as lágrimas, mas a longo prazo pode-se contribuir para a ansiedade de separação (o seu filho pode começar a temer qualquer separação, mesmo as mais breves). Comece a prepará-lo dois ou três dias antes da sua viagem e não com uma antecedência de várias semanas, pois as crianças pequenas têm dificuldade em entender o conceito de tempo futuro, e avisos muito precoces são capazes de dar tempo demais para a ansiedade se instalar. Também não é recomendado prepará-lo quando você já estiver de saída, à porta de casa, uma vez que assim ele não tem tempo de se acostumar com a ideia. Explique ao seu filho, em linguagem simples, que você vai viajar, diga para onde vai ("para o interior", "para a praia"), quando voltará, quem ficará com ele e onde eles ficarão (em casa? Na casa da tia Sara?). Isso não significa que ele não vai sentir quando você efetivamente sair para viajar, mas significa que a confiança não será uma questão.

Às vezes, as viagens surgem de repente, e os pais não têm tempo de preparar os filhos para uma ausência inesperada. Nesses casos, não se preocupe: na volta, dê uma atenção especial a ele, o que proporcionará um reencontro feliz e uma transição sem sobressaltos para todos.

Faça as malas bem tarde. Os preparativos para as viagens costumam ser tão frenéticos que o seu filho pode embarcar no estresse que envolve o ato de fazer malas. Portanto, tente cuidar disso e de outras providências quando ele já estiver dormindo. Mantenha também o máximo possível da rotina nos dias anteriores à sua partida, incluindo na agenda muitos momentos para vocês ficarem juntos.

Planeje um pouco de diversão. Tente pensar em algumas atividades especiais para quando você estiver fora (um passeio no museu, uma ida ao zoológico com o vovô, uma sessão de preparação de bolo com o tio Beto) e antecipe para o seu filho a diversão que o aguarda. Deixe claro que não tem problema ele se divertir mesmo quando você não está por perto: "Divirta-se muito com a vovó quando a mamãe e o papai estiverem viajando." Fora isso, não se esqueça de que você também merece se divertir. Por mais que a sua viagem seja a trabalho, permita-se um longo banho de banheira ou uma sessão de cinema no quarto.

Seja breve no momento da despedida. É claro que você está exausta com os preparativos de última hora, as instruções para a pessoa que cuidará do seu filho e a tentativa de se lembrar das trezentas outras coisas que estavam na sua lista de afazeres e das quais você com certeza se esqueceu. Respire fundo, pense positivo (no serviço de quarto com o qual vem sonhando) e abra um sorriso largo e convincente antes de ir para a porta com as malas. O estado de ânimo é algo que contagia: você quer que o seu filho fique calmo e despreocupado, e não apreensivo e ansioso. Um recurso que ajuda é agendar com antecedência a saída, de modo que não haja uma desnecessária correria desenfreada (nada como um taxímetro correndo

para aumentar o nível de estresse). Dê vários abraços e beijos no seu filho, mas evite ficar muito pegajosa ou chorosa. Tranquilize-o dizendo que em breve você estará de volta. Para fazer o tempo parecer mais concreto, traduza "dois dias" como "duas histórias antes de dormir" ou "dois longos períodos de sono". Usar a mesma frase de despedida que você usa quando sai para trabalhar ou quando o deixa na creche ("vejo você mais tarde, garoto", por exemplo, ou quem sabe "até logo mais, meu rapaz") talvez ajude a tornar claro que você voltará — da mesma forma como sempre fez.

Mantenha a calma, não importa o que aconteça. O momento da despedida não está sendo nada fácil? Algumas crianças não economizam na histeria, enquanto outras acabam rejeitando os pais nessas horas (talvez porque toda essa história de viagem não faça muito sentido para elas, o que é uma possibilidade real quando se trata de tão tenra idade). Não leve nada disso para o lado pessoal, nem leve a sério. Para ler mais sobre despedidas, vá até a página 243.

Introduza alguns rituais de partida e de chegada. Especialmente se você viaja com frequência, estabelecer esses momentos felizes e de familiaridade gera tranquilidade e segurança, facilitando a transição para vocês dois. Logo, pense em algumas atividades divertidas para desfrutar com o seu filho antes de partir, como, por exemplo, fazer um lanche gostoso juntos, ler um livro sobre pais que vão viajar ou fazer um desenho para ele guardar até o seu retorno (ele também pode rabiscar alguma coisa para você levar). Estabeleça, ainda, algumas atividades que podem ser associadas à sua volta, como decorar a casa, preparando-a para a sua chegada, ou ir juntos a um parque ou à sorveteria favorita dele logo depois de você voltar. Leve essas atividades muito a sério, criando tempo para elas mesmo quando você estiver aborrecida, exausta, ansiosa para fazer ou desfazer as malas ou checar as mensagens e os e-mails. Assim, o seu filho sempre terá algo pelo que esperar quando você sair para viajar e também quando estiver voltando — além de você, é claro.

Se achar que vale a pena, use o Skype.

O efeito de contatos a longa distância com o seu filho enquanto você estiver longe depende dele. Algumas crianças adoram falar com os pais ausentes no telefone ou por videoconferência. Gostam de ver imagens do pai e da mãe, por mais que ainda não consigam responder de volta. Se esse for o caso do seu filho, tente ligar sempre no mesmo horário, se possível. Mostre-se alegre e animada, sem melancolias do tipo "Estou tão triste sem o meu bebê!". Se o seu filho parece chateado ao vê-la ou escutá-la sem poder estar com você (a comunicação de alta tecnologia pode ser bem confusa para os pequenos), talvez o melhor seja evitar as ligações. Em vez disso, peça à pessoa que está cuidando dele que lhe transmita as suas palavras.

Outra opção para manter contato (e dar à sua viagem um contexto concreto e reconfortante) é mandar cartões-postais bem coloridos ou e-mails de onde estiver, mesmo que os postais só cheguem depois de você e que os e-mails só sejam abertos horas depois do envio. Dê ao seu filho um álbum onde ele possa colar esses postais e as fotos que você mandar e, junto com ele, folheie com frequência esse álbum, de modo a dar uma continuidade adicional ("Você se lembra de quando eu fui para Salvador? Depois, voltei logo para casa").

Aceite que a partida pode ser difícil quando se tratar da primeira vez.

Crianças pequenas que são deixadas sem os pais pela primeira vez — ou pelas primeiras vezes — reagem de maneiras muito diferentes. Algumas se separam sem problemas, outras têm mais dificuldade. Mesmo aquelas que ficaram muito bem sob os cuidados dos avós ou de uma babá podem demonstrar sentimentos conflitantes quando os pais voltam para casa. Podem ficar especialmente grudentas, choramingando sem parar ou um tanto esquisitas; podem fazer mais manha do que de costume, apresentar um aumento na ansiedade de separação, recusar até mesmo as comidas preferidas, ter problemas na hora de ir para a cama ou começar a acordar no meio da noite. Talvez até tratem com frieza os pais que estão voltando de viagem. Lembre-se: transições de qualquer tipo — mesmo as mais felizes — são complicadas para crianças dessa idade.

Seja qual for a reação do seu filho quando você voltar, pratique a paciência e dê a ele muita atenção, sempre tranquilizando-o. Tranquilize sobretudo a si mesma, tendo em mente que reações negativas são normais — e não um sinal de que você fez algo errado ou de que não deveria ter viajado — e que costumam desaparecer em poucos dias.

Caso o seu filho fique muito triste ou seja extremamente difícil lidar com ele quando você estiver fora, quando você voltar ou em ambas as situações, e isso não mudar uma vez que as viagens se tornarem rotina, reflita sobre quem está cuidando dele. Será que outra babá funcionaria melhor? Há alguma possibilidade de negligência de ou maus-tratos? Existem outros problemas que podem estar causando as mudanças de comportamento? Se você não consegue entender por que o seu filho está tendo tanta dificuldade para lidar com isso, consulte o médico e peça ajuda.

CAPÍTULO 12

Para manter a saúde dos filhos em dia

INGUÉM GOSTA DE ficar doente. Contudo, para o seu filho, que não tem paciência nenhuma de ser um paciente, ficar doente é especialmente desagradável. Vê-lo mal, de nariz entupido ou com febre, também não é nada bom para você. Sempre que ele se sente mal, é inevitável que você se sinta da mesma forma. Portanto, há boas razões para manter a saúde do seu filho em dia, por meio de consultas frequentes de rotina e vacinações regulares. Quando esse plano não dá muito certo (em geral, as melhores intenções em termos de prevenção não estão à altura de determinados germes), o melhor a fazer é combater os micróbios e outras doenças de forma rápida e efetiva. Este capítulo está aqui para ajudar: ele relata o que os pais precisam saber sobre as doenças e os problemas mais comuns da primeira infância, além dos tratamentos recomendados, bem como traz informações e dicas sobre vacinas, consultas, ligações para os médicos, febres e outros sintomas, formas de fazer o seu filho tomar um remédio e muito mais.

O que esperar das consultas de rotina

No segundo ano de vida, as consultas habituais serão menos frequentes, o que deve representar uma trégua bem-vinda para você e o seu filho, considerando a agenda lotada de consultas do primeiro ano. O mais provável é que sejam apenas quatro no total: com 1 ano, com 1 ano e 3 meses, com 1 ano e 6 meses e com 2 anos. Essas consultas costumam incluir um exame geral, com as mesmas avaliações que você já conhece do ano an-

terior: verificação do crescimento (altura, peso, circunferência da cabeça); perguntas sobre o desenvolvimento, comportamento, hábitos alimentares e saúde do seu filho desde a consulta anterior; e um teste informal (baseado sobretudo nas observações do médico e nas suas) sobre o desenvolvimento físico e intelectual, bem como sobre a audição e a visão. Talvez o pediatra também peça para você preencher um formulário com questões sobre desenvolvimento (antes ou durante a consulta), o que pode ajudá-lo a avaliar melhor os progressos do seu filho e detectar possíveis atrasos ou outros problemas. A depender da idade e das necessidades da criança, e também das preferências do médico em termos de conduta (cada médico conduz as consultas de maneira um pouco diferente), pode ser que haja outros itens na agenda, como picadas no dedo para detectar anemia ou saturnismo caso isso não tenha sido feito aos 9 meses, um teste tuberculínico para crianças com alto risco (também por meio de uma picada no dedo)[1] e aplicação de vacinas (parte da consulta que não agrada a ninguém, mas uma das melhores formas de manter o seu filho saudável; veja na página 451 um calendário recomendado para a vacinação).

Depois disso tudo, haverá o espaço para perguntas — dessa vez, para as suas perguntas. Caso surja alguma questão urgente ou caso você note algum sintoma preocupante no intervalo entre as consultas, faça contato por telefone (ou por e-mail, caso exista essa opção).

Seu doutor

Ainda que o seu filho passe o ano inteiro sem ficar doente (e, sinceramente, quais são as chances de ele não dar um espirro sequer?), você terá que levá-lo ao médico pelo menos quatro vezes, para os exames de rotina, também conhecidos como "consultas de supervisão de saúde". Para aproveitar ao máximo cada consulta:

Faça o dever de casa. E não se esqueça de levá-lo com você. Prepare uma lista e vá aos poucos acrescentando perguntas e motivos de preocupação (sobre comportamento, saúde, alimentação, sono e por aí vai) para esclarecer na consulta seguinte. Embora a melhor parte da consulta talvez seja conseguir as respostas para as suas questões (finalmente!), não as deixe para o final, quando o seu filho já estiver cansado dessa história toda de consultório. Tente fazer mais perguntas no início, antes de todo o procedimento de rotina — em que a criança precisa ficar quieta para ser espetada, cutucada e picada —, e de preferência antes de despi-lo. Além disso, tome nota das habilidades recém-adquiridas pelo seu filho, pois isso lhe será perguntado. Caso suspeite que poderá perder ou esquecer o bloquinho onde anotou tudo, faça uma cópia no seu smartphone.

Escolha bem os horários. Quando possível, agende as consultas para os momentos do dia em que o seu filho é mais cooperativo. Dê preferência à

---

1. No Brasil, em geral não se faz esse exame de rotina ou no consultório médico. (*N. do R. T.*)

PARA MANTER A SAÚDE DOS FILHOS EM DIA

parte da manhã ou depois do horário da soneca — e sempre depois de alguma refeição ou lanche. Como regra geral, evite a todo custo aqueles períodos lotados, após o horário escolar, pois uma espera demorada e uma equipe atormentada podem tornar a experiência um tanto desagradável. Se você acha que vai precisar de mais tempo do que o normal (para falar sobre birras, questões relativas ao sono ou preocupações quanto ao desenvolvimento, por exemplo), pergunte à secretária do médico se a sua consulta poderá se estender um pouco mais. As enfermeiras ou assistentes costumam ter mais tempo do que os médicos para responder as suas perguntas, então tenha isso em mente quando for agendar um horário. Veja, também, se é possível abordar alguns tópicos com o médico por e-mail ou pelo telefone.

Espere o melhor, mas esteja preparada para o pior. Não vale a pena levar coisas de menos para uma ida ao consultório médico. Leve comidinhas, um número suficiente de distrações para vários dias de chuva (livros, brinquedos favoritos, giz de cera e papel, bolhas de sabão) e qualquer objeto da preferência do seu filho para reconfortá-lo. Lance mão de alguns deles na sala de espera, recorra a outros durante a consulta (nesse momento, um kit médico de brinquedo pode cair como uma luva) e deixe uns reservados para depois (principalmente se o seu filho for tomar uma injeção ou levar uma picada no dedo).

Anote tudo. É claro que você quer pedir respostas às suas perguntas e conselhos sobre todos os assuntos

relativos ao seu filho. O problema é que ele está se contorcendo todo, talvez até esteja chorando, e você está desconcertada, sem dúvida preocupada e sentindo-se exausta. Como é que conseguirá se lembrar de todas as pérolas de sabedoria médica assim que chegar em casa? A solução é anotar tudo — antes que se esqueça.

Registre o que for importante. Sim, o consultório do médico manterá um registro de todas as vacinas, mas você deve fazer o mesmo. Caso eles registrem errado ou percam os registros do seu filho, será preciso recorrer à sua cópia. Além disso, dessa forma também fica mais fácil se você resolver trocar de médico ou caso mude de cidade. Outra informação pertinente para ser registrada, seja de forma eletrônica ou não: a altura e o peso do seu filho.

Não fique com vergonha. Os profissionais de saúde que trabalham com crianças pequenas estão acostumados a dar conselhos, apoio e tranquilizar os pais. Esta é a sua chance de perguntar o quanto qui ser (ou desabafar), então não escolha esse momento para ficar em silêncio.

Confie nos seus instintos. Caso sinta que algo não vai bem com o seu filho — por mais que não tenha certeza do que se trata —, comente com o médico. Às vezes, a intuição dos pais é o melhor método de diagnóstico.

Desligue o celular. Uma ligação ou mensagem de texto no meio da consulta do seu filho faz com que se desperdice um tempo precioso, e o que é pior: pode interromper uma discussão e atrapalhar a linha de raciocínio do médico ou a sua.

Medo do médico

"Das últimas vezes em que fomos ao pediatra, literalmente tivemos que arrastar o nosso filho para dentro. Ele estava apavorado."

Recapitulemos o que acontece dentro do consultório médico: o seu filho é examinado, espetado, cutucado e, às vezes, picado, enquanto permanece quieto durante muito tempo. Do ponto de vista dele, não há muito o que gostar durante as consultas. Uma vez que ele já consegue se lembrar das consultas anteriores (graça à sua memória cada vez mais aprimorada), também é capaz de temer a consulta seguinte.

Em outras palavras, esse medo que ele sente é totalmente compreensível. Reconhecer a razoabilidade dos sentimentos dele — e ter paciência com o seu pequeno paciente — é o primeiro passo e também o mais importante no sentido de ajudá-lo a vencer o medo. Outros passos a serem tomados:

Recorra aos livros. Quanto mais o seu filho souber sobre médicos e consultórios médicos, menos receio ele terá quando se deparar com eles. Leia um livro ilustrado e simples sobre consultas ao médico, fazendo vários comentários reconfortantes durante a leitura. No entanto, evite explicar demais ou entrar em detalhes muito complicados e técnicos. Os pontos mais pertinentes: o médico é uma pessoa legal, cujo trabalho é manter as crianças com saúde, e o consultório médico é um lugar seguro.

Deixe ele brincar de médico. Compre um kit médico de brinquedo para o seu filho e incentive-o a brincar com você, com os amigos ou irmãos mais velhos, com um bicho de pelúcia ou até mesmo sozinho. Mostre-lhe como os diferentes instrumentos são usados para examinar os ouvidos e a garganta, escutar o coração, verificar a temperatura. Sabendo o que esperar, o seu filho pode se sentir mais no controle da situação, o que diminui a ansiedade.

Você é quem melhor conhece o seu filho

Em se tratando do seu filho, você é uma espécie de *expert*. Diferentemente dos médicos, das enfermeiras e de outros profissionais de saúde que o veem apenas algumas vezes por ano (e veem também várias outras crianças), é como se você observasse todos os dias o mundinho dele através de uma janela. Considerando essa perspectiva privilegiada, você é capaz de notar nuances no desenvolvimento dele que podem escapar aos outros, que só enxergam o quadro mais geral.

Caso esteja preocupada com alguma questão que diga respeito ao desenvolvimento do seu filho ou caso experimente a sensação incômoda de que algo não vai bem, manifeste-se. Talvez não seja nada; às vezes, os pais acabam pensando demais e reagindo de forma exagerada quando o assunto envolve os filhos. Contudo, por via das dúvidas, converse com o pediatra sobre o assunto na consulta seguinte.

Se você não quiser esperar tanto tempo, telefone para o consultório e fale com ele sobre as suas preocupações, ou então mande um e-mail, se isso for possível.

Especialistas concordam que os pais desempenham um papel crucial no diagnóstico precoce de atrasos no desenvolvimento e de distúrbios nessa área, como o autismo, por exemplo. Quando o diagnóstico acontece cedo, a intervenção pode ser implementada logo, o que é capaz de fazer toda a diferença no futuro da criança.

Se você perceber algum desses sinais de alerta no desenvolvimento do seu filho, mesmo que não tenha 100% de certeza, consulte o médico:

- Com 1 ano, ele não sorri nem se expressa com afeto ou alegria, não emite alguns sons aqui e ali nem troca expressões faciais, não balbucia umas palavrinhas (combinando vogais e consoantes) nem acena ou aponta para as coisas.

- Com 1 ano e 4 meses, ele não fala nenhuma palavra isolada, inclusive "mamã", "papá".

- Com 2 anos, ele não se comunica por meio de frases de duas palavras que façam sentido, sem imitar nem repetir.

- Em qualquer idade, ele perde habilidades linguísticas ou sociais que já havia adquirido, como, por exemplo, falar frases inteiras ou interagir com você. Não se preocupe, porém, se o seu filho parece estar regredindo temporariamente em termos de desenvolvimento por conta do nascimento dos dentes, de doenças, de estresse ou de alguma situação delicada, como a chegada de um novo irmão. O mesmo vale para os casos em que ele para de usar por completo alguma habilidade recém-adquirida enquanto está ocupado com outra.

Seduza-o. Planeje um mimo para depois da consulta médica, como uma ida ao parquinho, a uma praça ou à casa do melhor amigo. Siga com o plano independentemente de como ele se comportar durante a consulta. Suspender esse mimo só porque ele não cooperou dessa vez não é justo e pode minar ainda mais a cooperação na vez seguinte. Faça dos mimos pós-consulta um ritual, de modo que o seu filho estabelecerá pelo menos uma associação positiva com o fato de ir ao médico.

Não prometa o que não é capaz de cumprir. Garantir a uma criança que o exame não trará dor pode fazer com que ela fique desconfiada. Apenas sugerir a possibilidade de dor para uma criança que é influenciada com facilidade talvez torne-a mais apta a esperar essa dor e experimentá-la. Se o exame doer mesmo, ainda que bem pouco, lá se vai a sua credibilidade. Fora isso, não prometa que não haverá injeções se não tiver certeza disso.

Concentre-se no conforto. Faça tudo o que puder para deixar o seu filho à vontade no consultório médico. Leve a manta favorita dele para cobrir o papel desconfortável que fica sobre a mesa de exame. Incentive-o a levar o bicho de pelúcia favorito ou outro brinquedo para lhe dar apoio durante a consulta. Talvez, se o tempo permitir, o médico acabará verificando como vão os ouvidos, nariz e olhos do bichinho — ou os seus —, junto com os do seu filho. Outra opção é dar-lhe o kit médico de brinquedo, para que ele possa examiná-la enquanto vocês aguardam. Se achar que ele se comportará melhor no seu colo, permita que se sente dessa forma o maior tempo possível durante o exame. Caso ele chore, diga-lhe que não tem problema, mas lembre-o, tranquilamente, que quanto mais quietinho ficar, mais rápido terminará a consulta e mais cedo vocês poderão desfrutar do mimo que o espera.

Controle o seu nível de estresse. A ansiedade é mais contagiosa do que o vírus da gripe. Ao ver que você está relaxada e confiante em relação à consulta médica, o seu filho também ficará mais calmo, ao passo que antecipar com ansiedade uma cena no consultório garante que ela acontecerá. Quando estiver na hora de sair, recorra a uma fórmula animada, como "Está na hora da gente ir visitar o Dr. Paulo!", em vez de usar uma frase assustadora, do tipo "Você precisa ir ao médico agora", ou uma expressão resignada, como "Imagine só que agora a gente tem que ir ao médico". No consultório, mostre-lhe que você está calma e à vontade. Peça que o seu coração seja auscultado primeiro, com o estetoscópio, ou então que os seus ouvidos sejam examinados com o otoscópio. Não suspire nem cubra os seus olhos — ou os do seu filho — quando aparecer uma agulha. Quanto à preocupação em relação ao comportamento dele, melhor esquecê-la. Tanto o médico quanto a equipe já viram esse filme antes, muitas e muitas vezes.

Não economize nos aplausos. Sempre que puder, elogie até mesmo as menores demonstrações de cooperação ("Muito bem!"), mas não o critique se ele ficar chutando e gritando o tempo todo.

Mais um detalhe para ter em mente: usar a ameaça de uma ida ao consultório médico para que o seu filho coopere nunca é uma boa ideia — e pode acabar provocando e alimentando o medo das consultas. Portanto, jamais diga "É melhor você tomar o remédio (ou comer o brócolis, ou colocar o boné), senão vai ficar doente e eu vou precisar levar você ao médico".

Fale a verdade

Pode ser tentador surpreender o seu filho (com uma ida ao dentista para uma consulta de rotina, ou uma ida ao médico, para ele tomar uma injeção), no intuito de não fazer você ter que lidar com uma cena — pelo menos até chegarem ao consultório. Contudo, a honestidade é uma política muito melhor. Sair de casa como se estivessem indo ao parquinho e em seguida fazer um desvio rumo ao dentista — ou prometer que não vai haver injeção no médico mesmo sabendo que isso será necessário — gera desconfiança e ansiedade exagerada. Além disso, é capaz de resultar numa cena ainda maior assim que o seu filho descobrir a verdade. Em vez disso, antes de sair de casa seja sincera, dando somente as informações estritamente necessárias: o suficiente para prepará-lo, mas nada que contribua para o estresse.

Imunização

Se você é como a maioria dos pais de hoje, já ouviu falar de doenças infantis graves, como difteria, poliomielite, coqueluche, caxumba, doença pneumocócica e rotavírus, mas provavelmente só tem uma vaga ideia do que são. Isso não é de surpreender, graças a uma das mais importantes e bem-sucedidas intervenções da história em termos de saúde pública: a vacinação. Por conta das vacinas, epidemias muito difundidas, de doenças como varíola, pólio, difteria, sarampo, rubéola e caxumba — doenças infantis devastadoras que um dia já representaram uma séria ameaça para as crianças —, são, de modo geral, coisa do passado.

Para que as vacinas continuem a proteger as crianças, as crianças precisam continuar sendo vacinadas. É claro que nenhum pai gosta de ver uma agulha apontada para o filho, e talvez você esteja, além do mais, com medo de vaciná-lo por ter ouvido algumas histórias ruins sobre as injeções (tudo informação errada, caso esteja se questionando). Manter em dia a agenda de imunizações recomendadas e garantir que o seu filho receba essas doses é de longe uma das melhores estratégias para ajudá-lo (e ajudar também todas as outras crianças do entorno) a ficar livre de doenças.

VACINAS RECOMENDADAS

O que está disponível para o seu filho quando o assunto é vacinação? A sorte é que ao longo do primeiro ano de vida ele já recebeu mais da metade das vacinas recomendadas, o que significa que nesse ano haverá menos espetadas na agenda. Ademais, a essa altura vocês dois já são profissionais no assunto, certo?

A seguir, o passo a passo das imunizações infantis de rotina (para o calendário recomendado, consulte a página 451):

Vacina tríplice bacteriana acelular (DTPa). A criança precisa de cinco doses de DTPa: aos 2, 4 e 6 meses, de 15 a 18 meses e entre os 4 e 6 anos de idade. Essa vacina combinada protege contra três doenças graves: difteria, tétano e coqueluche.

A difteria se propaga por meio de tosses e espirros. Começa com dor de garganta, febre e arrepios e depois aparecem placas grossas na parte posterior da garganta, bloqueando a passagem de ar e dificultando a respiração. Se não for tratada da forma adequada, a infecção faz com que uma toxina se espalhe pelo corpo, podendo levar a insuficiência cardíaca ou paralisia. Cerca de uma a cada dez crianças afetadas acaba morrendo.

Apesar de não ser uma doença contagiosa, o tétano é muito grave. Em geral, as pessoas são infectadas quando a bactéria do tétano encontrada na terra e na sujeira penetra no corpo por meio de uma ferida ou corte. Os sintomas incluem dor de cabeça, irritabilidade e espasmos musculares dolorosos. Em certos casos, a doença é fatal.

A coqueluche — também conhecida por pertussis ou tosse comprida — é uma infecção bacteriana do trato respiratório, muito contagiosa, que causa crises de tosse e um barulho intenso na hora de respirar. Uma a cada dez crianças que pegam a doença desenvolve também pneumonia. A coqueluche pode levar a convulsões, danos cerebrais e até à morte.

Cerca de um terço das crianças que recebem as doses de DTPa apresenta reações bem leves no local onde a injeção foi aplicada, como sensibilidade, inchaço ou vermelhidão, em geral nos dois primeiros dias. Algumas crianças ficam irritadas ou perdem o apetite durante algumas horas ou talvez por um ou dois dias. Também pode aparecer uma febre baixa. Essas reações têm mais chance de acontecer depois da quarta e da quinta doses do que nas primeiras. Às vezes, há crianças que desenvolvem efeitos colaterais mais sérios, como por exemplo febre acima de 40°C.

ATENÇÃO, PAIS!

Vacinas:
Não só para as crianças

Muitos pais acham que os seus dias de vacinação de rotina, reforços de imunização e frases do tipo "vai picar só um pouquinho" são coisa do passado. Na verdade, os adultos também precisam de vacinas — não só porque querem estar em boas condições para cuidar dos filhos, mas, além disso, porque querem fazer tudo o que for possível para diminuir o risco de contrair doenças graves. Estando vacinados contra doenças que podem ser prevenidas, terão menos chances de ficar doentes e, por sua vez, transmitir doenças aos filhos. Simples assim.

O Ministério da Saúde brasileiro recomenda que os adultos recebam as seguintes vacinas, a depender de seus históricos médicos e de outras circunstâncias:

Vacina contra a gripe. Se você tomou alguma vacina já adulta, provavelmente foi essa. Isso porque ela é recomendada todos os anos, no outono ou no inverno, sendo bastante noticiada pela mídia a cada nova temporada. A vacina ajuda a prevenir algumas cepas do vírus, que podem ser bem desagradáveis para os adultos e muito mais graves — e até fatais — em bebês, crianças pequenas, idosos e qualquer um com alguma doença crônica ou com o sistema imunológico comprometido (inclusive mulheres grávidas). Portanto, você deve receber a vacina se estiver cuidando de uma criança pequena ou se for gestante. Garanta, também, que o seu filho seja vacinado.

Vacina tríplice bacteriana (Tdap). Trata-se da variação da DTPa para adolescentes e adultos. Se você não recebeu nenhuma dose dessa vacina nos últimos dez anos (ou não foi imunizada quando criança), deve tomá-la agora, não apenas para se proteger, mas também para proteger o seu filho contra a difteria, o tétano e a coqueluche. A coqueluche, por exemplo, na maioria dos casos é transmitida aos bebês por pais que não se vacinaram ou não se vacinaram por completo. Opte pela Tdap em vez da Td, oferecida com frequência, mas que não protege contra a coqueluche.

Vacina tríplice viral (SRC). Embora seja muito provável que você já esteja imunizada contra essas doenças altamente contagiosas — sarampo, rubéola e caxumba —, às vezes a imunização perde o efeito, o que pode ser perigoso para você (em especial se pretende engravidar de novo) e para o seu filho, que ainda não está totalmente protegido. Isso acontece porque essas doenças graves ainda estão presentes em algumas partes do mundo, e o alto índice de viagens internacionais implica que elas podem cruzar com frequência fronteiras e oceanos, o que de fato ocorre. Como se diz,

o surto de uma doença contagiosa está a uma distância de apenas um voo de avião.

Vacina contra a varicela (catapora). Se você não teve catapora quando criança e acabar pegando a doença já adulta, ela pode se tornar um caso bem grave. É uma doença muito mais severa em adultos do que em crianças.

Há, ainda, outras vacinas recomendadas para adultos com fatores de risco específicos. Uma delas é a vacina contra a hepatite A, para os casos em que as pessoas estão expostas à doença por conta do trabalho ou de viagens, quando moram em lugares com alta incidência da doença ou quando utilizam produtos sanguíneos para ajudar na coagulação sanguínea. Outra é a vacina contra a hepatite B, para profissionais da área da saúde, para quem precisa de diálise ou quem viaja para países onde a doença é comum.

Quando ligar para o médico depois de alguma dose de vacina

A maior parte das reações às vacinas é leve; nada que um pouco de paracetamol ou ibuprofeno, uma quantidade extra de afago e um banho quentinho não resolvam. Reações mais graves são muito raras, mas como forma de precaução você deve ligar para o médico de imediato caso o seu filho apresente algum dos seguintes eventos adversos nos dois dias após tomar uma dose de vacina (essas reações não costumam ser graves):

- Febre alta (acima de 40°C).

- Choro persistente, por mais de três horas.

- Epilepsia/convulsões (prostração ou olhar fixo, com diminuição da consciência e da capacidade de resposta por pouco tempo, como uns vinte segundos) em geral febris (causadas por febre) e sem gravidade.

- Epilepsia ou alteração profunda da consciência no período até sete dias depois da vacinação.

- Apatia, postura indiferente, excesso de sonolência.

- Reação alérgica (edema na mão, no rosto ou na garganta; dificuldade para respirar; erupções cutâneas). É comum haver um ligeiro inchaço ou sensação de calor na região onde a injeção foi aplicada, mas isso não é motivo para se preocupar (uma compressa fria costuma aliviar a dor).

O relato desses sintomas não é apenas para o bem do seu filho (e o seu, uma vez que a ligação provavelmente lhe trará tranquilidade). Ao fazer isso, você possibilita que o seu médico comunique a reação apresentada ao Sistema de Informação de Eventos Adversos Pós-Vacinação (SIEAPV).

Vacina tríplice viral (SRC). As crianças devem tomar duas doses dessa vacina: a primeira entre 12 e 15 meses e a segunda entre 4 e 6 anos de idade (embora isso possa ser administrado a qualquer momento, contanto que tenham se passado pelo menos 28 dias desde a primeira dose). A vacina previne contra o sarampo, a rubéola e a caxumba.

O sarampo é uma doença grave, que pode apresentar complicações sérias e às vezes até fatais. A rubéola em geral é tão leve que seus sintomas passam despercebidos. Contudo, como ela pode causar malformações fetais, recomenda-se a vacinação ainda na primeira infância — tanto para proteger futuros fetos de meninas que são imunizadas quanto para reduzir o risco de crianças infectadas exporem mulheres grávidas à doença, incluindo as mães dessas crianças. A caxumba raramente leva a problemas sérios na infância, mas como pode trazer consequências graves — como infertilidade e surdez — quando contraída na idade adulta, recomenda-se que a imunização seja feita cedo.

As reações à tríplice viral costumam ser leves e em geral só aparecem uma ou duas semanas após a injeção. Algumas crianças podem apresentar erupções cutâneas ou febre baixa. Caso você esteja preocupada, apesar disso não se justificar, os estudos vêm mostrando repetidamente que não há relação entre essa vacina e o autismo ou qualquer outro distúrbio de desenvolvimento.

Vacina contra a _Haemophilus influenzae_ tipo b (HIB). O seu filho deve tomar as doses dessa vacina aos 2, 4 e 6 meses, com uma quarta dose entre os 12 e 15 meses. Há um tipo dessa vacina que requer apenas três doses: aos 2 e aos 4 meses e depois entre 12 e 15 meses.

O objetivo da vacina é impedir a proliferação da bactéria fatal HIB (que não tem relação com a influenza), causa de várias infecções extremamente graves em bebês e crianças pequenas. A doença se espalha pelo ar, por meio de tosses, espirros e até pela respiração. Antes da descoberta da vacina, milhares de crianças contraíam graves infecções no sangue, nos pulmões, nas articulações e nas membranas que envolvem o cérebro (meningite). Era comum que a meningite por HIB acarretasse danos cerebrais permanentes e que matasse centenas de crianças a cada ano.

Ao que tudo indica, a vacina apresenta poucos efeitos colaterais. Um percentual bem pequeno de crianças pode ter febre, vermelhidão e/ou sensibilidade no local da injeção.

Vacina Inativada Poliomielite (VIP). As crianças devem receber quatro injeções dessa vacina: a primeira aos 2 meses, a segunda aos 4 meses, a terceira entre os 6 e os 18 meses e a quarra entre os 4 e os 6 anos, exceto em circunstâncias especiais (como, por exemplo, se forem viajar para países onde a doença ainda é comum; nesses casos, o intervalo deve ser reduzido).

A poliomielite, também conhecida como paralisia infantil, já foi uma doença muito temida, que causava deficiências físicas em milhares de crianças todos os anos. Por meio da vacinação sistemática, já foi erradicada de grande parte do mundo desenvolvido. A doença é causada por um vírus que se espalha através do contato com as fezes de uma pessoa infectada (como na troca de fraldas, por exemplo) ou via secreções de garganta. Pode causar dores musculares muito fortes e paralisia em poucas semanas, embora algumas crianças que contraem a doença sintam apenas sintomas leves que lembram um resfriado ou nem sintam nada.

Em geral, a vacina não traz efeitos colaterais, a não ser um pouco de dor ou vermelhidão no local onde é aplicada e alguns casos raros de reação alérgica. Quando a criança apresenta uma reação alérgica violenta à primeira dose, não costuma receber as doses subsequentes.

Vacina contra a varicela (catapora) (VAR). Recomenda-se que a primeira dose da vacina seja tomada entre 12 e 18 meses e a segunda entre 4 e 6 anos de idade. Crianças que já tiveram catapora não precisam ser imunizadas (geralmente, não é possível contraí-la mais de uma vez). Estima-se que a vacina previna a catapora em 70 a 90% dos casos de pessoas que foram vacinadas uma vez, sendo que a dose seguinte aumenta a taxa de proteção para perto de 100%. O pequeno percentual de pessoas que contrai a doença depois de tomar a primeira dose costuma apresentar casos muito mais leves do que se não tivessem sido vacinadas.

Uma dose de vacinação precisa ser adiada por causa de um resfriado?

Em geral, sintomas de pouca gravidade — como nariz escorrendo, infecção de ouvido, tosse, diarreia leve ou febre baixa — não são motivo para que se adie a imunização. Na verdade, pular uma dose por essas razões pode fazer com que a criança não fique imunizada por completo. Isso ocorre porque muitas crianças pequenas (especialmente as que frequentam creches ou possuem irmãos mais velhos) costumam ter muitos resfriados, o que torna difícil encontrar um espaço na agenda para que sejam vacinadas de acordo com o calendário recomendado. Portanto, não atrase as doses em razão de enfermidades de pouca gravidade. Por outro lado, se o seu filho estiver enfrentando algo mais grave ou se apresentar febre acima de 38°C, tal-

> vez seja melhor adiar as injeções para quando ele estiver se sentindo melhor. Antes de ele ser vacinado, fale com o médico ou com a enfermeira caso esteja com alguma enfermidade.

Até pouco tempo atrás, a catapora era uma das doenças infantis mais comuns. Altamente contagiosa por meio da tosse, do espirro e da simples respiração, causa febre, sonolência e bolhas que provocam coceira por todo o corpo. Embora quase sempre seja leve, em alguns casos acarreta problemas mais sérios, como encefalite (inflamação no cérebro), pneumonia, infecções bacterianas secundárias e, em casos raros, pode levar ao óbito do paciente. Quem contrai a doença já mais velho tem maiores chances de desenvolver casos graves, com complicações. A doença pode, ainda, ser fatal para crianças de alto risco, como as que têm leucemia, deficiências imunológicas, aquelas que tomam remédios inibidores do sistema imunológico (como esteroides), ou recém-nascidos cujas mães não foram vacinadas.

A vacina contra a varicela é muito segura. Em casos raros, pode provocar vermelhidão ou dor no local onde a injeção foi aplicada. Há crianças que apresentam leves erupções cutâneas (como um punhado de manchas) algumas semanas após serem imunizadas.

Hepatite B (Hep B). O seu filho precisa de três doses dessa vacina, e é muito provável que a essa altura ele já tenha recebido todas elas. Recomenda-se que a primeira dose seja dada logo que o bebê nasce, a segunda entre 1 e 2 meses de vida e a terceira entre 6 e 18 meses. Quando a vacina contra a hepatite B é administrada junto com outras vacinas, as doses são dadas aos 2, 4 e 6 meses.

Doença crônica do fígado, a hepatite B se espalha por meio do contato com o sangue ou com outros fluidos corporais de pessoas infectadas. Os que contraem a doença podem desenvolver sérios problemas, como cirrose (cicatrização do fígado) e câncer no fígado. A cada ano, cerca de 5 mil pessoas morrem de complicações relacionadas à hepatite B crônica. Graças à vacinação, o seu filho provavelmente nunca terá que se preocupar com essa doença devastadora.

Os efeitos colaterais da vacina — leve dor local e inquietação — não são comuns e passam rápido.

Hepatite A (Hep A). Recomendam-se duas doses dessa vacina para crianças entre 1 e 2 anos e para crianças mais velhas que vivem em locais de alto risco. Verifique com o médico se este é o seu caso. A primeira dose é dada quando a criança tem 1 ano ou mais e uma dose de reforço é dada aos 2 anos ou pelo menos 6 meses após a primeira injeção.

A hepatite A é uma doença do fígado que afeta de 125 mil a 200 mil pessoas anualmente, sendo 30% delas crianças abaixo dos 15 anos. O vírus se espalha por meio de contato pessoal ou através da ingestão de água ou alimentos contaminados. Os sintomas da doença em crianças acima dos 6 anos são: febre, perda de apetite, dor de estômago, vômitos e icterícia (pele e olhos amarelados). Embora a hepatite A raramente traga consequências para o resto da vida, como a hepatite B, ela continua sendo uma doença contagiosa que pode ser prevenida com segurança e facilidade por meio da imunização na primeira infância.

Às vezes podem surgir efeitos colaterais, como sensibilidade no local da aplicação ou febre baixa, mas nada prejudicial.

Vacina pneumocócica conjugada (VPC). As crianças devem tomar as doses dessa vacina aos 2, 4 e 6 meses, com um reforço entre 12 e 15 meses, o que significa que a essa altura o seu filho só deve precisar do reforço.

A VPC protege contra a bactéria *Streptococus pneumoniae* (pneumococo), uma das maiores causas de doenças graves ou invasivas entre as crianças. A bactéria se espalha pelo contato direto (toque) e é mais comum que apareça durante o inverno e o início da primavera. Estudos aprofundados e testes clínicos já mostraram que a vacina é extremamente eficiente na prevenção de certos tipos de meningite, pneumonia, infecções sanguíneas e outras infecções relacionadas, às vezes até fatais. Embora a vacina não tenha sido elaborada com o objetivo de prevenir infecções de ouvido, acaba sendo de certa forma eficaz na prevenção dos casos oriundos da mesma bactéria.

Às vezes aparecem efeitos colaterais, que não são perigosos, como por exemplo febre baixa ou vermelhidão e sensibilidade no local da injeção.

Calendário recomendado de vacinação infantil

Você anda curiosa para saber quais são as próximas vacinas que o seu filho deve tomar? Aqui está o calendário recomendado para a imunização na primeira infância. Consulte o pediatra para se informar sobre o que há de mais atual nesse assunto.

SOCIEDADE BRASILEIRA DE PEDIATRIA - CALENDÁRIO VACINAL 2013

	IDADE												
	Ao nascer	2m	3m	4m	5m	6m	7m	12m	15m	18m	4 a 6 anos	11 anos	14 a 16 anos
BCG ID	●												
Hepatite B	●	●				●							
DPT/DPTa		●		●		●			●		●		
dT/dTpa													●
Hib		●		●		●			●				
VIP/VOP		●		●		●			●		●		
Pneumo conjugada		●		●		●		●					
Meningo C Meningo ACWY conjugada			●		●			●				●	●
Rotavírus		●		●		●							
Febre amarela		A partir de 9 meses											
Hepatite A								●		●			
SCR/Varicela/ SCRV								●	●				
Influenza						●	●						
HPV		Meninos e meninas a partir de 9 anos de idade											

Antes tarde do que nunca

Você nunca conseguiu estar em dia com as vacinas do seu filho ou ainda nem começou a imunizá-lo? Talvez no primeiro ano de vida dele você estivesse em dúvida quanto à importância desse assunto, mas agora que já leu mais sobre os riscos de pular as injeções, gostaria de recuperar o tempo perdido. É possível que o seu filho não tenha tomado uma ou duas doses porque você estava viajando ou porque ele teve uma infecção de ouvido justamente na época programada para tal. A boa notícia é que ainda dá para recuperar o prejuízo e deixar a vacinação em dia. Consulte o médico para saber a melhor maneira de fazer isso.

Vacina contra a gripe. Recomenda-se que a dose dessa vacina seja dada no começo da temporada de gripe (em geral entre abril e maio) para crianças a partir dos 6 meses de vida. Crianças abaixo dos 9 anos que recebem a vacina pela primeira vez precisam de duas doses, com um intervalo mínimo de quatro semanas.

A gripe, ou influenza, é uma doença sazonal que se espalha por meio de espirros, tosses, da simples respiração ou quando tocamos em uma superfície contaminada pelo vírus (e em seguida passamos o vírus da mão para o nariz ou para a boca). O vírus da influenza (existem inúmeras cepas diferentes, inclusive a H1N1) causa febre, dor de garganta, tosse, dor de cabeça, arrepios e dores musculares. As complicações variam de infecções de ouvido e sinusite a pneumonia e até a morte. A gripe é diferente de grande parte das doenças porque o vírus está sempre em constante mutação, o que significa que a imunidade adquirida em determinado ano pode não ser capaz de proteger o paciente contra futuros vírus. É por isso que se recomenda a vacinação anual, o que pode reduzir em até 80% as chances de se contrair a doença durante a temporada de gripe. Tenha em mente, porém, que não é apenas a vacina que muda a cada ano, mas também as recomendações e as regras referentes a ela. Verifique com o pediatra as diretrizes para este ano.

Mais um motivo para a vacinação anual: proteger vovôs e vovós, uma vez que a imunização contra a influenza — embora também seja recomendada para pessoas de mais idade — não é tão efetiva para eles quanto é para as gerações mais novas.

A REALIDADE SOBRE OS MITOS QUE ENVOLVEM A IMUNIZAÇÃO

Você está preocupada sobre as vacinas que o seu filho terá que tomar? Por mais que essas preocupações sejam perfeitamente compreensíveis, são ao mesmo tempo infundadas. Não deixe que os mitos a seguir atrapalhem o calendário de imunização que deve ser seguido.

Mito: *Dar várias vacinas ao mesmo tempo, em uma só injeção, não é seguro.*

Realidade: As vacinas atuais são igualmente seguras e efetivas quando aplicadas em separado ou em conjunto.

Há várias combinações que vêm sendo utilizadas de forma rotineira há muitos anos, como a tríplice viral (SRC) e a tríplice bacteriana acelular (DTPa). Existem outras combinações que estão sendo usadas atualmente, como uma variação que inclui em uma única injeção a DTPa, a vacina contra a poliomielite e a vacina contra a hepatite B. Agora, o melhor de tudo é que isso se traduz em menos agulhadas para o seu filho, algo que tanto você quanto ele provavelmente apreciarão.

Mito: *Se as outras crianças estão imunizadas, o meu filho não ficará doente.*

Realidade: Alguns pais acreditam que não precisam imunizar os filhos se os filhos dos outros pais estiverem protegidos, já que não haveria doenças presentes no meio para serem contraídas. Essa teoria do "bando" não se sustenta. Em primeiro lugar, há o risco de os outros pais estarem convictos do mesmo mito que você, o que significa que os filhos deles também não serão imunizados, criando o potencial para um surto de alguma doença que poderia ser prevenida. Em segundo lugar, crianças não vacinadas também põem em risco crianças vacinadas (além das não vacinadas ou das parcialmente vacinadas). Como as vacinas costumam ter 90% de eficácia, o alto percentual de indivíduos imunizados limita a disseminação das doenças, mas não as elimina por completo. Logo, você não estará apenas prejudicando o seu filho: estará prejudicando também outras crianças. Mais um detalhe: algumas doenças, como o tétano, não são transmitidas pelo contato com outra pessoa. Uma criança que não foi va-

cinada pode contrair o tétano depois de se cortar com algum objeto enferrujado ou de ter uma ferida em que penetre sujeira contaminada. Logo, mesmo que o "bando" todo estivesse imunizado, de nada adiantaria.

Mito: *As vacinas erradicaram doenças infantis, então o meu filho não tem chances de contraí-las.*

Realidade: Você se pergunta por que deve vacinar o seu filho contra doenças que parecem ser coisa do passado (afinal de contas, quando foi a última vez que ouviu falar de alguém que teve rubéola?)? A verdade é que muitas dessas doenças ainda estão presentes no nosso meio e podem ser prejudiciais às crianças. Nos Estados Unidos, entre 1989 e 1991, por exemplo, lapsos na vacinação contra sarampo, rubéola e caxumba entre crianças na fase préescolar levaram a um salto enorme no número de casos de sarampo: 55 mil pessoas ficaram doentes e 120 acabaram morrendo. Em 2006, um surto de caxumba aconteceu nos estados do Meio-Oeste norte-americano, afetando mais de 4 mil pessoas. Especialistas acreditam que esse surto — o primeiro em vinte anos — começou com um turista vindo da Inglaterra (onde as taxas de vacinação eram menores), mas se espalhou nos Estados Unidos devido às vacinações incompletas. Em 2010, outro surto de caxumba, dessa vez na área de Nova York, afetou mais de 2 mil crianças e adolescentes, alguns dos quais apresentaram graves complicações decorrentes da doença. A coqueluche definitivamente não está erradicada, causando sérias enfermidades e muitas mortes todos os anos, às vezes até em proporções epidêmicas.

Mito: *Uma dose de vacina já é o suficiente para proteger o meu filho.*

Realidade: Pesquisadores descobriram que pular as doses das vacinas aumenta o risco de as crianças contraírem as doenças, em especial sarampo e coqueluche. Portanto, se o recomendado são quatro doses, por exemplo, garanta que o seu filho receberá *todas* as injeções necessárias, de modo que não fique desprotegido.

Mito: *Vacinas demais para crianças tão pequenas faz com que sejam maiores os riscos de elas contraírem outras doenças.*

Realidade: Não existem evidências de que múltiplas imunizações aumentam os riscos de diabetes, doenças infecciosas ou quaisquer outras enfermidades. Também não há comprovação de que existe relação entre essas vacinas e doenças alérgicas, como a asma.

Mito: *As vacinas contêm mercúrio, o que é perigoso.*

Realidade: A maioria das vacinas recomendadas para crianças (SRC, VIP, varicela e VPC, por exemplo) nunca teve mercúrio (timerosal) na fórmula. Além disso, desde 2001, todas as vacinas recomendadas rotineiramente ou não possuem nenhuma quantidade de mercúrio (como no caso da vacina contra a gripe, por exemplo) ou possuem quantidades ínfimas dessa substância. Que quantidade seria essa? Cerca de 12,5 microgramas por dose. Para pôr esse número em perspectiva, 170 gramas de atum enlatado contêm, em média, 52,7 microgramas de mercúrio. O mais importante é que vários estudos provaram que um nível tão baixo de mercúrio, sob a forma de timerosal, não causa problema algum e que o tipo de mercúrio usado na vacina contra a gripe é eliminado do corpo das crianças mais rápido do que o mercúrio encontrado em peixes, o que implica poucas chances de haver acúmulo no organismo. Também estão disponíveis vacinas contra a gripe que não possuem timerosal. Consulte o médico.

Para acabar com os medos, as lágrimas e os "ais" na hora das injeções

O seu filho já percebeu que as consultas médicas podem incluir injeções? E essa descoberta acarretou uma grande carga de estresse pré-consulta e momentos de histeria na sala de espera? Ninguém gosta de tomar injeção (nem de ver o filho ter que passar por isso), mas as dicas a seguir podem ajudar a minimizar os medos, as lágrimas e os "ais" tanto para você quanto para ele:

• Fale a verdade. Caso ele pergunte se vai ter alguma injeção durante a consulta, lembre-se: ser honesta é a melhor estratégia. Não diga que não vai haver injeção quando sabe que isso é mentira. Esse recurso funciona uma única vez, mas depois o tiro sai pela culatra. Você não quer que o seu filho associe desconfiança ao médico — nem a você, aliás. É claro que não há necessidade de trazer o assunto à tona se ele não o fizer, e crianças pequenas dificilmente levantarão a questão.

- Brinque de médico. Investir num kit médico de brinquedo, que inclua uma seringa, talvez alivie bastante a ansiedade que antecede a ida ao consultório. Estimular o seu filho a dar injeções de brincadeira em você e nos bichos de pelúcia e bonecos pode criar uma sensação de controle e conforto, além de reduzir o estresse quando a agulha apontar para ele. Assim que ele começar a entender melhor as coisas, você pode explicar: "As injeções impedem que a gente fique doente."

- Faça uma preparação, se for o caso. A verdade é que as injeções são extremamente rápidas, e a dor que o seu filho sentir será mínima e muito passageira. Embora na realidade não sejam necessários, existem alguns anestésicos tópicos capazes de deixar dormente o local da injeção. O problema é que eles podem trazer chateações logísticas: é preciso comprá-los e aplicá-los com antecedência e saber exatamente a quantidade necessária e em que lugar da perna do seu filho usar. Além disso, às vezes há chances de aumentarem ainda mais a ansiedade das crianças. O EMLA é um creme anestésico que requer prescrição médica e deve ser aplicado cerca de uma hora antes da injeção,

para agir com total eficácia (bastante esforço para um momento de prevenção da dor). Existe também um creme que de certa forma age mais rápido, o LMX, cuja mágica de deixar a região dormente acontece em trinta minutos; este não requer receita médica.

- Prepare-se para distraí-lo. Leve sempre a manta favorita dele, um livro querido ou o ursinho de pelúcia que ele adora agarrar. Quando o médico finge que está dando injeção no bicho de pelúcia antes de virar a agulha para o seu filho, são grandes as chances de a ansiedade diminuir.

- Recorra à técnica de assoprar. No momento da injeção, o ato de assoprar não apenas distrai como também minimiza a dor, mas é uma habilidade que precisa ser aprendida. Pratique com o seu filho antecipadamente, depois façam juntos quando a agulha se aproximar da pele dele. Soprar bolhas de sabão serve para distraí-lo ainda mais.

- Fique firme. É comum que os pais tenham mais receio das injeções do que os filhos. Isso é normal e compreensível, afinal de contas, ninguém quer ver o próprio filho sentir dor, mesmo que seja por um segundo. O problema é que é muito fácil transmitir o receio para as crianças. Logo, mantenha a aparência relaxada quando a agulha aparecer.

Mito: *As vacinas causam autismo e outros distúrbios de desenvolvimento.*

Realidade: Apesar dos inúmeros estudos em larga escala que já negaram por completo a existência de alguma relação entre o autismo e as vacinas (incluindo uma ampla pesquisa do Instituto de Medicina dos Estados Unidos baseada em informações e evidências abrangentes coletadas ao longo de vários anos), essa controvérsia parece estar longe do fim — pelo menos enquanto os boatos da internet continuarem circulando. Até mesmo uma corte federal norte-americana se pronunciou para afirmar que as imunizações infantis de rotina (incluindo a tríplice viral, ou SRC, que leva a má fama) não estão associadas ao autismo e não existe nada que comprove o contrário. Esse medo surgiu em 1998, quando um médico inglês publicou um estudo (o único do gênero, na verdade, e que envolvia apenas 12 crianças) sugerindo uma possível relação entre a vacina SRC e o autismo. O periódico que publicou o estudo — *The Lancet* — se retratou em 2004, e em 2010 descobriu-se que o médico responsável pela pesquisa equivocada na verdade falsificou as informações, manipulou os resultados e fez inferências incorretas. Em 2011, o periódico *BMJ* (*British Medical Journal*) chamou o estudo de "fraude elaborada". Em outras palavras, a teoria de que as vacinas causam autismo jamais teve credibilidade.

Para obter as informações mais atualizadas sobre vacinação segura, bem como as recomendações mais recentes quanto à imunização, consulte o site do Ministério da Saúde (http://portalsaude.saude.gov.br/portalsaude) ou navegue pela página whattoexpect.com (informações em inglês). Por lei, o médico precisa preencher a carteira de vacinação sempre que uma vacina é aplicada, por isso, leve a do seu filho sempre que ele for vacinar.

PRECAUÇÕES IMPORTANTES

As vacinas são extremamente seguras, mas ficam aïnda mais seguras quando os pais e os profissionais tomam as devidas precauções:

- Fale com o médico do seu filho sobre qualquer reação adversa a vacinas anteriores.

- Garanta que o seu filho passe por uma avaliação antes da imunização, para ter certeza de que não há presença de nenhuma doença grave, ainda não aparente. Se ele tem demonstrado qualquer sinal ou sintoma de que está doente, informe ao médico.

- Nos três dias após a aplicação da vacina, observe o seu filho para detectar o surgimento de possíveis efeitos colaterais e relate ao médico, imediatamente, quaisquer reações graves (veja na página 447). Sempre que surgir alguma reação, anote no caderno de vacinação.

- Certifique-se de que o nome do fabricante da vacina e o número do lote sejam anotados nos registros do seu filho, junto com qualquer reação que você relate. Leve o caderno de vacinação a todas as consultas, para que ele possa ser atualizado.

- O médico deve levar ao Sistema de Informação de Eventos Adversos Pós-Vacinação (SIEAPV) reações de cunho grave.

Telefonemas para o médico

Pais de primeira viagem tendem a ligar para o pediatra diante do primeiro sinal de algum sintoma. Contudo, agora que já possui um ano de experiência na avaliação de tosses, resfriados e febres, você é uma mãe profissional, o que significa que provavelmente pegará o telefone com menos frequência. Ainda assim, haverá momentos em que só o médico será capaz de lhe dar conselhos e tranquilizá-la. Em seguida, tudo o que você precisa saber sobre esse tipo de telefonema.

QUANDO LIGAR PARA O MÉDICO

Nem sempre é fácil decidir quais sintomas se traduzem em "ligue imediatamente", quais querem dizer "ligue hoje, só que mais tarde" ou "espere para ver". Fora isso, um sintoma do tipo "ligue para o médico" em uma criança ou numa situação específica pode ser o equivalente a "espere um pouco" em outras crianças ou circunstâncias diferentes. Por isso, você deve perguntar ao médico, à assistente dele ou à secretária quando é recomendado fazer contato telefônico. Tome nota dessas recomendações.

Não importa o tipo de instruções que tenha recebido, ligue na mesma hora (ou vá até um pronto-socorro, se não conseguir entrar em contato com o médico) caso sinta que há algo muito errado com o seu filho, mesmo que não consiga ter certeza disso com a ajuda da lista a seguir e mesmo que não saiba

explicar exatamente o que é. Os pais conhecem os filhos como ninguém.

Se o seu filho desenvolver qualquer um dos sintomas seguintes, ligue para o médico conforme indicado. Se um sintoma que justifica uma ligação durante o horário comercial aparecer no fim de semana, você pode esperar até segunda-feira para fazer contato. Se um sintoma que justifica uma ligação dentro de 24 horas aparecer no fim de semana, ligue para o médico dentro desse intervalo de tempo, mesmo que tenha de deixar recado.

Febre (exceto quando especificado de forma diferente, as temperaturas fornecidas são para leitura retal):

- Acima de 40,5°C: ligue imediatamente.

- Entre 40°C e 40,5°C: ligue no prazo de 24 horas (a menos que venha acompanhada de algum sinal ou sintoma que requeira ligação imediata).

- Entre 38,8°C e 39,9°C: ligue durante o horário comercial, a não ser que a febre acabe passando.

- Abaixo de 38,8°C, com sintomas leves de resfriado ou gripe que duram mais do que três dias: ligue durante o horário comercial.

- Que dura mais do que 48 horas, quando não há nenhum outro sinal visível de enfermidade: ligue durante o horário comercial.

- Que sobe de repente, depois de se manter baixa (inferior a 38,8°C) por alguns dias ou depois de ter sumido completamente, ou, ainda, que aparece de repente em uma criança que estava com resfriado ou gripe (o que pode indicar infecção secundária, como infecção de ouvido ou de garganta): ligue no prazo de 24 horas, a não ser que a criança aparente estar pior, que algo comece a doer (como o ouvido) ou se a respiração ficar mais acelerada ou mais difícil, sinal para que o contato seja feito na mesma hora.

- Que tem início após um período de exposição a uma fonte externa de calor, como o sol em um dia quente ou o interior fechado de um veículo: requer atenção médica de emergência, imediatamente (veja mais sobre insolação na página 569).

- Que sobe de repente quando uma criança com febre moderada está com muita roupa ou agasalhada com cobertores, o que deve ser tratado como insolação: ligar imediatamente.

Onde é que dói?

Como saber se o seu filho está com dor de cabeça, uma vez que ele mal fala? Ou se está com dor de ouvido, dor de barriga? Sem que ele tenha palavras no repertório capazes de descrever dores e mal-estares, não é nada fácil. Eis algumas dicas para desvendar o que ele está sentindo:

- Dor de cabeça. Crianças pequenas com dor de cabeça podem segurá-la ou friccioná-la, e às vezes até bater com a cabeça em

algum lugar. Podem, ainda, se mostrar irritadas de modo atípico. Quando as dores de cabeça derivam de causas mais graves (como concussões), vêm frequentemente acompanhadas de vômitos.

- Dor de estômago. O seu filho pode se curvar para segurar a barriga e, caso já esteja andando, é capaz de dar passos cuidadosos, para não se sacudir muito.

- Dor de garganta. Essa é difícil mesmo de perceber. Pode haver desconforto na hora de engolir e ele talvez hesite quando for beber ou comer alguma coisa. Falta de apetite pode indicar a existência de outra enfermidade também.

- Dor no peito. Outra dor complicada de identificar. Pode ser que não haja nada além de uma irritabilidade inexplicável, mas o seu filho também pode segurar ou friccionar o peito e é provável que a respiração dele fique um pouco alterada, mostrando-se curta e acelerada.

Febre acompanhada de:

- Fraqueza ou apatia (quando você não consegue fazer com que o seu filho se interesse por nada): ligue imediatamente.

- Convulsões (o corpo fica rígido, os olhos se reviram e os membros se debatem): na primeira vez, ligue imediatamente. Se o seu filho já teve convulsões antes, se elas foram breves e ele parece bem logo depois, ligue no prazo de 24 horas, a menos

PARA MANTER A SAÚDE DOS FILHOS EM DIA

que o médico tenha lhe dito para agir de outro modo (veja na página 469).

- Convulsões que duram mais do que cinco minutos: ligue imediatamente para o serviço de assistência emergencial da sua cidade.

- Choro inconsolável, fora do comum, que dura duas, três horas: ligue imediatamente.

- Choro que aparenta ser de dor quando alguém toca ou mexe no seu filho: ligue imediatamente.

- Lamúrias ou gemidos sem relação com o comportamento: ligue imediatamente.

- Manchas roxas em qualquer lugar da pele: ligue imediatamente.

- Dificuldade para respirar: ligue imediatamente.

- Dor de cabeça forte, acompanhada de vômitos. É difícil saber quando crianças que mal falam estão com dores de cabeça, mas os sinais podem incluir choro aflito (em especial ao mexer a cabeça), gestos de friccionar e apontar para a cabeça e incômodo diante de muita luz. Ligue imediatamente.

- Salivação excessiva e recusa para engolir líquidos: ligue imediatamente.

- Rigidez no pescoço (a criança resiste quando alguém tenta mover sua cabeça para a frente, em direção ao peito): ligue imediatamente.

- Suspeita de ardência ou dor ao urinar (talvez seja difícil confirmar isso em crianças pequenas, mas pode fazer com que o seu filho prenda o xixi ou chore ao molhar a fralda), com ou sem cheiro fétido: ligue assim que possível.

- Dor de garganta — mais uma coisa difícil de detectar nessa faixa etária, mas os sinais podem incluir choro ao engolir e recusa para comer ou beber: ligue durante o horário comercial.

- Erupções cutâneas: ligue durante o horário comercial.

- Vômitos repetidos: ligue no prazo de 24 horas; vômitos repetidos e de grande intensidade, ou vômitos com presença de bile bem verde: ligue imediatamente.

- Desidratação leve (veja os sinais na página 498): ligue durante o horário comercial.

- Desidratação grave (veja os sinais na página 498): ligue imediatamente.

- Comportamento atípico — excesso de irritabilidade ou de choro; excesso de sonolência; letargia; insônia; sensibilidade à luz; perda de apetite; gesto de puxar ou apertar a orelha: ligue no prazo de 24 horas.

Tosse:

- Leve (sem parecer "tosse de cachorro" nem ser muito forte) e que dura mais de duas semanas: ligue durante o horário comercial.

- Que atrapalha o sono durante a noite: ligue durante o horário comercial.

- Acompanhada de secreção esverdeada ou amarelada: ligue durante o horário comercial.

- Acompanhada de secreção com sangue: ligue imediatamente.

- Similar a um latido, ou que aparenta ser muito seca: ligue durante o horário comercial.

Tosse acompanhada de:

- Dificuldade para respirar: ligue imediatamente.

- Respiração ruidosa (som de zumbido na expiração): ligue durante o horário comercial.

- Retrações (a pele entre as costelas parece estar sendo sugada para dentro a cada respiração): ligue imediatamente.

- Respiração acelerada (veja na página 462): ligue durante o horário comercial; caso persista e venha acompanhada de febre, ligue no mesmo dia.

Dor de garganta:

- Seguida de exposição a pessoa diagnosticada com infecção estreptocócica: ligue durante o horário comercial (mas tenha em mente que esse tipo de infecção é rara em crianças abaixo dos 2 anos).

- Em crianças com histórico de doença pulmonar crônica, febre reumática ou doença renal: ligue no prazo de 24 horas.

Dor de garganta acompanhada de:

- Febre acima de 38,8°C: ligue durante o horário comercial.

- Desconforto ao engolir: ligue durante o horário comercial.

- Dificuldade extrema para engolir, salivar: ligue imediatamente.

- Manchas brancas ou bolhas na garganta avermelhada: ligue durante o horário comercial.

- Gânglios inchados ou sensíveis no pescoço (veja na página 463): ligue durante o horário comercial.

- Erupções cutâneas: ligue durante o horário comercial.

Não existem perguntas bobas

Você tem uma pergunta a fazer sobre algum sintoma? Um tratamento? O efeito colateral de um remédio? Algo que você tenha lido num site ou num quadro de avisos, ou então escutado de uma amiga, mas que vai contra as recomendações do médico? Pergunte. Lembre-se: para os profissionais de saúde, não existem perguntas bobas — especialmente vindas de pais atenciosos.

Sangramento:

Faça contato imediato com o médico caso perceba algum dos sintomas a seguir:

- Sangue na urina.

- Sangue nas fezes, exceto quando são listras de sangue que você sabe que são decorrentes de fissuras anais (pequenas fendas no ânus, geralmente causadas por esforço na hora de evacuar).

- Sangue na saliva ou no catarro.

- Sangue escorrendo pelos ouvidos.

Comportamento geral:

Ligue imediatamente para o médico caso o seu filho apresente algum dos sintomas a seguir:

- Letargia extrema, com ou sem febre; estado semiacordado, do qual não se consegue despertá-lo completamente; ausência de capacidade de resposta.
- Choro ou gemidos, aparentando estar com dor, quando alguém tenta mexer nele ou tocá-lo.
- Agitação — o seu filho não consegue sossegar para dormir por mais de trinta minutos de cada vez. Nesse caso, use a sua capacidade de julgamento: se você achar que a agitação é causada por alguma dor, ligue.
- Choro contínuo por mais de três horas; choro alto; lamúrias e gemidos fracos, sem relação com o comportamento.
- Recusa para comer ou beber qualquer coisa por um dia inteiro.

Outros:

- Gânglios inchados (veja na página 463) que ficam avermelhados, quentes e sensíveis: ligue no prazo de 24 horas.
- Dor muito forte em qualquer parte do corpo, em especial na cabeça ou no peito (crianças que ainda não falam podem apertar o local que dói): ligue imediatamente.
- Dor abdominal forte, que não parece estar associada a prisão de ventre nem a intolerância a lactose e que dura mais de três horas ou vem acompanhada de vômitos: ligue no mesmo dia.
- Pele ou branco dos olhos amarelados: ligue durante o horário comercial.

ANTES DE LIGAR PARA O MÉDICO

Então você decidiu que é mesmo necessário telefonar para ele (ou acha que pode ser; na dúvida, siga os seus instintos). Para fazer a ligação valer a pena, o ideal é ser o mais específica possível ao descrever os sintomas que o seu filho apresenta, o que nem sempre é fácil quando esses sintomas já lhe causaram tanto estresse. Para que você se familiarize com as informações de que talvez precise — e com as respostas que o médico pode ter —, leia com calma esta seção antes que o próximo resfriado ataque.

Informações sobre os sintomas que o seu filho apresenta. Muitas vezes, só de olhar para ele você já consegue saber que há algo errado. Contudo, o médico ou a enfermeira precisam de uma avaliação mais detalhada para fazer um diagnóstico preciso. Logo, antes de ligar para relatar alguma enfermidade, observe o seu filho para avaliar se algum dos pontos a seguir é relevante para o estado dele:

- **Temperatura.** Se ao tocar a testa do seu filho você sentir que está fria (com o dorso da mão ou com os lábios), pode presumir que não há febre significativa; caso sinta que está quentinha, use um termômetro para investigar melhor (veja na página 466).

- **Respiração.** Crianças pequenas normalmente respiram de vinte a quarenta vezes por minuto. A respiração fica mais acelerada quando elas estão em atividade (o que inclui o choro) do que quando estão dormindo, e pode aumentar a frequência ou diminuir quando elas ficam doentes. Se o seu filho está tossindo ou parece estar respirando de forma rápida ou irregular, verifique a frequência respiratória. Caso esteja mais rápida ou mais devagar do que de costume ou esteja fora do intervalo normal, se o peito dele não parece subir e descer a cada respiração, ou se a respiração está ofegante ou áspera (sem relação com um nariz entupido), relate essa informação ao médico.

- **Sintomas do trato respiratório.** O nariz do seu filho está escorrendo ou está entupido? A secreção é aguada ou espessa? Transparente, branca, amarela ou verde? Em caso de tosse, ela é seca, pesada, parece um gralhar ou um latido? Vem acompanhada de expectoração? O seu filho vomitou muco durante um episódio de tosse forte?

- **Comportamento.** Está mais ou menos como de costume ou existe alguma mudança em relação à norma? Você diria que o seu filho está sonolento e letárgico; mal-humorado e irritado; inconsolável; ou sem reação? Você consegue extrair um sorriso dele?

- **Sono.** Ele está dormindo muito mais do que o normal, anda mais sonolento do que antes ou está mais difícil despertá-lo? Ele está tendo mais problemas para dormir do que costumava ter?

- **Choro.** Ele está chorando mais do que o habitual? O choro tem um som diferente ou uma intensidade atípica — está mais alto ou mais baixo, por exemplo?

- **Apetite.** Houve alguma mudança repentina de apetite? Ele está recusando líquidos e/ou sólidos?

- **Pele.** A pele dele está diferente sob algum aspecto? Está avermelhada e corada? Branca e pálida? Azulada ou acinzentada? Parece úmida e quente (suada) ou úmida e fria (melada)? Está seca ou enrugada, de modo atípico? Os lábios, narinas ou bochechas estão excessivamente ressecados ou rachados? Existem manchas ou feridas em alguma parte da pele dele — debaixo dos braços, atrás das orelhas, nos braços, pernas, tronco ou em outro lugar? Como você descreveria a cor, o formato, o tamanho e a textura dessas manchas ou feridas? O seu filho está coçando-as ou esfregando-as?

- **Boca.** Há manchas vermelhas ou brancas visíveis nas gengivas, no interior das bochechas, no céu da boca ou na língua? Algum sangramento?

- **Garganta.** O arco que envolve a garganta está avermelhado? Existem manchas vermelhas ou brancas?

- **Olhos.** Os olhos do seu filho parecem diferentes do normal? Estão vidrados, sem vida, vagos, fundos, embotados, cheios d'água ou avermelhados? O branco dos olhos está amarelado? Há olheiras sob eles, ou parecem parcialmente fechados? Em caso de secreção, como você descreveria sua cor, consistência e quantidade? Você nota alguns "pontinhos" nas pálpebras? O seu filho está semicerrando os olhos ou se mostra relutante para abri-los onde há luz?

- **Ouvidos.** O seu filho está puxando ou cutucando a(s) orelha(s)? Há alguma secreção saindo dos ouvidos? Se houver, qual o aspecto dela?

- **Glândulas linfáticas.** As glândulas linfáticas do pescoço do seu filho parecem inchadas? (Veja a figura a seguir para saber como verificar isso.)

- **Trato gastrointestinal superior.** O seu filho está vomitando? Com que frequência? Há muito material sendo vomitado ou o vômito é sobretudo seco? Como você o descreveria — mais para transparente, com traços de muco, esverdeado (manchado de bile), rosado, sanguinolento, parecido com leite talhado, com borra de café? É um vômito forte? Alcança uma longa distância? Há algo específico que parece desencadeá-lo — comer ou beber, por exemplo, ou tossir? Você sabe se o seu filho ingeriu alguma substância tóxica, ou desconfia disso? Há diminuição ou aumento de saliva? Salivação excessiva? Alguma dificuldade aparente para engolir?

- **Trato gastrointestinal inferior.** Houve alguma alteração na evacuação? O seu filho tem tido diarreia, com fezes amolecidas, aguadas, com traços de muco ou de sangue? A cor e o odor estão diferentes do habitual? A evacuação é mais frequente (quantas vezes nas últimas 24 horas?), repentina, explosiva? O seu filho parece estar com prisão de ventre?

- **Trato urinário.** O seu filho está urinando com mais ou menos frequência? As fraldas têm estado mais secas do que o normal? A urina está com odor ou cor diferente — amarelo-escura, por exemplo, ou rosada? O ato de urinar parece trazer dor ou ardência? (Isso pode fazer com que a criança prenda o xixi ou chore ao urinar.)

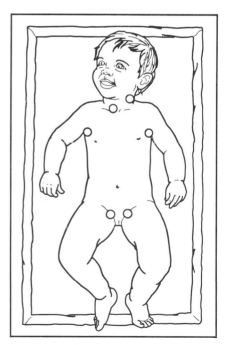

As glândulas linfáticas fazem parte do sistema de proteção do corpo contra doenças. Quando alguma infecção começa, elas costumam inchar e às vezes podem ficar sensíveis e quentes. Para senti-las, use as pontas dos dedos.

O seu filho e a tolerância à dor

As crianças pequenas, assim como as pessoas de todas as faixas etárias, respondem à dor de formas diferentes. Algumas conseguem ser bem tolerantes, como aquelas crianças curiosas que caem do escorrega, levantam-se emitindo apenas um leve "ai" e em seguida já sobem mais uma vez. Outras, toleram muito pouco, como a criança que acabou de começar a andar e que chora a cada queda, mesmo quando a aterrissagem é amortecida por um tapete fofo. Vale a pena levar em conta essas diferenças para avaliar o quão doente o seu filho está. Por exemplo: se uma criança febril que costuma ser estoica está puxando a orelha e esfregando a bochecha no mesmo lado, pode ser que esteja com uma infecção de ouvido, por mais que não pareça muito incomodada. Nesse caso, ligue para o médico. Por outro lado, se o seu filho é muito sensível à dor, fique atenta para não correr para o telefone a cada vez que ele choramingar. Tenha cuidado, porém, para não desprezar totalmente os sinais que ele fornece: a criança que reclama muito às vezes está mesmo doente.

- **Abdômen.** A barriga do seu filho está mais achatada do que o normal? Mais redonda, mais saliente ou mais dura? Quando você a pressiona suavemente, ou quando dobra os joelhos dele em direção à barriga, ele parece sentir dor? Onde parece ser a dor — lado direito ou esquerdo, parte superior ou inferior do abdômen, ou nele todo? O seu filho está pegando ou apertando a barriga? Está andando com muita cautela ou curvado?

- **Sintomas motores.** O seu filho tem tido arrepios, tremedeiras, enrijecimentos, convulsões ou rigidez no pescoço (ele consegue dobrar o queixo em direção ao pescoço normalmente?)? Está com dificuldade para movimentar alguma outra parte do corpo? O equilíbrio e a coordenação parecem estar ausentes (mais do que o habitual)?

- **Dor.** O seu filho está reclamando de dor nos braços, nas pernas, no abdômen, na cabeça, nos ouvidos ou em algum outro lugar? Ou está comunicando isso de forma não verbal — puxando uma das orelhas, por exemplo? Há alguma articulação avermelhada, sensível ou inchada?

- **Outros sinais incomuns.** Você nota algum odor desagradável vindo da boca, do nariz, dos ouvidos, dos genitais ou do reto do seu filho? Há sangramento em alguma dessas partes?

O progresso da doença. Seja qual for a enfermidade, os sintomas isolados não contam a história completa. Você também deve estar preparada para responder as seguintes questões:

- Quando os sintomas apareceram pela primeira vez?

- O que desencadeou os sintomas, se é que algo os desencadeou?

- O que piora ou alivia os sintomas? Quando ele se senta, a tosse diminui, por exemplo, ou quando come aumentam os vômitos? Os sintomas variam conforme o momento do dia, ficando piores à noite, por exemplo?

- Se a dor é um dos sintomas, onde exatamente ela está localizada (caso o seu filho consiga lhe dizer ou você seja capaz de identificar)?

- Que remédios que não exigem receita médica ou remédios caseiros você deu para o seu filho, se é que deu algum?

- O seu filho esteve exposto a algum vírus ou infecção recentemente — uma virose estomacal do irmão, a gripe de um coleguinha na creche ou a conjuntivite de alguém que participa do grupo de atividades infantis?

- Ele se envolveu em algum acidente nos últimos tempos — como uma queda, por exemplo —, no qual pode ter ocorrido alguma lesão que passou despercebida?

- Que remédios o seu filho toma regularmente, se é que toma algum? Ele começou a tomar alguma medicação nova há pouco tempo?

- Ele ingeriu alguma comida ou bebida nova ou diferente? Alguma comida ou bebida que pudesse estar estragada? Algum produto lácteo ou suco que talvez não fosse pasteurizado ("cru")?

O histórico médico do seu filho. Se o médico não estiver com o histórico do seu filho em mão — o que costuma ser o caso quando você liga, principalmente fora do horário comercial —, será preciso refrescar a memória dele sobre certos detalhes importantes. Isso se torna mais importante ainda caso ele tenha que prescrever alguma medicação:

- A idade do seu filho e o peso aproximado.

- Se o seu filho é portador de alguma doença crônica e/ou está tomando algum remédio no momento.

- Se há algum histórico familiar de reações ou alergia a medicamentos.

- Se no passado o seu filho já apresentou reação a algum remédio.

- O número de telefone e fax da sua farmácia, caso alguma receita precise ser passada por telefone ou fax.

As suas perguntas. Além de detalhes sobre os sintomas que o seu filho apresenta, também é bom que você anote qualquer pergunta que queira fazer — sobre a dieta, sobre mantê-lo afastado das outras pessoas, sobre ligar de novo caso os sintomas persistam etc. — e que tenha em mão papel e caneta ou algum aparelho eletrônico portátil para escrever as respostas. Manter um "diário" das doenças lhe dará um importante recurso para o futuro, quando precisar lembrar quais remédios o seu filho não consegue tolerar e quantas infecções de ouvido ele teve no ano anterior.

Para entender a febre

O seu filho, que em geral tem muita energia, está sentado no chão, apático, mal dando atenção ao brinquedo de que tanto gosta. Ele nem tocou na comida do almoço (a preferida dele, por sinal), e suas bochechas fofas estão mais vermelhas do que tomate cereja. Você decide tocar na testa dele e percebe que está quente. O seu coração começa a acelerar, e você fica se perguntando para quanto a temperatura deve ter subido.

Embora seja difícil relaxar quando o seu filho está assando mais rápido do que frango de padaria, tente manter a calma. Nem todas as febres infantis são motivo para entrar em pânico, assim como nem todas elas justificam uma ida ao médico ou mesmo um telefonema. Na verdade, a febre é um dos maiores aliados do sistema imunológico. É a forma que o corpo tem de avisar a você que uma infecção se instalou e que o sistema imunológico do seu filho está sendo acionado, como deveria. Ainda assim, é importante medir a temperatura dele para que você ou o médico possam tratar a febre de forma adequada.

COMO MEDIR A TEMPERATURA DO SEU FILHO

A maneira mais rápida e fácil de verificar se o seu filho está com febre é tocando com os seus lábios ou o dorso da sua mão na testa dele, na nuca ou no torso. Com um pouco de prática, você rapidamente aprenderá a fazer a distinção entre um estado normal e febril, febre alta e febre baixa. Contudo, para determinar com precisão a temperatura, será necessário usar um termômetro. Saiba, também, que a verificação baseada no toque pode não funcionar caso um de vocês dois tenha saído e pegado muito frio ou muito calor, caso tenham tomado um banho quente ou bebido pouco tempo antes algo quente ou gelado. Além disso, a testa de uma criança pequena às vezes fica morninha logo depois de ela acordar, havendo febre ou não.

As quatro partes do corpo capazes de refletir de forma mais adequada a temperatura corporal são: boca, reto, axila e canal auditivo. Como não é nada prático manter um termômetro dentro da boca ou debaixo da língua de uma criança pequena, a maioria dos médicos só recomenda que a medição seja feita por via oral a partir dos 4, 5 anos. Os termômetros timpânicos (ou infravermelhos), os termômetros da artéria temporal e os termômetros tipo chupeta podem ser convenientes, mas nem sempre fornecem leituras precisas.

A Academia Americana de Pediatria (AAP) recomenda que os pais não usem termômetros de vidro com mercúrio. Se você ainda tem um desses, descarte-o em local adequado (e não no lixo comum; entre em contato com a autoridade local responsável pela reciclagem para saber como livrar-se dele de forma segura). Em vez dele, use um termômetro digital. Seguro, preciso, fácil de usar, fácil de encontrar e relativamente barato, ele pode ser usado para medir a temperatura retal, oral ou axilar (mas não use o mesmo termômetro no reto e na boca). Os termômetros digitais registram a temperatura com rapidez (dentro de vinte a sessenta segundos), o que é uma vantagem quando temos que lidar com crianças agitadas. Procure um que possua a ponta flexível, para maior conforto. É possível encontrar capas descartáveis nas farmácias, mas elas não são fundamentais.

Os termômetros timpânicos são bem caros, e embora indiquem a temperatura em alguns segundos, podem ser difíceis de posicionar (caso você tenha um desse tipo, peça ao médico para lhe mostrar como deve ser usado). Em geral, a medição pelo ouvido é menos confiável do que a axilar, e nenhuma das duas é tão precisa quanto a leitura retal — ainda considerada a melhor de todas. A presença de cera no ouvido também pode interferir na medição da temperatura.

Os termômetros da artéria temporal medem a temperatura por meio de um transdutor que desliza pela testa. São fáceis de usar e estão ficando cada vez mais disponíveis, embora sejam caros e não tão precisos quanto os termômetros retais.

Como medir a temperatura retal. Limpe a extremidade do termômetro com álcool isopropílico ou sabonete e água e enxágue com água fria. Ligue o termômetro e lembre-se de apagar da memória possíveis leituras anteriores. Como os termômetros são diferentes uns dos outros, leia as instruções *antes* de estar com o seu filho seminu no seu colo. Prepare o aparelho lubrificando a ponta do sensor com vaselina. Sente-se e ponha o seu filho de bruços, no seu colo, com um travesseiro para dar mais conforto (veja a figura abaixo). Mantenha a sua mão sobre a lombar dele, para mantê-lo mais estável. Se a posição for desconfortável, deite-o de barriga para baixo sobre uma superfície plana, ou com a barriga para cima e as pernas dobradas em direção ao peito, na posição de trocar fraldas. Para reduzir a ansiedade, seja delicada, tranquilize-o e tente algum tipo de distração (com músicas favoritas ou um brinquedo, por exemplo).

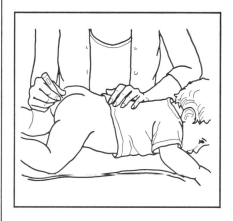

O termômetro retal é usado com mais frequência em crianças pequenas.

Separe as nádegas com uma das mãos, de modo que possa ver a abertura anal. Em seguida, insira o termômetro até que cerca de 1,5 a 2,5 centímetros do bulbo estejam dentro do reto (não empurre caso sinta alguma resistência). Mantenha o termômetro no local até ele apitar ou sinalizar visualmente que a leitura foi feita, o que em geral demora de vinte a sessenta segundos.

Como medir a temperatura axilar, debaixo do braço. Use esse método, de certa forma menos preciso, quando o seu filho não ficar deitado quieto para a medição retal ou quando ele estiver com diarreia, o que tornaria o processo anti-higiênico e desconfortável. Limpe o termômetro com álcool isopropílico ou sabonete e água e enxágue com água fria. Posicione a ponta dele bem debaixo da axila do seu filho (o termômetro deve encostar apenas na pele, sem contato com nenhuma roupa) e segure o braço dele para baixo, pressionando suavemente o cotovelo dele contra a costela. Dica importante: sente o seu filho de lado sobre o seu colo, deixando as pernas dele penduradas, de modo que o braço em que está o termômetro fique bem encostado contra o seu peito, o que proporcionará firmeza.

Mantenha o termômetro no local até ele apitar ou sinalizar visualmente que a leitura foi feita.

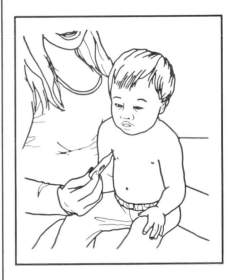

O termômetro axilar é útil quando a criança está com diarreia ou não deixa que o termômetro retal seja inserido.

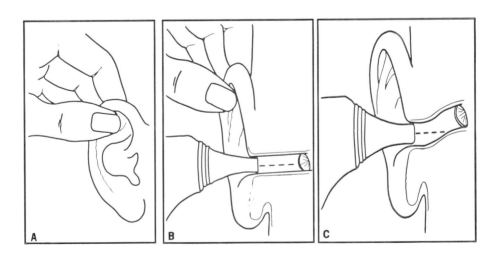

Para usar o termômetro timpânico, a orelha deve ser puxada para cima (A) de modo a deixar reto o canal auditivo (B) e permitir uma "visão" clara. Se isso não for feito (C), o ângulo pode distorcer a leitura.

Convulsões febris

Estima-se que de duas a quatro crianças num grupo de cem passam por episódios de convulsão (os olhos se reviram, o corpo enrijece, os braços e as pernas se contraem e repuxam de forma involuntária) causados simplesmente por uma repentina febre alta, em geral quando ela surge. Embora as convulsões febris assustem os pais, não costumam ser nocivas. Alguns estudos mostram que crianças que passaram por esses episódios não apresentam problemas neurológicos ou mentais mais à frente. Tudo indica que existe algum fator genético associado a essas convulsões, mas na maioria dos casos o principal fator provavelmente é a imaturidade do cérebro das crianças pequenas. Quando o cérebro amadurece, os ataques deixam de acontecer.

Se o seu filho teve convulsões febris quando era bebê, as chances de ele ter novos episódios são 30% a 40% maiores do que em crianças que nunca passaram por isso, mas a maioria das crianças que já teve um episódio nunca tem uma segunda vez. As crianças com mais chances de ter ataques recorrentes são aquelas cujos primeiros ataques duraram mais do que 15 minutos, aquelas cujas convulsões surgiram logo depois do aparecimento da febre e aquelas cujas febres não estavam muito altas no momento da convulsão. Bem menos frequentes são os episódios em que há alguma causa subjacente para os ataques.

O tratamento para a febre não parece reduzir a incidência de ataques durante as doenças em crianças com predisposição, provavelmente porque essas convulsões quase sempre ocorrem no início de uma enfermidade, ou seja, bem na hora em que a febre está subindo e antes que algum tratamento possa ser administrado.

Se o seu filho tiver uma convulsão febril, fique calma, lembre-se que esses tipos de ataque não são prejudiciais e tome as seguintes providências:

- Veja que horas são, para que possa medir a duração do ataque.

- Segure-o gentilmente nos braços ou posicione-o numa cama ou em outra superfície macia, deitado de lado, se possível com a cabeça mais baixa do que o resto do corpo.

- Não tente controlá-lo na base da força, de nenhuma maneira.

- Afrouxe qualquer roupa que possa estar apertando-o.

- Não tente dar a ele comida nem bebida ou colocar qualquer outra coisa na boca dele, remover seja lá o que for, como uma chupeta ou alguma comida que possa estar lá dentro. Para tirar um pedaço de comida ou algum objeto da boca do seu filho, use um dedo em forma de gancho e não dois dedos em forma de pinça, o que pode forçar a comida ainda mais para dentro.

Durante o ataque, a criança pode perder a consciência por um breve momento, mas costuma voltar ao normal bem rápido, sem precisar de ajuda. O mais provável é que o ataque dure apenas de um a dois minutos.

Se o seu filho quiser dormir depois que a convulsão febril passar, apoie-o de lado, usando cobertores ou um travesseiro. Em seguida, ligue para o médico (exceto quando se tratar de um incidente repetido e se ele tiver dito que não seria necessário ligar). Caso não consiga falar com ele imediatamente, você pode dar paracetamol para tentar baixar a temperatura enquanto espera. No entanto, não ponha o seu filho na banheira para tentar baixar a febre, porque se ocorrer outro ataque, a água da banheira poderá ser inalada.

Se o seu filho não estiver respirando normalmente depois do ataque, se o ataque durar cinco minutos ou mais, ou, ainda, se ele não estiver respondendo com normalidade depois do ocorrido, ligue para o serviço de emergência, para obter ajuda imediata. Provavelmente será necessário ir até um pronto-socorro para descobrir as causas desse tipo de ataque mais complexo.

Como medir a temperatura timpânica. Siga cuidadosamente as instruções que vêm com o termômetro. Em termos gerais, é apenas uma questão de mirar o aparelho de forma correta dentro do canal auditivo.

COMO LER O TERMÔMETRO

Acredita-se que a temperatura retal seja a mais precisa de todas, porque indica a temperatura corporal central, sendo usada, portanto, como padrão para determinar a temperatura em crianças pequenas.[1] O mesmo vale para as temperaturas mencionadas neste livro. A temperatura retal normal fica em média por volta dos 37°C, mas pode variar de 36,6°C a 37,7°C.

Você está usando outro método? A temperatura axilar normal fica em média por volta dos 36,4°C, mas varia de 35,5°C a 37,2°C (ou seja, um pouco mais baixa do que a temperatura retal).

Em outras palavras, uma temperatura de 37,8°C tirada debaixo do braço equivale a uma temperatura retal entre 38,4°C e 39°C. Não se trata de uma correlação precisa, mas a aproximação é boa. Os termômetros timpânicos podem ser ajustados de modo a fornecer um número similar ao da leitura retal.

Seja qual for o método utilizado por você para medir a temperatura, tenha em mente que o "normal" varia de forma considerável de pessoa para pessoa e de acordo com o momento do dia. Por exemplo: uma leitura normal pode ficar mais baixa quando o seu filho acorda de manhã e um pouco mais alta no fim da tarde.

Depois de medir e anotar a temperatura, lave o termômetro com água gelada e sabão ou limpe com álcool isopropílico. Tenha cuidado para não molhar o visor digital, o botão de ligar/desligar nem a tampa da bateria. Leia sempre as instruções do fabricante para saber a melhor forma de guardar o aparelho.

---

[1]No Brasil, a mais usada é a axilar. (*N. do R. T.*)

COMO TRATAR A FEBRE

Cerca de 80% a 90% das febres em crianças pequenas estão relacionadas a infecções virais autolimitadas, ou seja, do tipo que se curam sem tratamento. A maioria dos especialistas não recomenda que as febres nessas crianças sejam tratadas, a menos que atinjam o mínimo de 38,8°C ou que alguma medicação para alívio da dor (paracetamol ou ibuprofeno) seja necessária para deixar a criança mais confortável, principalmente na hora de dormir. Em geral, mas nem sempre, as doenças causadas por bactérias são tratadas com antibióticos, que baixam a temperatura de forma indireta ao eliminar a infecção, embora o paracetamol e o ibuprofeno também possam ser administrados conforme a necessidade, para o conforto da criança.

Ao contrário das febres relacionadas a infecções, as febres associadas a exposição excessiva ao calor — desencadeadas por um ambiente quente demais ou por excesso de roupas — requerem tratamento imediato para baixar a temperatura corporal (veja na página 569).

Se o seu filho estiver com febre, adote as medidas a seguir, a não ser que o médico tenha recomendado uma conduta diferente:

Mantenha-o bem fresquinho. Vista o seu filho febril com pouca roupa, para permitir que o calor corporal seja liberado (em épocas quentes, não é necessário nada além de uma fralda ou cueca/calcinha), use apenas um lençol e/ou cobertor leve para cobri-lo e mantenha uma temperatura agradável no quarto (não tão gelado a ponto de ele ter arrepios). Quando necessário, use o ar-condicionado ou ventilador para isso, mas deixe o seu filho longe do vento ou de qualquer corrente de ar que venha de alguma janela aberta.

Temperaturas corporais normais

Parte do corpo	Variação normal	Febre
Reto	36,6°C a 37,7°C	38° C
Axila	35,5°C a 37,2°C	37,4°C
Boca	35,5°C a 37,5°C	37,5°C

Estimule uma ingestão maior de líquidos. Como a febre aumenta a perda de água através da pele, é importante garantir que uma criança febril consuma uma quantidade adequada de líquidos para evitar uma possível desidratação.

Sem forçar, incentive o seu filho a tomar com frequência alguns goles das bebidas de que ele mais gosta. Se ele apresentar qualquer sinal de desidratação (veja na página 498), consulte o médico.

Febre: só uma parte da questão

Na maioria dos casos, o comportamento é um indicador melhor sobre o estado de saúde de uma criança pequena do que a temperatura corporal. Uma criança que se mostra letárgica, mas não apresenta febre, talvez esteja mais doente do que uma criança que está correndo para cima e para baixo com uma febre de 38,8°C. E mais: uma criança novinha pode estar muito doente, com apendicite, e não ter nenhuma febre — ou ter febre alta e apenas uma infecção leve. Logo, é importante basear a avaliação sobre o estado do seu filho não apenas na temperatura corporal, mas também nos sinais e sintomas que vêm junto. Veja na página 458 dicas sobre quando ligar para o médico em casos de febre.

Baixe a febre. O médico pode recomendar paracetamol ou ibuprofeno (veja na página 483) se o seu filho estiver com 38,8°C de febre ou mais, se aparentar estar muito incomodado ou com dor, ou se não estiver conseguindo dormir. Fique atenta para não exceder a dose recomendada.

Estimule a desaceleração. Em geral, o corpo do seu filho é muito sábio, então uma criança que esteja doente provavelmente irá desacelerar por conta própria. Se o seu filho quiser, permita que faça atividades moderadas, mas não incentive que ele fique correndo de um lado para o outro, o que pode aumentar ainda mais a temperatura corporal.

Alimente-o. O esforço de administrar uma febre aumenta as necessidades calóricas do corpo, o que significa que uma criança febril na verdade precisa de mais calorias, e não de menos. Contudo, não alimente o seu filho à força.

Não exagere no tratamento. Não dê nenhuma medicação sem orientação médica, a não ser paracetamol ou ibuprofeno. Não dê nenhuma medicação — inclusive paracetamol — quando suspeitar de alguma doença relacionada ao calor. Se o seu filho parece estar com dor abdominal mais do que leve, não recorra ao ibuprofeno (o paracetamol é permitido).

Como cuidar de uma criança enferma

Existe alguma coisa que mexe mais com as suas emoções do que ver uma criança com nariz entupido, febre, tosse forte, dor ou algo ainda pior? Felizmente, você não precisa ficar de braços cruzados observando o seu filho sofrer. Há muitos recursos que você pode usar para oferecer ao seu pequeno adoentado um pouco de alívio, quer ele esteja em casa apenas com um resfriado leve, quer esteja hospitalizado por conta de algo muito mais sério.

Em casa

O seu filho talvez esteja com um resfriado, uma febre ou dor de barriga. Seja qual for o caso, você pode ajudar a proporcionar certo alívio, mesmo sem qualquer treinamento médico. Veja a seguir os procedimentos gerais a serem adotados em casa para cuidar de um filho enfermo:

Descanso. É difícil manter uma criança pequena em repouso, mesmo quando ela está doente. Por sorte, não é necessário que ela fique de cama, a menos que pareça estar precisando descansar. Na verdade, quase sempre você pode confiar que o seu filho irá perceber e obedecer aos sinais do corpo dele. Uma criança que estiver com a saúde bem comprometida facilmente desistirá de atividades muito animadas, em prol de um descanso e relaxamento necessários, ao passo que uma criança que estiver apenas ligeiramente doente ficará relutante para desacelerar, assim como aquela que está no caminho da recuperação se mostrará ansiosa por retomar o passo. Portanto, a não ser que as restrições quanto às atividades sejam "ordens médicas", não há por que impô-las.

Saídas. Siga os conselhos do médico a respeito de quando começar a se aventurar de novo com o seu filho pelas ruas e quando marcar o retorno dele à creche ou às atividades infantis em grupo. Em geral, recomenda-se que uma criança que passou por um episódio de febre de 38,3ºC ou mais fique em casa até que a temperatura se mantenha abaixo dos 38ºC por 24 horas. Quando a criança ainda apresenta alguns sintomas residuais — como uma tosse depois do resfriado —, pode retomar as atividades normais assim que a febre passar, embora para uma criança que pareça debilitada o melhor provavelmente seja ficar um pouco mais tempo em casa, se isso for possível.

Comida e bebida. Esqueça os resfriados em que se passa fome. Tanto os resfriados quanto as febres se beneficiam da alimentação. Se o seu filho estiver com febre, com alguma infecção respiratória — como resfriado, gripe ou bronquite — ou uma doença gastrointestinal com diarreia e/ou vômitos, líquidos transparentes e alimentos que contenham bastante água (sucos diluídos, frutas suculentas, sopas e picolés de fruta, mas nada de refrigerantes ou sucos cheios de açúcar) ajudam a prevenir uma possível desidratação. Às vezes, principalmente em casos de diarreia ou vômito, é necessário recorrer a uma solução oral para reidratação, como Pedialyte, por exemplo. Ofereça os líquidos com frequência ao longo do dia, em especial se o seu filho só toma goles mínimos a cada vez. Se o apetite dele estiver comprometido, priorize o que for líquido, em vez de sólido.

Quando o apetite infantil fica prejudicado por conta de alguma doença, o melhor é dar às crianças pequenas porções de alimentos nutritivos, com maior frequência, para ajudar o sistema imunológico a reagir. Entretanto, nunca force o seu filho a comer, mesmo que ele não tenha comido nada o dia todo. Garanta, porém, que ele tome bastante líquido. Se você achar que ele está com uma séria perda de apetite ou uma ingestão inadequada de líquidos, ou, ainda, se não quis beber nem comer nada durante 24 horas, ligue para o médico.

Medicação. Consulte a página 478 para saber mais sobre quando dar remédios se o seu filho estiver doente.

Amor e carinho. O melhor remédio para qualquer pessoa que não esteja se sentindo bem, especialmente para crianças, é amor e carinho. Dê doses regulares para o seu filho.

ATENÇÃO, PAIS!

Quando os pais ficam doentes

A mamãe está resfriada? O papai pegou uma gripe? Sentir-se indisposto não é nada fácil, mesmo diante das melhores circunstâncias, como quando se tem uma cama confortável, uma caixa cheia de lenços de papel, canais de TV por assinatura disponíveis e nenhuma tarefa mais urgente do que mexer no controle remoto. Contudo, isso pode ser mais complicado ainda quando se está em casa sozinha com uma criança pequena e ativa. Em geral, as crianças na faixa de 1 ano de idade não costumam demonstrar muita compaixão quando o pai ou a mãe ficam doentes — principalmente se eles estão deixando a desejar no departamento relativo aos cuidados e à atenção.

Entretanto, ao pegar um resfriado, você precisa tanto do seu descanso quanto o seu filho necessita de cuidados e atenção, principalmente se quiser ficar boa logo. Caso exista alguma possibilidade de ter alguém em casa com você para cuidar do seu filho ou se você conseguir deixá-lo com uma amiga ou um parente durante o dia, agarre-a e vá para a cama. Caso contrário, e você tenha que ficar presa em casa sozinha com o seu filho, tente fazer com que ele coopere, explicando,

em termos simples, por que você precisa descansar e como isso irá acelerar a sua recuperação ("Assim que eu ficar melhor, a gente vai poder brincar!").

Outra abordagem: nomeie o seu filho "o médico do dia", enquanto você faz as vezes de paciente (isso funciona melhor com crianças um pouco mais velhas, que já começaram a brincar de faz de conta). Além de mantê-lo ocupado, ter uma função pode torná-lo mais cooperativo (você sabe como ele gosta de comandar o espetáculo). Estimule-o a ir até você com o estetoscópio e o termômetro de brinquedo; peça a ele que deixe seus travesseiros bem fofos, assim como o cobertor, e traga uma revista — até mesmo que a obrigue a ficar na cama. Estabeleça, porém, o limite quando o assunto for medicação (as crianças nunca devem tocar nos remédios), e enquanto você estiver fazendo uso de algum remédio, não deixe nada do lado de fora (mesmo que em recipientes seguros), onde o seu filho possa alcançar. Abasteça o quarto com tudo de que vocês irão precisar: lenços, água, alimentos não perecíveis e sucos em caixinha para ele, pilhas de livros, quebra-cabeças, giz de cera e papel, brinquedos e outras distrações. Peça que o pai, que não está doente, prepare o almoço dele e deixe-o na geladeira. Isso evitará que você tenha de ir para a cozinha.

Se você contraiu um vírus que o seu filho ainda não teve nem passou para você, é provável que ele pegue na sequência. Ainda assim, vale a pena seguir as dicas da página 495 para a prevenção de doenças.

No hospital

Descobrir que o seu filho precisa ser hospitalizado — quer seja por conta de alguma lesão ou doença, quer seja por um ou dois dias de testes ou para um tratamento prolongado — pode ser estressante, assustador e muito preocupante. Contudo, mesmo que a notícia tenha acontecido de repente, como sucede na maioria dos casos que envolvem crianças pequenas (os pais acabam indo direto do consultório médico para o hospital depois de descobrirem que uma infecção respiratória aparentemente banal se transformou em pneumonia, por exemplo), há vários recursos que podem ser usados para deixar você e o seu filho mais tranquilos:

- Faça com que ele se sinta em casa. Para as crianças pequenas, a parte mais difícil de estar no hospital é ficar longe de casa e da rotina. Ajude a tornar a internação mais fácil ao levar com você (ou dar um jeito de pegar o quanto antes) alguns itens familiares e da preferência do seu filho. Verifique com o hospital o que é permitido levar, mas as possibilidades incluem: o pijama dele (caso o hospital não forneça aventais coloridos para crianças e não exija que se usem os aventais fornecidos por eles); lençóis de berço e outros itens

que confortam (como um cobertor ou bicho de pelúcia favorito); brinquedos (principalmente aqueles com os quais o seu filho pode brincar em silêncio, na cama); blocos de papel e giz de cera (caso ele goste de rabiscar); porta-retratos com fotos da família; as músicas preferidas dele; livros ilustrados; um kit médico de brincadeira (ao brincar de médico, o seu filho pode se sentir com maior controle da situação); as comidinhas de que ele mais gosta (pergunte às enfermeiras onde pode guardar os sucos, iogurtes e picolés, a menos que haja alguma restrição alimentar). Sinta-se em casa, você também, tanto quanto o hospital permitir.

- Fique de plantão. Do ponto de vista do seu filho e dos cuidados de que ele precisa, a pessoa mais importante do hospital é você. Se possível, pelo menos um dos pais deve acompanhá-lo 24 horas por dia — não apenas para tranquilizá-lo e reconfortá-lo conforme a necessidade, mas também para criar uma sensação de segurança e continuidade em meio ao ambiente muitas vezes imprevisível do hospital. A maioria dos pais que trabalham estão autorizados por lei a se ausentar alguns dias para cuidar de um filho que fica doente (embora, infelizmente, nem sempre é garantido que receberão pelos dias não trabalhados). Se pai e mãe trabalham, alternar os turnos pode reduzir as faltas de cada um, sendo, além disso, menos desgastante em termos físicos e emocionais. Se você cuida sozinha do seu filho, tente conseguir o apoio de uma amiga ou de um parente para ajudá-la quando precisar de um descanso, de um bom banho ou de um pouco de ar fresco.

- Mantenha-se envolvida. Os hospitais podem ser lugares cheios, assustadores e às vezes com quantidade insuficiente de funcionários, mas mesmo que enfermeiras, médicos, estudantes de medicina e outros membros da equipe se aglomerem voluntariamente em torno do seu filho, lembre-se que você também tem um papel fundamental: ser a defensora dos direitos dele. Faça perguntas diretas e nunca tenha medo de perguntar demais ou perguntar a toda hora. Esteja bem informada e seja assertiva — manifeste-se caso tenha alguma preocupação ou reserva quanto aos cuidados com o seu filho ou à condição dele. Em hospitais movimentados, uma criança pode receber um remédio errado, ou um alimento inadequado, algumas doses de medicação podem ficar esquecidas e outras coisas importantes podem se perder. O pai que estiver de plantão deve servir como uma rede vital de proteção, garantindo que não ocorram erros evitáveis. Caso você se manifeste, mas sinta que as suas preocupações não estão sendo ouvidas, fale com o médico, com a enfermeira-chefe ou outro responsável que trabalhe no hospital.

- Mantenha uma aparência tranquila. A ansiedade é contagiosa, portanto, para acalmar o seu filho quanto à internação, você terá que demonstrar uma atitude confiante e positiva. Embora nem sempre seja fácil, permanecer alegre e sorridente ao lado dele ajuda-o a ficar mais relaxado. Quando você precisar aliviar a tensão e os temores reprimidos, saia do quarto e descarregue seus sentimentos com uma amiga ou parente capaz de lidar com isso.

- Alimente a recuperação com boa nutrição. Uma vez que a comida dos hospitais costuma ser ruim em termos nutritivos, complemente-a, se puder, com alimentos e lanches trazidos de casa. Além disso, embora os pais raramente pensem em si mesmos quando estão preocupados com um filho internado, lembre-se que você não conseguirá ajudá-lo se estiver de tanque vazio ou se estiver exausta, um farrapo. Portanto, alimente-se bem e cuide também de você.

- Esteja preparada para mudanças de comportamento. Períodos de doença, internação e tudo o que vem em seguida podem ser difíceis para crianças tão novas. O seu filho talvez fique atipicamente grudento, introvertido, apático, assustado, triste — ou qualquer combinação dessas características — durante um tempo. Seja paciente e compreensiva. Ter alguém do lado deles — tanto no sentido literal quanto no sentido mais abstrato — ajuda os pequenos pacientes a se recuperarem mais rápido, tanto fisicamente quanto emocionalmente.

A preparação para uma internação hospitalar

Como a maioria das internações no segundo ano de vida acontece de repente, os pais acabam não tendo tempo de se preparar nem de preparar os filhos. Contudo, caso você descubra com alguma antecedência que isso ocorrerá, faça uma espécie de planejamento, o que pode tornar a experiência menos traumática tanto para você quanto para a criança (algumas dessas medidas podem ser tomadas mesmo quando as internações são repentinas; será preciso adotá-las já no hospital). Eis algumas dicas:

Prepare-se. Informe-se o máximo que puder sobre o problema do seu filho e sobre quaisquer procedimentos que estejam agendados. Comece pelo material recomendado pelo médico. Você também encontrará muitas fontes on-line, incluindo apoio de outros pais que já passaram ou estão passando por situações semelhantes, o que pode ajudar mais do que qualquer outra coisa. Apenas fique atenta, pois nem tudo o que se lê na internet — ou que se ouve de outros pais — é válido em termos médicos ou pode ser aplicado no caso do seu filho. Logo, qualquer informação duvidosa deve ser checada com o médico. Informe-se, também, sobre o que esperar no hospital; faça ao médico o máximo de perguntas que puder. Se for um caso de cirurgia, o seu filho receberá anestesia geral? Você poderá estar presente quando ela for administrada? Que tipo de reação é esperada? Ele terá que ficar sem se mexer durante um tempo? Haverá alguma restrição alimentar? Ele precisará de alguma aplicação intravenosa? Alguma medicação para a dor estará disponível? Caso você ainda esteja amamentando, ele poderá mamar?

Prepare o seu filho. A maior parte das crianças pequenas não conseguirá entender uma explicação completa, então não há muito o que você precise fazer para prepará-lo. Se você acha que será bom para ele ter algumas informações prévias, forneça apenas explicações apropriadas à idade dele — um breve resumo, com alguns detalhes. Explique que o hospital é um lugar para onde as crianças vão quando estão doentes (ou quando têm algum dodói), e que os médicos e as enfermeiras são legais e estão lá para ajudá-los a melhorar. Se o seu filho perguntar alguma coisa, responda com sinceridade, mas não dê mais informações ou mais detalhes do que ele pediu. Folhear livros ilustrados e acrescentar alguns comentários ("Olha, a menininha está com um dodói. O médico está lá para curar o dodói da menina!") ajuda a familiarizá-lo com a experiência hospitalar. O mesmo vale para brincar de "hospital" (consiga algumas máscaras cirúrgicas e um kit médico de brinquedo; ajude o seu filho a se habituar com o estetoscópio, o medidor de pressão e até mesmo com seringas de mentirinha).

TUDO SOBRE:
Medicação

À s vezes, para ficarem boas, as crianças só precisam de afagos, mimos e descanso. Em outros casos, será necessário administrar algum tipo de remédio. Antes, porém, de sair dando qualquer medicação para o seu filho — das que exigem receita médica ou das que não exigem —, você precisa saber se está usando o remédio correto e da forma adequada. Leia a seguir o que é necessário saber sobre segurança em termos de medicação infantil.

COMO SE INFORMAR A RESPEITO DOS REMÉDIOS

O pediatra pode ter sugerido um analgésico que não precisa de prescrição ou, talvez, um antibióti-co que exige receita médica. De todo modo, não basta que você vá até a farmácia e compre um ou outro. É preciso, além disso, entender que tipo de remédio foi receitado, o que ele faz, que dose deve ser administrada, como ele deve ser dado, a melhor forma de armazená-lo, que efeitos colaterais podem ser esperados, entre outras coisas. O ideal é que o médico forneça todas as informações necessárias, mas caso isso não ocorra, cabe a você perguntar. Faça, também, o dever de casa ainda na farmácia, antes de comprar os remédios. Quando o assunto envolve medicação e filhos, vale a pena ter um cuidado a mais.

Remédios on-line: perigo à vista?

Você provavelmente já recebeu um e-mail (ou dois ou três...) oferecendo remédios controlados a preços com desconto. Talvez o seu computador envie esse tipo de e-mail para a caixa de spam, ou você mesma o faça, mas pode ser que você tenha ficado seriamente tentada a comprar o que esses sites oferecem, em especial se recebe uma enxurrada de anúncios propondo preços menores do que os praticados nas farmácias e se o seu filho está sempre tomando um ou outro antibiótico.

Entretanto, não ceda à tentação, por conta de algumas razões importantes. Em primeiro lugar, caso esteja cogitando comprar algum medicamento com base num diagnóstico feito por você (você tem certeza de que é mais uma infecção de ouvido, então pensou que poderia economizar tempo e dinheiro pulando a ida ao médico e prescrevendo por conta própria o antibiótico para o seu filho), pode estar pondo a saúde dele em risco, sem saber, ao dar uma medicação desnecessária, a prescrição errada ou a dose incorreta. Outro risco de comprar alguma coisa nesse tipo de farmácia: muitos dos remédios anunciados com desconto são falsificações, placebos ou versões diluídas dos verdadeiros. Isso sem mencionar que esses sites não são regulamentados pelos órgãos responsáveis por controlar os medicamentos (em geral, os países determinam que é ilegal vender remédios controlados sem que se apresente a receita).

Medicamentos fitoterápicos

Eles são usados há séculos para aliviar os sintomas de centenas de doenças. Não precisam de receita médica e são naturais. Mas será que são realmente eficazes e seguros, ainda mais quando se trata de crianças pequenas?

Ninguém sabe ao certo. O que se sabe é que algumas plantas têm efeitos medicinais (certos remédios controlados bem potentes são, na verdade, derivados de plantas) e que qualquer substância que possui essa característica deve ser classificada como remédio. Isso significa que as mesmas precauções tomadas com os remédios "tradicionais" devem ser tomadas nesse caso.

Existem, ainda, algumas preocupações adicionais com os fitoterápicos: as plantas não costumam ser controladas pelos órgãos oficiais do governo nem em termos de eficácia nem em termos de segurança. Portanto, quando alguém toma um medicamento desse tipo, pode ser que não se beneficie da forma como imaginou e pode ser que ingira ingredientes ou substâncias contaminantes que não esperava ingerir e que são certamente indesejáveis. Assim, da mesma forma como você não daria ao seu filho um remédio sem antes consultar o médico, não deveria administrar nenhum fitote-

rápico (exceto os listados a seguir) sem aprovação médica. (Não, o funcionário da loja de suplementos não conta. Consulte o pediatra antes de dar esse tipo de remédio ao seu filho.)

Isso não significa que todos os tratamentos alternativos devam ser descartados. Há algumas opções seguras e simples que merecem ser testadas em casa:

Camomila. Se o seu filho não consegue sossegar à noite, ofereça a ele uma xícara pequena de chá de camomila, deixando esfriar antes. O chá possui efeito calmante, e alguns especialistas, além de alguns pais, dizem que a planta também melhora dores de barriga e pode aliviar a aflição causada pelo nascimento dos dentes. Algumas crianças gostam do chá puro, ao passo que outras preferem quando se adiciona leite.

Hortelã. Assim como o chá de camomila, uma xícara morna de chá de hortelã é capaz de aliviar dores de barriga. A hortelã também pode diminuir coceiras na pele. Portanto, se o seu filho estiver se coçando por conta de alguma erupção cutânea ou irritação, despeje uma xícara de chá de hortelã dentro da banheira na hora dele tomar banho. A planta cria uma sensação refrescante na pele.

Gengibre. O gengibre tem a capacidade de minimizar dores de barriga. Misture em água quente um quarto de colher de chá de gengibre fresco ralado e acrescente um pouco de suco de limão e mel; deixe imergir e em seguida coe. Se o seu filho não for muito fã de chá, ofereça um bolinho ou biscoito feito com gengibre. Talvez não seja tão potente quanto a infusão, mas pode trazer um pouco de alívio.

Babosa. Corte as folhas grossas da babosa e você verá um gel transparente e viscoso que é usado há milhares de anos para aliviar cortes, queimaduras de sol e infecções cutâneas. Direto da planta, pincele um pouco do gel na pele do seu filho, de modo a cobrir todo o machucado. Se você não tiver muito jeito para lidar com plantas, é possível encontrar nas farmácias ou nos supermercados cremes e géis puros à base de babosa.

Aveia. Quando é preciso tratar de problemas de pele como erupções, urticárias e eczemas, a aveia talvez seja a melhor opção. Ela não só estanca a umidade e alivia a irritação como também possui propriedades anti-inflamatórias e anticoceira, que diminuem o inchaço. Simplesmente misture com água a aveia em flocos pura e não cozida, para criar uma pasta, e aplique-a na pele irritada. Você também pode encher uma sacola feita de tecido ou uma meia com metade de uma xícara de aveia, fechar e pôr na banheira, na hora em que o seu filho for tomar banho.

Mel. As pesquisas mostram que quando as crianças estão com dor de garganta, meia colher de chá de mel antes de dormir reduz as tosses noturnas. O mel recobre a garganta e abranda a dor. Além disso, o sabor adocicado aumenta a salivação, o que dilui o muco e alivia a vontade de tossir. Mas lembre-se: nunca dê mel para crianças menores de 1 ano, pois ele pode causar botulismo infantil, uma doença rara e perigosa. Ironicamente, o mel também pode ser usado para prevenir irritações depois de picadas de abelha. Se o seu filho for picado por uma abelha, aplique um pouco de mel na ferida; ele cobrirá a picada e impedirá a entrada de ar, evitando que a região fique irritada. Consulte a página 579 para saber melhor como tratar casos de picada de abelha.

Ao dar qualquer medicamento alternativo para o seu filho, lembre-se de que "natural" não necessariamente significa "seguro". Portanto, converse com o pediatra antes de iniciar qualquer tratamento alternativo ou complementar.

Esse tipo de medicação — e também algumas vendidas sem prescrição — vem com uma bula do fabricante, bem detalhada. Verifique essas informações e caso ainda tenha alguma dúvida ou caso precise de esclarecimentos, consulte o farmacêutico ou o médico. Eis algumas perguntas que devem ser respondidas antes de você começar a medicar o seu filho (há aquelas que podem não se aplicar no seu caso):

- A medicação possui um equivalente genérico (mais barato)? Ele é tão eficaz quanto o outro, "de marca"?

- O que ela supostamente faz?

- Como deve ser armazenada?

- O gosto é agradável ao paladar infantil?

- Qual é a dose recomendada?

- Com que frequência ela deve ser administrada? Devo acordar o meu filho no meio da noite para dar uma dose? (Isso raramente é necessário, ainda bem.)

- Ela deve ser dada antes, durante ou depois das refeições?

- Pode ser misturada com leite, suco ou outros líquidos? Ela interage mal com algum tipo de alimento?

- Caso a medicação prescrita tenha que ser dada três ou mais vezes ao dia, existe alguma alternativa tão efetiva quanto, mas que possa ser dada apenas uma ou duas vezes?

- Se o meu filho cuspir a dose ou vomitar, devo dar outra?

- E se eu me esquecer de dar uma dose? Devo dar uma dose extra ou dobrar a dose seguinte? E se for dada uma dose extra sem querer?

- Com quanto tempo devo esperar algum efeito? Quando devo entrar em contato com o médico caso não haja nenhum sinal de melhora?

- Quando posso interromper o tratamento? O meu filho precisa terminar de tomar a prescrição completa?

- Que efeitos colaterais são comuns?

- Que reações adversas podem ocorrer? Quais delas devem ser relatadas ao médico?

- A medicação pode ter efeito negativo sobre alguma doença crônica que o meu filho possui?

- Se ele estiver tomando outro remédio ao mesmo tempo, há riscos de haver alguma interação adversa?

- A prescrição pode ser reaproveitada?

- Qual é o prazo de validade? Se sobrar alguma quantidade, poderei usar mais à frente, caso o médico receite de novo o mesmo remédio?

COMO DAR OS REMÉDIOS DE FORMA SEGURA

Para garantir que o seu filho receba o máximo de benefícios das medicações diante do menor risco possível, sempre observe as seguintes regras:

- Nunca dê a ele nenhum tipo de remédio (dos que não precisam de receita, algum que tenha sobrado de prescrições anteriores ou prescrições de outras pessoas) sem antes falar com o médico. Na maioria dos casos, isso significa ter um aval para medicar sempre que o seu filho ficar doente, a não ser quando o médico já tenha dado instruções permanentes, do tipo: sempre que a criança estiver com febre acima de 38,8ºC, dê paracetamol; ou, quando começar a falta de ar, use o remédio para asma.

- A menos que o médico especificamente lhe forneça instruções diferentes, só dê remédios ao seu filho pelas razões listadas no rótulo ou na bula.

O QUE ESPERAR DO SEGUNDO ANO

- Não dê a ele mais de um tipo de remédio ao mesmo tempo, exceto quando você já consultou o médico ou o farmacêutico para garantir que a combinação seja segura.

- Verifique a data de validade. Remédios vencidos não apenas são menos potentes como também podem ter sofrido alterações químicas que em alguns casos os tornam prejudiciais. Isso se aplica às medicações controladas que você talvez ainda guarde em casa, de alguma doença que o seu filho teve no passado. Sempre cheque a validade antes de comprar um remédio ou pegar uma receita médica. Faça uma verificação periódica nessas datas, para evitar idas à farmácia em altas horas da madrugada.

- Só administre as medicações de acordo com as instruções dadas pelo médico do seu filho (ou pelo farmacêutico), ou seguindo o que diz o rótulo, nos casos de remédios não controlados. Se as instruções do rótulo conflitarem com as instruções do médico ou do farmacêutico, ligue para eles antes de dar início ao tratamento. Siga as informações sugeridas quanto a horários, quanto à necessidade de agitar ou não o frasco e quanto à necessidade de dar o medicamento junto com a comida ou não.

- Leia novamente o rótulo antes de cada dose, para ter certeza de que está com o remédio certo e para se lembrar da dose exata, do horário e de outras informações pertinentes. Se estiver dando o remédio à noite, verifique o rótulo em algum lugar iluminado, para garantir que não pegou a caixa errada.

Não dê nada disso ao seu filho

Determinados remédios aos quais você está acostumada a recorrer quando fica doente ou tem alguma dor podem não ser seguros para crianças pequenas. A lista inclui:

Remédios para tosse e resfriado. Estudos mostram que remédios infantis para tosse e resfriado que não exigem receita médica não funcionam e, além disso, podem levar as crianças pequenas a desenvolver efeitos colaterais sérios, como taquicardia e convulsões. É por isso que o FDA (Food and Drug Administration), dos Estados Unidos, aconselha que esse tipo de medicamento não seja dado para crianças com menos de 2 anos de idade; os próprios rótulos recomendam que o tratamento só seja iniciado por crianças acima dos 4 anos.

Aspirina (ou qualquer remédio que contenha salicilatos). Há anos os médicos vêm alertando os pais a não darem aspirina para os filhos, mas vale a pena repetir a mensagem. Não dê aspirina (mesmo que seja aspirina infantil), nem qualquer medicação que contenha aspirina, para crianças e jovens com menos de 18 anos, a não ser que tenha sido prescrito pelo médico.

PARA MANTER A SAÚDE DOS FILHOS EM DIA

A aspirina foi associada à síndrome de Reye, uma doença potencialmente fatal em crianças. Embora as pesquisas se concentrem mais na aspirina, a National Reye's Sydrome Foundation, que pesquisa o assunto, aconselha que não se dê às crianças nenhum remédio que contenha qualquer tipo de salicilato. Portanto, leia com cuidado a lista de componentes que aparece nas bulas e nos rótulos.

- Meça tudo meticulosamente. Depois de definir a dose correta, administre-a de forma precisa. Despeje a medicação no copo ou no conta-gotas que veio junto com ela ou use uma colher, conta-gotas ou copo próprios para isso. Não utilize colheres comuns, do seu jogo de louça, uma vez que não foram feitas para medir com precisão. Nunca aumente ou diminua as dosagens sem instruções explícitas do médico.

- Caso o seu filho cuspa ou vomite parte da dose de um analgésico ou de vitaminas, o melhor é ser prudente e não dar mais nada — doses menores são menos arriscadas do que a superdosagem. Se, no entanto, ele estiver tomando antibiótico, verifique com o médico o que fazer caso ele cuspa ou vomite parte de uma ou mais doses.

- Para evitar os engasgos, não aperte as bochechas do seu filho, não segure o nariz dele nem force a cabeça dele para trás ao dar algum remédio. Administre a dose com ele de pé ou sentado com a coluna reta, e não deitado. Depois, ofereça-lhe um pouco de água (exceto quando você for orientada de forma diferente).

- Mantenha um registro dos horários em que cada dose foi dada, de modo a saber quando foi a última, informação fácil de esquecer. Isso diminui as chances de pular alguma dose ou de dobrá-las sem querer. Contudo, não se estresse caso esteja um pouco atrasada com algum remédio programado. Basta voltar para o "roteiro" na dose seguinte.

- Sempre complete o ciclo dos antibióticos, conforme prescrito, mesmo que o seu filho pareça completamente recuperado, exceto nos casos em que o médico lhe disser para não fazê-lo.

Paracetamol ou ibuprofeno?

Existem muitos tipos de analgésicos e antitérmicos no mercado, mas apenas dois devem ser considerados para o tratamento de crianças pequenas: o paracetamol para uso pediátrico (como Tylenol, por exemplo) e o ibuprofeno para uso pediátrico (como Advil, por exemplo). As fórmulas genéricas dos dois também podem ser utilizadas. Ambos aliviam a dor e a febre, embora ajam de forma diferente no organismo e tenham diferentes efeitos colaterais. O ibuprofeno possui um efeito anti-inflamatório — mais eficiente quando há alguma inflamação, como quando os dentes começam a nascer —, é ligeiramente mais potente e mais duradouro. Ele deve ser tomado em intervalos de 6 a 8 horas, ao passo que com o paracetamol o intervalo recomendado é de 4 a 6 horas. Quando usadas de maneira adequada, essas medicações apresentam poucos efeitos colaterais — e o uso adequado é a parte mais crítica de todas. Embora o paracetamol seja considerado seguro quando utilizado conforme a recomendação, tomá-lo regularmente por mais de uma semana a cada vez pode ser perigoso. A superdosagem de paracetamol — cerca de 15 vezes a dosagem recomendada — pode causar danos fatais ao fígado, mais um motivo para que todos os remédios sejam guardados fora do alcance das crianças.

A maior desvantagem do ibuprofeno é o potencial de causar irritações no estômago. Para evitar esse efeito colateral, dê a medicação ao seu filho junto com as refeições ou com alguma bebida. Como regra geral, não use o ibuprofeno para tratar dores de estômago, pois pode piorar ainda mais o quadro.

Se o seu filho estiver com dor ou com febre, você pode iniciar o tratamento com qualquer uma das duas substâncias, a não ser que o médico tenha feito alguma recomendação diferente. Se uma delas não surtir efeito, tente a outra, mas fique atenta para dar as doses corretas; sempre espere até que seja seguro dar mais uma dose (pelo menos 4 horas no caso do paracetamol e pelo menos 6 horas no caso do ibuprofeno) e siga a programação recomendada na bula ou indicada pelo médico. Nunca dê ao seu filho analgésicos formulados para adultos, mesmo em doses reduzidas. Quando não estiver usando esses remédios, mantenha-os (assim como todos os outros) guardados em lugar seguro, fora do alcance dos pequenos. Muitas crianças adoram o gosto dos analgésicos, o que pode incentivar a superdosagem.

- Não continue a dar nenhuma medicação para além do tempo especificado na receita médica.

- Se, ao que parece, o seu filho está apresentando uma reação adversa a algum remédio, interrompa o tratamento temporariamente e consulte o médico antes de retomá-lo.

- Caso outra pessoa — seja em casa, seja na creche — fique responsável por dar a ele a medicação ao longo do dia, é preciso ter certeza de que ela está familiarizada com o protocolo de administração.

- Nunca faça de conta que os remédios são iguarias. Esse truque pode até fazer com que as doses sejam ingeridas sem escândalo, mas é capaz de levar à superdosagem caso o seu filho encontre o frasco depois e resolva se servir.

PARA MANTER A SAÚDE DOS FILHOS EM DIA

- Guarde os remédios totalmente fora do alcance de crianças, mesmo nos períodos em que precisar pegar os frascos com frequência para administrar as doses prescritas.

PARA AJUDAR OS REMÉDIOS A DESCEREM

Se você for sortuda, o seu filho é daquelas crianças que de fato gostam do ritual de tomar remédios — ou pelo menos não se opõem a isso veementemente —, que apreciam (ou toleram) o gosto desses líquidos adocicados, xaroposos, e abrem um bocão só de verem o frasco da medicação. Caso você não seja tão sortuda, é provável que o seu filho possua um sexto sentido que diz "Trave a boca completamente" quando houver algum remédio por perto. Eis o que é possível fazer para driblá-lo:

Observe a reação dele. Talvez você esteja se sentindo mal por forçá-lo a tomar um remédio que ele não suporta. Talvez você esteja antecipando mais uma luta e se sinta estressada por conta disso. É possível, ainda, que o cheiro artificial de uva esteja lhe dando náuseas. Tente ficar firme. Seja bem prática na hora de dar qualquer remédio, mostrando-se alegre e animada, se conseguir. Se você franzir as sobrancelhas, enrugar o nariz, fizer cara de medo ou preocupação, o seu filho ficará com a impressão de que algo desagradável está prestes a acontecer.

Calcule o tempo certo. A menos que você tenha sido instruída para dar a medicação junto com as refeições ou logo depois, planeje fazer isso um pouco antes da hora de comer, seja um almoço ou um lanche. Em primeiro lugar, porque o seu filho tem mais chances de aceitar a dose de um remédio quando estiver com fome. Em segundo lugar, porque se ele vomitar logo na sequência, uma quantidade menor de comida será perdida. Contudo, ofereça-lhe alguma coisa gostosa depois, a não ser que você não deva alimentá-lo imediatamente.

Mude a forma de dar o remédio. A maneira como você dá a medicação faz toda a diferença. Se o seu filho já torceu o nariz para a colher própria para dar remédios, tente usar um conta-gotas. Você também pode pedir ao farmacêutico uma seringa de plástico sem agulha que esguicha remédios na forma líquida, ou então um copinho (certifique-se de que ele possui as medidas exatas, de modo que você possa dar as doses corretas). Qualquer variação na sua abordagem é capaz de distrair o seu filho, fazendo com que ele tome a dose necessária. Contudo, não use colheres comuns.

Acerte o alvo. As papilas gustativas concentram-se na frente e no meio da língua, portanto, desvie dessas zonas sensíveis em termos de paladar, pondo o remédio mais perto da parte de trás da língua (mas não tão longe a ponto de estimular o reflexo do vômito). Outra opção boa é pôr o remédio entre a parte posterior da gengiva e a parte interna da bochecha, de onde ele deslizará com facilidade pela garganta, com o menor contato possível com as papilas gustativas. É verdade que isso requer um pouco de habilidade e talvez mais duas mãos, de modo a manter o seu filho quieto enquanto você aperfeiçoa a sua tacada.

Experimente resfriar. Pergunte ao médico se o fato de resfriar o remédio afeta a sua potência. Caso não afete, ofereça o remédio frio ao seu filho — o sabor estará menos forte. Outra opção: tente deixar as papilas gustativas dele um pouco adormecidas fazendo-o chupar um picolé logo antes de tomar a medicação.

Esconda o remédio. Como último recurso, pergunte ao médico se você pode disfarçar a medicação no meio de algum alimento ou de alguma bebida. Se ele permitir, misture o remédio a uma pequena quantidade de suco de fruta, raspadinha ou purê de maçã (purê de maçã à la amoxicilina não é tão ruim). Mas fique atenta: se resolver mesmo apelar para essa estratégia, o seu filho terá que comer ou beber a porção inteira, para receber a dose completa.

As doenças mais comuns que afetam crianças pequenas

O seu filho querido contraiu um resfriado ou alguma outra infecção? Não fique surpresa. Afinal de contas, é provável que ele — assim como a maior parte das crianças dessa idade — goste de explorar o mundo ao redor tocando em tudo o que vê pela frente. Basta um toque — e depois um esfregar de olhos ou um dedo no nariz — para que o germe que estava no carrinho do supermercado ganhe passe livre e penetre no organismo. Depois, está feito o estrago: ele desenvolve um resfriado ou outra doença comum, porque o sistema imunológico dele ainda está em formação.

Felizmente, muitas doenças que afetam as crianças pequenas são fáceis de tratar e envolvem uma recuperação rápida. A seguir, o que você precisa saber da próxima vez em que o seu filho sofrer algum baque.

RESFRIADO COMUM

Sintomas. Por sorte, a maior parte dos sintomas é leve, mas eles podem ser bem irritantes. A lista inclui:

- Coriza (a princípio, a secreção é líquida; depois, fica mais grossa e opaca, sendo às vezes amarelada ou mesmo esverdeada)

- Congestão nasal ou nariz entupido

- Espirros

- Febre baixa

- Dor de garganta ou garganta arranhando, o que não é fácil de identificar em crianças dessa idade

- Tosse seca, que pode piorar à noite e mais para o fim de um resfriado

- Cansaço, irritabilidade

- Perda de apetite

Causas. Ao contrário do que normalmente se pensa, os resfriados não surgem depois que as pessoas passam frio, estão mal-agasalhadas no inverno, ficam com os pés molhados, expõem-se a correntes de ar frio e por aí vai. Os resfriados — também conhecidos por infecções do trato respiratório superior — são causados pelos rinovírus. Esses vírus são transmitidos por contato direto (por exemplo: uma criança resfriada esfrega o nariz cheio de secreção com a mão e em seguida dá a mão para outra criança, passando a infecção); por meio de gotículas oriundas de espirros e tosses; ou pelo contato com algum objeto contaminado (como, por exemplo, um brinquedo que foi posto na boca primeiro por uma criança resfriada e depois por uma criança sadia). Há mais de duzentos vírus conhecidos por causarem o resfriado, o que explica por que ele é tão comum.

Em geral, o período de incubação é de um a quatro dias. O resfriado costuma ser mais contagioso um dia ou dois antes dos sintomas aparecerem, mas também pode ser transmitido quando já está em ação. Quando o nariz, que estava escorrendo, seca, a doença se torna menos contagiosa.

Duração. Em média, o resfriado comum dura de sete a dez dias, sendo que o terceiro dia geralmente é o pior. Uma tosse seca, residual, que aparece sobretudo à noite e mais para o final do resfriado, pode persistir por mais tempo.

Tratamento. Não existe cura conhecida para o resfriado comum, mas os sintomas podem ser tratados, conforme a necessidade, com:

- Gotas de solução salina para amenizar o muco seco que pode estar obstruindo as narinas do seu filho.

- Umidificação para ajudar a limpar as vias nasais. À noite, utilize um umidificador de ar no quarto dele.

- Pomadas hidratantes, espalhadas com delicadeza nas bordas das narinas e abaixo do nariz, para prevenir as rachaduras e o ardor.

- Elevação da cabeceira do berço, por meio de travesseiros postos sob o colchão, para facilitar a respiração.

- Paracetamol ou ibuprofeno para baixar a febre, se necessário (o que não costuma acontecer no caso de resfriados). Consulte o médico para saber as diretrizes.

- Bastante líquido, especialmente os mornos (a canja de galinha é de fato eficiente para aliviar os sintomas dos resfriados), e uma dieta nutritiva. Ofereça todos os dias comidas e bebidas ricas em vitamina C. Pequenas refeições frequentes talvez sejam mais convidativas do que três refeições pesadas. Apesar de tudo o que você possa ter ouvido, não é necessário limitar a ingestão de laticínios durante os resfriados. Eles não aumentam a produção de muco na maioria das pessoas.

Prevenção. A melhor maneira de prevenir os resfriados é lavando as mãos do seu filho regularmente. Caso não exista uma pia por perto, um pouco de álcool em gel ou lenços umedecidos ajuda, embora isso não seja tão eficiente quanto água e sabão para eliminar os germes. Quando possível, deixe o seu filho afastado de pessoas resfriadas. Use um desinfetante para limpar as superfícies que podem estar contaminadas e siga outras dicas para prevenir a transmissão de doenças (veja na página 495). Contudo, lembre-se de que nada protegerá totalmente o seu filho contra os vírus do resfriado. Em média, as crianças têm de seis a oito resfriados por ano, sendo que algumas chegam a ter nove ou dez, o que não é motivo para preocupação, contanto que o crescimento e o desenvolvimento estejam normais.

Boas notícias quanto àquele nariz que não para de escorrer

Qual poderia ser o lado positivo do seu filho ter três resfriados em dois meses? Bom, a exposição aos germes — e a enfermidade resultante disso — desenvolve o sistema imunológico das crianças, deixando-o mais forte a longo prazo e ajudando-as a se defender melhor contra o germe seguinte que lhes atravessar o caminho. Em outras palavras, você pode pensar no nariz cheio de secreção de hoje como um investimento para um futuro mais saudável.

Quando ligar para o médico. Em geral, não há necessidade de ligar para o médico por conta de um simples resfriado, mas, se o seu filho apresentar algum dos sintomas listados a seguir, um telefonema para o pediatra pode ser uma boa ideia, pelo menos para que você fique mais tranquila:

- Letargia extrema
- Apetite zero
- Dificuldade para dormir, muita agitação durante a noite ou dor que leva a acordar de madrugada
- Mau cheiro, secreção esverdeada ou amarelada vindo do nariz ou da tosse
- Dificuldade para respirar
- Respiração mais acelerada do que o normal
- Desconforto no peito
- Tosse que só piora ou continua ao longo do dia, depois que os outros sintomas já desapareceram
- Dor de garganta, dificuldade para engolir ou garganta vermelha
- Gânglios inchados no pescoço
- Gestos de puxar as orelhas ao longo do dia ou da noite
- Febre acima de 38,8°C ou febre baixa por mais de quatro dias
- Sintomas que duram mais de dez dias

Se o seu filho parece ter um resfriado permanente, um nariz que não para de escorrer, resfriados muito frequentes ou que duram muito tempo (principalmente quando são acompanhados de olheiras), converse com o médico sobre a possibilidade de isso estar sendo causado por algum tipo de alergia.

O cigarro que você fuma é prejudicial para a saúde do seu filho

Crianças que são fumantes passivas, expostas regularmente à fumaça do cigarro e à fumaça que fica impregnada nas roupas e em outras fibras, estão mais suscetíveis a desenvolver asma, amigdalite, infecções respiratórias, infecções de ouvido e infecções bacterianas e virais capazes de levar a uma internação. Em geral, apresentam maior probabilidade do que as outras crianças de ter uma saúde mais fraca. Como um grupo, também pontuam menos na capacidade de raciocínio e nos ditados. Ao que tudo indica, filhos de fumantes têm, ainda, mais chances de desenvolver câncer de pulmão ao longo da vida. Além desses riscos, fumar na frente de crianças pequenas oferece um exemplo perigoso. Ao verem alguém que elas amam fumando, as crianças têm mais probabilidade de se tornarem fumantes, com todos os sérios riscos que isso implica na questão da expectativa de vida. Portanto, reveja imediatamente seus hábitos caso você fume e não permita que fumem na sua casa ou perto do seu filho.

INFECÇÃO DE OUVIDO

Sintomas. Também conhecida como otite média aguda, a infecção de ouvido ocorre quando o ouvido médio (entre o tímpano e o ouvido interno) fica obstruído por algum fluido, tornando-se infectado e inflamado. Ao ser examinado pelo médico (não é possível enxergar isso externamente), o tímpano tem uma aparência rosada no início da infecção e depois fica vermelho e abaulado. Os sintomas incluem:

- Dor, em geral pior à noite, porque o fato de se deitar altera a pressão no ouvido (o seu filho pode reclamar ou então puxar, esfregar ou agarrar a orelha afetada)
- Febre
- Cansaço
- Mau humor e irritabilidade

Se a infecção persistir ou piorar, é capaz de haver perfuração do tímpano (surgimento de uma pequena ruptura, que em geral cicatriza em menos de uma semana). Caso isso aconteça, um pus que costuma ter traços de sangue pode penetrar (e ser visto) no canal auditivo. A perfuração aliviará a pressão e, portanto, a dor, mas o tratamento da infecção ajudará a prevenir danos adicionais. Logo, é fundamental que você fale com o médico se suspeitar de uma ruptura. Um dos sinais são crostas que se acumulam dentro e em volta do ouvido.

Muitas vezes, mesmo depois do tratamento, o fluido permanece no ouvido médio — é a chamada otite média com efusão. Os sintomas incluem perda auditiva (pode ser que o seu filho não consiga responder de forma consistente aos sons, tal como a sua voz). Embora seja tipicamente temporária (com duração média de quatro a seis semanas), a perda de audição pode se tornar permanente caso a enfermidade fique sem tratamento por muitos meses, em especial se houver também episódios frequentes de infecção.

Tubos de ventilação

Às vezes, o fluido que se acumula nos ouvidos das crianças parece não ter fim, mesmo com tratamento — e em alguns casos as infecções de ouvido continuam reaparecendo, em parte porque esse fluido nunca some completamente. Isso implica não apenas vários ciclos de antibiótico, mas também um potencial para deficiência auditiva e atrasos na fala. Se houver persistência de fluido no ouvido médio por mais de três meses, infecções de ouvido recorrentes (em geral mais de quatro a cinco num período de 12 meses) e/ou se a audição for afetada (por conta do fluido persistente), pode ser que o médico recomende a inserção de tubos de ventilação. Esses tubos minúsculos (cada um do tamanho de dois pontos de exclamação lado a lado) são colocados por um otorrino-pediatra num pequeno buraco do tímpano, depois de o fluido ter sido drenado. Aplica-se uma anestesia geral, mas a cirurgia em si demora apenas alguns minutos (em geral num paciente não internado). Você pode esperar que o seu filho já volte às atividades normais no dia seguinte. Os tubos costumam cair por conta própria de seis a 18 meses após a inserção, mas enquanto estão no lugar evitam que haja acúmulo de fluido e de bactérias, reduzindo a incidência de infecções e o risco de perda auditiva.

Tenha em mente, porém, que o médico provavelmente não recomendará a colocação dos tubos caso o seu filho tenha apenas um fluido persistente no ouvido médio e uma quantidade mínima de perda auditiva, sem infecções de ouvido recorrentes. Isso porque não está comprovado que essa intervenção melhore a fala e as habilidades linguísticas nessas crianças, e a maioria dos médicos prefere o método "esperar para ver" antes de partir logo para os tubos. A única exceção seriam as crianças que também apresentam atrasos no desenvolvimento, retardando a fala (como autismo, por exemplo). Os especialistas concordam que essas crianças se beneficiam muito de qualquer recurso que melhore a audição e, consequentemente, a fala. Converse com o seu pediatra sobre os riscos e os benefícios de se colocarem tubos de ventilação nos ouvidos do seu filho.

Causas. Em geral, as infecções de ouvido são infecções secundárias causadas por algum resfriado ou outra infecção do trato respiratório superior (ou, às vezes, uma alergia) que fazem com que o revestimento da trompa de Eustáquio — canal que liga o ouvido médio ao nariz e à parte posterior da garganta — inche, fique congestionado e acumule fluido. O fluido se transforma em terreno fértil para os germes causadores de infecções. Por trás do tímpano inflamado, o acúmulo de pus e de muco produzidos pelo corpo na tentativa de combater a infecção promove a dor de ouvido.

Crianças pequenas e crianças na fase pré-escolar têm mais probabilidade do que os adultos de desenvolver infecções de ouvido, porque suas trompas de Eustáquio são estreitas e curtas (permitindo que os germes trafeguem com maior rapidez e possibilitando que elas fiquem bloqueadas com mais facilidade), além de horizontais em vez de inclinadas (dificultando a drenagem). Fora isso, as crianças dessa faixa etária em geral contraem mais resfriados e outras doenças respiratórias do que as crianças mais velhas e os adultos.

Duração. Embora a dor, a febre e outros sintomas geralmente diminuam ou desapareçam logo depois que o tratamento é iniciado, talvez sejam necessários dez dias de uso de antibiótico para curar uma infecção de ouvido aguda. O fluido pode permanecer no ouvido médio por muito mais tempo.

Tratamento. Caso você suspeite de uma infecção de ouvido, ligue para o médico para marcar uma consulta para ele examinar os ouvidos do seu filho. Se a infecção for grave, o médico provavelmente prescreverá um ciclo de antibiótico (o método "esperar para ver" costuma se aplicar apenas a crianças acima de 2 ou 3 anos).

Quer seja receitado o uso de antibiótico para o seu filho ou não, é bem provável que o médico recomende a administração de paracetamol ou ibuprofeno para alívio da dor e da febre. Compressas de água fria ou de água quente também podem ser utilizadas para amenizar a dor. Outro recurso útil é elevar a cabeça do seu filho na hora de dormir, colocando travesseiros sob o colchão do berço.

Ao final do ciclo de tratamento, o médico talvez queira avaliar novamente os ouvidos dele. Por mais que em geral a infecção desapareça rápido com o uso de antibiótico, em cerca de uma a cada dez crianças os ouvidos permanecem com fluido por três meses ou mais depois de a infecção ter sumido (otite média com efusão), caso em que os tubos de ventilação podem ser recomendados (ver o quadro anterior), principalmente se a audição estiver comprometida.

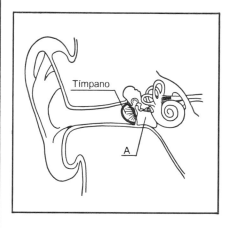

Nas crianças, a maior parte das infecções de ouvido acontece no ouvido médio, a câmara minúscula (A) que fica na extremidade do canal auditivo externo. O tímpano é a parede que separa o ouvido externo do ouvido médio.

Prevenção. Eis o que você pode fazer no sentido de reduzir os riscos para o seu filho:

- Evitar que ele seja um fumante passivo, o que o torna mais vulnerável a infecções de ouvido.

- Reduzir a exposição, tanto quanto possível, aos germes, uma vez que até mesmo os resfriados comuns podem levar a infecções de ouvido.

Isso implica ficar longe de crianças doentes e lavar as suas mãos e as do seu filho com frequência.

- Estar em dia com as vacinas do seu filho. A vacina pneumocócica, que é dada para prevenir infecções graves, como pneumonia e meningite, também pode reduzir o risco de infecções de ouvido.

- Parar de dar mamadeira ao seu filho quando ele completar 1 ano, ou logo depois, e evitar que ele tome mamadeira (principalmente as sem ventilação) ou beba de copinhos com tampa quando estiver deitado. Esses hábitos podem aumentar o risco de infecções de ouvido, o que não acontece quando as crianças mamam no peito.

- Limitar ou eliminar o uso de chupetas, já que isso também pode aumentar o risco de infecções de ouvido.

Quando ligar para o médico. Caso você suspeite de uma infecção de ouvido, o que não é uma emergência, ligue durante o horário comercial. Ligue de novo se o seu filho não estiver se sentindo melhor depois de três dias (com ou sem antibiótico) ou se a infecção parece melhorar e em seguida retorna, o que pode ser um sinal de infecção crônica. Ligue também caso note alguma perda auditiva.

Probióticos com antibióticos?

Infelizmente, não importa quantas vezes você lava as mãozinhas do seu filho nem quanto álcool em gel você usa, o fato é que mais cedo ou mais tarde ele vai contrair alguma infecção que requer o uso de antibióticos. Embora os antibióticos sejam excelentes para eliminar infecções bacterianas, em geral eles não são tão inteligentes assim — não são capazes de fazer a distinção entre bactérias causadoras de infecções e outras bactérias benignas para o organismo. Isso significa que, junto com as bactérias nocivas que são eliminadas, algumas bactérias boas e muito importantes — especialmente as que se encontram no trato digestivo — acabam sendo destruídas também. Há, ainda, mais um ponto negativo, muito inconveniente e desagradável, que pode vir junto: a diarreia.

Uma forma de minimizar a diarreia relacionada ao uso de antibióticos (além de investir em fraldas superabsorventes) é dar probióticos ao seu filho. Os probióticos (culturas ativas vivas, como lactobacilos ou bifidobactérias, por exemplo) são exatamente o que o nome diz: bactérias benéficas (ou "pro") que ajudam a contrabalançar os efeitos negativos dos antibióticos. As pesquisas mostram que usar esse recurso reduz em cerca de 75% os episódios de diarreia causados pelo uso desse tipo de medicação. Por isso, os pediatras costumam recomendar que as crianças tomem probióticos sempre que estiverem fazendo uso de algum antibiótico. Mais um motivo: os probióticos previnem o crescimento excessivo de fungos (responsáveis pelas irritações no lugar da fralda, causadas por cândida), o que pode ser desencadeado pelo uso desses remédios.

Contudo, não é apenas isso que os probióticos fazem. Eles também podem combater a diarreia e a prisão de ventre comuns, a sinusite e outras infecções respiratórias, infecções do trato urinário e às vezes até asma e eczema. Além disso, acredita-se que os probióticos melhorem o sistema imunológico em geral, fazendo com que seja mais difícil o seu filho ficar doente por conta de alguma dessas afecções. Pense nos probióticos como corpos de reserva — reforços enviados para aumentar o número de bactérias positivas e impedir o aparecimento de bactérias causadoras de doenças. Esses soldadinhos do bem também ajudam a fortalecer o revestimento do intestino, de forma que os germes nocivos não consigam passar para a corrente sanguínea. Os probióticos podem, ainda, mudar a flora intestinal, tornando-a mais ácida e, portanto, menos favorável à proliferação de bactérias ruins.

A fonte mais óbvia de probióticos é o iogurte, mas fique atenta para escolher marcas que trazem culturas ativas vivas, o que precisa constar no rótulo. Uma boa opção é pedir ao pediatra que recomende algum suplemento probiótico para o seu filho. Pergunte, também, com que frequência isso deve ser dado, quando deve ser administrado (se os probióticos não devem ser dados no mesmo momento que os antibióticos) e como deve ser armazenado (em geral, na geladeira).

GRIPE

Sintomas. A gripe é uma infecção viral contagiosa. Os sintomas incluem:

- Febre
- Tosse seca
- Dor de garganta (o seu filho pode não querer comer nem beber nada ou pode parecer estar com dor na hora de engolir)
- Nariz escorrendo ou nariz entupido
- Dores musculares
- Dor de cabeça
- Cansaço extremo, letargia
- Arrepios
- Perda de apetite
- Às vezes, em crianças pequenas, vômitos e diarreia

Causas. A gripe é causada pelo vírus influenza, e diferentes cepas (ou, raramente, novas cepas, como o vírus H1N1) circulam a cada ano. O seu filho pode pegar gripe ao entrar em contato com alguém infectado (principalmente se a pessoa espirrar ou tossir perto dele) ou ao tocar em algum objeto (um brinquedo, um copinho com tampa) no qual uma pessoa infectada tocou. O período de incubação da gripe costuma ser de dois a cinco dias. Em geral, os sintomas duram cerca de uma semana, embora alguns possam persistir por até duas semanas.

Dor de garganta

Não é muito comum que crianças abaixo dos 2 anos de idade tenham faringite, uma infecção bacteriana que afeta as amígdalas e a garganta, mas pode acontecer. Como é difícil que as crianças dessa faixa etária reclamem de dores na garganta (falta a elas vocabulário e consciência corporal), você terá que observar outros indícios. Se o seu filho passar a rejeitar alimentos e bebidas (pode ser difícil engolir), se estiver com gânglios inchados no pescoço, pontinhos brancos nas amígdalas e apresentar febre (há, ainda, quem vomite), ligue para o médico — um exame de cultura de material da garganta pode ser indicado. Enquanto isso, alivie a dor e baixe a febre administrando paracetamol ou ibuprofeno, ofereça bastante líquido e use um umidificador de ar no quarto dele (o ar úmido ajuda a amenizar a dor de garganta).

Tratamento. O tratamento inclui ingestão de líquidos e descanso. Para aliviar os sintomas da gripe, umidifique o ar do quarto do seu filho e dê a ele paracetamol ou ibuprofeno, apenas conforme a necessidade, para dor ou febre alta. Não dê aspirina nem qualquer outra medicação que contenha aspirina ou salicilatos. Um remédio antiviral pode ser prescrito para crianças com sintomas graves ou com alto risco de complicações, mas para ser eficiente ele precisa ser usado nas primeiras 48 horas.

Prevenção. Uma vez que as complicações da gripe são mais sérias em crianças abaixo dos 5 anos, você deve fazer tudo o que puder para evitar que o seu filho contraia o vírus. Isso inclui vaciná-lo contra a gripe (veja na página 452) e garantir que toda a família também seja vacinada, além de quem cuida dele. É preciso, ainda, lavar as mãos com frequência e ficar longe de pessoas adoentadas.

Quando ligar para o médico. Ao suspeitar que o seu filho contraiu uma gripe (primeiro verifique a lista de sintomas, caso não tenha certeza), ligue para o médico.

LARINGITE

Sintomas. A laringite (laringotraqueobronquite) é uma infecção que costuma aparecer mais no fim do outono e no inverno e causa inflamação na laringe e na traqueia. As vias aéreas logo abaixo das cordas vocais ficam inchadas e muito estreitas. Os sintomas incluem:

- Dificuldade para respirar ou respiração ruidosa. Você talvez ouça um chiado estridente quando o seu filho inspira, chamado estridor.

- Tosse forte, de cachorro, que parece o som de uma foca. Geralmente aparece à noite.

PARA MANTER A SAÚDE DOS FILHOS EM DIA

Para conter os germes

Os germes têm um jeito todo especial de se infiltrar, especialmente em meio a famílias com crianças pequenas. Eles são quase que a única coisa que as crianças dessa idade compartilham sem dificuldade. A seguir, algumas dicas de como você pode ajudar a conter os germes, antes que eles deixem a sua família toda de cama:

- **Insista na importância de lavar as mãos.** Lavar as mãos talvez seja a medida mais eficaz para conter a transmissão das doenças, então faça disso uma regra dentro de casa — quer os membros da família estejam doentes, quer não estejam. Você provavelmente já entende do riscado, mas vale a pena convencer a sua família: as mãos devem ser lavadas antes de tocar na boca, no nariz ou nos olhos; antes de comer e de manusear alimentos; depois de assoar o nariz ou tossir, depois de ir ao banheiro ou ter contato com alguém que está doente. Caso não exista uma pia por perto, tenha álcool em gel ou lenços umedecidos sempre à mão para quando não for possível lavá-la ou para quando você não estiver em casa.

- **Reforce que os lenços de papel devem ficar no seu lugar.** Os membros da família que estão doentes costumam deixar um rastro de lenços usados atrás de si? Agindo dessa forma, estão deixando também um rastro de germes pelo caminho. Os lenços devem ser jogados num lixo com tampa imediatamente após o uso.

- **Afaste quem está doente.** Sempre que possível (o que acaba sendo difícil), tente isolar quem está doente do resto da família, pelo menos nos primeiros dias de uma doença contagiosa.

- **Peça para cobrirem a boca ao tossir.** Se eles ainda não conseguem espirrar ou tossir num lenço de papel, treine a sua tropa para fazer isso nos cotovelos e não nas mãos.

- **Restrinja o que é compartilhado.** Cada um deve ter as suas próprias coisas no banheiro (o seu copinho, a sua escova de dente, a sua toalha) e à mesa (nada de dividir copos, colheres, garfos, tigelas ou pratos).

- **Fique atenta às superfícies.** Passe com frequência um desinfetante nas superfícies que podem estar contaminadas, como torneiras de banheiro, telefones, brinquedos, teclados e maçanetas, principalmente caso alguém dentro de casa esteja doente.

- Retrações (a pele entre as costelas é visivelmente sugada para dentro a cada inspiração).

- Febre.

- Rouquidão.

- Nariz entupido (sintomas parecidos com os do resfriado podem aparecer primeiro).

- Irritabilidade.

Causas. Mais comum na primeira infância, a laringite em geral é causada pelo vírus da parainfluenza, um vírus respiratório, embora também possa ser causado por outros vírus respiratórios, incluindo o influenza. A doença é transmitida da mesma forma que outros germes contagiosos: o seu filho pode ficar exposto ao entrar em contato com outra criança que esteja com laringite (principalmente por meio de um espirro ou de uma tosse) ou ao tocar em alguma coisa que uma criança infectada tocou (os germes conseguem sobreviver em superfícies e brinquedos, por exemplo).

Duração. A laringite dura de alguns dias a uma semana e ainda pode retornar.

Tratamento. Embora a tosse às vezes pareça assustadora, algumas medidas simples costumam aliviar o desconforto entre as crianças:

- Inalação de vapor. Leve o seu filho até o banheiro, ligue a água quente do chuveiro, feche a porta e peça que ele respire fundo. Continue, se possível, até que a tosse de cachorro melhore.

- Ar fresco e úmido. Numa noite de clima agradável, leve o seu filho para tomar ar fresco durante 15 minutos. Ou então abra o congelador e deixe que ele respire o ar gelado por alguns minutos.

- Umidificação. Umidificar o quarto do seu filho pode facilitar a respiração.

- Posição vertical. Tente mantê-lo por um tempo na posição vertical, já que

isso é capaz de ajudar na respiração. Você pode usar travesseiros adicionais sob o colchão, para apoiá-lo durante a noite.

- Colo e apoio. Faça o seu melhor para minimizar o choro do seu filho, uma vez que isso pode piorar ainda mais os sintomas.

Quando ligar para o médico. Ao suspeitar que o seu filho está com laringite, ligue para o médico, principalmente se for o primeiro episódio. Caso seja uma ocorrência repetida, siga as instruções que você recebeu anteriormente. Ligue também se:

- O vapor ou o ar fresco não eliminarem a tosse de cachorro.

- O seu filho estiver sem cor (se houver um matiz azulado ou acinzentado em volta da boca dele, do nariz ou das unhas).

- O seu filho estiver com dificuldade para respirar (principalmente durante o dia) ou se você observar retrações (quando a pele entre as costelas é sugada para dentro a cada respiração).

- Houver estridor (som estridente e musical ao respirar) durante o dia, ou estridor noturno que não melhora imediatamente após exposição a vapor ou ao frio.

Se a laringite do seu filho for muito grave, o pediatra pode prescrever uma dose de esteroides para aliviar o inchaço nas vias respiratórias e facilitar a respiração.

PRISÃO DE VENTRE

Sintomas. A medição de tempo não é tudo quando o assunto é evacuação. Na verdade, para diagnosticar a prisão de ventre, o que importa é a qualidade e não a frequência. Uma criança que fica alguns dias sem fazer cocô não está necessariamente "entupida", da mesma forma que uma criança que evacua duas vezes por dia não está necessariamente com diarreia. Se as fezes saem com facilidade e parecem normais, tudo está correndo bem, ainda que num passo mais devagar. Por outro lado, se o seu filho está produzindo fezes pequenas, redondas e duras, que parecem impor dificuldade para passar (caretas, grunhidos e dor ao fazer força são indícios disso), o diagnóstico está mais para prisão de ventre.

Causas. Algumas crianças, assim como alguns adultos, têm mais tendência a desenvolver prisão de ventre do que outras. Contudo, a prisão de ventre muitas vezes ocorre quando a pessoa não come uma quantidade suficiente de alimentos com alto teor de fibras, quando não bebe uma quantidade suficiente de líquidos e não pratica muita atividade física. O resultado final são fezes secas e duras que se acumulam na parte inferior do intestino. A prisão de ventre também pode aparecer durante ou depois de alguma doença (porque a criança não está comendo, bebendo nem se exercitando direito), além de ser um dos efeitos colaterais de alguns remédios. A fase em que se desfralda a criança também pode levar a prisão de ventre (quanto mais tempo ela prende o cocô, mais duro e seco ele fica, além de mais difícil e doloroso para passar).

Com frequência, o ciclo de prisão de ventre se retroalimenta: o cocô é duro e doloroso para passar, então a criança prende. Quanto mais ela prende, mais o cocô se acumula, ficando ainda mais duro e doloroso para passar.

Tratamento. Para ajudar o seu filho a voltar para os trilhos (ou, em primeiro lugar, para prevenir as prisões de ventre), tente o seguinte:

- Fibras. Sirva alimentos ricos em fibra, como frutas frescas (peras e kiwis maduros são muito eficientes), frutas secas picadas (em especial uvas passas, ameixas, damascos e figos), legumes e grãos integrais. Evite servir grãos refinados, como pão e arroz branco, que podem obstruir as vias.

- Probióticos. Essas bactérias benéficas podem ajudar a imprimir movimento novamente às coisas e mantê-las em funcionamento. Dê ao seu filho iogurtes que contenham culturas ativas e consulte o pediatra para saber se os suplementos probióticos podem ser também uma boa ideia.

- Líquidos. Certifique-se de que o seu filho está ingerindo uma quantidade suficiente de líquidos (pelo menos um litro por dia), principalmente se faz pouco tempo que ele parou de tomar mamadeira (muitas crianças passam a beber muito menos depois de migrarem para os copinhos). Alguns sucos de fruta são muito benéficos, como o suco de ameixa ou de pera, da mesma forma que a água. Contudo, limite a ingestão de leite de vaca para os recomendados dois copos por dia, uma vez que os sais de cálcio podem endurecer as fezes.

O QUE ESPERAR DO SEGUNDO ANO

- Exercício. Embora não seja necessário matricular o seu filho na academia, verifique se o dia dele todo não é gasto na cadeirinha do carro ou no carrinho. O movimento ajuda o sistema digestivo dele a se movimentar também.

- Lubrificação. Passar um pouco de vaselina no orifício anal pode ajudar as fezes a saírem com mais facilidade.

- Medicação. Se todo o resto não surtir efeito, pergunte ao pediatra se é possível dar ao seu filho um amolecedor de fezes, como Metamucil, por exemplo. Caso isso também não funcione, pode ser que o pediatra recomende o uso de um laxante. Não dê nenhum remédio — nem mesmo um supositório ou enema — sem consultá-lo.

Quando ligar para o médico. Embora uma dificuldade ocasional para evacuar não seja um grande problema, ligue para o médico quando:

- O seu filho não evacua há quatro ou cinco dias.

- A prisão de ventre está acompanhada de dor abdominal ou vômitos.

- Há sangue nas fezes ou em volta delas.

- A prisão de ventre for crônica e os tratamentos nutricionais descritos anteriormente se mostrarem ineficazes.

A prisão de ventre crônica pode ser muito dolorosa e pode afetar o apetite, o sono e o humor do seu filho. Algumas crianças que sofrem de prisão de ventre também desenvolvem fissuras anais que sangram e fazem com que as fezes apresentem marcas de sangue. Quando a prisão de ventre passar, as fissuras devem ficar boas.

DIARREIA

Sintomas. Quando o cocô do seu filho flui com muita liberdade (fezes moles, líquidas, que aparecem várias vezes por dia), ele está com diarreia. Outros sintomas incluem coloração e/ou odor diferentes do habitual, muco nas fezes e/ou vermelhidão e irritação ao redor do reto. Quando a diarreia persiste por varios dias até uma semana, pode ocorrer desidratação e perda de peso. Saiba que algumas crianças evacuam com mais frequência do que outras, mas se o aspecto das fezes estiver normal, o seu filho não está com diarreia.

Sinais de desidratação

Quando as crianças perdem líquido através de diarreia e/ou de vômitos, podem ficar desidratadas e precisar de tratamento imediato com soros reidratantes, como Pedialyte, por exemplo. Ligue para o médico se notar algum dos sinto-

mas a seguir em uma criança que está vomitando, está com diarreia, febre ou alguma outra enfermidade:

- Mucosas secas (talvez você note lábios rachados).

- Choro sem lágrimas.

- Diminuição do volume urinário. Menos de seis fraldas molhadas em 24 horas ou fraldas secas durante duas a três horas devem alertá-la para a possibilidade de que a quantidade de urina eliminada esteja excepcionalmente baixa (o xixi também pode aparecer mais escuro nas fraldas). Se o seu filho já vai ao banheiro, essa possibilidade pode ser sinalizada quando ele estiver usando o penico com menos frequência e/ou quando a urina estiver mais escura ou mais amarela do que o normal.

- Apatia.

  Outros sinais aparecem conforme a desidratação progride. Eles indicam a necessidade de tratamento médico imediato. Não hesite em ligar para o médico ou levar o seu filho para um pronto-socorro se notar algum dos sintomas a seguir. Enquanto estiver tentando localizar o médico ou estiver a caminho do pronto-socorro, se possível dê ao seu filho soro para reidratação.

- Pele das mãos e dos pés frias e com manchas.

- Mucosas muito secas (boca seca, lábios rachados, olhos ressecados).

- Inquietação extrema ou sonolência incomum.

- Nada de eliminação de urina (as fraldas estão secas) por seis horas ou mais.

Causas. A diarreia acontece com mais frequência quando o seu filho pega algum vírus, quando ele come alguma coisa que irrita o aparelho digestivo ou quando se excede ao ingerir frutas (suco de maçã é um dos culpados mais comuns). Uma alergia ou intolerância alimentar (a leite, por exemplo) também pode causar diarreia, além de certos remédios, como antibióticos. Quando a diarreia dura mais do que seis semanas — depois de todas as possibilidades anteriores serem descartadas —, é chamada de intratável e pode estar associada a hipertireoidismo, fibrose cística, doença celíaca, deficiências enzimáticas ou outros distúrbios.

Método de transmissão. A diarreia causada por micro-organismos costuma ser transmitida por meio do caminho fezes-mão-boca ou por alimentos contaminados. Ela também pode ser desencadeada por alergia ou intolerância a certos alimentos e bebidas ou pelo consumo excessivo deles.

Duração. Fezes mais moles do que o normal, de vez em quando (com duração de poucas horas a alguns dias), não são motivo de preocupação. Alguns casos intratáveis podem durar indefinidamente, até que a causa subjacente seja descoberta e corrigida.

Tratamento. Para tratar a diarreia:

- Ofereça bastante líquido. Tente fazer com que o seu filho tome pelo menos 100 mililitros de líquido a cada hora. Leite, suco de uva verde (provavelmente uma escolha melhor do que suco de maçã em casos de diarreia) ou água podem ser o suficiente em casos leves. Em casos mais graves, ou se os vômitos também estiverem presentes, dê ao seu filho soro reidratante, como Pedialyte. Se ele não quiser tomar esse tipo de líquido, tente usar uma seringa para direcioná-lo para o fundo da boca, onde o gosto será menos perceptível.

- Alimente-o da forma correta. Casos leves de diarreia tendem a melhorar com mais rapidez quando alimentos sólidos continuam sendo dados. Já os casos mais graves (com ou sem vômitos) costumam requisitar soro reidratante no primeiro dia, seguido por uma retomada lenta da dieta normal nos dias seguintes.

- Medique-o. Se a diarreia for causada por um problema médico subjacente, o pediatra indicará o tratamento. Talvez seja prescrito um antibiótico para combater infecções bacterianas e parasitárias, mas não se costuma dar nenhuma medicação para crianças pequenas em casos de diarreias simples. Não dê nenhum remédio ao seu filho para tratar a diarreia, a menos que isso tenha sido recomendado ou prescrito pelo médico.

- Recorra aos probióticos. As pesquisas sugerem que os probióticos ajudam a prevenir ou tratar a diarreia em crianças. Dar ao seu filho iogurtes que contenham culturas vivas ou dar a ele suplementos probióticos (em gotas ou em pó) — especialmente durante o tratamento com antibiótico — pode ajudar a prevenir ou tratar casos de diarreia.

Prevenção. Previna as diarreias da seguinte forma:

- Restringindo alimentos (como frutas), bebidas (como sucos) e remé-

dios que desencadeiam quadros de diarreia.

- Dando probióticos regularmente.

- Seguindo as orientações de segurança alimentar (veja na página 168).

- Lavando as mãos minuciosamente depois de ir ao banheiro ou trocar fraldas.

Quando ligar para o médico. Ligue para o médico se o seu filho:

- Mostrar sinais de desidratação (ver o quadro anterior).

- Estiver vomitando há mais de 24 horas.

- Não quiser tomar líquidos.

- Estiver produzindo fezes com sangue ou se estiver com vômito esverdeado, sanguinolento ou que parece borra de café.

- Estiver com o abdômen inchado ou se parece haver algo mais do que um leve desconforto abdominal.

INFECÇÃO DO TRATO URINÁRIO (ITU)

Sintomas. Os sintomas das ITUs — às vezes difíceis de identificar em crianças pequenas — incluem vontade frequente de urinar e dor ao fazê-lo, sangue na urina, dor na parte inferior do abdômen, letargia, urina com cheiro incomum e/ou febre.

Causas. As ITUs ocorrem quando bactérias penetram na uretra — canal que leva a urina da bexiga para o meio externo —, causando infecção. Como a uretra é mais curta nas mulheres e as bactérias podem trafegar por ela com mais facilidade, as meninas desenvolvem ITUs com muito mais frequência do que os meninos (e quando eles de fato apresentam esse tipo de infecção, o mais provável é que seja resultado de alguma anormalidade no trato urinário). A ingestão inadequada de líquidos também pode levar a ITUs.

Tratamento. O tratamento preferencial é com antibiótico. Também se incentiva a ampla ingestão de líquidos.

Prevenção. Para prevenir as ITUs, tome bastante cuidado ao fazer a troca de fraldas. Limpe sempre da frente para trás e lave as mãos antes e depois

desse processo. Além disso, garanta que o seu filho tome uma quantidade suficiente de líquido e que suas fraldas sejam trocadas com frequência. Evite usar espumas de banho e sabonetes que possam causar algum tipo de irritação. Sucos de frutas cítricas, como suco de laranja, por exemplo, podem promover ITUs, bem como bebidas com cafeína e bebidas gasosas, que, de todo modo, não são boas para crianças pequenas.

Quando ligar para o médico. Assim que você notar sintomas de uma possível ITU, ligue para o médico.

As doenças crônicas mais comuns

ALERGIA

O que é? O nariz não para de escorrer há algumas semanas, uma tosse irritante parece não ter fim — e nada que você faça é capaz de impedir que os dedinhos do seu filho cocem os olhos lacrimejantes e vermelhos. A princípio, você tinha certeza de que essa criaturinha fungadora estava resfriada, mas agora já começa a se perguntar: será que é alergia? Na verdade, é muito difícil fazer a distinção entre resfriados e alergias: ambos podem causar coriza, espirros, tosses e ainda deixar o seu filho se sentindo mal. Contudo, trata-se de problemas muito diferentes. Enquanto os resfriados são infecções causadas por vírus que se espalham com rapidez, as alergias acontecem quando o sistema imunológico reage de forma exagerada a substâncias normalmente inócuas.

Substâncias alergênicas comuns incluem mofo, ácaros, pelos de animais, pólen e certos alimentos. Se o seu filho for alérgico a alguma coisa, o organismo dele tratará a substância como se fosse um invasor. No intuito de combater o invasor, o sistema imunológico produzirá anticorpos que desencadeiam a liberação na corrente sanguínea de uma proteína chamada histamina. É a histamina que causa os sintomas alérgicos.

Estima-se que entre 10% e 20% das crianças têm ou terão alergia em algum momento da vida, sendo que o histórico familiar desempenha um papel importante nesse sentido. Se um dos pais é alérgico, o filho tem 25% de chance de também ser. Se ambos os pais são alérgicos, as chances sobem para pelo menos 50%. A forma como as alergias se expressam costuma ser diferente em vários membros da família. Um pode ter febre, outro pode ter asma, ao passo que um terceiro pode desenvolver urticária ao comer morangos. As substâncias alergênicas penetram no organismo das crianças por meio de inalação (de pólen ou pelo de animal, por exemplo), ingestão (de nozes, leite, trigo, clara de ovo, produtos à base de soja ou outros alimentos alergênicos, bem como pelo uso de medicamentos, tais como penicilina), picadas (de uma vacina ou de uma abelha) ou contato com a pele (joias feitas de níquel, roupas de lã).

Os sintomas das alergias variam, dependendo da parte do corpo e do sistema afetado:

- Trato respiratório superior (nariz e garganta): coriza líquida (oficialmente chamada de rinite alérgica); dor de garganta (da alergia em si, mas como resultado também da respiração pela boca quando o nariz está entupido); gotejamento pós-nasal (muco que escorre da parte posterior do nariz em direção à garganta e pode desencadear uma tosse crônica); tosse.

- Trato respiratório inferior (brônquios e pulmões): bronquite alérgica, asma (veja na página 507).

- Trato digestivo: gases; fezes líquidas e às vezes com sangue; vômitos.

- Pele: dermatite atópica, incluindo eczema (veja na página 75); urticária (erupções cutâneas avermelhadas e salientes, com manchas e coceiras); inchaço facial, principalmente ao redor dos olhos e da boca.

- Olhos: coceira, vermelhidão, olhos lacrimejantes, olheiras e outros sinais de inflamação ocular.

- Aspectos gerais: irritabilidade.

Caso você note algum desses sintomas no seu filho, é provável que ele seja alérgico, mas para fazer os testes necessários e fechar um diagnóstico — além de determinar as substâncias alergênicas responsáveis —, peça ao pediatra a indicação de um médico alergista. Veja o quadro da página 505 para mais informações sobre reações alérgicas graves.

Tratamento. Uma vez identificada a substância alergênica ofensiva — ou as substâncias —, há várias abordagens para tratar as crianças alérgicas. Em primeiro lugar, no mínimo você vai querer tentar manter a substância alergênica longe do ambiente do seu filho. Embora isso nem sempre seja fácil (principalmente nos casos de alergênicos presentes no ar, como pólen), é um primeiro passo importante. Eis o que você precisa saber:

- **Alimentos alergênicos:** nos bebês e nas crianças pequenas, os alimentos com maior probabilidade de desencadear reações alérgicas são: clara de ovo, leite de vaca, nozes e amendoim, soja e trigo. Em seguida, próximo ao topo da lista, estão alimentos cítricos, frutos do mar e alguns tipos de peixe. Saiba, porém, que nem toda reação adversa a alguma comida é alergia. Algumas pessoas (incluindo crianças pequenas) possuem "intolerâncias" ou "idiossincrasias" alimentares, reações que não envolvem o sistema imunológico. Se algum alimento fez mal ao seu filho, mesmo que a reação não seja alérgica, remova-o da dieta dele, mas converse com o médico sobre como reintroduzir gradualmente o alimento ofensivo, se possível.

Alergia ou resfriado?

Como saber se aquele nariz escorrendo é um resfriado ou uma alergia? Faça esse teste rápido:

1. Como você descreveria a consistência e a cor do muco do seu filho?
   a. Líquido e transparente
   b. Grosso, turvo e manchado

2. Se ele estiver tossindo, como você diria que é essa tosse?
   a. Seca
   b. Úmida

3. Os olhos do seu filho estão:
   a. Coçando e/ou lacrimejando?
   b. Normais?

4. Ele está com febre?
   a. Não
   b. Sim

Se a maioria das suas respostas foi "b", é provável que o seu filho esteja resfriado ou com alguma outra infecção respiratória. Se a maioria foi "a", você deve estar lidando com uma alergia.

A única maneira de prevenir as reações alérgicas aos alimentos é evitar comê-los (e, em casos raros, até tocá-los ou ficar perto deles). Isso significa que você terá que controlar tudo o que o seu filho come e os alimentos dos quais se aproxima, tanto em casa quanto na rua, para garantir que ele fique longe dos alergênicos. Pode ser muito útil aprender a decifrar os rótulos dos produtos, já que leite, ovos e outros alimentos alergênicos costumam aparecer nas embalagens com outros nomes.

Quando você for a restaurantes ou a casas de amigos ou parentes, pergunte sobre os ingredientes dos pratos servidos. Certifique-se, também, de que todos que tomam conta do seu filho, em casa ou não, conheçam exatamente o protocolo alimentar dele. Para evitar as deficiências na dieta do seu filho, procure substitutos equivalentes em termos nutricionais. Substitua o trigo, por exemplo, por aveia, arroz e cevada; frutas cítricas por manga, melão, kiwi, brócolis, couve-flor e pimentão. Troque os ovos por outras fontes de energia — como aves, carnes e queijos — e o leite de vaca por leite de soja enriquecido.

Os pesquisadores estão desenvolvendo estudos para descobrir se a exposição lenta a alimentos alergênicos pode realmente dessensibilizar as crianças alérgicas, possibilitando que elas superem certas alergias. Ainda serão necessárias mais pesquisas nessa área para que os médicos passem a adotar efetivamente esse tipo de abordagem com os pacientes alérgicos.

- **Pólen.** A maioria das crianças só desenvolve alergias sazonais (também conhecidas como alergias a pólen) nos anos da pré-escola ou mais tarde, mas algumas começam a temporada dos espirros muito antes. Caso você suspeite de alergia a pólen (uma dica: sintomas persistentes quando há pólen no ar e desaparecimento dos sintomas no fim da estação), mantenha o seu filho dentro de casa o máximo de tempo possível quando a concentração de pólen estiver alta (geralmente na parte da manhã) e quando estiver ventando bastante durante a época dos pólens (primavera, final do verão ou outono, dependendo do tipo de pólen). Dê banhos diários no seu filho e use xampu para remover o pólen. Em dias quentes, ligue o ar-condicionado em vez de abrir a janela deixando entrar o pólen suspenso. Corte a grama bem baixa, para evitar a produção de pólen. Animais de estimação que vivem do lado de fora da casa também devem tomar banho com frequência, uma vez que o pólen pode grudar no pelo deles.

- **Pelos de animais e outras alergias a bichos.** Os pelos que os animais soltam costumam ser o inimigo número um quando se trata de alergia a bichos. Contudo, algumas pessoas também são alérgicas à saliva e à urina dos animais, casos em que os resíduos dos gatos ou de pequenos animais que vivem em gaiolas podem ser problemáticos. Em geral, o pelo dos gatos causa mais problemas do que o pelo dos cachorros, e bichos de pelo mais longo causam mais problemas do que os de pelo mais curto. Se você suspeita ou tem certeza de que o seu filho é alérgico a algum animal, tente mantê-lo afastado do seu bicho de estimação, em ambientes diferentes. Outro bom recurso é só permitir que o bichinho fique no jardim ou na parte da garagem, caso você more em uma casa e isso seja possível. Também é importante dar banho nele uma vez por semana, tentar se livrar dos carpetes, reduzir o número de móveis estofados e de outros móveis que retenham pelo. Além disso, use um purificador de ar com filtro potente. Em casos mais graves, às vezes a única solução é encontrar um novo lar para o bicho de estimação. Tapetes, carpetes e objetos decorativos feitos de peles e pelos de animais também devem ser evitados. Algumas crianças são alérgicas a passarinhos, portanto, se você não consegue descobrir o problema do seu filho, considere a possibilidade de ele estar relacionado com o seu amigo coberto de penas. Encontre um novo lar para ele e opte por edredons, travesseiros e estofados sintéticos, em vez das opções à base de pelos, penas e plumas de verdade.

- **Poeira doméstica.** Não é a poeira que desencadeia os espirros na maioria dos casos de pessoas alérgicas a poeira. Na verdade, os culpados são os ácaros. Essas criaturas microscópicas, parecidas com insetos, podem tomar conta do ar da sua casa e podem ser inaladas, sem serem vistas, por todos da sua família. Para grande parte da população, isso não é um problema, mas para quem tem hipersensibilidade a essas substâncias, pode se tornar um sofrimento. Mesmo que você apenas suspeite desse tipo de alergia, limite a exposição do seu filho, mantendo os ambientes da casa que ele mais usa (especialmente o quarto dele) o mais livres possíveis de poeira. Remova o pó com frequência, com um pano próprio para isso e feito para quem tem alergia, um pano úmido ou um pano umedecido com um pouco de lustra-móveis quando o seu filho não estiver dentro do quarto; esfregue o piso e aspire frequentemente os tapetes e os estofados, de forma minuciosa. Se possível, invista num aspirador de pó com filtro HEPA, ou entao use no aspirador que você já tem um saco especial para o pó, com alta filtração, de modo que você não faça as partículas de poeira voltarem a circular no ambiente ao passar o aspirador. Evite ter carpetes, cortinas pesadas, colchas de chenille e outros acumuladores de poeira nos lugares da casa onde o seu filho dorme ou brinca; lave sempre os bichos de pelúcia, os cobertores e edredons com água quente (temperaturas acima de 55°C parecem ser as ideais para matar os ácaros; a água morna só consegue dar conta de alguns ácaros e a água fria apenas inutiliza a capacidade deles de provocar alergia). Lave as cortinas, os tapetes e outros itens desse tipo pelo menos duas vezes por mês (ou guarde-os bem longe). Use capas protetoras para colchões e travesseiros (os colchões de berço já costumam vir com isso). Ponha filtros nas saídas de ar de ventilação forçada e instale um purificador de ar central, caso isso seja viável. Talvez o mais importante seja manter a umidade da sua casa relativamente baixa, uma vez que em geral os ácaros não conseguem sobreviver em locais onde a umidade é inferior a 50%. Para sugestões de sprays ou pós que podem ser usados para eliminar os ácaros nos seus carpetes e estofados e para conselhos quanto à segurança desses produtos, consulte o alergista.

Alergias perigosas

A maioria dos sintomas de alergia é apenas irritante: garganta arranhando, coriza, olhos lacrimejantes, feridas que coçam. Entretanto, algumas reações alérgicas podem ser muito mais graves e até fatais, como por exemplo reações anafiláticas a alimentos ou remédios específicos ou, mais raramente, a picadas de abelha. Reações graves incluem: respiração ruidosa, rouquidão e dificuldade para respirar; rubor na pele, coceira intensa ou urticária, junto com edemas no rosto, nos lábios e na garganta (que podem interferir na respiração); vômitos, diarreia (às vezes com sangue) e cólicas abdominais; queda brusca na pressão sanguínea, tontura, vertigem, desmaios, perda de consciência e parada cardiorrespiratória (choque anafilático). Essas reações exigem tratamento médico imediato.

Ligue imediatamente para o serviço de emergência da sua cidade ou leve a criança imediatamente ao pronto socorro caso o seu filho tenha uma reação alérgica grave.

- **Mofo.** Se o seu filho for alérgico a mofo, controle a umidade da sua casa usando um desumidificador em bom estado de conservação. Providencie ventilação adequada e use exaustores voltados para o exterior, de modo a eliminar o vapor na cozinha, na área de serviço e nos banheiros. Os lugares onde o mofo gosta de se acumular — latas de lixo, geladeiras, cortinas de chuveiro, azulejos de banheiro, cantos úmidos — devem ser limpados com meticulosidade e frequência, com uma solução contendo partes iguais de desinfetante e água ou um agente antimofo. Use tinta antimofo para pintar os lugares da casa potencialmente úmidos. Não deixe que roupas e sapatos úmidos ou molhados fiquem espalhados pela casa. Restrinja as plantas domésticas e as flores secas aos cômodos em que o seu filho passa pouco tempo. Árvores de Natal de planta natural podem estimular o desenvolvimento de mofo, logo, mantenha a sua dentro de casa apenas por poucos dias ou então opte por uma árvore artificial. Do lado de fora, certifique-se de que o sistema de drenagem em volta da sua casa ou do seu prédio está funcionando bem e que as folhas e outros restos de plantas não ficam se acumulando. A luz do sol ajuda a evitar que as áreas úmidas estimulem a produção de mofo. Logo, se possível, pode árvores e plantas, maximizando a exposição solar. Caso você tenha um parquinho de areia na parte externa da casa, mantenha-o coberto à noite e em dias de chuva. Quando o tempo estiver bom, deixe que a área receba bastante luz do sol.

- **Veneno de abelha.** Se o seu filho for alérgico a veneno de abelha, deixe-o longe, tanto quanto for possível, de áreas externas conhecidas por abrigarem populações de abelhas ou de vespas, como jardins de flores, por exemplo. Veja na página 547 como tentar prevenir as picadas e na página 579 como tratá-las.

- **Outras substâncias alergênicas.** Se necessário, muitos outros alergênicos podem ser eliminados do ambiente do seu filho: cobertores de lã (cubra-os ou então use alternativas de algodão ou sintéticas) e roupas que tocam na pele dele; travesseiros de penas ou plumas (opte pelos de espuma ou de poliéster antialérgico); fumaça de cigarro (não permita que ninguém fume dentro da sua casa e, fora de casa, mantenha o seu filho longe de ambientes cheios de fumaça); perfumes (utilize lencinhos e sprays sem cheiro e evite usar colônias e perfumes); sabonetes (compre apenas opções antialérgicas); detergentes (mude para um detergente sem fragrância).

Em alguns casos, o médico pode recomendar antialérgicos e prescrever esteroides para neutralizar a reação alérgica e/ou reduzir os inchaços. É possível recorrer às injeções para as alergias sazonais ou ambientais, mas em geral esse tipo de tratamento só é indicado para crianças um pouco mais velhas.

Prognóstico. A maioria das crianças que é alérgica a leite, ovo e trigo supera esse tipo de alergia quando atinge os 5 anos de idade. Além disso, cerca de 20% das crianças que têm alergia a amendoim deixam de ter quando entram na idade escolar. As alergias a frutos do mar, porém, costumam ser para a vida toda. Tenha em mente que não cabe a você tentar descobrir se o seu filho deixou de ser alérgico a determinado alimento. Isso deve ser examinado pelo pediatra ou pelo alergista, que podem fazer testes supervisionados para determinar se ele superou ou não a alergia.

Algumas alergias não alimentares também podem ser superadas, enquanto outras são para sempre. Às vezes, uma alergia (a leite, por exemplo) parece ser trocada por outra (como rinite).

ASMA

O que é? A asma é o estreitamento dos bronquíolos (pequenos canais de ar dos pulmões), que inflamam, incham e ficam cheios de muco, geralmente em resposta a uma substância alergênica ou outra irritação das vias respiratórias. As crises de asma podem causar falta de ar, opressão no peito, tosses e/ou chiado — e quando uma crise dessas acomete o seu filho, é capaz de vocês dois ficarem bem assustados. Em crianças pequenas, às vezes o único sintoma é uma tosse seca e recorrente que piora com alguma atividade ou à noite e pode causar vômitos. Contudo outros sintomas podem aparecer, como respiração acelerada e/ou ruidosa, retrações (a pele entre as costelas é sugada para dentro a cada inalação) e congestão peitoral.

A asma é a doença crônica mais comum em crianças, e 70% de todos os casos de asma infantil se desenvolvem antes de elas atingirem os 3 anos.

Alguns fatores de risco hereditários podem predispor uma criança a desenvolver asma, incluindo um histórico familiar de asma ou alergias, ter eczema ou outros problemas de alergia, morar na mesma casa que um fumante, ter sido exposta a fumaça quando estava no útero, morar em uma área urbana poluída, apresentar baixo peso ao nascer e obesidade.

Há vários fatores que podem desencadear a asma em crianças pequenas, e o que provoca uma crise de asma numa pessoa talvez seja diferente do que causa uma crise em outra. A genética tem um papel importante nesse sentido, mas os fatores desencadeantes mais comuns são: substâncias alergênicas como poeira, pólen e pelo de animais; agentes irritantes como fumaça de cigarro, poluição e gases tóxicos; infecções como resfriados ou gripes; ar frio; exercício; e até mesmo explosões emocionais intensas (como ataques de birra).

Em geral, não é fácil diagnosticar a asma em crianças pequenas, porque as provas de função respiratória (em que a pessoa sopra em uma máquina que mede a rapidez e a quantidade de ar que ela consegue exalar) não são precisas em menores de 6 anos. Isso significa que o médico terá que se basear no que você contar a ele sobre os sintomas apresentados pelo seu filho. Portanto, faça anotações precisas sobre esses sintomas — como eles são, com que frequência aparecem e sob quais circunstâncias — e leve-as para a consulta. O médico também fará perguntas sobre o histórico clínico da sua família para tentar determinar se o seu filho tem predisposição genética para desenvolver asma.

Asma ou RAD?

O seu filho fica resfriado e em seguida a respiração dele se torna ruidosa. Essa respiração aparece sempre que ele fica doente. Você está se preparando para um diagnóstico de asma, mas o médico diz que ele tem, em vez disso, síndrome da disfunção reativa das vias aéreas (RAD, na sigla em inglês). Qual é a diferença? Na verdade, não muita. Ambas se manifestam (e muitas vezes são tratadas) da mesma maneira: depois de um resfriado (e com frequência persistindo por várias semanas depois que o nariz para de escorrer), a inflamação viral residual e o excesso de muco nas minúsculas vias respiratórias do seu filho resultam em tosse e respiração ruidosa. Como crianças de 1 ano não podem passar pelas provas de função respiratória — o melhor método para o diagnóstico de asma —, os médicos costumam chamar os episódios de RAD e só passam a chamá-los oficialmente de asma se o ruído na respiração não sumir, continuar recorrente, se a tosse se tornar frequente ou nos casos em que há uma história familiar de asma ou alergias. Enquanto 50% das crianças pequenas têm chances de desenvolver episódios de RAD antes dos 3 anos, apenas um terço delas desenvolverá asma de fato aos 6 anos.

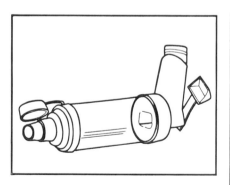

O espaçador (câmara de expansão) ajuda a administrar a medicação para a asma.

Tratamento. A depender da natureza da asma que o seu filho apresenta, o médico pode prescrever uma das medicações a seguir ou as duas:

- Uma medicação de resgate que proporciona alívio rápido (curta duração), chamada broncodilatador. Ele desobstrui rapidamente as vias respiratórias quando elas estão se dilatando durante uma crise.

- Uma medicação preventiva (longa duração), como um corticoide anti-inflamatório, que o seu filho teria que usar diariamente para evitar, em primeiro lugar, que as vias aéreas fiquem inflamadas.

Diferentemente das medicações que vêm em forma líquida, e que as crianças podem engolir, a maioria dos remédios para asma precisam ser inalados, de modo a chegar diretamente até as vias aéreas. O médico prescreverá um inalador de dose calibrada com um espaçador em forma de tubo de plástico acoplável (ou câmara de expansão; ver a figura), que torna o inalador mais fácil de usar e mais efetivo (o remédio chega mais longe). Você ativa o inalador (em geral, pressionando a válvula) e a dose correta vai para o espaçador. Em seguida, o seu filho respira normalmente por um tempo e a medicação segue seu caminho até as vias aéreas. Como pode ser difícil para as crianças pequenas usarem inaladores, é provável que você tenha que pôr uma pequena máscara acoplada ao inalador, cobrindo a boca e o nariz dele (crianças mais velhas usarão o espaçador com uma embocadura).

Outra opção são os nebulizadores, que criam uma nuvem de gotículas a partir da medicação líquida e liberam isso para o seu filho por meio de uma máscara (ou, para crianças mais velhas, por meio de uma embocadura). Os nebulizadores são alimentados por uma pequena bomba de ar que deve ser ligada na tomada.

Quer seja prescrita alguma medicação para o seu filho, quer não, você pode agir para manter os sintomas controlados — principalmente ajudando-o a ficar longe de substâncias alergênicas ou irritantes capazes de desencadear as crises. Para isso, é bom manter a casa sempre limpa e livre de poeira, além de ficar longe de casas que tenham cachorros ou gatos. Tentar, o máximo que puder, evitar que o seu filho pegue resfriados, gripes ou outras infecções capazes de intensificar os sintomas também é uma ótima ajuda (a vacina contra a gripe é fundamental para crianças com asma). Os probióticos têm potencial também para ajudar a administrar a asma — e como não há nenhum mal em dá-los para o seu filho (além de trazerem outros benefícios), isso é algo que você pode perguntar ao médico.

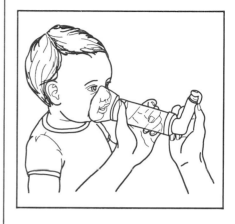

Crianças pequenas usam uma máscara quando precisam tomar alguma medicação para a asma.

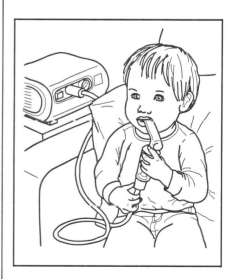

Os nebulizadores liberam a medicação para a asma sob a forma de nuvens de gotículas, por meio de uma máscara ou uma embocadura.

Prognóstico. Embora muitas crianças com asma exibam remissões prolongadas conforme se aproximam da adolescência, a hipersensibilidade nas vias aéreas é para a vida toda. Muitas vezes os sintomas voltam a aparecer na idade adulta, mas às vezes apenas de forma leve e intermitente (só durante os exercícios, por exemplo). Contudo, mesmo quando a asma continua presente na idade adulta, a maioria dos asmáticos consegue mantê-la controlada usando os medicamentos corretos, fazendo o devido acompanhamento médico e cuidando de si.

Doença celíaca

O que é? Também conhecida como enteropatia glúten-induzida, a doença celíaca é um distúrbio digestivo autoimune em que há intolerância ao glúten (encontrado no trigo, no centeio e na cevada). Quando o glúten entra em contato com o intestino delgado durante a digestão, acaba danificando o órgão e interferindo na absorção de nutrientes oriundos dos alimentos. A doença celíaca pode surgir a qualquer momento da infância ou da fase adulta.

Existe uma ampla gama de sintomas (sendo que em algumas pessoas a doença é assintomática), mas a maior parte dos bebês e das crianças pequenas com doença celíaca apresenta dor de estômago, diarreia (ou, com menos frequência, prisão de ventre) por mais do que algumas semanas, abdômen distendido e ganho de peso insuficiente. Em crianças mais velhas pode haver perda de apetite, ausência de aumento de peso (ou até mesmo perda de peso) e irritabilidade. Às vezes, o único sintoma é o ganho de peso insuficiente.

Alguns especialistas estimam que uma a cada duzentas pessoas tenha doença celíaca, mas muitas nem são diagnosticadas. Como se trata de doença hereditária, as probabilidades aumentam quando um dos pais ou dos irmãos sofre do problema.

Caso você suspeite de que o seu filho possa estar mostrando sinais da doença celíaca, consulte o médico sobre possíveis exames. Um exame de sangue pode determinar se ele possui níveis elevados de certos anticorpos relacionados à doença. Se o exame der positivo para esses anticorpos (ou for inconclusivo), é provável que o médico peça uma biópsia do intestino delgado, por meio de um endoscópio que passa pela boca e pelo estômago, para verificar o dano causado às minúsculas saliências que revestem as paredes dos intestinos.

Tratamento. Se o diagnóstico for mesmo confirmado, você terá que manter o seu filho numa dieta rigorosa sem glúten. Os alimentos que contêm glúten incluem a maioria dos grãos, massas, cereais e muitas comidas processadas. No entanto, pães e massas feitos de arroz, milho, soja, batata e outras farinhas sem glúten podem facilmente substituir os grãos tradicionais. O bom é que a maioria dos supermercados já conta com produtos sem glúten (verifique o rótulo e escolha aqueles que também sejam integrais). Além disso, há muitos alimentos "comuns" que se encaixam bem em dietas com restrição de glúten, como frutas e legumes, ovos, aves e carnes não processados. Há, ainda, alguns estudos preliminares que sugerem que os probióticos podem ser benéficos para quem tem doença celíaca.

Quando a criança com alergia alimentar ou doença celíaca põe os pés fora de casa

As festas e os encontros com outras crianças não precisam ser terrenos proibidos para crianças com alergia ou intolerância alimentar ou com doença celíaca. Contudo, precauções especiais são necessárias quando o seu filho está fora de casa. A princípio, é você quem terá que tomar todas essas precauções (oferecendo a ele um bolinho sem glúten quando estiver na hora do parabéns, verificando os rótulos antes dos lanches serem servidos). Mesmo assim, é importante que você comece a ensinar desde cedo ao seu filho como ficar longe dos alimentos proibidos, por mais que você ainda tenha que ser a "guardiã alimentar" até que ele esteja em condições de fazê-lo por conta própria. Conforme ele for desenvolvendo melhor a linguagem, treine algumas frases do tipo: "Eu não posso tomar leite, obrigado." Destaque os alimentos que possam conter ingredientes proibidos (o sorvete tem leite, pode ter trigo no bolo e nos biscoitos, a barra de cereal talvez leve amendoim). Quando parecer apropriado, leve a refeição ou lanche do seu filho. Quando não for, explique com antecedência à anfitriã o que ele não pode comer. De todo modo, certifique-se de que a pessoa entendeu as possíveis consequências de ele comer "só um pedacinho" desses alimentos. Além disso, caso o seu filho possa vir a ter uma reação anafilática quando você não estiver presente, ela deve saber exatamente o que fazer.

Como acontece nos casos de alergia alimentar (veja na página 502), você terá que monitorar com atenção a dieta do seu filho, principalmente quando ele não estiver em casa (na casa de um amiguinho, em festas de aniversário, na creche).

Prognóstico. A boa notícia é que uma dieta sem glúten manterá o seu filho livre dos sintomas para o resto da vida.

CONVULSÕES E EPILEPSIA

O que é? A convulsão é uma alteração repentina, temporária e involuntária no movimento físico ou na consciência, causada por descargas elétricas anormais no cérebro. A gravidade e o tipo de convulsão, bem como o quanto do corpo é afetado e que partes, variam dependendo da porção do cérebro envolvida. Elas vão de convulsões involuntárias do corpo todo a lapsos repentinos e breves de consciência. A epilepsia, muitas vezes hereditária, é um distúrbio crônico do cérebro que causa convulsões recorrentes. A convulsão epilética é um mau funcionamento temporário e não significa que o cérebro esteja se deteriorando.

As convulsões ocorrem em cerca de cinco a cada cem crianças. Podem afetá-las em diferentes momentos da vida e de diferentes formas, sendo muitas vezes superadas. Nem todas as convulsões são epiléticas. As convulsões febris (veja na página 469), por exemplo, não são — e metade de todas as crianças que têm uma convulsão febril nunca tem outra.

Tratamento. O primeiro passo é o diagnóstico. Relate ao médico o primeiro episódio de convulsão do seu filho, incluindo alguns detalhes como o que o precedeu, como o seu filho ficou durante a convulsão e quanto tempo ela durou. Muitas vezes é difícil para o observador ter certeza de que a criança realmente está tendo uma convulsão, em especial quando ela é breve ou "ausente" (quando a criança fica com o olhar vago por alguns instantes, mas não treme).

Felizmente, a maioria das convulsões acaba por conta própria e não exige atenção médica. Convulsões epiléticas e convulsões de outros tipos em geral são tratadas da mesma forma (veja na página 571). Se a epilepsia for diagnosticada, a medicação recomendada, monitorada com cautela, com frequência controla ou reduz a incidência das convulsões.

Prognóstico. Após dois anos sem nenhum episódio convulsivo, a criança em geral não é mais considerada epilética, e a medicação pode ser gradualmente reduzida, para em seguida ser descontinuada. Outra boa notícia: a probabilidade de uma criança continuar tendo convulsões cai a cada ano, conforme ela vai crescendo (apenas um a cada cem adultos tem convulsões).

PERDA OU DEFICIÊNCIA AUDITIVA

O que é? Há muitos graus de deficiência ou perda auditiva, nem todas as crianças com perda auditiva são consideradas surdas. A criança surda tem uma perda auditiva muito profunda e não consegue entender a fala apenas por meio da audição, mesmo com o uso de algum aparelho.

Existem dois tipos principais de perda auditiva em crianças pequenas:

- Perda auditiva condutiva. Nesses casos, pode haver uma anormalidade na estrutura do canal auditivo ou então presença de fluido ou de problema estrutural no ouvido médio (o espaço logo depois do tímpano). Como consequência, o som não é conduzido de forma eficiente pelo canal auditivo, e/ou ouvido médio, ficando extremamente baixo ou inaudível.

- Perda auditiva neurossensorial. Nesses casos, há algum dano no ouvido interno ou nos circuitos nervosos do ouvido interno até o cérebro. Presente em geral já no nascimento, esse tipo de deficiência auditiva costuma ser hereditário. Também pode ser causada por infecções que acometem a mãe antes do nascimento do bebê ou por certos remédios tomados pela gestante.

Todos os anos, de dois a quatro bebês a cada mil nascem com alguma perda auditiva. Alguns terão perda auditiva em apenas um dos ouvidos, mas mesmo isso pode acarretar problemas na linguagem e na fala. A maioria dos recém-nascidos passa por testes auditivos logo depois do nascimento ainda na maternidade. Se o seu filho não passou por um desses testes ao nascer, ou se você suspeita de alguma perda auditiva hoje (mesmo algumas crianças

PARA MANTER A SAÚDE DOS FILHOS EM DIA   513

que "passaram" no teste como bebês podem desenvolver perda auditiva; veja os sinais disso na página 56), converse com o pediatra para saber sobre as possibilidades de se fazer um teste agora (ver o quadro a seguir).

Como os problemas auditivos são mais comuns em bebês que precisam passar pela UTI neonatal, as crianças que nasceram prematuras devem ser examinadas com maior cautela.

Testes auditivos

Uma vez que os problemas auditivos podem afetar vários aspectos do desenvolvimento infantil, quanto mais cedo for feito o diagnóstico e quanto mais cedo for iniciado o tratamento, melhor. Os testes auditivos mais comuns para crianças abaixo dos 2 anos são:

- Audiometria comportamental. Nesses testes, um audiologista fornece à criança estímulos sonoros cada vez mais baixos, enquanto observa possíveis respostas comportamentais a esses estímulos.

- Emissões otoacústicas. Esse teste mede as ondas sonoras produzidas no ouvido interno por meio de uma pequena sonda que é colocada dentro do canal auditivo para medir as reações da criança a determinados barulhos. Baseia-se no fato de que o ouvido humano não apenas escuta os sons, mas também produz sons em resposta ao que ouve.

- Audiometria do tronco cerebral. Esse teste mede como o cérebro

---

responde aos sons. São colocados eletrodos na cabeça da criança e fones de ouvido que emitem alguns ruídos.

Se os testes mostrarem alguma perda auditiva, recomenda-se que sejam feitos outros testes para confirmar o tipo e o grau de deficiência que a criança possui.

Tratamento. É importante diagnosticar cedo as perdas auditivas e determinar o nível de deficiência, que pode variar de leve a profundo. O tratamento deve começar assim que o diagnóstico é feito, o que é muito importante para o futuro da criança em termos de audição, aprendizado e desenvolvimento da linguagem. O tratamento depende das causas e pode incluir:

- Medicação (como antialérgicos ou antibióticos), para os casos em que a perda auditiva é causada por fluido no ouvido. Caso não haja melhora depois de três meses e o fluido persista, pode ser que o médico recomende a inserção de tubos de ventilação (veja na página 490). Por sorte, as crianças que apresentam atrasos na linguagem devido à perda auditiva temporária por conta de fluido no ouvido acabam recuperando o tempo perdido quando chegam à idade escolar.

- Aparelhos auditivos. Se a perda auditiva é causada por malformação no ouvido médio ou no ouvido interno, os aparelhos — que amplificam os sons — podem fazer com que a audição volte a níveis normais, ou quase normais. Esses aparelhos também podem ajudar nos casos de perda auditiva condutiva, bem como em alguns tipos de perda auditiva neurossensorial. Existem muitas opções de aparelhos, e a escolha vai depender da idade da criança e do tipo de perda auditiva.

- Cirurgia. Implantes cocleares (dispositivos eletrônicos que são colocados por meio de cirurgia no osso atrás do ouvido), provavelmente em conjunção com aparelhos auditivos amplificadores, podem causar enorme benefício, restabelecendo uma audição limitada e melhorando a capacidade de crianças totalmente surdas de aprender a linguagem falada. Quanto mais cedo a criança receber esse tipo de implante — de preferência entre 1 e 3 anos de idade —, melhor. Outras opções cirúrgicas, a depender da situação, incluem timpanoplastia e cirurgia para reparo dos pequenos ossos do ouvido médio.

- Instrução. Um programa educacional deve ser iniciado assim que for diagnosticada uma perda auditiva significativa ou permanente. Ele pode incluir: ensinar a criança a usar determinados dispositivos que a ajudem a aprender a ouvir e/ou a falar; ensinar a ela a linguagem dos sinais, em que um sistema de sinais manuais é usado para complementar a leitura labial; um programa completo de comunicação, que usa uma combinação de leitura labial e linguagem de sinais, podendo, ainda, enfatizar técnicas de escuta e produção de fala. Terapias da fala e da linguagem (bem como orientação e treinamento para os pais) também farão parte do processo educacional. O pediatra e o especialista em audição podem trabalhar junto com você para ajudar a encontrar o programa que melhor atenda as necessidades do seu filho.

Prognóstico. Com tratamento adequado, as crianças com deficiência auditiva podem ter vidas repletas de realizações e totalmente plenas. Algumas talvez consigam, por fim, ouvir e falar, enquanto outras aprenderão a se comunicar por meio de sinais. A criança com deficiência auditiva conseguirá frequentar a mesma turma de crianças que ouvem normalmente? Isso dependerá de cada criança, dos programas oferecidos pelas escolas locais e da disponibilidade de turmas especiais voltadas para o desenvolvimento da fala e da linguagem.

CAPÍTULO 13

Segurança

VOCÊ SE LEMBRA dos bons e velhos tempos em que ainda podia colocar o seu filho em qualquer lugar e ter a garantia de que ele não sairia de lá — permanecendo relativamente seguro? Bem, esses dias terminaram oficialmente no momento em que o seu pequenino se pôs de pé e desapareceram por completo agora que engatinhar e rastejar deram lugar (ou logo darão) a andar... e correr! E, apesar de essas aventuras sobre dois pés proporcionarem ao seu filho uma nova e excitante perspectiva do mundo — são tantas coisas novas para ver, tocar e puxar! —, elas trouxeram a você uma perspectiva nova e algo assustadora sobre a segurança da criança. Apesar de crianças em movimento serem potenciais acidentes prestes a acontecer, existem, felizmente, várias medidas que podem ser tomadas para evitar problemas. Na realidade, a maior parte deles (e das lesões acidentais) é evitável. Com um pouco de know-how, alguns objetos à prova de crianças e certas manobras inteligentes e proativas visando à prevenção de lesões, além de muita vigilância, é possível reduzir de forma significativa a chance de solavancos, machucados ou coisa pior.

Segurança dentro de casa

Agora que o seu filho está andando, seus esforços para deixar a casa à prova de crianças terão que, literalmente, se elevar a novos patamares. Não basta simplesmente empacotar os vasos frágeis e os tradicionais castiçais de família. Ainda será preciso lidar com o vaso sanitário — um poço dos desejos de porcelana —, com as escadas — paredes de esca-lada infantil —, sem falar naquele amontoado de fios do computador do *home-office* — onde os pequeninos podem querer pular corda! É claro que você precisará aperfeiçoar a sua campanha à prova de crianças para garantir que o seu sagaz aventureiro não pise, escale ou alcance os problemas. Aqui vai um guia completo sobre isso.

Ser cuidadoso não significa ser obsessivo

Todos os pais se preocupam, e certa dose de preocupação é saudável — já que ela os deixa observadores, atentos, pensativos e cuidadosos. No entanto, para qualquer pai zeloso é muito fácil cruzar a linha que divide uma dose saudável de uma dose obsessiva de preocupação — especialmente após a leitura deste capítulo, sobre segurança, e do próximo, sobre primeiros socorros. Isso transforma os anos da primeira infância, menos exigentes em termos de cuidado, em um período muito estressante.

Faz todo sentido manter um nível de vigilância suficiente para zelar pela segurança do seu filho, mas sem impossibilitar que ele seja o que uma criança é: curiosa, ativa, aventureira e inquisitiva. Os pequeninos percebem a ansiedade dos pais, e uma criança que tem a impressão de que o perigo está à espreita em todos os lugares pode chegar à conclusão de que não vale a pena ir até esses lugares, o que pode frear o seu desenvolvimento. Crescer exige riscos calculados, e filhos de pais que os tornaram receosos de correr quaisquer riscos podem ter mais problemas nos anos à frente.

Por isso, não deixe de ser vigilante, mas procure manter a sensatez nos cuidados com a segurança e mantenha a sua preocupação em perspectiva.

COMO DEIXAR SUA CASA SEGURA PARA CRIANÇAS

Dê um passeio pela sua casa em busca de potenciais fontes de problemas (para observar tudo sob o ângulo de visão das crianças, fique de joelhos) e faça mudanças conforme a necessidade:

Janelas. Crianças adoram olhar pela janela. Para garantir que as olhadelas do seu filho estejam seguras, instale grades de metal presas às laterais do caixilho da janela e certifique-se de que o espaço entre cada barra não tenha mais do que 10 centímetros. Nas janelas de abertura vertical, outra opção é instalar um dispositivo que as prenda, evitando que a folha de baixo abra mais do que 10 centímetros. Telas e janelas duplas não são suficientemente seguras e não podem ser vistas como mecanismos para evitar que uma criança caia pela janela. Mesmo transformando as suas janelas em itens à prova de crianças, certifique-se de ter uma forma de abri-las rapidamente em caso de emergência, como um incêndio. Em pelo menos uma das janelas de cada ambiente, os especialistas em incêndios e resgates recomendam que sejam utilizadas grades removíveis, o que possibilitaria a fuga sem abrir mão da proteção contra as quedas.

Uma precaução extra é jamais colocar diante das janelas quaisquer móveis que o seu filho possa escalar. Se uma das suas janelas tiver um local para sentar, mantenha-a sempre trancada ou protegida por uma grade.

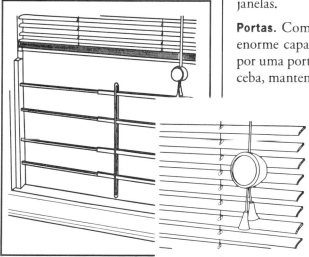

Grades e travas de cordões (para persianas ou cortinas) aumentam a segurança das crianças nas janelas.

Cordões de persianas. Em todas as janelas da casa e, especialmente, nas do quarto do seu filho, a aposta mais segura é só usar cortinas que não necessitem de cordões. Se você possui persianas com cordões e não pode substituí-las, é absolutamente essencial manter esses cordões, que são ameaças de estrangulamento, fora do alcance das crianças. Para que o seu filho jamais se enrosque nos fios, amarre os cordões em ganchos presos na parede. Elimine cordões contínuos e, caso seja necessário, instale travas nas persianas horizontais e nas cortinas operadas por cordões.

Nunca coloque berços, camas e outros móveis, bem como nenhum brinquedo grande que a criança possa escalar, ao alcance das coberturas das janelas.

Portas. Como as crianças têm uma enorme capacidade de abrir e passar por uma porta sem que ninguém perceba, mantenha todas as portas externas e de correr sempre trancadas. Cole adesivos ou pendure móbiles nas portas de vidro para que a criança (ou qualquer pessoa) tenha menos chances de bater contra elas.

Em se tratando das portas do interior, é bom impedir a entrada em ambientes de alto risco, como banheiros (que contêm muitas ameaças com água e aparelhos elétricos, como secadores de cabelo), escritórios (que podem ter grampeadores e fios de computadores) e depósitos através do uso de coberturas de maçaneta plásticas bem difíceis de abrir. Outra opção é instalar uma fechadura muito além do alcance da criança.

Coloque prendedores ou aparadores de porta para impedir que dedinhos e mãozinhas acabem ficando presos em dobradiças ou em portas que se fecham violentamente.

Instale portõezinhos de segurança no acesso às áreas de risco e fique de olho no seu filho para se certificar de que ele não os escalará (veja o quadro da próxima página).

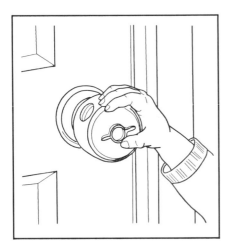

Uma cobertura de maçaneta para dificultar a abertura de uma porta por uma criança pode evitar que o seu filho saia de uma área segura e entre num local perigoso.

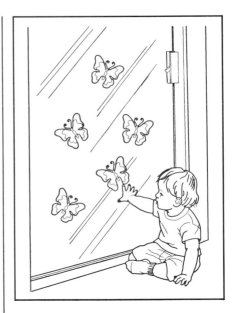

Uma porta de vidro pode ser parecida com uma porta aberta. Cole adesivos nela para prevenir colisões perigosas.

Escadas. Evite que o seu filhinho ainda com o andar cambaleante caia do alto de um lance de escadas instalando portões de segurança robustos no topo e na base das escadas. Experimente colocar o portão de baixo no terceiro degrau para que a criança tenha uma área pequena e segura para praticar a subida da escada, uma habilidade vital para manter a segurança do seu filho no futuro.

Mantenha os degraus sem brinquedos, sapatos ou qualquer outra coisa que possa fazer a criança (ou mais alguém) tropeçar. Degraus com carpetes podem dar mais firmeza e ajudar a minimizar os danos em caso de quedas. Tapetes felpudos, espessos e bem acolchoados colocados no pé de cada escada também atenuam lesões e machucados.

Portões de segurança

Algumas vezes, a única forma de manter o seu filho distante do perigo é bloquear os acessos, e é aí que os portões de segurança se tornam indispensáveis. Utilize-os para garantir que a criança permaneça em um ambiente seguro ou fora de uma área de risco e instale-os também no alto e no pé das escadas.

Dependendo das suas necessidades, os portões podem ser portáteis (são portões que têm que ser soltos e completamente removidos para que alguém passe por eles) ou permanentes (que costumam ficar fixos no mesmo lugar e criar uma passagem apenas quando o trinco é destravado). Em geral, ambas as variações são ajustáveis para se encaixar em diferentes tamanhos de portas e podem variar entre 60 e 80 centímetros de altura. Se você for instalar um modelo permanente, certifique-se de parafusá-lo na parede, o que evita que o portão ceda com a pressão de uma criança ávida por fugir ou de um pequenino que vem no embalo de algum brinquedo com rodas (estuques ou rebocos de gesso, sozinhos, não prenderão os parafusos de forma segura). Se for utilizar um portão do tipo portátil, com uma barra de segurança expansível, assegure-se de que o seu pequeno alpinista não tenha como agarrar a barra superior. Nunca utilize portões de fixação sob pressão no topo de escadas — opte por um modelo que seja preso à parede. Assim, a criança não será capaz de empurrá-lo e acabar caindo. Escolha os modelos mais novos, feitos de plexiglás ou malha fina (se a malha for flexível, será ainda mais difícil para o seu filho escalar o portão), ou modelos com barras verticais de não mais que 6 centímetros de distância. Evite usar portões de modelos mais antigos, como o portão do tipo sanfona, não costumam ser seguros.

Qualquer modelo deve ser resistente, com acabamento liso e atóxico, sem peças que possam prender dedinhos nem que sejam afiadas, e sem peças pequenas que possam ser quebradas e colocadas na boca. Siga à risca as instruções de instalação. Os portões perdem a sua utilidade quando a criança supera os 85 centímetros de altura ou quando completa 2 anos, idade em que, normalmente, ela já descobriu como passar por eles. A única exceção a isso talvez seja a madrugada, quando um portão de segurança pode desencorajar os passeios noturnos pela casa.

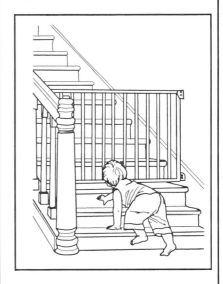

Um portão no alto e outro no pé de uma escada evitarão quedas. Deixe os três degraus mais baixos livres para que o seu filho possa praticar sua habilidade de subir escadas.

Sacadas e balaustradas. Certifique-se de que os balaústres (aqueles pequenos postes verticais) não estejam soltos e que a distância entre eles nas escadas e nas sacadas seja sempre inferior a 12 centímetros para que uma criança não os atravesse nem fique presa neles (para os bebês, uma distância de 10 centímetros é mais segura). Se esse espaço for maior, considere uma "parede" de proteção temporária de plástico — normalmente disponível em lojas de equipamentos de segurança para crianças — ou uma rede bem firme em toda a extensão da escada ou sacada.

Alturas seguras

O "limite de segurança" da sua casa se torna cada vez mais alto à medida que o seu filho vai ficando mais velho — mais alto, mais móvel e mais cheio de recursos. Normalmente, qualquer coisa que esteja acima da cabeça de uma criança que acabou de aprender a engatinhar está segura e fora do alcance. Os pequenos que aprendem a andar cedo costumam alcançar a borda da mesa de jantar, as mesinhas de canto e as gavetas mais baixas. Um pequeno alpinista consegue escalar uma cadeira ou outro móvel para alcançar algo que esteja num ponto mais alto. Um alpinista-andarilho já competente pode empurrar uma cadeira, uma caixa ou uma pilha de livros até a bancada da cozinha, a máquina de lavar ou qualquer outra coisa que, aparentemente, esteja fora do alcance e fazer sua escalada antes que você consiga se virar. Torne tudo à prova de crianças e supervisione de forma adequada.

O berço do seu filho. Bebês de 1 ano não costumam ter altura ou habilidades de escalada necessárias para subir pelas laterais do berço, o que não significa que eles não conseguirão fazer isso. Por isso, ajuste o colchão para a altura mais baixa e retire brinquedos volumosos, travesseiros, rolinhos protetores ou qualquer outro objeto que possa ser usado como um trampolim para a liberdade. Para o caso de o seu filho conseguir dar um jeito de escapar, ponha um tapete de pelúcia, um colchão para exercícios ou algumas almofadas ao lado do berço para amortecer a queda. Certifique-se também de não amarrar nenhum brinquedo de um lado ao outro da parte superior do berço e não o deixe próximo a uma janela, perto de uma saída de ventilação ou calefação, junto de um abajur de chão ou ao alcance de um móvel pesado.

Berço portátil e cercadinho. Caso você os utilize, esses dois utensílios devem ter laterais feitas com malha bem fina, de aberturas com pouco mais de 0,5 centímetro, ou com barras verticais separadas por menos de 6 centímetros. Assegure-se sempre de que o cercadinho ou o berço estejam totalmente abertos antes de colocar o seu filho dentro deles e nunca os deixe parcialmente abertos, pois eles podem se fechar por cima de uma criança que esteja tentando escalá-los.

A cama do seu filho. Quando chegar a hora de aposentar o berço (não tenha pressa — é mais seguro esperar até entre 2 anos e meio e 3 anos ou até o seu filho ter, no mínimo, 90 centímetros de altura), instale cerquinhas de segurança nas laterais da cama do seu pequenino e posicione-a a pelo menos 60 centímetros de janelas, saídas de ventilação ou calefação, abajures de parede ou cordões de persianas. Nunca compre um beliche para uma criança nem permita que ela durma na cama de cima do beliche de alguém.

Baú de brinquedos. Em geral, caixas e prateleiras abertas são mais seguras para a armazenagem dos brinquedos. Porém, caso você ainda prefira utilizar um baú, procure um que tenha tampa bem leve ou dobradiças de segurança, ou seja, um baú que não se fecha automaticamente assim que sua tampa é solta. A dobradiça também deve permitir que a tampa permaneça aberta em qualquer ângulo que for levantada. Se você tem um baú de brinquedos antigo que não atende essas exigências, deixe-o permanentemente sem tampa. Além disso, deve haver orifícios de ventilação nas laterais do baú (caso o seu baú não tenha nenhum, use uma furadeira para fazer alguns) para o caso de uma criança entrar nele e acabar ficando presa. Assim como todos os móveis em cujo entorno as crianças passam muito tempo, um baú de brinquedos deve ter cantos arredondados ou protetores de quinas.

Móveis instáveis. Até o seu filho ter firmeza suficiente para não precisar mais se apoiar na mobília, livre-se de cadeiras e mesas frágeis, instáveis ou que suportem pouco peso, e de quaisquer móveis que possam cair se forem forçados ou puxados. Os pequenos alpinistas também precisam ser protegidos dos móveis que conseguem puxar com facilidade.

Móveis pesados. Para prevenir que caiam sobre uma criança, prenda na parede quaisquer peças de mobília pesadas (penteadeiras, estantes, *racks*, prateleiras e afins). Você pode utilizar correias, cantoneiras, parafusos ou até mesmo tiras de velcro adesivo de alta resistência. Guarde objetos pesados nas prateleiras mais baixas de todos os armários para que o móvel seja mais

pesado embaixo do que em cima, o que aumenta a sua estabilidade. Não deixe nada tentador para as crianças, como brinquedos, animais empalhados, chaves e controles remotos, em prateleiras altas ou em cima de armários, pois o seu filho pode querer escalá-los para alcançar esses objetos.

Aparadores de livros e bibelôs pesados. Coloque-os em um local onde o seu filho não tenha como alcançá-los nem puxá-los. Nunca subestime a força e a ingenuidade de uma criança.

Gavetas de penteadeiras. Gavetas abertas são um prato cheio para os pequenos alpinistas. Mantenha as gavetas das penteadeiras e dos armários sempre fechadas para que, assim, o seu filho tenha menos chances de escalá-las e, talvez, fazer tombar um móvel mais instável. Se possível, guarde os objetos mais pesados nas gavetas mais baixas, mantendo a parte inferior do móvel com mais peso e menos propensão a tombar.

Puxadores frouxos de móveis e armários. Aperte quaisquer puxadores frouxos que sejam pequenos o bastante para serem engolidos, causando asfixia ou ficando presos na boca do seu filho.

Cantos e quinas pontudas. A elegante mesa de centro com tampo de vidro podia até ser chique no ano passado, mas, agora que o seu filho já sabe andar, ela parece ser mais perigosa do que cheia de estilo. Forre os cantos de mesa e as quinas pontudas com protetores para atenuar o impacto caso o seu filho acabe se chocando contra eles. Esses protetores podem desempenhar o mesmo papel nas quinas da casa inteira, como as das bancadas dos banheiros e as dos parapeitos das janelas.

Piso. Para minimizar as quedas, mantenha a bagunça fora das áreas de maior circulação: guarde os brinquedos, enxugue tudo que for derramado e recolha os papéis e revistas imediatamente. Assegure-se de consertar lajotas e carpetes que estejam soltos ou avariados, evitando, assim, que o seu novo andarilho tenha onde tropeçar. Lembre-se de que pés descalços oferecem mais aderência em qualquer tipo de piso.

Tapetes. Certifique-se de que os seus tapetes são antiderrapantes, não os coloque no alto das escadas e não os deixe enrugados. Afixar esteiras de borracha ou fitas dupla face debaixo de pequenos tapetes e passadeiras ajuda a torná-los resistentes às derrapagens.

Fios elétricos. Para que o seu filho fique menos tentado a colocá-los na boca e mastigá-los ou puxá-los, não corra o risco de levar um choque nem de trazer abaixo computadores, abajures ou outros objetos pesados, esconda os fios elétricos atrás dos móveis. Se necessário, prenda os fios na parede ou no chão com fita isolante ou qualquer engenhoca específica para isso ou aloje todos os seus fios e cabos em calhas próprias para essa função. Não utilize pregos ou grampos e não esconda os fios sob os carpetes, onde eles podem sobreaquecer. Não deixe o cabo de nenhum eletrodoméstico conectado à tomada quando o próprio cabo estiver desconectado do eletrodoméstico — isso não só pode resultar em um tremendo choque, caso o cabo fique molhado, como pode causar queimaduras graves na boca de uma criança que resolva mastigá-lo.

Tomadas. Para evitar que o seu filho introduza qualquer objeto nas tomadas ou tente desvendar os seus mistérios com os próprios dedinhos babados, é importante mantê-las sempre vedadas. O problema é que as capas plásticas individuais das tomadas também podem, facilmente, ir parar na boca da criança. Em vez delas, utilize capas removíveis que vedem mais de uma tomada — grandes demais para serem consideradas ameaças de asfixia — ou substitua a própria tomada por uma que possua um fecho deslizante. Outra opção é esconder as tomadas posicionando móveis pesados diante delas. Se você utiliza extensões, filtros de linha ou qualquer dispositivo com múltiplas tomadas, procure os que forem à prova de crianças ou que possam ser armazenados em recipientes à prova de crianças.

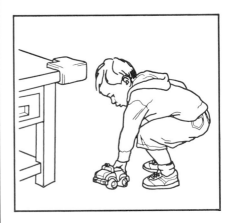

Colocar protetores nas quinas pontudas dos móveis ajuda a prevenir lesões e machucados.

O fascínio pela mecânica

A curiosidade incessante das crianças por tudo, mas, em especial, por qualquer coisa que contenha um botão de ligar e desligar, muitos botões para apertar ou fios para puxar é um dos muitos aspectos que tornam essas pequenas criaturas tão fascinantes. Todavia, esse também é um dos muitos pontos que as coloca em perigo. A curiosidade das crianças continua a superar, em muito, o bom senso e a capacidade de julgamento que elas possuem — e continuará sendo assim por muito tempo.

Por isso, mantenha objetos elétricos perigosos, como tomadas, fornos, fogões e secadores de cabelo, por exemplo, completamente inacessíveis aos dedinhos e às bocas curiosas, tomando as medidas sugeridas neste capítulo. Em seguida, proporcione várias maneiras seguras e devidamente supervisionadas de o seu filho satisfazer a seu fascínio por entender como as coisas funcionam. Deixe a criança ligar o iPod ou a TV, acender as luzes ou ajustar a iluminação do ambiente com o *dimmer*, apertar os botões que controlam o ventilador, "virar as páginas" do seu leitor digital, dedilhar as teclas do teclado do computador e assumir o controle do *mouse* para que letras, números ou imagens apareçam na tela. Se possível, visite museus infantis que apresentem exposições práticas sobre ciência que estimulem a experimentação, a exploração, o puxar, o empurrar e o apertar. Acima de tudo, lembre-se sempre de qual é o combustível dessa curiosidade irrefreável: o seu filho tem muito a aprender, e cabe a ele descobrir como fazer isso.

Abajures e luminárias. Não coloque nenhuma fonte de luz em um local onde uma criança possa alcançar uma lâmpada quente (se possível, prefira as que não esquentam) e não deixe nenhum abajur ou outras luminárias sem lâmpada ao alcance do seu filho, já que, além de muito perigoso, um bocal vazio pode ser irresistível.

Lareiras, aquecedores, fogões e fornos. Instale grelhas, coberturas ou outras barreiras para proteger e afastar os dedinhos do fogo e de superfícies quentes. Também não se esqueça de que a maior parte dessas superfícies permanece muito quente mesmo várias horas após o calor ser desligado ou o fogo ser apagado.

Cinzeiros. Existem diversos motivos para você nunca permitir o fumo na sua casa e aqui vai mais um: uma criança que puser as mãos em um cinzeiro sujo pode queimar o dedo em uma guimba de cigarro ainda quente ou colocar as cinzas e guimbas na boca. Jamais deixe cinzeiros ao alcance do seu filho.

Latas de lixo. Como o lixo sempre é tentador para as crianças, além de raramente ser seguro para os seus dedinhos e para a sua boca, talvez seja mais fácil trocar as latas de lixo e os contêineres de reciclagem sem tampa por modelos que tenham cobertura e que sejam inacessíveis para as mãozinhas curiosas dos pequeninos.

Equipamentos para atividades físicas. São ótimos para manter você em forma, mas potenciais ameaças para o seu filho. Não deixe a criança chegar perto de bicicletas ergométricas, elípticos, aparelhos de remo, esteiras, pesos e aparelhos de musculação. Se possível, mantenha os ambientes com esses objetos inacessíveis para o seu pequenino. Os riscos à segurança estão presentes praticamente em todas as peças dos equipamentos para atividades físicas e a maioria deles, em especial os que possuem partes móveis, é extremamente tentadora para as crianças curiosas. Sempre que um adulto não estiver utilizando os equipamentos, mantenha-os desligados da tomada e deixe os plugues fora do alcance do seu filho, evitando, assim, que a criança possa ligá-los. Certifique-se também de que as correias de segurança ou quaisquer outras correias mais longas de um aparelho estejam amarradas ou completamente fora do alcance do seu filho, já que poderiam representar ameaças de estrangulamento. O mesmo vale para as cordas de pular, que sempre devem ser guardadas bem longe da criança.

Toalhas de mesa. Sempre que uma criança estiver por perto, seja de pé ou engatinhando, o melhor a fazer é deixar a sua mesa sem toalha alguma. A alternativa é usar toalhas curtas, com pouca ou nenhuma sobra que possa ser puxada pelo seu filho, que poderia puxar tudo para baixo, ou prender as toalhas longas de forma segura, utilizando pregadores de roupa, por exemplo. Se você arrumar a sua mesa com uma toalha mais comprida e solta ou se encontrar algo do tipo ao visitar a casa de alguém, trate de vigiar o seu filho. Jogos americanos podem ser uma boa opção para substituir as toalhas de mesa, mas não se esqueça de que uma criança intrépida também pode puxar um jogo americano. Por isso, se a mesa estiver posta com uma bela porcelana chinesa ou com café quente, por exemplo, certifique-se de vigiar a criança cuidadosamente e de mantê-la afastada do perigo.

Plantas ornamentais. Mantenha-as fora do alcance dos pequenos, num local onde não consigam puxá-las nem tentar experimentar o gosto das folhas e da terra. Em se tratando de plantas venenosas, o melhor a fazer é deixar a sua casa inteiramente livre delas.

Superfícies pintadas. Muitas casas construídas em décadas passadas ainda possuem tinta com alta concentração de chumbo sob as camadas aplicadas recentemente. À medida que a pintura vai rachando ou se soltando, partículas microscópicas que contêm chumbo se espalham, podendo se misturar à poeira e pousar nos brinquedos, nas roupas, nas mãos e, é claro, tendo chances de ir parar na boca das crianças. O Brasil possui uma lei que regulamenta o uso de chumbo em tintas para uso residencial, estabelecendo o limite máximo de concentração desse elemento químico em 0,06%

SEGURANÇA

do peso total. A partir dessa informação, procure verificar a concentração de chumbo da tinta utilizada na sua casa. Se quaisquer testes demonstrarem evidência de chumbo, existem duas opções: a tinta precisará ser removida por um profissional treinado na remoção de resíduos tóxicos ou deverá ser totalmente coberta por um selante devidamente aprovado.

Contudo a ameaça das tintas com chumbo não ronda apenas as paredes pintadas: brinquedos velhos ou importados novos, assim como alguns móveis, também podem conter tintas à base desse elemento químico. Para manter-se atualizado quanto a *recalls* de peças de mobília e brinquedos, consulte o site do Inmetro (www.inmetro. gov.br).

Sinal vermelho no jardim

Sabemos que mesmo as crianças que ignoram completamente os vegetais na hora do jantar acabam mastigando uma ou duas folhas que arrancaram das plantas ornamentais da casa ou experimentam um pouco de terra adubada. O problema é que algumas espécies vegetais bem comuns são venenosas ou, no mínimo, causam incômodos estomacais quando ingeridas. Por isso, deixe todas as plantas da casa fora do alcance do seu filho e, pelo menos até a criança ter mais consciência do que deve ou não ser colocado na boca, entregue as suas plantas potencialmente perigosas para amigos que não tenham filhos pequenos. E, por via das dúvidas, saiba os nomes de todas as suas plantas. Assim, se o seu pequenino realmente resolver tirar um pedaço de uma delas, você será capaz de identificar o vegetal em questão e informar ao médico.

A lista a seguir traz algumas (mas não todas) das plantas ornamentais tóxicas mais comuns:

Alocásia	Copo-de-leite	Mamona
Antúrio	Coroa-de-cristo	Oleandro (Espirradeira)
Avelós	Dedaleira	Pinhão-roxo
Árvore-guarda-chuva	Filodendro	Saia-branca
Azaleia	Hera	Singônio
Bico-de-papagaio	Jiboia	Taioba-brava
Chá-mate	Laranjinha (Peloteira)	Tinhorão
Clívia	Lírio-beladona	Trevo-roxo
Comigo-ninguém-pode	Lírio-da-paz	

Os possíveis problemas do chumbo

O chumbo é uma grande e comprovada ameaça ao meio ambiente, especialmente para os mais jovens. Altas doses desse elemento químico podem causar danos cerebrais graves em crianças e mesmo as doses relativamente baixas podem reduzir o QI, retardar o crescimento e danificar os rins, além de levar a problemas de aprendizado e comportamento, bem como a déficits auditivos e de atenção. A maioria dos médicos realiza um exame que consiste em fazer um pequeno furo no dedo para checar os níveis de chumbo. Caso você não tenha certeza se o seu filho já foi testado, solicite um exame ao médico, especialmente se a sua casa ficar em uma área de risco, tiver sido construída antes da década de 1960, se o seu fornecimento de água puder estar contaminado por chumbo, se um parente, companheiro de casa ou colega tiver recebido um diagnóstico de altos níveis de chumbo no sangue, se você ou qualquer outro adulto da casa tiver um emprego ou um *hobby* que envolva exposição ao elemento ou se você morar perto de uma indústria que possa despejar chumbo no ar, na água ou no solo — como, por exemplo, uma fábrica de pilhas ou uma fundição de chumbo.

Se os testes mostrarem uma alta concentração de chumbo no sangue do seu filho, talvez seja aconselhável marcar uma consulta com um especialista nesse tipo de problema. O uso de suplementos de ferro e cálcio pode ser recomendado para minimizar a absorção de chumbo pelo organismo. Se os níveis do elemento químico estiverem altos demais, pode ser prescrita uma medicação (quelação) para removê-lo e prevenir os danos causados por ele.

Objetos perigosos. Mantenha todos os objetos perigosos da casa fora do alcance do seu filho, armazenando-os em gavetas, armários, baús ou *closets* com fechos à prova de crianças, em prateleiras absolutamente fora de alcance (é impressionante a altura que algumas crianças conseguem escalar) ou em ambientes fechados onde o seu filho não tenha como entrar. Quando estiver de costas, certifique-se de que o seu pequenino não ponha as mãos em objetos perigosos que você esteja utilizando e sempre guarde os itens a seguir assim que terminar de usar:

- Utensílios cortantes, como facas, tesouras, agulhas e alfinetes, abridores de cartas, navalhas, lâminas de barbear (não as deixe ao lado da pia e não as jogue fora em latas de lixo que a criança possa alcançar) e cabides de arame.

- Canetas, lápis e outros objetos com ponta. Quando o seu filho estiver usando qualquer um desses objetos para rabiscar, assegure-se de que ele esteja sentado e cuidadosamente supervisionado. Se não for possível, substitua-os por pedaços de giz de

SEGURANÇA

cera atóxicos e por canetas marca-texto laváveis.

- Objetos pequenos variados, como dedais, botões, bolas de gude, moedas, alfinetes de segurança ou qualquer outra coisa que a criança possa engolir ou com a qual corra o risco de se engasgar.

- Bolsas plásticas leves e frágeis, tais como sacolas de supermercado, de lavanderia e embalagens de travesseiros e roupas novas, entre outros. Qualquer uma dessas embalagens pode sufocar uma criança pequena que introduza a cabeça nelas. Retire as roupas das sacolas de lavanderia e todos os objetos novos de sua embalagem plástica assim que chegar em casa. Depois, recicle ou jogue fora os plásticos com total segurança.

- Artigos que provoquem incêndios, como palitos e caixas de fósforo, isqueiros e cigarros mal apagados.

- Ferramentas de trabalho ou *hobby*, como tintas tóxicas, *thinners*, artigos para costura ou tricô (incluindo fios e linhas), equipamentos de marcenaria e assim por diante.

- Brinquedos indicados para crianças mais velhas. Evite conjuntos com peças diminutas e bonecas com acessórios muito pequenos; velocípedes, bicicletas e patinetes grandes demais; carrinhos e caminhõezinhos de miniatura, e qualquer objeto que possua quinas pontudas, peças pequenas ou quebráveis e conexões elétricas proibidas para crianças com menos de 3 anos de idade. Apitos também podem oferecer riscos, já que o pequenino pode se engasgar com qualquer apito de brinquedo ou com a bolinha que fica dentro deles, que pode se soltar.

- Baterias do tipo botão, utilizadas em relógios, calculadoras, aparelhos auditivos e câmeras, são fáceis de engolir e podem liberar produtos químicos perigosos no esôfago ou no estômago de uma criança. Guarde as baterias novas e não utilizadas em um local inacessível e prefira mantê-las em sua embalagem original. Lembre-se de que as baterias descarregadas são tão perigosas quanto as novas e livre-se delas imediatamente, mas com segurança. Saiba quais tipos de baterias você utiliza e, caso o seu filho engula qualquer uma delas, leve-o imediatamente ao pronto-socorro. Além das baterias, mantenha também as pilhas comuns inacessíveis ao seu filho.

A arma mais segura é a inexistente

Bastante comuns e, com frequência, trágicos, os acidentes envolvendo crianças pequenas e as armas de fogo que elas encontram em casa são completamente evitáveis. Não se trata de esconder as armas, já que as crianças são capazes de procurar e encontrar ou de descobrir por acaso praticamente tudo que os pais tentam esconder delas. Também não se trata de ensinar às crianças que fiquem longe das armas, já que a curiosidade delas pode invalidar os avisos dos pais e exigir demais de um controle de impulsos ainda não desenvolvido.

O certo é não ter armas de fogo em casa, e ponto final.

Crianças dessa idade são impulsivas, incuravelmente inquisitivas e têm total capacidade de puxar o gatilho de uma arma mesmo sem conseguirem entender as possíveis consequências de um ato aparentemente inocente. Ter uma arma em casa, quer você considere ou não a hipótese da criança ser capaz de pôr as mãos nela, já deixa aberta uma possibilidade muito real de tragédia.

A Academia Americana de Pediatria (AAP) e diversas entidades ligadas à segurança advertem com veemência: não faça isso.

Caso você precise ter uma arma de fogo em casa, mantenha-a trancada, inacessível e descarregada. Guarde a munição separadamente, também trancada, pois as crianças podem descobrir como carregar a arma, e adquira uma trava de gatilho ou outro dispositivo que previna sua utilização acidental.

Feriados felizes e sem risco algum

Os feriados podem ser dias repletos de diversão e magia. Porém, para garantir que sejam momentos festivos, mas, igualmente, seguros, lembre-se destas dicas de segurança, não importa o feriado que você estiver celebrando:

- Não relaxe a segurança só porque é feriado. Avalie a decoração da festa da mesma forma que você faz com qualquer objeto familiar (examine a chance de os objetos quebrarem, verifique se há peças pequenas, cheque a toxicidade e o tamanho — os minúsculos ornamentos das árvores de Natal, por exemplo, não são seguros) ou pendure-a no alto, fora do alcance de crianças pequenas. Evite decorações que lembrem doces ou alimentos e que possam deixar o seu filho com vontade de prová-las.

- Ilumine com segurança. Certifique-se de que quaisquer luzes decorativas utilizadas sejam apro-

vadas pelo Inmetro e instaladas conforme as instruções. Verifique os fios utilizados em anos anteriores para ter certeza de que não estão gastos.

- Dê aquele brilho especial da forma mais segura. Posicione velas acesas em locais onde a criança não consiga alcançá-las e mantenha-as longe de cortinas e decorações de papel. Deixe as janelas mais próximas sempre fechadas para que nenhuma brisa agite as chamas. Nunca ponha velas acesas sobre uma mesa coberta com uma toalha que possa ser puxada por uma criança e não se esqueça de apagar cuidadosamente todas as velas antes de ir para a cama ou sair de casa.

- Presenteie com segurança. Não deixe presentes potencialmente perigosos sob a árvore de Natal ou arrumados em qualquer outro local a que o seu filho tenha acesso. Assegure-se de que as fitas e os laços

SEGURANÇA

não estejam ao alcance da criança e retire do local as embalagens, sacolas e enfeites tão logo os presentes sejam abertos.

- Adoce o seu filho com segurança. No dia de Cosme e Damião, na Páscoa ou em qualquer celebração em que haja fartura de doces, certifique-se de trazer para casa apenas as guloseimas que forem seguras — caso o seu filho resolva atacar o suprimento de doces, é melhor não ter nada muito duro, grudento, pegajoso ou recheado com uma castanha ou uma goma.

- Deixe a sua árvore de Natal à prova de crianças. Quando estiver decorando o pinheirinho, assegure-se de que o seu filho não seja capaz de puxar as luzinhas ou os galhos e acabe derrubando tudo. Na verdade, o melhor a fazer é permitir o acesso do seu filho à árvore somente quando ele estiver sob cuidadosa vigilância.

No que se refere à prevenção de incêndios, verifique atentamente se a árvore de Natal da sua casa é feita de materiais não inflamáveis.

- Um verde sem riscos. Tenha cuidado com as plantas que talvez sejam venenosas ou tóxicas. Há uma lista dessas espécies vegetais na página 525.

- Deixe os fogos de artifício para os especialistas no assunto. Não tente criar sua própria apresentação pirotécnica. Mesmo os artefatos dos tipos B e C, classificados pelos vendedores como seguros, são potencialmente perigosos, inclusive as "estrelinhas". Por isso, conforme recomenda a AAP e diversas entidades ligadas à segurança, nunca acenda fogos de artifício em casa, especialmente quando houver alguma criança por perto. Prefira assistir a espetáculos de pirotecnia somente em eventos públicos.

- Alimentos falsos. Maçãs, peras, laranjas, e outras imitações de comida feitas de cera, papel machê, borracha ou qualquer substância que não sejam seguras para as crianças — que podem ficar tentadas a prová-las (como uma vela com cheiro e aparência de torta de maçã, por exemplo).

- Materiais de limpeza e outros produtos para a manutenção da casa.

- Vidro, porcelana e outros materiais quebráveis.

- Lâmpadas pequenas, como as encontradas nas luminárias noturnas, são

particularmente fáceis para a criança pôr na boca e quebrar. Utilize um modelo noturno de LED, que não esquenta, ou uma luminária específica para bebês e crianças, na qual não é possível ter acesso à lâmpada.

- Joias. O risco é maior com contas e pérolas, que podem ser retiradas dos cordões e engolidas, e peças menores, como anéis, brincos e *pins*. Alguns modelos de joias infantis bem baratas também podem conter metais tóxicos, como o cádmio, o que significa que pode ser perigoso colocá-las na boca.

- Bolinhas de naftalina, que, além de serem tóxicas, podem causar asfixia. Em vez delas, opte pelas bolas de cedro — mas não as pequenas, que cabem na boca. Se você preferir as de naftalina, deixe-as numa área inacessível para o seu filho e areje bastante as roupas e os lençóis (até o cheiro se dissipar) antes de usar esses objetos.

- Polimentos para sapatos. Se a criança puser as mãos neles, o resultado pode ser uma grande bagunça. Se ela os ingerir, problemas digestivos podem estar a caminho.

- Perfumes e cosméticos de todos os tipos são potencialmente tóxicos.

- Vitaminas, medicamentos e remédios naturais, tanto de uso tópico quanto oral.

- Palitos de fósforo e isqueiros. Mesmo as crianças bem pequenas podem descobrir como utilizar um isqueiro. Se você tem palitos de fósforo ou um isqueiro na bolsa, lembre-se de deixá-la sempre fora do alcance da criança. Evite acender o isqueiro em frente ao seu filho e nunca permita que ele faça isso — o que, literalmente, poderia inspirar o pequenino a brincar com o fogo.

- Armas de fogo (veja o quadro da página 527).

- Fios, cordões, fitas, cintos, fitas métricas ou qualquer objeto que possa ficar enrolado no pescoço de uma criança.

COMO DEIXAR A COZINHA SEGURA PARA CRIANÇAS

A cozinha é o porto feliz da maioria dos lares e, provavelmente, um local onde o seu filho passará muito tempo. Para garantir que a sua cozinha seja tão segura quanto movimentada, atente para as seguintes precauções:

- Rearrume os locais de armazenagem. Tente guardar tudo que for inadequado para as crianças pequenas nos armários e gavetas mais altas. A lista inclui objetos de vidro, porcelana ou outro material quebrável; caixas de alimentos com bordas serrilhadas; facas afiadas; utensílios de cabo fino, que podem machucar os olhos; espetos; raladores; descascadores; utensílios e ferramentas de funcionamento intrincado e com possibilidade de machucar dedinhos, como batedeiras de ovos, quebra-nozes e abridores de latas; produtos para limpeza; bebidas alcoólicas; medicamentos; quaisquer embalagens quebráveis, ou alimentos potencialmente perigosos, como castanhas, pimentas e folhas de louro. Mantenha cadeiras, escadas e banquinhos longe dos armários para prevenir tentativas de escalada (uma criança também consegue escalar apoiando os pés em gavetas abertas e prateleiras). Reserve os armários e gavetas mais baixos e acessíveis para armazenar objetos que não ofereçam riscos às crianças, como panelas e frigideiras, utensílios de madeira e de plástico, produtos em embalagens de lata e papel, pacotes fechados de alimentos que não representem perigo se forem abertos, e toalhas e panos de prato.

Controle de envenenamentos

O Sistema Nacional de Informações Tóxico-Farmacológicas (Sinitox) da Fiocruz afirma que cerca de 25% de todos os casos de envenenamento registrados no país envolvem crianças de menos de 5 anos — o que não causa nenhuma surpresa. As crianças, em particular as muito pequenas, costumam explorar oralmente o seu ambiente, ou seja, elas podem colocar na boca qualquer coisa que vá parar nas mãos delas. Os pequeninos não param para pensar se uma substância ou objeto qualquer é seguro, comestível ou, muito menos, tóxico. Suas papilas gustativas e seu olfato pouco sofisticado não informam a elas que uma substância é perigosa só porque tem um gosto ou um cheiro ruim.

Se o seu filho ingerir alguma vez qualquer coisa que você ache que possa ser perigosa (ou se você apenas suspeitar que ele possa tê-la ingerido), leve o imediatamente ao pronto-socorro ou entre em contato com a Rede Nacional de Centros de Informação e Assistência Toxicológica (Renaciat) através do 0800-7226001.

Para proteger o seu filho de envenenamentos acidentais, siga as regras abaixo:

- Tranque todas as substâncias potencialmente tóxicas fora da vista e do alcance do seu filho. Mesmo as crianças que ainda estão só engatinhando conseguem subir em cadeiras, banquinhos e almofadas baixas para alcançar objetos deixados em mesas e bancadas.

- Siga todas as normas de segurança na administração de medicamentos (veja na página 481). Nunca diga que um medicamento é uma "balinha" nem tome remédios diante da criança.

- Sempre que possível, compre produtos que tenham embalagens à prova de crianças, mas não confie apenas nisso para evitar que o seu filho consiga abri-las. Trate de guardá-las num local seguro.

- Habitue-se a fechar muito bem todos os recipientes e a voltar a armazenar as substâncias perigosas em um local seguro imediatamente após o uso. Não descuide dos perigosos produtos para limpeza ou dos detergentes nem mesmo quando tiver que atender ao telefone ou ver quem está tocando a campainha.

- Guarde itens comestíveis e não comestíveis em locais separados e nunca armazene os não comestíveis em embalagens vazias de alimentos (o alvejante em uma garrafa de suco, por exemplo). As crianças aprendem muito cedo de onde vem a comida delas e presumirão que qualquer coisa que esteja em uma embalagem de um alimento pode ser comida, mesmo que o "suco de laranja" não seja amarelo ou a "geleia de uva" não seja roxa.

- Nunca deixe bebidas alcoólicas ao alcance do seu filho e mantenha todas as suas garrafas trancadas em um armário ou em um bar. Se você guarda as suas bebidas na geladeira, certifique-se de que estejam no fundo da prateleira mais alta. Fique de olho no seu pequenino em festas, quando copos de bebida pela metade podem ficar largados pelas mesas, e jamais ofereça (nem permita que alguém faça isso) "só um golinho" de qualquer bebida alcoólica para fazer uma brincadeira com a criança. Qualquer quantidade de álcool, mesmo mínima, pode ser perigosa para o seu filho.

- Com relação aos produtos para a manutenção do lar, entre os que forem menos perigosos e aqueles com uma lista enorme de avisos e precauções, opte sempre pelos primeiros. Apenas lembre-se também de que mesmo os produtos "verdes" podem oferecer riscos. Por isso, guarde todos eles bem longe do alcance das crianças.

- Utilize o vaso sanitário para jogar fora substâncias potencialmente tóxicas, a menos que elas possam danificar as tubulações do sistema hidráulico da sua casa — nesses casos, siga as instruções contidas no rótulo do produto. Enxágue os recipientes antes de jogá-los fora (a menos que o rótulo informe o contrário) e coloque-os imediatamente em latas de lixo ou contêineres de reciclagem muito bem tampados.

- Para auxiliar todos os seus familiares a pensar automaticamente em perigo ao dar de cara com um produto potencialmente tóxico, cole etiquetas com a palavra "veneno" em todas as embalagens. Se você não conseguir encontrar esse tipo de etiqueta à venda, basta fazer um X com fita isolante preta em cada produto (tendo o cuidado de não cobrir as instruções e precauções) e explicar à sua família que essa marca significa "perigo". Reforce a mensagem regularmente e, no fim das contas, o seu filho também acabará compreendendo que esses produtos oferecem riscos.

- Fique atento à repetição de envenenamentos. Segundo as estatísticas, uma criança que ingeriu uma substância tóxica uma vez tem boas chances de cometer o mesmo erro novamente no espaço de um ano.

- Mesmo quando parecerem estar em locais inacessíveis, instale travas à prova de crianças em gavetas e armários que armazenam itens perigosos ou quaisquer objetos que você não queira ver nas mãos do seu filho. Se a criança descobrir como abrir o fecho de segurança — algumas mais inteligentes conseguem —, considere a colocação de um portão para mantê-la longe da cozinha quando você não tiver como supervisioná-la de perto. Caso o seu filho seja bem astuto, outra opção é tentar dobrar a proteção com a instalação de duas travas por gaveta ou porta, uma em cima e outra embaixo ou uma de cada lado, já que seria muito difícil a criança conseguir abrir os dois fechos ao mesmo tempo. Quais objetos o seu filho vai ter como alvo e a quantidade de esforço que ele empregará para pôr as mãos neles são algo que, dependendo de cada criança, mudará com o tempo. Por isso, o seu sistema de armazenagem também terá de ser modificado. Reavalie conforme a necessidade e jamais subestime a inteligência, a força e as habilidades do seu filho.

- Reserve ao menos um armário fácil de abrir para as explorações do seu filho — os dedinhos das crianças têm menos chance de ficar presos em um armário do que em uma gaveta. Algumas panelas e frigideiras resistentes, colheres de pau com o cabo achatado, crivos e coadores, panos de prato, vasilhas plásticas e recipientes com tampa podem proporcionar muitas horas de um entretenimento seguro, mas divertido. Se o armário em questão ficar longe das principais áreas de trabalho da cozinha — a uma boa distância da pia e do fogão —, as chances de o seu filho atrapalhar você enquanto estiver brincando diminuirão.

- Sempre que possível, cozinhe utilizando as bocas traseiras do fogão e sempre ponha os cabos das panelas e frigideiras voltados para trás, de forma que uma criança curiosa não tenha como alcançá-los e puxá-los. Caso deseje um cuidado ainda maior, é possível instalar um protetor (veja a figura da página 534) que evita que as crianças pequenas alcancem até mesmo as laterais das panelas que estão no fogão. Se os botões do seu fogão ficam na parte frontal, cubra-os com protetores de botão. Travas especiais podem tornar ina-

cessíveis os fornos convencionais e de micro-ondas. Lembre-se de que os revestimentos externos de alguns fornos e de outros eletrodomésticos — como torradeiras, cafeteiras e panelas elétricas — podem ficar quentes o bastante para provocar queimaduras, permanecendo em altas temperaturas mesmo muito tempo depois de terem sido desligados. Por conta disso, mantenha-os fora do alcance das crianças e deixe o seu filho bem longe quando for utilizá-los.

- Mantenha a máquina de lavar louça trancada nos intervalos de uso e tome muito cuidado ao carregá-la e descarregá-la, pois basta um segundo de desatenção para uma criança pegar algo afiado ou quebrável. Coloque o detergente apenas na hora em que for começar a lavar e feche a porta rapidamente. As esferas de cor brilhante utilizadas nas lavadoras de louças são particularmente tentadoras para os pequeninos.

- Deixe as esponjas e buchas fora de alcance. Uma mordida pode se transformar em uma ameaça de asfixia.

- Torne a geladeira inacessível com a instalação de um fecho. Ao enfeitá-la com aquelas peças artísticas preciosas chamadas ímãs de geladeira, utilize apenas os grandes, já que os pequenos podem ser puxados e colocados na boca, oferecendo risco de asfixia.

- Não deixe a criança se sentar na balcão da cozinha. Além da possibilidade de uma queda, os dedinhos curiosos podem acabar encontrando algo que não deveriam, como uma faca ou uma torradeira.

- Para evitar possíveis queimaduras, não carregue o seu filho com uma mão e uma bebida ou prato quente com a outra. Tenha também o cuidado de não deixar nenhuma xícara, caneca ou prato quente na beirada da mesa e da bancada, perto do lugar onde o seu filho se senta à mesa nem em nenhum outro local que suas mãozinhas possam alcançar.

- Armazene o lixo em recipientes muito bem fechados, que a criança não consiga abrir e explorar, ou debaixo da pia, devidamente trancado por uma porta com fecho.

- Limpe imediatamente qualquer coisa que derramar. Elas tornam o chão escorregadio.

- Guarde os detergentes líquidos e em pó, o lustrador de prata e todos os demais produtos de cozinha potencialmente tóxicos fora do alcance de seu filho (veja o quadro da página 531).

- Mantenha a criança distante de palitos de dente, espetos e qualquer outro objeto pontiagudo. Acidental ou intencionalmente, eles podem acabar indo parar nos olhos, no nariz, nos ouvidos ou em outra parte do corpo, com resultados graves. Se você estiver utilizando uma faca, assegure-se, ao soltá-la, de que o seu filho não tenha como pôr as mãos nela.

- Nunca deixe um balde de limpeza, de trabalho ou qualquer outro recipiente de água ao alcance do seu filho. Poucos centímetros de profundidade são suficientes para afogar uma criança.

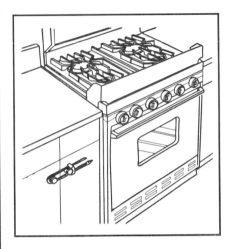

Proteja o seu filho com recursos de segurança como travas na porta dos armários e protetores de fogão.

Como deixar o banheiro seguro para crianças

O banheiro é repleto de fascínios para uma criança curiosa (por causa de toda aquela água, para começo de conversa), mas também é cheio de riscos em potencial, o que significa que o seu filho sempre deve ser supervisionado quando lá estiver. Uma maneira de evitar que o seu pequenino fique perambulando pelo banheiro quando você não estiver de olho nele é colocar um trinco ou qualquer tipo de fecho ou fechadura no alto da porta, mantendo-a travada sempre que o banheiro não estiver sendo usado — quando a criança estiver utilizando o vaso sanitário, o fecho deve ficar aberto. Porém é bom não confiar nos

SEGURANÇA

trincos, já que, inevitavelmente, haverá ocasiões em que a porta acabará ficando aberta. Torne o seu banheiro à prova de crianças tomando também as seguintes precauções:

- Se a sua banheira não for antiderrapante, aplique adesivos ou utilize um tapete de borracha.

- Ponha tapetes antiderrapantes no chão do banheiro para minimizar as quedas e para amortecer o seu filho quando os escorregões acabarem acontecendo.

- Instale travas em todas as gavetas e armários do banheiro, inclusive os de medicamentos — não pense que eles não estão ao alcance de uma criança alpinista. Entre os muitos itens de banheiro que devem ser guardados em locais trancados estão: medicamentos, inclusive os sem receita; vitaminas; antissépticos bucais; cremes dentais; produtos para o cabelo e para a pele; cosméticos; utensílios para cuidados pessoais que forem afiados, como lâminas, tesouras, pinças e alicates de unha, e produtos de limpeza do banheiro, inclusive a escova para o vaso sanitário e o desentupidor.

- Retire das bordas da banheira, da bancada e da parte de trás do vaso sanitário qualquer objeto que o seu filho não possa colocar na boca nem sequer tocar, como, por exemplo, sabões, xampus e lâminas. Quando não estiver usando esses itens, guarde-os nas prateleiras mais altas.

- Nunca use um secador de cabelo ou qualquer outro aparelho elétrico perto do seu filho quando ele estiver

tomando banho ou brincando com água. Quando não estiverem em uso, sempre tire da tomada e guarde em local seguro o secador de cabelo, a chapinha e outros aparelhos elétricos pequenos. Alguns dos potenciais riscos de deixá-los na tomada são: choques elétricos, caso a criança mergulhe o secador no vaso sanitário ou roa o cabo; queimaduras, se ela conseguir ligar a chapinha; ou irritações na pele, ao tentar "se barbear" com um barbeador elétrico. Se a criança tiver boa destreza manual ou caso a chapinha e o secador ainda estiverem quentes, pode ser que o simples fato de tirá-los da tomada não baste, já que esses aparelhos são capazes de provocar queimaduras mesmo após terem sido desligados vários minutos antes. Além disso, os cabos representam uma ameaça de estrangulamento.

- Para evitar choques graves ou até fatais, certifique-se de que todas as tomadas do banheiro (e da cozinha) tenham um disjuntor diferencial residual — algo que, de qualquer forma, a norma de instalações elétricas brasileiras obriga.

- Para ajudar a minimizar o risco de queimaduras acidentais, mantenha a temperatura da água quente da sua casa sempre abaixo dos 50°C. Como as crianças pequenas têm a pele frágil, a água acima dos 60°C pode causar uma queimadura de terceiro grau, grave o bastante para exigir enxertos de pele, em apenas três segundos. Para ainda mais segurança, sempre abra a torneira da água fria antes da quente e feche-as na ordem inversa. Antes de permitir que o seu filho entre na banheira, crie também o hábito de testar a água do banho com a mão ou o cotovelo e mexa um pouco para garantir que sua temperatura está distribuída igualmente. Se estiver planejando uma reforma no seu banheiro, torneiras de controle único, que possibilitam a você encontrar uma temperatura confortável, além de permitir que o seu filho brinque ao acioná-las, são mais seguras do que ter uma torneira para a água quente e outra para a fria.

- Considere o uso de uma cobertura de proteção para a torneira da banheira para prevenir machucados e queimaduras caso o seu filho venha a cair sobre ela.

- Nunca deixe a criança sozinha na banheira ou no boxe por um instante sequer, nem mesmo em um assento para banheiras — que, aliás, não é recomendado, já que o seu filho pode cair de cima dele. Essa é uma regra que deve ser observada estritamente até que o seu pequenino tenha, no mínimo, 5 anos.

- Nunca deixe água na banheira quando ela não estiver sendo usada. Ao brincar, uma criança pequena pode cair na banheira e se afogar mesmo com uma profundidade de poucos centímetros.

- Quando o vaso sanitário não estiver sendo utilizado, mantenha a tampa fechada com ventosas ou travas específicas para isso. A maior parte das crianças considera o vaso sanitário um lugar fascinante para brincar.

Esse tipo de exploração não é apenas insalubre, mas o vaso também é outro local onde uma criança cheia de energia pode cair de cabeça.

- Certifique-se de que a fechadura do banheiro (e as dos outros ambientes) possa ser aberta pelo lado de fora e esconda a chave ou uma ferramenta para abri-la em cima do caixilho da porta.

- Não leve o seu filho a uma sauna — nem a seco, nem a vapor. Além de o corpo de uma criança pequena ainda não estar pronto para regular o calor, as banheiras de hidromassagem com água quente também oferecem riscos aos pequeninos.

Roupinhas seguras

É claro que a beleza conta, mas o fator mais importante a se considerar na hora de escolher as roupas do seu filho é a segurança. Só utilize roupas de dormir feitas de tecidos retardadores de chamas e certifique-se de que as barras das calças do pijama não estão grandes ou frouxas demais. Se o seu filho anda pela casa só de meias, assegure-se de que elas tenham solados antiderrapantes. Solas de pantufas e de calçados que forem macias a ponto de escorregar devem ser desgastadas com uma lixa. Evite cachecóis ou faixas muito compridas, que podem fazer a criança tropeçar ou acabar se transformando numa ameaça de estrangulamento, bem como fios e cadarços com mais de 15 centímetros.

COMO DEIXAR A LAVANDERIA SEGURA PARA CRIANÇAS

Uma criança em casa é garantia de muitas roupas sujas. Porém, mesmo sendo indispensáveis, máquinas de lavar e secar roupas, sabões, removedores de manchas e outros produtos de limpeza podem ser perigosos se caírem nas mãozinhas erradas. Para reduzir os riscos:

- Limite o acesso à sua área de lavanderia. Se ela tiver uma porta, mantenha-a trancada. Se não, isole a área, se possível, com um portão de segurança.

- Mantenha a porta das máquinas de lavar e secar sempre fechada quando você não estiver carregando-as ou descarregando-as.

- Armazene os alvejantes, sabões e outros produtos de lavanderia em um armário com fecho e guarde-os imediatamente após o uso. Enxágue com muito cuidado as embalagens vazias e ponha-as em uma lata de lixo ou reciclagem que seja inacessível para a criança.

COMO DEIXAR A GARAGEM SEGURA PARA CRIANÇAS

Não chega a surpreender o fato de que a maioria das garagens (assim como estufas, oficinas, celeiros e espaços de *hobby*) seja entupida de produtos tóxicos, objetos afiados e outros potenciais riscos. Por isso:

- Se a sua garagem for anexa à sua casa, mantenha sempre trancada a porta que a separa dos demais ambientes. Se for separada, o portão da garagem deve ficar sempre fechado. Todos os veículos da garagem também devem ter as portas trancadas.

- Se a sua garagem tiver um portão automático, certifique-se de que seja um modelo que possua reversão automática ao se chocar com um obstáculo (como uma criança, por exemplo). Nem todos os portões automáticos são instalados com esse recurso. Se o seu não o tiver, é possível instalá-lo e aperfeiçoar o seu portão. Acrescentar uma tira de borracha bem resistente ao longo da base do portão proporciona ainda mais proteção. Faça uma checagem periódica no portão da sua garagem baixando-o em cima de uma caixa pesada de papelão ou algum outro objeto descartável para garantir que a reversão automática esteja funcionando de forma adequada. Se não estiver, desligue o dispositivo de abertura até que ele seja consertado ou substituído. O botão de abertura do portão que fica no interior da garagem deve ser instalado em um ponto alto o bastante para impedir que a criança o alcance, e quaisquer controles remotos devem ser mantidos em um local onde o seu filho não tenha como pôr as mãos neles. Outro motivo para manter o seu carro sempre trancado é exatamente esse: o controle remoto também estará trancado.

- Guarde tintas, *thinners*, solventes, pesticidas, herbicidas, fertilizantes, anticongelantes, fluidos limpadores de para-brisas e quaisquer outros produtos para a manutenção de automóveis em um armário inacessível — um armário com trinco instalado no ponto mais alto possível da parede dá conta do recado. Todos os produtos que oferecem riscos devem ser guardados em suas embalagens originais. Assim, não haverá confusão quanto aos conteúdos e as instruções e advertências de segurança quanto à sua utilização estarão sempre visíveis. Sempre que você não tiver certeza do que está armazenado em um recipiente qualquer, jogue tudo fora da maneira como faria se o material em questão fosse lixo tóxico.

- Como precaução extra, não deixe o seu filho solto na garagem nem por um instante (o mesmo vale para a oficina ou qualquer outro local perigoso). Para entrar ou sair do carro, carregue a criança no colo.

COMO DEIXAR OS BRINQUEDOS SEGUROS PARA CRIANÇAS

Brinquedos e crianças são uma combinação natural, e a maioria dos que são voltados para as crianças pequenas é segura. Mesmo assim, antes de encher os armários do seu filho de brinquedos, é preciso considerar não apenas quais são divertidos e educativos, mas também quais são completamente seguros. Verifique os seguintes itens em todos os brinquedos:

Como detectar problemas

Para proteger a sua família de incêndios, não se esqueça de instalar detectores de fumaça (ao menos um em cada andar ou, ainda melhor, em cada ambiente) e de testá-los mensalmente para ter a certeza de que estão funcionando. Pelo menos uma vez por ano, substitua as pilhas dos modelos não elétricos — para ajudar, escolha uma data de lembrança fácil, como a do seu aniversário ou a do início do horário de verão.

Instale também detectores de monóxido de carbono e teste-os regularmente. Esses dispositivos alertarão você sobre qualquer aumento no nível desse gás inodoro e traiçoeiro.

- Adequação à idade. Por razões de segurança, respeite as recomendações presentes nas embalagens dos brinquedos que você compra para o seu filho e mantenha todos os brinquedos dos irmãos mais velhos bem longe de uma criança que ainda não tem idade para brincar com eles.

- Tamanho seguro. Ser pequeno demais é ter qual tamanho? Evite qualquer brinquedo que caiba totalmente na boca do seu filho ou que tenha peças pequenas que possam ir parar lá — faça o teste do rolo de papel higiênico, conforme a ilustração da página seguinte. Certifique-se também de que os brinquedos maiores não possam ser comprimidos ou moldados até adquirirem um tamanho menor e mais perigoso e de que não haja peças menores que possam ser mordidas e arrancadas. Se você ficar em dúvida quanto a reinserir as peças pequenas nos brinquedos quando parecer que o seu pequenino já passou da idade de colocar objetos na boca, opte pela segurança e continue mantendo-as longe da criança. Nem que o motivo seja curiosidade ou um simples tédio, nunca se sabe quando o impulso de colocar as coisas na boca dará as caras novamente — ou quando surgirá o impulso de pôr os objetos em um local inadequado, como o nariz, o ouvido ou o ânus.

- Qualidade do produto. Um brinquedo frágil não dura muito e também tem chances de se quebrar todo, resultando em pedaços perigosamente pequenos ou afiados que podem machucar o seu filho.
- Acabamento seguro. A tinta, se existir, deve ser atóxica, sem chumbo e durável. O acabamento deve ter pouca possibilidade de descascar ou se estilhaçar.
- Componentes seguros. Os produtos para desenhar e pintar, que acabam na boca e na pele com a mesma frequência que vão para o papel, devem ser atóxicos (procure a informação sobre isso na embalagem). Prefira canetas e tintas à base de água, colas brancas ou escolares e lápis de cor e gizes de cera atóxicos.

Evite todos os brinquedos com:
- Peças removíveis ou soltas: os olhos do ursinho de pelúcia, os sapatinhos da boneca, as miniaturas dos personagens favoritos, as contas, os tijolinhos de construir, as bombinhas de inflar facilmente destacáveis e quaisquer outras peças ou brinquedos pequenos o bastante para serem engolidos, causarem asfixia ou acabarem enfiados no nariz e nos ouvidos.

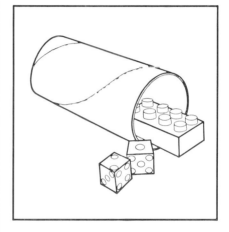

Qualquer coisa que caiba em um rolo de papel higiênico pode representar um risco de asfixia para crianças pequenas.

Certificadamente seguros

Carrinhos de bebê, cadeirinhas, portões de segurança, berços e vários outros equipamentos projetados para as crianças recebem uma certificação do Inmetro depois que passam por um rigoroso processo de testes para verificar sua conformidade com os padrões de segurança estabelecidos. Na hora em que você for comprar ou pegar emprestado esse tipo de produto, procure o certificado do Inmetro.

- Fios, fitas e cordões com mais de 15 centímetros. Qualquer brinquedo que tenha um desses itens representa uma ameaça de estrangulamento. Evite-os ou opte por remover ou aparar o comprimento dos fios antes de deixar o seu filho brincar com eles.

- Molas, engrenagens ou dobradiças. Elas podem prender os dedinhos ou o cabelo.

- Quinas e pontas afiadas. Cuidado com os galhos apanhados na rua, que são divertidos na hora de brincar, mas que, se forem pontiagudos, podem machucar um olho com muita facilidade. Lápis e canetas só devem ser utilizados sob supervisão.

- Altos níveis de ruídos. Brinquedos que produzem sons acima dos 100 decibéis, como pistolas, veículos motorizados ou brinquedos de apertar muito barulhentos, podem causar danos à audição da criança. Mesmo os casos de exposição prolongada a brinquedos que não passam dos 85 decibéis podem ser perigosos. Existem padrões de decibéis máximos voluntários que os fabricantes de brinquedos devem seguir, mas nem todos cumprem as regras. Como não há especificações sobre os decibéis nas embalagens, os pais têm dificuldade de saber se o brinquedo com que o seu filho está brincando excede ou não os limites sonoros de segurança. Por isso, para proteger a audição do seu pequenino, os especialistas recomendam que você aguce os ouvidos:

não compre brinquedos que soem muito barulhentos na loja (os que impedem que as pessoas conversem normalmente durante a emissão sonora), certifique-se de que o volume dos brinquedos que você já tem em casa está na opção mais baixa e retire as pilhas daqueles que fizerem muito barulho.

- Itens para aquecimento ou conexões elétricas. Desde que as baterias ou pilha fiquem completamente inacessíveis aos dedinhos curiosos, os brinquedos que funcionam com elas não representam problema algum. Além de as pequenas baterias do tipo botão oferecerem riscos de asfixia e poderem ser engolidas, todas as pilhas e baterias são perigosas caso a criança as coloque na boca.

- Constituição esponjosa. As crianças costumam ficar tentadas a morder bolas ou outros objetos feitos de material esponjoso e, caso arranquem pedaços com os dentes, podem engasgar ou sufocar com elas.

Nada substitui a supervisão

Você já instalou fechos e trincos, já cobriu e revestiu, e já verificou e tornou a verificar tudo. Todas as ameaças das quais você conseguiu se lembrar foram devidamente reparadas. Hora de relaxar? Nada disso. Apesar de ter dado o primeiro passo, extremamente crucial, de manter o seu filho seguro deixando o seu entorno à prova de crianças, você ainda não está livre. Para quem

SEGURANÇA

tem filhos menores de 2 anos, a supervisão constante de um adulto é tão importante quanto todas essas medidas de proteção. Por isso, para que o seu pequeno explorador possa viver com segurança, transforme a sua casa em um local à prova de crianças, mas também mantenha o pequenino sempre ao alcance dos seus olhos e ouvidos.

O controle de pragas em casa

Formigas, baratas, ratos, cupins e percevejos. Pragas indesejáveis são inevitáveis, pelo menos de tempos em tempos, em virtualmente todas as casas e apartamentos de qualquer região do país. Sejam essas pragas simples fontes de irritação ou verdadeiras ameaças, o normal é que ninguém as deseje em casa ou que queira se ver livre delas tão logo elas apareçam. Mas como fazer isso sem fazer uso de substâncias perigosas para o seu filho? Você pode tentar:

Táticas preventivas. Instale telas nas janelas e nas portas (não deixe abertas as portas e janelas sem telas). Quaisquer outros pontos de entrada de insetos e vermes também devem ser telados ou mesmo vedados.

Armadilhas grudentas para insetos e roedores. Sem usar produtos químicos letais, esses dispositivos aprisionam os insetos em caixas (armadilhas para baratas) ou contêineres (armadilhas para formigas) fechados, nos velhos papéis pega-mosca sem inseticida (armadilhas para moscas), ou em retângulos pegajosos (armadilhas para ratos). Como a pele humana pode ficar grudada em sua superfície e o descolamento, às vezes, é doloroso, as armadilhas devem ser posiciona-das longe do alcance das crianças ou dispostas apenas quando elas já estiverem na cama à noite, sendo recolhidas antes de os pequeninos despertarem pela manhã. De um ponto de vista puramente humano, esses artefatos têm a desvantagem de prolongar o sofrimento das vítimas.

Armadilhas com isca. Esses dispositivos possuem um veneno que não solta resíduos químicos e que fica restrito à própria armadilha, o que torna mais difícil que uma criança consiga tocá-lo. Mesmo assim, posicione os artefatos fora do alcance dos pequeninos.

Armadilhas em gaiolas. Apesar de não serem a alternativa mais fácil ou prática, quem tem o coração mole pode optar por aprisionar os roedores em gaiolas e depois soltá-los em campos ou florestas afastados das áreas residenciais. Como os animais presos podem morder, as armadilhas devem ser dispostas longe do alcance das crianças e cuidadosamente monitoradas. Outra opção é armá-las apenas nos momentos em que os pequeninos não estejam por perto.

Uso seguro de pesticidas químicos. Praticamente todos os pesticidas químicos, incluindo o ácido bórico, são altamente tóxicos não apenas para pragas, mas também para pessoas. Se você optar por eles, não os espalhe nem armazene em locais acessíveis aos pequenos ou em superfícies onde os alimentos são preparados. Sempre use a substância menos tóxica ou mais "verde" disponível. Se você utiliza um *spray*, mantenha o seu filho fora de casa enquanto aplica o pesticida — se possível, não o traga de volta pelo resto do dia. Ainda melhor é fazer a aplicação quando você estiver de férias ou passando uns dias fora. Ao retornar, deixe todas as janelas abertas durante algumas horas para arejar a sua casa.

Para encontrar informações sobre as alternativas mais seguras para o controle de pragas, consulte empresas especializadas ou acesse o site da Agência Nacional de Vigilância Sanitária do Ministério da Saúde (www.anvisa.gov.br).

- Adesivos e outros decalques pequenos. Se o seu filho conseguir remover um adesivo muito pequeno — o que não é muito difícil — e colocá-lo na boca, o objeto passa a ser uma ameaça de asfixia.

- Peças projéteis. Brinquedos como arco e flecha, pistolas de dardos e afins são inapropriados para as crianças pequenas, cujos olhos ficam em perigo. Da mesma forma, passe longe das poderosas pistolas de água, que também podem fazer um belo estrago.

- Balões de látex. Os pequeninos adoram balões de todos os tamanhos, formas e variedades. Desde que estejam completamente inflados, todos os balões são seguros para a diversão da criançada. O problema deles é que uma criança pode se engasgar com um balão murcho, com os fragmentos de um balão que estourou ou com um que está largado pela casa, perdendo o ar. Uma vez que a criança tenha inalado o conteúdo de um balão, não há muito o que se possa fazer, pois nem mesmo as compressões abdominais da Manobra de Heimlich devem funcionar. Se você levar balões de látex para casa, supervisione de perto o seu uso. Não permita que crianças pequenas tentem estourá-los, brincar com eles sem ninguém por perto ou colocá-los na boca. Desinfle-os e jogue-os cuidadosamente fora assim que a festinha acabar. Melhor ainda é utilizar balões metalizados.

- Brinquedos danificados. Verifique periodicamente os brinquedos do seu filho em busca de desgastes ou da exposição de uma parte do estofo do ursinho de pelúcia graças a um rasgo na costura, de peças plásticas quebradas em um brinquedo de empurrar, de farpas em um brinquedo de madeira, ou de qualquer outra coisa que transforme um objeto divertido em uma ameaça. Conserte ou jogue fora tudo que não for seguro.

Consulte os recalls

Você não tem certeza se os brinquedos, móveis ou equipamentos da sua casa são seguros para o seu filho? Para descobrir quais produtos possuem um histórico de problemas de segurança e manter-se a par de *recalls*, consulte o site http://portal.mj.gov.br/recall/pesquisaConsumidor.jsf, do Ministério da Justiça.

Segurança fora de casa

Agora que você já deixou cada cantinho da sua casa à prova de crianças, algo que, paralelamente a muita vigilância e supervisão, vai manter o seu filho o mais seguro possível no ambiente do lar, o que fazer ao pôr os pés fora dele? Os incidentes podem acontecer no seu quintal, no quintal do vizinho, no parquinho ou na rua. Apesar de, por vezes, você desejar isso, é impossível tornar o mundo inteiro à prova de crianças. Ainda assim, a maior parte dos acidentes fora de casa pode ser facilmente evitada.

SEGURANÇA AO AR LIVRE

Lembre-se sempre destas dicas de segurança quando você estiver ao ar livre com o seu filho:

- Nunca deixe uma criança brincar ou tirar um cochilo no carrinho de bebê ao ar livre sem a companhia de ninguém.

- Se possível, cerque uma pequena área do quintal (caso você tenha um) para o seu filho brincar. Utilize cercados contínuos ou um modelo que possua um espaço inferior a 10 centímetros entre as ripas e que a criança não consiga escalar. Equipe o espaço com brinquedos e assegure-se de que ele não contenha plantas que oferecem riscos (veja a página 525), pedras ou detritos potencialmente perigosos. Mesmo em uma área segura ao ar livre, crianças com menos de 2 anos devem ser supervisionadas.

- Nunca deixe o seu filho sozinho em caminhos de acesso a garagens ou em áreas onde ele possa acessar esses caminhos. Antes de engatar a marcha ré, acostume-se a olhar em volta e embaixo do seu carro para ver se não há crianças e, caso você possua uma, sempre utilize a câmera traseira do seu veículo.

Um lugar seguro para brincar

Com seus balanços, escorregadores e brinquedões, o que pode ser mais divertido para uma criança do que passar o tempo num parquinho? Porém, para garantir que a diversão continue segura, certifique-se de que qualquer equipamento em que o seu filho vá brincar, em casa ou em outro lugar, atenda às seguintes exigências:

- Tenha certeza de que é apropriado para a idade. Os melhores modelos para uso domiciliar são as unidades ajustáveis. Elas são apropriadas para o momento atual, mas crescerão junto com o seu filho. Para as crianças bem pequenas, o equipamento não deve ser maior do que 1,80 metro em seu ponto mais alto; as plataformas para brincadeiras não podem ter mais do que 1,20 metro, precisam ter corrimões e devem ser fáceis de descer. A inclinação do escorregador não deve ultrapassar os 30° e a plataforma precisa ter a mesma largura do escorregador e, no mínimo, 55 centímetros de comprimento. Caso o escorregador tenha mais de 1,20 metro de altura, suas laterais devem ser abauladas.

- Certifique-se de que tudo é seguro. Os equipamentos para brincadeiras ao ar livre precisam ser construções sólidas, devem estar montados corretamente (siga à risca as instruções do fabricante), ser presos firmemente ao concreto (que deve ser revestido de areia ou estofamento) e instalados a pelo menos 1,80 metro de distância de cercas e muros. Todos os parafusos e porcas devem ser encapados para prevenir os machucados causados por pontas duras ou afiadas e sua firmeza precisa ser verificada periodicamente. Nos balanços, evite ganchos em forma de S, dos quais as correntes podem se desprender em empurrões mais vigorosos. Se houver uma corda para escalada, ela precisa estar presa nas duas pontas. Os assentos dos balanços precisam ter proteções laterais e traseiras, devem ser feitos de materiais macios (plástico, lona e borracha são mais indicados que madeira ou metais) que absorvam choques e previnam lesões graves na cabeça, além de estarem dispostos com uma separação mínima de 60 centímetros entre si e 75 centímetros entre os postes de sustentação. Todas as argolas e outras aberturas devem ser projetadas para evitar que a cabeça de uma criança fique presa (menores do que 9 centímetros e maiores do que 23 centímetros de diâmetro). As superfícies de metal precisam ser pintadas ou galvanizadas para prevenir a oxidação e os equipamentos feitos de madeira devem receber manutenção contra os efeitos do clima, evitando o apodrecimento, bem como inspeções periódicas para a remoção de possíveis farpas.

- Certifique-se de que todos os brinquedos estão em boas condições. Inspecione tudo regularmente em busca de peças quebradas, porcas e parafusos frouxos, capas prote-

SEGURANÇA

toras ausentes, rolamentos gastos, mecanismos expostos (que podem prender os dedinhos), metais corroídos (que podem resultar em cortes) e madeira deteriorada e cheia de farpas. Conserte os equipamentos domiciliares imediatamente. Se isso não for possível, retire as partes danificadas ou impeça o acesso à área de diversão até que os reparos sejam feitos. Caso o equipamento do parquinho não esteja recebendo manutenção, informe os problemas a quem administra as instalações e evite levar o seu filho para brincar naquele lugar até que uma reforma seja feita.

- Assegure-se de que as superfícies sob os brinquedos sejam macias. Retire pedras e raízes de árvores já expostas ou que estejam logo abaixo da superfície da área de diversão. A seguir, espalhe uma camada de 30 centímetros de profundidade feita com uma mistura de areia, serragem, lascas de madeira e palha ou instale

acolchoados de borracha ou outro material que absorva impacto. Não utilize concreto, terra batida ou grama, que têm o perigo de serem duros demais — nessas superfícies, é possível que uma criança se machuque com gravidade em quedas de não mais do que 30 centímetros de altura. A área contendo o material de revestimento da superfície deve se estender a aproximadamente 1,80 metro além de onde ficam os brinquedos.

- Verifique se as crianças que estão utilizando os brinquedos não estão usando capas, mangas excessivamente compridas, roupas muito folgadas, cachecóis, capuzes com fios longos ou qualquer outra vestimenta que possa ficar presa ou enroscada.

- Qualquer equipamento de diversão só é seguro se a criança que está brincando nele estiver sendo supervisionada. Por isso, certifique-se de acompanhar o seu filho de perto e com toda a atenção.

- Não corte a grama quando o seu filho estiver no jardim. Mesmo que você tente remover todos os detritos do caminho antes de começar a operação, uma pedra ou qualquer outro objeto perdido (como um prego, por exemplo) pode se transformar em um projétil perigoso. Guarde o cortador de grama e todas as suas ferramentas de jardinagem em segurança, fora do alcance da criança, e não transporte o seu pequenino apoiado no guidão do cortador, pois o perigo é o mesmo.

- Certifique-se de que os corrimões das varandas e dos *decks* estão firmes e espaçados de forma a não permitir que uma criança passe a cabeça entre as ripas ou caia para as laterais. Examine-os regularmente em busca de deterioração e danos, e lembre-se de que qualquer área externa que possua um declive abrupto deve ser inacessível para as crianças pequenas.

- Inspecione as áreas de diversão públicas antes de deixar o seu filho à solta nesses locais. Fique atento a excrementos de animais, cacos de vidro ou qualquer outra potencial ameaça.

- Não deixe o seu filho brincar em áreas com a grama excessivamente alta, em qualquer local onde hera venenosa, urtigas e outras plantas perigosas possam se esconder, ou onde, longe dos seus olhos, a criança possa colocar algum vegetal venenoso na boca. Também é nesse tipo de área que os carrapatos podem estar à espreita.

- Se você possui uma caixa de areia, mantenha-a coberta quando ela não estiver em uso, livrando-a de excrementos de animais, folhas, lixo trazido pelo vento, e assim por diante. Se a areia estiver molhada, deixe-a secar ao sol antes de cobrir a caixa. Para enchê-la, utilize areia específica para isso ou opte pela areia de praia comum devidamente peneirada.

- Se você possui uma lareira externa, um braseiro ou uma churrasqueira ao ar livre, lembre-se de manter o seu filho bem longe de qualquer um deles que estiver em uso. O fogo deve ser vigiado por um adulto desde o momento em que é aceso até ser totalmente apagado e não haver mais resquícios de calor. Caso você utilize carvão, supervisione tudo até que todos os pedaços tenham se resfriado ou sejam jogados fora — não se esqueça de que os pedaços de carvão que não forem apagados com água permanecem quentes mesmo muito tempo após a extinção do fogo. Se você usa uma grelha portátil, certifique-se de montá-la em uma superfície estável que o seu filho não possa alcançar ou, muito menos, derrubar. Se a sua churrasqueira ou grelha for a gás, assegure-se de não permitir que nenhuma criança tenha acesso aos controles ou à mangueira e à válvula do botijão.

- Se o seu filho possui um triciclo, obrigue-o a sempre utilizar um capacete de ciclismo projetado especificamente para as crianças, mesmo que ele só esteja andando no acesso à garagem, na calçada ou no parque. Nesse caso, o mais importante é criar o hábito de usar uma proteção para a cabeça que o manterá seguro não só agora, mas em todos os anos futuros de esportes mais radicais — esses anos virão! Se você costuma andar de bicicleta, aja como um modelo de consciência da importância de pedalar com segurança e sempre use capacete.

- Caso você more em uma área de ambiente mais rural, fique atento aos animais selvagens. Gambás e morcegos podem transmitir raiva. Um animal infectado talvez se comporte de forma anormal, tornando-se mais acessível aos humanos do que um animal saudável. Mantenha as latas de lixo bem tampadas para desestimular esses visitantes e não deixe a comida do seu animal de estimação na parte externa da casa.

- Nas épocas de clima mais quente, sempre verifique as partes de metal dos equipamentos do parquinho, dos carrinhos de bebê e das cadeirinhas, e de toda a mobília ao ar livre antes de deixar o seu filho entrar em contato com esses objetos. Especialmente sob o sol intenso, o metal pode ficar aquecido a ponto de causar queimaduras graves em crianças mesmo com poucos segundos de contato. Como o piche e o asfalto também esquentam demais sob o sol, não permita que o seu filho brinque descalço em dias muito quentes.

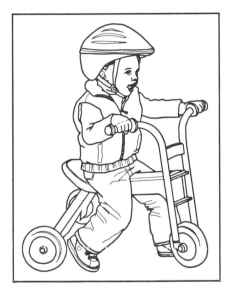

Torne obrigatória a utilização de capacetes para todos, inclusive para as crianças que andam de triciclo.

SEGURANÇA CONTRA OS INSETOS

Com bochechas lambuzadas de geleia, dedinhos melados de frutas, roupas de brilho colorido e movimentos rápidos e imprevisíveis, as crianças pequenas são alvos e tanto para os insetos. Alvos fáceis, aliás, tamanha a sua curiosidade e o seu gosto por brincar na sujeira, na lama e na grama, além de sua falta de conhecimento para lidar com os insetos — normalmente, um pequenino não sabe o suficiente para fugir das abelhas, para ir para dentro de casa quando as moscas estão rondando nem para evitar as áreas onde os carrapatos se escondem e os mosquitos se reúnem.

Apesar de a maioria das ferradas e picadas dos insetos não oferecerem riscos, ainda que sejam doloridas, elas podem transmitir doenças ou causar uma grave reação alérgica. Por isso, é bom ficar alerta e proporcionar ao seu filho o máximo possível de proteção contra os insetos. Aqui vão as dicas:

Proteção contra todos os insetos. Apesar do uso de muitas roupas não ser muito prático nos meses de verão, essa é a melhor proteção contra insetos. Quando os bichinhos estiverem por perto, vista o seu filho com peças de roupa que cubram o máximo possível do corpo: chapéu, mangas longas, calças compridas com as barras enfiadas nas meias, e sapatos fechados. Cores como o branco, o verde-claro, o cáqui e os tons pastel atraem menos os insetos do que tons brilhantes, escuros e/ou floridos. Como os bichinhos são atraídos por cheiros, opte por sabonetes, alvejantes, xampus, lenços umedecidos, loções e protetores solares sem cheiro durante os meses em que os insetos são mais ativos e, se possível, não cultive plantas e flores muito coloridas ou que exalem muito perfume em nenhuma área onde o seu filho costuma brincar. A própria pele ou peças de roupa sujas de comida também atraem insetos. Por isso, procure sair de casa com o seu filho bem asseado e vestindo roupas bem limpas. Já que é difícil evitar um inseto que fica voando dentro do carro, mantenha as janelas e o teto solar fechados enquanto o seu carro estiver parado.

Repelentes podem ser utilizados para afastar mosquitos, borrachudos, maruins, pulgas e carrapatos. Use apenas produtos destinados especificamente para crianças, escolhendo entre uma das opções a seguir:

- Repelentes com DEET: fórmulas contendo o composto químico chamado DEET proporcionam a melhor proteção conta os insetos que ferram. Dependendo da quantidade do composto presente no produto, o efeito dura entre três e oito horas — 10% de DEET oferecem cerca de duas horas de diversão ao ar livre longe de insetos, enquanto 24% de DEET rendem aproximadamente cinco horas dessa brincadeira. A AAP adverte contra o uso de qualquer repelente com mais de 30% de DEET em crianças de qualquer idade. A menos que você esteja em uma área com alta incidência de insetos, sua aposta mais segura são os produtos com 10% do composto. Não utilize repelentes com DEET que também contenham proteção solar. Essa pode até parecer uma combinação bem prática, mas o DEET pode tornar menos efetivo o fator de proteção solar (FPS), e a necessidade de reaplicar o filtro solar pode resultar em uma superexposição ao DEET. Sempre aplique primeiro o protetor e só a seguir espalhe o repelente.

- Repelentes com óleos vegetais essenciais. Ainda que com menos eficá-cia do que os produtos que contêm DEET, as formas purificadas de plantas como a citronela, o cedro e a soja podem ajudar a espantar os insetos. Como a proteção costuma durar menos de duas horas, esses produtos precisam ser reaplicados com frequência. De acordo com o Centro de Controle e Prevenção de Doenças dos Estados Unidos (CDC), produtos contendo eucalipto-cheiroso não devem ser usados em crianças com menos de 3 anos.

- Repelentes com permetrina. A permetrina é um produto químico que mata os carrapatos e as pulgas (mas não os insetos voadores) a partir do contato. Por esse motivo, ela pode auxiliar na prevenção contra a doença de Lyme e outras enfermidades transmitidas por carrapatos. Esses produtos são eficazes quando aplicados às roupas ou aos equipamentos para a vida ao ar livre, como barracas e sacos de dormir, mas não diretamente à pele. A proteção se mantém mesmo após várias lavagens.

- Repelentes com icaridina. São as mais novas opções de repelentes no mercado e acredita-se que esses produtos durem tanto quanto as fórmulas que contêm 10% de DEET. Além disso, a icaridina não tem cheiro nem cor e não irrita a pele. Apesar de o CDC ter recomendado o produto químico como uma alternativa que pode funcionar tão bem quanto o DEET, a Academia Americana de Pediatria (AAP) preferiu resguardar o seu certificado de aprovação e aguardar os resultados dos estudos de longo prazo.

Independente do produto que você escolher para aplicar no seu filho, certifique-se de lavar e remover quaisquer repelentes assim que retornar a um ambiente fechado.

Proteção contra abelhas e vespas. Sempre que puder, mantenha o seu filho afastado das áreas prediletas das abelhas, como os campos de trevos e flores silvestres e os entornos de árvores frutíferas e latas de lixo. Se você encontrar uma colmeia ou um ninho de vespas dentro ou nas proximidades da sua casa, contrate um profissional para fazer a remoção. Quando houver abelhas por perto, evite dar comidas doces e meladas — como frutas e sucos — para o seu filho ao ar livre. Sempre que fizer isso, limpe imediatamente os dedinhos e o rosto da criança com lenços sem perfume para remover todos os restos dos alimentos. Se o seu filho já tiver manifestado alguma reação alérgica a picadas de abelha, vá até a página 580.

Proteção contra mosquitos. Como esses insetos se reproduzem na água, jogue areia nas poças, drene os coletores de chuva e esvazie os bebedouros de pássaros da sua casa. Ao cair do sol, quando os mosquitos saem aos montes para se alimentar, mantenha o seu filho dentro de casa e assegure-se de que as telas das janelas e das portas estejam em boas condições e devidamente posicionadas quando estas estiverem abertas. Nos passeios, um mosquiteiro colocado sobre o carrinho de bebê oferecerá proteção adequada. Além dele, um repelente de insetos também pode ser utilizado.

Proteção contra carrapatos. Como esses aracnídeos podem ser portadores da doença de Lyme e da febre maculosa, é fundamental proteger o seu filho da picada dos carrapatos. Sempre que você souber de antemão que a criança irá brincar ou passear em áreas com alta incidência desses bichinhos — é possível buscar essa informação nas Secretarias Estaduais e Municipais de Saúde —, opte por roupas que cubram o máximo possível do corpo da criança e aplique um dos repelentes de insetos descritos anteriormente. Quando você estiver em uma dessas áreas infestadas — e antes de voltar para casa —, procure carrapatos na pele e na roupa do seu pequenino. Lembre-se também de inspecionar os animais domésticos, já que o pelo dos bichos pode transportar carrapatos e passá-los às pessoas. Um carrapato leva de 36 a 48 horas para transmitir por completo a doença de Lyme. Quanto mais cedo o aracnídeo for removido (leia a página 580), menos provável será a ocorrência de uma infecção. Nos meses de maior incidência de carrapatos, um hábito saudável é inspecionar o seu filho todas as noites, na hora do banho, em busca desses pequenos perigos.

Proteção contra aranhas venenosas. Mantenha as crianças longe de locais quentes, secos e escuros, tais como *closets*, sótãos, porões, garagens, armazéns e debaixo de varandas e escadas externas, pois é nesse tipo de ambiente que as aranhas passam a maior parte do seu tempo. Para evitar o contato com esses aracnídeos, inspecione cuidadosamente as roupas, calçados e outros itens que possam ter ficado guardados e remova todas as teias de aranha que você encontrar.

SEGURANÇA NA ÁGUA

Quando você combina água e uma criança, o resultado é diversão e perigo. Diminua o risco sem comprometer as brincadeiras tomando as seguintes precauções:

- Mantenha as piscininhas infantis e qualquer outro recipiente de água, como tanques e bebedouros, inacessíveis a crianças que não estejam sob supervisão, mesmo que a profundidade seja de apenas 3 ou 4 centímetros. Quando não estiverem em uso, deixe as piscininhas de cabeça para baixo, guarde-as ou cubra-as para que elas não se encham com a água da chuva.

- Quem não tem uma piscina deve considerar esperar mais alguns anos para mergulhar de cabeça nessa ideia. É impossível eliminar completamente os riscos e é dificílimo manter uma criança pequena — e vulnerável — segura quando há uma piscina no quintal. A melhor estratégia é adiar esse projeto até que os seus filhos estejam mais velhos, saibam nadar bem e tenham mais capacidade de obedecer a regras e instruções.

- Quem já possui uma piscina deve circundá-la totalmente com uma cerca de pelo menos 1,5 metro de altura. Sua casa só pode servir como uma das laterais da cerca caso todas as janelas e portas da respectiva fachada sejam equipa-

das com um alarme cujo controle de acionamento fique fora do alcance das crianças pequenas. A melhor opção é instalar uma cerca de isolamento de quatro lados que separe por completo a piscina não apenas da casa, como do resto do quintal. As ripas verticais do cercado não podem ter um afastamento maior que 10 centímetros e devem ser difíceis de escalar. As entradas para a piscina têm de ficar trancadas o tempo todo: os portões devem abrir bem longe da água e precisam ter fechamento automático com um trinco que fique totalmente fora do alcance dos pequeninos. Um sinal sonoro que avise que o portão foi aberto proporciona uma proteção a mais.

- Certifique-se de que a piscina possui coberturas de ralos com certificado de segurança e com dispositivos antissucção. Nunca deixe o seu filho entrar em uma piscina que esteja sem cobertura em um dos ralos até que o mesmo seja substituído por um modelo que possua esse tipo de dispositivo.

- Se possível, instale uma cobertura automática de piscinas que cumpra as exigências internacionais da American Society for Testing and Materials (ASTM). No entanto, não opte por ela em detrimento de uma cerca e nunca a deixe apenas parcialmente fechada — uma criança pode passar por baixo da cobertura sem ser notada. Sempre que essas coberturas de piscinas ficarem cobertas pela água da chuva, esvazie-as o mais rápido possível.

SEGURANÇA 551

- Se você possui uma piscina que fica acima do nível do solo, mas a menos de 1,20 metro de altura, trate de cercá-la. Os degraus e/ou escadas que levam a uma dessas piscinas devem ser inacessíveis para as crianças ou totalmente removidos quando não estiverem sendo usados.

- Certifique-se de que não há árvores, cadeiras, bancos, mesas ou qualquer outro objeto por perto que possa ser escalado pelo seu filho para passar por cima do cercado ou para alcançar as piscinas acima do nível do solo.

- Retire os brinquedos da piscina e da área da piscina quando não estiverem sendo usados, pois eles podem atrair uma criança para perto da água. Não permita brincadeiras com triciclos, bicicletas, carrinhos de pedalar e afins nas proximidades da piscina

- Vigie o seu filho a cada instante. As crianças nunca devem adentrar uma área de piscina sem a supervisão de um adulto. Enquanto houver crianças na piscina, é bom que haja um adulto que conheça técnicas de resgate e saiba fazer reanimação cardiopulmonar sempre presente e atento. Poucos segundos já bastam para um pequenino cair na água e se afogar. A supervisão constante também é necessária mesmo que o seu filho só esteja brincando de espirrar a água de uma piscininha plástica.

- Por via das dúvidas, saiba como agir em uma emergência envolvendo água. Aprenda a fazer reanimação cardiopulmonar e assegure-se de que

qualquer pessoa que for tomar conta do seu filho ou que esteja supervisionando a piscina também saiba como fazer isso. Deixe uma vara extensora de resgate e uma boia em cada lado da piscina, bem como as instruções sobre como fazer reanimação cardiopulmonar, explicando o passo a passo do procedimento. Sempre que a piscina estiver sendo usada, é bom ter à mão um telefone para o caso de qualquer emergência.

- Se você instalar na piscina um alarme flutuante, não dependa exclusivamente dele. Esses dispositivos não soam até que a criança já esteja na água — tarde demais para trazer tranquilidade. Os melhores salva-vidas são aqueles que mantêm a criança completamente afastada da piscina ou que avisam antes que o seu filho caia na água.

- À exceção das piscininhas plásticas infantis, que são enchidas e esvaziadas a cada dia de brincadeira, certifique-se de que qualquer piscina em que o seu filho nade ou brinque tenha sua água tratada com uma quantidade adequada de cloro. Tanto pouco, como muito cloro — identificável pelo cheiro excessivo —, pode ser perigoso. Até mesmo a água tratada com a quantidade correta desse elemento químico pode trazer problemas para a criança, como alergias e asma.

- Coloque fraldas de banho no seu filho toda vez que ele for para a piscina.

- Se você possui uma banheira de hidromassagem, mantenha os pequeninos curiosos longe dela utilizando uma cobertura rígida e que possa ser trancada. Um cercado também é uma boa ideia.

- Na praia, procure ficar perto de postos salva-vidas, localizados, normalmente, na faixa mais segura da praia. Ainda assim, vigie o seu filho o tempo inteiro.

- Durante tempestades com trovões e raios, mantenha toda a sua família bem longe de piscinas e outros locais onde haja água.

- Se você for andar de barco com a sua família, vista todas as crianças, incluindo os bebês e as crianças pequenas, com coletes salva-vidas adequados ao tamanho delas. Tenha sempre em mente, porém, que esses coletes não substituem a supervisão de um adulto. A bordo da embarcação, deve haver pelo menos um adulto que saiba nadar para cada criança que não saiba.

Para mais informações sobre segurança na água, leia a página 120.

SEGURANÇA NA NEVE

Para os adultos, os flocos de neve do inverno significam uma infinidade de dores de cabeça: colocar sal e fazer a remoção da neve nas calçadas e entradas das casas, além de lidar com ruas escorregadias, sapatos enlameados e agasalhos ensopados. Para as crianças, as nevascas representam uma montanha de diversão: fazer anjinhos deitados na neve com os braços e as pernas, jogar bolas de neve, criar as mais diferentes esculturas, e deslizar de trenó pelos declives cobertos de neve que tanto imploram para ser desbravados. Para que o seu filho esteja sempre seguro nas maravilhas do inverno, atente para o seguinte:

Proporcione passeios de trenó seguros. O seu filhinho de apenas 1 ano não irá encarar ladeiras tão cedo (nem em um trenó), mas deve achar bem legal fazer um passeio em que é puxado por uma corda presa a um trenó. Para as crianças, um modelo com assento e cinto de segurança é a aposta mais segura. Caso você não possua um desses, o seu pequenino deve passear bem aninhado nas pernas de um adulto ou de uma criança bem mais velha.

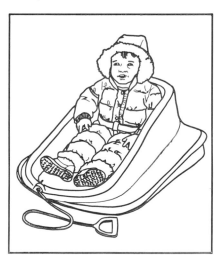

Para que uma criança pequena passeie de trenó com segurança, experimente os modelos com laterais, encosto e assento.

Proíba a ingestão da neve. Mesmo antes de ter contato com as solas dos calçados e as rodas dos veículos, a neve pode não ser tão pura quanto aparenta. Mesmo nas áreas rurais, ela pode estar contaminada por dejetos de animais ou poluentes químicos. Ainda que nem sempre seja possível evitar que o seu filho experimente um punhado daqueles flocos bem branquinhos (você se lembra bem de como eles são gostosos, não é?), é prudente impedir a ingestão de neve todas as vezes em que você identificar que a intenção da criança é essa.

Saiba quando encerrar a diversão. Não espere que o seu filho comece a reclamar que está com frio, já que os pequeninos costumam ignorar os seus termostatos quando estão se divertindo. Quando você começar a sentir frio, é hora de trazer o seu filho para dentro de casa. Também é bom voltar para ambientes fechados sempre que as roupas ou as luvas da criança ficarem molhadas. Misturar objetos molhados e temperaturas próximas a 0°C é a receita para um congelamento.

Segurança no carro

Desde a colocação precisa do seu filho na cadeirinha adequada até a certeza do cumprimento de todas as regras de segurança no trânsito, andar de carro com uma criança a bordo não é uma missão das mais tranquilas. Para auxiliar você a manter a sua carga mais preciosa sempre segura, tenha sempre em mente as dicas a seguir:

Segurança na cadeirinha. Após mais de um ano de prática, você já deve ser especialista em lidar com os cintos, correias e fivelas do sistema de funcionamento da cadeirinha que escolheu para o seu filho. No entanto, à medida que a criança vai crescendo, os desafios que se impõem a você, certamente, vão sendo outros — culminando até, quem sabe, na compra de uma nova cadeirinha.

Descobrir exatamente o que é preciso saber sobre a segurança na cadeirinha do seu pequenino em crescimento pode ser difícil. Na realidade, esse pode ser um tema tão complicado que, de acordo com Polícia Rodoviária e os guardas municipais, a maioria das cadeirinhas acaba sendo instalada ou utilizada de forma incorreta. Para garantir que o seu filho está protegido:

- Escolha a cadeirinha e o posicionamento corretos. No caso das crianças pequenas, recomenda-se que elas fiquem voltadas para a traseira do veículo ao menos até terem 9 quilos e 1 ano de idade[1] — os especialistas afirmam que um tempo maior de permanência significa mais segurança, ou seja, o seu filho não precisa passar a ficar voltado para a parte dianteira do carro só porque completou o seu primeiro ano de vida. Na verdade, se você utilizar um bebê conforto, o ideal é continuar mantendo-o virado para trás até que a criança atinja o limite de peso do produto (em alguns casos, entre 13 e 16 quilos) ou até que a cabeça dela fique a menos de 2 centímetros do topo do bebê conforto. Assim que passam a ficar voltadas para a frente, as cadeirinhas podem ser usadas até o seu filho completar 4 anos e pesar entre 18 e 30 quilos — os limites de peso variam conforme o modelo. Ao reverter o assento, certifique-se de reinstalá-lo de acordo com as instruções do fabricante e de reajustar as correias para a nova posição.

---

1. Nova recomendação da AAP: 2 anos ou limite de peso da cadeirinha (entre 13 e 16 quilos). (*N. do R. T.*)

Caso você ache que está na hora de passar a cadeirinha adiante, uma opção é usar uma cadeirinha voltada para a frente que se transforma em um assento elevatório. Você pode começar a utilizar esses produtos quando o seu filho tiver pelo menos 1 ano de idade e 9 quilos (apesar de, outra vez, um modelo voltado para trás ser mais seguro para a criança). Como cadeirinha, o produto pode ser usado até o seu filho pesar entre 18 e 30 quilos. Depois disso, é só retirar as correias e utilizá-lo como um assento elevatório.

- Instale a cadeirinha de forma correta, de acordo com as instruções do fabricante. O ponto melhor e mais seguro para o seu posicionamento é o meio do banco traseiro. Caso você não consiga entender o procedimento de instalação sozinho, consulte a polícia, a guarda municipal ou um hospital infantil, locais onde deve haver alguém que esteja treinado para tal. Consultando a assistência técnica do fabricante da cadeirinha, também é possível localizar quais são os técnicos especializados da sua região.

- Prenda bem a cadeirinha. Daqui a alguns anos, todos os veículos fabricados no Brasil terão que vir equipados com o sistema de fixação de cadeirinhas Isofix. Ainda que as normas de homologação e testes ainda estejam em fase conclusiva, alguns carros vendidos no país já dispõem do sistema, que fixa as cadeirinhas sem a necessidade dos cintos de segurança. Criado para simplificar e padronizar o processo de instalação, o sistema utiliza os conectores da base da cadeirinha, que se prendem a pontos específicos do estofamento do veículo, e uma correia, que se prende ao topo da cadeirinha e a um ponto de fixação específico do automóvel. Caso o seu veículo já venha equipado com o sistema, o manual do proprietário terá todas as informações sobre onde se localizam os pontos de fixação. A correia superior prende a cadeirinha e impede que a cabeça da criança se desloque muito para a frente caso haja uma colisão ou uma freada brusca. Se o seu carro ainda não possui o sistema, lembre-se de que, desde que instalada corretamente, uma cadeirinha presa ao cinto de segurança garante a mesma proteção. Seja qual for o sistema que você utilizar, assegure-se de que, após a instalação da cadeirinha, ela esteja segura — ou seja, sem se mover mais de 2 centímetros de lado a lado.

Um dia ensolarado e ameno? Não dentro do carro

Talvez você não acredite, mas um carro parado ao sol pode se transformar rapidamente em um forno. Mesmo em um dia ameno, é possível que as temperaturas se elevem de 20°C a 50°C, ou mais, em questão de minutos, fazendo com que uma criança que esteja sentada em um carro parado corra o risco de sofrer insolações, desidratação e, muito rapidamente, venha a morrer. Seja qual for o clima, nunca deixe o seu pequenino sozinho em um carro, nem mesmo por alguns instantes.

- Aperte o cinto. Mesmo o mais confiável dos cintos de segurança não funcionará direito se você não prender o seu filho corretamente. Certifique-se de que as correias estão justas, mas sem estar apertadas demais — você não deve ser capaz de encaixar mais do que dois dedos entre a correia e a criança. Quando a cadeirinha estiver na posição voltada para trás, as fivelas das correias devem estar fixadas nos buracos que ficam à altura do ombro da criança ou um pouco abaixo, e a parte de cima da fivela do peito deve estar no nível das axilas. Se o assento estiver voltado para a frente, utilize os buracos que ficam abaixo da altura do ombro da criança. Ajuste as correias e fivelas de forma a acomodar roupas mais fofas — apesar de ser uma boa ideia tirar os agasalhos pesados de inverno para que o seu filho possa se acomodar de forma segura na cadeirinha dele. Depois, verifique os cintos de todos os passageiros do carro, inclusive o seu, já que as crianças também adquirem o hábito de colocar os cintos ao verem os pais fazerem o mesmo.

Viagens seguras

Andar por aí com o seu filho não significa apenas colocar o cinto de segurança do carro. Esteja você levando a criança em um carrinho de bebê, de supermercado, no assento infantil ou no trailer de uma bicicleta ou em um carregador do tipo canguru, tenha em mente as seguintes dicas de segurança:

Carrinho de bebê. Para manter o seu filho seguro:

- Utilize um carrinho que possua uma base bem larga, sem cantos e junções que possam prender e machucar dedinhos e que sejam suficientemente firmes para não tombar se uma criança se mexer muito quando estiver nele.

- Se o modelo que você utiliza costuma tombar quando o guidão está sobrecarregado, fique atento para nunca fazer isso.

- Ao abrir ou dobrar o carrinho, assegure-se de que o seu filho não está perto dos mecanismos, já que um dedinho poderia ficar preso.

- Certifique-se de que o carrinho está completamente aberto e travado com segurança na posição correta antes de colocar a criança nele.

- Tenha o cuidado de prender o seu filho no assento de forma segura antes de começar a empurrar o carrinho.

- Nunca coloque bebidas quentes no suporte para copos logo acima do seu filho. Basta um solavanco para o líquido ir parar na cabeça da criança.

Carrinho de supermercado. Aqui vão algumas dicas para manter o seu pequenino seguro durante o passeio pelos corredores do supermercado:

- Independentemente de onde a criança esteja sentada — no assento próximo ao guidão ou no local específico de um carrinho temático, posicionado mais à frente —, certifique-se de que o cinto ou correia de segurança do carrinho esteja apertado de forma correta.

- Não deixe seu filho escalar, ir do lado de fora nem ficar em pé dentro do carrinho.

Carregador canguru. Assegure-se de que o modelo que você está usando possa acomodar uma criança afivelada, já que alguns servem apenas para bebês. Falando em fivela, verifique se o seu filho está bem preso no canguru — esses carregadores costumam ter cintos e correias de segurança. Ao se inclinar, tenha cuidado para que a criança não caia e preste atenção ao atravessar portas mais baixas ou passar por baixo de galhos de árvores mais próximos do solo, já que, no carregador canguru, a cabeça do pequenino pode acabar ficando mais alta que a sua.

Assento infantil ou *trailer* para bicicletas. Melhores quando utilizados exclusivamente fora das ruas, como em ciclovias, por exemplo. A opção mais segura é o *trailer*, que fica mais perto do chão — para aumentar a visibilidade, escolha um modelo bem colorido e acrescente uma bandeira. Se você preferir um assento infantil, opte por um modelo que fique na parte traseira da bicicleta, já que os dianteiros distraem mais o ciclista e são menos seguros. Seja como for, lembre-se de colocar um capacete infantil no seu filho e de mantê-lo afivelado o tempo todo. Também não se esqueça do seu capacete.

- Ao viajar, não negligencie a segurança nos automóveis. Mesmo que vá pegar um táxi ou a van do hotel, leve sempre uma cadeirinha apropriada caso você esteja planejando qualquer deslocamento de carro. Muitas locadoras de veículos também oferecem cadeirinhas, o que pode ser uma boa opção caso você não queira trazer a sua de casa e não vá necessitar de uma durante a viagem até o seu destino — digamos que o seu filho vá ficar no seu colo durante o voo. Certifique-se de que qualquer cadeirinha que você alugar seja o modelo apropriado para uma criança pequena.

Segurança em geral. Apertar os cintos talvez seja a primeira regra de segurança nos automóveis, mas não é a única. Para viagens mais seguras:

- Nunca deixe uma criança sozinha em um carro, nem mesmo por alguns instantes. Diversas coisas podem acontecer, e muitas delas são apavorantes. Alguns exemplos: uma criança brincando em um carro pode soltar o freio de mão e fazê-lo atingir algo ou alguém; um estranho pode abrir a porta e sair dirigindo o carro, levando junto a criança, ou a temperatura dentro do veículo pode cair ou aumentar perigosamente.

- Sempre espere até que todas as portas do carro estejam trancadas e todos os passageiros coloquem os cintos de segurança antes de dar a partida. Não faça exceções a essa regra, nem mesmo se você só quiser ir rapidamente até uma loja que fica do outro lado do estacionamento do shopping. Para ler algumas dicas de como manter o seu filho distraído mesmo quando ele estiver com o cinto de segurança, vá até a página 279.

- Não deixe o seu filho controlar as janelas elétricas do seu carro. Controle-as você mesmo a partir do banco do motorista e, se possível, mantenha-as travadas. Nunca suba as janelas sem primeiro verificar se não há alguém com a cabeça, a mão, o dedo ou qualquer outra parte do corpo para fora do carro.

- Não permita a utilização de lápis, canetas ou outros objetos afiados quando um carro ou qualquer outro veículo estiver em movimento e proíba também a brincadeira com quaisquer objetos que possam bloquear a visão do motorista, como, por exemplo, um balão. Além disso, não deixe nada solto pelo carro, já que uma simples freada pode mandar tudo pelos ares.

- Não tente argumentar ou disciplinar uma criança quando você estiver dirigindo. Se o comportamento dela o distrair, pare o carro e resolva o problema.

- Quando estiver ao volante, nunca utilize o celular, nem mesmo os modelos que prescindem do uso das mãos — há estudos que mostram que os motoristas também acabam se distraindo quando os utilizam. Além disso, jamais escreva mensagens de texto enquanto estiver dirigindo.

- Nunca deixe o seu filho brincar atrás de um carro estacionado ou perto de um veículo que não está trancado.

- Nunca permita que o seu filho viaje na carroceria de uma picape, seja ela aberta ou fechada. Desprotegidas assim, as crianças podem se machucar mesmo em uma freada leve. Antes de comprar uma picape e deixar o seu filho viajar em um assento dobrável, verifique com o fabricante as questões relativas à segurança, perguntando, por exemplo, onde seria o impacto da cabeça de uma criança em caso de colisão e se certificando de que os cintos de segurança do automóvel prenderiam bem uma cadeirinha.

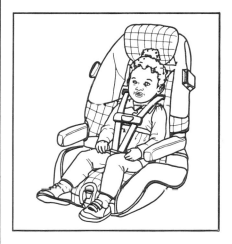

Ainda que esta seja a maneira mais segura para as crianças andarem de carro, os pequeninos com menos de 1 ano e que viajam em um bebê conforto voltados para a parte traseira do automóvel podem começar a virar para a frente quando tiverem mais de 9 quilos.[1]

---

1. Nova recomendação: 2 anos — critério peso, só se exceder o limite da cadeirinha. (*N. do R.T.*)

TUDO SOBRE:
Como ensinar seu filho a se manter seguro

É bem mais provável que as lesões acometam aqueles que são mais suscetíveis a elas. Com uma ânsia por experimentar coisas novas, habilidades motoras ainda claudicantes, relativa imaturidade e uma grave falta de juízo, é claro que as crianças se encaixam nesse grupo. Como pai ou mãe, seu objetivo é reduzir essa suscetibilidade o máximo possível.

Já que não pode contar com o bom senso do seu filho nem com a capacidade dele de se manter seguro, você terá que contar, por enquanto, com a sua vigilância cuidadosa e com uma ampla prevenção para preencher a lacuna da vulnerabilidade. No entanto, isso não significa que você não possa iniciar já o treinamento de segurança que, no fim das contas, permitirá à criança se manter fora do perigo mesmo quando um adulto responsável não estiver ao lado dela. Na realidade, este é o momento perfeito para o seu filho começar a viver de acordo com as regras de segurança.

A primeira coisa a fazer é construir e utilizar um vocabulário de palavras ("ai", "dodói", "quente", "fura") e frases ("não toque nisso", "aí é perigoso", "com cuidado", "assim vai doer", "aí vai fazer dodói") de alerta que a criança passará a associar a objetos, substâncias e situações perigosas. De início, assim como tudo mais que você estiver tentando ensinar, os sinais de advertência podem passar despercebidos pelo seu pequenino, mas, com o tempo e com a repetição constante, o cérebro da criança começará a armazenar e processar essas informações vitais até o dia em que ele deixará claro que as suas lições foram aprendidas. Neste período, ensine ao seu filho o seguinte:

Utensílios afiados ou pontudos. Sempre que você utilizar facas, tesouras, lâminas, abridores de cartas ou outros instrumentos afiados, certifique-se de relembrar ao seu filho que o objeto em questão é afiado, que não se trata de um brinquedo e que somente o papai, a mamãe e outros adultos é que podem utilizá-lo. Ilustre isso de forma mais tangível ao tocar a ponta do utensílio e dizer "ai", retirando o seu dedo rapidamente com um gesto de dor. Mostre que você sempre segura a tesoura com as pontas para baixo, segurando as lâminas, e que você nunca maneja qualquer objeto afiado com pressa. Assim, você estará sendo o modelo do protocolo de segurança que, mais à frente, desejará que o seu filho siga. À medida que a criança for ficando mais velha e adquirir um melhor controle manual, utilize tesouras de segurança infantis para ensiná-la a recortar e pegue uma espátula para manteiga para ensiná-la a usar uma faca. No futuro, em algum momento dos anos escolares, você pode dar um passo à frente e deixar o seu filho utilizar, sob a sua supervisão, as versões "adultas" desses objetos.

Coisas quentes. Se você já começou a introduzir o conceito, o seu filho já provavelmente deve entender, ainda que de maneira bem básica, o que quer dizer a palavra "quente", que a advertência "está quente!" significa que não é para pôr a mão, e que algo que está quente pode causar "um dodói". Se você ainda não ensinou nada disso, comece imediatamente. Ilustre o conceito deixando o seu filho tocar em algo quente, mas não o bastante para queimar, como uma xícara de café, por exemplo. Continue indicando o que é quente e não deve ser tocado: o fogão, uma vela ou um palito de fósforo aceso, um aquecedor, uma lareira, a torneira de água quente. Seja particularmente cuidadoso ao dar as advertências "quente, não toque nisso" sempre que trouxer algo novo para casa, como uma torradeira que você comprou ou a lâmpada para o novo abajur.

Degraus. É necessário proteger um novo andarilho de quedas graves colocando portões de segurança em todas as escadas da casa, mas também é preciso ajudar o seu filho a aprender a ir para cima e para baixo de forma segura. Qualquer criança que não tenha nenhuma experiência com degraus e que não saiba nada sobre eles, exceto que são inacessíveis, possui um risco maior de cair na primeira vez em que descobrir uma escada desprotegida. Por isso, coloque um portão de segurança no topo de todo lance de escadas com mais de três degraus da sua casa — como descer os degraus é bem mais complicado do que subir, isso também acaba sendo mais perigoso. Na parte de baixo, coloque o portão de segurança três degraus acima do pé da escada para que o seu filho possa praticar as subidas e descidas em circunstâncias controladas. Mostre para a criança como ela deve segurar no corrimão ao subir e descer as escadas.

Quando o seu filho se tornar proficiente em subir e descer, abra o portão de segurança de vez em quando para que ele possa experimentar a empreitada sozinho, enquanto você fica um ou dois degraus abaixo, pronto para prover qualquer ajuda que for necessária, ou segura a mão da criança e a acompanha no processo. Assim que ele aprender a subir, ajude o seu filho a descobrir como descer de forma segura. Muitas crianças pequenas, de início, descem os degraus engatinhando com os pés e, em seguida, acompanhando com as mãos, enquanto outras preferem vencer os degraus sentadas. À medida que vão se tornando mais competentes, os pequeninos começam a descer andando, um degrau de cada vez. Até que o seu filho se torne um escalador de escadas bastante confiável — o que costuma ocorrer por volta dos 2 anos —, continue mantendo os portões no lugar, fechando-os sempre que achar que deve. Ainda assim, continuará sendo uma boa ideia deixar o portão de segurança na beira das escadas — principalmente à noite, caso o seu pequenino seja afeito a passeios na madrugada.

Se a sua casa não possui escadas, vá à casa de um amigo, parente ou qualquer outro local acessível e deixe o seu filho praticar um pouco sob a sua atenta supervisão.

Ameaças elétricas. Tomadas, fios elétricos e eletrodomésticos são objetos de grande apelo para as crianças mais curiosas. Apelar para a distração sempre que você vir o seu filho prestes a enfiar o dedinho em uma tomada desprotegida não é o bastante, assim como esconder todos os fios elétricos da casa também não é. O que você precisa fazer é relembrar a criança, repetidamente, do fator "ai" em potencial que esses itens representam.

Banheiras, piscinas e outras atrações molhadas. Como brincar na água é divertido e educativo, estimule essas brincadeiras. Contudo, estimule a criança, também, a ter um respeito saudável pela água. Ensine ao seu filho as regras básicas de segurança na água, que incluem a ideia de que é perigoso (e proibido) entrar em uma banheira, piscina, tanque ou qualquer recipiente de água sem a presença de um dos pais ou de um adulto. Lembre-se de que não é possível blindar totalmente uma criança pequena quando o assunto é água — nem com boias nem com aulas de natação (veja na página 120). Por isso, nunca deixe uma criança, nem por um instante, sozinha na água.

Ameaças de asfixia. Quando o seu filho colocar na boca algum objeto que não foi feito para estar lá (uma moeda, um lápis ou uma peça de Lego), retire-o e explique de forma bem simples: "Não ponha isto na boca, senão você pode ficar dodói." Ensine à criança que não é seguro correr com um pirulito, um mordedor, um alimento, um lápis, uma chupeta ou um brinquedo na boca, já que cair com a cara no chão poderia fazer qualquer um desses objetos ser engolido. Diga também que os alimentos só devem ser ingeridos quando ela estiver sentada.

Substâncias venenosas. Você é sempre meticulosa ao guardar os produtos de limpeza, os medicamentos e as outras substâncias perigosas — que ficam sempre bem trancados. Em uma festa, porém, um dos convidados deixa vodca com suco de laranja em cima da mesinha de centro, ou, na casa dos seus pais, o querido avô do seu filho, que está tentando desentupir uma pia, larga a soda cáustica na bancada do banheiro. Você está pedindo para ter problemas se ainda não tiver começado a ensinar ao seu pequenino as regras de segurança que envolvem as substâncias tóxicas. Repita as mensagens a seguir à exaustão, quantas vezes forem necessárias:

- Não coma ou beba nada que não tenha sido dado a você por um dos seus pais ou por outro adulto que você conheça muito bem. Esse é um conceito de difícil entendimento para uma criança pequena, mas que, com muita repetição, acabará sendo absorvido.

- Medicamentos e pílulas de vitaminas não são balas, apesar de, às vezes, serem aromatizados para ter um sabor similar ao de um doce. Não coma ou beba nenhum deles, a menos que um dos seus pais ou um adulto que você conhece muito bem tenha dado a você.

- Não coloque nada na sua boca que não seja um alimento. Essa também é uma regra que demanda muita repetição.

- Apenas os adultos podem utilizar os produtos de limpeza e o detergente de lavar louça. Repita isso todas as vezes em que você estiver esfregando a banheira, passando um pano nas bancadas ou colocando a louça suja na máquina de lavar.

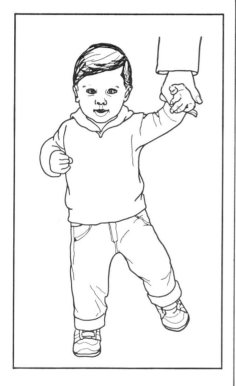

Ensine o seu filho a sempre dar a mão para um adulto na hora de atravessar a rua.

Ameaças na rua. Comece a ensinar as regras da rua imediatamente. Sempre que você for atravessar uma via movimentada com o seu filho, explique sobre a necessidade de "parar, prestar atenção e ouvir", sobre atravessar na faixa de pedestres e sobre esperar o sinal fechar para os automóveis. Se houver entradas de garagem no seu bairro, certifique-se de ensinar à criança que também é preciso parar, prestar atenção e ouvir antes de atravessá-las. Explique que os motoristas nem sempre conseguem ver as crianças pequenas e que, por isso, elas sempre precisam dar a mão para um adulto. Insista para o seu filho fazer isso sempre que for atravessar uma rua e não permita exceções. Ensine a criança a jamais colocar os pés na rua sem um adulto, mesmo que não haja trânsito. Aponte para o meio-fio e indique que aquele é o ponto do qual nenhuma criança pode passar se estiver sozinha.

Mesmo nas calçadas mais calmas e apesar de muitas crianças pequenas adorarem a liberdade de andar sozinhas, dar a mão também é uma boa ideia. Se você permitir alguma liberdade (o que, provavelmente, você vai querer, ao menos por um curto período), acompanhe e fique de olho no seu filho, já que basta um instante para uma criança sair em disparada na direção de um carro.

Certifique-se, também, de que o seu filho sabe muito bem que não pode sair de casa sem a companhia de um dos pais ou de alguém que ele conhece muito bem. Todos sabem que as crianças adoram ir sozinhas para a porta e em direção ao perigo.

Além disso, é importante ensinar o seu filho a nunca tocar no lixo que fica pela rua — sujeira, vidros quebrados, guimbas de cigarro e embalagens de comida —, mas tente não deixar a criança neurótica com a ideia de que ela não pode tocar em nada, já que não há problema nenhum em pôr a mão em uma flor (gentilmente e sem tentar arrancá-la ou colocá-la na boca), em árvores, vitrines, postes de luz, caixas de correio e tantas outras coisas. Se preferir, leve lenços para limpar as mãos do seu pequenino antes de ele comer (ou chupar os dedos).

Segurança no carro. Assegure-se de que o seu filho se acostume a andar de carro com o cinto de segurança afivelado e também entenda bem o porquê disso ser algo essencial ("Você pode ficar muito dodói se não colocar o cinto"). De maneira bem simples, explique também as razões para as demais regras de segurança em automóveis, tais como por que não é seguro ficar jogando os brinquedos e por que as crianças não devem brincar com os botões de comando da porta e da janela.

Segurança nos parquinhos. Uma criança que tem idade suficiente para brincar em parquinhos também já tem idade para começar a aprender as regras de segurança desses locais. Ensine como ter segurança com os balanços — nunca torcer as correntes (nem mesmo quando o assento estiver vazio), empurrar um balanço vazio, compartilhar um assento destinado a apenas uma criança ou passar na frente ou atrás de um balanço em movimento. Fale sobre os escorregadores — ele sempre deve utilizar a escadinha e nunca subir pelo próprio escorregador, jamais descer de cabeça, antes de descer, sempre esperar que a criança que desceu imediatamente à frente esteja fora do escorregador; e sair imediatamente do caminho ao terminar de escorregar.

Segurança com os animais domésticos. Ensine o seu filho a interagir de forma segura com os animais — os seus e os dos outros — e a se manter bem longe de animais estranhos. Para mais informações, veja a página 263.

Segurança contra insetos. Diga para o seu filho evitar as abelhas e para ficar parado quando uma delas se aproximar. Avise a ele, também, para não provocar as aranhas e não brincar com as teias.

CAPÍTULO 14

Como lidar com acidentes

VOCÊ JÁ TOMOU todas as medidas de segurança necessárias — e mais algumas, só por garantia. Dominou as melhores técnicas para observar de longe cada movimento do seu perspicaz filhote. Você até ensinou — ou tentou ensinar — o seu filho a manter distância segura de aparelhos elétricos, fogões quentes e outros perigos, tanto em casa quanto na rua. Ainda assim, com uma criança à solta, mais cedo ou mais tarde algum acidente acaba acontecendo. Embora seja inviável impedir todos eles, é possível fazer a diferença preparando-se para quando algo acontecer. Este capítulo é dedicado a fornecer todas as informações necessárias para tratar os ferimentos do seu filho, desde pequenas pancadas e hematomas a queimaduras e outros acidentes, e inclui instruções sobre como realizar manobras de reanimação cardiopulmonar e como proceder em caso de asfixia. O topo das páginas deste capítulo está sinalizado com uma barra preta, para facilitar a sua localização caso seja necessária uma consulta rápida.

Prepare-se para as emergências

Quando se está diante de um acidente, ações rápidas podem ser decisivas. Por isso, não espere até que o seu filho mergulhe a mão em uma caneca cheia de café quente ou dê um gole caprichado no detergente da cozinha para descobrir o que fazer em caso de emergência. O melhor momento para aprender a lidar com acidentes corriqueiros é antes que eles aconteçam. Além disso, se você for acampar com a família ou passar por alguma situação específica, é importante verificar as orientações sobre como tratar os ferimentos menos comuns — como picadas de cobra, por exemplo.

Mas não pare por aí. Ler sobre como lidar com os acidentes não garante que você saberá pôr em prática os seus conhecimentos em uma situação de emergência. Por isso, reforce o que aprender neste capítulo com cursos de segurança infantil, reanimação cardiopulmonar e primeiros socorros. Além do Corpo de Bombeiros e da Cruz Vermelha, diversas organizações não governamentais ao redor do país disponibilizam esse tipo de cursos;

informe-se com o seu médico sobre as opções e mantenha-se sempre atualizada. Além disso, certifique-se de que todas as pessoas que cuidam do seu filho também estejam aptas a lidar com qualquer tipo de emergência.

Há, ainda, outras formas de se preparar:

- Converse com o pediatra do seu filho sobre a providência correta a ser tomada em cada caso, desde os acidentes mais comuns até as situações onde houver risco de vida. Saiba em que momentos basta contatar o médico e quando é necessário chamar uma ambulância ou dirigir-se a um pronto-socorro. Em casos de menor gravidade, sair correndo para o hospital talvez não seja a melhor opção, pois os serviços de emergência costumam ser muito demorados e dar prioridade aos pacientes de alto risco.

- Organize um kit de primeiros socorros (veja na página 587) em uma maleta de fácil transporte e guarde-o em um local de acesso rápido — mas fora do alcance das crianças. Lembre-se também de ter um aparelho telefônico sempre por perto.

- Tenha sempre à mão (e acessíveis a todas as pessoas que cuidam do seu filho):

  □ Telefones de emergência: anote os números do pediatra, do Centro de Assistência Toxicológica da sua cidade, do setor de emergência do hospital de sua preferência, das farmácias mais próximas e do Serviço de Atendimento Móvel de Urgência (Samu, 192), além dos telefones do seu local de trabalho e

de um parente, amigo ou vizinho que possa ser contatado em caso de urgência.

□ Dados atualizados da criança: idade, peso aproximado, informações sobre medicamentos, alergias e doenças crônicas e carteira de vacinação. Em caso de emergência, esses dados deverão ser fornecidos ao Samu ou levados ao pronto-socorro.

□ Dados de localização. Anote o endereço completo do local onde você mora (incluindo ruas transversais e pontos de referência) e o número do telefone — para caso a babá ou outro cuidador do seu filho precise contatar um serviço de emergência.

□ Papel e caneta. Para anotar as instruções do médico ou de outro profissional com quem você conversar ao telefone.

- Verifique se o número da sua casa ou prédio é visível da rua e, se possível, instale iluminação do lado de fora para facilitar a localização durante a noite.

- Conheça o trajeto mais rápido até o pronto-socorro ou o hospital recomendado pelo pediatra.

- Tenha sempre algum dinheiro guardado em um local seguro e acessível, para o caso de você precisar chamar um táxi em situações de urgência. Se você for muito ansiosa ou se estiver ocupada dando assistência ao seu filho, o melhor a fazer é não dirigir. Informe aos outros cuidadores da criança onde se encontra o dinheiro reservado para as emergências.

- Se você costuma ter dificuldade em manter a calma, comece a praticar com os pequenos incidentes do dia a dia como lidar de forma mais tranquila com os acidentes e machucados do seu pequeno. Assim, você se sentirá mais preparada para controlar os ânimos no caso de uma situação mais grave. Uma boa maneira de se acalmar e manter o foco é tomar um minuto para respirar profundamente. Lembre-se de que a sua expressão, o seu tom de voz e o seu comportamento também afetam a reação do seu filho a um acidente.

Se você entrar em pânico, é provável que a criança também entre em pânico e acabe não colaborando para reverter a situação. Não resta dúvida de que é muito mais difícil cuidar de uma criança que não coopera.

- Estimular ao menos três dos sentidos da criança pode distraí-la e ajudar vocês a manter a calma na ocorrência de um acidente. Permaneça em uma posição onde o seu filho possa vê-la, fale calmamente de modo que ele possa ouvi-la e toque uma parte do seu corpo que não esteja ferida.

Primeiros socorros para crianças pequenas

A seguir há uma lista dos acidentes mais comuns e as principais informações a respeito de cada um: o que fazer, o que não fazer e quando procurar ajuda. A lista está organizada em ordem alfabética, e cada ocorrência se encontra numerada para facilitar a referência cruzada.

Adbômen, lesões no

1. Hemorragia interna. Uma pancada no abdômen de uma criança pequena pode resultar em hemorragia interna. Seus sinais incluem: hematomas ou manchas abdominais, vômito ou tosse com sangue escuro ou vermelho-vivo e aspecto de borra de café (a tosse com sangue também pode ser sinal de ingestão de alguma substância corrosiva), sangue na urina ou nas fezes e estado de choque (pele pálida, fria e pegajosa, pulso rápido e fraco, calafrios,

confusão, náusea, vômitos e respiração superficial). Se você notar algum desses sintomas, chame uma ambulância. Caso a criança apresente sinais de choque, socorra-a imediatamente (#13) e jamais lhe ofereça alimentos ou bebidas.

2. Cortes ou lacerações no abdômen. Trate-os como os outros cortes (#49, #50). Em casos de lacerações de maior gravidade, o intestino pode projetar-se para fora do abdômen. Não tente empurrá-lo de volta para dentro; em vez disso, cubra-o com uma fralda ou um lenço de pano umedecido e chame uma ambulância imediatamente.

Afogamento

3. Se a criança sofrer um afogamento e for retirada da água inconsciente, é importante que seja examinada por um médico, mesmo que recobre os sentidos logo após o resgate. Caso a criança permaneça inconsciente, peça a alguém por perto para chamar uma ambulância enquanto você inicia as manobras de salvamento (veja na página 593). Se você e o seu filho estiverem sozinhos, não interrompa as manobras de reanimação cardiopulmonar (RCP) para procurar ajuda; continue até que ele recobre os sentidos ou até a chegada de alguém, não importa quanto tempo leve. Se a criança vomitar, gire o seu corpo para o lado, para evitar asfixia. Caso haja suspeita de lesão no pescoço ou nas costas, imobilize as partes afetadas (veja #26). Mantenha a criança seca e aquecida.

AMPUTAÇÃO DE MEMBROS OU DEDOS

4. Este tipo de acidente é muito raro, mas conhecer os procedimentos corretos pode fazer a diferença entre recuperar ou perder um braço, uma perna ou um dedo. Caso o seu filho se encontre em uma situação como essa, siga as seguintes instruções:

- Para controlar a hemorragia, pressione com força o local com o auxílio de vários pedaços de gaze, um absorvente feminino, uma fralda ou um lenço de pano. Se a hemorragia persistir, aumente a pressão no local. Não se preocupe em pressionar demais e acabar machucando a criança. Somente improvise um garrote sob a devida orientação médica.

- Se a criança entrar em estado de choque, tome as providências necessárias (#13).

- Verifique a respiração e o pulso; caso necessário, inicie as manobras de salvamento (veja na página 593).

- Conserve o membro amputado. Assim que possível, embale-o em um pedaço de tecido limpo e úmido e guarde-o dentro de um saco plástico; em seguida, vede bem o saco plástico e mergulhe-o em um recipiente com gelo. Não utilize gelo seco nem introduza o membro amputado diretamente em água, gelo ou líquidos antissépticos.

- Procure ajuda imediatamente. Chame uma ambulância ou dirija-se ao pronto-socorro mais próximo; se possível, telefone antes, para que a equipe médica do local possa se preparar. Não se esqueça de levar o membro amputado, para que os médicos tentem reimplantá-lo na criança. Durante o trajeto até o pronto-socorro, continue a pressionar com força o local e a realizar as manobras de salvamento necessárias.

ARANHAS, PICADAS DE

veja #35

ARRANHÕES

ver #48

ASFIXIA

veja na página 469

BOCA, FERIMENTOS NA

5. Corte nos lábios. Poucas crianças passam os primeiros anos sem cortar os lábios pelo menos uma vez.

COMO LIDAR COM ACIDENTES

Felizmente, esses acidentes costumam ser muito menos graves e mais rápidos de cicatrizar do que você imagina. Para aliviar a dor e controlar o sangramento, aplique uma compressa gelada ou ofereça à criança um picolé ou cubo de gelo (troque o cubo quando estiver muito pequeno, pois há risco de obstruir a garganta). Se o corte tornar a abrir, se o sangramento não cessar dentro de dez a 15 minutos ou se você suspeitar que o acidente foi causado por mastigação em um fio elétrico, ligue para o médico.

6. Corte dentro da boca. Este tipo de acidente também é muito comum em crianças pequenas. Para aliviar a dor e controlar o sangramento por dentro do lábio ou da bochecha, ofereça à criança um picolé ou cubo de gelo (troque o cubo quando estiver muito pequeno, pois há risco de obstruir a garganta). Se o sangramento na língua não cessar espontaneamente, pressione o ferimento com um pedaço de gaze, um lenço limpo ou uma fralda de pano. Contate o pediatra se o ferimento estiver localizado atrás da garganta ou no palato mole (parte superior e posterior da boca), se o acidente for causado por um objeto perfurante como um lápis ou galho fino ou se o sangramento não cessar dentro de dez a 15 minutos.

7. Perda de dentes. Quando uma criança pequena perde um dente, as chances de sucesso de um reimplante são muito pequenas; por isso, não é necessário que você tente preservá-lo. De qualquer forma, guarde o dente e leve-o ao dentista, para que este avalie se algum fragmento ficou preso na gengiva. Um fragmento de dente preso pode causar infecção no local e asfixia na criança (caso o organismo expulse o fragmento da gengiva e a criança o aspire ou engula).

8. Dente quebrado. Com cuidado remova a sujeira e os fragmentos de dente da boca usando uma gaze ou um pano limpo embebidos em água morna. Verifique com atenção se não há partes do dente quebrado dentro da boca da criança. Para evitar inchaço no local, aplique compressas geladas. Contate o dentista da criança assim que possível, para mais orientações. Se o seu filho ainda não tem um dentista, peça uma indicação ao médico.

9. Corpo estranho na boca ou na garganta. É muito complicado remover um objeto de difícil alcance da boca de uma criança; você precisa ter muito cuidado para não o acabar empurrando-o ainda mais para dentro. Para remover um objeto macio, como um pedaço de pão ou um lenço de papel, puxe a bochecha da criança pelo lado de fora, para abrir a boca, e retire o objeto com uma pinça. Para outros objetos, faça um gancho com o dedo indicador e deslize-o para dentro da boca, puxando o objeto com um movimento lateral. Não tente realizar esse procedimento caso você não consiga ver o objeto. Se a criança estiver com um corpo estranho preso na garganta, veja na página 597 como proceder em casos de asfixia.

CABEÇA, LESÕES NA

ATENÇÃO: Em geral, os ferimentos mais graves na cabeça ocorrem quando a criança é atingida por um objeto muito pesado ou cai de uma altura igual ou maior ao seu tamanho. As pancadas nas laterais da cabeça costumam ser mais perigosas do que as que atingem as partes dianteira ou traseira.

10. Cortes e contusões no couro cabeludo. O couro cabeludo é uma área cheia de vasos sanguíneos; por isso, mesmo nos menores acidentes é comum haver sangramento e rápida formação de "galos" na cabeça. Trate esses acidentes como cortes (#49, #50) ou contusões (#47) comuns e contate o médico em todos os casos, exceto os de ferimentos muito pequenos.

11. Suspeita de traumatismo craniano grave. Toda criança pequena sofre uma ou outra pancada corriqueira na cabeça. Em geral, o melhor tratamento requer apenas alguns beijinhos e abraços. Entretanto, no caso de uma pancada mais violenta, é importante ficar de olho na criança pelas primeiras seis horas após o acidente. Os sintomas podem manifestar-se imediatamente ou levar até alguns dias para aparecer; por isso, tenha atenção redobrada no seu filho caso ele sofra um acidente desse tipo, ainda que tudo aparente estar bem. Ligue para o médico ou chame uma ambulância caso o seu filho apresente algum dos sintomas a seguir logo após uma pancada forte na cabeça:

- Perda de consciência (um breve período de letargia, de duas a três horas, não é motivo para preocupação).

- Dor de cabeça que persista por mais de uma hora, aumente de intensidade, interfira nas atividades normais e no sono da criança ou não ceda com paracetamol ou ibuprofeno (a melhor opção se houver inchaço). É difícil detectar dor de cabeça em crianças pequenas; fique atenta a sinais como choro, choramingo (choro de lamúria) e mãos na cabeça.

- Dificuldade para despertar. No dia do acidente, verifique a criança a cada uma ou duas horas nos cochilos durante o dia e duas a três vezes durante a noite, para confirmar se ela está responsiva. Se você tiver dificuldade em acordar o seu filho, verifique imediatamente se ele está respirando (veja na página 593).

- Um ou mais episódios de vômito.

- Sangue ou fluido saindo pelos ouvidos ou pelo nariz.

- Surgimento de áreas escuras ao redor dos olhos ou atrás das orelhas.

- Afundamento ou depressão no crânio.

- Dificuldade ou falta de jeito para andar (além do normal para uma criança dessa idade) ou incapacidade de mover braços, pernas ou outras partes do corpo.

- Desorientação (a criança pode não saber onde está ou não reconhecer você), fala indistinta, irritabilidade extrema ou outro comportamento fora do normal.

- Falta de equilíbrio além do normal por mais de uma hora após o acidente (sinal de tontura).

- Convulsões (ver #16).

- Pupilas fora do tamanho normal ou não responsivas à presença e à ausência de luz (veja ilustração).

- Palidez exagerada por mais de uma hora.

COMO LIDAR COM ACIDENTES

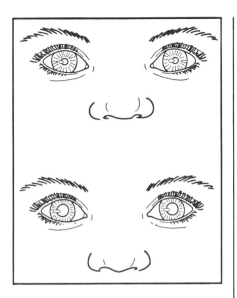

As pupilas devem contrair-se na presença de luz (ilustração superior) e dilatar-se na sua ausência (ilustração inferior).

Enquanto aguarda por socorro, deite a criança com a cabeça para o lado. Caso você suspeite de uma lesão no pescoço, não mova a criança, salvo se precisar afastá-la de uma situação de perigo. Se a criança entrar em estado de choque, tome as providências necessárias (#13). Se estiver sem pulso ou não estiver respirando, inicie as manobras de salvamento (veja na página 593) imediatamente. Depois que a criança se recuperar, não lhe ofereça alimentos ou bebidas antes de consultar o pediatra.

CÃES, MORDIDAS DE

ver #33

CALOR, EFEITOS DO

12. A exaustão e a hipertermia leve (aumento da temperatura corporal) são os efeitos mais comuns causados pelo calor. Os sintomas incluem sudorese excessiva, sede, dor de cabeça, câimbras, tontura, vertigens e náusea (uma criança pequena pode ficar mal-humorada, recusar comida ou indicar necessidade de vomitar). A temperatura corporal pode atingir entre 38°C e 40°C. Se a criança apresentar exaustão causada pelo calor, leve-a para um ambiente mais fresco, se possível com ar refrigerado, e ofereça-lhe bebidas geladas, como refresco de frutas. Compressas geladas na pele e um ventilador próximo podem ajudar. Se a criança não voltar ao normal dentro de poucos minutos, se vomitar após beber líquidos ou se apresentar febre alta, ligue para o pediatra.

A insolação, ou hipertermia grave, é menos comum e mais preocupante. Em geral, ocorre de forma repentina após exposição prolongada ao sol ou ao calor (quando a criança passa muito tempo brincando sob o sol forte ou permanece fechada dentro de um veículo em um dia quente). Os principais sintomas são pele quente e seca (algumas vezes, a pele pode apresentar umidade), febre muito alta (em geral, acima de 41°C), diarreia, agitação ou letargia, confusão, convulsões e perda de consciência. Se você suspeita de que o seu filho está com uma insolação, enrole-o em uma toalha gelada (encha o tanque ou a banheira com água gelada, adicione cubos de gelo e mergulhe a toalha dentro, repetindo o procedimento se a toalha perder o gelo) e chame uma ambulância ou vá até o pronto-socorro imediatamente.

CARRAPATO, PICADAS DE

veja #35

CHOQUE, ESTADO DE

13. O choque pode ocasionar uma série de prejuízos ao organismo. Seus sinais incluem pele fria, pálida e pegajosa, pulso rápido e fraco, calafrios, convulsões, náusea, vômitos, sede excessiva e respiração superficial. Na ocorrência desses sintomas, chame uma ambulância imediatamente. Enquanto aguarda por socorro, posicione a criança de barriga para cima, tire as suas vestimentas, eleve as suas pernas com um travesseiro, um cobertor ou um casaco dobrado (para estimular o fluxo de sangue até o cérebro) e mantenha-a aquecida. Se a criança apresentar dificuldade para respirar, eleve um pouco a cabeça e os ombros. Não ofereça à criança alimentos ou água.

CHOQUE ELÉTRICO

14. Desligue a corrente elétrica ou separe a criança da fonte de corrente com um objeto seco e não metálico (você pode usar um cabo de vassoura, uma escada de madeira, uma corda, uma almofada, uma cadeira ou um livro). Se a criança estiver em contato com água, não encoste o seu próprio corpo na água. Chame uma ambulância assim que conseguir separar a criança da corrente elétrica. Se a criança estiver sem pulso ou não estiver respirando, inicie as manobras de salvamento (veja na página 593) imediatamente.

COBRAS, PICADAS DE

veja #36

CONGELAMENTO

15. Crianças pequenas são extremamente suscetíveis ao congelamento de partes do corpo — em especial dos dedos das mãos e dos pés, das orelhas, do nariz e das bochechas. As partes afetadas tornam-se pálidas ou acinzentadas e frias; em caso de congelamento grave, a pele também fica enrijecida e com aspecto de cera. Se você notar sinais de congelamento em alguma parte do corpo do seu filho, procure aquecê-la imediatamente: abra o seu casaco e envolva a parte afetada com o seu próprio corpo (uma boa área é sob as axilas). Outra opção é soprar ar quente com a boca próximo à pele da criança. Dirija-se a um pronto-socorro ou ao consultório do pediatra; se isso não for possível, leve o seu filho a um ambiente ao abrigo do frio e inicie um processo de aquecimento gradual. Não massageie as partes afetadas nem aproxime-as de aquecedores, fornos, fogueiras ou lâmpadas, pois isso pode causar queimaduras na pele. Não tente descongelar as partes afetadas mergulhando-as em água quente, pois isso também pode machucar a pele; o ideal é mergulhá-las em água morna (cerca de 38°C, um pouco mais quente do que a temperatura corporal). Nas partes do corpo que não podem ser submersas, como nariz, orelhas e bochechas, aplique compressas de água morna até que a pele recupere a coloração normal (o que em geral ocorre dentro de uma ou duas horas).

Vá adicionando água quente para manter a temperatura da compressa e, ao final, seque a pele delicadamente. Ofereça à criança golinhos de bebida morna (não quente). À medida que a pele recupera a temperatura normal, pode apresentar inchaço, vermelhidão e algumas bolhas. Se a criança não tiver sido examinada por um médico, é importante que você se dirija ao consultório do pediatra.

Se você precisar sair para ir ao médico ou a outro lugar depois que o corpo da criança estiver reaquecido, envolva as partes afetadas em um cobertor, para que elas não congelem novamente. O recongelamento pode ser ainda mais prejudicial.

Muito mais comum do que o congelamento — e bem menos grave — é o resfriamento de algumas partes do corpo. Nessa situação, as partes afetadas também tornam-se frias e pálidas, mas o reaquecimento leva menos tempo e causa menos dor e inchaço do que nos casos de congelamento. Entretanto, da mesma forma, evite expor a pele ao calor direto e resfriá-la novamente. Não é necessário dirigir-se ao pronto-socorro, mas é importante contatar o pediatra para orientações.

Após exposição prolongada ao frio, a temperatura corporal de uma criança pode cair abaixo dos níveis normais. Essa é uma emergência médica chamada hipotermia (veja #27). Se o seu filho estiver com o corpo muito frio, leve-o imediatamente ao pronto-socorro, procurando mantê-lo aquecido durante o trajeto.

CONTUSÕES NA PELE

ver #47

CONVULSÕES

16. Os sintomas de uma crise convulsiva incluem: desmaio, olhos revirados, boca espumante, corpo enrijecido, movimentos involuntários e, em situações mais graves, dificuldade para respirar. No caso de um episódio breve, é comum que a criança apresente febre (veja na página 469 como tratar convulsões febris). Em caso de convulsões não febris, transporte a criança até uma cama ou área acarpetada, para evitar acidentes; em seguida, afrouxe as vestimentas no pescoço e no tórax e vire-a de lado, mantendo os quadris acima da altura da cabeça (se for preciso, use um travesseiro). Não restrinja os movimentos da criança, mas procure evitar que ela se machuque. *Não introduza objetos na boca da criança* — isso inclui alimentos, bebidas, mamadeiras ou os seus seios. Chame o médico.

Se a criança estiver sem pulso ou não estiver respirando, inicie as manobras de salvamento imediatamente (veja na página 593). Se houver mais alguém no local, peça ajuda para chamar uma ambulância; caso você esteja sozinha, espere até que a criança volte a respirar. Se a convulsão for muito intensa, durar mais de dois ou três minutos ou for seguida de outros episódios ou se a criança não recobrar a respiração dentro de alguns minutos, procure ajuda médica imediata.

ATENÇÃO: A ingestão indevida de medicamentos ou substâncias tóxicas pode ocasionar uma convulsão; por isso, procure investigar se o seu filho teve acesso ao frasco de algum medicamento ou a uma substância perigosa. Caso fique comprovado que a convulsão foi provocada pela ingestão de uma substância, veja #31.

Corpos estranhos

no ouvido, veja #45; no olho, veja #41; no nariz, veja #39; na boca ou na garganta, veja #9

Cortes

veja #49, #50

Dedos, lesões nos

17. Contusões. A curiosidade das crianças pequenas as torna mais propensas a prender os dedos em portas e gavetas e a dar topadas com os pés. Para acidentes desse tipo, mergulhe a parte afetada em um recipiente com água bem gelada (adicione alguns cubos de gelo) durante cerca de uma hora, parando a cada dez minutos para evitar o congelamento. É difícil manter uma criança pequena na mesma posição durante tanto tempo, mas talvez seja possível distraí-la por alguns minutos. Para prevenir o inchaço no dedo acidentado, eleve-o um pouco.

Ligue para o pediatra se o dedo começar a inchar ou deformar rapidamente ou se a criança apresentar dificuldade em esticá-lo, pois pode ter ocorrido uma fratura (veja #24). Da mesma forma, procure ajuda médica se o dedo for imprensado sob a roda de um veículo em movimento. Nesses tipos de acidentes, muitas vezes a lesão real é mais grave do que aparenta.

18. Sangramento sob a unha. Quando um dedo da mão ou do pé sofre uma contusão grave, um coágulo pode formar-se sob a unha, o que causa uma pressão dolorosa. Se o seu filho cooperar, mergulhe o dedo machucado em água gelada. Caso o sangue escorra por baixo da unha, pressione-a para estimular o fluxo e aliviar a pressão. Se a dor persistir, pode ser necessário fazer um furinho na unha; nesse caso, procure o médico para que ele realize o procedimento ou ensine você a realizá-lo.

19. Unha quebrada. Se a unha estiver lascada, mantenha-a protegida com um curativo até que cresça o suficiente para que a lasca possa ser cortada. Caso a unha se quebre em toda a sua extensão, corte a parte quebrada com cuidado usando uma tesoura e faça um curativo no dedo até que a unha atinja novamente o comprimento normal.

20. Unha arrancada. Se a unha do seu filho for total ou parcialmente arrancada do dedo, deixe o pedaço que restou cair sozinho. Não é recomendado mergulhar o dedo machucado em água, pois a umidade pode aumentar o risco de infecções fúngicas. O melhor a fazer é manter a região limpa e perguntar ao pediatra se é necessário aplicar uma pomada antibiótica (vendida somente com receita) no local da lesão. Faça um curativo no dedo e vá trocando-o até que a unha recupere o tamanho normal, o que pode levar de quatro

COMO LIDAR COM ACIDENTES

a seis meses. Vermelhidão, calor ou inchaço no local podem ser sinais de infecção; caso você note algum desses sintomas, procure o pediatra.

DENTES, DANOS AOS

veja #7, #8

DESLOCAMENTOS ARTICULARES

21. Deslocamento do cotovelo. Também chamado de pronação dolorosa, é comum em crianças pequenas devido à maior flexibilidade das suas articulações. É muito fácil deslocar acidentalmente o cotovelo de uma criança ao puxá-la ou balançá-la pelos braços: quando a articulação do cotovelo é estendida, os tecidos moles que a recobrem podem deslizar para dentro e ficar presos, o que provoca dor intensa e impede a movimentação do antebraço. Sinais típicos de deslocamento do cotovelo são choro inconsolável, deformidade visível e incapacidade de movimentação do braço. Para resolver o problema e aliviar a dor, basta uma visita rápida ao consultório do pediatra ou ao pronto-socorro, onde um profissional qualificado poderá reposicionar com facilidade a articulação deslocada. Se a dor estiver muito intensa, aplique uma compressa de gelo e improvise uma tala antes de seguir para o consultório médico.

DESMAIOS

22. Verifique a respiração e o pulso. Caso a criança esteja sem pulso ou não esteja respirando, inicie as manobras de reanimação cardiopulmonar (RCP) imediatamente (veja na página 593). Se a criança estiver respirando, deite-a com o tronco um pouco mais elevado do que a cabeça. Afrouxe as vestimentas em torno do pescoço e mantenha o seu corpo aquecido. Vire a cabeça da criança para o lado e remova quaisquer objetos e fragmentos de alimento de dentro da boca. Ligue para o médico imediatamente.

ENTORSES

23. Uma entorse é uma lesão nos ligamentos (tecidos densos e fibrosos que conectam os ossos). Na infância, os nossos ligamentos são muito resistentes em comparação aos ossos e às cartilagens; quando chegamos à vida adulta, essa situação se inverte. Por isso, é mais fácil lesionar os ligamentos de um adulto do que os de uma criança. Ainda assim, eventualmente uma criança pequena pode sofrer uma entorse no tornozelo, pulso ou joelho. Os sintomas (dor, inchaço, impossibilidade de mover a articulação afetada ou, em caso de lesão no tornozelo ou no joelho, de caminhar) são similares aos da fratura óssea; sendo assim, é aconselhável procurar um médico, para que ele identifique a lesão por meio de uma radiografia.[1] Se o seu filho apresentar algum desses sintomas, ligue para o pediatra. Se houver suspeita de fratura, veja #24. Para tratar uma entorse, siga as seguintes etapas:

---

1. Lesões nos ligamentos não são vistas nos raios X, somente luxações e fraturas. (*N. do R.T.*)

- Repouso. Mantenha o membro lesionado em repouso. Se a lesão envolver uma das pernas, evite que a criança fique de pé durante os primeiros dias ou até que consiga pisar sem sentir dor.
- Gelo. Aplique compressas de gelo no local da lesão.
- Compressão. Envolva a área lesionada com uma bandagem elástica bem firme, tomando cuidado para não impedir a circulação sanguínea.[1]
- Elevação. Mantenha o membro lesionado o mais elevado possível, em cima de um travesseiro ou de um bichinho de pelúcia.

Caso a lesão piore ou não apresente melhora dentro de duas semanas, procure o pediatra.

FRAGMENTOS OU LASCAS DE OBJETOS

veja #53

FRATURAS ÓSSEAS

24. Suspeita de fratura nos braços, nas pernas ou nos dedos. Quando se trata de crianças pequenas, é muito difícil identificar visualmente uma fratura: um osso que parece "quebrado" pode, na realidade, ter sofrido apenas uma torção ou fratura incompleta. Os sinais de fratura óssea incluem incapacidade de mover o membro ou suportar peso no local, dor forte (choro persistente e reação exagerada ao toque podem ser indícios), dormência (sintoma que uma criança pequena é incapaz de relatar) e inchaço, palidez ou deformidade no local. A deformidade também pode ser um sinal de deslocamento articular (veja #21). Se houver suspeita de fratura, não tente "consertar" o membro afetado; em vez disso, improvise uma tala com uma régua, uma revista, um livro ou mesmo um travesseiro mais firme para imobilizar a área. Envolva o objeto em um tecido leve para proteger a pele da criança e prenda-o com uma faixa, um lenço de pano ou uma gravata, tomando cuidado para não impedir a circulação. Se não houver como improvisar uma tala, tente imobilizar o membro afetado com o seu próprio braço. Aplique uma compressa de gelo para reduzir o inchaço no local. Mesmo que a fratura seja apenas uma suspeita, vá com o seu filho até um pronto-socorro.

25. Fraturas expostas. Se o osso estiver exposto para fora da pele, não o toque. Se possível, cubra o ferimento com uma gaze estéril ou uma fralda limpa, pressione bem o local para controlar a hemorragia (#50) e chame uma ambulância imediatamente.

26. Suspeita de lesão no pescoço ou nas costas. Se houver suspeita de lesão no pescoço ou nas costas, chame uma ambulância imediatamente e não mexa a criança em hipótese alguma. Se você precisar afastar a criança de uma situação de perigo — como um incêndio ou uma estrada movimentada —, imobilize as costas, o pescoço e a cabeça com uma tábua, um assento de cadeira ou o seu próprio corpo e movimente a criança sem inclinar ou girar a cabeça, o pescoço ou as costas. Enquanto vocês

---

1. Observar a coloração da pele. (*N. do R.T.*)

COMO LIDAR COM ACIDENTES

aguardam por socorro, procure manter a criança aquecida e confortável e, se possível, acomode objetos pesados, como livros, próximos à cabeça, para imobilizá-la. Não lhe ofereça alimentos ou bebidas. Hemorragia grave (#51), choque (#13), apneia e ausência de pulso (veja na página 593) requerem socorro imediato.

FRIO, LESÕES CAUSADAS PELO

veja Congelamento (#15) e Hipotermia (#27)

HEMORRAGIA

veja #49, #50, #51

HEMORRAGIA INTERNA

veja #1

HIPERTERMIA

veja #12

HIPOTERMIA

27. Após exposição prolongada ao frio, quando a perda de calor do corpo excede a sua produção, a temperatura da criança pode cair abaixo dos níveis considerados normais. Os sintomas de hipotermia são pele fria e pálida, lábios azulados, calafrios, letargia, rigidez nos movimentos e dificuldade para falar. Em caso de hipotermia grave, os calafrios cessam e há perda de controle muscular e rebaixamento do nível de consciência. A hipotermia é uma emergência médica: se o seu filho apresentar algum desses sintomas, leve-o

imediatamente ao pronto-socorro mais próximo ou chame uma ambulância. Se você for até um hospital, tire as roupas molhadas da criança, cubra-a bem e ligue o aquecedor do carro; se estiver aguardando assistência médica em casa, cubra bem a criança ou mergulhe-a em uma banheira d'água quente (teste a água para conferir se não está queimando a pele). Se o seu filho estiver consciente, ofereça-lhe bebidas quentes, como leite ou vitaminas.

INGESTÃO DE OBJETOS

28. Moedas, bolinhas de gude e outros objetos pequenos. Se o seu filho não demonstrar incômodo após engolir um objeto pequeno, ligue para o pediatra para obter orientações. Em geral, é melhor esperar que o objeto atravesse o trato digestivo, o que costuma levar de dois a três dias. Tamanho, nesses casos, é documento: em geral, moedas pequenas (como as de cinco e dez centavos) percorrem o trato digestivo sem grandes dificuldades; já as maiores talvez configurem um problema. Se o médico sugerir que você aguarde, fique atenta à atividade intestinal do seu filho e verifique se o objeto será eliminado junto com as fezes. Se a criança apresentar dificuldade de deglutição, dor no peito (a alteração no ritmo respiratório pode ser um sinal) ou na garganta (a criança pode se recusar a comer ou beber), chiado no peito, salivação excessiva, vômitos ou dificuldade para falar, pode ser que o objeto esteja alojado no esôfago; nesse caso, ligue para o médico imediatamente ou dirija-se a um pronto-socorro. Se a criança apresentar tosse ou dificuldade de respiração, pode ser que o objeto tenha sido inalado, e não engolido; nesse caso, trate como um episódio de asfixia (veja na página 597).

29. Baterias pequenas. Se o seu filho engolir uma bateria das pequenas e redondas, em formato de botão, contate o pediatra e dirija-se imediatamente a um pronto-socorro. O maior perigo é a bateria ficar alojada em algum ponto do trato digestivo, começar a se desintegrar e queimar os órgãos, causando sérios danos ao organismo e podendo levar à morte. Nesses casos, é necessário obter ajuda médica em questão de horas.

30. Objetos pontiagudos. Se o seu filho ingerir um objeto pontiagudo (um alfinete, uma agulha, uma espinha de peixe ou um brinquedo com extremidades salientes), procure ajuda médica imediatamente. Pode ser necessário que a remoção do objeto seja feita em um hospital.

Objetos nos lugares errados

O seu filho é um pequeno explorador de novos territórios; um dos mais interessantes, sem dúvida, é o próprio corpo. Há inúmeros orifícios misteriosos e uma variedade de dedos, brinquedos, lápis e moedas para introduzir em cada um deles. Com tantas tentações por perto e infinitas oportunidades para agir, vez ou outra um objeto pode acabar parando no lugar errado, ainda que você se esforce ao máximo para manter o pequeno a salvo. Por isso, preste atenção nas dicas a seguir:

Objetos engolidos. Contate o pediatra para orientações. Se o seu filho não apresentar dificuldade de respiração ou deglutição, dor, tosse ou asfixia, o melhor a fazer é observar as fezes da criança nos próximos dias (exceto nos casos de ingestão de baterias — veja #29 — e de objetos pontiagudos — veja #30 —, que requerem socorro imediato). Em geral, moedas e objetos pequenos atravessam o trato digestivo e são eliminados nas fezes. Se o seu filho apresentar febre nos dias seguintes ao acidente ou se o objeto não for eliminado dentro de quatro ou cinco dias, ligue para o médico novamente. Pode ser necessário tirar uma radiografia para localizar o objeto e, em alguns casos, removê-lo por meio de endoscopia.

De qualquer forma, se o seu filho engolir um corpo estranho e apresentar dor, tosse, dificuldade de engolir ou respiração irregular, chame imediatamente uma ambulância ou leve-o ao pronto-socorro mais próximo. Para saber como proceder no caso de um objeto inalado, veja a página 597.

Objetos alojados em orifícios. Qualquer orifício do corpo é uma tentação para a curiosidade de uma criança pequena. Entretanto, essa é uma brincadeira bastante arriscada. Introduzir um objeto na orelha pode causar sérios danos ao tímpano; no nariz, na vagina ou no reto, hemorragia e infecções; na boca, asfixia e intoxicação.

COMO LIDAR COM ACIDENTES

Se você flagrar o seu filho introduzindo algum objeto em qualquer orifício do corpo, explique à criança como isso é perigoso e relembre o uso apropriado do objeto em questão ("Ervilha é para comer, não para enfiar no nariz"). Se o comportamento persistir ou se você encontrar o seu filho brincando com um objeto inapropriado (como bolinhas de gude ou palitos japoneses), retire o objeto das suas mãos.

Às vezes, uma criança pode introduzir um corpo estranho no nariz, na orelhas, na vagina ou no ânus sem que um adulto presencie. Se você notar um odor diferente ou desagradável, uma descarga inexplicável de sangue ou outro líquido por algum orifício do corpo ou se o seu filho se queixar de dor em alguma área, procure verificar se ele introduziu algum objeto no local. Para instruções sobre como remover um objeto difícil de ser alcançado ou como tratar qualquer lesão resultante do acidente, veja #9, #39, #52. Se você não for capaz de remover o objeto, contate o pediatra ou leve a criança a um pronto-socorro.

INSETOS, PICADAS DE

veja #35

INTOXICAÇÃO

31. Ingestão de venenos. Qualquer substância não alimentícia é um veneno em potencial. Os sintomas mais comuns de intoxicação incluem: letargia, agitação ou outro comportamento fora do normal, pulso muito rápido ou irregular, respiração ofegante ou dificuldade para respirar, diarreia, vômitos, lacrimejamento excessivo dos olhos, sudorese ou salivação excessivas, pele e boca quentes e secas, pupilas dilatadas ou contraídas, movimentos de vaivém dos olhos (nistagmo) e tremores ou convulsões.

Se o seu filho apresentar algum desses sintomas sem motivo aparente ou se for confirmado que a criança ingeriu uma substância tóxica (caso você presencie o acidente, se depare com o seu filho ao lado de um frasco de medicamentos ou líquido perigoso aberto, encontre líquido derramado nas roupas ou comprimidos espalhados pelo chão ou sinta o cheiro de alguma substância química nas mãos ou no hálito da criança), ligue imediatamente o Centro de Assistência Toxicológica da sua cidade ou um hospital para obter orientações. Procure ajuda médica imediata mesmo que não haja sintomas, pois eles podem demorar algumas horas para se manifestar. Informe o nome e a composição do produto ingerido (caso o seu filho tenha ingerido parte de uma planta, informe o nome ou tente descrevê-la), a hora do evento, a quantidade aproximada de substância ingerida, os sintomas manifestados até então e os tratamentos que você já tentou realizar. Tenha à mão caneta e papel para anotar as instruções do funcionário ao telefone.

Se o seu filho apresentar dor intensa na garganta, salivação excessiva, dificuldade para respirar, convulsões ou letargia excessiva após a ingestão (ou suspeita de ingestão) de uma substância tóxica, chame uma ambulância. Se a criança estiver inconsciente, inicie os procedimentos de emergência imediatamente. Deite a criança de barriga para cima sobre uma mesa ou outra superfície firme e verifique se ela está respirando (veja na página 593). Se não houver sinais de respiração e/ou pulso, inicie imediatamente as manobras de salvamento.

Não tente socorrer sozinha uma criança com intoxicação. Não siga as instruções contidas na embalagem do produto nem dê qualquer coisa ao seu filho pela boca (isso inclui alimentos, bebidas ou medicamentos para induzir o vômito) sem consultar um médico. O tratamento inadequado pode piorar a situação.

32. Vapores e gases tóxicos. A fumaça proveniente da gasolina, do escapamento de automóveis, de algumas substâncias químicas e do fogo de incêndios pode ser nociva. Os sintomas de intoxicação por monóxido de carbono incluem dor de cabeça, tontura, tosse, náusea, letargia, respiração irregular e perda de consciência. Se o seu filho sofrer exposição a um gás tóxico, abra imediatamente as janelas ou leve a criança para fora do recinto, para que ela respire ar fresco. Se a criança não estiver respirando ou estiver sem pulso, inicie imediatamente as manobras de salvamento (veja na página 593). Se for possível, peça a alguém para chamar uma ambulância. Se você e o seu filho estiverem sozinhos, proceda com as manobras de reanimação cardiopulmonar (RCP) por cerca de dois minutos, peça socorro e retorne para a RCP até que o pulso e a respiração se restabeleçam ou até a chegada da equipe médica. Caso não seja possível obter resgate imediato, leve a criança a um pronto-socorro; se você precisar continuar com a RCP ou se também tiver sido exposta aos gases tóxicos, peça a alguém para dirigir ou chame um táxi. Mesmo que você consiga reanimar o seu filho, é importante obter ajuda médica imediata.

Orientações em caso de envenenamento

O mais importante a saber é: jamais trate um envenenamento sem a orientação médica adequada.Não dê à criança medicamentos caseiros, de venda livre ou sugeridos na embalagem do produto. O xarope de ipeca não é recomendado pelos especialistas, embora já tenha sido considerado o melhor remédio caseiro para casos de intoxicação. Além de não possuir eficácia alguma (pois o vômito induzido pelo xarope não remove o veneno do estômago), essa substância pode causar danos ao organismo. Além disso, induzir o vômito nem sempre é a maneira mais adequada de se expurgar um veneno, e os vômitos contínuos podem impedir que a criança tolere outros tratamentos prescritos pelo pediatra. Se você tiver algum frasco de xarope de ipeca em casa, jogue o líquido fora pelo vaso sanitário.

COMO LIDAR COM ACIDENTES

> O carvão ativado, que já foi considerado um antídoto universal, é outro tratamento popular que na realidade não é recomendado para casos de envenenamento.

> Então, qual é o melhor remédio? Ter sempre à mão o telefone do Centro de Assistência Toxicológica da sua cidade.

LÁBIOS RACHADOS OU CORTADOS

veja #5, #6

LÍNGUA, FERIMENTOS NA

veja #6

MORDIDAS E PICADAS

33. Mordidas de animais. Ligue para o pediatra imediatamente e procure não mover a parte do corpo afetada. Em seguida, lave o ferimento com água e sabão. Não use qualquer tipo de produto antisséptico. Controle o sangramento (#49, #50, #51), caso seja necessário, e faça um curativo com uma gaze estéril. Cães, gatos, morcegos, gambás, raposas e guaxinins que atacam sem motivo aparente podem ser portadores de raiva. Ao ser mordida por um gato, é comum que a criança apresente sintomas de infecção (vermelhidão, inchaço e sensibilidade no local); nesse caso, pode ser necessário o uso de antibióticos.

Em geral, quando a criança sofre o ataque de um cão conhecido (ou seja, com baixo risco de ser portador de raiva), somente é necessário o uso de antibiótico caso surja uma infecção no local; ainda assim, sempre é necessário consultar o pediatra para que ele prescreva os medicamentos adequados e avalie a necessidade de profilaxia antirrábica pós-exposição. Lembre-se de que, embora a raiva seja extremamente rara em seres humanos, quase sempre pode levar à morte quando não tratada. Caso você perceba sinais de infecção (vermelhidão, inchaço e sensibilidade no local da mordida), ligue para o médico imediatamente.

34. Mordidas de seres humanos. Se o seu filho for mordido por outra criança e não houver feridas na pele, não há motivo para preocupações. Caso a pele esteja ferida, lave bem o local com água fria e sabonete neutro. Não esfregue o ferimento nem aplique *sprays* ou pomadas antibióticas. Cubra o local com uma gaze estéril e ligue para o pediatra. Caso haja sangramento, pressione o local para interrompê-lo (#50). É possível que o médico prescreva um antibiótico para prevenir o surgimento de infecções.

35. Picadas de Insetos. Trate as picadas de insetos da seguinte forma:

- Caso a criança se queixe de coceira ou ardor (comuns em picadas de mosquitos), aplique loção de calamina (Caladryl) ou um produto similar para aliviar o incômodo.

- Em casos de picadas de carrapato, remova o animal imediatamente usando uma pinça ou os próprios dedos (de preferência protegidos por um lenço de papel ou uma luva de látex). Segure o inseto o mais próximo possível da pele da criança e puxe-o para cima, de maneira firme e tranquila. Não remova o animal de forma abrupta nem o gire, esmague ou perfure. Se você não tem certeza de que se trata de um carrapato, compare-o com uma imagem ou tire uma fotografia para mostrar ao médico. Não é preciso conservar o animal, pois ele não será necessário para testagens ou exames.

- Se o seu filho for picado por uma abelha, remova o ferrão raspando a pele horizontalmente com uma faca sem ponta, um cartão de crédito ou a sua própria unha ou puxe-o delicadamente com uma pinça ou com os dedos. Procure não comprimir o ferrão, para que ele não se aprofunde ainda mais na pele. Em seguida, trate o ferimento conforme indicado abaixo.

- No caso de uma picada de abelha, vespa, formiga, aranha ou carrapato, lave bem o local com água e sabão. Se a criança se queixar de dor, aplique uma compressa gelada no local.

- Caso a criança tenha sido picada por uma aranha e esteja com muita dor, pode ser que o animal seja venenoso. Aplique uma compressa gelada no local e ligue para o Centro de Assistência Toxicológica da sua cidade para obter orientações emergenciais. Se possível, descreva a aparência da aranha para o funcionário ao telefone. Se você tiver certeza de que o seu filho foi atacado por um animal venenoso (aranha-marrom, caranguejeira, viúva-negra ou escor-

pião, por exemplo), não espere que os sintomas apareçam para procurar ajuda médica: dirija-se ao pronto-socorro imediatamente.

- Em casos de picadas de abelha, vespa ou marimbondo, fique atento aos sinais de hipersensibilidade, como dor aguda, inchaço ou falta de ar. Cerca de 90% das crianças picadas por um inseto apresentam sintomas de curto prazo (que duram menos de 24 horas) como vermelhidão, inchaço e dor em uma área de até 5 centímetros ao redor da picada. Entretanto, algumas podem apresentar reações muito mais graves: o inchaço e a sensibilidade podem cobrir uma área de dez centímetros ou mais ao redor da picada e levar entre três a sete dias para desaparecer. Em geral, as crianças que reagem de forma mais intensa à primeira picada de um inseto desenvolvem hipersensibilidade ou alergia ao veneno; nesses casos, uma picada posterior poderá levar à morte caso não sejam tomadas as medidas emergenciais adequadas. As reações anafiláticas mais graves, que são pouco comuns mas trazem risco de vida, em geral iniciam-se entre cinco e dez minutos após a picada. Elas podem incluir inchaço da face e/ou da língua, indícios de inchaço da garganta (como coceira, sufocamento, dificuldade para engolir ou alterações na voz), broncoespasmo (aperto ou chiado no peito, tosse e dificuldade para respirar), queda de pressão, tontura, desmaios e colapso cardiovascular. Ainda que uma picada de inseto raramente acarrete consequências

COMO LIDAR COM ACIDENTES

fatais, procure ajuda médica imediata caso você perceba qualquer reação sistêmica (ou seja, reações em outras partes ou sistemas do corpo além do local da picada) após o acidente. Se o seu filho apresentar uma reação sistêmica e estiver correndo risco de vida, chame uma ambulância.

Caso o seu filho apresente qualquer reação sistêmica à picada de um inseto, é possível que o pediatra solicite alguns exames — incluindo um teste cutâneo — para detectar a sensibilidade da criança ao veneno do animal.

36. Picadas de cobras. Embora acidentes envolvendo cobras venenosas e crianças pequenas sejam muito raros, eles costumam ser extremamente perigosos; devido ao tamanho reduzido das crianças, uma pequena quantidade de veneno pode ser fatal. As principais espécies de cobras peçonhentas existentes no Brasil são a cascavel, a coral verdadeira, a jararaca, a jararacuçu e a surucucu; todas elas possuem presas que deixam marcas na pele da vítima e facilitam a sua identificação. Na ocorrência de ser picada por uma cobra venenosa, é importante evitar que a criança se movimente. Caso o ataque ocorra em um dos membros, imobilize o membro afetado com uma tala ou um pedaço de madeira e posicione-o abaixo da altura do coração. Se a criança estiver sentindo dor, você pode aplicar uma compressa gelada; entretanto, não ponha gelo diretamente no local ou dê à criança qualquer medicamento sem a orientação médica adequada. Telefone para o pediatra imediatamente e descreva as características da cobra, se for

possível. Se você não conseguir obter ajuda médica dentro de uma hora, improvise um garrote amarrando um cinto, uma gravata ou um elástico de cabelo cerca de 5 centímetros acima do local da picada, com espaço para a passagem de um dedo por baixo, para reduzir a circulação sanguínea (não faça esse procedimento se a criança tiver sido atingida nos dedos das mãos ou dos pés, na cabeça, no tronco ou no pescoço). Anote a hora em que o torniquete foi aplicado. Verifique o pulso da criança no local com frequência para certificar-se de que a circulação não está totalmente interrompida, e afrouxe um pouco o nó caso o membro comece a apresentar inchaço. Sugar o veneno com a própria boca e cuspi-lo em seguida pode ajudar, mas apenas se o procedimento for realizado logo após a picada. Não faça qualquer tipo de incisão no local, a menos que você esteja a quatro ou cinco horas sem receber ajuda e comece a notar a ocorrência de sintomas mais graves. Se a criança não estiver respirando ou o coração não estiver batendo, inicie as técnicas de salvamento (veja na página 590). Se a criança entrar em estado de choque, tome as providências necessárias (#13).

No caso de uma picada de cobra não venenosa, trate-a como um ferimento perfurante (#52) e comunique o médico assim que possível.

37. Queimaduras de animais marinhos. Em geral, as queimaduras de animais marinhos não costumam causar grandes danos; entretanto, algumas vezes podem ocasionar reações graves. Se o seu filho sofrer o ataque de um animal marinho, é importante procurar ajuda médica imediatamente. Os procedimentos de primeiros socorros dependem do tipo de animal envolvido; em geral, deve-se remover quaisquer fragmentos grudados no corpo da criança com uma fralda, um cartão de crédito ou um pedaço de pano, com o cuidado de proteger os próprios dedos. Sangramento intenso (#50), choque (#13) e apneia (veja na página 593) requerem socorro imediato. Caso necessário, chame uma ambulância. Se a criança apresentar sangramento leve, não se preocupe; isso pode ajudar a eliminar as toxinas. Caso a criança seja queimada por uma arraia, um peixe-leão, um bagre, um peixe-pedra ou um ouriço-do-mar, molhe bem o local com água quente por meia hora ou até a chegada de um profissional. Para neutralizar o veneno de uma água-viva ou de uma caravela-portuguesa, esfregue álcool ou vinagre branco comum no local da mordida (por garantia, tenha sempre à mão álcool na bolsa de praia). Amaciante de carnes sem tempero, bicarbonato de sódio, amônia e suco de limão ou lima também podem ajudar a prevenir a dor.

NARIZ, LESÕES NO

38. Hemorragia nasal. Posicione a criança de pé ou levemente inclinada para a frente e pressione as suas narinas com o polegar e o indicador durante dez minutos. Não se preocupe com a respiração da criança: ela será capaz de respirar pela boca. Procure manter o seu filho calmo, pois o choro pode aumentar o fluxo de sangue. Se a hemorragia persistir, pressione as narinas da criança por mais dez minutos e aplique uma compressa gelada no nariz,

para constringir os vasos sanguíneos. Se isso também não funcionar, ligue para o médico. Mantenha a criança sempre na posição vertical. Caso o seu filho sofra de hemorragias nasais frequentes, é importante comunicar o pediatra, mesmo que elas sejam fáceis de controlar. Ter um umidificador de água em casa pode ajudar a reduzir a frequência das hemorragias.

39. Corpo estranho no nariz. Dificuldade para respirar pelo nariz, odor desagradável e corrimento excessivo de muco nasal podem ser sinais de que há um corpo estranho alojado no nariz da criança. Nesse caso, procure acalmar o seu filho e oriente-o a respirar pela boca. Se você conseguir alcançar o objeto com facilidade, remova-o com os dedos. Não tente introduzir sondas, pinças ou objetos similares, pois você poderá machucar o seu filho caso ele se mexa de repente ou acabar empurrando o objeto ainda mais para dentro da cavidade nasal. Se você não conseguir remover o objeto, peça ao seu filho para assoar o nariz: segure uma pena ou folha de papel bem próximo às narinas da criança e oriente-a a tentar movê-la respirando com força. Se esse procedimento não funcionar, leve a criança ao consultório médico ou a um pronto-socorro.

40. Pancada no nariz. Em caso de hemorragia, mantenha a criança na posição vertical e levemente inclinada para a frente, para reduzir a ingestão de sangue e o risco de asfixia. Aplique compressas de gelo para reduzir o inchaço; se o inchaço persistir, leve a criança ao pediatra para que ele verifique se há alguma fratura no nariz.

Objetos perfurantes, lesões por

veja #52

Olhos, lesões nos

> **ATENÇÃO**: Não toque nem pressione o olho ferido ou administre qualquer medicamento sem prescrição médica. Se for possível, proteja o olho da criança com um copinho de plástico, para evitar que ela o esfregue com os dedos. Caso necessário, segure as mãos da criança.

41. Corpo estranho no olho. Caso você consiga enxergar o corpo estranho (um cílio ou grão de areia, por exemplo), lave as mãos e tente removê-lo delicadamente com uma bolinha de algodão umedecida; se houver alguém por perto, peça ajuda para segurar a criança. Faça isso somente se o objeto estiver perto da pálpebra, no canto do olho ou na parte branca; caso esteja muito perto da pupila, não tente removê-lo. Você pode também puxar a pálpebra superior para baixo, por cima da inferior, por alguns segundos. Se isso não funcionar, derrame um pouco de água morna dentro do olho da criança. Se o seu filho chorar, não se preocupe: as lágrimas podem ajudar a expulsar o corpo estranho.

Caso nenhuma dessas tentativas funcione ou a criança ainda esteja incomodada, pode ser que o corpo estranho tenha arranhado o olho ou ficado preso. Nesse caso, não tente removê-lo sozinha; em vez disso, vá até o pronto-socorro ou o consultório do pediatra. Para aliviar o desconforto durante o trajeto, cubra o olho machucado com um copinho de plástico, uma gaze estéril ou um lenço de papel ou de pano limpo, com cuidado para não pressioná-lo.

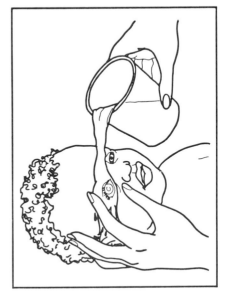

Não é fácil derramar água nos olhos de uma criança, mas esse procedimento é necessário para remover substâncias tóxicas.

42. Substância corrosiva no olho. Com os dedos, abra bem o olho afetado e lave-o com água morna e abundante por cerca de 15 minutos. Você pode usar uma jarra, caneca ou garrafa como recipiente; se preferir, entre com a criança no chuveiro. Caso apenas um dos olhos tenha sido afetado, gire a criança para o lado, de modo que a substância não escorra para o outro olho. Não use colírios ou pomadas nem deixe que a criança esfregue os olhos. Contate o Centro de Assistência Toxicológica da sua cidade; dependendo da substância, talvez a criança precise ser examinada por um oftalmologista.

43. Lesão no olho por objeto perfurante. Mantenha a criança na posição reclinada e procure ajuda médica. Cubra o olho machucado com um copinho de plástico, uma gaze estéril ou um lenço de papel ou de pano limpo, com o cuidado de não pressioná-lo. Se o objeto ainda estiver dentro do olho, não tente removê-lo. Embora acidentes desse tipo sejam, em geral, menos graves do que parecem, o mais sensato a fazer é consultar o pediatra ou oftalmologista caso o seu filho machuque os olhos com o um objeto perfurante.

44. Lesão no olho por objeto não perfurante. Deite a criança de barriga para cima. Para aliviar a dor e reduzir o inchaço, aplique uma compressa de gelo no olho afetado por cerca de 15 minutos e repita de hora em hora. Se o olho for atingido por um objeto em alta velocidade, se você notar sangramento ou escurecimento no olho ou se a criança esfregar demais o olho ou se queixar de dor ou dificuldade para enxergar, ligue para o pediatra.

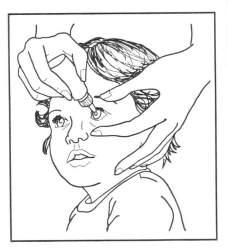

Para pingar o colírio da forma correta, abra bem o olho da criança com o polegar e o indicador de uma das mãos, segurando a cabeça com os outros três dedos. Não administre qualquer medicamento sem prescrição médica.

Ossos, fraturas nos
veja #24, #25, #26

Ouvidos, lesões nos

45. Corpo estranho no ouvido. Gire a cabeça da criança para o lado e, com pequenas sacudidelas, tente ajudá-la a expulsar o corpo estranho. Se esse procedimento não funcionar, experimente as seguintes técnicas:

- Para um inseto vivo: tente atrair o animal com uma lanterna acesa.
- Para um objeto de metal: aproxime um ímã grande do canal auditivo e tente atrair o objeto. Jamais introduza o ímã dentro do ouvido da criança.
- Para um objeto de plástico ou de madeira que pode ser facilmente avistado e não está profundamente enraizado no ouvido, coloque uma gota de cola de secagem rápida em um clipe de papel e toque no objeto (não toque no ouvido). Faça isso apenas se você tiver uma visão clara do objeto e do procedimento. Espere a cola secar e então puxe o clipe de volta, esperamos que com o objeto colado nele. Não tente fazer isso se não houver alguém para ajudar a segurar a criança durante o procedimento ou se você não tiver a mão firme.

Caso você não sinta segurança para realizar esses procedimentos, não possua os instrumentos adequados ou não obtenha sucesso nas tentativas, não tente remover o objeto com os dedos ou qualquer outro instrumento. Em vez disso, leve o seu filho até o consultório médico ou até um pronto-socorro.

46. Ferimento dentro do ouvido. Se o seu filho introduzir um objeto pontiagudo dentro ouvido ou se apresentar sinais de lesão interna (sangramento pelo canal auditivo, dificuldade de audição, lóbulos inchados ou dor intensa), ligue para o pediatra.

PELE, LESÕES NA

ATENÇÃO: As lesões na pele aumentam a possibilidade de contágio do tétano. Se o seu filho apresentar uma ferida aberta na pele, verifique se a vacina antitetânica está em dia. Além disso, fique atenta aos sinais de infecção (inchaço, calor, vermelhidão, sensibilidade e secreção de pus no local da ferida) e procure o pediatra caso os sintomas evoluam.

47. Contusões e hematomas. Se a criança estiver sentindo dor, aplique compressas geladas para reduzir o inchaço e o hematoma. Não ponha gelo diretamente sobre a pele. O ideal é aplicar a compressa por meia hora, mas às vezes é impossível manter uma criança pequena quieta por tanto tempo; em geral, para pancadas mais leves, você pode reduzir o tempo da compressa. Se a pele estiver ferida, trate o machucado como um arranhão (#48) ou corte (#49, #50). Ligue para o pediatra imediatamente se o dedo for imprensado sob a roda de um veículo em movimento, ainda que o acidente pareça inofensivo. Contusões na pele sem motivo aparente ou que coincidam com episódios febris devem ser avaliadas pelo pediatra.

48. Arranhões e escoriações. Neste tipo de acidente, que afeta com mais frequência joelhos e cotovelos, a pele sofre perda das camadas superiores e a área lesionada fica exposta e em carne viva. Em geral, ocorre sangramento nas partes mais afetadas; se o sangramento não cessar espontaneamente, exerça um pouco de pressão no local. Com o auxílio de uma gaze, um pedaço de algodão ou um lenço de pano limpo, limpe a ferida delicadamente com água e sabão para remover restos de sujeira e outras substâncias. Se a criança estiver muito resistente, tente mergulhar a área afetada em um recipiente ou uma banheira com água. Aplique um *spray* ou creme antisséptico prescrito pelo pediatra e faça um curativo com uma gaze estéril; se não houver sangramento, não é necessário o curativo. Tome cuidado para não abafar demais o ferimento, pois o contato com o ar é necessário à cicatrização. A maioria das escoriações cicatriza rapidamente.

49. Cortes pequenos e superficiais. Lave a área com água e sabão e enxágue abundantemente, para remover resíduos de sujeira e outras substâncias. Alguns médicos recomendam aplicar um *spray* antisséptico e envolver o ferimento com um curativo. No dia seguinte, remova o curativo e reaplique-o apenas caso necessário. Mantenha a ferida limpa, seca e em contato com o ar. Se você notar sinais de infecção no local (inchaço, calor, vermelhidão e secreção de pus ou fluido esbranquiçado), ligue para o pediatra.

50. Cortes profundos. Usando uma gaze, uma fralda limpa, um absorvente íntimo, um lenço de pano limpo ou a sua própria mão, pressione o local para controlar o sangramento. Ao mesmo tempo, se for possível, eleve a parte afetada acima da altura do coração. Se a hemorragia persistir por mais de 15 minutos, aplique mais gaze ou lenços e aumente a pressão no local. Não se preocupe em pressionar demais e acabar machucando a criança. Se a ferida estiver aberta, for muito profunda e apresentar aspecto irregular ou "retalhado" ou se o sangramento for intenso ou em jato e não cessar dentro de meia hora, ligue para o pediatra ou leve a criança até o pronto-socorro mais próximo. Se for preciso, mantenha a pressão no local até obter ajuda médica. Caso haja outras lesões no corpo da criança, envolva o local da hemorragia com uma bandagem bem firme, para que você possa cuidar dos outros ferimentos. Quando o sangramento cessar, mantenha a bandagem no local, tomando cuidado para não impedir a circulação sanguínea. Não aplique medicamentos na ferida, nem mesmo *spray* antisséptico, sem a devida orientação médica. Se a criança sofrer um corte profundo no rosto ou na palma da mão, talvez precise levar alguns pontos no local; em alguns casos, uma cola para pele (Dermabond) resolve o problema. Se a criança sofrer um corte na face, é melhor consultar um cirurgião plástico.

51. Hemorragia. Chame uma ambulância imediatamente caso haja amputação de alguma parte do corpo (#4) ou o sangramento apresente-se muito intenso ou em jato. Enquanto isso, pressione com força o local do ferimento com o auxílio de alguns pedaços de gaze, um absorvente feminino, uma fralda, um lenço de pano ou uma toalha. Se a hemorragia persistir, aplique mais gaze ou lenços e aumente a pressão no local. Somente improvise um garrote sob a devida orientação médica, pois esse procedimento pode causar danos. Mantenha a pressão no local até a chegada da equipe médica.

52. Lesões causadas por objetos perfurantes. Em caso de ferimento superfi-

cial (causado por tachinhas, agulhas, canetas, lápis ou unhas), mergulhe a parte afetada em um recipiente com água morna e sabão por cerca de 15 minutos. Em seguida, ligue para o pediatra a fim de obter mais orientações. Para ferimentos maiores e mais profundos (causados por uma faca, por exemplo), leve a criança imediatamente ao consultório médico ou a um pronto-socorro. Em caso de sangramento intenso, veja #51. Se o objeto estiver projetado para fora da lesão, não tente removê-lo, pois isso poderá aumentar a hemorragia ou causar outros danos. Caso necessário, imobilize o objeto para evitar que ele se desloque. Procure acalmar a criança e mantê-la o mais quieta possível, para que a sua agitação não agrave o estado da lesão.

53. Fragmentos ou lascas de objetos. Lave a área afetada com água e sabão; em seguida, aplique uma compressa ou cubos de gelo para aliviar a dor. Se a lasca estiver totalmente para dentro da pele, tente soltá-la com o auxílio de uma agulha esterilizada em álcool ou fogo. Caso você consiga ver a ponta da lasca para fora, tente removê-la com uma pinça esterilizada. Não tente remover o fragmento com as unhas ou os dentes. Após a remoção, lave o local mais uma vez. Se estiver muito difícil remover o fragmento, mergulhe a área afetada em um recipiente com água morna e sabão durante 15 minutos, três vezes ao dia, por alguns dias; esse procedimento pode ajudar o objeto a sair sozinho ou facilitar a sua remoção. Se o fragmento continuar dentro da pele por vários dias ou se você notar o início de uma infecção no local (vermelhidão, calor e inchaço ao redor do ferimento), consulte o pediatra do seu filho; procure o médico também se o fragmento for muito grande, for de metal ou de vidro, estiver muito enterrado na pele ou se o seu filho não estiver com a vacina antitetânica em dia. Algumas lascas de objetos acabam sendo absorvidas pelo organismo sem causar maiores problemas; nesses casos, tentar removê-los pode acabar sendo pior.

Como equipar o armário de medicamentos

É muito comum que as crianças pequenas sintam-se mal ou se acidentem no meio da noite, de manhã bem cedo ou em horários pouco convenientes. Por isso, é importante manter o estoque de medicamentos sempre abastecido com todos os itens necessários em caso de emergência, além de substituir regularmente os produtos com a validade vencida. Os itens mais importantes para se ter à mão incluem:

- Paracetamol (Tylenol infantil) ou ibuprofeno (Advil ou Alivium); veja na página 483.

- Antialérgico prescrito pelo pediatra para reações alérgicas.

- Descongestionante nasal infantil (Rinosoro) e pastilhas para congestão nasal (Vick).

- Loção de calamina (Caladryl) e hidrocortisona em creme para aliviar a coceira causada por picadas de mosquito e erupções cutâneas.

- Soro para reidratação oral (Pedialyte) para os casos de desidratação por diarreia, vômitos, febre e outros.

- Álcool para limpar objetos como termômetros.

- *Spray* antisséptico.

- *Spray* ou pomada antibiótica prescritos pelo pediatra.

- Termômetro digital (veja na página 466).

- Colher dosadora de medicamentos, seringa ou conta-gotas.

- Esparadrapos, compressas de gaze e curativos.

- Rolo de gaze.

- Bolas de algodão.

- Tesoura sem ponta para cortar esparadrapos e bandagens.

- Pinças para remoção de objetos pequenos, fragmentos de objetos, ferrões ou carrapatos.

- Compressas de gelo no congelador (as compressas com temáticas infantis podem encorajar a cooperação da criança; caso não haja uma compressa de gelo no momento de um acidente, você pode usar uma embalagem de verduras ou frutas congeladas).

Como tratar de um dodói

Quando é necessário cuidar de um machucado, não surpreende que as crianças pequenas não sejam muito colaborativas. Afinal, para uma criança de cerca de 1 ano, é muito ruim ter que ficar imóvel para tratar de um ferimento que já é, por si só, doloroso e incômodo o suficiente. Além do mais, o tratamento muitas vezes não traz alívio imediato, e por isso é tão difícil convencer o seu filho de que mergulhar uma queimadura em água ou aplicar uma compressa de gelo em uma contusão irá fazê-lo sentir-se melhor. Nesses casos, uma boa saída é tentar distrair a criança: ponha o seu CD ou DVD favorito para tocar, dê a ela um brinquedo com movimentos ou peça a ajuda de um parente ou amigo querido para distraí-la com danças, canções ou palhaçadas; isso pode fazer a diferença entre o sucesso ou o fracasso da missão!

Outra opção é adquirir itens de primeiros socorros com temáticas infantis; em algumas farmácias, é possível encontrar compressas de gelo e curativos com personagens de desenhos animados e formatos interessantes.

A gravidade do acidente irá comandar a sua necessidade de ser mais ou menos incisiva com a criança. Talvez não seja necessário manter o seu filho imóvel para que você limpe um corte de papel, mas é essencial no caso de um joelho esfolado, cheio de sujeira e pedrinhas. Para uma pancada leve, talvez não seja preciso "lutar" com a criança para aplicar uma compressa gelada; entretanto, uma queimadura grave requer o tratamento adequado, mesmo que o pequeno chore, grite e esperneie durante todo o processo. Procure dar assistência a todos os ferimentos, ainda que de maneira breve; em uma contusão, por exemplo, aplicar uma compressa gelada por alguns minutos pode ajudar a reduzir o hematoma. Todavia, se o ferimento for muito pequeno para o transtorno causado pelo tratamento, não há problema em suspender o processo.

PLANTAS VENENOSAS

54. A maioria das crianças que entra em contato com plantas venenosas apresenta algum tipo de reação alérgica (em geral, erupções avermelhadas, coceira, inchaço e formação de bolhas com líquido), que se desenvolve dentro de 12 a 48 horas e pode durar de dez dias a um mês. Se o seu filho entrar em contato com alguma planta venenosa, tire as vestimentas da criança (use luvas, uma toalha de papel ou uma fralda limpa para proteger as próprias mãos da seiva da planta, pois, em geral, é essa seiva que desencadeia a reação alérgica). Para prevenir que a substância seja absorvida pela pele da criança, lave-a imediatamente com água fria e sabão por pelo menos dez minutos

COMO LIDAR COM ACIDENTES

e enxágue abundantemente. Se não houver água por perto, limpe a pele da criança com um lenço. As erupções provocadas são não contagiosas e não se propagam através do contato com a pele. Lave também tudo o que entrar em contato com a planta, incluindo roupas, animais domésticos, carrinho de bebê e outros objetos, para que a seiva não cause mais reações alérgicas. Caso não seja possível lavar os sapatos, limpe-os bem com um pano.

Na ocorrência de uma reação alérgica, o uso de loção de calamina (Caladryl) pode aliviar a coceira; entretanto, evite loções que contenham antialérgicos, como o Benadryl. Caso haja inchaço no local, espalhe um pouco de hidrocortisona em creme para reduzir a inflamação. Compressas preparadas com uma pasta de bicarbonato de sódio e água gelada ou um banho com farinha de aveia também podem oferecer alívio. Corte as unhas da criança para evitar que ela se machuque ao coçar o ferimento. Se as erupções estiverem muito grandes, piorarem ou causarem grande desconforto à criança devido à sua localização (ao redor dos olhos ou nos genitais), ligue para o pediatra.

QUEIMADURAS

ATENÇÃO: Se uma criança estiver com as roupas em chamas, use um casaco, um cobertor, um tapete, uma colcha ou mesmo o seu próprio corpo para abafar o fogo.

55. Queimaduras superficiais ou de primeiro grau causadas pelo calor. Para queimaduras nos pés, nas mãos, nos braços, nas pernas ou nos dedos, mer-

gulhe a área afetada em uma vasilha com água fria, mas não gelada (10°C a 15°C); para queimaduras no tronco ou na face, aplique compressas geladas no local. Proceda até que a criança não sinta mais dor, o que em geral ocorre dentro de 15 a trinta minutos. Não ponha gelo, manteiga ou qualquer tipo de pomada diretamente no local do ferimento, para não causar ainda mais danos à pele. Se você perceber a formação de bolhas, não tente estourá-las. Depois de molhar bem a pele, seque a área de leve com uma toalha macia e cubra-a com um pedaço de gaze, uma faixa de tecido ou uma bandagem não adesiva. Se a vermelhidão e o inchaço persistirem por mais de algumas horas, procure o médico. Caso a lesão atinja as mãos, os pés, a face ou os genitais, esteja em carne viva, apresente bolhas (queimadura de segundo grau), aparência esbranquiçada ou "chamuscada" (queimadura de terceiro grau), ou seja, maior do que as mãos da criança, procure ajuda médica imediatamente.

56. Queimaduras extensas causadas pelo calor. Chame uma ambulância imediatamente. Deite a criança na posição horizontal e remova as partes da sua roupa que não estejam aderidas à queimadura. Jamais puxe o tecido; se for preciso, corte-o. Com um pano molhado, aplique compressas geladas no local, envolvendo no máximo 25% do corpo de cada vez. Mantenha a criança aquecida e confortável e posicione as extremidades atingidas acima da altura do coração. Não pressione o local nem espalhe manteiga, gordura, pomadas, talco ou ácido bórico nas áreas afetadas. Se a criança estiver consciente e sem ferimentos graves na boca, ofereça-lhe pequenos goles de água para prevenir a desidratação.

57. Queimaduras químicas. Substâncias corrosivas como soda cáustica, alvejantes e outros ácidos podem causar queimaduras graves. Com um pedaço de tecido macio, remova delicadamente os restos de substância química presentes na pele, tendo o cuidado de proteger as próprias mãos. Tire as vestimentas da criança e lave a pele com água abundante. Ligue para o pediatra ou o Centro de Assistência Toxicológica da sua cidade para mais orientações. Se a criança apresentar dificuldade ou dor para respirar, chame uma ambulância imediatamente, pois o sintoma pode ser consequência da inalação de vapores tóxicos. Em caso de ingestão de um produto químico, veja #31.

58. Queimaduras elétricas. Desligue a corrente elétrica imediatamente ou separe a criança da fonte de corrente com um objeto seco e não metálico (você pode usar um cabo de vassoura, uma escada de madeira, uma corda, uma almofada, uma cadeira ou um livro). Jamais use apenas as próprias mãos. Se a criança estiver sem pulso ou não estiver respirando, inicie as técnicas de salvamento (veja na página 593) e chame uma ambulância. Todas as quei-

maduras elétricas devem ser avaliadas por um médico — por isso, ligue para o pediatra do seu filho assim que possível.

59. Queimaduras de sol. Se o seu filho sofrer uma queimadura de sol, aplique compressas frias por dez a 15 minutos, três a quatro vezes por dia, até que a vermelhidão diminua (a evaporação da água ajuda a resfriar a pele). Você também pode aplicar um *spray* que acalme a pele ou um creme hidratante suave. Jamais espalhe vaselina sobre a queimadura, pois ela retém o calor e dificulta a passagem de ar, impedindo que a ferida cicatrize. Para reduzir o desconforto, você pode medicar a criança com um analgésico infantil, como o paracetamol; entretanto, se a área afetada apresentar inchaço, a melhor opção é o ibuprofeno, por ser um anti-inflamatório. Somente administre antialérgicos prescritos pelo pediatra. Em caso de queimaduras graves — com dor, náusea, calafrios e formação de bolhas —, procure o médico imediatamente.

QUEIMADURAS DE SOL

veja #59

QUEIMADURAS QUÍMICAS

veja #57

Primeiros socorros para crianças pequenas: asfixia e emergências respiratórias

As instruções a seguir devem servir apenas como reforço do que você aprender em um curso de reanimação cardiopulmonar. O treinamento que

você receber em classe, que pode ser um pouco diferente dos procedimentos descritos aqui, deve ser a base para a sua conduta em casos de asfixia e

COMO LIDAR COM ACIDENTES

outras emergências respiratórias. A participação em um curso presencial é a melhor forma de garantir que você terá condições de realizar as manobras de salvamento de acordo com as diretrizes mais atuais. De tempos em tempos, revise as orientações a seguir e o material que você receber dos instrutores do curso.

Os esforços de reanimação devem ser realizados caso a criança pare de respirar ou esteja lutando para respirar (com a respiração ofegante e ruidosa e a pele avermelhada ou azulada). Se o seu filho apresentar muita dificuldade para respirar, chame uma ambulância imediatamente. Enquanto aguarda por socorro, verifique se temperatura da criança está normal e, caso necessá-

rio, aqueça-a ou resfrie-a. Acalme o seu filho e posicione-o da forma mais confortável possível.

Para saber se a situação requer esforços de reanimação cardiopulmonar, avalie o estado geral do seu filho com o método "Confira, chame, cuide", recomendado pela Cruz Vermelha norte-americana.

CONFIRA, CHAME, CUIDE

1. Confira o local e a criança

Se o seu filho estiver inconsciente, tente despertá-lo dando leves pancadinhas no ombro enquanto repete o seu nome em voz alta: "Daniel! Daniel, acorde!".

Reanimação Cardiopulmonar (RCP): um conhecimento que ninguém quer pôr em prática

Você não chegou a fazer um curso de Reanimação Cardiopulmonar (RCP) quando o seu filho era bebê? Pois agora, que ele já está mais crescidinho, você precisa aprender essas manobras mais do que nunca.

O mais provável é que você jamais tenha que pôr em prática as habilidades adquiridas em um curso básico de primeiros socorros; entretanto, as aulas presenciais — mais do que qualquer informação contida em um livro, disponível na internet ou cedida pelo pediatra — podem dar a você as ferramentas necessárias para salvar a vida do seu filho caso o pior aconteça.

Em um curso de primeiros socorros para crianças, um profissional qualificado irá fornecer instru-

ções de valor inestimável para que você saiba exatamente o que fazer em uma emergência. Além disso, você poderá praticar todas as manobras que aprender em um boneco do tamanho de uma criança: essa é a melhor maneira de conhecer os locais corretos a pressionar em cada situação, com que intensidade golpear as costas da criança para expulsar um objeto preso na traqueia, o quanto inclinar a cabeça para fazer respiração boca a boca e muito mais.

O custo de um curso de primeiros socorros e Reanimação Cardiopulmonar (CPR), em geral, é baixo e costuma variar de acordo com o local e a organização que o estiver disponibilizando (em algumas áreas, é possível encontrar cursos grátis). Ligue para a filial da Cruz Vermelha do seu estado e informe-se sobre os cursos oferecidos na sua cidade e nos arredores ou procure os principais hospitais, o Corpo de Bombeiros, o Senac ou organizações não governamentais que também ofereçam esse tipo de cursos.

Se você não conseguir encontrar um curso presencial, procure se informar sobre organizações que disponibilizam material para cursos on-line ou a distância.

2. Chame

Se a criança não estiver reagindo, prossiga para a etapa 3 e peça a alguém para ligar para os Bombeiros ou o Samu (192). Se você e o seu filho estiverem sozinhos, realize as manobras de reanimação cardiopulmonar (RCP) por cerca de dois minutos e, em seguida, chame uma ambulância. Entretanto, se você não souber realizar a RCP ou se estiver muito nervosa ou em pânico, leve a criança até o aparelho telefônico mais próximo — caso não haja sinais de lesão na cabeça, no pescoço ou nas costas — ou traga-o para perto e peça ajuda. O profissional do outro lado da linha saberá indicar a melhor providência a ser tomada.

ATENÇÃO: A pessoa que ligar para o serviço de emergência deve permanecer ao telefone o tempo necessário para fornecer todos os dados requeridos pelo profissional que atender à chamada. Isso inclui nome, idade e peso aproximado da criança e informações sobre alergias, doenças crônicas e medicamentos usados. O ideal é que isso tudo esteja anotado em um local de fácil acesso. Além disso, informe ao profissional as condições em que a criança se encontra (se está consciente, respirando, com hemorragia, em estado de choque, com ou sem pulso), a causa do acidente (queda, intoxicação, afogamento) e o endereço e o telefone do local onde vocês se encontram (se possível, informe o número do prédio, apartamento ou casa, as referências de localização e o melhor trajeto até o local, se houver mais de um). Não desligue até que o profissional do Samu ou do Corpo de Bombeiros tenha concluído todas as perguntas. Se outra pessoa ligar para o serviço de emergência para você, peça que ela lhe comunique quando a chamada for concluída.

3. Cuide

Caso necessário, leve a criança até uma superfície plana e firme. Deite-a de barriga para cima, com a cabeça na altura do coração, e realize a avaliação A-B-C indicada a seguir.

Se houver suspeita de lesão na cabeça, no pescoço ou nas costas — no caso, por exemplo, de uma queda grave ou um acidente de carro —, prossiga diretamente até a etapa B para olhar, escutar e sentir a respiração da criança antes de deslocá-la. Se ela estiver respirando, somente a desloque caso precise afastá-la de uma situação de perigo (tráfego de veículos, fogo ou risco de explosão). Caso a criança não esteja respirando e a sua posição impeça a realização das manobras de salvamento, role o seu corpo como um bloco único, mantendo a cabeça, o pescoço e as costas firmes, e posicione-a de barriga para cima.

A-B-C

A. Abra as vias aéreas

Empurre a cabeça da criança para trás com uma das mãos e, ao mesmo tempo, puxe o seu queixo para cima com dois ou três dedos da outra mão (posição de elevação do queixo; veja a ilustração nesta página). Se houver suspeita de lesão na cabeça, no pescoço ou nas costas, tente reduzir ao máximo os movimentos.

O que vem primeiro

A ordem das manobras de salvamento descritas aqui é A-B-C (abrir as vias aéreas, verificar a respiração e conferir a circulação e aplicar as compressões); entretanto, em 2010, a Associação Norte-americana de Cardiologia (American Heart Association — AHA) recomendou a sua alteração para C-A-B. Pela nova orientação, as compressões devem ser realizadas em primeiro lugar, de modo a promover o fluxo de sangue rico em oxigênio no organismo. Ainda assim, as duas orientações são aceitas e eficazes.

ATENÇÃO: As vias aéreas de uma criança inconsciente podem estar bloqueadas pela língua ou por um corpo estranho. Para que a criança volte a respirar, é necessário desobstruir a passagem de ar.

Mesmo que o seu filho recobre a respiração rapidamente, contate o pediatra. Qualquer criança que pare de respirar, perca a consciência ou sofra um afogamento, ainda que por alguns instantes, precisa ser examinada por um médico o mais rápido possível.

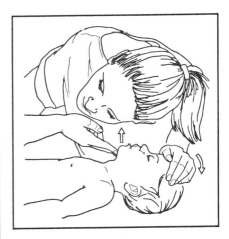

POSIÇÃO DE ELEVAÇÃO DO QUEIXO:
Empurre a cabeça da criança para trás com uma das mãos e, ao mesmo tempo, puxe o seu queixo para cima com dois ou três dedos da outra mão.

B. Verifique a respiração

- **B-1.** Depois de abrir as vias aéreas da criança, verifique a sua respiração. Por cerca de dez segundos, olhe, escute e sinta o seu filho. O abdômen está se mexendo? Você é capaz de ouvir ou sentir a respiração ao aproximar-se do nariz e da boca da criança?

Se o seu filho estiver respirando normalmente, mantenha-o na posição de elevação do queixo e verifique se há outros sinais de risco de vida.

ACIONE O SAMU. Se ainda não houver socorro a caminho, chame uma ambulância assim que a criança recobrar a respiração.

Se a criança recuperar a consciência e não apresentar lesões que impeçam o seu deslocamento, vire-a de lado. Pode ser que ela tussa ao recobrar a respiração, como tentativa de desobstruir a passagem de ar. *Não tente impedir a tosse.*

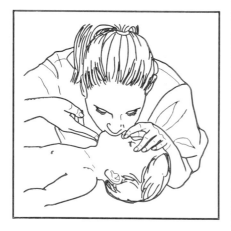

RESPIRAÇÃO BOCA A BOCA
Apoie uma das mãos sobre a testa da criança, tape as narinas com o polegar e o indicador e cubra totalmente a boca da criança com a sua boca.

Caso a criança não recupere a respiração, esteja lutando para respirar ou apresente os lábios azulados e um choro fraco e sufocado, é preciso introduzir ar nos seus pulmões imediatamente. Apoie uma das mãos sobre a testa da criança, eleve o seu queixo e inicie a respiração artificial conforme indicado acima.

ATENÇÃO: Se você e o seu filho estiverem sozinhos e ainda não houver socorro a caminho, tente pedir a ajuda de um vizinho ou transeunte que estiver por perto.

Se a criança vomitar durante o processo, vire-a de lado e desobstrua a sua boca com os dedos. Reposicione a criança com o queixo elevado e recomece as manobras respiratórias. Se houver suspeita de lesão no pescoço ou nas costas, role o corpo da criança como um bloco único, mantendo a cabeça, o pescoço e as costas firmes, e posicione-a de barriga para cima.

- **B-2.** Tape as narinas da criança com os dedos da mão que está apoiada sobre a sua testa. Inspire pela boca e cubra totalmente a boca da criança com a sua boca (veja a ilustração à esquerda).

- **B-3.** Expire lentamente (por cerca de um segundo) dentro da boca da criança. Faça uma pausa, levante a cabeça, inspire mais uma vez e repita a expiração dentro da boca da criança. A cada expiração, observe se o peito da criança se estufa; em seguida, espere o ar fluir para fora dos pulmões e o peito retornar à posição normal para repetir a manobra. Se você conseguir êxito nas duas tentativas, prossiga para a etapa C.

- **B-4.** Se o peito da criança não se mover a cada tentativa, é possível que as suas expirações tenham sido muito fracas ou as vias aéreas do seu filho estejam bloqueadas. Nesse caso, eleve um pouco mais o queixo da criança e faça mais duas tentativas. Se, ainda assim, o peito da criança

COMO LIDAR COM ACIDENTES

não estufar com as suas expirações, é possível que as vias aéreas estejam obstruídas por algum alimento ou corpo estranho — nesse caso, vá até a página 597 ("Asfixia Infantil: Primeiros Socorros") e proceda conforme indicado para removê-lo. Se nas tentativas seguintes o peito da criança estufar, indicando que as vias aéreas estão abertas, prossiga à etapa C.

COMO ENCONTRAR A ARTÉRIA CARÓTIDA

C. Verifique a circulação

- **C-1.** Assim que você confirmar que as vias aéreas estão desobstruídas, verifique o pulso da criança: posicione os dedos indicador e médio sobre a artéria carótida (localizada na lateral do pescoço, abaixo da mandíbula, entre a traqueia e os músculos do pescoço; veja as ilustrações abaixo) durante dez segundos.

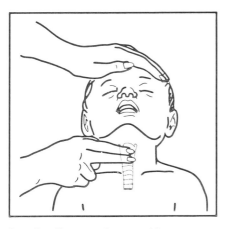

Para localizar o pulso carotídeo, segure a testa da criança com uma das mãos e posicione os dedos indicador e médio da outra mão no centro da garganta (onde fica o pomo de adão).

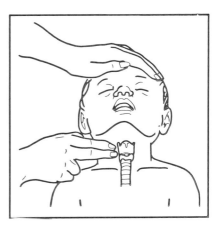

Para localizar o pulso, deslize os dedos para a lateral da traqueia, logo abaixo da mandíbula.

- **C-2.** Se não houver sinal de pulso, inicie as compressões no peito imediatamente (veja na próxima página). A presença de pulso indica que o coração da criança está batendo; sendo assim, não há necessidade de realizar essa manobra. Entretanto, se a criança ainda não estiver respirando — mesmo que você localize o pulso —, é necessário prosseguir com a respiração boca a boca (veja o quadro da página seguinte) até que ela volte ao normal.

ACIONE O SAMU. Se você e o seu filho estiverem sozinhos, socorra-o por cerca de dois minutos antes de chamar uma ambulância. Em seguida, leve a criança com cuidado até o aparelho telefônico mais próximo — caso não haja sinais de lesão na cabeça ou no pescoço — ou traga-o para perto e peça ajuda.

Enquanto aguarda ao telefone, prossiga com as manobras respiratórias. Ao relatar a situação, seja rápida e clara: "Meu filho não está respirando." Forneça todas as informações requeridas pelo atendente e não desligue até que ele conclua a chamada. Se possível, retome as manobras respiratórias assim que desligar o telefone.

ATENÇÃO: Somente interrompa as manobras respiratórias caso a criança recobre a respiração, um profissional assuma o comando ou o local onde vocês estiverem apresente algum perigo.

Manobras respiratórias de salvamento

Se depois de abrir as vias aéreas (etapa A), expirar duas vezes dentro do peito da criança (etapa B) e localizar o pulso (etapa C) o seu filho ainda não estiver respirando sozinho, siga as instruções abaixo. Caso o pulso da criança esteja ausente, prossiga diretamente à reanimação cardiopulmonar (RCP), conforme as instruções indicadas mais abaixo.

1. Realize a respiração boca a boca conforme indicado em B-3, na proporção de uma respiração a cada três segundos (ou vinte respirações por minuto). Verifique se há movimento no peito da criança.

2. Depois de dois minutos, verifique mais uma vez a respiração, os movimentos corporais, o pulso e os batimentos cardíacos da criança por, no máximo, dez segundos. Se o pulso estiver ausente, inicie as compressões no peito (veja abaixo). Caso a criança recobre a respiração, mantenha as vias aéreas abertas enquanto aguarda por socorro e verifique regularmente a respiração e o pulso. Procure manter a criança aquecida e o mais quieta possível. Se você localizar o pulso, mas a criança não estiver respirando, prossiga com as técnicas respiratórias e verifique o pulso a cada dois minutos.

REANIMAÇÃO CARDIOPULMONAR (RCP) EM CRIANÇAS COM MAIS DE 1 ANO

1. Posicione a criança da forma correta. Deite a criança de barriga para cima, em uma superfície plana e firme, com a cabeça no mesmo nível do coração (ou abaixo) e o queixo elevado (veja a ilustração na página 593). Não ponha travesseiros sob a cabeça da criança.

2. Posicione as suas mãos da forma correta. Posicione a parte inferior da palma da sua mão no esterno (osso do peito) da criança, bem no meio do tórax. Os seus dedos não devem tocar a criança. Posicione a outra mão em cima da primeira, entrelaçando os dedos. Se preferir, você pode usar apenas uma das mãos, mantendo a outra sobre a testa da criança para facilitar a abertura das vias aéreas. Posicione o seu corpo da maneira correta: ajoelhe-se ao lado da criança, mantenha as mãos na posição indicada, estique os braços e trave os cotovelos, de modo que os seus ombros fiquem exatamente acima das suas mãos.

> **ATENÇÃO:** Não exerça pressão na ponta inferior do esterno (processo xifoide ou espinhela), pois isso poderá causar lesões internas.

3. Inicie as compressões. Comprima o peito suavemente a uma profundidade de até quatro centímetros, usando a parte inferior da palma da sua mão dominante. Em seguida, eleve um pouco as mãos para permitir que o peito retorne à posição normal, mas não perca contato com o corpo da criança. Cada compressão deve durar entre um segundo e um segundo e meio. Repita o processo até completar trinta compressões. Mantenha os cotovelos firmes e esticados.

4. Pause e respire. Depois de completar trinta compressões, afaste as mãos do peito da criança, abra as suas vias aéreas e faça mais duas respirações boca a boca. Em seguida, reposicione as mãos entrelaçadas no peito e reinicie as compressões. Repita mais um ciclo de trinta compressões e duas respirações.

> **ACIONE O SAMU.** Se você e o seu filho estiverem sozinhos, socorra-o por cerca de dois minutos antes de chamar uma ambulância. Em seguida, leve a criança com cuidado até o aparelho telefônico mais próximo — caso não haja sinais de lesão na cabeça ou no pescoço — ou traga-o para perto e peça ajuda. Enquanto aguarda ao telefone, prossiga com as manobras respiratórias. Ao relatar a situação, seja rápida e clara: "Meu filho não está respirando e está sem pulso." Forneça todas as informações requeridas pelo atendente e não desligue até que ele conclua a chamada. Se possível, retome as manobras respiratórias assim que desligar o telefone.

ATENÇÃO: Continue a RCP até a chegada da equipe médica ou de um desfibrilador externo automático (DEA) ou até que o seu filho recupere o pulso.

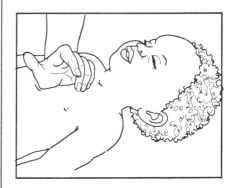

COMPRESSÃO DO PEITO: POSIÇÃO CORRETA DAS MÃOS
Posicione a parte inferior da palma da sua mão no esterno (osso do peito) da criança, bem no meio do tórax, com os dedos apontando para cima. Os seus dedos não devem tocar a criança.

Asfixia infantil: primeiros socorros

A tosse é uma tentativa do organismo de desobstruir as vias aéreas ou expelir um corpo estranho. Se o seu filho engasgar com algum alimento ou objeto e for capaz de chorar, tossir e respirar, encoraje-o a tossir vigorosamente. Entretanto, caso a tosse não cesse após dois ou três minutos, chame uma ambulância. Se a criança apresentar tosse silenciosa e sons agudos, dificuldade para respirar e falar e coloração azulada nos lábios e nas pontas dos dedos, inicie as manobras de salvamento a seguir.

Se a criança estiver inconsciente ou não estiver respirando ou se as tentativas de abertura das vias aéreas falharem, inicie os esforços de reanimação imediatamente.

ATENÇÃO: É possível que as vias aéreas sejam obstruídas em decorrência de infecções como laringite ou epiglotite.

Se o seu filho apresentar dificuldade para respirar e sintomas como febre, congestão, rouquidão, salivação excessiva, letargia ou fraqueza, não perca tempo ou se arrisque tentando resolver o problema sozinha: leve-o a um pronto-socorro ou chame uma ambulância imediatamente.

Manobra de Heimlich e pancadas nas costas em crianças conscientes

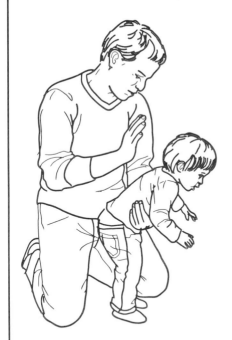

Posicione-se de joelhos atrás da criança, incline-a por cima do seu braço e dê algumas pancadas em suas costas.

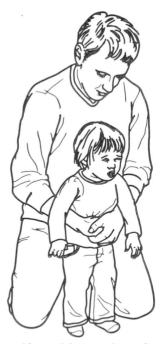

Em seguida, posicione a criança de pé e realize a manobra de Heimlich. Repita essa sequência até que o corpo estranho tenha sido expelido.

1. Peça socorro. Se houver alguém por perto, peça ajuda para chamar uma ambulância; se você e o seu filho estiverem sozinhos, socorra-o por cerca de dois minutos antes de chamar o resgate. Se você não estiver familiarizada

COMO LIDAR COM ACIDENTES

com as técnicas de salvamento ou se ficar muito nervosa e acabar se esquecendo das orientações, leve a criança até o aparelho telefônico mais próximo ou traga-o para perto e peça ajuda. Em geral, é recomendado que você chame uma ambulância após socorrer a criança por dois minutos, mesmo que saiba realizar as manobras de salvamento. Dessa forma, caso a situação se agrave, a equipe médica já estará a caminho.

Se a criança estiver consciente, alterne cinco pancadas nas costas e cinco repetições da manobra de Heimlich conforme descrito a seguir, para desobstruir as vias aéreas:

2. Posicione-se. Fique de pé ou ajoelhada atrás da criança.

3. Dê pancadas nas costas da criança. Envolva o peito da criança por trás com um dos braços na diagonal e incline-a para a frente. Com o outro braço, dê cinco pancadas firmes nas costas da criança, entre as omoplatas, usando a parte inferior da palma da mão; em seguida, prossiga à etapa 4.

4. Realize a manobra de Heimlich. Posicione-se de pé ou de joelhos atrás da criança e envolva-a pela cintura com os dois braços. Feche uma das mãos e pressione-a, com o polegar para dentro, contra a barriga da criança (logo acima do umbigo e abaixo do esterno). Com a outra mão, segure o pulso fechado e dê cinco puxões para cima e para dentro do abdômen. Cada puxão deve configurar um movimento separado.

Continue alternando as pancadas nas costas (etapa 3) e a manobra de Heimlich (etapa 4) até que o corpo estranho seja expelido e a criança seja capaz de respirar ou de tossir com vigor.

Se a criança perder a consciência, proceda da seguinte forma:

1. Manobras respiratórias de salvamento. Deite a criança de barriga para cima sobre o chão, uma mesa, um balcão ou outra superfície firme. Eleve o queixo da criança, conforme demonstrado na página 593. Faça duas respirações boca a boca. Se o peito da criança não se mover, incline um pouco mais a cabeça e faça mais duas tentativas.

ATENÇÃO: Se a criança perder a consciência, prossiga diretamente à etapa 2 (compressões no peito).

2. Compressões no peito. Se o peito não se mover com as respirações boca a boca, realize trinta compressões (veja na página 596). Verifique se há algum corpo estranho dentro da boca da criança; caso haja, remova-o com o seu dedo indicador. Se a boca da criança estiver desobstruída, faça mais duas respirações boca a boca; caso o peito ainda não se mova, repita as compressões torácicas, verifique novamente se há um corpo estranho dentro da boca da criança e realize mais duas respirações.

Continue a repetir essa sequência até a chegada da equipe médica ou até que as vias aéreas estejam desobstruídas e a criança recobre a consciência e respiração.

ATENÇÃO: Mesmo que o seu filho se recupere rapidamente de um episódio de asfixia, ligue para o pediatra. Em uma situação como essa, é importante que ele seja examinado por um médico o quanto antes.

CAPÍTULO 15

Transtornos no desenvolvimento psicológico

O SEU FILHO É uma criança única e, como tal, possui um ritmo de desenvolvimento particular. Umas crianças aprendem a andar mais cedo; outras começam a tagarelar muito antes dos coleguinhas. Quando se trata de desenvolvimento infantil, há muitas possibilidades para o que é considerado normal; por isso, a maior parte dos pequenos se encaixa sem grandes problemas dentro dessa curva. Entretanto, às vezes, algumas crianças demonstram uma dificuldade constante para acompanhar outras da sua idade, evidenciando sinais de um atraso no desenvolvimento que pode requerer terapia ou outros tipos de intervenção. Os transtornos do desenvolvimento psicológico variam bastante em termos de gravidade e incluem o autismo, as disfunções e síndromes congênitas e outros atrasos no desenvolvimento. Se você suspeita que o seu filho não está se desenvolvendo da forma como deveria, não guarde essa dúvida: compartilhe as suas preocupações com o pediatra. Lembre-se de que você é a pessoa que melhor conhece o seu filho e pode detectar sutilezas no seu comportamento que os outros talvez não percebam. Além disso, não espere muito tempo: o diagnóstico e a intervenção precoces — ou a confirmação de que não há nada errado, ao final das contas — podem fazer uma enorme diferença.

As preocupações comuns

TRANSTORNOS DE ESPECTRO AUTISTA

O que são? Os transtornos do espectro autista (TEA) são um conjunto de manifestações que afetam as habilidades comportamentais, sociais e comunicativas da criança. A criança acometida apresenta dificuldade nas interações sociais e problemas na comunicação verbal e não verbal, além de exibir comportamentos repetitivos e interesses limitados e obsessivos. Os sintomas dentro do espectro autista podem variar de leves a muito graves.

Estima-se que uma em cada 110 crianças receba o diagnóstico de autismo ou outro transtorno do espectro autista, como a síndrome de Asperger ou os Transtornos Globais do Desenvolvimento (TGD). Os números parecem crescer de modo significativo; entretanto alguns especialistas acreditam que esse aumento se deve ao fato de que, hoje em dia — graças à maior clareza de informações acerca desses transtornos, dos seus sintomas e dos tratamentos —, mais crianças são diagnosticadas; além disso, atualmente o espectro autista compreende uma gama maior de transtornos, o que também aumenta as possibilidades de diagnóstico.

As causas do autismo ainda não são muito claras, embora alguns estudos comprovem que a genética desempenha um importante papel. Também não há certeza se o autismo configura um único transtorno ou vários transtornos com manifestações similares. O autismo afeta uma menina em cada quatro meninos; caso uma criança desenvolva um transtorno do espectro autista, seus irmãos passam a ter 20% de chance de também desenvolvê-lo. Alguns pesquisadores suspeitam, ainda, que anormalidades cromossomiais possam contribuir para o surgimento do autismo; outros estudos demonstram um crescimento anormal do cérebro em crianças autistas. Além disso, há algumas evidências de que os fatores ambientais também exerçam influência sobre a doença. Uma das poucas certezas que se tem, e que foi comprovada por diversas pesquisas, é a de que não existe qualquer relação entre o autismo e a vacinação infantil.

As causas do autismo ainda permanecem um mistério; entretanto, na maioria das vezes, os seus sintomas são anunciados logo na primeira infância. A maioria dos pais e mães de crianças autistas consegue detectar alguns sinais, como atraso no desenvolvimento da linguagem, em torno dos dezoito meses; porém muito antes dessa idade já existem sinais de alerta a que os pais podem ficar atentos. Segundo a Academia Americana de Pediatria (AAP), os seguintes sinais precoces podem ser detectados já ao final do primeiro ano de idade:

- A criança não responde quando você chama o seu nome.

- A criança não demonstra interesse quando você lhe mostra algo, nem aponta para mostrar objetos ou eventos interessantes.

- A criança realiza pouca comunicação com os pais.

- A criança não sorri.

- A criança não faz contato visual com outras pessoas.

Outros possíveis sinais de TEA que requerem uma avaliação pediátrica são os seguintes:

- Com 1 ano a criança não balbucia, vocaliza, aponta ou gesticula.

- Com 1 ano e 4 meses a criança ainda não profere palavras completas.

- Aos 2 anos, a criança não elabora frases de duas palavras.

- Nos anos de creche e pré-escola, a criança demonstra falta de habilidades linguísticas e sociais.

Existe uma grande variedade de sinais de alerta para os TEA, e duas crianças jamais desenvolvem exatamente os mesmos sintomas. Uma criança pode apresentar todos ou apenas alguns dos sintomas típicos, que ainda costumam variar bastante de intensidade. Eles podem ser de três tipos:

Sintomas comunicativos

- A criança apresenta atrasos na linguagem: não profere palavras completas com 1 ano e 4 meses nem frases de duas palavras aos 2 anos.

- A criança apresenta habilidades linguísticas pouco desenvolvidas e não demonstra vontade de se comunicar com os outros.

- A criança repete as palavras sem associá-las ao seu significado.

- A criança não responde ao seu nome, mas responde a outros sons (como a sirene de uma ambulância ou o latido de um cachorro).

Síndrome de Down

Cerca de uma em cada oitocentas crianças nasce com a síndrome de Down, uma anormalidade cromossomial que produz uma série de sinais e sintomas com características variadas. Em geral, essas características incluem olhos amendoados, língua proeminente e pescoço curto, além de achatamento na parte de trás da cabeça, orelhas pequenas (às vezes com uma pequena dobra na parte superior), nariz largo e achatado, mãos pequenas e grossas e baixa estatura. Em geral, as crianças com síndrome de Down apresentam personalidade muito carinhosa e afetiva. Algumas possuem Quociente de Inteligência (QI) quase dentro da média, enquanto outras podem apresentar inaptidão intelectual moderada e atrasos no desenvolvimento.

Programas de educação especializados podem contribuir muito para a capacidade de aprendizado e o desempenho de uma criança com síndrome de Down e ajudá-la a aproximar-se da faixa do considerado normal. A maior parte das crianças afetadas possui muito potencial; por isso, o diagnóstico e a intervenção precoces são de extrema importância para que a criança possa desenvolver ao máximo as suas capacidades. Menos de 10% dos pacientes com síndrome de Down apresentam prejuízo intelectual grave; a maioria é plenamente capaz de frequentar escolas regulares e levar uma vida produtiva.

Sintomas sociais

- A criança apresenta dificuldade nas interações sociais, mesmo com os pais (é introvertida e não responde aos estímulos verbais ou físicos de terceiros).

- A criança é incapaz de interpretar comunicação não verbal (como uma voz agressiva ou um sorriso largo).

- A criança apresenta dificuldade em estabelecer contato visual com outras pessoas (em compensação, pode passar horas seguidas encarando o vazio).

- A criança não aponta para objetos.

- A criança não apresenta expressões faciais adequadas.

- A criança não demonstra empatia.

- A criança não se aconchega ao ser pega no colo; em vez disso, arqueia as costas, na maioria das vezes.

Sintomas comportamentais

- A criança apresenta comportamento ritualístico além do normal para a idade.

- A criança demonstra fascínio por partes específicas de objetos (como a etiqueta de uma roupa).

- A criança usa os brinquedos de formas pouco comuns e não os utiliza para brincadeiras de faz-de-conta.

- A criança não se interessa por brincadeiras imitativas e demonstra pouca imaginação.

- A criança apresenta comportamentos inapropriados (como cheirar tudo o que encontra).

- A criança bate a cabeça e morde a si mesma a ponto de se machucar (ao contrário dos movimentos inofensivos que muitas crianças pequenas fazem para relaxar antes de dormir ou quando estão agitadas).

- A criança grita sem parar e apresenta comportamentos exaltados, como

intensos e frequentes ataques de raiva (muito mais do que o esperado para uma criança pequena).

- A criança é intolerante a sons muito altos, mas apresenta fascínio diante de alguns estímulos visuais (como um ventilador em movimento).

- A criança repete compulsivamente algumas atividades.

- A criança balança, agita e movimenta o corpo, torce os dedos e bate palmas.

- A criança pode apresentar talento intelectual (como aprender a ler cedo ou possuir excelente domínio da matemática), mas com frequência não compreende o significado dessas habilidades.

- A criança demonstra falta de sensibilidade ou sensibilidade extrema a estímulos olfativos, sonoros, táteis e visuais.

Se você notar algum desses sintomas no seu filho — ou se ele apresentar outros sinais de alerta precoce —, converse com o pediatra. Ele poderá, por meio de testes específicos, detectar a possibilidade de existência de um transtorno do espectro autista e confirmar ou não a necessidade de avaliação por um profissional especializado.

Tratamento. Os transtornos do espectro autista não têm cura; entretanto a intervenção precoce e a terapia — para promover o desenvolvimento normal, na medida do possível, da linguagem, das interações sociais e do aprendizado — podem fazer uma enorme diferença no futuro da criança. Existe uma grande variedade de tratamentos que podem ajudar a modificar essa condição; alguns são baseados em estudos comprovados cientificamente e outros configuram terapias alternativas. O que funciona para uma criança nem sempre funciona para outra; por isso, o processo deve ser individual.

Entre os tratamentos que já demonstraram sucesso estão:

- Análise do Comportamento Aplicada, que utiliza, entre outros princípios, o reforço positivo para a construção da comunicação.

- O modelo *Floor Time*, um programa formal em que os pais são convidados a participar das brincadeiras dos filhos.

- O programa de Tratamento e Educação de Crianças Autistas e com Desvantagens na Comunicação (TEACCH, na sigla em inglês), com foco na comunicação e nas interações sociais.

- Integração sensorial, como forma de dessensibilizar a criança às situações que a incomodam.

- Estratégias de mudança comportamental, com a utilização de recompensas para reforçar os comportamentos apropriados.

- Medicação para sintomas específicos (uma opção, em geral, para as crianças maiores).

- Motivação, como forma de conectar a criança social e fisicamente através de uma área de interesse como a música, as artes ou as ciências.

Os tratamentos alternativos não possuem eficácia comprovada pela ciência. Alguns pais acreditam, por exemplo, que uma alimentação sem glúten e sem caseína (SGSC) traz bons resultados; entretanto, não há estudos que comprovem essa alegação. Posto isso, a maioria dos médicos concorda que inserir a criança em uma dieta SGSC não traz mal algum; na realidade, pode até trazer benefícios. Outras alternativas alimentares que, apesar de não terem a eficácia comprovada, podem ser benéficas à saúde são os ácidos graxos ômega 3, os suplementos vitamínicos, os probióticos e os alimentos sem corantes ou aditivos. Por outro lado, a terapia de quelação, a hidrocolonterapia e o consumo de altas doses de vitaminas são algumas das abordagens consideradas alternativas que podem trazer prejuízos à saúde da criança. A pesquisa por tratamentos não tradicionais pode ser particularmente difícil para os pais, em especial quando se está disposto a tentar de tudo. Por essa razão, certifique-se de que qualquer tratamento que você decida tentar seja aprovado e supervisionado pelo pediatra ou terapeuta do seu filho.

Prognóstico. É difícil prever, durante a infância, o quanto o autismo irá afetar a vida de uma pessoa; isso varia de acordo com o grau do transtorno e a gravidade das condições relacionadas. Entretanto, por meio de intervenção intensiva (com pelo menos 25 horas anuais de tratamento) promovida pelos pais e profissionais e de uma abordagem multidisciplinar que reúna tratamento médico, psico-

TRANSTORNOS NO DESENVOLVIMENTO PSICOLÓGICO 605

terapia, fonoaudiologia, fisioterapia e educação especial, muitas crianças desenvolvem de forma significativa as suas habilidades comunicativas e sociais. Apesar de alguns pacientes necessitarem de cuidados ao longo de toda a vida, outros são capazes de obter progressos extraordinários e frequentar escolas regulares, chegar à universidade e ingressar no mercado de trabalho. Hoje em dia, o avanço nos tratamentos pode aumentar cada vez mais as perspectivas das crianças autistas.

ATENÇÃO, PAIS!
Como ajudar o seu filho

O bem-estar de uma criança portadora de uma doença crônica ou do desenvolvimento depende muito da qualidade da assistência profissional recebida; entretanto a maior diferença quem pode fazer é você, mãe ou pai. Por isso:

Conheça a fundo a condição do seu filho. O diagnóstico e a intervenção precoces são de extrema importância. Se você tiver qualquer dúvida sobre a certeza do diagnóstico ou se o médico do seu filho for incapaz de chegar a um, considere buscar uma segunda opinião.

Procure a melhor ajuda possível. Muitos transtornos da infância requerem a ajuda de um especialista para a obtenção de um diagnóstico preciso e orientação sobre os tratamentos adequados. Em alguns casos, o tratamento pode ser supervisionado apenas pelo pediatra do seu filho; em outros, é melhor que a criança seja encaminhada a um profissional especializado. Um especialista associado a um hospital infantil ou centro médico de referência terá, sem dúvida, mais recursos disponíveis para oferecer os tratamentos mais atualizados.

Escute bem. Preste muita atenção ao que os médicos, terapeutas e outros profissionais envolvidos nos cuidados com o seu filho têm a dizer. Se você tiver qualquer dúvida, não hesite em pedir explicações; se você não as compreender, peça esclarecimentos. Requisite materiais para leitura e uma lista de fontes de referência que você possa consultar. Entretanto, tenha muito cuidado com as opiniões de terceiros: embora haja muitas fontes de informação confiáveis na internet para pais de crianças que se encontram em condições especiais, também há muitas que, além de não serem cientificamente válidas, podem estar erradas ou trazer algum tipo de dano. Se você encontrar qualquer informação divergente das orientações do médico ou terapeuta e estiver curiosa a respeito, não hesite em contatá-los para esclarecer as suas dúvidas.

Sinta que está sendo escutada. Os profissionais envolvidos com o seu filho estão prestando atenção ao que você tem a dizer? Eles levam as suas preocupações e observações a sério? Isso é muito importante; afinal de contas, você conhece o seu filho melhor do que ninguém, e o seu papel é essencial para o tratamento. Você precisa ter a confiança de que a comunicação com os profissionais de saúde flui bem em todos os momentos, e não apenas nos períodos de crise.

Seja persistente. Se você tem uma forte sensação de que há algo errado com o seu filho, mas não consegue descobrir o que é, continue buscando as explicações. Tenha em mente, entretanto, que pode não haver problema algum. Se você receber essa mesma resposta de vários especialistas, é importante aceitá-la. Da mesma forma, caso você sinta que os tratamentos não estão dando resultado ou não são os mais atuais, que os profissionais não estão lhe mantendo informada de tudo ou simplesmente que algo mais ainda pode ser feito, seja firme nos seus questionamentos e vá em busca de respostas. Se o seu filho não estiver respondendo aos tratamentos conforme o esperado, pronuncie-se!

Torne-se um especialista. Com o tempo, a maioria dos pais de crianças com algum transtorno ou deficiência crônica passa a entender muito a respeito do problema do seu filho e torna-se capaz de conversar de igual para igual com os profissionais. Quanto mais cedo você começar a se informar, mais benefícios trará para o seu filho: quando dominamos bem um assunto, podemos questionar e avaliar melhor os médicos, os terapeutas e as intervenções e, assim, ajudar a garantir o melhor tratamento possível. Além disso, adquirir conhecimento permitirá que você se sinta no controle da situação e ganhe mais coragem para enfrentar o desconhecido.

Fique por dentro das novidades nos tratamentos e na tecnologia. A todo instante são desenvolvidos novos procedimentos médicos, novas terapias e novas tecnologias que podem ajudar a melhorar a qualidade de vida de uma criança com uma doença crônica ou um transtorno do desenvolvimento. Procure se informar a respeito acessando fontes confiáveis na internet, mas lembre-se de que alguns novos tratamentos são divulgados antes de obter comprovação científica.

Mantenha registros. Guarde todos os relatórios médicos, os laudos de exames e as informações sobre consultas, tratamentos, medicações, terapeutas e médicos do seu filho em uma pasta e sempre peça cópias de todos os documentos fornecidos. Anote os telefones de emergência e outras informações relevantes sobre a condição do seu filho próximo a cada aparelho telefônico da casa e entregue uma cópia a cada cuidador e aos profissionais da creche ou da escola.

Pense positivo. Mesmo que seja difícil, procure não perder tempo e energia sentindo-se culpada pela condição do seu filho ou lamentando por vocês; afinal de contas, você não foi a causadora do problema. Uma atitude positiva e otimista pode ajudar você a seguir em frente e obter muitos progressos. Ainda assim, haverá momentos em que tanto você quanto o seu companheiro precisarão espairecer um pouco, desabafar e ser valorizados. Vocês sem dúvida são uma fonte inestimável de apoio um para o outro, mas às vezes é importante sair um pouco da bolha e entrar em contato

TRANSTORNOS NO DESENVOLVIMENTO PSICOLÓGICO 607

com outras perspectivas. Procure pais que estão passando pela mesma experiência que você, junte-se a um fórum on-line ou frequente um grupo de apoio para suprir a necessidade de empatia.

Seja realista. Por mais importante que seja manter o otimismo, também é muito sábio adotar uma postura realista. Não deixe de explorar todas as possibilidades em relação ao tratamento do seu filho, mas pro-cure aceitar o que ainda não tiver solução.

Fique atenta às finanças. Os gastos com o tratamento de uma criança portadora de doença crônica ou transtorno do desenvolvimento podem abalar os recursos financeiros de uma família. Procure coletar todas as informações a respeito da cobertura do seu plano de saúde e dos tratamentos disponibilizados pelo Sistema Único de Saúde — SUS.

Tenha sempre em mente que o diagnóstico precoce é fundamental. Quanto mais cedo o seu filho começar a receber o tratamento adequado, melhor será o prognóstico. Se você suspeita que há algo errado com o seu filho, converse com o pediatra o quanto antes. A Academia Americana de Pediatria (AAP) recomenda que sejam realizadas triagens específicas para autismo em bebês de 1 ano e meio e aos 2 anos. Em geral, isso acontece durante as consultas de rotina; entretanto, se o pediatra do seu filho ainda não realizou essas testagens ou se você tem dúvidas, pergunte a ele.

Para mais informações, contate a Associação Brasileira de Autismo <www.autismo.org.br> ou a Associação Brasileira de Assistência e Desenvolvimento Social (Abads) <www.pestalozzisp.org.br>.

Transtorno de Processamento Sensorial (TPS)

O que é? O transtorno de processamento sensorial é um conjunto de sinais e sintomas originados pela dificuldade da criança em integrar as informações recebidas através dos sentidos (visão, audição, olfato, paladar e tato). Esse transtorno está cada vez mais difundido como hipótese diagnóstica entre os profissionais da área de saúde. As crianças com TPS costumam demonstrar falta de sensibilidade ou supersensibilidade aos estímulos externos: elas recebem sinais através dos sentidos, mas não são capazes de organizá-los, interpretá-los e reagir a eles da forma adequada. Algumas crianças pequenas com TPS têm intolerância ao toque; outras gostam de tocar tudo à sua volta. Algumas crianças apresentam dificuldade de equilíbrio; outras brincam de girar o tempo inteiro ou possuem problemas de coordenação. Algumas crianças não toleram volumes altos e reagem de forma exagerada a determinados estímulos visuais; outras têm aversão a vestimentas, em especial as feitas de tecidos que arranham ou pinicam. Muitas crianças com TPS apresentam uma marcante repulsa aos alimentos.

Muitos sintomas do TPS se assemelham a alterações de comportamento consideradas normais em crianças pequenas; entretanto os sinais e sintomas de uma criança com TPS são crônicos e intensos e tendem a interferir nas atividades cotidianas. Alguns especialistas acreditam que uma em cada vinte crianças é afetada pelo TPS. Em muitos casos, os sintomas apresentados são parte de um transtorno maior do espectro autista, embora esse número esteja longe de representar a totalidade. Acredita-se que o TPS, assim como o autismo, possua tanto componentes genéticos como ambientais; contudo as pesquisas nessa área ainda não passaram dos estágios iniciais.

Muitas crianças consideradas normais apresentam, em algumas situações, maior sensibilidade sensorial: podem demonstrar incômodo exagerado quando a meia embola dentro do sapato, torcer o nariz para um alimento de sabor mais pronunciado ou mostrar-se agitadas em excesso durante uma festinha de aniversário. Entretanto, se você acredita que a falta ou o excesso de sensibilidade do seu filho aos estímulos sensoriais está exagerada ou comprometendo as atividades cotidianas, converse com o pediatra.

Tratamento. Em geral, o tratamento envolve fisioterapia, fonoaudiologia e terapia ocupacional conduzidas por profissionais capacitados e tem o objetivo de ensinar as crianças, através de atividades e brincadeiras ricas em experiências sensoriais, a responder de forma apropriada aos estímulos externos, manter-se confortáveis ao se deparar com sensações incômodas e estar mais alerta a sensações que

normalmente passam despercebidas. Embora ainda haja poucas comprovações clínicas, esses tipos de terapias costumam trazer benefícios para algumas crianças com TPS.

Para crianças hipersensíveis (que reagem aos estímulos de forma exagerada), o tratamento pode envolver a introdução lenta e gradual a vários estímulos sensoriais, como reduzir a intensidade da luz e promover toques e embalos suaves, além de atividades que as ajudem a lidar melhor com os estímulos aversivos. Para crianças hipossensíveis (com pouca sensibilidade aos estímulos), a abordagem é a inversa e envolve estratégias para estimular a consciência acerca do seu corpo e de como ele é afetado pelos estímulos sensoriais. Pode-se vestir a criança com um colete de peso, por exemplo, ou exercitar a sua atenção às próprias sensações com movimentos como levantar, puxar e empurrar.

Prognóstico. Em geral, uma criança com TPS torna-se um adulto com TPS. Entretanto, um acompanhamento psicológico precoce (e pelo tempo necessário ao longo da vida ou ao enfrentar novas situações, como o ingresso na universidade), que promova a autopercepção e a compreensão, pode ajudar a criança a lidar com os próprios sentidos da maneira mais apropriada, além de fornecer as melhores estratégias para o enfrentamento de novas situações.

Para mais informações, contate a Sociedade Brasileira de Pediatria <www.sbp.com.br> ou a Associação Brasileira de Assistência e Desenvolvimento Social (Abads) <www.pestalozzisp.org.br>.

Atraso no desenvolvimento

O que é? A maioria dos pais compara o desenvolvimento do seu filho com o de outras crianças, por mais que não tenha a intenção. Na maior parte das vezes, mesmo as crianças que parecem um pouco atrasadas em relação às habilidades motoras amplas e finas acabam alcançando as outras. Entretanto, às vezes, uma criança pode acabar ficando muito para trás, o que pode indicar um atraso no desenvolvimento.

Existe uma série de transtornos do desenvolvimento que podem afetar crianças em torno do segundo ano. Alguns exemplos são:

- Transtornos da coordenação motora fina. As crianças com distúrbios na coordenação motora fina podem apresentar, aos 2 anos, dificuldade para segurar um garfo ou uma colher, por exemplo, ou para desenhar com um giz de cera. Mais tarde, essas crianças apresentarão dificuldades para escrever.

- Transtornos da coordenação motora grossa. As crianças que possuem atrasos nas habilidades da coordenação motora ampla podem apresentar dificuldade em controlar os músculos grandes, o que torna difícil manter o equilíbrio e a harmonia corporal.

- Transtornos da motricidade oral. Algumas crianças apresentam dificuldade em controlar os músculos da boca, o que pode tornar a alimentação difícil (pois elas só aceitam comer comidas processadas) e contribuir para a salivação excessiva após os dezoito meses de idade.

Os maiores problemas enfrentados pelas crianças com distúrbios na motricidade oral são a dificuldade de ganhar de peso e, mais tarde, de articular a linguagem.

- Atrasos na linguagem. Embora os atrasos na linguagem sejam detectados nos exames regulares, eles não costumam aparecer antes dos 2 anos de idade.

A cada consulta, o pediatra irá testar o seu filho para detectar atrasos na linguagem; entretanto, se você sentir que há algo errado, não hesite em trazer a questão à tona. Com frequência, o instinto materno supera os conhecimentos médicos. Quanto antes o seu filho começar um tratamento, melhor será para ele.

Tratamento. Se você ou o pediatra perceberem algum atraso motor no seu filho, serão realizados exames neurológicos para avaliar o tônus, a força e os reflexos musculares e a coordenação motora; além disso, o pediatra poderá conduzir uma avaliação do desenvolvimento. Se for provável que haja atraso no desenvolvimento, o seu filho será encaminhado a um programa de intervenção da primeira infância, para que se desenvolva um plano de tratamento que inclui fisioterapia, fonoaudiologia (caso haja atraso na linguagem) e terapia ocupacional. Se necessário, o seu filho poderá ser avaliado por um neurologista, um fonoaudiólogo e um pediatra especialista em desenvolvimento.

Prognóstico. O tratamento precoce (assim que for diagnosticado o transtorno) pode ser muito eficaz. Para mais informações, contate a Sociedade Brasileira de Pediatria <www.sbp.com.br>.

TUDO SOBRE:
A vida com uma criança especial

Toda criança é única; mesmo as que compartilham desafios físicos e emocionais similares guardam as suas particularidades. Entretanto, ainda que não haja duas crianças especiais idênticas, algumas necessidades básicas são comuns a todas elas — e às suas famílias:

Amor incondicional. Toda criança precisa e se beneficia de demonstrações de amor e afeto, ainda que não pareça responder a elas. Por isso, não economize nos carinhos, abraços e beijinhos. Aperte a mãozinha do seu filho com amor. Faça contato visual e mostre que você está presente, ainda que ele não corresponda.

Vida normal. Essa é uma obrigação difícil, mas muito importante para a família de uma criança especial. Faça o possível para levar uma vida em família normal e não economize esforços para tratar o seu filho da mesma forma que trata as outras crianças. Estimule a sua autoestima, encoraje-o sem pressioná-lo e jamais deixe de discipliná-lo, estabelecendo limites que correspondam às suas capacidades. Ser indulgente, permissiva ou superprotetora com uma criança especial não ajuda em nada — e pode, inclusive, retardar o seu desenvolvimento.

Lembre-se de que, como todas as outras, uma criança com necessidades especiais também quer aprender sozinha. Em vez de pular na frente e assumir o comando da situação, dê ao seu filho, sempre que possível, a chance de lidar com as coisas de maneira independente. Pode ser que ele se atrapalhe, o que é inevitável mesmo com crianças sem qualquer deficiência; quando isso acontecer, encoraje-o a aprender com os erros e a tentar melhorar da próxima vez. Além disso, independentemente do resultado final, sempre enfatize o seu esforço.

A maioria das crianças com necessidades especiais também apresenta comportamentos típicos de crianças pequenas, como ataques de raiva, negatividade, egocentrismo e ansiedade de separação. Procure reagir a eles da mesma forma que faria com qualquer outra criança, mas lembre-se de que o seu filho requer uma dose extra de sensibilidade (verifique o índice remissivo para saber como lidar com comportamentos específicos).

Além do mais, não deixe que a condição do seu filho impeça vocês de levar uma vida normal, dentro do possível e das mais diversas maneiras. Brinquem, passeiem e façam novos amigos.

Esclarecimentos. Explique a condição do seu filho aos irmãos, avós, outros parentes e amigos queridos. Quanto mais informação as pessoas próximas tiverem, mais terão condições de apoiar a sua família.

Gratidão. Todas as crianças, mesmo as mais gravemente afetadas, precisam sentir-se valorizadas; por isso, demonstre ao seu filho o quanto ele é importante para você. Procure enxergar além das deficiências e ressaltar as suas características mais especiais: seu belo sorriso, suas lindas covinhas, seu jeitinho carinhoso, seu amor pelos animais, seu espírito indomável. Essas demonstrações de valorização são benéficas não somente à criança, mas também a você, e podem dar à sua família a força de que vocês precisam para superar quaisquer obstáculos adiante.

Não é só o seu filho que precisa ser valorizado: um pouco de reconhecimento também poderá fazer muito bem a você. É pouco provável que você receba esse tipo de retorno do seu filho, pois as crianças pequenas dificilmente têm condições de reconhecer os esforços dos pais; por isso, se você estiver se sentindo pouco valorizada, procure apoio em seu companheiro e nos parentes e amigos mais próximos ou junte-se a um fórum on-line ou a um grupo de apoio.

Alívio. Para que sejam bons cuidadores e educadores, todos os pais precisam, de vez em quando, de um pouco de tempo para si mesmos. Entretanto, como as demandas sobre os pais de crianças especiais são tão assoberbantes, a sua necessidade de descanso é ainda maior. Se você tiver a ajuda de alguém para cuidar do seu pequeno, procure reservar alguns momentos para você mesma: vá ao cinema, tome um banho relaxante, encontre os amigos, vá à academia. Jamais sinta-se culpada por isso: ao tirar um tempo de descanso você irá retornar renovada, mais relaxada e com ainda mais condições de cuidar do seu filho.

Alegria. Uma família que tem senso de humor e valoriza os pequenos prazeres sempre vive mais feliz e menos angustiada. Quando se tem em casa uma criança com necessidades especiais, essa é uma premissa ainda mais valiosa. Encarar a vida com mais leveza pode ajudar você a lidar melhor com o problema do seu filho e a pensar de maneira mais positiva. Quando as coisas ficarem difíceis, dê umas gargalhadas e faça umas brincadeiras para renovar o ânimo. A alegria pode ser contagiosa!

Intervenção precoce. Todas as condições, sem exceção, podem melhorar por meio de intervenções precoces. Faça o possível para que o seu filho receba, desde o diagnóstico, os melhores tratamentos disponíveis. Para obter ainda mais benefícios, aprenda tudo o que puder e estenda a intervenção para dentro de casa.

Grupos de apoio para pais. Existem ao redor do país milhares de grupos de apoio para pais de crianças especiais, tanto presenciais quanto na internet. Cuidar de uma criança com necessidades especiais pode ser física e emocionalmente exaustivo, e o contato com outros pais que compartilhem as mesmas preocupações pode ser terapêutico. Frequentar um grupo de apoio pode ajudar você a desabafar a frustração, a raiva e o ressentimento de uma forma saudável, para ouvintes empáticos, e evitar que você os sufoque ou acabe descontando no seu filho ou no restante da família. A troca de experiências, percepções e estratégias para lidar com os problemas tem valor inestimável.

Apoio nos relacionamentos. Se já é difícil que um casal tenha tempo a dois com uma criança em casa, é ainda mais complicado quando se tem um filho especial. Entretanto, uma criança deficiente não precisa ser uma ameaça ao seu relacionamento; na realidade, ela pode ajudar a fortalecê-lo ainda mais. Vocês terão todas as chances de sucesso se forem capazes de dar apoio emocional um ao outro, dividir as responsabilidades (afinal de contas, ninguém tem que passar por tudo sozinho), reservar um tempo apenas para os dois (muito difícil, mas muito importante) e manter sempre uma boa comunicação para compartilhar tanto os sentimentos positivos quanto os negativos.

Como ajudar os irmãos saudáveis

De que maneira os irmãos de uma criança com necessidades especiais são afetados? Em geral, os irmãos de crianças especiais se tornam mais pacientes e compreensivos, além de ter maior facilidade de adaptação e de relacionamento com todos os tipos de pessoas. Embora não seja fácil crescer no ambiente de uma criança com necessidades especiais, essa pode ser uma experiência enriquecedora e muito consistente para a formação do caráter. Para que os seus outros filhos se beneficiem ainda mais desse convívio, é importante:

Envolvê-los. Explique às outras crianças da casa, em uma linguagem simples, qual é a situação do irmão e de que forma a família pode se unir para cuidar dele e cuidar uns dos outros. Dê a elas pequenas tarefas, condizentes com a idade: uma criança em idade pré-escolar pode estimular um irmão autista com algumas habilidades simples; um adolescente pode ajudar nas sessões de fisioterapia ou outro tratamento. Tente, entretanto, manter a pressão e a culpa fora da equação.

Tranquilizá-los. É importante esclarecer para as crianças maiores que a responsabilidade de cuidar do irmão é sua, e não delas. Para as crianças em idade pré-escolar, basta dizer "o seu irmão tem um problema, mas não é culpa sua; não foi você quem o causou". Na realidade, todos os seus filhos, inclusive a criança especial, precisam ter a certeza de que não existe um culpado. Além disso, é importante que as outras crianças da casa tenham a confiança de que a condição não é contagiosa, como um resfriado ou uma gripe, e que elas não passarão a agir como o irmão caso fiquem doentes.

Reservar um tempo para eles. Embora a maior parte do seu tempo seja ocupado pelos cuidados com o seu filho com necessidades especiais, os irmãos também precisam da sua atenção. Ajuste os horários da melhor forma possível, de modo que cada um dos seus filhos tenha, todos os dias, algum tempo a sós com um dos pais. Uma opção é estabelecer diferentes horas de dormir, para que cada criança tenha oportunidade de conversar sobre o seu dia sem precisar disputar atenção. Outra ideia é planejar um passeio com cada criança individualmente, uma vez por semana, mesmo que você precise pedir a um amigo ou parente para ficar em casa com o seu filho especial.

Ser um exemplo positivo. É muito provável que a forma como você lida com o seu filho com necessidades especiais sirva de modelo para os irmãos; por isso, procure sempre adotar uma atitude positiva. Se for muito difícil ser otimista, procure ajuda profissional para aprender a lidar melhor com os sentimentos negativos.

Não procurar bodes expiatórios. Em geral, é mais fácil — e menos culposo — despejar a raiva, a frustração e o cansaço nos seus outros filhos ("Já tenho muitos problemas, não preciso que você me cause mais!"). Entretanto, ser protetora com o seu filho especial e tratar as outras crianças como bodes expiatórios, além não ser justo, pode trazer ressentimentos e hostilidades. Se você perceber que anda descontando os sentimentos negativos na sua família com frequência, procure ajuda profissional.

Ser compreensiva. Os irmãos de uma criança especial, em geral, demonstram alguma confusão de sentimentos. "Estou preocupado (ou triste, ou assustado) com o meu irmão." "Eu não queria ter um irmão, meus pais nunca têm tempo para mim." Esse tipo de ambivalência é perfeitamente normal e compreensível, inclusive nos pais, e é importante que os seus filhos saibam disso.

Procure assimilar os comportamentos não verbais — como um olhar de raiva, mágoa ou preocupação —, faça perguntas ("Está triste? Com raiva? Preocupado? Estressado? Envergonhado?") e encoraje os seus filhos a compartilhar os sentimentos.

Algumas crianças saudáveis, ao sentir a pressão do ambiente, desenvolvem os mesmos "sintomas" do irmão especial ou imitam intencionalmente o seu comportamento. Na maioria das vezes, essa é uma tentativa de chamar a atenção — afinal, é agindo assim que o irmão a recebe — ou de conectar-se ao irmão de alguma forma ("Quero saber o que ele sente"). Dê ao seu filho atenção extra, procure escutá-lo e a imitação irá desaparecer. Entretanto, jamais presuma que os sintomas são apenas um sinal de solidariedade antes de consultar um médico.

Atentar aos sinais de alerta. As crianças que passam por dificuldades para lidar com a tensão gerada pela presença de um irmão especial podem se tornar deprimidas, introvertidas e emocionalmente distantes ou começar a apresentar sintomas inconscientes (ataques de raiva frequentes ou resistência à hora de dormir, por exemplo). Se esses sinais aparecerem, procure dedicar um tempo extra ao seu filho. Se isso não adiantar, converse com o pediatra. Terapia individual ou familiar também pode ajudar.

Não aumentar a pressão. Não é justo elevar as expectativas em relação aos seus filhos ou esperar que eles sejam melhores ou mais talentosos como forma de compensar a condição do irmão. Estimule os seus filhos a dar sempre o melhor de si, mas não exija mais do que eles são capazes. Além disso, permita que eles vivam a infância: evite sobrecarregá-los com responsabilidades ou questões emocionais, mesmo que você precise da ajuda deles. Em vez disso, peça a ajuda de outros adultos.

Procurar apoio fora de casa. Pode ser muito valioso buscar um grupo de apoio para os seus filhos, onde possam compartilhar os pensamentos e sentimentos com outras crianças em situações semelhantes. Informe-se com o pediatra, os hospitais locais e os grupos de adultos sobre grupos de apoio para os irmãos de crianças especiais. Se você não conseguir encontrar um grupo para crianças, considere fazer uma busca na internet ou começar um você mesma.

Apoio entre irmãos. Pode ser muito difícil para uma criança ver tanta atenção sendo dispensada ao seu irmão especial. Veja o quadro das p. 612-14 para dicas sobre como ajudar seus filhos a conviver melhor.

Estratégias de enfrentamento. Procure a ajuda de profissionais, grupos de apoio e outras pessoas que já passaram por problemas similares. Aprenda a lidar com as necessidades especiais do seu filho, a conciliar as suas necessidades com as dos outros membros da família, a organizar o seu tempo e a se perdoar por não ser perfeita. Lembre-se de que nenhum pai ou mãe é perfeito, e você está enfrentando muito mais do que a maioria.

Crie uma couraça. Algumas pessoas não têm a capacidade de compreender tudo por que você e o seu filho estão passando. Por isso, alguns comentários ou atitudes podem acabar deixando você abatida. Tente não se abalar — afinal de contas, não é possível educar o mundo inteiro —, ainda que para isso você precise simplesmente dar um sorriso e consentir. Por outro lado, procure ser prática a respeito da condição do seu filho, dentro do limite do confortável, em especial com a família e os amigos, de modo que ninguém, incluindo a criança, tenha a impressão de que você está envergonhada ou incomodada. Além disso, orgulhe-se em apontar os traços mais especiais do seu filho.

Aceitação. É possível controlar e melhorar as condições de muitos transtornos e doenças crônicas; entretanto, para a maioria não há cura. Por isso, ao mesmo tempo que você deve sempre estimular o que de melhor existe no seu filho, também é importante aceitar a realidade e as limitações inerentes à sua condição. Para conquistar essa aceitação, é provável que você precise lidar com outros sentimentos desafiadores, incluindo raiva, mágoa e culpa. Além disso, é natural que, no início, você acabe se concentrando mais nas fraquezas e limitações do seu filho do que na sua força. Contudo, quanto mais você aprender a aceitar o seu filho, mais condições ele terá de crescer com uma boa dose de autoconfiança. A raiva e a frustração em relação à doença são compreensíveis, mas tente despejar esses sentimentos no lugar certo: bem longe do seu pequeno e dos outros membros da família.

Incentivo. Aceitar as limitações do seu filho não implica não se esforçar para que ele atinja a plenitude dos seus potenciais. Estimule e incentive o seu desenvolvimento físico e intelectual e o progresso de todas as suas aptidões, incluindo as sociais.

Esperança. Aceitar a condição do seu filho também não significa perder as esperanças. Para a imensa maioria das crianças com necessidades especiais, amor, apoio, uma atitude positiva e o tratamento adequado podem melhorar o prognóstico de forma considerável. Em muitos casos, as novas pesquisas podem, inclusive, trazer a cura que todos tanto almejam. Alguns estudos comprovam ainda que a esperança, por si própria, é capaz de exercer influência sobre o sucesso na vida de uma criança — e de um adulto. Por isso, não perca a esperança.

Índice

A

ABC, como aprender, 345-348
Abdômen
  inchado, 37-38
  ferimentos no, 565
Abdômen, dor no, 457-458, 463-464
  camomila para o, 477-478
  gengibre para o, 478-479
  quando ligar para o médico, 461-462
Abuso infantil, onde encontrar ajuda para, 251
Acidentes, o que fazer, 440-471
Ácido alfa-linolênico, *ver também* Ácidos graxos ômega 3
Ácido bórico, 589
Ácidos graxos essenciais; *ver* ácidos graxos ômega 3
Ácidos graxos ômega 3
  em peixes, 172-173
Açúcar,
  nutrição e, 127-128
  obesidade e, 34-35, 127-128
  cáries e, 64-65, 127-128
Adenoide, inchado e ronco, 196
Adesão peniana, 90-91
Aditivos alimentares, 116-117
  aumento da atividade e, 116-117, 293
Adrenalina, injeção de, para reação alérgica,
Advil; *ver* Ibuprofeno
Afogamento, primeiros socorros para, 565-566
Agressividade, 221-228
  dos pais 321-322
  como controlar, 224-225
  TV e, 360

durante brincadeiras, 405-408
  com brinquedos, 228
Água da torneira, segurança da, 176
Água de poço, 176
Água engarrafada, 176
Água
  chumbo na, 176
  da torneira, 176
  engarrafada, 176
  flúor, 63-64, 175-176
  intoxicação, 120
  segurança ao beber, 120, 550-552
  segurança na, 120, 550-552, 559-560
  temperatura segura da, 535-536, 120, 550-552
Álcool, quando passar, 494-495
Alergia,
  a animais, 503-504
  a leite, 146-147
  a mofo, 396
  a poeira, 503-507
  a pólen, 503-504
  a veneno de abelha, 507
  alimentares, 502-504, 511
  como diferenciá-las de resfriados, 502-503
  de alto risco, 505-506
  diarreia e, 498-499
  na pele, 75-77
  vacinas contra, 506-507
Alfabeto, como aprender, 345-348
Alimentação; *ver* Comer
  comendo sozinho, 148-149, 152-153
  durante a noite, 188-189
Alimentos orgânicos
  carne e aves, 171

frutas e vegetais recomendados, 170
laticínios, 174
Alimentos processados, 124-125
Alimentos; *ver também* Dieta, Comer
    aditivos, 116-117, 124-125
    alergias a, 502-504, 511
    cáries e, 64-65
    como torná-los divertidos, 160-161
    corantes, 124-125
    crianças frescas, 155-162
    fetiches, 154-155
    intolerância a, 502=503
    mofados, 174
    novas ideias para os, 126-127
    novos, 155
    pasteurizados, 173, 175
    processados, 127-128
    produtos químicos nos, 169
    quando a criança está doente, 472-473
    que podem causar asfixia, 161
    rejeição ao alimento favorito, 161-162
    segurança dos, durante viagens, 430-431
    segurança, 169-176
    soprar, 154
    tamanho das porções dos, 133
    temperaturas apropriadas para o cozimento, 171
Alteração de comportamento, tratamento para o autismo, 603-604
Altura
    durante o segundo ano, 34-35
    medidas precisas, 33, 34
    tabela de crescimento, 31, 34
Amamentação, 134-135
    como parar a, 134-138
    durante a noite, 188-189
Amarrar os sapatos, 88-89
Ameaças e disciplina, 327-328
Amídalas inchadas e roncos, 196
Amigos; *ver também* Brincadeiras, Socialização
    como fazer; *ver também* Grupos de atividades, Encontro com crianças, 392-410
Anac, 427
Análise do Comportamento Aplicada, 603-604
Andar
    atraso no, 107-108

as roupas certas para, 112-113
brinquedos que incentivam o, 105-106
com os pés para dentro, 84-85
com os pés para fora83-84
de trenó com segurança, 551-553
incentivo ao, 105-107
linha do tempo, 103-106
na ponta dos pés, 84-87
proteção contra quedas 110-113ao
segurança na rua, 438-439
Anemia, exame de sangue para detectar, 440-441
Animais
    está pensando em pegar um bicho de estimação, 256-261
    segurança com, 263
Ansiedade pela separação, 238-24
    e crianças que acordam à noite, 184
Antibióticos
    como administrar, 481-483
    diarreia e, 498-499
    em carnes e aves, 172
    nos alimentos, 170
    para infecções de ouvido, 490-491
    para infecções do trato urinário, 500-501
    para infecções, 470-471, 481-483
    probióticos e, 491-492
    spray ou pomada, 579, 587
Antialérgicos, 506-507
Aparelho dental, necessidade de, 67-68
Aparelhos auditivos, 512-514, 527
Apego
    em encontros com amigos, 248
    falta de, 239
Apertar os olhos, sinal de problemas na visão, 50, 53
Apetite, 126
    atividade física e, 119
    errático, 150-151
    quando a criança está doente, 472-473
    queda no, 146-151
Apneia do sono, 200
Apneia obstrutiva do sono, 196
Aprender, 345-346
    a contar, 345-348
    a dizer as horas, 358
    o alfabeto, 345-348
    o amor pela leitura, 347-352

ÍNDICE

Aranhas
mordidas, primeiros socorros para, 565-566, 580
proteção contra, 549-550, 562
Arcos nos pés, 84-85
Armário de remédios, como guardar, 587-588
Armas, 527-528
Aromatizantes
artificiais e problemas de atenção, 124-125
nos remédios, 383
Arquear as costas, 260
Arranhões na pele, primeiros socorros para, 585
Arte, 383-392
aulas, 355-357
brinquedos para fazer, 374-375
destrutiva, 386-392
fazendo uma bagunça com, 386-392
Asfixia
alimentos que causam risco de, 167
como ensinar sobre os riscos de, 559-560
como reduzir o risco de, 167
primeiros socorros para, 590, 595, 597-599
Asma
alergias e, 507-510
probióticos e, 391-392
Aspirador de pó, medo do, 254-256
Aspirina, 481-482
Assento elevatório
para alimentação, 163-164
para carro, 553-557
Associação Brasileira de Assistência e Desenvolvimento Social, 607-608
Astigmatismo, 53
Ataques de manha, 302-312
ao se vestir, 286-288
apenas para os pais, 310-311
ceder a, 303-304
como lidar com, 306-312
como prevenir, 303-306
crianças que prendem a respiração durante, 304-305
em público, 308-310
em viagens, 300-301
frequentes, 303-304

Atenção
crianças que exigem, 274-279
problemas de e aditivos nos alimentos, 124-125
problemas de e TV, 360
Atividade física
benefícios da, 103-122
Atividade, *ver também* Exercício
benefícios do, 118-122
quando a criança está doente, 472-473
Atividades
para crianças ativas, 117-118
divertidas em viagens, 414-417
Atraso
da linguagem, 333, 608-609
das habilidades motoras finas, 388, 608-609
das habilidades motoras grossas, 104-105, 608-609
das habilidades motoras orais, 608-609
no desenvolvimento, 608-610
Atrasos na linguagem, 608-609
causados pela perda auditiva provocada por fluidos no ouvido, 486-490
causados pelo uso da chupeta, 229-230
Atrasos no desenvolvimento; *ver* Atrasos
Atum, segurança com, 173
Audiometria comportamental, 513
Audiometria do tronco cerebral, 513
Aula, RCP, 591-592
Aulas
de natação, 120
infantis, 355-357
Autismo, 600-608
sinais, 601-604
exames para detectar, 606-608
tratamentos para, 603-604
vacinas e, 447-448, 454-456
Aveia, tratamento para a pele, 476-480, 589
Aves, 130
bicho de estimação, 258-259
Avião
pressão no ouvido no, 427-430
viagens, 419-430
usando a cadeirinha no, 421-422, 427-428
Axila, medição da temperatura na, 419-439

B

Babá,
em viagens, 432-438
quando deixar seu filho com uma, 243-44
Baba excessiva, quando ligar para o médico, 75, 333
Babosa, 478-479
Bactérias nos alimentos, 169-175
Bagunça, fazendo, 218
com arte, 386-392
como controlar a, 150-151
quando come sozinho,148-149
quando come, 150-151
Balançar uma criança nos braços, 406-407
Balançar-se para se sentir seguro, 544-547
Balanços
medo de, 391-392
segurança em, 544-547
Balões de látex, 542-543
Balões metalizados, 542
Balões, riscos de, 542-543
Banho
bolhas, evite, para prevenir infecção urinária, 501-502
como parte da rotina da hora de ir dormir, 181
eczema e, 74-75
medo do, 70-72
pele seca e, 73-74
rejeição ao, 70-72
resistência ao, 70-72
rotinas de, 237
segurança no, 535-536
Banheiro, como proteger seu, 534-536
Barriga; ver Abdômen
barriguinha, 37-38
Barulho
como proteger os ouvidos de, 220-221
crianças barulhentas, 58-59
voz alta, 53-59
Batalhas, escolha as suas, 265-266
Bater, 221-222
no seu filho, 316-317, 321-322
quando os pais batem, 307-308
Bater nas coisas
com a cabeça, 458-459
Baterias botão, 527-528
que foram engolidas, primeiros socorros para, 576

Bebê Einstein, 361-362
Bebê prematuro e desenvolvimento motor da criança, 109-110
Bebê, novo, ver Irmão,
Beber; ver Bebidas
demais, 126
demais, e sobrepeso, 34-35
demais, e subpeso, 37-38
com um canudo, 141
Bebidas; ver Fluidos, Suco
nutritivas, 487
Beliches, 520-521
Beliscar, e sobrepeso, 149, 161,
Berço,
em viagens, 411-412
fuga do, 113-115
portátil, segurança no, 520-521
quando tirar a criança do, 198-199
segurança, 520-521
Berros, 185, 219-220, 242, 266, 302-303, 306, 308, 318, 325
Bicicleta, segurança, 546, 555-556
Bichos de estimação
alergias, 503-504
dermatofitose e, 76-77
segurança com, 263
você está pensando em ter um? 256-261
Bico da mamadeira, 126, 138
Bifenilas policloradas em peixes, 172
Bifidobactéria, 491-492
Bisfenol A (BPA), 143-144
Boca
engolir objetos, primeiros socorros para; ver também Asfixia, 575-577
ferimentos na, primeiros socorros para, 566-567
manchas na, 463, 493-494
Bochechas vermelhas, 74-75
Bolas
chutar, 115-116
brincar com, 115-116
jogar, 115-116, 119
Bolinhas de gude, engolir, primeiros socorros para, 575-577
Bombinha para asma, 509
Bons modos, como ensinar, 320, 348-350
Botões elétricos, fascinação por, 523-524
Brincadeiras

ÍNDICE

agarrar durante as, 400-402
agressivas; *ver* Agressividade
bagunça com brinquedos e, 228
benefícios das, 366-371
brinquedos para, 370-376
brutas, 405-408
com amigos, 392-410
com bolas, 115-116
com seu filho, 380-381
compartilhar durante as, 402-406
cooperativas, 400-401
crianças que aprendem hábitos ruins com
    outras durante as, 380-381
crianças que empurram durante as, 223
de faz de conta, 366, 371, 378-381, 474,
    603
desenvolvimento da linguagem e, 369
distração durante as, 380-382
em conjunto, 391
em paralelo, 378-379, 400-401
ensinar a guardar os brinquedos depois
    das, 326
entre gêmeos, 396-397
exigências nas, 381-382
habilidades motoras finas e, 369-371, 374
imaginação e, 378-379
imaginativas, 18
independentes, 381-384
maldosas, 407-408
no computador; *ver* Computadores
no parquinho, 391-392
pouca concentração durante as, 380-382
relações sociais e, 367-368
revezar durante as, 401-493
tédio dos pais com as, 408-410
TV e, 360
Brincar
    de fazer papéis diferentes, 401-403
    sozinho, 240, 367-368, 412
Brincos, 58-60
Brinquedos, 370-380
    armazenamento, 374-375
    arte, 374-375
    bagunça, 372-373
    barulhentos, 539-540
    baú de, segurança do, 520-521
    bolas, 115-116
    brincando de forma agressiva, 228
    brincar de se vestir, 374-375

com peças pequenas, 371
como guardar os brinquedos, 372-373
criatividade, 374-376
de empurrar, 105-106
educacionais, 376-377
imaginação e, 375-376
música, 375-376
para escalar, 113-114
para o banho, 70-71
que ajudam nas habilidades motoras finas,
    372-373
que ajudam nas habilidades motoras
    grossas 372-373
que incentivam a andar, 105-106
segurança entre irmãos, 376-380
segurança, 370-371, 537-543
Broncodilatador, para asma, 509
Bronquite alérgica, 502-503
Brotoejas, 75
Bumbum, cuidados com; *ver também* ralda
Bunda; *ver* Bumbum

C

Cabeça
    bater a, 233-235
    batidas na, 233-234
    circunferência da, 31
    ferimentos na, primeiros socorros para,
    567-573
    trauma na, primeiros socorros para, 568-
    573
Cabelo
    laços, 47,
    resistência à escovação, 46-47
    cuidados com o, 43-50
    corte de, 45-46
    produtos químicos no, 48-49
    puxar o, 223-224, 395-396, 410
    quando levar seu filho ao cabeleireiro,
    45-46
    lavagem da cabeça, 43-50
    desembaraçar o, 44-47
    resistência à lavagem, 46-50
    escovas de, 44-47
    pentes, 44-47
Cachorros; *ver também* Bichos de estimação
    alergia a, 503-504
    como escolher um bicho de estimação,
    256-259

crianças sem medo de, 263
cuidado com, 260-261
e segurança, 255-256, 261-262
medo de, 255-256, 261-262
Cadarços, 88-89
Cadeirinha do carro
como escolher uma, 553-555
como instalar uma, 554-555
em viagens, 412-413
no avião, 421-422, 427-428
resistência à, 279-280
segurança na, 553-556
Cafeína, 116-117
Caixa de areia, como se manter seguro na, 544-546
Calamina, loção, 579, 587, 589
Calças de treinamento, 101-102
Calcinhas e cuecas, quando trocar para, 99, 101
Cálcio, 130, 146
na dieta vegetariana, 165
Calma
com os pais ficam, durante um ataque de manha, 305-306
como ajudar a criança a ficar, 111-116, 118
Calorias, 129-130
muito poucas, crianças com subpeso, 37-38
Cama
beliche, 520-521
dividir a, 200-202
quando passar seu filho para a, 114-115, 198-199
segurança, 520-521
Cama familiar, 200-204
Campylobacter, 171
Câncer, pele, causado pela exposição ao sol, 78-79
Canções, 386-388
para ajudar a melhorar a fala, 341-342
Cândida, na região da fralda, 91-92
Canetinhas; ver Arte
Canguru, segurança no, 555-556
Canhoto, 375-376
Caninos, dentes, nascimento dos, 65-66
Cantar; ver Música
Canudos para copos, 54-56
Capacete, 546-547, 555-556

Caprichos, 159-160
Carboidratos, 126-131
cáries e, 64-65
Cáries; ver também Problemas nos dentes
como proteger seu filho contra as, 59-65
açúcar e, 127-128
copinhos e, 141-144
mamadeiras e, 140
passos para prevenir as, 59-65
Carne
orgânica, 173
pecuária extensiva, 172
segurança com a, 171-173
Carrapatos
mordidas de, primeiros socorros para, 587
proteção contra, 544, 548-550
remoção de, 579
Carro
segurança no, 419-420, 553, 562
superaquecimento no, 554-555
viagens de, 415-430
Carrinho
crianças que insistem em empurrar o, 281-284
limite o uso do, 119, 281
segurança no, 555-556
uso excessivo do, e obesidade, 281
Carrinho da bicicleta, segurança no, 555-556
Carrinho de compras, segurança no, 555-556
Carvão ativado, 579
Casa, segurança em, 516-537
Casaco, resistência ao, 288-289
Caspa, animais, alergia a, 503-504
Castigos, 517, 524
Catapora, 448-450
vacina, 446, 448-449
Catarro
manchado de sangue, expelido com a tosse, 458-459
sangue no, 460-461
verde ou amarelo, expelido na tosse, 458-459
Caxumba, 446-449, 453-454
Celular ao volante, 421
Centro de Prevenção de Doenças,

ÍNDICE

informações para viagens, 411-412, 430-431

recomendação de vacinas, 446-447, 452-456

Cera de ouvido, 56-59

Cerca de segurança na cama, 520

Cerquinhas para proteção, 520

Certo e o errado, como ensinar o, 254-255

Chá de camomila, 497-498

Chá de hortelã, 477-479

Chapéu
para proteção contra o sol, 49-51
resistência ao uso de, 289-290

Choque anafilático, 505-506

Choque elétrico, 570,

Choramingar, 268-272

Choro infantil; *ver também* Ataques de manha, Técnicas de treinamento para o sono
quando ligar para o médico

Choro dos pais, 269-271

Chumbo
em brinquedos, 526-527
exame de sangue para descobrir o nível de, 440-441
na água, 175
na tinta, 524-527
perigos do, 526-527

Chupar
a chupeta, 229-232
o dedo, 228-230

Chupeta, 229-232
infecções de ouvido e, 490-491
termômetro, 466-467

Chuveiradas, 70-71

Cinto, resistência ao
da cadeirinha, 279
do carrinho, 279-280

Circuncisado, pênis, cuidados com, 90-91

Cirurgia
estadia no hospital e, 402
para perda auditiva, 513
tubos e, 489-490

Citronela, repelente de insetos, 548

Ciúme
da criança, 250-251
de um novo irmão, 248-250

dos pais, por causa do favoritismo da criança, 250-251
entre gêmeos, 246-248

Cobertor
como um objeto transicional, 231-234
no berço, 179-189

Coberturas de maçanetas, 406

Coceira
aveia para, 478-479
brotoejas e, 81-82
dermatofitose e, 76-77
eczema e, 75-76
hortelã para, 477-479
pele seca e, 73-75
retal; *ver* assaduras

Cócegas, 151, 201, 251, 280-281, 408

Cochilos
benefícios dos, 205-206
curtos, 191-192, 195
e a hora de dormir, 178, 183, 185, 193, 195
e acordar cedo, 190
necessidade, de acordo com a idade, 178
no carrinho, 543
resistência aos, 195-196
tardios, 193-195

Cocô; *ver* Defecação, Treinamento para o uso do vaso

Coleguinhas; *ver* Amigos
hábitos ruins aprendidos com os, 400-401

Colher, como usar a, 148-149

Colírio, 54

Colmeias, 502-503

Colorir; *ver* Arte

Comer; *ver também* Dieta, Alimentação, Hora das refeições
alimentos com segurança, 169-171
carne e aves com segurança, 171-173
com distrações, 163
crianças frescas,154-162
de forma errática, 146-151
de maneira bagunçada, 150-153
devagar, 158
dieta vegana, 164-165
dieta vegetariana, 164-165
durante uma doença, 472-473
hábitos de alimentação, 124-129
hábitos e sobrepeso,35-36
lanches, 126, 159

laticínios com segurança, 133-134
legumes e vegetais com segurança, 169-171
livros, 352-353
muito pouco, 146-151
neve, 553
novos alimentos, 155-158
objetos que causam asfixia, 167
ovos com segurança, 174-175
peixe com segurança, 171-173
pode ser divertido, 160-161
rejeição à comida, 158-162
Comer em restaurantes, 165-168
Comerciais, na TV, 364-365
Como abrir as vias respiratórias na manobra de salvamento, 596
Como acalmar seu filho, 114, 116, 118
Como aprender a se arrumar sozinho, 292-293
Como aprender a usar o vaso; *ver* Treinamento para o uso do vaso
Como guardar os brinquedos, 212
Como parar
de amamentar, 134-138
de usar a mamadeira, 130-137
de usar a mamadeira, com atraso, 145-146
Como preparar a comida certa
Comportada, como criar uma criança
Comportamento; *ver também* Comportamentos específicos, 207-312
agressivo, 221-228
antissocial, 398-401
aprendido com outras crianças, 400-401
cruel, 407-408
desafiador, 292-301
destrutivo, 218
durante as compras, 282-285
irracional, 271-274
maldoso, 407-408
pouco afirmativo, 400-402
pouco razoável, 273-274
quando a criança está doente, 460-462, 475-476
reconheça o bom como método disciplinar, 317-318
rituais, 233-237
TV e, 360
Compras com seu filho, 282-284

Compressas de gelo, 574, 582, 587-588
Compressões no peito, 595
Comprimento; *ver* Altura
Computadores, 356-357
Comunicação de eliminação, 100-101
Comunicação; *ver* Fala
Concentração, falta de, durante brincadeiras, 380-382
Concussão, 568-569
Condicionador, cabelo, 48-49
Consciência, perda de, depois de trauma na cabeça; 573-574 *ver também* Desmaio,
Conselho Tutelar, 324
Consequências naturais, como método disciplinar, 319-320
Conservantes nos alimentos, 124-125
Consequências; *ver* Disciplina
combater o crime como método disciplinar, 327-329
como explicar, 327-329
naturais como método disciplinar, 319-320
Constipação, 92-93, 496-498
e probióticos, 491-492
Consultas de rotina; *ver também* Médicos
aproveitando ao máximo as, 439-441
Contar, como aprender, 345-348
Convulsões, 511-512
primeiros socorros para, 571-572
febris, 457-459
Coordenação olho-mão, 148-199, 369, 371
Coordenação, falta de, numa criança que começou a andar, 109-111
Copo,
BPA no, 176
com canudo, 141-155
como usar um, 140-144, 148-149
copinho; *ver também* Copinhos
copinhos e cáries, 64-65
resistência ao, 140-144
Copinhos, 41-144
alterne com copos normais, 148-149
cáries e, 64-65
desenvolvimento da fala e, 141-144
infecções de ouvido e, 490-491
objeto transicional, 232-233
sobrepeso e, 34-35
Corantes,124-125

alimentares, 124-125
artificiais nos alimentos e problemas de
atenção, 124-125
Cores, 124-125
artificiais em alimentos, 124-125
como reconhecer, 374-375
de alimentos saudáveis, 126-128
Coriza líquida e alergias, 501-503, 484-486
Correr, 104-105
Cortadores de unha, 81-82
Corte
das unhas, 82-84
do cabelo, 45-46
Cortes, 572
abdominais, primeiros socorros para, 565
grandes, 565
na boca, primeiros socorros para, 566-567
na cabeça, primeiros socorros para, 568
pequenos, 585
primeiros socorros para, 588
Corticoides, *ver também* Esteroides
inaláveis para asma, 509
Cortinas; *ver* Janelas
Cotonetes e orelhas, 56
Cotovelo, deslocamento, 406-407
primeiros socorros para, 573
Cozinha
ajuda na, 156
proteção na, 529-535
Creme anestésico, antes de vacinas, 454-456
Crescimento, 31
gêmeos e o, 32
taxa de, 32
Crianças ativas, 114-117, 293-295
aditivos alimentares e, 116-117
maneiras de gastar energia, 117-118
menos ativas, 116-117
Criança
inconsciente, primeiros socorros para;
ver RCP
sensíveis ao toque, 607-609; *ver também*
Transtorno de Processamento
Sensorial
Criatividade; *ver também* Arte, Música, Curiosidade, Imaginação
brinquedos que incentivam, 374-375
Criptofasia, 336-337
Curiosidade
com relação a eletrônicos, 523-524
como incentivar a, 361-365

perguntas e, 353-356
podar a, e TV, 360

D

Dançar, 389-390
DEET, 547-549
Defecação; *ver também* Fezes
aparência estranha das fezes, 91-93
brincadeiras com as fezes das fraldas,
94-96
fezes duras, 496-498
frequência da, 92-93
frequente, 497-501
média por semana, 92-93
pouco frequente, 496-498
quando a criança está doente, 463
solta, 497-501
Defesa do Consumidor, 526-527, 592-593
Degraus; *ver* Escadas
Dental
exame, 67-69
higiene, 39-65
saúde, *ver* Dentes
Dente
caído, 567
lenços com xilitol, 62
lesões nos, primeiros socorros para, 567
nascimento; *ver* Nascimento dos dentes
quebrado, 567
Dentes
cuidados com os, 59-62
espaço entre os, 67-68
fio dental, 62
histórico familiar e, 61
manchas de flúor nos, 61, 63-64
tortos, 67-68
Dentista, 67-69
medo do, 67-68
pediátrico, 68
primeira visita ao, 68-69
Dependência
do objeto transicional; *ver* Objeto transicional
dos pais, 238-239
Depressão
da criança, 300-301
dos pais, 269-271
Dermatofitose, 76-77
Desenhos; *ver* Arte

Desenvolvimento
  do cérebro, do; *ver* Aprendizado
  linguagem, da, 23-39
  lista para as consultas, 44, 23-240-441
  preocupação com, 443-444
  taxas de, 23
  sinais preocupantes, 441-442
  comparação, 23-24
  linha do tempo do, 23-30
  uso do copinho e, 141-444
Desmaios, primeiros socorros para, 573
Dessensibilização, para enfrentar medos, 255-258
Desidratação
  como prevenir, 132
  diarreia e, 498-501
  quando ligar para o médico, 458-459
  sinais de, 489-490
Destro, 375-376
Destruição de livros, 352-353
Detectores de fumaça, 538-539
DHA; *ver também* ácidos graxos ômega 3
Diarreia, 92-93, 497-501
  alergias e, 498, 502-503
  crônica, 498-499
  doença celíaca e, 510
  em viagens, 430-431
  por tomar suco demais, 130, 498-499
  probióticos e, 491-492
Diário do sono, 191
Dieta
  crianças alérgicas e, 511
  excesso de atividades e, 116-117
  sobrepeso e, 35-35
  subpeso e, 37-38
  variedade na, 126-127
  vegetariana, 603-604
Dieta sem caseína, tratamento para o autismo, 603-604
Dieta sem glúten, 510-511
  tratamento para o autismo, 603-604
Difteria, 445-447
Dirigir com uma criança, 412-420
Disciplina, 312-329
  estilos diferentes de educação, 314-315
Disfunção na integração sensorial, 298-299, 607-609
Distração como um método disciplinar, 319-320

Dividir, 379
Doces; *ver* Açúcar
Doenças; *ver também* Crianças doentes
  acordar à noite e, 184
  como cuidar de uma criança com uma, 472-476
  como prevenir, 495-496
  comuns, 484-502
  crônicas, 501-514
  progresso da, 463-466
  sintomas das, descrição dos, 461-464
Doença
  celíaca, 510-511
  de Lyme, proteção contra, 548-550
Dor
  abdominal, 412-413
  analgésicos, 482-483
  ao urinar, 458-459, 500-501
  diagnóstico, 457-458
  limite de uma criança à, 463-464
  na garganta, 457-461
  nascimento dos dentes, 64-68
  no ouvido, 87, 488-491
  quando ligar para o médico, 460-461
  resposta à, 463-464
Dor de cabeça, 457-458
  quando ligar para o médico, 458-459
DVDs para crianças, 359

E

E. Coli, 171
Eczema, 75-77
  alergias e, 502-503
  probióticos e, 491-492
Educacional, 345-348
  brinquedo, 376-377
  DVD, 361-362
  programação, impor uma; *ver também* Aprendizado
  TV, 363-364
Eletricidade
  eletrodomésticos, proteção, 532-536
  fascinação por, 523-524
  fios elétricos, 522-523
  tomadas, proteção, 522-524
Eletrodomésticos, como proteger, 522, 532-536
Emergências,
  como se preparar para, 563-564
  o que fazer em, 563-564

ÍNDICE

EMLA, antes da vacinação, 454-456
Empurrões, 349, 399-400, 544
Encontros com outras crianças, 391
  gêmeos e, 396-398
  muito apego aos pais em, 393-396
Enfeites de Natal, segurança com, 529
Engatinhar, voltar a, 107-110
Engolir objetos, 575-576
Enjoo
  gengibre para, 480
  em viagens, 419-420
  no carro, 419-420
Entorses
  primeiros socorros para, 573-574
Envenenamento
  como prevenir, 531-532
  por ingestão, 577-578
  por vapores ou gases, 578
  primeiros socorros para, 578-579
Enxágue
  como ensinar a cuspir depois de escovar
    os dentes, 61
  do xampu, 49-50
Epilepsia, 511-512
Equilíbrio, falta de, 109-111
Escadas, 61-63
  como ensinar seu filho a subir, 559-560
  portões para, 517-519
  segurança em, 112-113, 517-519
Escalar, 110-114
  escadas, como ensinar seu filho a fazer isso
    com segurança, 559-560
  para fora do berço, 113-115
Escolha suas batalhas, 265-266
Escoriação, pele, primeiros socorros para
Escorregas
  medo de, 391-392
  segurança em, 544-546
Escova de dente, como escolher uma, 59-69
Escovação dos dentes, 59-62
  resistência à, 62, 65
Escovar, cabelo; *ver* Cabelo
Escutar, não, 266-269
Espaçador, para asma, 509
Espera; *ver* Impaciência
Estenose, 91
Estomago; *ver* Abdômen
Esteroides

para alergias, 506-509
para asma, 509
tópicos para eczemas, 75-76
Estrabismo, 53-54
Estranhos
  crianças que não têm medo de, 252-253
  medo de, 250, 252
Estresse
  crianças que acordam à noite e, 184
  dos pais, 226-227
  no fim do dia, 226-227
  subpeso e, 37-38
Estridor, 493, 497
Ética, como ensinar, 327, 329
Etiqueta, como ensinar, 348-351
Exame de tuberculose, 440-441
Exaustão pelo calor, primeiros socorros para,
  569
Exercício
  aulas de, 355-357
  benefícios do, 118-122
  equipamento e segurança, 523-525
  para dormir melhor, 185
  para tratar a prisão de ventre, , 497-498
  sobrepeso e, 35-36
Experimentar, incentivo a, 363-368
Exploração oral, 212-213
Exploração, incentivo a, 367-368
Exposição excessiva ao calor, primeiros
  socorros para, 569

F

Faixa da tabela de crescimento, 39
Fala; *ver também* Linguagem
  apenas uma palavra de cada vez, 339
  atrasada, 330-331
  como incentivar a, 3490345
  difícil de entender, 334-336, 338-339
  DVDs educacionais e a, 361-362
  e gêmeos, 336-337
  fazer sinais e falar, 332-335
  frases, 339
  frustração com a, 334-336
  irregularidades na boca e, 68
  lenta e copinhos, 335
  linguagem corporal e, 332-335
  linha do tempo para a, 332-335
  perda de vocabulário, 336-358
  pouco clara, 339-340

628 O QUE ESPERAR DO SEGUNDO ANO

precoce, 338
problemas auditivos e a, 333
sinais vermelhos, 333
tardia, 333
TV e a, 360-362
Falante precoce
Falta de coordenação
excessiva e problemas de visão, 253
falta de equilíbrio, 109-111
Faringite; *ver* Garganta
Fascinação por mecânica, 523-529
Fator de proteção da pele; *ver* FPS
Favoritismo, um dos pais, 244-248, 250-251
Febre, 465-472
como tratar a, 470-472
convulsões por causa da; *ver* Convulsões
febris
maculosa, 542
quando ligar para o médico, 457-459
remédios para, 482-483
sair com, 472-473
Ferber, Dr. Richard, 185
Férias; *ver* Viagens
Feridas; *ver* Hematomas, Cortes, primeiros
socorros para
nos dedos, primeiros socorros para, 572-
573
Ferimentos
no abdômen, primeiros socorros para, 565
proteção contra, em quedas; *ver também*
Proteção, 110-111
proteção contra, no olho, 49-51
tratamento; *ver também* Os ferimentos
específicos
Ferro, 132, 171
na dieta vegetariana, 163
Festas, segurança durante as festas
Fibras, para evitar a prisão de ventre, 437-
438
Filtro HEPA, para alergias, 505-506
Filtro para a água da torneia, 175
Fio dental, 61-62, 65, 68
Fios elétricos, segurança dos, 522
Fissuras anais e prisão de ventre, 460
Fissuras anais, 460
Fitalato, 48-49
FLAVORx, 483-490
Flexibilidade, falta de, 238

Floor Time, tratamento para o autismo,
603-604
Fluido no ouvido
infecção no ouvido e, 487-491
perda da audição e, 487-490
tubos para, 489-490
Fluidos, 126-132
diarreia e, 130, 498-501
para reidratação (soro), 472-473
para prevenir a desidratação, 471-472
Flúor
na água da torneira, 63-64
na água engarrafada, 175-176
na pasta de dentes, 61-64
suplementos, 63-64
verniz de flúor, 611
Fluorose, 61, 63-64
Fobias; *ver também* Medos
Fogos de artifício, o perigo dos, 528-529
Fora de casa, segurança, 542-553, 561-562
Fórmula infantil
para crianças de 1 ano, 131-132
transição da, 139
FPS, 78-79
Fralda
assadura, 81-82
como prevenir assaduras, 91-92
como tirar, 287-288
crianças que brincam com o conteúdo
da, 94-96
crianças que não ficam paradas para
trocar a, 92-95
pomada, 91-92
região, cuidados com a, 91-96
Fraldas *pull-up*, 101-102
Frases, começo do uso de, 339
Fratura composta, 574
Fraturas, primeiros socorros para, 574-575
Frio, exposição prolongada ao; *ver* Queimaduras de frio, Hipotermia
Frutas; *ver também* Verduras e legumes
orgânicas, 170
segurança com, 169-171
substitutas dos legumes, 160-161
Frutas e legumes seguros, 169-176
Fumar, 487-488
Fumo
perigos, 487-488
perigos do fumo passivo, 487-488

Fungos; *ver* Cândida
Fuso horário, 424-427

G

Garagem, proteção à, 327
Garfo, como usar um, 148-149
Garganta, 484-485
  alergias, 501-503
  faringite, 460-461, 493-494
  inflamada, 457-461
  inflamada, mel para, 478-479
  manchas na, 463, 493-494
Gatos
  alergia a, 256-257, 490-491
Gel
  antibacteriano
    para as mãos, 73
Gêmeos
  brincadeiras, 396-398
  ciúmes, 246-248
  crescimento, 32
  desenvolvimento, 396-398
  da linguagem, 396-397
  motor, 106-107
  linguagem secreta, 336-337
  problemas para dormir, 193-194
Gengibre, 478-479
Genitais, cuidados com, 88-91
Gentileza, como incentivar
  com animais, 262
  com coleguinhas, 409-410
  com o irmão, 409-410
Germes, como prevenir a disseminação de, 495-496
Giz de cera; *ver* Arte
  mastigar, 386-387
Glândulas
  inchadas, 460-461
  linfáticas, 463
Gordura corporal; *ver* Sobrepeso
Gordura na dieta, 132
  em dietas vegetarianas, 165
  limitar a, para uma criança gordinha, 34-35
Grades nas janelas, 516
Grãos, 131
  integrais, 431
Gripe, 446, 447, 452
  suína, 452, 493

Gritos, 220-221
  por parte dos pais, 315-317
Grupos de atividades
  como começar um, 394
  crianças que sofrem em, 399-400
  socialização em, 398

H

H1N1; *ver* Gripe
Habilidades motoras finas
  brincadeiras e, 369-371, 378-379
  brinquedos que melhoram as, 372-373
  comer sozinho e, 148-149
  sinais de problemas, 369
Habilidades motoras grossas; *ver também* Andar
  brincadeiras e, 372-373
  brinquedos que melhoram as, 372-373
  problemas nas, 104-105, 108-109
Habilidades verbais; *ver* Fala
Hábitos
  alimentação saudável,124-129
  aprendidos com outras crianças, 400-401
  como estabelecer bons hábitos de sono, 203-207
  de alimentação e sobrepeso, 35-36
Hamsters, bichos de estimação, 258-259
Hera venenosa, contato, primeiros socorros para, 76
Higiene oral; *ver* Dentes
Higiene, 69-72
Hiperatividade; *ver* Crianças ativas
Hipermetropia, 53
Hipertermia, primeiros socorros para, 575
Hipotermia, primeiros socorros para, 575
Histamina e alergias, 501-502
Horário de verão e sono, 190
Hospital
  como cuidar de uma criança doente num, 473, 476
  como se preparar para o, 475-476
Hotel, como escolher um, para uma família, 431-432

I

Ibuprofeno, 482-483
  para dores de garganta, 490-491
  para febre, 470-472
  para gripes, 493-494
  para infecções no ouvido, 490-491

para queimaduras de sol, 589
para resfriados, 485-486
Icaridina, repelente de insetos, 548
Idioglossia, 336-337
Imaginação; *ver também* Arte, Criatividade,
Curiosidade, Música
brincadeiras e, 379
brinquedos que incentivam a, 374-375
restrição, e TV, 359
IMC, 33-34
Impaciência, 273-275
Impetigo, 81-82
na região da fralda, 91-92
Implantes cocleares, 513
Imunização; *ver* Vacinação
Inalação de vapor, para laringite, 496-497
Incisivos laterais, dentes, nascimento dos,
65-66
Incisivos, dentes, nascimento dos, 65-66
Índice de Massa Corporal,
Infecção
antibióticos para, 470-471, 481-483
da bexiga, 500-502
do trato urinário, 500-502
no ouvido, 487-491
por fungos, na pele, 76-77
Infecções respiratórias superiores; *ver* Resfriado
Influenza; *ver* Gripe
Inquietação na hora das refeições, 163
Insetos
como exterminar, 541-542
como proteger contra, 541-542, 547-550
Irmão
brinquedos e segurança para o irmão,
376-380
chegada de um novo, 216-217
ciúme do novo bebê, 248-250
como preparar seu filho para o, 216-218
de uma criança com necessidades
especiais, 611-614
mantendo o bebê seguro, 222-223
Irritação; *ver* Ataques de manha, Raiva,
Tardes irritadas
por causa dos dentes, 226-227
pais irritados
Instintos dos pais, 443-444
Instrumentos musicais; *ver* Música
Integração sensorial, tratamento para o
autismo

Interação social em brincadeiras; *ver também*
Brincadeiras, Socialização, 383-384
Intolerância alimentar, 502-503
Iogurte e probióticos, 491-492
ITU; *ver* Infecções do trato urinário

J

Janelas, proteção das, 516-518
Jantares em restaurantes com seu filho, 165-
168
Jargão, 330
Joelhos, espaço entre os, 84-85
Jogar
bolas, 115-116
coisas, 219
Jogos; *ver* Atividades, Brincadeiras
tediosos para os pais, 380-382
para jogar em viagens, 414-417
Jogos on-line; *ver* Computadores
Joias, segurança com, 59-60, 529-530

L

Lábio, corte, primeiros socorros para, 579
Lacerações; *ver* Cortes
Lactobacilos, 491-492
Lanches, 126
antes de dormir, 181
ideias para, 159
no avião, 423-425
no carro, 423-425
no trem, 431-432
sobrepeso e, 34-36
Lápis; *ver* Arte
Laringite (Laringotraqueobronquite), 493-
497
Laticínios, 130
segurança dos, 173-174
Lavagem
das mãos,
para evitar a disseminação de germes,
495-496
resistência a, 71-74
lavando-se sozinho, 69-70
Lavanderia, proteção na, 537
Legumes e verduras; *ver também* Frutas
como camuflar, 158-159
lavados, 171
locais, 169-170

orgânicos, 130
rejeição a, 158-161
seguros, 169-171
vilões, 170
Leite, 130-131
alergia a, 146-147
como aumentar a dose, 131
cru, 173
de amêndoas, 146-147
de cabra, 146-147
de coco, 146-147
de soja, 146
introdução do integral, 131
necessário, 146
pasteurizado, 173
porção diária, 146-147
prisão de ventre e, 497-498
rejeição ao, 144-146
Leitura; *ver também* Livros
como ensinar a amar a leitura, 347-352
como parte da rotina da hora de ir dormir, 181-182
falta de interesse em, 347-352
para ajudar a melhorar a fala, 341-342
repetição, 144-146
Lenços umedecidos; *ver também* Gel antibacteriano, 73
Lesões causadas pelo frio, primeiros socorros para, 575
Letargia, quando chamar o médico, 457-458, 460-461
Letras, aprendizado das, 457-458, 460-461
Lições, 355-357
de natação, 120
RCP, 591-592
Lidocaína, antes da vacinação,
Limites,
como estabelecer, 266-2698
obedecer a, 323-32
regularidade dos, 315-316
Limite sensorial baixo, 298-301
Língua; *ver* Boca
Linguagem; *ver também* Falar
como aprender o ABC, 345-348
compreensão da, 333
corporal, 332, 335
expressiva, 333
perda da, 336-338,
receptiva

secreta entre gêmeos, 336-337
segunda língua, 331-332
Linha do tempo do desenvolvimento; *ver* Linha do tempo, 23-30
Líquidos; *ver também* Beber, Suco
adequado, para a febre, 471-472
muito, e sobrepeso, 34-35
muito, e subpeso, 37-38
para diarreia, 498-501
para evitar infecções do trato urinário, 500-502
para evitar prisão de ventre, 497-498
para resfriados, 485-486
quando a criança está doente, 472-473
reidratação, 472-473
Listeria, 173
Livros
como parte da rotina da hora de ir dormir, 181-182
falta de interesse em, 347-352
rasgar, 352-353
Luvas, resistência a usar, 289-290
Luz, sensibilidade a, problemas de visão, 50-51
Luzes noturnas de segurança, 529-530

M

Mamadeira
afastamento tardio da, 143-145
BPA em, 176
cáries e, 64-65
como largar a, 137-140
como objeto transicional, 252-253
durante a noite, 188-189
infecções de ouvido e, 490-491
Mamãe, preferência pela, 244-248
Mancar, 457-458
Manchas de flúor nos dentes, 250-251
Manhã, cedo, acordar, 189-191
Manobra de Heimlich para crianças que engasgaram, 542, 598-599
Manobras
de reanimação, 591-592
de salvamento, 591-599
respiratórias de salvamento, 593-595
Marcas de nascença, quando examinar, 76-77
Marcas roxas e pretas, primeiros socorros para, 565

Marcos
12 a 13 meses, 23-26
13 a 14 meses, 25-27
14 a 15 meses, 26-27
15 a 16 meses, 26-28
16 a 17 meses, 27-28
17 a 18 meses, 27-29
18 a 20 meses, 28-30
20 a 22 meses, 29-30
22 a 24 meses, 29-30
agachar, 29-30
altura, 34-35
andar, 104-105
arte, 385-386
brincadeiras, 378-379
com bola, 115-116
comer sozinho, 148-149
correr, 104-105
crescimento, 39-45
cuidar de si mesmo sozinho, 69-70
escalar, 104-105
falar, 322-323
falta, 23-24
habilidades motoras finas, 369
nascimento dos dentes, 65-66
no desenvolvimento; ver Linha do Tempo
peso, 34-35
sono, 178
uso do penico, 104-105
Medicação; ver também Antibióticos, Paracetamol, Ibuprofeno
a evitar, 481-482
a levar em viagens, 411-412
administração segura, 480-483
alternativa, 477-479
aromatizantes para, 483-484
como administrá-la para uma criança que
resiste, 483-485
como guardá-la em um lugar seguro,
534-535
compras *on-line, 476-477*
de ervas, 477-479
dose apropriada, 481-482
para alergia, 506-507
para febre, 472-473
para prisão de ventre, 497-498
para resfriados, 481-482
para tosse, 481-482

perguntas a fazer antes de administrá-la,
477-481
perigosa, 481-482
Médicos
como aproveitar as consultas ao máximo,
440-442
consultas com, 439-431
medo de, 440-445
quando ligar para o; *ver também* as
doenças específicas, 456-466
quando ligar, depois da vacinação, 447-
448
Medicina Complementar e Auxiliar, 477-
479
Medidas; *ver* Crescimento
Medo, 254-256
como diminuir os, 255-256
como enfrentar, 255-256
crianças que não têm medo de cachorros,
263
crianças que não têm medo de estranhos,
252-253
de cachorros, 255-262
de estranhos, 250-252
do banho, 70-72
do corte de cabelo, 45-46
do dentista, 67-68
do médico, 440-445
do parquinho, 391-392
terrores noturnos e sonambulismo, 184
TV e, 360
Meias
andar e, 110-111
do tamanho certo, 87-88
resistência às, 288
Mel
para dores de garganta, 478-479
para picadas de abelha, 478-479
para tosse, 478-479
Melanoma causado por exposição ao sol,
78-79
Membros amputados, primeiros socorros
para, 566
Mercúrio
em peixes, 172-173
em vacinas, 453-455
termômetro com, 466-467
Metamucil, 497-498
Micose, 76-77

Miopia, 52
Moedas engolidas, primeiros socorros para, 575-576
Molares, nascimento dos, 64-68
Monóxido de carbono
  detector, 538-539
  envenenamento por, primeiros socorros para, 578
Moral, como ensinar, 327-329
Mofo
  alergia a, 506-507
  nos alimentos, 174
Mordidas
  de animais, primeiros socorros para, 579
  de cobras, primeiros socorros para, 581
  de insetos, primeiros socorros para, 579-580
  de pessoas, primeiros socorros para, 579
Mosquitos, proteção contra; *ver também* Insetos, 548-5493
Móveis, proteção dos, 520-523
Muco, nariz; *ver* Nariz
Mudança de horário, 190
  de fuso horário e, 424-427
Mudanças
  resistência a, 238
Múltiplos; *ver* Gêmeos
Multivitamínico, 132-135
Música, 375-376, 386-388
  aulas de, 355-357
  brinquedos com, 375-376
  dançar ao som de, 389-390
  volume da, 58-59

N

Naninhas; *ver* Objetos transicionais
Não pasteurizado; *ver* Pasteurizado
Não, dizer; *ver* Negatividade
Natação
  aulas de, 120
  segurança, 550-552, 559-560
  segurança na piscina, 550-552, 559-560
Nariz
  alergias, 501-503
  entupido, 501-503
  escorrendo, 484-486
  ferimentos no, primeiros socorros para, 582
  objetos estranhos no, 582
  soluções salinas para o, 485-486

Nascimento dos dentes, 64-68
  alívio para o, 64-68
  crianças que acordam à noite por causa do, 184
  dor causada pelo, camomila para a, 477-478
Náusea; *ver* Vômito
  sem viagens de carro, 417-418
Nebulizador para asma, 509-510
Negatividade, 263-267
  ceder à, 265-266
Neve
  crianças que comem, 553
  segurança na, 551-553
Noção de profundidade, 109-110
Noite
  dormir a noite toda; *ver* Sono
  o nascimento dos dentes, 67-68
  passeios noturnos, 198-204
  razões para acordar, 184
  refeições no meio da, 188-189
Nós no cabelo, 45, 47
Novo bebê; *ver* Irmão
Nudez em crianças, 287-288
Números, como aprender, 345-348

O

O estômago dos viajantes, 430-431
Obesidade; *ver* Sobrepeso
Objeto transicional, 231-234
  na hora de dormir, 179-180, 182
Óculos
  de sol, 49-51
  para os olhos, 54-56
Oftalmologista, 49-50
Óleo de eucalipto, repelente de insetos, 548-549
Olho; *ver também* Olhos
  colírio, 53-54
  cuidado com os, 49-52
  ferimento no, primeiros socorros para, 583-584
  lavagem no, 584
  objeto estranho no, primeiros socorros para, 583
  tapa-olho, 53-54
Olhos; *ver também* Olho, Visão
  ambliopia, 53-54
  astigmatismo, 53

branco dos olhos amarelado, 461-462
círculos escuros embaixo dos, 502-503
como prevenir danos aos, 50-52
cuidado com os, 49-52
em períodos de doença, 463
estrabismo, 53
hipermetropia, 53, 109-110
inchaço, 50-51
inflamação, 502-503
miopia, 53
piscar, 52
problemas de visão e os, 52, 54
problemas nos, 49-51
proteção do sol para os, 49-51
que coçam e lacrimejam, 502-503
que não focalizam o mesmo ponto, 53-54
que se mexem, 53-54
Orelhas furadas, 58-60
Osso quebrado, primeiros socorros para, 584
Otite aguda média; 487-491, *ver também*
    Infecção de ouvido
Otite média com efusão, 487-490
Otite média, 487-491
Ouvido, 55-60
    cera no, 56-59
    cuidados com o, 55-59
    dor no, 487-488
    dor no, em viagem de avião, 427-430
    ferimentos no, 584
    ferimentos no, primeiros socorros para,
        584-585
    fluido e perda da audição, 487-488, 513
    furo na orelha, 58-60
    infecção no, 487-491
    insetos no, 584
    limpeza do, 55-59
    puxar a orelha, 487-488
    sangue no, 460-461
    tirar a temperatura do, 466-467, 469-470
    tubos no, 489-490
Ovos, 130
    crus, 174-175
    segurança com, 174-175

P

Paciência, falta de, numa criança, 273-275
Pais, preferência por um dos, 244-248, 250-251

Palavras; *ver* Fala
Pálpebras caídas, 54
Papai, preferência pelo, 244-248
Paracetamol
    para resfriados, 485-486
    para infecções de ouvido, 490-491
    para febre, 470-471
    para gripes, 493-994
Paralisia infantil; *ver* Poliomielite
Parquinho
    medo do, 391-392
    segurança no, 544-546, 562
    segurança no, como ensinar seu filho
        sobre, 562
Pasta de dentes, 61-62
    flúor na, 61, 63-64
Passaporte, 421-422
Pasteurizados
    laticínios, 173
    ovos, 175
    sucos, 171
PCBs em peixes, 172
Pediatra; *ver* Médicos
Pegar, brincar de, 116-117
Peito
    compressões, 599
    dor no, 457-461
Peixe, 130
    como bicho de estimação, 258-259
    cru, 171
    mercúrio nos, 172-173
    pescado na natureza, 174
    segurança nos, 171-173
    seguro para comer, 172-173
Pele,
    alergias, 75-77
    babosa para a, 480
    coceira
    aveia para, 478-479
    hortelã para, 477-479
    cortes, tratamento para, 485-486
    cuidados com a, 68-71
    eczema na, 75-77
    exame da, 76-77
    feridas, primeiros socorros para, 462
    hematomas na pele, tratamento para, 585,
        587-588
    irritações, 69,

proteção contra o sol
seca, 73-74
sensibilidade, 69
vermelha, 74-75
Penico, 94, 96-102, 499
Pênis,
cuidados com o, 90-91
não circuncisado, cuidados com, 90-91
Pentear, cabelo, 44-47
Perda auditiva,
brinquedos barulhentos e, 540
condutiva, 512
fluidos no ouvido e, 487-488, 513
infecções no ouvido e, 489
neurossensorial, 512
proteção contra a, 55-59
sinais de, 56, 512-513
testes para detectar, 512- 514
tubos para. 490
Perguntas, crianças que fazem muitas, 353-356
Perigos
do fumo passivo, 523
durante as festas, 512-513
em casa, 202-203, 210-212 , 516-517
fora de casa, 262-263
na cozinha, 529-535
na garagem, 537
na lavanderia, 537
no banheiro, 203
proximidade com a água, 120-121, 550-552
Permanência de objetos, 239
Permetrina, repelente de insetos, 548-549
Pernas arqueadas, 84-85
Pertussis, 445-447
Pés,
andar com os pés para dentro, 84-85
andar com os pés para fora, 83-84
andar na ponta dos, 84-87
arco nos,84-85
chatos, 84-85
pernas arqueadas, 85
Pesadelos, 184, 196-199
Pescoço
ferimentos no, primeiros socorros para, 594
rigidez no, quando ligar para o médico, 458-459

Peso
tabela de crescimento, 31-34
no segundo ano, 34-35
acima; *ver* Sobrepeso
abaixo; *ver* Subpeso
sono e, 195
Pesticidas, 541-542
nos alimentos, 169-171
Picadas
de abelha
alergia a, 505-507
primeiros socorros para, 577
proteção contra, 579-580
reação a, 579-580
de insetos, primeiros socorros para, 579-580
Pijamas à prova de fogo, 535-536
Pintura; *ver* Arte
Piolhos, 44-45
Piscar, 52
Planejamento alimentar, segundo ano; *ver* Dieta do segundo ano
Plantas
segurança e, 524-525
venenosas, 524-525
Plantas de casa, segurança com, 524-525
Plásticos
BPA em, 143-144, 176
fitalato em, 524-525
Poeira, alergia a, 503-507
Pomada de cortisona
fralda, 76
para eczema, 75-76
para hera venenosa, 76, 588-589
Porquinhos-da-índia, bichos de estimação, 256-257
Portas
da garagem, proteção para, 537
proteção para, 517-518
Portões
para portas, 517-519
para escadas, 517-519, 559-560
Posição de elevação do queixo, em RCP, 594
Possessividade, 402-406
Preferência por um dos pais, 247-248, 250-251
Presentes, 370-371, 528-529
Presilhas de cabelo, 46-47

Primeiros socorros
aulas, 563-565
emergências respiratórias, 590-599
ferramentas, 563-565
Probióticos, 491-492
asma e, 500-501
diarreia e, 511
doença celíaca e, 511
prisão de ventre e, 497-498
Produtos químicos
em alimentos, 169, 171-173
em potes de comida, 176
em legumes e verduras, 169-170
em xampus e loções, 48-49
na água, 175-176
Proteínas, 130, 171-175
na dieta vegetariana, 164
Protetor solar, 78-80
para lábios, 79-80
resistência ao, 81-82
Protetores para cantos de móveis, 522-523
Psicologia reversa, 291
Ptose, 54
Pula-pula, bola, 115-116
Pulseiras antienjoo, 419
Pulso
como conferir, 593
como encontrar o, na carótida, 595
falta de, primeiros socorros, 595
Pupilas; *ver* Olhos
desiguais e problemas na visão, 50-51
desiguais, depois de pancadas na cabeça, 568

Q

Quedas, 109-113
proteção contra ferimentos provocados por, 110-113
Queijos macios, 173
Queimaduras
de água-viva, primeiros socorros para, 582
de animais marinhos, primeiros socorros para, 582
elétricas, 590
extensas, 589-590
primeiros socorros para, 589-590
quando ligar para o médico, 589
químicas, primeiros socorros para, 590
sol; *ver* queimaduras provocadas pelo sol,590

aloe vera para, 480
primeiros socorros para, 590
proteção contra, 590
Quelação
como tratamento para o autismo, 526
para a remoção de chumbo, 526
Quicar, bola, 115-116

R

RAD, 507-508
Raios UVA do sol, 49-51, 78-79
Raios UVB do sol, 49-51, 78-79
Raiva; *ver* Agressividade, Ataques de manha dos pais, 316-317, 321-322
Raquitismo, 84-85, 165
RCP
aulas, 563-564
instruções para fazer, 568
kit de salvamento, 563-565
Reação alérgica, *ver também* Alergias
a determinada vacina, 447-448
de alto risco, 505-508
Reanimação cardiopulmonar; *ver também* RCP
Recalls, 542-543
Reforço positivo, 317-318
Regras; *ver* Limites
segurança, como ensinar sobe, 558-562
Regressão e um novo bebê, 249-250
Regularidade dos pais
Remédios; *ver* Medicação
controlados, 534-535
feitos com ervas, 477-479
Repelentes de insetos, 547-550
Répteis, bichos de estimação, 258-259
Repetição
das mesmas músicas, 387-388
do mesmo livro, 352-354
Resfriado comum, 484-488
como diferenciar de uma alergia, 502-503
Resistência
a alimentos novos, 155-158
a banho, 70-72
à cadeirinha do carro, 279-280
a cortar,
as unhas, 82-84
o cabelo, 45-46
a escovar os dentes, 62-65

a hora de ir dormir, 177-180
a lavar a cabeça, 46-50
a lavar as mãos, 71-74
a legumes e verduras, 158-161
a meias, 288
a mudanças, 238-239
a pentear o cabelo, 44-47
a se vestir, 284-290
a trocas de fralda, 92-95
a usar
  casacos, 288-289
  chapéus, 289-290
  óculos, 54-56
  sapatos, 286-288
ao carrinho, 280-284
ao copinho, 140-144
ao leite, 144-146
ao protetor solar, 81-82
aos alimentos favoritos, 161-162
aos cochilos, 195-196
Resmungos, 98, 102, 213, 330
Respiração,
a criança não respira, primeiros socorros
  para, 593-599
boca a boca, 593-594
chiada, 493-494, 496-497
asma e,
quando ligar para o médico, 458-461
difícil ou ruidosa, 493-494, 496-497
dificuldade, quando ligar para o médico,
  458-459
estridor, 493-497
rápida, 461-462
rápida, quando ligar para o médico, 458-
  461
ritmo normal da, 461-462
Retração do prepúcio, 57
Retrações durante a respiração, 458-459,
  495-496
Rigidez, 238
Rinite alérgica, 501-502
Roncos, 196
Rotina, problemas com a; *ver* Rotinas
Rotina de limpeza, 237
Rotinas, 236-237
na hora de dormir, 181-182
na hora de se lavar, 237, 500-501
Roupas
crianças que tiram as, 287-288

insistir em escolher as próprias, 285-287
para crianças que começaram a andar,
  112-113
que protegem contra o sol, 79-80
recusa em usar, 284-286
segurança das, 535-536
Rouquidão, laringite, 495-496
Rua, segurança na, 253-254
Ruídos
excessivos e perda auditiva, 58-59
nível de, na casa, 58-59, 220-221
sensibilidade aos, 266-269
Rubéola, 446-448

S

Sabonete, 69-71, 73-74
antibacteriano, 69
Sacos de roupas da lavanderia, perigo dos,
  537
Sacudir uma criança, 406-407
os perigos de se, 402-496
Sal, 127-128
Salicilatos, 481-482
Salmonela, 171, 174
Sangue
exames de rotina, 440-441
na tosse, 458-461
na urina, 469-461
nas fezes, 460-461, 497-498
nos ouvidos, 460-461
Sangramento
do nariz, primeiros socorros para, 582
interno, 565-566
primeiros socorros para, 575
quando ligar para o médico se houver, 575
sério, primeiros socorros para, 565-566
Sapatos
andar com, 110-111
como escolher, 86-89
como experimentar, 86-88
perda, 86-87
problemas com, 286-288
Sarampo, 446-448, 453-454
Saúde, 439-514
Segundo ano
alimentos recomendados, 129-135
dieta, 123-135
Segurança, 515-562

ao ar livre, 542-543, 561-562
com alimentos, 169-176
com brinquedos entre irmãos, 376-380
com brinquedos, 537-543
como ensinar sobre, 558-562
como manter uma boa perspectiva sobre, 516
em aviões, 427-428
em cadeirinhas de alimentação, 163-164
em casa, 516, 543
na rua, 253-254, 561-562
no aeroporto, 423-425
no carro, 419-420, 553-557
no parquinho, 544-546
para crianças que começaram a andar, 110-113
perto d'água, 535-536
perto de escadas, 517-519, 559-560
perto de substâncias venenosas, 531-533
portões de, 517-519, 559-560
Sensibilidade
a estímulos e Transtorno de Processamento Sensorial, 607-609
a luz, 50-51
ao toque, 285-286, 288, 298-299
Separações, como torná-las mais fáceis para seu filho, 243-244
quando os pais viajam, 433-438
Serviço de emergência, 592
Sinais de comunicação, 335
Sinais vermelhos
de autismo, 601-604
na alimentação,148-149
na audição, 56-57
na linguagem, 353
na visão, 50-51
nas habilidades motoras finas, 369
nas habilidades motoras grossas, 104-105
no crescimento, 33-34
no desenvolvimento, 443-444
nos dentes, 65-66
Síndrome da disfunção reativa das vias aéreas, 507-508
Síndrome de Asperger, 601-602
Síndrome de Down, 600
Síndrome de Reye, 481-482
Sintomas, como descrever quando ligar para o médico, 461-466

Sistema imune
como melhorar o, 485-486
probióticos e, 491-492
Sobrepeso, 33-36
dicas para acabar com o, 34-36
exagero do uso do carrinho, 281
exercício e, 35-36, 119
sono e, 195
suco em excesso e, 34-35
TV e, 35-36, 359-360
Socialização
fazer amigos e, 407-410
no grupo de atividades, 394-401
Sódio, 127-128
Software, 356-362
Sol
proteção dos olhos, 49-51
proteção da pele, 78-82
Soluções salinas para o nariz, 485-486
Sonecas, 191-196
Sonhos, 184, 187, 196-199
Sono
acordar cedo e, 189-191
apneia e, 196
cochilos, 196
com travesseiros, 179-180
como estabelecer bons hábitos de, 203-208
comportamento associado ao, 186-187
crianças que acordam,
à noite, 184-189
cedo, 189-191
dormir na cama dos pais, 200-204
escândalos antes de dormir, 406-407
exercício e, 118, 185
gêmeos e, 193-194
hora tardia de dormir e; 187-188 *ver também* Hora de dormir,
horário de verão e, 190
horas necessárias de, 178
medo do, 184
nascimento dos dentes e, 67-68
padrões de, 178-186, 191
passeios noturnos e, 184-189
pesadelos e, 196-198
quando a criança está doente, 472-473
refeições no meio da noite e, 188-189
resistência ao, 177-180

roncos, 196
rotina na hora de ir dormir, 181-182
saída do berço e, 114-115, 198-199
sobrepeso e, 195
sonecas no carrinho e, 191-192
sonhos e, 196-199
terrores noturnos e, 197-198
Sono REM, 111-115, 115, 118, 121-122
Soprar
a comida, 154
como distração durante a vacinação, 455-456
Spray antisséptico, 585-587
Subpeso, 35-38
dicas de dieta para, 37-38
Suco
cáries e, 64-65
diarreia e, 130, 498-501
em exagero, 126, 130
infecções do trato urinário e, 500-502
limitar a quantidade de, e cáries, 64-65
pasteurizado, 171
prisão de ventre e, 497-498
sobrepeso e, 34-35
subpeso e, 37-38
Supermercado
carrinho de, segurança no, 555-556
com seu filho, 282 284
Suplementos
de vitaminas, 132-135
feitos de ervas, 477-479
nutricionais, 129
Surdez; 512-514 *ver também* Perda da audição
Sussurros, 221

T

Tabelas de crescimento, 39
como entender as, 31-34
Tamanho das porções para crianças, 133
Tapas nas costas de crianças que engasgam, 598-599
Tardes difíceis com uma criança irritada, 226-227
TEA, 600-608
TEACCH, tratamento para o autismo, 603-604
Técnicas de relaxamento para crianças, 114-115, 118, 121-122

Tédio dos pais com as brincadeiras infantis, 380-382
Televisão; *ver* TV
Temperatura
corporal, típica, 469-472
retal, 457, 470
Tempo, como ensinar sobre o, 358
Terapia do abraço, 307
Terapias para transtornos de desenvolvimento; 609-610 *ver também* Transtornos específicos
Termômetro, 466-470
como ler um, 469-471
da artéria corporal, 467
de vidro com mercúrio, 466
digital, 466
infravermelho; *ver* Termômetro timpânico
retal, 466-467
timpânico, 466
Temperatura; *ver também* Febre
como medir, 466-470
correta para o cozimento dos alimentos, 171
normal do corpo,469-471
Terrores noturnos, 197-198
Tesourinhas de unha, 92-93
Teste de emissões otoacústicas, 513
Teste de função respiratória para asma, 509-510
Teste do rolo de papel higiênico, para brinquedos pequenos, 538-539
Teste tuberculínico, 440
Testículo
retrátil, 90-91
que não desce, 90-91
Tétano, 445-447
e feridas na pele, 445, 453, 585
TGD, 600-601
Timerosal em vacinas, 454
Timidez
com colegas, 392-395
com estranhos, 250-252
Tinta
chumbo na, 524-527
segura, 524-527
Tosse
alergia e, 502-503
asma e, 507-508
inchado, 494-495
mel para, 478-479

no resfriado comum, 484-485
quando ligar para o médico, 458-461
remédic para, pouco seguros, 481-482
tosse seca e laringite, 486-487
Tosse comprida, 445-447
TPS, 607-608
Transições, dificuldade com transições, 295-297
Trânsito, segurança no, 561-562
Transtorno
do déficit de atenção com hiperatividade e aditivos alimentares, 116-117
Tratamentos médicos alternativos
para autismo, 477-479
Travas
para armários e gavetas, 531-533
para cadeirinhas, 554-555
Travesseiro, 179-180
Treinamento
para o sono, 185-187
para o uso do vaso, 95-102
bem cedo, 100-101
como preparar seu filho para o, 99-102
habilidades necessárias para o, 97-100
média de idade do, 96-97
passos, 101-102
prisão de ventre e, 196-197
pronto, 96-98
Trem, viagens de, 429-432
Triciclo, 419-420
Tubo de Eustáquio, 427-428, 489-490
Tubos
de ventilação, 490-491
no ouvido, 491
TV
assistir à, 360-365
cansaço dos olhos e,
como babá, 360
desvantagens da, 361-364
exercícios e, 119
sobrepeso e, 35-36
volume da, 58-59
Tylenol; *ver* Paracetamol

U
Umidificador, 485-497
Unhas, 81-84
cortadores de, 81-82

cuidado com, 81-82
dos pés
escovação das, 81-82
resistência ao corte das, 82-84
sangramento sob, 572
soltas, 450
tesourinhas de, 81-82
Urina
com mau cheiro, 500-501
fluxo de, impedido em meninos, 90-91
sangue na, 460-461, 500-501
Urinação, 463-464
frequente, 500-501
pouco frequente e desidratação, 498-499
dolorosa, 500-501
quando ligar para o médico, 458-459
problemas com a, em meninos, 90-91
Urtiga, 546

V
Vacina
alergia a, 488
antipneumocócica
para ajudar a controlar infecções de ouvido, 451
contra a gripe, 452
contra a Hepatite A, 447
contra a Hepatite B, 447
contra a Influenza; *ver* Vacina contra a gripe
contra a poliomielite, 449
contra a rubéola, 447
Tetravalente, 447-448
tríplice viral, 447
Vacinação
autismo e, 454-456
combinação, 452
cronograma de, 452
perigos de não tomar, 448-449
efeitos colaterais da, 445, 447-453
mercúrio nas, 453-455
mitos, 452-456
precauções na, 455-457
quando ligar para o médico depois da, 447-448
quando a criança está doente, 448-449
para adultos, 446-447
recomendada, 445-452

ÍNDICE

Vagina
  cuidados com a, 88-91
  inflamação na, 90-91
  objetos postos na, primeiros socorros para, 577
Vaginite, 90-91
Varandas, como proteger, 518-519
Variedade na dieta, 126-127
Vapores e gases tóxicos, primeiros socorros para, 578
Velas, segurança com, 528-529
Velcro em sapatos, 89, 286, 288, 300
Venenosas, plantas, 524-525
Vermelhidão, 446, 449-451
Verniz de flúor, 61, 63-64
Verrugas na pele, exame, 78
Vestir-se
  ataques de manha para, 285-290
  com segurança, 535-536
  para ir ao banheiro, 65
  resistência às roupas, 284-290
  sozinho, frustrações ao, 290
Viagens, 410, 438
  atividades para seu filho em, 414-415
  como escolher um hotel para a família, 431-433
  de avião, 419-430
  de carro, 412-413
  de trem, 429-432
  enjoos em, 417-418
  fuso horário e, 424-427
  passaporte e, 421-422
  segurança alimentar em, 430-431
  sem o seu filho, 433-438
Visão; ver também Olhos, 50-56
  como detectar problemas na, 50-51
  normal, 109-111
  problemas na, 52-54

Viseira para a lavagem do cabelo, 48-49
Vídeos; ver DVDs
Vitamina
  A, 131
  absorção do ferro e, 65
  B$_{12}$, 164-165, 171
  C, 130-133, 165
  crianças que foram amamentadas e, 134-135
  D, 131-133, 146, 165
  dieta vegetariana e, 165
  pernas arqueadas e, 84-85
  para resfriados, 134-135
Voz
  exterior, 221
  interior, 221
  interior e exterior, 221
Vômito, 463
  alergias e, 502-503
  quando ligar para o médico, 458-459, 500-501
  desidratação e, 498-499

W

Weissbluth, Dr. Mark, 185

X

Xampu
  ftalatos no, 48-49
  viseira, 48-49
Xarope de ipeca, 578
Xilitol, lenços com, 162

Este livro foi composto na tipologia Adobe
Garamond Pro, em corpo 11/12,5, e impresso
em papel off-set 75g/m² no Sistema Cameron da
Divisão Gráfica da Distribuidora Record.